LINCHUANGNEIKEXUE

临床内科学

王 艳 宁 宁 王 静 著

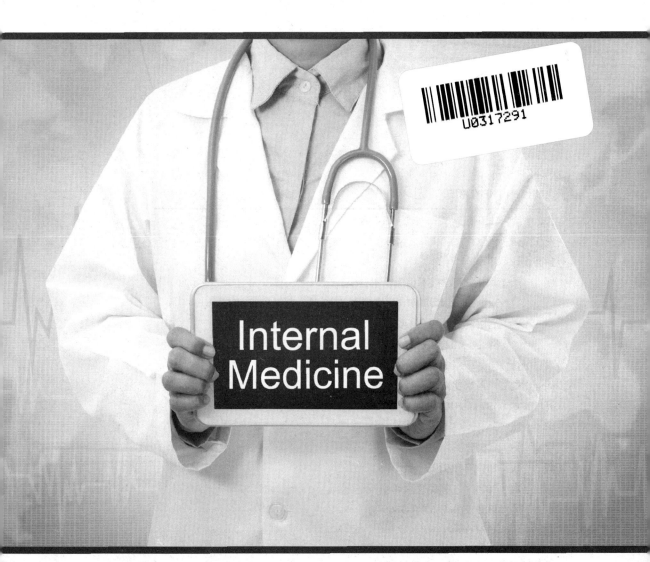

Internal Medicine

黑龙江科学技术出版社
HEILONGJIANG SCIENCE AND TECHNOLOGY PRESS

图书在版编目（ＣＩＰ）数据

临床内科学 / 王艳，宁宁，王静著. -- 哈尔滨：
黑龙江科学技术出版社，2018.7（2024.1 重印）

ISBN 978-7-5388-9865-1

Ⅰ．①临… Ⅱ．①王… ②宁… ③王… Ⅲ．①内科学
Ⅳ．①R5

中国版本图书馆 CIP 数据核字(2018)第 216349 号

临床内科学

LINCHUANG NEIKEXUE

作　　者	王　艳　宁　宁　王　静
责任编辑	马远洋
封面设计	翟　晓
出　　版	黑龙江科学技术出版社
	地址：哈尔滨市南岗区公安街 70-2 号　邮编：150007
	电话：（0451）53642106　传真：（0451）53642143
	网址：www.lkcbs.cn
发　　行	全国新华书店
印　　刷	三河市铭诚印务有限公司
开　　本	787 mm×1092 mm　　1/16
印　　张	35
字　　数	700 千字
版　　次	2018 年 7 月第 1 版
印　　次	2024 年 1 月第 2 次印刷
书　　号	ISBN 978-7-5388-9865-1
定　　价	178.00 元

前　言

　　随着科技的不断进步,现代医学也进入一个新篇章,作为辛勤的医务工作者,一直在对疾病的治疗上不断探索前进,希望能不断提升医疗技术,为广大患者减除病痛。为此,我们根据自身多年临床工作经验,在参考了大量的文献基础上编纂了本书。

　　本书在内容上首先综述内科基础理论知识、常见症状和相关检查技术,然后依次分节,论述内科各系统疾病,从其发病机制、病理、临床表现与诊断治疗进行系统阐述。本书内容详实,理论性强,可作为临床工作人员的参考。本书在编写过程中,我们参考了大量的文献,在此表示感谢。另考虑我们的编写水平有限,书中难免有不足之处,也希望广大读者批评指正。

《临床内科学》编委会

2018 年 5 月

目　　录

第一章 内科学概论

内科学是临床医学中最早的一门学科。19 世纪 80 年代德文"Innere Medizin"一词开始出现。我国早在明朝(1529)《内科摘要》中即提出了"内科"一词。传统看法认为:凡是不采用手术治疗的、成年人的、多疾病的诊断与防治即为内科学的涵括范围。随着诊断、治疗的专业化发展,在内科学领域内又分别成立一些亚科(或称三级学科)如:呼吸内科、消化内科、心血管内科、内分泌科、肾(或称泌尿系)内科、血液内科、风湿免疫科等。感染疾病科、神经内科和老年病科也包含在广义的内科学范围之中。

内科学又是各种临床医学各科共同的一门基础学科。内科学的诊断方法及思维、治疗原则及具体药物的应用是各临床学科的医生所必须掌握的基本知识和基本功。如:临床常见急腹症的诊断与鉴别诊断必须有内、外科及妇产科的知识,术后病人的水、电解质代谢紊乱更是外科重症监护的要点。产科医生常会遇到风湿性心脏病、糖尿病、肾病、系统性红斑狼疮病人的妊娠与分娩问题。在大内科或称普通内科领域中的各个三级学科(亚科)之间的关系更是密不可分,如:糖尿病病人常涉及心血管、脑血管及周围神经系统、肾、感染等多个专业的问题;慢性肾衰竭病人常涉及血液、心血管、感染、营养代谢等方面的问题。随着医学科学知识和技能突飞猛进的发展,临床学科(包括内科)分科越来越细也是一种必然的趋势。必然要求有一些医生将主要精力用在某一个领域中,不断更新知识,熟练掌握某些特殊的专业化的诊断治疗技术,这对促进医学科学的发展和提高临床医疗水平都是很重要的。但是,在临床工作中我们面对的是一个有疾病痛苦的人,而不是一个病、一个病例、一个脏器或一根血管。因此,既然要做临床工作就必须要有广博而扎实的内科学基础并了解其他学科的发展,才能为病人提供正确的诊断和治疗服务。

第一节 内科学的发展过程及趋势

在人类进化史中随着其生活及生产过程必然产生疾病和伤害,从而也必然积累着与病、伤做斗争的实践经验,这就是临床医学(包括内科学)的开端。由于人类对自然认识的局限,医学的初期阶段常带有宗教色彩。目前这种现象在世界的某些极不发达地区及人群中尚可见到。

内科学向科学技术方向转变的第一步发生在公元前半个世纪,以古希腊名医希波克拉底及中国春秋战国时代中医内科学奠基之作《黄帝内经》为代表的对于健康和疾病的天人合一、动态平衡、整体全面的观点;以及在诊断、治疗中的八纲、六经,直接听诊诊断等朴素唯物论的诊断治疗思维和方法,至今尚有值得借鉴之处。长期以来,医与药的发展密不可分,在人类与疾病做斗争的历史过程中不断发展总结出各地区所特有的治疗内科疾病的药物和方法。可惜古希腊、埃及、巴比伦、印度等地区的医药文化多数失传,唯有中国传统医、药学在两千多年中不断丰富,形成了完整的治疗思想、治疗法则、治疗方剂及药物学(包括药性、采集、炮制、配伍等)一套完整的体系,及行之有效的药物,如治疗疟疾的药物青蒿、常山、鸦胆子等。但是,历史的局限使得当时的内科学中带有强烈的主观、推测、唯心和浓厚的个人经验主义的色彩,迄今还能在内科学实践中发现其影响。

随着文艺复兴、工业革命,自然科学和技术的发展,医学对于正常及疾病状态下的解剖、组织、病原微生物,有了不断深化的认识,诊断措施的不断更新,化学药物的长足发展均使临床医学在原朴素唯物论的基础上进入以系统的实验研究为基础的现代医学的新阶段。这个阶段的内科学对疾病的认识和治疗属于"生物医学模式"。充分反映了现代科学技术对内科学的促进作用;但是这一医疗模式缺乏对于病人的整体状况和人与环境的全面考虑,而不重视社会、心理因素对疾病发生、发展的影响,过于看重实验检查,陷入机械唯物论的泥潭。

近半个世纪以来,在重视生物医学实验室证据的基础上将疾病的发生、发展放到社会、环境的大视野中审视。更加重视外环境和心理因素在疾病发生、发展和治疗中的作用,即"生物—心理—社会医学模式"。如在一些发达国家在医院中除医、护人员外,还有营养师、社会工作者、心理医师等共同治疗病人;除生物医学科学技术外。医学伦理学、医学经济学的蓬勃发展也对内科学的发展起着重要的推动作用。我国在这方面的发展还相对滞后。

当前内科学正经历着前所未有的巨大发展和变革,其动力一方面源自生命科学技术的发展使我们对各种内科疾病的病因学、病理生理过程和药理学机制有着不断深入的理解;另一方面源自循证医学的发展,使大量临床诊断及治疗措施经过临床证据的检验,特别是前瞻、随机对照、多中心、大系列临床证据研究及其荟萃分析、综合分析的结果,为临床工作提供了严格有据的信息。基于以上实验和临床研究的进展,使一些感染性疾病得到有效的控制;恶性肿瘤性疾病的早期诊断及治疗不断取得突破性发展。如曾是迅速致死性疾病的早幼粒细胞性白血病已基本上可以根治;对常见慢性疾病如高血压、高脂血症、糖尿病的早期干预治疗使心、脑、肾血管疾病的二级预防取得可喜的成果,对器官衰竭的替代治疗(人工脏器、器官移植)为多种终末期内科疾病(如尿毒症、肝硬化等)开创了生路。这些发展和变革使得内科学在扎实、深厚的"三基三严"(基础理论、基本知识、基本技能和严肃、严格、严谨)的基础上不断地更新观念和内容。

未来内科学的发展充满着机遇和挑战:分子医学的新纪元将阐明分子遗传与环境因素的相互作用在内科疾病发生、发展中的作用,从而为某一疾病易感人群的一级预防及基因治疗奠定基础;药物作用靶基因的发现将大大提高治疗药物的特异性;药物代谢的分子遗传背景将揭示临床上耐药或药物不良反应的个体化基础。信息技术的新时代将不断促进全球的医疗知识信息网络化,及迅速传播的医学教育网络化,病人疾病资源的网络化管理,甚至具体疑难、重危病人的网上诊治,从而改变内科医疗、教学和再教育的模式。与此同时科学技术的高度发展造成工作和生活环境、方式的巨大变化将导致内科各专业疾病谱的改变,如:原有传染性疾病及感染相关性疾病的发病率下降而某些新的微生物感染性疾病、肿瘤、代谢性疾病及心、脑血管疾病发病率上升;疾病谱的变迁要求我们研究和熟悉一些过去并不认识、不熟知的疾病的诊断和治疗。特别是随着正常人群的老龄化,内科住院病人的平均年龄也与日俱增,老年疾病的临床表现、发生发展过程和治疗的特点也必将是内科学中不断丰富的重要内容。

(孙海燕)

第二节　内科疾病诊断要点与思维

在临床工作中明确诊断是保证医疗质量的第一步。"情况明、决心大"。一些临床表现常由多种不同的原因所致,只治标(临床表现)而不究其本(不同的病因)不仅造成医疗费用的浪费,更延误治疗,严重影响病人的预后。如:发作性干咳常由呼吸系统疾病引起(气管和支气管炎症、结核、肿物甚至支气管哮喘),但是,左心衰竭时也可有此表现;有部分病人(10%左右)在应用血管紧张素转换酶(ACE)抑制剂时也呈睡前刺激性干咳。以上各种不同原因引起的干咳其治疗及预后大相径庭。又如:急性肾衰竭,可能是由于药物或毒物引起的(肾小管坏死或间质性肾炎),也可能是免疫介导性炎症(急骤进展性肾炎或急性感染后肾炎),错误诊断将导致错误或延误治疗,直接影响病人的生命。

一、内科疾病诊断的措施与步骤

(一)准确地采集客观资料

早在 2000 年前,中外的医学家们已认识到认真细致地收集病人的客观资料在临床工作中的重要性,如:中国传统医学中的望、闻、问、切;古希腊名医希波克拉底(Hippoerates)对恶病质面容的描述及应用直接听诊法发现胸部摩擦音及肺啰音等。开创了医生细致地收集病人资料的先河。发展至今,采集病人客观资料的基本技能(病史采集、体格检查和特殊检查方法)仍是内科医生基础理论、基本知识和基本技能("三基")的重要组成部分。

1.病史采集　病史、家族史的采集对于大多数病人(除昏迷、休克等危重或失语病人外)病史的采集是医患交流的开始。这个头开得如何直接关系以后长期的医患合作与疾病做斗争的过程。病史应由病人主动诉说。由于每个人的资质、文化程度、语言表达能力及心理状态不同,病人诉说病史时医生可以给予适当的提问引导,但切忌诱导式(暗示式)提问,如对一个诉说上腹痛的病人可以问"疼痛向什么部位放射",但不可以问"是不是向后背放射"。对后一种提问,病人可能会主观地迎合医生的想法,给诊断思路造成混乱。采集病史及家族史要避免应用医学术语,如对一个糖尿病患者或肾病患者,应问家人中是否做过相应检查,结果如何,如问"家中有没有和你一样的病人"得到的否定回答,常常遗漏实际上从没有做过有关血糖、尿液检查的患病家人,导致对家族性发病家系的遗漏。采集病史的过程不是单纯笔录的被动活动,而应在这一过程中主动思维、逐步形成对此病人可能的诊断看法。据此进一步提问一些与诊断、鉴别诊断相关的问题。病史的书写过程也不应是病人倾诉的笔录过程,而应经过医生的整理、系统化。一份好的病史记录应是对一个疾病的清晰生动的描述,从中能看出书写者的内科学知识、诊断思路和文采。有时病历采集不能一次完成(特别是临床知识和经验尚不足时),在书写、整理诊断思维时会感到资料不充分就应一再补充。问诊:如发热待查病人考虑到药物热,就应问清用药过程中体温有无下降后再升高? 还是一直发热不退? 又如:贫血病人经过化验检查已确定是缺铁性贫血,但是仍找不出缺铁的原因,返回再问诊时,特别关注其是否有饮茶习惯。"酗茶",甚至大量吞食茶叶导致鞣酸与铁结合,影像铁的吸收。

总之,问诊作为医生与病人交流、采集诊断素材的第二步,虽简单又不简单。要求医生有比较充分的对疾病的认识及相关的医学知识;又要求医生具有对病人的尊重。同情、与病人交流的能力和获得病人信任的能力,必须在长期行医过程中不断有意识地提高。

2.体格检查　周详而有针对性的体格检查体格检查异常是诊断疾病的重要客观证据,特别当疾病发展造成机体的形态、功能异常时。古代的中、外医学家们在实践中创造了大量体检的方法作为医疗实践的重要组成部分。如中医的望、闻、问、切,西方医学中的视诊、触诊、叩诊、听诊、体温计及血压计的应用等。

一般情况下体检必须是全面、细致的从头到脚的全过程(除非危重病人紧急抢救时必须在最短时间内首先完成生命体征及重要脏器有关的重点检查内容)。有的病人在倾诉病史时未注意的一些症状或一些含混不清的不适感、乏力等,体检全过程中的发现常给诊断带来重要的线索。如:发现患者指甲表面粗糙有条纹甚至反甲,则提示病人营养不良、缺铁;手掌大小鱼际充血性红斑提示肝功能减退;卒中病人体检时发现心尖部有高调开瓣音及舒张期杂音,或有心律不整时提示有心源性栓子脱落引起脑梗死的可能,应从这方面进一步深入检查。

体检是问诊的延续过程,应根据问诊后所想到的疾病可能性有针对性地、重点地关注某些方面。如:对疑为白血病的患者要在系统体检的基础上重点注意有无胸骨压痛,淋巴结、肝脾肿大及睾丸肿大。又如,青年女性因"血尿、蛋白尿,原因待查"来诊,体检时应注意头发是否稀疏及关节、皮疹等一般情况,可以有助于和系统性红斑狼疮肾炎的鉴别诊断。

体检又是一个需要反复进行的过程。有时体检所见是在变化的,而这种变化又往往在诊断中有重要的意义。如:一个感冒后心慌气短的青年病人就诊时其心脏听诊除心率较快(136次/min)外无异常,但次日发现心尖部呼气末在第二心音后出现低调的舒张期奔马律,则高度提示这个青年人可能有病毒性心肌炎。这个舒张期奔马律如随治疗而消失又是心肌状况好转的标志,所以对于体检所见应及时记录,随时追踪其变化。

体格检查既是一个操作过程,更是一个思考过程。要出色地完成这一过程既需要知识的积累、临床逻辑思维的培养,也需要善于和病人合作,尊重病人的身体隐私,关心病人体检环境的舒适。

3.特殊检查方法　正确运用先进的特殊诊断方法科学技术的发展不断改善和革新着诊断技术,从而大大地提高了疾病的诊断水平。实验诊断技术与生物、化学、免疫等基础学科的发展密切有关;形态(病理)诊断技术与显微镜的不断发展有关;影像学诊断技术与物理学的贡献关系尤为密切;各种体腔镜诊断技术的发展与提高有赖于光学的发展。各种特殊诊断技术已构成内科诊断中重要的不可割舍的基本要素,如:内分泌激素测定对内分泌疾病诊断的重要性,骨髓和淋巴结形态学检查、细胞遗传学与免疫表型对血液病诊断的重要性,心、肺、肝、肾功能检查无一不有赖于各种特殊检查等。

然而,先进诊断技术虽然大大地扩展和延伸了我们对疾病诊断的感知能力(望、闻、叩、触、听的能力),却不能代替医生的大脑。对这些诊断手段的正确采用及其提供的信息的收集、归纳、综合分析、推理与判断还必须靠医生的知识与逻辑思维,也就是说,对任何先进的诊断检查要充分地依靠但千万不可依赖。作为一个内科医生,对于任何特殊检查的结果必须有以下的判断能力:①逻辑学的原则之一是:任何判断或推理必须具备充足的理由才能被推定为正确的。凡是没有客观事实作根据的"理由"都是不能成立的。在临床医学中又具体发展成循证医学。因此应了解各项检查的应用范围,其结果的判断有何局限性,有无循证医学的证据,并应了解有无国人正常值。②本单位相应设备的工作状况,操作技术的可信度,有无本设备或本单位相应技术的正常值,是否符合质控标准。③对于起关键作用的诊断检查要详细核对,有的项目必须亲自检查(如血细胞、骨髓细胞形态的变化,肺部的影像学图片,肾活检病理片等)。④善于对多种特殊检查的结果(有时甚至是相互矛盾的结果)做出综合分析和判断。例如对于一个血 pH 值基本正常的慢性肾衰竭伴小叶性肺炎、高热的病人必须关注其血气分析的结果($PaCO_2$ ↓ HCO_3^- ↓↓ BE 负值增大),不然会遗漏严重的代谢性酸中毒伴呼吸性碱中毒的诊断、影响治疗和预后。⑤对各项检查结果必须避免局限性,并结合全身情况全面评估。例如,一个体重其有 30kg 的老年女性病人虽然她的血肌酐正常(1.4mg/dl,或 124μmol/L)。但是对其身高、体重、性别应用公式计算后,和(或)测算以体表面积 1.73m² 为单位的肌酐清除率后可能会发现她的肾小球滤过功能实际上已不足正常人的 1/3。⑥在进行一切特殊检查时都应认真地考虑这项检查给病人的诊断带来的帮助(利益)与副作用及与价格的比值。例如,对一个咯血病人在未经详细的耳鼻咽喉、呼吸系统及心脏体格检查,未经一般 X 线检查之前,给予 CT 或磁共振检查就十分没有必要。因此,不是各种检查做得越多、越先进的就是好医生。反之,善于采用最合理的检查技术、最简捷而安全的办法达到确诊目的的医生才是高明的医生。目前临床工作中存在着目的性不强、缺乏逻辑思维、各种检查(包括昂贵的检查)大包围的不良倾向,造成医疗资源很大的浪费。

(二)正确地分析客观资料、做出诊断

(1)上述客观资料采集的整个过程都伴随着医生的紧张思维过程。随时根据问诊、体检、特殊检查所提供的信息,结合自己的知识进行分析考虑疾病的诊断的可能性和鉴别诊断;再用这种初步的考虑指导进一步的资料采集;周而复始就有可能在较短的时间中以较低的代价得到最有用的资料。

(2)在获得基本的客观资料后需要对各种资料分析、判断做出初步诊断。这一思维过程符合一般的思维规律,即既要唯物地充分注重事实,以事实为根据;又要辩证地对所掌握的事实根据进行综合分析,去伪存真,找到其内在关系。

仅少数疾病病情简单,根据客观资料可以直接地做出诊断,如:过敏性鼻炎、共同进食人群发病的急性胃肠炎等。大部分内科疾病常是比较复杂的,其诊断思维的第一步常常需要将多种临床资料按其相关性分组整理,使我们的诊断思考有深入的方向。如:对一个咯血(鲜血)病人,必须首先通过体检证实他确实是咯出的鲜血(而不是呕吐出血或鼻咽部出血);同时证实除咯血外并没有全身其他部位的出血,进一步分析是呼吸系统(气道、肺部)病变还是心血管疾病、肺动脉高压引起咯血,此时相应的各种影像学、细胞学、免疫学检查等就是十分必要的了。在不断收集客观资料的过程中反复推敲,进行鉴别。

在内科疾病中能直接根据正面证据做出诊断者不多。即使能够得到直接诊断。如:一个上腹发作性疼痛,伴黄疸、发热、呕吐,经 B 超已证实胆石症、胆囊炎的老年病人,也应同时做心脏方面的检查排除"胆—心综合征"的可能性。也就是说,在内科诊断思维过程中,排除法是十分重要的。想到各种可能性逐一加以排除,有疑点但又不能排除者再做进一步相应各种客观资料的收集。这是避免误漏诊不可或缺的一个思维步骤。

(3)经过上述整理后做出的诊断只是初步诊断或称之为"印象",也就是说我们的这种认识、判断还要经过临床实践检验才能说明它是否代表真理。对疾病的诊断不要满足于符合书上或某指南中规定的若干条例就心安理得了,要反复质疑自己的初步诊断,避免主观片面,问一问还有哪些不符合之处,作为在临床实践中追踪观察病人的重点。如:一位中年女性病人有不规律发热应用非固醇类消炎药及头孢类抗生素史,就诊检查时发现肾小球滤过功能下降,肾小管重吸收功能下降,而半年前体检时肾功能还正常,提示急性肾功能损伤。肾脏病理呈急性间质性肾炎,可以"符合"药物引起急性间质性肾炎、肾功能不全代偿期的诊断。但是,此病人的血沉高达 136mm/h,C 反应蛋白高达 32mg/dl,这是不能用原诊断解释的!在小心的随诊观察过程中发现病人多次发生"红眼病"。因此应修正诊断为自身免疫性疾病 Tinu 综合征,相应的治疗方法亦应不同。

二、疾病诊断的内容

内科疾病常常不只累及一个器官、对各器官的功能也有不同程度的影响,如系统性红斑狼疮可同时出现狼疮性浆膜炎、狼疮性肾炎、狼疮性脑病等;又如 2 型糖尿病也可同时出现心、脑、肾、眼、外周动脉血管的受累或并发症。只有对疾病受累的器官、其功能、病变活动程度、并发症做出全面诊断才可能做出正确而全面的治疗方案。

在做出疾病诊断时尽可能用一种疾病去解释全部的(主要的)临床资料,这是传统的、基本的诊断要求。但是,也必须看到随着社会生活的复杂化,特别是人群的老龄化,往往在一个病人身上有不止一种重要的疾病同时影响其治疗和预后。如:一个败血症的老人同时又有抗菌药物引起的过敏性药物热;一个 2 型糖尿病的慢性肾功能损害不是由于糖尿病肾病引起而是伴发肾动脉血栓引起的肾动脉狭窄、缺血性肾脏病。

固然有时一些伴发癌(如龋齿、足癣)看似无关全局,不甚重要,但这些伴发症经常影响疾病的治疗和预后。如:对一位 IgA 肾病反复发作血尿蛋白尿的病人,体检发现其齿龈脓肿,治疗这一并发症直接影响 IgA 肾病的预后;又如:应用化疗治疗恶性肿瘤或应用免疫抑制剂的病人,原先存在的感染灶常乘机复燃,感染不易控制。

虽然目前诊断要求中并未包括对病人心理特点、社会及经济状况的判断。但是随着生物医学模式向生物-心理-社会医学模式胞转变,我们应该充分认识到社会、心理对疾病诊断的影响。在临床工作中我们经常可以发现一个敏感的、自我意识十分强烈的病人与一个贫困、不敏感、无暇(或无能力、无心情)自顾的病人对同样的疾病反应十分不相同。例如,可以遇到一些来自农村或城市打工人群的慢性肾衰竭病人告诉我们本次发病(各种尿毒症状出现)之前"身体很好",可以进行中等甚至重等体力劳动,以致误导得出急性肾衰竭的印象。心理及社会经济状况也直接影响病人接受治疗的可能性、依从性。因此,医生对病人做出疾病诊断的同时,对其心理特点、社会经济状况做出判断也是十分必要的。

(孙海燕)

第三节　内科疾病治疗原则与思路

治疗学是内科学重要的组成部分,也是内科临床工作中的重要组成部分。因为"治好病人"是内科医师临床实践的基本目标,也是病人及其家属对内科医师的基本要求。"治疗"与"诊断"是内科学中的两个重要部分,二者是互相衔接、又互相影响的过程。如:一个昏迷病人,应先用支持治疗,特别是维持其呼吸、循环、肾功能与排尿,维持生命,再迅速明确他的病因后.立即进行有针对的治疗;又如:一个高热待查的病人盲目使用各种抗生素未能奏效.一旦确诊为恶性淋巴瘤后积极的化疗及支持疗法可使病情迅速控制。所以说,内科的治疗必须以诊断为基础。但是,临床实践中有时很难先明确诊断再进行治疗,特别是对于病情复杂或危重的病人。所以:①对于危重病人青年医生必须先报告上级,并边治疗边诊断,对疑为烈性传染病者需注意留检与隔离,包括呕吐物的留检。②对于病情十分复杂且不典型一时难以确诊的病人可以先按初步诊断(疑诊)的可治之症给予治疗(试验治疗),治疗实践有助于检验我们的认识是否正确。临床上对感染病人在没有病原学诊断之前的抗菌药物选择也常是如此。在这种情况下更应特别注意一边治疗,一边继续密切观察病情、修改诊断。③治疗过程中的诊断思维还表现在要注意观察有无新的并发症、伴发症或治疗副作用出现并给予及时诊断和处置。如治疗肝硬化门静脉高压消化道出血过程中出现了少尿和血肌酐上升,就应进一步检查其原因,做出正确诊断:是否本病进展出现肝肾综合征?还是治疗用药引起的急性肾衰竭,二者的治疗和预后是截然不同的。又如,活动性系统性红斑狼疮病人在应用环磷酰胺治疗过程中出现白细胞及血小板下降,需要检查和明确其原因是药物不良反应?还是红斑狼疮活动性病变未控制、形成"血液危象"?二者治疗的大方向完全相反。总之,在内科医师的临床工作过程中治疗必须以诊断为基础;又必须二者密切结合、贯彻始终。

一、内科治疗的内容及措施

内科治疗指不包括手术治疗在内的治疗措施,传统上指药物治疗。20世纪以来在现代科学技术基础上治疗药物取得了巨大的发展,尤以化学合成药及半个余世纪以来的抗生素类药为其主要构成。如针对常见病高血压半个世纪前还没有一种有效药物,而目前可提供选择的药物有八大类、数十种.使大部分的高血压可达到满意控制。近20年来随着细胞、分子生物学的深入发展,人们一方面重视研究针对细胞生物学各个环节的药物干预,使治疗的靶目标更为集中,如:针对受体或其亚型的药物,各种细胞因子或信号转导途径的阻断药物在恶性肿瘤及免疫抑制治疗领域的应用已陆续进入临床研究阶段;另一方面,许多生物高新技术如单克隆抗体的制备、基因重组技术为内科治疗领域不断提供高浓度的、批量生产的新药,使新世纪中的内科治疗用药将由化学合成类及抗生素类药物向生物制药(细胞与分子生物学药物)过渡。

近20年来内科治疗的措施已渐渐突破了药物的范围而涉及一些依靠生物医学工程技术的微创治疗措施,如:呼吸机、心血管介入性治疗、血液净化治疗等。这也将是内科治疗发硬的又一新趋势。

内科治疗可归纳为以下几个作用环节。

(1)针对疾病的特殊治疗,如感染性疾病的抗生素治疗、恶性肿瘤的化疗、自身免疫性疾病的免疫抑制治疗等。

(2)支持治疗以纠正疾病所致的病理生理及功能紊乱为主要目的,以维持病人生命于相对稳定状态,在特殊治疗或机体的自愈过程发挥作用,如纠正水、电解质酸碱平衡紊乱,营养治疗,输血或血液成分,呼吸支持,透析疗法等。

(3)并发症治疗。在疾病发展过程中有时并发症的发生和发展会成为危及生命的主要矛盾。因此,对其防、治十分重要,如:实体瘤或血液系统恶性肿瘤病人化疗或大量、长期应用免疫抑制剂时预防和及时治疗感染灶;糖尿病患者及早纠正脂质代谢紊乱和高血压以预防大、小血管并发症导致的心、脑、肾并发症。对于一个病人治标与治本、整体与局部的治疗常需结合进行。

(4)在内科的治疗过程中,一名合格的内科医生必须具备高度的预防为主的意识。以感染为例:①首先是每个人必须预防感染,这包括健康人与诊治中的病人。感染并发症往往是各种原因免疫低下患者的致死原因。因此,对于这类患者要注意清洁的生活环境和饮食卫生;特别要注意口腔卫生,经常口腔除菌,因为呼吸道感染的病菌往往源于口腔;经常用氯霉素眼药水滴眼;为了预防肛周感染,大便后可用高锰酸钾溶液坐浴并用碘仿或碘伏油膏涂抹肛周。②当感染并不显著或并不严重时要预防感染的加重。例如,及时治疗菌血症以防发展成为败血症。③当已有一种病原体感染时要预防另一种病原体的双重感染。例如某一种细菌感染的患者要预防深部真菌感染。④在治疗某一感染的过程中要同时预防抗菌药物所致的严重的器官毒性损伤。这包括神经性耳聋、肾或肝功能衰竭、肺纤维化等。⑤我国有"传染病法",因此,在发现传染病时一定要及时上报,对烈性传染病更是如此。要采取隔离措施以预防周围人群,包括医护人员的感染。即使是一般的呼吸道感染亦要预防相邻病人的被感染问题。其他疾病的治疗过程也同样必须注意预防各种疾病所特有的并发症及治疗不良反应。

二、内科治疗的原则和观点

(一)明确治疗对象是病人

首先病人是人,而不是某一个疾病或某一个病例。因此在治疗病人时必须具有对生命的责任感,对人的关爱和在对病人全面了解的基础上制定治疗方案。将疾病的知识教育病人及家属指导和鼓励他们与医务人员。起共同向疾病做斗争。当前针对一些慢性内科疾病开展的病人教育课程、文字、音像制品等实属针对特殊人群科普教育的上乘之举。更不应因医生的语言不当,加重病情或导致自杀事件。

(二)熟知治疗方法(药物)的利弊,善于正确使用

内科医生治疗疾病时必须熟悉自己手中的武器。一方面要熟知其作用原理、适应证、禁忌证、药物的代谢动力学特点、药物之间的相互作用、最佳给药途径及临床验证的结果,以结合本病人的具体特点考虑某一治疗方法的选择和应用方法;另一方面,必须时刻切记一切药物和其他治疗方法都是双刃剑,医生在决定选用某一种治疗方法或药物时必须熟知其不良反应甚至毒性,以及在配伍用药时易出现或加重的不良反应,然后根据治疗的需要平衡利弊,尽可能达到最大的治疗效果和最少的不良反应。一些药物的毒副作用在总体上只占所用病例的百分之几,但是究竟发生在什么病人身上?你的病人是否属于高危人群?也需要在治疗过程中熟知并密切观察。

(三)重视效价之比,从实际可能出发制定治疗方案

由于人口增长、老龄化、新技术和新药物的不断涌现、人民健康要求层次的提高,医疗费用以高于国家生产总值的速度增长,全球所有国家都面临上涨的医疗卫生经费与实际支付可能性的矛盾,及对医疗资源无节制地过度使用。针对日益激化的有限卫生资源与无限增长的卫生要求之间的这一全球性矛盾,各国政府都在不断进行医疗保障费用支付制度的改革,并涌现大量有关药物的效价比的具体分析研究报告。中国还是一个发展中国家,还有相当数量的贫困地区和人群,这一供需矛盾更为突出,更需引起临床医生的重视和责任感。更何况并不是价格昂贵的治疗方法、药物就一定是最好的,或最适合于这一个病人的治疗。因此,内科医生在为一个病人制定其治疗方案时不能只单纯考虑业务技术方面,需要全面考虑必要性与经济等因素;不能只考虑对某一个药物或治疗方法的使用,应对病人的整个医疗过程有一个整体的规划。

(四)既要规范化治疗,又要重视治疗的个体化

近年来出现了大量以循证医学研究结果为基础的、针对各种内科疾病治疗或某种治疗方法应用的指导意见。而且这种指导意见逐渐由某一个学术团体主持发展成为全球该专业内的共识,并随时更新。如美国高血压评价及防治联合委员会于2003年11月发表的对高血压的指导意见已是第7个版本,在全世界受到广泛重视和参考。这些指导意见有助于我们及时

地将临床实践规范化。特别在中国目前临床实践严重的各行其是,诊断治疗水平发展很不平衡,遵循有科学基础的规范从事临床工作十分重要。但是,这些指导意见常是比较简单地针对典型的情况,不能代替医生在治疗病人过程中的独立思考。治疗的个体化是临床工作中的灵魂。有经验的医生懂得结合具体病人的实际情况:什么时候应该不失时机地抓住治疗机遇,承担一定风险,采用某一治疗,什么情况应不要着急、先用支持治疗创造采用有风险治疗的条件;懂得什么病人是接受某种药物的高危人群,采用什么保护或回避措施;懂得针对每个病人的具体情况优选合理用药,合理决定剂量、给药途径和安全又必要的配伍;善于观察毒副作用,使药物不良反应限制在较小、较少的范围内。总之,由很多专家在总结循证医学研究资料的基础上提供的对各种疾病的指导意见具有十分有益的参考和指导作用,但不能在临床工作中盲目地、一成不变地按照"指导意见"处理具体的病人,不能将临床医学简单化为计算机操作程序。

(孙海燕)

第四节 内科医师所应具有的基本素质

(一)对人的爱心、对生命的责任感;与人交流的能力、团队工作的能力

很多有造诣的名医都谈到临床工作中"如履薄冰"之感,这正与一句英语相符合:Life is fragile,handle with care. 这种谨慎、小心之感出自对人、对生命的关爱、珍惜与责任感。一个漠视生命、没有爱心的人,治疗过程马马虎虎,对病人的痛苦充耳不闻,处理过程主观随意,尽管读了不少书,背的很熟,但还是不可能掌握正确的临床医学技巧与思维。

必须看到目前一些青年医师从家门到校门,只会埋头读书,特别是独生子女家中几代人以他(她)为中心。这种生长环境十分不利于培养正确处理人际关系的能力,以致不善于与人交流、合作,当然在临床工作中会遇到困难。应有意识地去培养、锻炼合作能力。

(二)重视第一手材料,重视临床实践

临床工作其含意为病人床边的工作。脱离了对病人的细致观察,博览群书后高谈阔论,常常是误、漏诊或严重治疗失误的原因。任何一种疾病在每个具体病人都有其个体的特点。不注意在临床工作中观察其共性(一般规律)与个性(特点)的表现就不可能成为一个好的医生。一个经验丰富的临床医生不仅仅在于做临床工作时间的长短、多少,而在于是否善于深入细致地观察病情和总结所诊治的每一个病人的经验和教训,自觉地进行经验积累。

(三)扎实而广博的基础知识、基本理论和基本技能

善于不断知识更新人体各器官、各系统是一个互相关联、互相影响的整体,往往某一器官的疾病在另一器官(系统)表现出来。如:老年甲状腺功能亢进病人常以心率快、心律失常、心功能不全为主要表现,长期被误诊为冠心病未能得到正确治疗;慢性白血病的病人因肝、脾大原因待查接受多种不必要的检查贻误治疗。因此,内科医生急于求成、过早的专业化(专科医师),或缺乏医学基础知识,对于机体的病理生理现象缺乏理解,只知其然不知所以然,导致临床思路狭窄。"根深叶茂"这条成材的基本自然规律是没有"捷径"可循的。

循证医学、分子生物医学的发展将给内科的各临床诊断带来划时代的变化,要求我们随时保持对学术进展的敏感和学习、更新知识的迫切性。当前,有些内科医生忙于一般日常工作,不重视知识更新,不读书、不学习,上级医生怎么讲就怎么做,知识的来源就是零散地听

讲座,这样的医生是不可能掌握正确而先进的医疗技术的。在当今知识爆炸的时代,临床研究论文数量大增,据报告,一个内科医生需要不间断地每天阅读19篇本专业的文献才能基本掌握本学科的新进展。这种办法当然是不可行的。因此,在临床医学实践中就存在着掌握自我更新知识的方法问题。临床工作中的学习方法主要是带着实际工作中存在的问题,有的放矢地利用医学信息网络系统了解对该问题的最新研究进展,并善于运用循证医学和生物科学知识对所阅读的文章进行分析及评价,吸取其精髓,并力争将知识与自己的经验结合起来进行系统化的整理。这是对根据医生的经验和直觉进行医疗决策的传统医学模式的挑战。

(四)勤于思考、善于思考

思考是将临床实践与理论学习有机地维系在一起,使之协调运转的中心环节。只实践不思考,认识上升不到一定的高度,掌握不了各种疾病的规律,看书也不知从何看起。只读书不思考同样也无法指导实践。有一些医生从医年头不短,水平却总是一般,究其原因可能与不勤于或不善于思考有关。

(五)挑战未知、勇于创新

临床医学是一门科学。一个好的内科医生不应仅仅满足做临床医生,而要成为临床科学家;不仅要挑起治病救人的重担,还要挑起科学的重担不断地去认识世界和改造世界。临床研究应从临床实践出发:一方面针对疾病的发生、发展和治疗机制,采用病理生理、药理、细胞、分子生物学等手段去探讨回答这些问题,从而为疾病的治疗提出思路或方法;另一方面,还可以运用临床资料,分析总结疾病的一般规律、特殊规律、或评价治疗措施(或药物)的效果。设计周密、资料可靠、分析实事求是的临床研究的重要性和科学性都不亚于实验室的研究。

著名的《Harrison 内科学》第一篇的第一句话:The practice of medicine combines both science and art. 在一日千里迅猛发展的现代科学技术的基础上发展起来的内科学理论和技术,需要有关爱生命、有奉献精神的,具有科学的思维与分析能力、细致而果敢的判断能力及与人的交流与合作能力的人来驾驭和掌握,才能服务于病人、有益于人类。

(孙海燕)

第二章　常见急症症状的诊断思路

第一节　发热

正常人的体温受体温调节中枢所调控,并通过神经、体液因素使产热和散热过程呈动态平衡,保持体温在相对恒定的范围内。当机体在致热源作用下或各种原因引起体温调节中枢的功能障碍时,体温升高超出正常范围,称为发热。

一、正常体温与生理变异

正常人体温一般为 36～37℃,正常体温在不同个体之间略有差异,且常受机体内、外因素的影响稍有波动。

二、病因与分类

引起发热的病因甚多,临床上可区分为感染性与非感染性两大类,而以前者为多见。

1. 感染性发热　各种病原体如病毒、细菌、支原体、立克次体、螺旋体、真菌、寄生虫等引起的感染,不论是急性、亚急性或慢性,局部性或全身性,均可出现发热。

2. 非感染性发热主要有下列几类原因

①无菌性坏死物质的吸收。

②抗原－抗体反应:如风湿热、血清病、药物热、结缔组织病等。

③内分泌代谢障碍:甲状腺功能亢进、重度脱水等。

④皮肤散热减少:广泛性皮炎、鱼鳞病以及慢性心力衰竭而引起的发热,一般为低热。

⑤体温调节中枢功能失常:a. 物理性,如中暑。b. 化学性,如重度安眠药中毒。c. 机械性,如脑出血、脑震荡、颅骨骨折等。

上述各种原因可直接损害体温调节中枢,致使其功能失常而引起发热,高热无汗是这类发热的特点。

⑥自主神经功能紊乱。

三、临床表现

按发热温度的高低可分为四度:低热:37.3～38.0℃;中等度热:38.1～39.0℃;高热:39.1～41.0℃;超高热:41℃以上。

四、热型及临床意义

发热患者在不同时间测得的体温数值分别记录在体温单上,将各体温数值点连接起来成体温曲线,该曲线的不同形态(形状)称为热型。不同的病因所致发热的热型也常不同。临床上常见的热型如下。

1. 稽留热　体温恒定地维持在 39～40℃及以上的水平,达数天或数周。24 小时内体温波动范围不超过 1℃。常见于大叶性肺炎、斑疹伤寒及伤寒高热期。

2.弛张热 弛张热又称败血症热型,体温常在 39℃ 以上,波动幅度大,24 小时内波动范围超过 2℃,但都在正常水平以上。常见于败血症、风湿热、重症肺结核及化脓性炎症等。

3.间歇热 体温骤升达高峰后持续数小时,又迅速降至正常水平,无热期(间歇期)可持续 1 天至数天,如此高热期与无热期反复交替出现。见于疟疾、急性肾盂肾炎等。

4.波状热 体温逐渐上升达 39℃ 或以上,数天后又逐渐下降至正常水平,持续数天后又逐渐升高,如此反复多次。常见于布鲁菌病。

5.回归热 体温急剧上升至 39℃ 或以上,持续数天后又骤然下降至正常水平。高热期与无热期各持续若干天后规律性交替一次。可见于回归热、霍奇金病、周期热等。

6.不规则热 发热的体温曲线无一定规律,可见于结核病、风湿热、支气管肺炎、渗出性胸膜炎等。

不同的发热性疾病各具有相应的热型,根据热型的不同有助于发热病因的诊断和鉴别诊断。但必须注意:①由于抗生素的广泛应用,及时控制了感染,或因解热药或糖皮质激素的应用,可使某些疾病的特征性热型变得不典型或者不规则热型。②热型也与个体反应性的强弱有关,如老年人休克型肺炎时可仅有低热或无发热,而不具备肺炎的典型热型。

五、伴随症状

1.寒战 常见于大叶性肺炎、败血症、急性胆囊炎、急性肾盂肾炎、流行性脑脊髓膜炎、疟疾、钩端螺旋体病、药物热、急性溶血或输血反应等。

2.结膜充血 常见于麻疹、流行性出血热、斑疹伤寒、钩端螺旋体病等。

3.单纯疱疹 口唇单纯疱疹多出现于急性发热性疾病,常见于大叶性肺炎、流行性脑脊髓膜炎、间日疟、流行性感冒等。

4.淋巴结肿大 常见于传染性单核细胞增多症、风疹、淋巴结结核、局灶性化脓性感染、丝虫病、白血病、淋巴瘤、转移癌等。

5.肝脾肿大 常见于传染性单核细胞增多症、病毒性肝炎、肝及胆管感染、布氏杆菌病、疟疾、结缔组织病、白血病、淋巴瘤及黑热病、急性血吸虫病等。

6.出血 发热伴皮肤黏膜出血可见于重症感染及某些急性传染病,如流行性出血热、病毒性肝炎、斑疹伤寒、败血症等。也可见于某些血液病,如急性白血病、严重型再生障碍性贫血、恶性组织细胞病等。

7.关节肿痛 常见于败血症、猩红热、布氏杆菌病、风湿热、结缔组织病、痛风等。

8.皮疹 常见于麻疹、猩红热、风疹、水痘、斑疹伤寒、风湿热、结缔组织病、药物热等。

9.昏迷 先发热后昏迷者常见于流行性乙型脑炎、斑疹伤寒、流行性脑脊髓膜炎、中毒性菌痢、中暑等;先昏迷后发热者见于脑出血、巴比妥类中毒等。

六、问诊要点

①起病时间、季节、起病情况(缓急)、病程、程度(热度高低)、频度(间歇性或持续性)、诱因。②有无畏寒、寒战、大汗或盗汗。③应包括多系统症状询问,是否伴有如咳嗽、咳痰、咯血、胸痛;腹痛、呕吐、腹泻;尿频、尿急、尿痛、皮疹、出血、头痛、肌肉关节痛等。④患病以来一般情况,如精神状态、食欲、体重改变、睡眠及大小便情况。⑤诊治经过(药物、剂量、疗效)。

⑥传染病接触史、疫水接触史、手术史、流产或分娩史、服药史、职业特点等。

（王利兴）

第二节　昏迷

昏迷是严重的意识障碍，表现为意识持续的中断或完全丧失。按其程度可区分三阶段。

1.轻度昏迷　意识大部分丧失，无自主运动，对声、光刺激无反应，对疼痛刺激尚可出现痛苦的表情或肢体退缩等防御反应。角膜反射、瞳孔对光反射、眼球运动、吞咽反射等可存在。

2.中度昏迷　对周围事物及各种刺激均无反应，对于剧烈刺激或可出现防御反射。角膜反射减弱，瞳孔对光反射迟钝，眼球无转动。

3.深度昏迷　全身肌肉松弛，对各种刺激全无反应。深、浅反射均消失。

一、病因

1.重症急性感染　如败血症、肺炎、中毒型菌痢、伤寒、斑疹伤寒、恙虫病和颅脑感染（脑炎、脑膜脑炎、脑型疟疾）等。

2.颅脑非感染性疾病　①脑血管疾病：脑缺血、脑出血、蛛网膜下腔出血、脑栓塞、脑血栓形成、高血压脑病等；②脑占位性疾病：如脑肿瘤、脑脓肿；③颅脑损伤：脑震荡、脑挫裂伤、外伤性颅内血肿、颅骨骨折等；④癫痫。

3.内分泌与代谢障碍　如尿毒症、肝性脑病、肺性脑病、甲状腺危象、甲状腺功能减退、糖尿病性昏迷、低血糖、妊娠中毒症等。

4.心血管疾病　如重度休克、心律失常引起 Adams－Stokes 综合征等。

5.水、电解质平衡紊乱　如稀释性低钠血症、低氯性碱中毒、高氯性酸中毒等。

6.外源性中毒　如安眠药、有机磷杀虫药、氰化物、一氧化碳、酒精和吗啡等中毒。

7.物理性及缺氧性损害　如高温中暑、日射病、触电、高山病等。

二、伴随症状

1.伴发热　先发热然后有意识障碍可见于重症感染性疾病先有意识障碍然后有发热，见于脑出血、蛛网膜下腔出血、巴比妥类药物中毒等。

2.伴呼吸缓慢　是呼吸中枢受抑制的表现，可见于吗啡、巴比妥类、有机磷杀虫药等中毒，银环蛇咬伤等。

3.伴瞳孔散大　可见于颠茄类、酒精、氰化物等中毒以及癫痫、低血糖状态等。

4.伴瞳孔缩小　可见于吗啡类、巴比妥类、有机磷杀虫药等中毒。

5.伴心动过缓　可见于颅内高压症、房室传导阻滞以及吗啡类、毒蕈等中毒。

6.伴高血压　可见于高血压脑病、脑血管意外、肾炎等。

7.伴低血压　可见于各种原因的休克。

8.伴皮肤黏膜改变出血点、瘀斑和紫癜等　可见于严重感染和出血性疾病，口唇呈樱桃红色提示一氧化碳中毒等。

9.伴脑膜刺激征　见于脑膜炎、蛛网膜下腔出血等。

10.伴偏瘫　见于脑出血、脑梗死或颅内占位性病变等。

三、问诊要点

①起病时间,发病前后情况,诱因、病程、程度。

②有无发热、头痛、呕吐、腹泻、皮肤黏膜出血及感觉与运动障碍等相关伴随症状(已如前述)。

③有无急性感染性休克、高血压、动脉硬化、糖尿病、肝肾疾病、肺源性心脏病、癫痫、颅脑外伤、肿瘤等病史。

④有无服毒及毒物接触史。

(王利兴)

第三节　眩晕

眩晕是患者感到自身或周围环境物有旋转或摇动的一种主观感觉障碍,常伴有客观的平衡障碍。一般无意识障碍,主要由迷路、前庭神经,脑干及小脑病变引起,亦可由于其他系统或全身性疾病而引起。

一、病因与临床表现

1.周围性眩晕(耳性眩晕)

①梅尼埃病:以发作性眩晕伴耳鸣、听力减退及眼球震颤为主要特点,严重时可伴有恶心、呕吐、面色苍白和出汗,发作多短暂,很少超过2周。具有复发性特点。

②迷路炎:多由中耳炎并发,症状同上,检查发现鼓膜穿孔,有助于诊断。

③内耳药物中毒:常由链霉素、庆大霉素及其同类药物中毒性损害所致。多为渐进性眩晕伴耳鸣、听力减退,常先有口周及四肢发麻等。水杨酸制剂、奎宁、某些镇静安眠药(氯丙嗪、哌替啶等)亦可引起眩晕。

④前庭神经元炎:多在发热或上呼吸道感染后突然出现眩晕,伴恶心、呕吐,一般无耳鸣及听力减退。持续时间较长,可达六周,痊愈后很少复发。

⑤位置性眩晕:病人头部处在一定位置时出现眩晕和眼球震颤,多数不伴耳鸣及听力减退。可见于迷路和中枢病变。

⑥晕动病:见于晕船、晕车等,常伴恶心、呕吐、面色苍白、出冷汗等。

2.中枢性眩晕(脑性眩晕)

①颅内血管性疾病:椎-基底动脉供血不足、锁骨下动脉偷漏综合征、延髓外侧综合征、脑动脉粥样硬化、高血压脑病和小脑出血。

②颅内占位性病变:听神经纤维瘤、小脑肿瘤、第四脑室肿瘤和其他部位肿瘤。

③颅内感染性疾病:颅后凹蛛网膜炎、小脑肿瘤。

④颅内脱髓鞘疾病及变性疾病:多发性硬化、延髓空洞症。

⑤癫痫。

以上疾病可有不同程度眩晕和原发病的其他表现。

3.其他原因的眩晕

①心血管疾病:低血压、高血压、阵发性心动过速、房室传导阻滞等。

②中毒性：急性发热性疾病、尿毒症、严重肝病、糖尿病等。

③眼源性：眼肌麻痹、屈光不正。

④头部或颈椎损伤后。

以上疾病可有不同程度眩晕，但常无真正旋转感，一般不伴听力减退、眼球震颤，少有耳鸣，有原发病的其他表现。

二、伴随症状

①伴耳鸣、听力下降可见于前庭器官疾病、第八脑神经病变及肿瘤。

②伴恶心、呕吐可见于梅尼埃病、晕动病。

③伴共济失调可见于小脑、颅后凹或脑干病变。

④伴眼球震颤可见于脑干病变、梅尼埃病。

三、问诊要点

①发作时间、诱因、病程，有无复发性特点。

②有无伴发热、耳鸣、听力减退、恶心、呕吐、出汗、口周及四肢麻木、视力改变、平衡失调等相关症状。

③有无急性感染、中耳炎、颅脑疾病及外伤、心血管疾病、严重肝肾疾病、糖尿病等病史。

④晕车、晕船及服药史。

（王利兴）

第四节　晕厥

晕厥是由于一时性广泛性脑供血不足所致的短暂意识丧失状态，发作时病人因肌张力消失不能保持正常姿势而倒地。一般为突然发作，迅速恢复，少有后遗症。

一、病因

晕厥病因大致分四类。

1. 血管舒缩障碍　见于单纯性晕厥、体位性低血压、颈动脉窦综合征、排尿性晕厥及疼痛性晕厥等。

2. 心脏病　见于严重心律失常、心脏排血受阻及心肌缺血性疾病等，如阵发性心动过速、阵发性心房纤颤、病态窦房结综合征、高度房室传导阻滞、主动脉瓣狭窄、先天性心脏病某些类型、心绞痛与急性心肌梗死、原发性心肌病等，最严重的为阿-斯综合征。

3. 血管疾病　见于脑动脉粥样硬化、短暂性脑缺血发作、偏头痛、无脉症、慢性铅中毒性脑病等。

4. 血液成分异常　见于低血糖状态、换气过度综合征、重症贫血及高原晕厥等。

二、临床表现

1. 血管舒缩障碍

①单纯性晕厥（血管抑制性晕厥）：多见于年青体弱女性，发作常有明显诱因如疼痛、情绪

紧张、恐惧、轻微出血、各种穿刺以及小手术等,在天气闷热、空气污浊、疲劳、空腹、失眠及妊娠等情况下更易发生。发生机制是由于各种刺激通过迷走神经反射,引起短暂的血管床扩张,回心血量减少、心输出量减少、血压下降导致脑部供血不足所致。

②体位性低血压(直立性低血压):表现为在体位骤变,主要由卧位突然站起时发生晕厥。可见于:a.某些长期站立于固定位置及长期卧床者;b.服用某些药物,如氯丙嗪、胍乙啶、亚硝酸盐类等或交感神经切除术后病人;c.某些全身性疾病,如脊髓空洞症、多发性神经根炎、脑动脉粥样硬化、急性传染病恢复期、慢性营养不良等。

③颈动脉窦综合征:由于颈动脉窦附近病变,如局部动脉硬化、动脉炎、颈动脉窦周围淋巴结炎或淋巴结肿大、肿瘤以及疤痕压迫或颈动脉窦受刺激,致迷走神经兴奋、心率减慢、心输出量减少、血压下降致脑供血不足。可表现为发作性晕厥或伴有抽搐。常见的诱因有用手压迫颈动脉窦、突然转头、衣领过紧等。

④排尿性晕厥:多见于青年男性,在排尿或排尿结束时发作持续1~2分钟,自行苏醒、无后遗症。机制可能为综合性的,包自身自主神经不稳定,体位骤变(夜间起床),排尿时屏气动作或过迷走神经反射致心输出量减少、血压下降、脑缺血。

⑤咳嗽性晕厥:见于有慢性肺部疾病者剧烈咳嗽后发生。制可能是剧咳时胸腔内压力增加,静脉血回流受阻,心输出量下降、血压下降、脑缺血所致,亦有认为剧咳时脑脊液压力迅速升高,对大脑产生震荡样作用所致。

⑥其他因素:如剧烈疼痛,下腔静脉综合征(晚期妊娠和腹巨大肿物压迫),食管、纵隔疾病,胸腔疾病、胆绞痛、支气管镜查时由于血管舒缩功能障碍或迷走神经兴奋,引致发作晕厥。

2.心源性晕厥 由于心脏病心输出量突然减少或心脏停搏,导致脑组织缺氧的发生。最严重的为阿-斯综合征,主要表现是在心搏停止5~10s出现晕厥,停搏15s以上可出现抽搐,偶有大小便失禁。

3.脑源性晕厥 由于脑部血管或主要供应脑部血液的血管发生循环障碍,导致一时性广泛性脑供血不足所致。如脑动脉硬化引起血管腔变窄,高血压脑病引起脑动脉痉挛,偏头痛及颈椎病时基底动脉舒缩障碍,各种原因所致的脑动脉微栓塞、动脉炎等病变均可出现晕厥。其中短暂性脑缺血发作可表现为多种神经功能障碍症状群。由于损害的血管不同而表现多样化,如偏瘫、肢麻、语言障碍等。

4.血液成分异常 ①低血糖综合征:是由于血糖低而影响大脑的能量供应所致。表现为头晕、乏力、饥饿感、恶心、出汗、震颤、神志恍惚、晕厥甚至昏迷。②换气过度综合征:是由于情绪紧张或癔症发作时呼吸急促、换气过度,二氧化碳排出增加,导致呼吸性碱中毒、脑部毛细血管收缩、脑缺氧所致,表现为头晕、乏力、颜面四肢针刺感并因可伴有血钙降低而发生手足抽搐。③重症贫血:是由于血氧低下,在用力时发生晕厥。④高原晕厥:是由于短暂缺氧引起。

三、伴随症状

①伴有明显的自主神经功能障碍(如面色苍白、出冷汗、恶心、乏力等)者,多见于血管抑制性晕厥或低血糖性晕厥。

②伴有面色苍白、发绀、呼吸困难。见于急性左心衰竭。

③伴有心率明显改变,见于心源性晕厥。

④伴有抽搐者见于中枢神经系统疾病、心源性晕厥。

⑤伴有头痛、呕吐、视听障碍者提示中枢神经系统疾病。

⑥伴有发热、水肿、杵状指者提示心肺疾病。

⑦伴有呼吸深而快、手足发麻、抽搐者见于换气过度综合征、癔症等。

四、问诊要点

①晕厥发生年龄、性别。

②晕厥发作的诱因、发作与体位关系、与咳嗽及排尿关系、与用药关系。

③晕厥发生速度、发作持续时间、发作时面色、血压及脉搏情况；

④晕厥伴随的症状，已如前述。

⑤有无心、脑血管病史。

⑥既往有无相同发作史及家族史。

（王利兴）

第五节　抽搐

抽搐是指全身或局部成群骨骼肌非自主的抽动或强烈收缩，常可引起关节运动和强直。当肌群收缩表现为强直性和阵挛性时，称为惊厥。惊厥表现的抽搐一般为全身性、对称性，伴有或不伴有意识丧失。

惊厥的概念与癫痫有相同也有不相同点。癫痫大发作与惊厥的概念相同，而癫痫小发作则不应称为惊厥。

一、病因

抽搐与惊厥的病因可分为特发性与症状性。特发性常由于先天性脑部不稳定状态所致。症状性病因如下。

1.脑部疾病

①感染：如脑炎、脑膜炎、脑脓肿、脑结核瘤、脑灰质炎等。

②外伤：如产伤、颅脑外伤等。

③肿瘤：包括原发性肿瘤、脑转移瘤。

④血管疾病：如脑出血、蛛网膜下腔出血、高血压脑病、脑栓塞、脑血栓形成、脑缺氧等。

⑤寄生虫病：如脑型疟疾、脑血吸虫病、脑包虫病、脑囊虫病等。

⑥其他：a.先天性脑发育障碍；b.原因未明的大脑变性，如结节性硬化、播散性硬化、核黄疸等。

2.全身性疾病

①感染：如急性胃肠炎、中毒型菌痢、链球菌败血症、中耳炎、百日咳、狂犬病、破伤风等。小儿高热惊厥主要由急性感染所致。

②中毒：a.内源性，如尿毒症、肝性脑病。b.外源性，如酒精、苯、铅、砷、汞、氯喹、阿托品、樟脑、白果、有机磷等中毒。

③心血管疾病：高血压脑病或 Adams－Stokes 综合征等。

— 17 —

④代谢障碍：如低血糖状态、低钙及低镁血症、急性间歇性血卟啉病、子痫、维生素 B_6 缺乏等。其中低血钙可表现为典型的手足搐搦症。

⑤风湿病：系统性红斑狼疮、脑血管炎等。

⑥其他：突然撤停安眠药、抗癫痫药，以及热射病、溺水、窒息、触电等。

3. 神经官能症

如癔症性抽搐和惊厥。此外，尚有一重要类型，即小儿惊厥（部分为特发性，部分由于脑损害引起），高热惊厥多见于小儿。

二、临床表现

由于病因不同，抽搐和惊厥的临床表现形式也不一样，常见临床表现如下。

①全身性抽搐以全身性骨骼肌痉挛为主要表现，典型者为癫痫大发作（惊厥），表现为患者突然意识模糊或丧失，全身强直，呼吸暂停，继而四肢发生阵挛性抽搐，呼吸不规则，尿便失控、发绀，发作约半分钟自行停止，也有反复发作或呈持续状态者。发作时可有瞳孔散大，对光反应消失或迟钝、病理反射阳性等。发作停止后不久意识恢复。如为肌阵挛性，一般只是意识障碍。由破伤风引起者为持续性强直性痉挛，伴肌肉剧烈的疼痛。

②局限性抽搐以身体某一局部连续性肌肉收缩为主要表现，大多见于口角、眼睑、手足等。而手足搐搦症则表现间歇性双侧强直性肌痉挛，以上肢手部最典型，呈"助产手"。

三、伴随症状

①伴发热，多见于小儿的急性感染，也可见于胃肠功能紊乱、生牙、重度失水等。但须注意，惊厥也可引起发热。②伴血压增高可见于高血压、脑炎、子痫、铅中毒等。③伴脑膜刺激征，可见于脑膜炎、脑膜脑炎、假性脑膜炎、蛛网膜下腔出血等。④伴瞳孔扩大与舌咬伤可见于癫痫大发作而不见于癔症性惊厥。⑤惊厥发作前剧烈头痛，可见于高血压、急性感染、蛛网膜下腔出血、颅脑外伤、颅内占位性病变等。⑥伴意识丧失，见于癫痫大发作、重症颅脑疾病等。

四、问诊要点

①抽搐与惊厥发生年龄、病程。发作的诱因、是否孕妇。部位是全身性还是局限性、性质呈持续强直性还是间歇阵挛性。②发作时意识状态，有无大小便失禁、舌咬伤、肌痛等。③有无脑部疾病、全身性疾病、癔症、毒物接触、外伤等病史及相关症状。④病儿应询问分娩史、生长发育异常史。

（王利兴）

第六节　瘫痪

不同程度的肌力减退分别称之为完全性瘫痪和不完全性瘫痪（轻瘫）。不同部位或不同组合的瘫痪可分别命名如下。

1. 单瘫　单一肢体瘫痪，多见于脊髓灰质炎。

2. 偏瘫　为同一侧肢体（上、下）瘫痪，常伴有同侧颅神经损害，多见于颅内病变或脑卒中。

3.交叉性偏瘫　为一侧偏瘫及对侧颅神经损害。

4.截瘫　为双下肢瘫痪,是脊髓横惯性损伤的结果,见于脊髓外伤、炎症。

一般将肌力 0~1 级称为完全性瘫痪,2~3 级称为不完全性瘫痪,4 级称为轻瘫。在对病人进行瘫痪检查的时候,应对病人的精神状况、感觉障碍情况做出全面检查才能得出正确的判断。

(王利兴)

第七节　头痛

头痛指额、顶、颞、枕部的疼痛,可见于多种疾病,大部分无特殊意义例如全身感染发热性疾病往往伴有头痛。精神紧张、过度疲劳也可有头痛。但反复发作或持续的头痛,可能是某些器质性疾病的信号,应认真检查,明确诊断,及时治疗。

一、病因

1.颅脑病变

①感染:如脑膜炎、脑膜脑炎、脑炎、脑脓肿等。

②血管病变:如蛛网膜下腔出血、脑出血、脑血栓形成、脑栓塞、高血压脑病、脑供血不足,脑血管畸形、血栓闭塞性脉管炎等。

③勾占位性病变:如脑肿瘤、颅内转移瘤、颅内白血病浸润、颅内囊虫病或包虫病等。

④颅脑外伤:如脑震荡、脑挫伤、硬膜下血肿、颅内血肿、脑外伤后遗症。

⑤其他:如偏头痛、丛集性头痛、头痛型癫痫。

2.颅外病变

①颅骨疾病:如颅底凹入症、颅骨肿瘤。

②颈椎病及其他颈部疾病。

③神经痛:如三叉神经、吞咽神经及枕神经痛。

④眼、耳、鼻和齿疾病所致的头痛。

3.全身性疾病

①急性感染:如流感、伤寒、肺炎等发热性疾病。

②心血管疾病:如高血压病、心力衰竭。

③中毒:如铅、酒精、一氧化碳、有机磷、药物(如颠茄、水杨酸类)等中毒。

④其他:尿毒症、低血糖、贫血、肺源性脑病、系统性红斑狼疮、月经期及绝经期头痛、中暑等。

4.神经官能症　如神经衰弱及癔症性头痛。

二、临床表现

头痛的表现,往往根据病因不同而有其特点。

1.发病情况　急性起病并有发热者常为感染疾病所致。急剧的头痛,持续不减,并有不同程度的意识障碍而无发热者,提示颅内血管性疾病(如蛛网膜下腔出血)。长期的反复发作头痛或搏动性头痛,多为血管性头痛(如偏头痛)或神经官能症。慢性进行性头痛并有颅内压增高的症状(如呕吐、缓脉、视神经乳头水肿)应注意颅内占位性病变。青壮年慢性头痛,但无颅内压增高,常因焦急、情绪紧张而发生,多为肌收缩性头痛(或称肌紧张性头痛)。

2.头痛部位　了解头痛部位是单侧、双侧、前额或枕部、局部或弥散、颅内或颅外对病因的诊断有重要价值。如偏头痛及丛集性头痛多在一侧。颅内病变的头痛常为深在性且较弥散,颅内深部病变的头痛部位不一定与病变部位相一致,但疼痛多询病灶同侧放射。高血压引起的头痛多在额部或整个头部。全身性或颅内感染性疾病的头痛,多为全头部痛。蛛网膜下腔出血或脑脊髓膜炎除头痛外尚有颈痛。眼源性头痛为浅在性且局限于 Hk HIi、前额或颞部。鼻源性或牙源性也多为浅表性疼痛。

3.头痛的程度与性质　头痛的程度一般分轻、中、重,但与病情的轻重并无平行关系。三叉神经痛、偏头痛及脑膜刺激的疼痛最为剧烈。脑肿瘤的痛多为中度或轻度。高血压性、血管性及发热性疾病的头痛,往往带搏动性。有时神经功能性头痛也颇剧烈。神经痛多呈电击样痛或刺痛,肌肉收缩性头痛多为重压感、紧箍感或钳夹样痛。

4.头痛出现的时间　与持续时间某些头痛可发生在特定时间。如颅内占位性病变,往往清晨痛加剧。鼻窦炎的头痛也常发生于清晨或上午,丛集性头痛常在晚间发生,女性偏头痛常与月经期有关,脑肿瘤的头痛多为持续性可有长短不等的缓解期。

5.加重、减轻或激发头痛的因素　咳嗽、打喷嚏、摇头、俯身可使颅内高压性头痛、血管性头痛、颅内感染性头痛及脑肿瘤性头痛加剧。丛集性头痛在直立时可缓解。颈肌急性炎症所致的头痛可因颈部运动而加剧;慢性或职业性的颈肌痉挛所致的头痛,可因活动按摩颈肌而逐渐缓解。偏头痛在应用麦角胺后可获缓解。

三、伴随症状

①头痛同时伴剧烈呕吐者提示为颅内压增高,头痛在呕吐后减轻者可见于偏头痛。
②头痛伴眩晕者见于小脑肿瘤、椎—基底动脉供血不足。
③头痛伴发热者常见于感染性疾病,包括颅内或全身性感染。
④慢性进行性头痛,伴出现精神症状者应注意颅内肿瘤。
⑤慢性头痛突然加剧并有意识障碍者提示可能发生脑疝。
⑥头痛伴视力障碍者可见于青光眼或脑瘤。
⑦头痛伴脑膜刺激征者提示有脑膜炎或蛛网膜下腔出血。
⑧头痛伴癫痫发作者可见于脑血管畸形、脑内寄生虫病或脑肿瘤。
⑨头痛伴神经功能紊乱症状者可能是神经功能性头痛。

四、问诊要点

①起病时间、急缓、病程、部位与范围性质、程度、频度(间歇性持续性)、激发或缓解因素。
②有无伴失眠、焦虑、剧烈呕吐(是否喷射性)、头晕、眩晕、晕厥、出汗、抽搐、视力障碍、感觉或运动异常、精神异常、嗜睡、意识障碍等相关症状。
③有无感染、高血压动脉硬化、颅脑外伤、肿瘤、精神病、癫痫病、神经官能症及眼、耳、鼻、齿等部位疾病史。
④职业特点、毒物接触史。
⑤治疗经过及反应性。

(王利兴)

第八节 胸痛

胸痛主要由胸部疾病引起,少数由其他部位的病变所致。痛阈因个体差异性大,故胸痛的程度与原发疾病的病情轻重并不完全一致。

一、病因

引起刺激的病因主要为胸部疾病。

1.胸壁疾病 急性皮炎、皮下蜂窝织炎、带状疱疹、流行性胸痛、肌炎、非化脓性肋软骨炎、肋间神经炎、肋骨骨折、急性白血病、多发性骨髓瘤等。

2.心血管疾病 心绞痛、急性心肌梗死、心肌炎、急性心包炎、二尖瓣或主动脉瓣病变。主动脉瘤、主动脉窦瘤破裂、夹层动球瘤、肺栓塞、肺动脉高压和心脏神经官能症等。

3.呼吸系统疾病 胸膜炎、胸膜肿瘤、自发性气胸、肺炎、急性气管－支气管炎、肺癌。

4.纵隔疾病 纵隔炎、纵隔脓肿、纵隔肿瘤、反流性食管炎、食管裂孔疝、食管癌等。

5.其他 膈下脓肿、肝脓肿、脾梗死等。

二、临床表现

1.发病年龄 青壮年胸痛,应注意结核性胸膜炎、自发性气胸、心肌炎、心肌病、风湿性心瓣膜病,在40岁以上还应注意心绞痛、心肌梗死与肺癌。

2.胸痛部位 包括疼痛部位及其放射部位。胸壁疾病特点为疼痛部位局限,局部有压痛;炎症性疾病,尚伴有局部红、肿、热表现。带状疱疹是成簇水疱沿一侧肋间神经分布伴剧痛,疱疹不越过体表中线。非化脓性肋骨软骨炎多侵犯第一、二肋软骨,对称或非对称性,呈单个或多个肿胀隆起,局部皮色正常,有压痛,咳嗽、深呼吸或上肢大幅度活动时疼痛加重。食管及纵隔病变;胸痛多位于胸骨后,进食或吞咽时加重。心绞痛和心肌梗死的疼痛多在心前区与胸骨后或剑突下,疼痛常放散至左肩、左臂内侧,达无名指与小指,亦可放散于左颈与面颊部,误认为牙痛。夹层动脉瘤疼痛位于胸背部,向下放散至下肋、腰部与两侧腹股沟和下肢。自发性气胸、胸膜炎和肺梗死的胸痛多位于患侧腋前线与腋中线附近,后二者如累及肺底、膈胸膜,则疼痛也可放散于同侧肩部。肺尖部肺癌(肺上沟癌、Pancoast癌)以肩部、腋下痛为主,向上肢内侧放射。

3.胸痛性质 带状疱疹呈刀割样痛或灼痛,剧烈难忍。食管炎则为烧灼痛。心绞痛呈绞窄性并有重压窒息感;心肌梗死则疼痛更为剧烈并有恐惧、濒死感。干性(纤维素性)胸膜炎常呈尖锐刺痛或撕裂痛。肺癌常为胸部闷痛,而Pancoast癌疼痛,则呈火灼样,夜间尤甚。夹层动脉瘤为突然发生胸背部难忍撕裂样剧痛。肺梗塞亦为突然剧烈刺痛或绞痛,常伴呼吸困难与发绀。

4.持续时间 平滑肌痉挛或血管狭窄缺血所致疼痛为阵发性;炎症、肿瘤、栓塞或梗死所致疼痛呈持续性。如心绞痛发作时间短暂,而心肌梗死疼痛持续时间长且不易缓解。

5.影响疼痛因素 包括发生诱因、加重与缓解因素。劳累、体力活动、精神紧张,可诱发心绞痛发作,休息、含服硝酸甘油或硝酸异山梨酯,可使绞痛缓解,而对心肌梗死疼痛则无效。胸膜炎和心包炎的胸痛则可因深呼吸与咳嗽而加剧。反流性食管炎的胸骨后灼痛,饱餐后出现,仰卧或俯卧位加重,服用抗酸剂和促动力药多潘立酮或西沙必利后可减轻或消失。

三、伴随症状

①伴吞咽困难或咽下痛者,提示食管疾病,如反流性食管炎。

②伴呼吸困难者,提示较大范围病变,如大叶性肺炎、自发性气胸、渗出性胸膜炎和肺栓塞等。

③伴苍白、大汗、血压下降或休克表现时,多考虑心肌梗死、夹层动脉瘤、主动脉窦瘤破裂和大块肺栓塞等。

四、问诊要点

遇有胸痛病人应注意其:①发病年龄、起病缓急、胸痛部位、范围大小及其放射部位,胸痛性质、轻重及持续时间发生疼痛的诱因、加重与缓解方式。②是否伴有吞咽困难、咽下痛与反酸、咳嗽、咳痰性状、呼吸困难及其程度。

（王利兴）

第九节　急性腹痛

腹痛是临床极其常见的症状,也是促使病人就诊的重要原因。腹痛多数由腹部脏器疾病所引起,但腹腔外疾病及全身性疾病也可引起。病变的性质可为器质性,亦可为功能性。有的疾病来势急骤而剧烈,有的起病缓而疼痛轻微。由于发病原因复杂,引起腹痛机制各异,对腹痛病人必须认真了解病史,进行全面的体格检查和必要的辅助检查(包括化验检查与器械检查),在此基础上联系病理生理改变,进行综合分析才能作出正确的诊断。

一、急性腹痛病因

①腹腔器官急性炎症:如急性胃炎、急性肠炎、急性胰腺炎、急性出血坏死性肠炎、急性胆囊炎等。

②空腔脏器阻塞或扩张:如肠梗阻、肠套叠、胆道结石、胆道蛔虫症、泌尿系结石梗阻等。

③脏器扭转或破裂:如肠扭转、肠绞窄、肠系膜或大网膜扭转、卵巢扭转、肝破裂、脾破裂,异位妊娠破裂等。

④腹膜炎症:多由胃肠穿孔引起,少部分为自发性腹膜炎。

⑤腹腔内血管阻塞:如缺血性肠病、夹层腹主动脉瘤和门静脉血栓形成。

⑥腹壁疾病:如腹壁挫伤、脓肿及腹壁皮肤带状疱疹。

⑦胸腔疾病所致的腹部牵涉性痛,如肺炎、肺梗死、心绞痛、心肌梗死、急性心包炎、胸膜炎、食管裂孔疝。

⑧全身性疾病所致的腹痛:如腹型过敏性紫癜、糖尿病酸中毒、尿毒症、铅中毒、血卟啉病等。

二、临床表现

1.腹痛部位　一般腹痛部位多为病变所在部位。如胃、十二指肠疾病、急性胰腺炎,疼痛多在中上腹部;胆囊炎、胆石症、肝脓肿等疼痛多在右上腹;急性阑尾炎疼痛在右下腹麦氏点;肠疾病疼痛多在脐部或脐周;结肠疾病疼痛多在下腹或左下腹部。膀胱炎、盆腔炎及异位妊娠破裂,疼痛亦在下腹部。弥漫性或部位不定的疼痛,见于急性弥漫性腹膜炎(原发性或继发性)、机械性肠梗阻、急性出血性坏死性肠炎、铅中毒、腹型过敏性紫癜等。

2.腹痛性质和程度　突发的中上腹剧烈刀割样痛、烧灼样痛,多为胃、十二指肠溃疡穿孔。中上腹持续性剧痛或阵发性加剧应考虑急性胃炎、急性胰腺炎。胆石症或泌尿系结石常为阵发性绞痛,相当剧烈,致使病人辗转不安。阵发性剑突下钻顶样疼痛是胆道蛔虫症的典型表现。持续性、广泛性剧烈腹痛伴腹壁肌紧张或板样强直,提示为急性弥漫性腹膜炎。隐痛或钝痛多为内脏性疼痛,多由胃肠张力变化或轻度炎症引起。胀痛可能为实质脏器的包膜牵张所致。

3.诱发因素　胆囊炎或胆石症发作前常有进油腻食物史;而急性胰腺炎发作前则常有酗酒、暴饮暴食史。部分机械性肠梗阻多与腹部手术有关;腹部受暴力作用引起的剧痛并有休克者,可能是肝、脾破裂所致。

4.发作时间与体位的关系　餐后痛可能由于胆胰疾病、胃部肿瘤或消化不良所致;饥饿痛发作呈周期性、节律性者见于胃、十二指肠溃疡、子宫内膜异位者腹痛与月经来潮相关;卵泡破裂者发作在月经间期。如果某些体位使腹痛加剧或减轻,有可能成为诊断的线索。例如胃黏膜脱垂病人左侧卧位可使疼痛减轻。十二指肠淤滞症患者膝胸或俯卧位可使腹痛及呕吐等症状缓解。胰体癌患者仰卧位时疼痛明显,前倾位或俯卧位时减轻。反流性食管炎患者烧灼痛在躯体前屈时明显,而直立位时减轻。

三、伴随症状

腹痛伴有发热、寒战者显示有炎症存在,见于急性胆道感染、胆囊炎、肝脓肿、腹腔脓肿,也可见于腹腔外疾病。腹痛伴黄疸者可能与肝胆胰疾病有关。急性溶血性贫血也可出现腹痛与黄疸。腹痛伴休克,同时有贫血者可能是腹腔脏器破裂(如肝、脾或异位妊娠破裂,无贫血者则见于胃肠穿孔、绞窄性肠梗阻、肠扭转、急性出血坏死性胰腺炎。腹腔外疾病如心肌梗死、肺炎也可有腹痛与休克,应特别警惕;伴呕吐者提示食管、胃肠病变,呕吐量大,提示胃肠道梗阻;伴反酸、暖气者提示胃十二指肠溃疡或胃炎;伴腹泻者提示消化吸收障碍或肠道炎症、溃疡或肿瘤。此外,腹痛伴血尿者可能为泌尿系疾病(如泌尿系结石)所致。

四、问诊要点

①腹痛起病情况有无饮食、外科手术等诱因,急性起病者要特别注意各种急腹症的鉴别,因其涉及内、外科处理的方向,应仔细询问、寻找诊断线索。缓慢起病者涉及功能性与器质性,良性与恶性疾病的区别,除注意病因、诱因外,应特别注意缓解因素。

②腹痛的性质和严重度腹痛的性质与病变性质密切相关。烧灼样痛多与化学性刺激有关,如胃酸的刺激;绞痛多为空腔脏器痉挛、扩张或梗阻引起。

③腹痛的部位。

④腹痛的时间特别是与进食、活动、体位的关系,已如前述。

⑤腹痛的伴随症状已如前述。对确立疾病的性质、严重度均十分重要。

(王利兴)

第十节 咯血

咯血是指喉及喉以下呼吸道任何部位的出血,经口排出者。咯血须与口腔、鼻、咽部出血或上消化道出血引起的呕血鉴别。经口腔排出的血,究竟是咯出还是呕出,有时非但病人表述不清,甚至连医生也感到困惑。鉴别时须先查口腔与咽喉部,观察局部有无出血灶,鼻出血多自前鼻孔流出,常在鼻中隔前下方发现出血灶;鼻腔后部出血,经后鼻孔沿软腭与咽后壁下流,患者感到咽部有异物感,用鼻咽镜检查,即可确定。其次,参考病史、体征及其他检查方法对咯血与呕血进行鉴别。

一、病因

引起咯血的原因很多,以呼吸系统和心血管疾病为常见。

1. **支气管疾病** 常见的有支气管扩张症、支气管肺癌、支气管结核和慢性支气管炎等;较少见的有支气管结石、支气管腺瘤、支气管黏膜非特异性溃疡等。出血机制主要由于炎症、肿瘤或结石损伤支气管黏膜或病灶处毛细血管,使其通透性增高或黏膜下血管破裂所致。

2. **肺部疾病** 常见的有肺结核、肺炎、肺脓肿;较少见的有肺淤血、肺梗死、肺真菌病、肺吸虫病、肺泡微结石症、肺泡炎、肺含铁血黄素沉着症和肺出血肾炎综合征等。在我国,血的主要原因,首推肺结核。引起咯血的肺结核病变,常见的是浸润渗出、各种类型空洞和干酪性肺炎,急性血行播散性肺结核少有咯血发生。

3. **心血管疾病** 较常见的是二尖瓣狭窄。小量咯血或痰中带血丝系由于肺淤血致肺泡壁或支气管内膜毛细血管破裂所致;支气管黏膜下层支气管静脉曲张破裂,常致大咯血,当出现急性肺水肿和任何性质心脏病发生急性左心衰竭时,咯浆液性粉红色泡沫样血痰;并发肺梗塞时,咯出黏稠暗红色血痰。原发性肺动脉高压和某些先天性心脏病如房间隔缺损、动脉导管未闭等引起肺动脉高压时,以及肺血管炎,均可发生咯血。

4. **其他** 血液病(如血小板减少性紫癜、白血病、血友病、再生障碍性贫血等),急性传染病(如流行性出血热、肺出血型钩端螺旋体病等),风湿性疾病(如 Wegener 肉芽肿、白塞病、结节性多动脉炎、系统性红斑狼疮等)或气管、支气管子宫内膜异位症等均可引起咯血。

二、临床表现

1. **年龄** 青壮年咯血多见于肺结核、支气管扩张症、风湿性心瓣膜病、二尖瓣狭窄等。40岁以上有长期大量吸烟史(纸烟 20 支×20 年以上)者,要高度警惕支气管肺癌。

2. **咯血量** 每日咯血量在 100ml 以内为小量,100~500ml 为中等量,500ml 以上(或一次咯血大于 100ml)为大量。大量咯血主要见于肺结核空洞、支气管扩张症和慢性肺脓肿。

3. **颜色和性状** 肺结核、气管扩张症、肺脓肿、支气管结核、出血性疾病,咯血颜色鲜红;铁锈色血痰主要见于肺炎球菌、大叶性肺炎、肺吸虫病和肺泡出血;砖红色胶冻样血痰主要见于肺炎杆菌肺炎;二尖瓣狭窄肺淤血咯血一般为暗红色,左心衰竭肺水肿时咯浆液性粉红色泡沫样血痰,并发肺梗死时常咯黏稠暗红色血痰。

三、伴随症状

咯血患者伴有：①发热，见于肺结核、肺炎、肺脓肿、流行性出血热等。②胸痛，见于大叶性肺炎、肺结核、肺梗塞、支气管肺癌等。③呛咳，见于支气管肺癌、支原体肺炎。④脓痰，见于支气管扩张症肺脓肿、肺结核空洞及肺囊肿并感染、化脓性肺炎等，支气管扩张症表现反复咯血且无脓痰者，称为干性支气管扩张症。⑤皮肤黏膜出血，应考虑血液病、流行性出血热、肺出血型钩端螺旋体病、风湿性疾病等。⑥伴黄疸，须注意钩端螺旋体病、大叶性肺炎、肺栓塞等。

四、问诊要点

针对咯血患者应：①首先问清是咯出的还是呕出的，以明确是咯血还是呕血。②注意发病年龄、病程及咯血量、血的颜色和性状，是否伴有咳痰、痰量及其性状与嗅味。③有无发热、胸痛、呼吸困难及其程度和与咯血症状之间的关系。④有无周身出血倾向与黄疸表现等。

（王利兴）

第十一节　急性腹泻

腹泻是指排便次数增多，粪质稀薄，或带有黏液、脓血或未消化的食物。可分为急性与慢性两种，超过两个月者属慢性腹泻。

一、急性腹泻病因

1. 肠道疾病　包括由病毒、细菌、霉菌、原虫、蠕虫等感染所引起的肠炎及急性出血性、坏死性肠炎、克罗恩病或溃疡性结肠炎急性发作、急性肠道缺血等。此外，医院内感染可致腹泻，亦可因抗生素使用而发生的抗生素相关性小肠、结肠炎。

2. 急性中毒　服食毒蕈、河豚、鱼胆及化学药物如砷、磷、铅、汞等引起的腹泻。

3. 全身性感染　如败血症、伤寒或副伤寒、钩端螺旋体病等。

4. 其他　如变态反应性肠炎、过敏性紫癜、服用某些药物如氟尿嘧啶、利血平及新斯的明等引起腹泻。

5. 全身性疾病　①内分泌及代谢障碍疾病：如甲状腺功能亢进、肾上腺皮质功能减退、胃泌素瘤、血管活性肠肽（VIP）瘤、类癌综合征及糖尿病性肠病。②其他系统疾病：系统性红斑狼疮、硬皮病、尿毒症、放射性肠炎等。③药物不良反应：如利血平、甲状腺素、洋地黄类药物、消胆胺等。此外，某些抗肿瘤药物和抗生素使用亦可致腹泻。④神经功能紊乱：如肠易激综合征、神经功能性腹泻。

二、临床表现

了解临床表现，对明确病因和确定诊断有重要的意义。

1. 起病及病程　急性腹泻起病急骤，病程较短，多为感染或食物中毒所致慢性腹泻起病缓慢，病程较长，多见于慢性感染、非特异性炎症、吸收不良、肠道肿瘤或神经功能紊乱等。

2. 腹泻次数及粪便性质　急性感染性腹泻，每天排便次数可多达10次以上，如为细菌感染,常有黏液血便或脓血便。阿米巴痢疾的粪便呈暗红色或果酱样。慢性腹泻,多每天排便数次,可为稀便,亦可带黏液、脓血,见于慢性痢疾,炎症性肠病及结肠、直肠癌等。粪便中带黏液而无病理成分者常见于肠易激综合征。

3.腹泻与腹痛的关系　急性腹泻常有腹痛,尤以感染性腹泻为明显。小肠疾病的腹泻疼痛常在脐周,便后腹痛缓解不明显,而结肠疾病则疼痛多在下腹,且便后疼痛常可缓解。分泌性腹泻往往无明显腹痛。

三、伴随症状和体征

了解腹泻伴随的症状,对了解腹泻的病因和机制、腹泻引起的病理生理改变,乃至作出临床诊断都有重要价值。如:①伴发热者可见于急性细菌性痢疾、伤寒或副伤寒、肠结核、肠道恶性淋巴瘤、克罗恩病、溃疡性结肠炎急性发作期、败血症等;②伴里急后重者见于结肠直肠病变为主者,如急性痢疾、直肠炎症或肿瘤等;③伴明显消瘦者多见于小肠病变为主者,如胃肠道恶性肿瘤、肠结核及吸收不良综合征;④伴皮疹或皮下出血者见于败血症、伤寒或副伤寒、麻疹、过敏性紫癜、糙皮病等。⑤伴腹部包块者见于胃肠恶性肿瘤、肠结核、克隆病及血吸虫性肉芽肿。⑥伴重度失水者常见于分泌性腹泻,如霍乱、细菌性食物中毒或尿毒症等;⑦伴关节痛或肿胀者见克隆病、溃疡性结肠炎、系统性红斑狼疮,肠结核、Whipple病等。

四、问诊要点

①腹泻的起病有否不洁食物、旅行、聚餐等病史,腹泻是否与脂餐厚味摄入有关,或与紧张、焦虑等有关。腹泻的次数及大便量有助于判断腹泻的类型及病变的部位。分泌性腹泻粪便量常超过每日1升,而渗出性腹泻粪便远少于此量。次数多而量少多为直肠激惹有关,反之病变部位较高。

②大便的性状及臭味如前临床表现中所述,对判断腹泻的类型亦十分有助,配合大便常规检查,可大致区分感染与非感染、炎症渗出性与分泌性、动力性腹泻。奇臭多有消化吸收障碍,严重感染性肠病,无臭多为分泌性水泻。

③腹泻伴随症状发热、腹痛、里急后重、贫血、水肿、营养不良等对判断病因有帮助。

④同食者群集发病的历史地区和家族中的发病情况,以便对流行病、地方病、遗传病及时作出判断。同桌进餐者的发病情况有助于诊断食物中毒。

⑤腹泻加重、缓解的因素如与进食、油腻食物的关系,以及禁食、抗生素的作用等。

④病后一般情况变化功能性腹泻、下段结肠病变对病人一般情况影响较小;而器质性疾病(如炎症、肿瘤、肝胆胰疾患)、小肠病变影响则较大。

(王利兴)

第十二节　紫癜

紫癜是皮肤下出血的一种,皮下出血根据出血面积直径大小及伴随情况可分为:小于2mm称为瘀点,3～5mm称为紫癜,大于5mm称为瘀斑;片状出血并伴有皮肤显著隆起称为血肿。

一、病因

皮肤黏膜出血的基本病因有 3 个因素。即血管壁异常，血小板数量或功能异常及凝血功能障碍。

1. 血管壁功能异常　常见于：①遗传性出血性毛细血管扩张症、血管性假性血友病。②过敏性紫癜、单纯性紫癜、老年性紫癜及机械性紫癜等。③严重感染、化学物质或药物中毒及代谢障碍，维生素 C 缺乏、尿毒症、动脉硬化等。

2. 血小板异常　当血小板数量或功能异常时均可引起皮肤黏膜出血常见于以下原因。

（1）血小板减少。①血小板生成减少：再生障碍性贫血、白血病、感染、药物性抑制等；②血小板破坏过多：特发性血小板减少性紫癜、药物免疫性血小板减少性紫癜；③血小板消耗过多：血栓性血小板减少性紫癜、弥散性血管内凝血。

（2）血小板功能异常。①遗传性：血小板无力症（主要为聚集功能异常）、血小板病等；②继发性：继发于药物、尿毒症、肝病、异常球蛋白血症等。

（3）血小板增多。①原发性：原发性血小板增多症①继发性：继发于慢性粒细胞白血病、脾切除后、感染、创伤等。此类疾病血小板数虽然增多，仍可引起出血现象，是由于活动性凝血活酶生成迟缓伴有血小板功能异常所致。

3. 凝血功能障碍　凝血过程较复杂，有许多凝血因子参加，任何一个凝血因子缺乏或功能不足均可引起凝血障碍，导致皮肤黏膜出血。

（1）遗传性：血友病，低纤维蛋白原血症、凝血酶原缺乏症、低凝血酶原血症、凝血因子缺乏症等。

（2）继发性：严重肝病、尿毒症、维生素 K 缺乏。

（3）循环血液中抗凝物质增多或纤溶亢进：异常蛋白血症类肝素抗凝物质增多、抗凝药物治疗过量、原发性纤溶或弥散性血管内凝血所致的继发性纤溶。

二、临床表现

皮肤黏膜出血表现为血液瘀积于皮肤或黏膜下，形成红色或暗红色斑，压之不褪色，体检时，对于较小的瘀点应注意与红色的皮疹或小红痣进行鉴别，皮疹受压时一般可褪色或消失，瘀点和小红痣受压后不褪色，但小红痣于触诊时可感到稍高皮面，且表面光亮。血小板减少出血的特点为同时有出血点、紫癜和瘀斑、鼻出血、牙龈出血、月经过多、血尿及黑便等，严重可导致脑出血。血小板病者血小板计数正常，出血轻微，以皮下、鼻出血及月经过多为主，但手术时可出现出血不止。

因血管壁异常引起的出血特点为皮肤黏膜的瘀点、瘀斑，如过敏性紫癜表现为四肢或臀部有对称性＜高出皮肤（荨麻疹或丘疹样）紫癜，可伴有痒感、关节痛及腹痛，累及肾脏时可有血尿。老年性紫癜常为手、足的伸侧瘀斑；单纯性紫癜为慢性四肢偶发瘀斑，常见于女病人月经期等。因凝血功能障碍引起的出血常表现有内脏及肌肉出血或软组织血肿，亦常有关节腔出血，且常有家庭史或肝脏病史。

三、伴随症状

四肢对称性紫癜伴有关节痛及腹痛、血尿者，见于过敏性紫癜；紫癜伴有广泛性出血，如鼻出血、牙龈出血、血尿、黑便等,见于血小板减少性紫癜、弥漫性血管内凝血;紫癜伴有黄疸见于肝脏病;自幼有轻伤后出血不止,有关节肿痛或畸形者,见于血友病。

四、问诊要点

①出血时间、缓急、部位、范围、特点(自发性或损伤后)、诱因;②有无伴发鼻出血、牙龈渗血、咯血、呕血、便血、血尿等出血症状;③有无皮肤苍白、乏力、头晕、眼花、耳鸣、记忆力减退、发热、黄疸、腹痛、骨关节痛等贫血及相关疾病症状;④过敏史、外伤、感染、肝肾疾病史;⑤过去易出血及易出血病家族史;⑥职业特点,有无化学药物及放射性物质接触史、服药史。

(王利兴)

第三章　呼吸系统疾病

第一节　总论

呼吸系统包括鼻、咽、喉、气管、支气管、细支气管和肺泡,其主要功能是吸入氧气,呼出二氧化碳,通过气体交换为全身组织器官供给氧气,维持机体的基本生命活动。呼吸系统疾病是我国的常见病、多发病,其死亡率高,据不完全统计,呼吸系统疾病在城市的死亡病因中占第四位,在农村则占第一位,居我国总人口死亡病因的第一位。环境污染的加重和人口老龄化使得肺癌、支气管哮喘、慢性阻塞性肺疾病、弥漫性肺间质纤维化的发病率增加;抗生素的滥用、不规则的治疗使菌株发生了耐药和变异,感染性呼吸系统疾病的疾病谱和疗效发生了很大变化,这些都为呼吸系统疾病的防治提出了新的挑战。

一、呼吸系统疾病的病因

1.感染　感染是引起或加重呼吸系统疾病的主要原因。引起呼吸系统感染的病原谱很广泛,包括细菌、病毒、真菌、支原体、衣原体、立克次体等微生物和一些较少见的寄生虫。

尽管细菌及病毒目前仍然是呼吸系统感染最常见的病原体,但因抗菌药物的广泛应用、人口老龄化以及免疫受损宿主的增加等,使易感人群的结构发生改变,进而导致肺部感染的病原谱走向多元化,故病原诊断与耐药监测对呼吸系统疾病的正确诊断及合理用药具有重要意义。

2.大气污染　呼吸系统疾病发病率的升高与空气污染密切相关。流行病学调查证实,当空气中降尘或二氧化硫$>10000\mu g/m^3$ 时,慢性支气管炎急性发作即显著增多。此外,粉尘(如二氧化矽、煤尘、棉尘等)刺激呼吸系统可引起各种肺尘埃沉着症。工业废气中的致癌物质,是引起肺癌发病率增加的重要原因。

3.吸烟　吸烟与慢性阻塞性肺疾病和肺癌的发生密切相关。吸烟者本人慢性支气管炎发病率较非吸烟者高2倍以上,肺癌发病率高4倍以上。

4.吸入变应原增加　随着我国的工业化与城市化的发展,尤其是在都市内可引起过敏性疾病的变应原的种类及数量明显增多。吸入变应原增加是引起哮喘、鼻炎等过敏性疾病发病率增高的主要因素。

5.社会人口老龄化　随着年龄的增加,机体的免疫功能逐渐退化,老年人肺部感染的机会增加。老年人感觉减退和反射减弱,易引起吸入性肺炎,致使老年性肺炎成为其死亡的直接原因。

二、呼吸系统疾病的主要临床表现

1.症状　呼吸系统疾病的常见症状有咳嗽、咳痰、喘鸣、呼吸困难、胸痛等,这些症状在不同的肺部疾病中常有不同的特点。

(1)咳嗽与咳痰　咳嗽是一种突发性的呼气运动,有助于排除呼吸道内的分泌物,因而其本质是一种保护性反射。正常人极少咳嗽。无痰或痰量很少的咳嗽称为干咳,急性发作的刺激性干咳伴有发热、声嘶见于急性喉、气管、支气管炎;长年咳嗽,秋冬季加重提示慢性支气管炎;咳嗽、咳痰于体位改变时加剧,常见于支气管扩张或肺脓肿;发作性干咳(尤其是夜间规律发作),可见于咳嗽变异型哮喘;持续而逐渐加重的刺激性咳嗽伴有气促,则应考虑特发性肺纤维化或支气管肺泡癌;高亢的干咳伴有呼吸困难有可能是支气管肺癌累及气管及主支气管。

了解痰的性状、量及气味有助于诊断。痰由白色泡沫或黏液状转为脓性一般多为细菌性感染;大量黄脓痰常见于肺脓肿或支气管扩张;肺水肿时,咳粉红色稀薄泡沫痰;铁锈色痰应考虑肺炎链球菌感染,红棕色胶冻样痰则提示肺炎克雷白杆菌感染;肺吸虫病为果酱样痰;肺阿米巴病呈咖啡样痰;痰量的增减,则常反映感染的加剧或缓解。痰量突然减少,且出现体温升高,应考虑有无支气管引流不畅。伴厌氧菌感染时,脓痰有恶臭气味。

(2)咯血 是指喉及其以下呼吸道或肺组织出血,经咳嗽由口腔排出体外。咯血的原因多为呼吸和循环系统疾病。临床上一般根据病人咯血量的多少将咯血分为少量咯血、中等量咯血和大量咯血。成人 24 小时内咯血量<100 ml 者为少量咯血;100～500 ml 之间为中等量咯血;>500 ml 或一次咯血量>100 ml 者则为大量咯血。痰中经常带血常见于肺结核、肺癌;大量咯鲜血(尤其是>500 ml/24 h),应考虑支气管扩张症、肺结核。咯血量的不同与其病因及病变性质有关,而与病变的严重程度并不完全一致,故对咯血病人病情的判定,除考虑咯血量的多少以外,还应结合病人的其他表现如呼吸、脉搏、血压等进行综合判断。另外临床上还应注意咯血与呕血的鉴别。

(3)呼吸困难 是一种病人主观上有呼吸不畅、空气不足的感觉,客观上又有呼吸费力的表现,如辅助呼吸肌参与呼吸等,严重者可出现鼻翼煽动、端坐呼吸或张口呼吸等。呼吸困难可有呼吸频率、深度及节律等方面的改变。肺源性呼吸困难可分为吸气性、呼气性和混合性三种。喉头水肿、喉气管炎症、肿瘤或异物引起上气道狭窄,可出现吸气性呼吸困难;哮喘或喘息性支气管炎引起下呼吸道广泛支气管痉挛,则导致呼气性呼吸困难。呼吸困难还可根据其发作的快慢分为急性、慢性以及反复发作性。伴胸痛的急性呼吸困难常见于肺炎、气胸等,但应注意与肺梗死、左心衰竭患者出现夜间阵发性呼吸困难相鉴别;慢性进行性呼吸困难则常见于慢性阻塞性肺疾病、弥漫性肺纤维化疾病;支气管哮喘发作时,可出现伴有哮鸣音的呼气性呼吸困难,缓解时消失,但可随哮喘的发作反复出现。

(4)胸痛 当各种炎症或物理因素刺激肋间神经、脊髓后根传入神经纤维以及支配心脏和主动脉的感觉神经,支配气管、支气管、食管的迷走神经感觉纤维和膈神经时均可引起胸痛。因肺及脏层胸膜对痛觉不敏感,肺炎、肺结核、肺梗死、肺脓肿等病变累及壁层胸膜时,才有胸痛发生。胸痛伴高热多见于肺炎;当肺癌侵及壁层胸膜或骨,可出现胸部隐痛,且持续加剧,甚至呈刀割样;与咳嗽、深吸气有关的两侧下胸痛多见于胸膜炎;在剧咳或屏气时突然发生胸部剧痛则多见于自发性气胸。但最常见的胸痛多为心脏疾病所致,故应注意与非呼吸系统疾病引起的胸痛相鉴别。

2.体征 呼吸系统疾病因其病变的性质、范围不同,其体征不同。气管、支气管病变主要以干、湿啰音为主;肺部病变则可有呼吸音性质、音调和强度的改变;当肺部有大面积炎症病变时则呈实变体征;胸腔积液、气胸或肺不张除出现相应的体征,还可伴有气管的移位等。

三、呼吸系统疾病的诊断

详细的病史和系统的体格检查是诊断呼吸系统疾病的基础。此外,因胸部存在着良好的自然对比,故 X 线平片和 CT 胸部检查对肺部病变的诊断也有着重要的作用。另外,呼吸系统疾病常为全身疾病的一种局部表现,故还应结合常规实验室、特殊检查等辅助检查的结果,并进行全面综合分析,才能作出病因、解剖、病理和功能等方面尽可能全面的诊断。

1.血液检查 通过对中性粒细胞、嗜酸性粒细胞及其他血清学抗体的测定可协助诊断呼吸系统感染(尤其是细菌感染)、过敏性疾病、寄生虫感染或支原体感染。

2.痰液检查 通过痰涂片、细菌培养以及细胞学检查对确定致病菌、查找肿瘤细胞和选择敏感药物有重要作用。痰涂片进行抗酸染色以及 PCR 技术查到结核杆菌可快速诊断肺结核;反复进行痰脱落细胞检查,可有助于肺癌的诊断;痰培养及药物敏感试验还有利于确定致病菌及有效抗生素的选用。

3.影像学检查 胸部影像学检查不仅对疾病的诊断,而且对判断疗效和估计预后均具有重要价值。胸部 X 线透视配合正侧位胸片检查,在临床上最为常用,可发现心、纵隔等被掩盖的病变,还能观察横膈、心血管活动情况;CT 扫描及磁共振显像(MRI)以其较高的分辨率对纵隔疾病和肺动脉栓塞有较大帮助;支气管造影检查可显示支气管的扩张、狭窄、阻塞等;肺血管造影常用于肺栓塞和各种先天性或获得性血管病变的诊断,支气管动脉造影和栓塞术还可用于咯血的诊治;超声显像可以进行胸腔积液及肺外周肿物的定位,指导穿刺定位及穿刺活检。

4.纤维支气管镜检查 纤维支气管镜能深入亚段支气管,不仅能直接窥视黏膜病变,作出病理诊断,还可作黏膜的刷检或钳检,进行组织学检查。另外,还可通过纤维支气管镜取出大气道内异物、治疗咯血或经高频电刀、激光、微波及药物等治疗良、恶性肿瘤。

5.呼吸功能测定 通过测定呼吸功能的不同项目可以了解疾病对肺功能损害的性质及程度。对部分肺部疾病的早期诊断具有重要价值:如慢性阻塞性肺疾病的阻塞性通气功能障碍;胸廓畸形、胸腔积液、胸膜增厚、肺间质纤维化或肺切除术后的限制性通气损害等。而这些变化常在临床症状出现之前即已存在。

6.放射性核素扫描 应用^{133}氙气雾化吸入和巨聚颗粒人白蛋白^{99M}碍静脉注射可协助判断肺区域性通气/血流情况、肺血栓栓塞和血流缺损以及占位病变。

7.肺活组织检查 经纤维支气管镜、胸腔镜等内镜获取标本,经胸壁穿刺肺活检是进行微生物和病理检查、确定疾病性质的重要方法。

8.其他检查 诊断性人工气胸或气腹术可鉴别肿块的位置;哮喘的过敏原皮肤试验有助于变应体质的确定;胸腔积液检查除可明确积液的性质外,还有助于结核与恶性胸腔积液的鉴别;脱落细胞和胸膜病理活检有助于肿瘤或结核的鉴别。

四、呼吸系统疾病的防治进展

减少空气污染、戒烟是预防慢性支气管炎、肺癌以及职业性肺部疾病发生发展的关键。目前,我国已经制订了某些疾病的防治指南,如慢性阻塞性肺疾病、医院获得性肺炎以及支气管哮喘等,规范了对上述疾病的防治;各种新研制的抗菌药物的问世(如第四代头孢菌素、新一代喹诺酮等)对产生超广谱酶的阴性杆菌将有更强的治疗作用;分子生物学技术的发展,如缺陷基因的补充、基因转染、人重组抗体、反义寡核苷酸技术等,可抑制致癌基因或致炎因子活性,或增强抑癌基因、抑炎因子活性,或加速癌细胞凋亡等,又为呼吸系统疾病的治疗提供了广阔的前景。此外,在临床治疗的具体手段上也有所改进和增加,如各种通气模式的改进使我们能对不同病因引起的呼吸衰竭病人进行更有针对性的治疗;非创伤性面罩通气的推广,也有助于预防一些疾病(尤其是慢性阻塞性肺疾病、神经肌肉疾病等)发展为呼吸衰竭,使部分呼吸衰竭病人免于气管插管或切开。胸腔镜的使用使我们对一些肺功能差的病人进行肺部手术成为可能,肺移植的开展将会为高度失代偿呼吸功能不全病人带来治愈的希望。

(李春柱)

第二节 支气管炎

一、急性气管-支气管炎

急性气管-支气管炎是由于病毒或细菌感染,物理、化学刺激或过敏引起的气管-支气管粘膜的急性炎症。临床主要症状有咳嗽和咳痰。常见于寒冷季节或气候突变时节,也可由急性上呼吸道感染迁延而来,是临床常见病。

(一)病因

机体受凉、过劳可削弱上呼吸道的生理性防御机能,有利于病毒、细菌的侵入而引起感染,因此,寒冷季节易发生本病。常引起感染的病毒有:流感病毒、腺病毒、呼吸道合胞病毒及副流感病毒等,成人以前两者多见,儿童以后两者多见。病毒感染抑制肺泡巨噬细胞的吞噬和纤毛细胞的活力,使细菌得以侵入。常见的可引起感染的细菌有:流感嗜血杆菌、肺炎球菌、链球菌、葡萄球菌等,以前两者多见。上呼吸道感染如扁桃体炎、鼻窦炎、咽炎等均可向下蔓延,亦可引起本病。物理与化学性刺激包括:吸入冷空气、粉尘、刺激性气体或烟雾如浓硫酸、二氧化氮、二氧化硫、氨气、氯气等损伤气管与支气管黏膜均可导致急性炎症。此外过敏因素如花粉、真菌孢子、细菌蛋白质等亦可引起气管-支气管急性过敏性炎症。蠕虫(钩虫、蛔虫)的幼虫在肺内移行也可致病。

(二)病理

急性气管-支气管炎的病理变化表现为以气管、支气管黏膜充血、水肿,纤毛细胞损伤脱落,黏膜腺体肥大,分泌物增加,并有淋巴细胞和中性粒细胞浸润。若细菌感染,分泌物呈黏液脓性,镜下可见大量脓细胞。如病因为化学刺激性气体或烟雾,除有上述黏膜病变外,尚可有肺水肿。随炎症消退病理变化可完全恢复正常。

(三)临床表现

起病较急,常先有急性上呼吸道感染的症状,如鼻塞、喷嚏、咽痛、声嘶等。当炎症累及气管、支气管黏膜,则出现咳嗽、咳痰,先为干咳或少量黏液性痰,后可转为黏液脓性,偶可痰中带血。如支气管发生痉挛,可出现程度不等的气促伴胸骨后发紧感。体检双肺呼吸音粗糙,可有散在干、湿性啰音,啰音部位常不固定,咳痰后可减少或消失。全身症状一般较轻,可有发热,38℃左右,多于3~5日降至正常。咳嗽和咳痰可延续2~3周才消失,如迁延不愈,急性支气管炎反复发生,可发展为慢性支气管炎。

白细胞计数和分类多无明显改变。细菌性感染较重时白细胞计数可增高,痰涂片或培养可发现致病菌，X线胸片检查大多数正常或肺纹理增粗。

（四）诊断与鉴别诊断

1.诊断　发病较急，有咳嗽、咳痰等呼吸道症状以及双肺散在干、湿性啰音等体征，结合血象和X线胸片检查，可作出临床诊断。进行病毒和细菌检查，可确定病因诊断。

2.鉴别诊断

（1）上呼吸道感染　鼻咽部症状为主，一般无咳嗽、咳痰，肺部听诊无干湿啰音。

（2）流行性感冒　为流感病毒引起，起病急骤，呼吸系统症状相对较轻，全身中毒症状如高热、头痛、全身酸痛、乏力等明显。常有流行病史，并依据病毒分离和血清学检查，可供鉴别。

（3）其他　肺炎球菌肺炎、麻疹、百日咳、肺结核等病在发病早期均可出现咳嗽、咳痰等急性支气管炎的症状，应详细询问病史及检查，以资鉴别。

（五）治疗

1.一般治疗　适当休息，多饮水。防止粉尘、刺激性气体、烟雾、寒冷空气等再吸入刺激呼吸道。

2.抗生素　发热、脓痰、白细胞增高的患者可根据痰中病原体的检查，选用有效抗生素，常用青霉素或红霉素，磺胺甲恶唑等。

3.对症治疗镇咳、祛痰一般常用：

（1）复方甘草合剂 10ml，3 次/天；

（2）咳嗽重、痰少者，可用喷托维林 25mg，3 次/天；

（3）痰液粘稠不易咳出者，可用溴己新 8～16mg，口服，3 次/天或用复方氯化铵合剂 10ml，3 次/天，咳痰不畅者应鼓励多饮水并行雾化吸入较为有效；

（4）如剧烈干咳影响睡眠及工作，可用可待因 15～30mg 睡前服用，支气管痉挛者可应用氨茶碱、沙丁胺醇等。

（六）预防

加强锻炼，增强体质，提高机体抵抗力，预防病毒、细菌感染。改善劳动卫生环境，防止空气污染，做好个人防护，避免接触诱发因素和吸入过敏原。

二、慢性支气管炎

慢性支气管炎是由于感染性或非感染性因素引起的气管、支气管粘膜及其周围组织的慢性非特异性炎症。临床上以咳嗽、咳痰或伴有喘息及反复发作的慢性过程为特征，病情进展可并发阻塞性肺气肿及肺源性心脏病。它是一种严重影响劳动力与健康的常见病，尤以老年人多见。据我国 1973 年全国部分普查资料统计，患病率约为 3.82%，北方较南方高，农村较城市高，山区较平原高。患病率随年龄增长而增高，50 岁以上者为 15% 左右。慢性肺心病约有 90% 左右继发于慢性支气管炎。

（一）病因和发病机制

1.外因

1）感染性因素　感染是慢支发生发展的重要因素，主要为病毒和细菌感染。

（1）病毒感染　当机体抵抗力下降，病毒入侵呼吸道，引起呼吸道病毒感染。常见的病毒有：流感病毒、鼻病毒、腺病毒、呼吸道合胞病毒等。

（2）细菌感染 病毒感染后,呼吸道黏膜受到损伤,细菌易于侵入而引起感染。常见的细菌有流感嗜血杆菌、肺炎球菌、甲型链球菌、奈瑟球菌等,以前两者多见。

2)非感染性因素

（1）理化因素 刺激性烟雾、粉尘、大气污染尤其是空气中的二氧化硫、二氧化氮、氯、臭氧等慢性刺激,损害呼吸道黏膜,使呼吸道防御功能降低,从而引起发病。

（2）吸烟 吸烟与慢支的发生有密切关系。吸烟时间愈长,烟量愈大,患病率也愈高,而戒烟可使病情减轻。纸烟含焦油、尼古丁和氰氢酸等多种化学成分。焦油引起支气管黏膜上皮细胞增生和变异;尼古丁作用于自主神经,使副交感神经功能亢进,引起腺体分泌增加、支气管平滑肌痉挛;氰氢酸损伤支气管粘膜上皮细胞及其纤毛,削弱纤毛的清除功能,使呼吸道的净化功能减弱,为感染创造有利条件。吸烟者慢性支气管炎的患病率比不吸烟者高 2~8 倍。

（3）气候变化 慢性支气管炎发病及急性加重常见于冬季寒冷季节。寒冷空气刺激呼吸道,除减弱上呼吸道黏膜的防御功能外,还能通过反射引起支气管平滑肌痉挛、黏膜血液循环障碍和分泌物排出困难等,有利于继发感染。

（4）过敏因素 喘息型支气管炎往往有过敏史。在患者痰液中嗜酸粒细胞数量与组胺含量都有增高倾向,说明部分患者与过敏因素有关。尘埃、尘螨、细菌、真菌、寄生虫、花粉以及化学气体等都可以成为过敏因素而致病。

2.内因 以上外因是通过内因而导致发病

（1）呼吸道局部防御及免疫功能低下 呼吸道净化作用、吞噬功能、分泌免疫球蛋白及咳嗽反射等功能下降,为病毒、细菌感染创造条件。

（2）自主神经功能失调 主要是副交感神经功能亢进。较强的刺激,便可使病人副交感神经高度兴奋,从而使肺毛细血管通透性增加,支气管平滑肌痉挛等,引起慢性支气管炎的症状。

（3）内分泌功能减退 老年人易患慢性支气管炎,可能与肾上腺皮质功能及性腺功能减退有关。

（二）病理

慢性支气管炎的主要病理变化是粘膜上皮变性、坏死、脱落、化生,杯状细胞增生,粘膜下层粘液腺增生肥大、分泌物增多是慢支最为突出的病理变化。支气管壁充血、水肿、炎症细胞浸润、平滑肌痉挛,弹力纤维及软骨环可有不同程度的变性、萎缩、破坏等或被结缔组织所代替。在病程晚期支气管壁增厚、变硬、扭曲、变形、塌陷、管腔狭窄等。电镜观察可见Ⅰ型肺泡上皮细胞肿胀、变性;Ⅱ型肺泡上皮细胞增生。

（三）临床表现

1.症状 本病起病隐匿,病情经过缓慢,主要症状有慢性咳嗽、咳痰、喘息。

（1）咳嗽 其特点是长期、反复、逐渐加重,常以晨间及晚间睡前咳嗽较重,寒冷季节或急性呼吸道感染时加剧。轻度咳嗽,一般为单声或间断咳嗽,不影响睡眠及工作。重度咳嗽,咳嗽频繁,四季咳嗽,早晚加重影响睡眠及工作。

（2）咳痰 多为白色黏痰或白色泡沫痰,早晚痰多。合并感染时痰量增多为黄色脓痰。有时剧烈咳嗽可有血痰。

（3）喘息 部分慢性支气管炎病人因反复感染加之过敏因素参与引起支气管平滑肌痉挛

可出现喘息,多在感染时发作或加重,早期无气急现象。反复发作数年,并发阻塞性肺气肿时,可伴有轻重程度不等的气急。

2.体征 早期可无异常体征,有时在肺部可听到散在的干性或湿性啰音,以背部及肺底部为多,常于咳嗽后减少或消失。当有继发感染时,啰音明显增加。喘息型者可听到哮鸣音及呼气延长,而且不易完全消失,并发肺气肿时有肺气肿体征。

3.临床分型、分期

1)分型 慢性支气管炎分为两型①单纯型:仅有反复咳嗽、咳痰者;②喘息型:除咳嗽、咳痰外尚有喘息,并可闻及哮鸣音。

2)分期 按病情进展可分为三期:

(1)急性发作期:指在1周内出现脓性或粘液脓性痰,痰量明显增加,或伴有发热等炎症表现,或"咳"、"痰"、"喘"等症状任何一项明显加剧。

(2)慢性迁延期:指有不同程度的"咳""痰""喘",症状迁延1个月以上者。

(3)临床缓解期:经治疗后临床缓解,症状基本消失或偶有轻微咳嗽,少量痰液,保持2个月以上者。

(四)实验室与辅助检查

1.血常规化验 急性发作期白细胞总数及中性粒细胞计数可增多。喘息型慢性支气管炎嗜酸粒细胞增多。

2.痰常规化验 急性发作期痰为黄色脓痰,显微镜下可见大量脓细胞,喘息型痰中可见较多嗜酸粒细胞。

3.痰涂片或培养 常见致病菌为流感嗜血杆菌、肺炎球菌、甲型链球菌、奈瑟球菌等。

4.X线检查 胸部透视或胸片早期可无异常,随病情加重,可见肺纹理增多,走行紊乱、变形、中断,亦可见网状纹理。

5.肺功能测定 早期常无异常。如有小气道阻塞时,最大呼气流速-容积曲线在50%和25%肺容量时,流量明显降低。发展到气道狭窄或有阻塞时,可有阻塞性通气功能障碍的肺功能表现,如第一秒用力呼气量占用力肺活量的比值减少(<70%);最大通气量减少(<预计值的80%);流速-容量曲线减低更为明显。

(五)诊断与鉴别诊断

1.诊断 根据咳嗽、咳痰或伴有喘息,每年发病持续3个月,连续2年或2年以上,并排除其他心、肺疾患(如肺结核、尘肺、哮喘、支气管扩张、肺癌、心脏病、心力衰竭等)时,可作出诊断。如每年发病持续不足3个月,而有明确的客观检查依据(如X线、呼吸功能等)亦可诊断。

2.鉴别诊断

(1)支气管哮喘 喘息型慢性支气管炎应与支气管哮喘相鉴别。哮喘常于幼年或青年突然起病,一般无慢性咳嗽、咳痰史,以发作性哮喘为特征。发作时两肺布满哮鸣音,缓解后可无症状。常有个人或家庭过敏性疾病史。典型病例不难区别,但支气管哮喘后期常合并慢性支气管炎,两者鉴别则较难,此时可诊断慢性阻塞性肺疾病(COPD)。

(2)肺结核 虽有慢性咳嗽和咳痰,但不如慢性支气管炎严重。肺结核常有较典型的低热、盗汗、消瘦、全身不适等结核中毒症状,咯血较慢性支气管炎多见,经X线检查和痰结核菌检查可以明确诊断。

（3）支气管扩张症　具有慢性咳嗽，但病人有大量脓痰、反复咯血等特点，查体可有杵状指（趾），肺部可闻及固定性湿啰音，X 线检查可见蜂窝状、卷发样肺纹理影像，支气管碘油造影或 CT 可确诊。

（4）肺癌　多发生于 40 岁以上男性，有长期吸烟史者，有刺激性咳嗽伴痰中带血，X 线检查可发现块状阴影等，痰查癌细胞或支气管镜活检可以明确诊断。

（5）尘肺　包括矽肺和其他尘肺。有职业史和粉尘接触史，胸部 X 线平片可见明确的矽肺结节，结合病史可作出诊断。

（六）并发症

随着慢性支气管炎的发展，常可并发慢性阻塞性肺气肿、肺心病，并可出现肺功能障碍。

（七）治疗

1. 急性发作期及慢性迁延期的治疗

呼吸道感染是慢性支气管炎急性发作及慢性迁延期最重要的诱因。此期治疗应以积极控制感染为主，辅以祛痰，伴发喘息时，加用解痉平喘药物。

（1）控制感染　视感染的主要致病菌和严重程度或根据病原菌药敏选用抗生素。轻者可口服，较重病人可肌注或静滴抗生素。常选用：①青霉素 80 万 IU，肌注，2 次/天，急性发作时亦可用 160～640 万 IU 静脉滴入；②红霉素 300mg，3～4 次/天，或 1.0～1.2g 静脉滴入；③乙酰螺旋霉素 200～300mg，4 次/天；④氨苄西林 2～6g/天，分 4 次口服或肌注，亦可静脉滴入；⑤头孢唑林钠静注 2～3g，2 次/天。磺胺类可选用复方磺胺甲恶唑每次 2 片，2 次/天，首次可加倍。还可用诺氟沙星等。当感染的症状缓解或减轻时，痰转为白色、白细胞总数、中性粒细胞正常时，再用药 1 周即可停用。

（2）祛痰、镇咳　对急性发作期患者在治疗感染的同时，应用祛痰、镇咳药物以改善症状。迁延期病人尤应坚持用药，以求消除症状。慢性支气管炎除刺激性干咳外，不宜单纯采用镇咳药物，因痰液不能排出，反而使病情加重。常用祛痰止咳药有：①氯化铵 300～400mg，3 次/天；②溴己新 8～16mg，口服 3～4 次/天；③10%～20%乙酰半胱氨酸 1～3ml，雾化吸入，3～4 次/天；④羧甲司坦 600mg，3 次/天；⑤α—糜蛋白酶 5mg，雾化吸入或肌内注射，1～2 次/天。

（3）解痉、平喘　慢支尤其是喘息型均有不同程度的支气管平滑肌痉挛，故治疗应解除平滑肌痉挛，以达到改善通气功能及平喘的目的。一般可用氨茶碱 100～200mg，3 次/天，沙丁胺醇 4mg，3 次/天，特布他林 2.5～5mg，口服 3 次/天，或其气雾剂（喘康速）吸入。

2. 缓解期治疗　当感染控制后，症状缓解或减轻，此期治疗目的主要是增加机体免疫力，防止病情进一步恶化。具体措施：

（1）气管炎菌苗最常用三联菌苗（甲型链球菌、白色葡萄球菌及卡他球菌），气雾给药效果最佳，皮下注射次之，口服效果最差。疗程 1～2 年。长效气管炎菌苗可 1 个月注射 1 次。

（2）酯多糖注射液　每毫升 500mg，由 0.2ml 开始皮下注射，每次增加 0.2ml，增至 1.0ml后不再增加，共注射 20 次或更长，以提高非特异性免疫能力。

（3）其他核酪注射液（麻疹病毒疫苗的培养液）每周肌肉或皮下注射 2 次，每次 2～4ml；或卡介苗素注射液每周肌注 3 次，每次 1ml（含卡介苗提取物 500mg），在发病季度前用药，可连用 3 个月，以提高机体抗病能力，减少感冒及慢性支气管炎的发作。

（八）预防

首先是戒烟，注意保暖，避免受凉，预防感冒；加强锻炼，增强体质，提高机体抵抗力；改善环境卫生,做好个人劳动保护;消除及避免烟雾、粉尘和刺激性气体对呼吸道的影响,是预防慢性支气管炎,病情发展及合并症发生的有效措施。

(李春柱)

第三节　慢性阻塞性肺气肿

肺气肿是指终末细支气管远端(呼吸性细支气管、肺泡管、肺泡囊和肺泡)的气道弹性减退、过度膨胀、充气和肺容积增大或同时伴有气道壁破坏的病理状态。按其发病原因肺气肿可分为以下类型:①老年性肺气肿:因年老而肺组织逐渐发生退行性改变,但无组织破坏,仅有肺泡及肺泡壁的弹性减退,内腔扩大;②代偿性肺气肿:指部分肺组织失去呼吸功能(如肺不张或在肺叶切除后),使健康的肺组织代偿性膨胀而发生;③间质性肺气肿:由于肺泡壁及呼吸性细支气管破裂,气体逸入肺间质产生,严格讲不属于肺气肿范畴;④阻塞性肺气肿:指由慢性支气管炎或其他原因逐渐引起的细支气管狭窄,终末细支气管远端气腔过度充气,并伴有气腔壁膨胀、破坏而产生。本章重点讲述阻塞性肺气肿。

一、病因与发病机理

肺气肿的发病机制至今尚未完全阐明,一般认为是多种因素协同作用形成的。

(一)病因

肺气肿的发生与吸烟、大气污染、感染等综合因素有密切关系。绝大多数的慢性阻塞性肺气肿是由慢性支气管炎发展而来,其次是支气管哮喘、支气管扩张等亦可引起肺气肿。约2%的病人与 α_1-抗胰蛋白酶(α_1-AT)的缺乏有关。

(二)发病机理

阻塞性肺气肿的发生机制可归纳如下:

1.由于支气管的慢性炎症,使管腔狭窄,形成不完全阻塞,吸气时气体容易进入肺泡,呼气时由于胸腔内压增加使细气管闭塞,残留在肺泡内的气体过多,使肺泡充气过度;

2.慢性炎症破坏小支气管壁软骨,使支气管失去正常的支架结构,吸气时支气管舒张,气体尚能进入肺泡,但呼气时支气管过度缩小、陷闭,阻碍气体排出,肺泡内积聚多量的气体,使肺泡明显膨胀和压力升高;

3.肺部慢性炎症使白细胞和巨噬细胞释放的蛋白水解酶增加,损害肺组织和肺泡壁,致多个肺泡融合成肺大泡或肺气肿;

4.肺泡壁的毛细血管受压,血液供应减少,肺组织营养障碍,也引起肺泡壁弹性减退,更易促使肺气肿发生。α_1-AT 缺乏性肺气肿是由于先天性遗传缺乏 α_1-AT 所致,其发病年龄较轻,多因慢性炎症致中性粒细胞释放蛋白水解酶相对增多而形成肺气肿。

二、病理

肺气肿时肺容积增大,由于血供减少肺表面呈灰白色,弹性降低,肺组织变软,病理表现为大小不等的肺大泡。镜下可见:肺泡膨胀,肺泡融合形成较大气腔,肺泡间隔变窄,毛细血管受压闭塞,数量减少,依据病理变化所在部位的不同,可将阻塞性肺气肿分为:

(一)小叶中心型肺气肿　指炎症累及终末细支气管及一级呼吸性细支气管,管腔狭窄,其远端二级呼吸性细支气管呈囊状扩张,特点是囊状扩张的呼吸性细支气管位于二级小叶的中央区,而肺泡管、肺泡囊、肺泡很少受累。

(二)全小叶型肺气肿 指终末细支气管狭窄引起所属终末肺组织,即呼吸性细支气管、肺泡管、肺泡囊及肺泡的扩张,其特点是囊腔较小,遍布于肺小叶内。

(三)混合型肺气肿 两型同时存在于一侧肺内,多在小叶中央型基础上并发小叶周边区肺组织膨胀。

三、病理生理

早期病变局限于细小气道,仅闭合容积增大,动态肺顺应性降低,静态肺顺应性增加。病变蔓延到大气道时,肺通气功能明显障碍,如第一秒时间肺活量、最大呼气中期流速、最大通气量均降低,肺活量降低不显著。随着病情的进展,残气容积及残气容积占肺总量的百分比增加,肺泡的过度膨胀使肺泡周围毛细血管受到挤压而引起退化,致肺毛细血管大量减少,导致生理无效死腔气量增大,也有部分区域因肺泡通气不良,造成动一静脉分流。因此,肺泡及毛细血管大量丧失,气体弥散面积减少,产生通气血流比例失调,致使换气功能障碍。通气和换气功能障碍引起缺氧和二氧化碳潴留,发生不同程度的低氧血症和高碳酸血症,最终出现呼吸功能衰竭。

四、临床表现

除有原发病如慢性支气管炎、哮喘等症状、体征外,尚有下列表现:

(一)症状 早期不明显,随病情的发展,可出现逐渐加重的呼吸困难。最初常在劳动、上坡、上楼梯时出现气急,以后在平地活动时亦感气急,严重时静息状态亦有气急。持久性气急是肺气肿的重要症状。肺气肿病人感染后使通气和换气功能严重不足,胸闷、气急加剧,严重时可出现紫绀、头痛、嗜睡、神志恍惚等呼吸功能衰竭的症状。

(二)体征 典型的体征为:望诊可见桶状胸、肋间隙增宽、呼吸运动减弱,触诊语颤减弱,叩诊呈过清音,心浊音界缩小或不易叩出,肺下界和肝浊音界下降,听诊心音遥远,呼吸音普遍减弱,呼气延长,并发感染时肺部可闻及湿啰音。当剑下出现心脏搏动及心音较心尖部明显增强时,提示并发早期肺心病。

五、实验室与辅助检查

(一)X线检查 胸廓饱满,肋间隙增宽,肋骨平举,活动减弱,膈降低且变平,两肺野的透亮度增加,有时可见局限性透亮度增高,表现为局限性肺气肿或肺大泡。肺血管纹理外带纤细、稀疏和变直,而内带的血管纹理可增粗和紊乱。心脏常呈垂直位,心影狭长。

(二)肺功能检查 一旦慢性阻塞性肺气肿发生,既有通气功能障碍如第一秒时间肺活量占用力肺活量比值<60%,最大通气量低于预计值的80%,尚有残气量增加,残气容量占肺总量的百分比增加,超过40%说明肺过度充气,对诊断阻塞性肺气肿有重要意义。

(三)血气分析 呼吸功能障碍可直接引起动脉血氧分压(PaO_2)下降及动脉血二氧化碳分压($PaCO_2$)增高。在失代偿性呼吸性酸中毒时,pH值下降。

六、临床分型

阻塞性肺气肿按其表现特征可分为三型:

（一）气肿型（又称红喘型，pink puffer. PP 型，A 型）　临床上隐袭起病，病程漫长，由于常发生过度通气，可维持动脉氧分压正常，呈喘息外貌，称红喘型。晚期可发生呼吸衰竭或伴右心衰竭。病理改变主要为全小叶型。

（二）支气管炎型（又称紫肿型 blue bloater，BB 型，B 型）　有明显的低氧血症并且较早地出现肺动脉高压及右心衰竭等表现。病理改变主要为小叶中央型。

（三）混合型　两型同时存在称混合型肺气肿。多在小叶中央型的基础上，并发小叶周边区肺组织膨胀。

七、并发症

（一）自发性气胸　阻塞性肺气肿并发自发性气胸，多因胸膜下肺大泡破裂，空气泄入胸膜腔所致。如患者有突然加剧的呼吸困难并伴有明显的胸痛、发绀，叩诊呈鼓音，听诊呼吸音减弱或消失，应考虑气胸的存在。通过 X 线检查，可明确诊断。

（二）肺部急性感染　呼吸道急性感染常易并发支气管肺炎，表现为畏寒、发热、呼吸困难，咳嗽、咳痰加重，血白细胞总数及中性粒细胞增多。尤其在老年人，可使病情迅速恶化而引起呼吸衰竭。

（三）慢性肺源性心脏病　低氧血症和二氧化碳潴留以及肺泡毛细血管床破坏等，均可引起肺动脉高压，进而引起慢性肺源性心脏病。

八、诊断

根据病史、症状、体征及胸部 X 线检查可以明确诊断。对早期肺气肿作肺功能测定有助于诊断。

九、治疗

治疗的目的在于改善呼吸功能，提高患者的生活质量和工作、生活能力。

（一）一般治疗

1. 去除病因　积极防治引起肺气肿的慢支、支气管哮喘、支气管扩张、尘肺等各种支气管、肺部疾病。

2. 加强膈运动（即加强腹式呼吸锻炼）　吸气时腹部鼓起，呼气时腹部内收，每次 10～15 分钟，2～3 次/天或更多，可增大膈运动幅度，增加肺泡通气量，有利于改善通气功能。

3. 缩唇呼吸　呼气时缩唇、作吹口哨样缓慢呼气，吸气与呼气时间之比为 1∶2 或 1∶3，使肺内气体尽量呼出，有益于通气功能的改善。因为缩唇慢呼气使气道呼气气流的压力下降缓慢，防止小气道过早闭合，可避免过多的气体滞留在肺内。

（二）控制呼吸道感染　选择有效抗生素，一般先用青霉素 80 万 IU 肌注 2 次/天，可根据细菌培养药敏试验或根据病情选择抗生素，如氨苄西林、头孢菌素类（cephalosporins）、复方磺胺甲恶唑、诺氟沙星等，控制呼吸道炎症。

（三）对症治疗

1. 祛痰剂　可选用溴己新、氯化铵等，如痰仍粘稠不易咳出，可选用乙酰半胱氨酸、羧甲司坦等，使痰变稀薄易咳出。亦可超声雾化吸入，湿化呼吸道，稀释痰液。

2. 支气管扩张剂　舒张支气管、通畅呼吸道，常用氨茶碱、β_2—受体兴奋剂。如有过敏因素存在,可适当选用皮质激素。

3.吸氧 缺氧者应低流量持续吸氧,每天 12～15 小时,若能达到每天 24 小时持续氧疗,则效果更好。低流量持续吸氧,对缓解缺氧性肺小动脉痉挛、减轻心脏负荷、改善体质、提高运动耐量均有良好作用,并可预防或延缓肺心病的发生。

十、预防

针对原发病如慢性支气管炎等进行防治,是预防肺气肿发生的重要措施。

(李春柱)

第四节　肺炎

一、概述

肺炎(pneumonia)是指肺实质(包括终末细支气管、肺泡管、肺泡囊及肺泡和肺间质)的炎症可由多种感染性和非感染性因素引起,主要表现为肺毛细血管充血、水肿、肺泡内炎性细胞浸润和纤维蛋白渗出。临床表现主要有发热、咳嗽、咳痰和呼吸困难等,肺部影像学检查可见炎性浸润阴影。

肺炎是临床常见病,病因以感染最常见,可发生于任何人群,尤其多见老年人和机体免疫功能低下患者(如肿瘤、糖尿病、尿毒症、大型手术、器官移植、艾滋病、使用免疫抑制剂、药物依赖、嗜酒等)。据推测,我国每年约有 250 万例肺炎发生,12.5 万人因肺炎死亡,在各种致死病因中居第 5 位,老年人和机体免疫功能低下患者并发肺炎时,不仅治疗困难,且病死率高。

肺炎主要按病因或解剖进行分类,因按病因分类对临床选用合适的抗菌药物有利,故临床多推荐以病因分类,但也可根据具体情况将两者结合起来。

(一)病因学分类

病因学分类方法虽复杂,但有助于指导临床诊断与治疗。

1.非感染性肺炎

非感染性肺炎主要由物理、化学和过敏性因素等引起。

(1)放射性肺炎 见于放射线损伤可引起的肺部炎性反应,严重者可引起广泛的肺纤维化。

(2)化学性肺炎 吸入刺激性气体或液体,可使支气管和肺发生化学性损伤。严重的化学性肺炎可引起呼吸衰竭或急性呼吸窘迫综合征。

(3)过敏性肺炎 机体对某些过敏原产生变态反应或异常免疫反应时,肺部可出现嗜酸粒细胞浸润。

2.感染性肺炎

感染性肺炎几乎涉及所有的病原体,其中以细菌性肺炎最为常见,约占肺炎的 80％。

(1)细菌性肺炎 又分需氧革兰阳性球菌引起的肺炎,如肺炎球菌、金黄色葡萄球菌、甲型溶血性链球菌;需氧革兰阴性菌引起的肺炎,如克雷伯杆菌、军团菌、流感嗜血杆菌、大肠埃希菌、肠杆菌及铜绿假单胞菌等;以及厌氧杆菌肺炎,如棒状杆菌、梭形杆菌等。

(2)病毒性肺炎 如腺病毒、呼吸道合胞病毒、流感病毒、麻疹病毒、巨细胞病毒、单纯疱疹病毒等。

(3)支原体肺炎 由肺炎支原体引起。

(4)真菌性肺炎 由白色念珠菌、曲菌或放线菌等引起。

(5)其他病原体引起的肺炎 如由立克次体、衣原体、弓形虫、原虫(如卡氏肺孢子虫)、寄生虫(如肺包虫、肺吸虫、肺血吸虫)等病原体引起的肺炎。机体免疫力低下的患者(如艾滋病患者)容易并发肺部卡氏孢子虫、军团菌、鸟型分枝杆菌、结核杆菌或弓形虫等的感染。

(二)解剖学分类

1.大叶性肺炎

大叶性肺炎又称肺泡性肺炎。病原菌先在肺泡引起炎变,然后通过肺泡间孔(cohn)向其他肺泡蔓延,使整个肺叶或肺段或部分肺段发生炎变,一般不累及支气管。X线显示以肺叶或肺段分布的大片均匀致密影。致病菌主要为肺炎球菌,但葡萄球菌、结核菌、克雷伯杆菌等也起大叶性肺炎。

2.小叶性肺炎

小叶性肺炎又称支气管性肺炎。病原菌首先经支气管侵入,向下蔓延,引起细支气管、终末细支气管和肺泡的炎症。本病多继发于支气管炎、支气管扩张、上呼吸道感染,以及长期卧床的危重患者。X线多显示沿着肺纹理分布的不规则斑片状阴影,边缘模糊。常见病原体有肺炎球菌、葡萄球菌、腺病毒、流感病毒及肺炎支原体等。支气管腔内有分泌物,故听诊常闻及湿啰音。

3.间质性肺炎

间质性肺炎是以肺间质为主的炎症。累及支气管壁及其周围组织,有肺泡壁增生和间质水肿。X线检查显示为一侧或两侧肺中下部的不规则条索状阴影,从肺门向外延伸,可呈网状变。病原体包括细菌和病毒,多并发于小儿麻疹或成人慢性支气管炎。

(三)按感染场所分类

目前国内外对医院内获得性肺炎日益重视,认为环境与肺炎的发生亦有重要关系,应强调医院内获得性肺炎的特点。

1.院外获得性肺炎

院外获得性肺炎又称社区获得性肺炎。以往致病菌中有90%为肺炎球菌,但由于抗生素的广泛应用,近二三十年来,致病菌种类已发生了很大的变化。肺炎球菌虽仍然占40%左右,革兰阴性杆菌的比例已占至20%,金黄色葡萄球菌、嗜肺军团菌、流感嗜血杆菌、肺炎克雷伯杆菌引起的肺炎已逐渐增多。此外,病毒性肺炎、支原体肺炎和真菌性肺炎的发病率也逐渐上升。但严重致病菌或耐药菌感染较少见。

2.院内获得性肺炎

院内获得性肺炎是指因其他疾病住院48~72小时后发生的肺炎,占全部医院内感染的第3位。其中革兰阴性杆菌如铜绿假单胞菌、克雷伯杆菌、流感嗜血杆菌、肠源杆菌等所占比例已增至50%,肺炎球菌约占30%,金黄色葡萄球菌占10%,而其余为耐青霉素G的金黄色葡萄球菌、真菌和病毒。军团菌、卡氏肺孢子虫、衣原体等以往较少见的病原体近来也逐渐增多。住院患者多数免疫功能低下,多种医源性因素如广谱抗生素、大剂量糖皮质激素、抗癌药、免疫抑制剂的应用,各种导管留置,机械辅助呼吸及雾化吸入等,均可使一些非致病菌成为条件致病菌。医院内获得性肺炎的病死率高达30%~40%,老年人和危重患者的病死率更高。

需要重视的是,近年来由于抗菌药物的广泛大量使用,细菌耐药情况增多,耐药菌株可通过质粒或染色体将其耐药性传递给下一代,致使抗菌药物的疗效受到抑制,耐药菌株所致肺炎治疗困难。常见耐药菌以绿脓杆菌、金黄色葡萄球菌、肺炎克雷伯杆菌等较多见。

二、肺炎球菌肺炎

肺炎球菌肺炎(pneumocoecaol pneumonia)是由肺炎球菌(或称肺炎链球菌)引起的肺炎。病变常呈肺叶或肺段分布,为院外获得性肺炎中最常见的一种。患者病前常有上呼吸道感染等诱因。临床上发病多急骤,以高热、寒战、咳嗽、血痰及胸痛等为主要表现,典型 X 线表现为肺叶或肺段的实变。

(一)病因、发病机制和病理改变

1. 病原菌特点

肺炎球菌为革兰染色阳性球菌,常成对(肺炎双球菌)或呈短链状(肺炎链球菌)排列。现已知有 86 个血清型,其中 1~9 型和 12 型多为成人致病菌,易致成年人肺炎,第 3 型的毒力最强;儿童肺炎以 6、14、19、23 型致病多见。该菌菌体外有高分子多糖体构成的荚膜,具有特异抗原性,细菌的毒力大小与此多糖体的结构和含量有关。肺炎球菌通常是寄居上呼吸道的正常菌群,仅在呼吸道防御功能受到损害或全身免疫功能降低时方致病。该菌在干燥痰中能生存数月,但不耐热,在阳光直射下 1h,或加热致 52℃10min 即可灭菌,苯酚(石炭酸)等消毒剂对其也有杀灭作用。

本病多发于冬春季节,患者多为原先健康的青壮年或老年人、婴幼儿,但充血性心力衰竭、慢性支气管炎、支气管扩张、吸烟及免疫缺陷患者易受肺炎球菌感染;多数患者有上呼吸道感染、受寒、醉酒或全身麻醉等诱因。

2. 发病机制

肺炎球菌本身不产生毒素,不引起原发性组织坏死,其致病力是由于含有高分子多糖的荚膜对肺组织的侵袭作用。病变消散后肺组织结构多无损害,不留纤维瘢痕。

3. 病理改变

有充血期、红肝变期、灰肝变期和消散期 4 期。肺组织充血水肿,肺泡内浆液渗出和红、白细胞浸润,吞噬细菌;继而纤维蛋白渗出物溶解、吸收,肺泡重新充气。但这四个病理分期并无绝对分界,在早期使用抗生素的情况下,这种典型的病理分期已不多见。病变消散后肺组织多无结构损坏。极个别患者肺泡内纤维蛋白吸收不完全,可形成机化性肺炎。也有少数患者因未及时使用有效的抗生素,易并发脓胸,或脑膜炎、关节炎、心包炎、心内膜炎、腹膜炎、中耳炎等肺外感染。

(二)临床特点

多数患者起病前有诱因存在,如受寒、淋雨、醉酒、过度疲劳、精神创伤,约半数病例先有上呼吸道感染等前驱症状。

1. 症状

(1)全身症状　起病急骤,可在数小时内突然起病;寒战、高热,体温可高达 39~40℃,高峰在下午或傍晚,也可呈稽留热;可伴有全身酸痛,衰弱乏力。

（2）呼吸道症状　咳嗽、咳痰，早期为干咳，后渐出现少量黏痰或脓性黏痰，可带血丝或呈铁锈色。胸膜受累时则有胸痛，咳嗽和深呼吸时疼痛加重。

（3）其他症状　部分病例由于炎症累及膈胸膜，可出现腹痛或下腹痛症状，往往易被误诊为急腹症；也有患者以恶心、呕吐、腹痛、腹泻为主要临床表现，常被误诊为急性胃肠炎；也有极少数病例的胸痛可放射至肩部，而被误诊为心绞痛。

2.体征

轻症患者早期可无明显异常体征，重症患者多呈急性病容，呼吸急促，口角和鼻周可出现单纯性疱疹；肺实变时患侧叩诊呈浊音，语颤增强，可闻及支气管呼吸音，消散期时可有湿啰音。病变侵及胸膜时可闻及胸膜摩擦音，或有胸腔积液体征；严重病例有发绀，呼吸困难，巩膜黄染，肠胀气，心动过速等。有败血症者，皮肤、黏膜可有出血点或淤斑；颈部有抵抗，提示可能已累及脑膜。严重感染可并发休克、成人呼吸窘迫综合征（ARDS）。

3.并发症

近年来，肺炎球菌肺炎的并发症已趋少见。严重的败血症或毒血症患者可并发感染性休克，表现高热或体温不升，血压下降，四肢厥冷、多汗、口唇青紫；并发心肌炎时，可有心音低钝或心律失常；并发胸膜炎时，胸膜腔内有浆液纤维蛋白渗出。对体温一度恢复正常后又发热的患者，应考虑有并发症的可能。

（三）实验室和特殊检查

1.血常规检查　患者外周血白细胞计数升高，一般在$(10\sim20)\times10g/L$，中性粒细胞多在0.8以上，并有核左移，细胞内可有中毒性颗粒。年老体弱、酗酒、免疫功能低下患者的白细胞总数常不增高，但有中性粒细胞百分比增高。

2.痰液检查　痰涂片可见大量中性粒细胞，并可见革兰染色阳性成对或呈短链状球菌，如见到细胞内菌体则更有意义。痰培养有助于确定病原体。聚合酶链反应（PCR）和荧光标记检测可提高病原学诊断率。注意应在漱口后采集呼吸道深部咳出的痰液及时送验。痰涂片镜检鳞状上皮细胞小于10个/低倍视野，中性多形核白细胞大于25个/低倍视野，或二者之比小于$1:2.5$为合格的痰。环甲膜穿刺或经纤维支气管镜用防污染刷取出的痰液标本价值较大。

3.血培养　在用抗生素之前抽血作培养，约20%可获阳性结果。

4.胸部X线检查　早期只见肺纹理增粗，或受累的段叶稍模糊；实变期由于肺泡内充满炎性渗出物，可见与肺段叶分布一致的均匀密度增高阴影，阴影中有时可见支气管气道征。有些患者肋膈角可有少量胸腔积液征。在肺炎消散期，因局部炎症吸收可呈现"假空洞"征。多数病例在起病3～4周后肺部病灶完全吸收；偶有消散不全遗留机化性肺炎者，以老年患者多见。近年来，典型的大叶肺炎实变已少见。

（四）诊断和鉴别诊断

本病诊断一般并不困难，根据诱因、典型临床症状与体征，结合胸部X线辅助检查，可做出初步诊断。但对于年老体弱、临床表现不典型的病例，需注意加以鉴别。病原菌检测是确诊的主要依据。较易混淆的疾病主要有下列几种：

1.其他病原体引起的肺炎

葡萄球菌肺炎和克雷伯杆菌肺炎与肺炎球菌肺炎的鉴别诊断可参见表3-4-1。

表 3-4-1 3 种常见细菌性肺炎的比较

鉴别要点	肺炎球菌肺炎	葡萄球菌肺炎	克雷伯杆菌肺炎
症状与体征	发热急骤,寒战高热,咳嗽胸痛,铁锈色痰,肺实变体征	起病急,寒战,弛张高热,脓血痰,气急貌,毒血症状明显	起病较急,寒战高热,全身衰弱,痰稠,呈砖红色、胶胨状
胸部 X 线表现	肺叶或肺段实变,无空洞	1 个或多个炎性浸润灶,内有空洞,有肺气囊肿,脓、气胸,X 线征多变	肺小叶实变,蜂窝状脓肿,叶间隙下坠
首选抗生素	青霉素	耐酶青霉素(如苯唑西林、氯唑西林)加氨基糖苷类	氨基糖苷类加半合成广谱青霉素(如哌拉西林钠)

2.干酪性肺炎

干酪性肺炎即呈叶段分布的浸润型肺结核,又称急性结核性肺炎,其临床表现有时与肺炎球菌肺炎相似,X 线显示亦有肺实变。但不同的是,结核病常有低热、乏力等结核中毒症状,痰中较易找到结核菌;X 线显示病灶多在肺尖或锁骨上下,密度不均。详见表 3-4-2。

表 3-4-2 肺炎球菌肺炎与干酪性肺炎的鉴别

鉴别要求	肺炎球菌肺炎	干酪性肺炎
铁锈色痰	有	无
咯血	铁锈色	鲜红色
肺内病灶	密度均匀,无空洞及肺内播散病灶	密度不均,消散缓慢,且可形成空洞和肺内播散
痰结核菌	阴性	阳性
血白细胞	增高	可正常
结核菌素试验	阴性	阳性
青霉素治疗	有效	无效

3.肺癌

支气管肺癌可伴发阻塞性肺炎,也可呈段叶分布,但患者常在同一部位反复出现炎症且消散缓慢,有些经抗生素治疗后炎症消退,肿瘤阴影渐趋明显,往往伴有肺门淋巴结肿大、肺不张。少数周围型肺癌 X 线影像类似肺部炎症,但一般不发热或仅有低热,外周血白细胞计数不高。若痰中找到癌细胞即可确诊。对于吸烟的老年人,更应提高警惕。胸部 X 线片,CT,MRI 检查,痰脱落细胞和纤维支气管镜检查等有助于肺癌的诊断。

4.急性肺脓肿

早期临床表现与肺炎球菌肺炎相似,但多数肺脓肿患者随病程发展可咳出大量脓臭痰,胸部 X 线显示有脓腔和液平,故易与肺炎球菌肺炎鉴别。

5.其他疾病

肺炎伴有胸痛者,应注意与渗出性胸膜炎、肺梗死鉴别;下叶肺炎累及膈胸膜出现腹痛时,应与急腹症(如急性胆囊炎、膈下脓肿等)鉴别。

(五)治疗

1.抗菌药物治疗

应尽早应用抗生素,不必等待细菌培养结果。青霉素 G 为首选药物。成年轻症患者,可用 80 万 IU 肌注,每天 3 次;稍重,则宜每天以 240 万~480 万 IU 青霉素静滴,每 6 小时 1 次;重症及并发脑膜炎者,青霉素剂量宜增至每天 1000 万~3000 万 IU,每 6 小时 1 次静滴,最好在 1 小时内滴完,以便获得有效的血药浓度。对青霉素过敏的患者,轻症可用红霉素,每天 2g,分 4 次口服,或者每天 1.5g 静滴;或阿奇霉素口服或静滴,第 1 天 0.5g,每日 1 次,以后 0.25g,每日 1 次,连用 2~5 天;或用林可霉素每天 2g 口服、肌注或静滴;重症患者还可选用第一代(头孢唑林钠、头孢噻吩)或第二代(头孢呋辛)头孢菌素,每日 2~4g,分 2 次静滴或肌注。但头孢菌素约 10% 与青霉素有交叉过敏反应,故用药前应做皮肤过敏试验;喹诺酮类药物如环丙沙星、氧氟沙星等口服或静滴也有效。抗菌药物疗程一般为 5~7 天,或在退热后 3 天停药或由静脉用药改为口服,维持数日。

2. 对症支持疗法

患者应卧床休息,进食容易消化、富有营养的饮食,补充足够热量和蛋白质。高热患者应以物理降温为主,慎用退热药,以免大量出汗,引起虚脱和对真实热型的干扰;鼓励饮水每日 1~2L。注意观察患者的神志、呼吸、心率、血压及尿量,防止发生休克。胸痛明显者可给予适量镇痛剂如可待因 15mg。止咳、化痰可予棕色合剂或克咳胶囊等,一般不宜使用强力镇咳药。$PaO_2 < 8.0kPa(60mmHg)$ 或有发绀者应给予氧疗。腹胀、鼓肠者可用腹部热敷或肛管排气。烦躁不安、谵妄、失眠患者可用地西泮 5mg 或水合氯醛 1.0~1.5g,不可使用抑制呼吸的镇静剂。

3. 感染性休克的抢救

应及时、有效,以挽救患者的生命。

(1)补充血容量 只有当有效血容量达到正常后,血管活性药物方能发挥作用,重要脏器才能得到有效的灌注。一般先输注低分子右旋糖酐或平衡盐溶液,以补充、维持血容量,维持收缩压在 12.00~13.33kPa(90~100mmHg)、脉压差 >4.0kPa(30mmHg) 和适当尿排出量 (>30ml/h),降低血液黏稠度,预防弥散性血管内凝血;有明显代谢性酸中毒者,可加用 5% 碳酸氢钠;有条件者应监测中心静脉压,维持其在 0.59~0.98kPa($6~10cmH_2O$)之间,中心静脉压达到 0.98kPa 时输液应慎重。

(2)血管活性药物的应用 此类药物可分缩血管药物和扩血管药物两类。间羟胺等收缩血管药物虽可收缩血管、提高血压,但不利于微循环。因此,主张在补足循环血量的情况下,应用多巴胺、异丙肾上腺素等血管扩张药物。具体使用应根据患者病情而定。

(3)积极控制感染 迅速有效的控制感染是治疗肺炎并发感染性休克的关键。选用抗生素应以有效、足量、联合静脉用药为原则,最好能根据病原菌的药敏试验结果加以调整。

(4)糖皮质激素的应用 对病情严重、中毒症状明显的患者,在使用强有力抗生素前提下,可短期静脉滴注氢化可的松 100~200mg 或地塞米松 5~10mg。

(5)纠正水、电解质和酸碱失衡,适当强心、利尿。

(6)支持治疗 包括给氧、保暖、保持呼吸道通畅,保护心、脑、肾功能,防止多器官功能衰竭。

(六)预防和预后

1. 预防 避免淋雨、受凉、疲劳或酗酒等诱因;预防上呼吸道感染,适当锻炼;积极治疗原发病。对于年老体弱、免疫功能减低(如糖尿病、慢性肝病、慢性肺病或脾切除)的患者可注射肺炎球菌免疫疫苗。

2. 预后 肺炎球菌肺炎大多预后良好,经合理治疗 2 周左右多可康复。但年老体弱、原先患有慢性心、肺、肝、肾疾病或免疫缺陷者,体温和白细胞计数不高者,病变广泛或并发症严重者预后较差。

（七）展望

近年来，由于医疗和生活条件的不断改善，临床抗生素的广泛使用，很多呼吸系感染的临床表现不典型，肺炎球菌肺炎波及肺整叶或整段的已较前少见。不仅感染病原在发生变化，且菌株本身也有部分发生变异，如已有肺炎球菌耐青霉素菌株（PRP）增多的报道，MIC≥0.1～1.0mg/L者为中度耐药，≥2.0mg/L者为高度耐药，不同的国家或地区发生率不同，据报道，我国发生率较低。有研究认为如果肺炎球菌耐青霉素，则可能对多数头孢菌素类耐药，治疗可选用红霉素、左氧氟沙星、亚胺培南、四环素或万古霉素。

三、葡萄球菌肺炎

葡萄球菌肺炎（staphylococcal pneumonia）是由葡萄球菌引起的急性肺部化脓性感染。多数是由金黄色葡萄球菌（简称金葡菌）引起，约占院外细菌性肺炎的5％，医院内获得性肺炎的11％～25％。多发生于免疫功能已经受损的患者，如糖尿病、血液病、艾滋病、肝病、营养不良、乙醇中毒以及原有支气管－肺病患者等，病情较重，如果未及时给予恰当的治疗，病死率较高。健康者较少罹患。本病可分为原发性（吸入性）和继发性（血源性）两类。起病急骤，以高热、咯多量脓血痰、迅速衰竭、易形成肺脓肿为主要临床表现。

（一）病因和发病机制

1. 病原菌特点

葡萄球菌为需氧或兼性厌氧革兰阳性球菌，常呈成堆或不规则葡萄串排列，主要分为金黄色葡萄球菌和表皮葡萄球菌两类。金葡菌因其培养的菌落多产生金黄色色素而得名，致病力强。葡萄球菌的致病物质主要是毒素（如溶血毒素、杀白细胞素、肠毒素等）和酶（主要有血浆凝固酶、溶菌酶、过氧化物酶等），具有溶血、坏死、杀白细胞及血管痉挛等作用。能产生血浆凝固酶的葡萄球菌（主要是金葡菌）致病力强，是化脓性感染的主要原因，血浆凝固酶能使菌体周围产生纤维蛋白，保护细菌不被吞噬，即使被吞噬也可在吞噬细胞内生存一段时间。但其他凝固酶阴性的葡萄球菌也可致病。近年发现金葡菌多数可产生青霉素酶，耐青霉素菌株达90％以上。随着医院内感染的增多，凝固酶阴性的葡萄球菌引起的肺炎，以及耐甲氧西林的金葡菌（MRSA）和耐甲氧西林凝固酶阴性的葡萄球菌（MRSCN）肺炎在增多，使治疗更为棘手。

2. 发病机制

健康者鼻咽部可查到葡萄球菌，此菌也存在于外界尤其是医院环境中。葡萄球菌可通过两种方式引起肺炎：一种是经呼吸道吸入而引起肺炎，多形成单个肺脓肿；另一种是皮肤感染灶（痈、疖、蜂窝织炎、毛囊炎、伤口感染等）中的葡萄球菌经血循环到达肺而引起肺部感染。肺部可形成多处炎性实变、化脓和组织破坏，从而形成多发性肺脓肿、气囊肿。脓肿破溃入胸膜腔，可形成气胸、脓胸或脓气胸，有时还可伴发化脓性心包炎、脑膜炎等。

（二）诊断

1. 吸入性金葡菌肺炎

（1）起病急骤，可先有上呼吸道感染史，寒战、高热、发绀、胸痛、气急、咳嗽、咯脓性或脓血痰，毒血症状明显，严重者可早期出现周围循环衰竭。

（2）早期胸部体征与严重的临床症状不相称，仅患部有少量湿啰音。可有胸腔积液体征。

（3）胸部 X 线征象显示大叶性或多发肺段性阴影，下肺野及后背部多见；大片浓密阴影中有蜂窝状透亮区，即肺脓肿；其周围常有一个或多个气囊肿，迅速增大；可伴有脓胸或脓气胸。肺部阴影的多形性（浸润灶、空洞和液平、气囊）和易变性，是金葡菌肺炎胸部 X 线的重要特征。

（4）外周血白细胞计数明显增高，可高达 $50×10g/L$，中性粒细胞比例增加，有核左移及胞质内中毒性颗粒。

（5）痰涂片革兰染色可见成堆的脓细胞和葡萄球菌，白细胞内革兰阳性球菌有诊断意义。痰培养有葡萄球菌生长。凝固酶阳性菌的致病力强，部分患者血培养、骨髓培养也可有葡萄球菌生长。

（6）胞壁酸抗体阳性胞壁酸是存在于葡萄球菌外层的一种含磷的复杂多聚体，可刺激机体产生相应的抗体。该项检查结果阳性，有助于葡萄球菌感染的诊断。

2.血源性金葡菌肺炎

（1）继发于皮肤疖痈、骨髓炎或伤口感染引起的金葡菌菌血症或脓毒血症。

（2）呼吸道症状常不明显，而全身中毒症状严重，如高热、气急、心悸等，严重者伴昏迷或谵妄。

（3）外周血白细胞计数明显增高，中性粒细胞比例增加，有中毒性颗粒。

（4）胸部 X 线征象可见两肺散在多发性非肺段性浸润影，病变周围有气囊肿形成。

（5）血培养及骨髓培养生长同一细菌。

（三）治疗

1.抗生素的应用　院外感染的金葡菌肺炎，可先试用青霉素，通常用大于常规的剂量，轻症每天 320 万 IU 分 4 次肌注，重症每天 1 000 万～2 000 万 IU 分 4 次静脉滴注。对于医院内感染和部分院外感染的金葡菌肺炎，首选耐青霉素酶的 β—内酰胺类抗生素，如苯唑西林钠（新青霉素Ⅱ）、氯唑西林钠等，因为其致病菌多为凝固酶阳性的金葡菌，其中 90% 以上可产生青霉素酶。上述治疗无效的患者可应用头孢唑林钠或头孢呋辛，联合使用氨基糖苷类抗生素等也可有较好疗效。对耐甲氧西林的金葡菌通常对多种 β—内酰胺类和氨基糖苷类抗生素都耐药，称为耐甲氧西林的金葡菌（MRSA），可选用去甲万古霉素、利福平、复方磺胺甲噁唑等治疗。去甲万古霉素每天 1～2g 静脉滴注，不良反应有静脉炎、皮疹、药物热、耳聋和肾损害等。应用阿莫西林与克拉维酸钾的复方制剂，替卡西林钠与克拉维酸钾的复方制剂或氨苄西林与舒巴坦钠的复方制剂等对产酶的金葡菌也有效。临床选药应参考细菌培养的药物敏感试验。疗程常需 4～6 周以上。

2.原发病灶的清除、引流。

3.对症支持治疗如物理降温、止咳、祛痰，以及必要时吸氧等。

四、克雷伯杆菌肺炎

克雷伯杆菌肺炎（klebsiella pneumonia）又称肺炎杆菌肺炎，是由肺炎克雷伯杆菌引起的急性肺部炎症。本病多见于老年人、营养不良、慢性乙醇中毒、原先已有慢性支气管—肺疾病和全身衰竭的患者。在院内获得性肺炎中占第 3～4 位。

（一）病原体和发病机制

肺炎克雷伯杆菌为革兰阴性杆菌，属肠杆菌科，细菌具有荚膜，常存在于人体上呼吸道和肠道。当机体抵抗力降低时，便经呼吸道进入肺内，引起大叶或小叶融合性实变，以上叶较为多见。病变中渗出液黏稠而重，致使叶间隙下坠。该菌在肺泡内生长繁殖时，可引起肺组织坏死、液化，形成单个或多发性脓肿。病变累及胸膜或心包时，可引起渗出性或脓性积液。浆膜腔积液可早期出现粘连。克雷伯杆菌是引起医院内感染的常见病原菌。近年来该菌的耐药菌株不断增多，尤其是产超广谱酶（ESBLs）菌株，对多种抗菌药物耐药。

（二）诊断

1.症状和体征

（1）中老年男性患者多见；起病较急，有高热、咳嗽、胸痛，多半数患者有畏寒，中毒症状重；可有气急、发绀、心悸，可早期出现休克。类似严重的肺炎球菌肺炎。

（2）典型病例痰量多、且呈棕红色胶胨状，难咳出。

（3）体征与其他类型肺炎相似，患部可闻及湿口罗音，大叶性肺炎可有肺实变体征。

2.实验室及其他检查

（1）胸部 X 线片显示肺叶或肺小叶实变，肺有多发性蜂窝状脓肿，叶间隙下坠。

（2）痰培养有肺炎克雷伯杆菌生长。

（三）治疗

1.抗生素的应用　首选氨基糖苷类抗生素，如阿米卡星、奈替米星、妥布霉素等。可肌注、静脉滴注。重症病例应加用第二、三代头孢菌素。哌拉西林钠、美洛西林等与氨基糖苷类抗生素联用，以及新型喹诺酮类药物的应用，均有一定的疗效。

产超广谱酶（ESBLs）的克雷伯杆菌菌株，对多种抗菌药物耐药，甚至包括头孢三代药物，给治疗带来了很大困难。治疗产 ESBLs 菌株时，应根据药物敏感试验指导用药。首选药物是碳青霉烯（亚胺培南和美洛培南等）和氟喹诺酮类。其他可选用的药物有：头霉素类（头孢美唑、头孢西丁等）、β—内酰胺类药与 β—内酰胺抑制剂的复合剂（如头孢哌酮＋舒巴坦、哌拉西林＋他唑巴坦等），但临床疗效不肯定。

抗菌治疗常规疗程两周，具体按实际情况调整。

2.对症处理及支持疗法　除应酌情给予物理降温、止咳、祛痰等对症处理外，尚应注意水、电解质平衡及营养支持。

五、其他革兰阴性杆菌肺炎

除肺炎杆菌和嗜肺军团杆菌外，其他常见的铜绿假单胞菌、流感嗜血杆菌和大肠杆菌等革兰阴性杆菌也可引起肺炎。这些需氧菌也是引起医院内获得性肺炎的主要病原菌，多在机体免疫力降低时发病，如 10％～30％的医院内获得性肺炎由铜绿假单胞菌引起，33％～65％由流感嗜血杆菌引起。住院患者使用机械通气、湿化器、雾化器或各种导管均有可能引起这类细菌感染。主要感染途径为口腔吸入，其次为肺外感染灶中病原菌随血循环带至肺部。

（一）革兰阴性杆菌肺炎的共同特点

（1）肺实变或病变融合，易于形成多发性肺脓肿，一般累及两肺下叶。

（2）有时可引起胸腔积液或脓胸。

（3）这些病原菌中耐药菌较多，病死率较高，如铜绿假单胞菌肺炎的病死率高达 80％。

（4）痰培养或血培养阳性结果可明确病原菌。

病原学检查中痰液标本采集后应及时送验，在 10min 内接种培养。若多次培养出同一种细菌或做痰定量培养的结果均具有诊断价值。血清铜绿假单胞菌凝集试验结果阳性,有助于铜绿假单胞菌肺炎的诊断。

(二)治疗

根据临床分离出的致病菌做药物敏感试验,有助于抗菌药物的选择。对医院内感染的重症肺炎在未明确致病菌之前,可试用氨基糖苷类抗生素加半合成青霉素或第二代、第三代头孢菌素。

治疗革兰阴性杆菌肺炎时,抗菌药宜以大剂量、长疗程、联合用药、静脉滴注为主。使用氨基糖苷类抗生素时,要注意对肾功能的损害,并应加强痰液引流和营养支持。

1.铜绿假单胞菌肺炎的治疗 目前对铜绿假单胞菌有效的抗菌药物主要有 3 种:β—内酰胺类、氨基糖苷类和氟喹诺酮类。β—内酰胺类中首选第三代头孢菌素类(如头孢他定、头孢哌酮钠)、广谱青霉素类(如哌拉西林)、碳青霉烯类抗生素(如亚安培南—西司他丁钠)及单环类抗生素(氨曲南);氨基糖苷类中阿米卡星和妥布霉素对铜绿假单胞菌有较好疗效;氟喹诺酮类中左氧氟沙星和环丙沙星也有较好的抗铜绿假单胞菌活性。第四代头孢菌素(如头孢吡肟)、头孢哌酮＋舒巴坦或哌拉西林＋他唑巴坦合剂等对铜绿假单胞菌的抗菌活力也较高。

目前铜绿假单胞菌的耐药率在不断增多,尤以医院内感染铜绿假单胞菌者呈现对多种抗菌药物耐药。因此应根据病情需要和具体情况,结合药敏试验选用药物、制定治疗方案。对于估计耐药率较高、病情严重或治疗有困难者,应该联合用药。如β—内酰胺类＋氨基糖苷类或氟喹诺酮类＋氨基糖苷类或β—内酰胺类＋氟喹诺酮类等,疗程通常 2 周左右,争取将细菌清除,避免形成慢性反复感染。由于铜绿假单胞菌容易产生耐药,因而虽经积极治疗,但临床病死率仍然高达 50%。

2.流感嗜血杆菌肺炎的治疗 流感嗜血杆菌对青霉素 G 不敏感,可先用氨苄西林(每天 4～6g,分次静脉滴注)和氯霉素(每天 1～2g 静脉滴注),待检验结果证明细菌不产生 β—内酰胺酶时,就单用氨苄西林(每天 12g 静脉滴注)。红霉素和氨基糖苷类抗生素与上述药物联合应用也有协同作用。新型大环内酯类药物如罗红霉素、克拉霉素和阿奇霉素等口服或静脉滴注也有较好疗效。

近年来产 β—内酰胺酶的耐药流感嗜血杆菌菌株日益增多,导致产酶菌株对氨苄西林耐药,可选用第一、二、三代头孢菌素类或氟喹诺酮类抗菌药物。

3.肠杆菌科肺炎的治疗 肠杆菌科肺炎包括大肠杆菌、产气杆菌、阴沟肠杆菌等引起肺炎的治疗。头孢菌素类或广谱青霉素联合氨基糖苷类抗生素是治疗大肠杆菌等的常用治疗方案。一般联合应用氨苄西林(每天 8～12g)或羧苄西林(每天 8～12g)或第二、第三代头孢菌素、喹诺酮类抗菌药与一种氨基糖苷类抗生素静脉滴注。

六、军团菌肺炎

军团菌病(legionaires disease)是由军团杆菌引起的一种急性细菌性传染病,其中最重要的一种是由革兰阴性嗜肺军团杆菌引起的以肺炎为主的全身性疾病。本病于 1976 年方被确认。年老体弱以及有慢性心、肺、肾疾病和糖尿病、血液病、恶性肿瘤、艾滋病或接受大量免疫抑制剂治疗的患者易患本病,且可呈散发或呈局部小流行。嗜肺军团杆菌可与大肠杆菌、肠炎杆菌、铜绿假单胞菌、念珠菌、新型隐球菌或卡氏肺孢子虫等混合感染,形成"难治性肺炎"。

军团菌肺炎散发病例在院外获得性肺炎中占 1%～15%,院内获得性肺炎的 3.8%,夏末秋初是本病的好发季节。

（一）病因和发病机制

军团菌为革兰阴性需氧杆菌，无荚膜，属于细胞内寄生菌，菌株有 34 种、59 个血清型，其中引起人类肺炎的军团菌最常见的为嗜肺军团杆菌 1、6、4 血清型及米克戴德军团菌和博杰曼军团菌。该菌常规培养基不能生长，在含有 L－半胱氨酸亚铁盐酵母浸膏和活性酵母浸液琼脂培养基（B－CYE 培养基）上才能生长。该菌存在于水和土壤中，常常经供水系统、空调和雾化吸入治疗而引起呼吸道感染。

感染是通过吸入到达肺部，进入肺泡的细菌被肺泡巨噬细胞吞噬后，可在其中增殖，破出后再感染其他巨噬细胞，因此，人体细胞免疫功能是对军团菌的主要防御机制。肺部病变可表现为化脓性支气管炎，也可形成大叶性肺炎伴有小的脓肿。

（二）诊断

1.症状和体征

（1）临床表现多样，轻型可仅有自限性流感样症状（庞蒂亚克热，Pontiac fever），重者则可表现为以肺部感染为主的全身多脏器损害。

（2）潜伏期 2～10 天。起病缓慢，病初表现为不适、厌食、嗜睡、乏力等，1～2 天后症状加重，出现高热、寒战、头痛、胸痛和肌肉酸痛，干咳带少量血丝，重症可有呼吸困难，也可出现休克和呼吸衰竭。

（3）明显的肺外表现是本病的特征之一，如①早期出现消化道症状，恶心、呕吐和水样腹泻；②神经精神症状，头痛、嗜睡、谵妄、意识障碍；③肾功能损害甚至可发生急性肾功能衰竭；④心脏受累后可出现心包炎和心内膜炎。

（4）应用多种 β－内酰胺类和氨基糖苷类抗生素治疗无效。

（5）查体可见相对缓脉、呼吸急促、肺部可有湿啰音，1/3 患者有少量胸腔积液。

2.实验室及其他辅助检查

1）胸部 X 线片　本病的 X 线表现缺乏特征性，可有多种表现，如单个或多个炎性浸润灶、肺叶实变、块状阴影伴有空洞。少数病例仅表现为肺纹理增多。但以偏外周的多发性片状病灶较为常见。病灶发展迅速，还可伴有胸腔积液。肺部病灶消散缓慢，通常需 1～2 月，在经有效治疗后肺部 X 线病变常继续进展为本病的特征之一。

2）病原学检查

（1）军团菌的检测：支气管抽吸物、胸液、痰液或支气管肺泡灌洗液做吉姆萨染色镜检，可见细胞内的军团杆菌。这些标本用直接免疫荧光抗体和基因探针检测呈阳性。用聚合酶链反应（PCR）技术扩增军团菌基因片段，能够快速诊断。由于军团菌生长的条件要求高，目前培养的阳性率较低。

（2）军团菌抗体检测：为目前应用最广的诊断方法，诊断标准为前、后两次血清抗体滴度呈 4 倍以上增高，或间接免疫荧光抗体（IFA）检测、血清试管凝集试验（TAT）或血清微量凝集试验，分别达 1∶128、1∶160、1∶64 或更高者有诊断意义。

（3）尿液抗原检测：放射免疫法检测尿中军团菌可溶性抗原本法敏感性高也具有较强特异性，可用做快速诊断。

3）其他检查　外周血白细胞明显增多，中性粒细胞核左移；血沉增快，部分肝、肾功能指标异常;血清钠一过性减低;动脉血气分析常提示低氧血症(表3-4-3)。

表3-4-3 军团菌常用实验室诊断方法比较

方法	优点	缺点
培养	确诊的金标准,特异性100%,敏感性80%,可适合所有的菌种和血清型	需特殊的培养基 需2～3d出结果,阴性结果不能排除
直接免疫荧光法	可快速诊断(1～3小时)	敏感性60%～80% 对于不同血清型和不同的菌种,需不同的抗体
间接免疫荧光法	可用于流行病学调查 仅需血清	对早期诊断无帮助 特异性差
DNA探针法	可快速诊断(3～4小时) 特异性100%,敏感性>80%	临床应用经验不多
尿抗原测定	标本易得 可早期诊断(3～4小时) 敏感性75%～80%	阳性结果有时为远期感染 敏感性80%

(三)诊断和鉴别诊断

1.诊断标准(1992年4月,中华结核和呼吸杂志编辑委员会)

主要依据:

(1)临床表现 发热、寒战、咳嗽、胸痛等呼吸道感染症状。

(2)X线胸片具有炎症性阴影。

(3)呼吸道分泌物、痰、血或胸水在活性炭酵母浸膏琼脂培养基或其他特殊培养基培养,有军团菌生长。

(4)呼吸道分泌物直接免疫荧光法检查阳性。

(5)血间接免疫荧光法 检查前、后两次抗体滴度呈4倍或以上增高,达1∶128或以上;血清试管凝集试验检查前、后两次抗体滴度呈4倍或以上增高,达1∶160或以上;血清微量凝集试验检查前、后两次抗体滴度呈4倍或以上增高,达1∶64或以上。

2.鉴别诊断

(1)非典型肺炎 这组疾病包括支原体肺炎、鹦鹉热肺炎、Q热及军团菌肺炎,有时临床症状相似,如咳嗽、少痰及革兰染色无致病菌发现等。鉴别主要依靠不同的易患因素及有关的实验室检查(表3-4-4)。

(2)肺栓塞及肺梗死 肺栓塞常有低氧血症、胸痛、咯血性痰等,并与军团菌肺炎有某些相似的易患因素,如老年人、慢性病患者等。但军团菌肺炎病人常见的无力、厌食、嗜睡等症状。肺梗死病人少见,且肺梗死病人发热不及军团菌肺炎病人严重。有关的实验室检查可资鉴别。

表3-4-4 非典型肺炎鉴别

肺炎	病原体	易患人群	传播途径	实验室检查
支原体	肺炎支原体	儿童及青年	人与人	血清学检查
鹦鹉热	鹦鹉热支原体	接触鸟类者	与鸟类接触	血清学检查
Q热	贝氏立克次体	农民、家畜伺养者	吸入	血清学检查
军团菌肺炎	嗜肺军团菌	老人及慢性病人	污染水源、空气传播	见正文

(四)治疗

军团菌为细胞内感染,治疗首选能在吞噬细胞内具有一定浓度,且在呼吸道分泌物中能保持良好穿透力的红霉素,每天 1.5～2.0g,分 2 次静脉滴注,疗程为 3～4 周或更长。必要时,以口服红霉素维持治疗。新型大环内酯类抗生素如克拉霉素、罗红霉素或阿奇霉素等对本病也有较好疗效。加用利福平 450～600mg,每日 1 次口服,或喹诺酮类药物如环丙沙星、氧氟沙星、司帕沙星等,可提高疗效。

由于大部分军团菌产生 β—内酰胺酶,青霉素类及头孢菌素类对其无效,氨基糖苷类在机体内杀菌作用不理想,应避免使用。

七、厌氧菌所致肺炎

厌氧菌肺炎(anaerobic pneumonia)是指由厌氧菌单独感染和/或合并兼性厌氧菌或需氧菌混合感染所致的肺部炎症。肺部感染主要为吸入性(偶见血源性),常表现为坏死性肺炎,可伴发肺脓肿及脓胸。

成人咽喉部的分泌物每毫升中有 10^7 个需氧菌和 10^8 个厌氧菌。厌氧菌包括消化链球菌、产黑色素类杆菌、梭杆菌和产气荚膜梭形芽孢杆菌等,厌氧球菌革兰染色阳性,厌氧杆菌和梭杆菌革兰染色阴性。这些细菌在健康的机体中可作为正常菌群寄生,一般不致病。但当机体患有局部或全身性疾病如外伤、外科手术、休克或患某些慢性消耗性疾病时,由于局部血供不良、组织坏死或兼性细菌生长,导致机体正常的氧化—还原电势下降,致厌氧菌大量繁殖并蔓延扩散。在熟睡、昏迷或麻醉情况下能被误吸入下呼吸道而引起肺炎。扁桃体炎、女性生殖管道和一些肠道炎症穿孔等情况,厌氧菌可随血行播散到肺,从而引起肺部炎症。卫生不良的口腔,通常有厌氧微生物寄生,也可被误吸入下呼吸道而引起肺炎。院外发生的吸入性肺炎中单由厌氧菌所致者占 60％以上,厌氧菌和厌氧菌混合感染占 30％左右。院内感染的吸入性肺炎中单由厌氧菌所致者占 17％。

(一)诊断

1. 症状和体征

(1)见于有慢性基础疾病患者或酒精中毒等并多有口腔内容物吸入史。

(2)发热、咳嗽、咳痰,逐渐出现消瘦、贫血、杵状指。

(3)痰液有奇臭味或异样的甜味。

(4)肺部啰音、肺实变、胸腔积液体征。

2. 实验室及特殊检查

(1)外周血白细胞总数及中性粒细胞增多。

(2)胸部 X 线片示支气管肺炎表现,单发或多发空洞,洞内常有液平,或同时伴有液—气胸征象。

(3)痰涂片有大量细菌而细菌普通培养阴性,厌氧菌培养阳性。

(4)气相与离子色谱检查法可快速诊断厌氧菌,DNA 探针检测及特异性荧光抗体检查也可作为临床快速检测的方法。

(二)治疗

厌氧菌肺炎多数为与需氧菌的混合感染,因此治疗上应同时兼顾抗需氧菌的治疗,对伴有肺化脓征或脓胸者应及时做排脓等相应处理,方能治愈厌氧菌肺炎。重症者应注意增强免疫功能的治疗。

1.抗感染治疗

1)β—内酰胺类抗生素,为敏感有效的抗厌氧菌药物:

(1)青霉素(每天 600 万～1000 万 IU,分 4 次静脉滴注)对革兰阳性厌氧菌有效,但脆弱类杆菌对青霉素耐药。

(2)替卡西林＋克拉维酸(3.2g/次,3～4 次/d 静脉滴注)对脆弱类杆菌有效。

(3)亚安培南—西司他丁钠(2～4g/d 静脉滴注)为目前抗厌氧菌活性最强者。

2)硝基咪唑类:主要有甲硝唑、替硝唑和奥硝唑,但这类药物仅对厌氧菌有效而对需氧菌无效,故常需与抗需氧菌的抗生素(常为氨基糖苷类抗生素)联合使用,以有效控制混合感染。

3)林可霉素类:包括林可霉素和克林霉素,两者均有抗厌氧菌活性。以克林霉素作用最强。因其对革兰阴性杆菌无效,故在治疗混合感染时应与其他抗需氧性革兰阴性杆菌的药物联合使用。

4)红霉素对除脆弱类杆菌和梭杆菌属以外的各类厌氧菌均有较强抗菌作用。万古霉素对革兰阳性厌氧菌有效。

2.局部治疗

(1)体位引流。

(2)纤维支气管镜吸引并冲洗。

(3)有脓胸者应及时实施胸腔闭式引流。

3.营养支持治疗　必要时可输注鲜血或血浆。

4.外科治疗肺脓肿内科治疗如 3 个月仍不愈合者,可考虑手术切除。肺脓肿伴难以控制的大咯血者需急诊手术。

八、肺炎支原体肺炎

肺炎支原体肺炎(mycoplasma pneumonia)是由肺炎支原体所引起的呼吸道和肺部的急性炎症性病变。本病约占肺炎总数的 1/10,非细菌性肺炎的 1/3 以上。国外报道院外获得性非流行性肺炎中 15%～20%为肺炎支原体肺炎。本病常于秋、冬季发病,以儿童和青少年居多。病变从上呼吸道开始,向支气管和肺部蔓延。

肺炎支原体是能在无细胞培养基上生长的、介于细菌和病毒之间的最小微生物之一,平均直径 125～150μm,无细胞壁,能在含有血清蛋白和甾醇的琼脂培养基上生长成煎蛋状菌落,中间较厚,周围低平。肺炎支原体经口、鼻的分泌物在空气传播,可引起散发的呼吸道感染或小流行。肺炎支原体侵入呼吸道后可引起咽炎,并向气管—支气管和肺蔓延,生长于呼吸道纤毛上皮之间,其致病性在于产生过氧化物损害气道黏膜细胞,还可能与机体对支原体代谢产物过敏有关。

(一)诊断

1.临床特点

(1)潜伏期为 14～21 天,多数起病缓慢,有 1/3～1/2 病例无症状。一些病例是在常规体检中被发现。

(2)可有咳嗽、低热、乏力、咽痛、食欲不振、肌痛等症状,胸痛少见。咳嗽多为阵发性呛咳,咯少量黏痰。病情一般较轻,少数患者较重,但很少引起死亡。儿童可并发鼓膜炎、中耳炎。

（3）半数患者可闻及干、湿啰音，其特点是热退后咳嗽和肺部啰音消失较慢。

（4）少数患者可发生非呼吸系统的严重并发症，如自身免疫溶血性贫血、结节性红斑和多形性红斑、心肌炎或心肌心包炎、心律失常，甚至心功能不全等，最严重的并发症是中枢和外周神经系统病变。

2.实验室及特殊检查

（1）胸部 X 线片示肺部有多种形态的浸润阴影，呈节段性分布，以下肺野多见，有时从肺门附近向外延伸。特点是体征与 X 线呈分离现象，即临床表现轻而胸部 X 线显示较多浸润阴影。肺部阴影可长至 3～4 周后自行消失。

（2）外周血白细胞总数大致正常。

（3）血清学检查　起病后 2 周，约 2/3 患者冷凝集试验结果阳性（滴定效价＞1∶32）；约半数病例对链球菌 MG 凝集试验呈阳性。血清中支原体的抗体的测定（酶联免疫吸附法最敏感，免疫荧光法特异性强，间接血凝法较实用）可确定本病；应用 PCR 法直接检测支原体抗原的特异性尚有待改善。

（4）固相酶免疫技术或免疫荧光法直接检测标本中的肺炎支原体抗原，但敏感性不高。

（5）肺炎支原体培养阳性可确诊，但检出率较低。

（二）治疗

首选大环内酯类抗生素，如红霉素每日 2g，分 4 次口服。罗红霉素、克拉霉素、阿奇霉素等新型大环内酯类抗生素对本病均有良好疗效。四环素族抗生素也可用于本病的治疗。

氟喹诺酮类抗菌药对肺炎支原体也有一定疗效，如氧氟沙星、环丙沙星、司氟沙星等，但不宜用于儿童和孕妇。

九、肺部真菌感染

肺部真菌感染是指由真菌（fungus）引起的一组肺部感染性疾病。由于其发病率逐渐增多而日益受到重视。

真菌与细菌不同，他有细胞核、核膜和染色体，而细菌只有单个染色体，没有真正细胞核和细胞膜。真菌可行有性或无性繁殖。各种真菌孢子具有其分类学特征。放线菌介于细菌与真菌之间。奴卡菌抗酸染色像结核菌，但无细胞结构，对抗真菌药物不敏感，而对噬菌体和抗菌药物敏感。真菌广泛存在于自然界和人体体表，正常情况下与其他正常菌丛形成共栖状态，当这种平衡遭到破坏时，真菌即成为条件致病菌侵袭人体，造成一系列感染并可能致死。

真菌的感染途径主要有：①皮肤黏膜入侵。正常口腔和上呼吸道寄生的真菌如念珠菌和放线菌，可由于口腔卫生差及机体抵抗力降低而侵入肺部引起感染。②吸入带有真菌孢子的粉尘，如曲菌、奴卡菌、隐球菌和荚膜组织胞浆菌等孢子在空气中被吸入呼吸道后可引起肺部真菌感染。③各种原因造成机体抵抗力低下的条件致病，如长期大量使用广谱抗生素、肾上腺皮质激素、免疫抑制剂、抗癌药物等。④各种基础病及外界原因如肺结核、糖尿病、恶性肿瘤、营养不良、气管插管、静脉插管等。⑤颈部、膈下病灶中的放线菌也可经淋巴或血流到达肺部，引起肺部真菌感染。

真菌侵入人体后引起病变的决定因素是真菌的毒力、数量和侵入途径。真菌胞壁中的酶类也参与促进感染与侵入宿主细胞的作用。有的真菌具有抗吞噬能力及致炎成分，如新型隐球菌有多糖荚膜可抵抗吞噬细胞的吞噬。有的真菌对机体的不同器官有倾向性侵袭，如曲霉菌易侵入人的呼吸道,隐球菌易侵入脑膜。

肺部真菌感染的临床表现和 X 线检查无特征性,诊断的确立需依据基础疾病的诊断及治疗情况;体液和分泌物的涂片、培养及组织学检查中发现真菌、孢子和菌丝;有免疫缺陷的临床表现和血清学依据;真菌抗原的皮肤试验及血清学诊断。

(一)肺念珠菌病

引起人类支气管—肺部感染的念珠菌属主要是白色念珠菌及少数其他念珠菌。念珠菌为机会性真菌感染中最主要的致病菌之一。多数病人存在诱发本病的原因(如使用广谱抗生素、皮质激素、免疫抑制剂、气管插管、静脉插管等)。

1.诊断

1)临床表现

临床上有两种类型,也是病程发展中的两个阶段。

(1)支气管炎型　阵发性刺激性咳嗽、咳白色泡沫状稀痰或由念珠菌菌丝及细胞碎片组成的胶样小块状物,偶带血丝。常有口腔黏膜感染的表现(被覆散在白膜),多不发热。

(2)肺炎型　发热、畏寒、气急、咳白黏痰(有臭味,有时呈胶胨状),有时咯血。临床酷似急性肺炎。

2)实验室及其他辅助检查

(1)X 线检查　支气管炎型胸部 X 线显示两肺中下野纹理增多、增粗、紊乱。肺炎型 X 线可显示支气管肺炎样阴影,两肺中下肺野有弥漫点状或小片状阴影;也可呈大片或波及整个肺叶的阴影,较少波及肺尖;可有肺门和(或)纵隔淋巴结肿大,还可并发肺脓肿或渗出性胸膜炎。

(2)微生物学检查　只有连续 3 次痰培养均有白色念珠菌生长方能诊断本病,因为健康人的痰中有 10%～20%可以查到念珠菌。痰涂片可查见念珠菌菌丝或经动物接种证明其有致病力即有诊断价值。当发生念珠菌败血症时,血、尿、痰、粪便、骨髓或脑脊液标本中,均有可能培养出白色念珠菌。为了排除寄生于口咽部念珠菌的污染,应先用 3%过氧化氢溶液漱口数次后采集痰液。痰液不可在室温下存放太久,以免菌丝体生长。

(3)组织病理学检查　可发现念珠菌侵入组织的依据,常用的染色方法有 H－E 染色、PAS 染色及嗜银染色等。

(4)免疫学检查　血清念珠菌特异 IgE 抗体测定,通常在感染 2 周后血清中出现沉淀素。

2.鉴别诊断

(1)组织病理检查需与曲霉、组织胞浆菌等相鉴别(表 3－4－5)。

表 3－4－5　念珠菌与曲霉、组织胞浆菌的鉴别

念球菌	曲霉	组织胞浆菌
有芽生孢子和假菌丝	有芽生孢子和假菌丝	在组织内无菌丝
假菌丝壁薄且无真正的分文	菌丝大小均匀,3～4μm 宽,有特征的二分叉,约呈 45°角	酵母样菌寄生于细胞内

(2)需与急性和慢性支气管炎、细菌性和病毒性肺炎、肺结核等鉴别。

3.治疗

1)治疗基础疾病及消除诱因　轻症患者在消除有关诱因(如停用广谱抗生素、糖皮质激素、免疫抑制剂或拔除留置导管)后,常能自行好转。

2)应用抗真菌药物　目前,可供临床使用的高效、低毒的抗真菌药物尚不多。较常用的

药物有：

(1)氟康唑：为广谱抗真菌药，对念珠菌、环孢子菌、隐球菌和组织胞浆菌引起的深部真菌感染有较好疗效。可静脉滴注，第 1 天 400mg，以后每天 200mg，轻症患者可用氟康唑胶囊口服，总疗程为 7～10 天。

(2)酮康唑片剂：每天 200～400mg 顿服，疗程视病情而定。应注意本品对肝功能的影响。

(3)两性霉素 B：适合于重症病例的治疗，第 1 天给予 0.1mg/kg(溶于 5 ％葡萄糖液中，避光，缓慢静脉滴注)，以后每天增加 5mg，至每日 30～40mg(不超过 50mg)，维持治疗 1～3 个月，总剂量 1～2g。静脉滴注液中加入少量肝素或糖皮质激素，有助于防止血栓性静脉炎。其不良反应有寒战、发热、低血钾和肝、肾功能损害、心律失常等。两性霉素脂质体可减少其毒性，并可因此加大剂量而提高疗效。其他药物如大蒜素、咪康唑也有一定的疗效。

3)加强支持治疗。

(二)肺曲菌病

肺曲菌病(pulmonary aspergillosis)主要由烟曲菌引起。此菌常寄生在上呼吸道，只有在慢性病患者机体免疫力降低时才致病。曲菌广泛存在于自然界中，空气中到处有曲菌孢子，易感人群多为接触发霉谷物的农民、家鸽或家禽饲养者、酿造或发酵食品工人等，吸入曲菌孢子不一定致病，如大量吸入可能引起急性气管－支气管炎或肺炎。本病常继发于肺部原有的支气管囊肿、支气管扩张、肺脓肿等疾病。

1.诊断

1)临床表现

临床上有 4 种类型。

(1)支气管肺炎型　曲菌菌丝在支气管黏膜上生长，但不侵入管壁。有咳嗽、咳黄色痰、低热等症状，如侵蚀肺组织，可引起局限性曲菌肉芽肿、肺炎或肺脓肿。

(2)变态反应性曲菌病　对曲菌过敏者吸入大量曲菌孢子后可引起，有畏寒、发热、乏力、刺激性咳嗽、喘息及咳棕黄色脓痰等症状；痰中有大量嗜酸粒细胞和曲菌菌丝，烟曲菌培养阳性；烟曲菌抗原浸液皮试呈 I 型和 Ⅲ 型阳性反应；烟曲菌血清沉淀抗体阳性。肺部 X 线示游走性浸润阴影，有的病例可出中心性支气管扩张或肺不张。

(3)曲菌球　曲菌寄生于由慢性病(如肺囊肿、支气管扩张、肺结核等)形成的空洞内，在其中繁殖、蓄积，与纤维蛋白、黏膜上皮细胞凝聚形成曲菌球。在 X 线下可见原有肺部空洞内一团球影，随体位变化而在空洞内移动，空洞壁一侧出现新月状透亮区。患者可有刺激性咳嗽、咯血等症状，痰不多，一般无全身症状。

(4)继发性肺曲菌病　见于白血病、淋巴瘤等重危患者的终末期，以及因各种原因导致机体免疫力极度低下者。曲菌可引起广泛化脓性肺炎或局限性肉芽肿。病灶呈急性凝固性坏死，伴坏死性血管炎、血栓和菌栓，也可波及全身其他脏器，预后很差，治疗困难。X 线胸片显示斑片或大片浸润性多发的楔形阴影。

2)实验室检查

最后确诊有赖于曲菌培养和组织学检查。曲菌由菌丝和直径为 $2～3\mu m$ 的孢子(棕色或暗绿色，圆形，顶端膨大如菊花状)和分孢子组成，培养基上有灰绿色芽生菌落。

2.治疗

应视类型的不同而异。

（1）变态反应性曲菌病用糖皮质激素和支气管解痉剂治疗。

（2）曲菌球病灶局限，且反复大量咯血者，宜行外科手术治疗。

（3）支气管－肺炎型曲菌病、真菌性化脓性肺炎和血行播散性曲菌病应给予以下抗真菌药物治疗：①伊曲康唑，每天200～400mg，分1～2次口服，疗程为3～4周；②两性霉素B或两性霉素B脂质体静脉滴注，应注意其毒性；③其他药物如氟胞嘧啶、羟芪巴眯等。

十、病毒性肺炎

病毒性肺炎（viral pneuemonia）是由病毒引起的肺部炎症。绝大多数是由于上呼吸道病毒感染向下蔓延所致。主要经飞沫和直接接触传播。能引起肺炎的病毒很多，常见的有流感病毒、副流感病毒、呼吸道合胞病毒、腺病毒、巨细胞病毒、鼻病毒、水痘－带状疱疹病毒、单纯疱疹病毒、麻疹病毒以及某些肠病毒、如柯萨奇病毒、埃可病毒等。患者可同时受一种以上病毒感染，并常继发细菌感染。本病多发于冬春季节，可散发或引起暴发流行。病毒性肺炎在非细菌性肺炎中占25%～50%，以婴幼儿、老年人多见。近年来，随着肿瘤、器官移植及免疫缺陷病的增多和免疫抑制剂的应用，病毒性肺炎的发病率正在增多。

病毒性肺炎的基本病理改变为细支气管及其周围炎和间质性肺炎。

（一）临床特点

（1）好发于病毒性疾病流行季节。

（2）临床症状多较轻，常先有上呼吸道感染的一般症状，如咽干、咽痛、发热、乏力及全身酸痛等。在急性上呼吸道病毒感染症状尚未消退时，即出现咳嗽、咳少量白色黏液痰。

（3）重症病毒性肺炎可出现呼吸困难、嗜睡、精神萎靡，甚至出现休克、心力衰竭、呼吸衰竭等合并症。严重者可发生急性呼吸窘迫综合征。

（4）常无明显的胸部体征或出现较迟，与较重的临床症状不成正比。严重者可有呼吸急促、发绀、肺部干湿啰音等。

（二）实验室和其他辅助检查

（1）外周血白细胞记数多减少或正常，或稍增高，继发细菌感染时白细胞总数和中性粒细胞均增高。

（2）痰涂片所见的白细胞以单核细胞居多，如痰白细胞中核内出现包涵体，提示病毒感染。痰培养常无致病菌生长。

（3）病毒分离、血清学检查及病毒抗原检测等有一定诊断价值。

（4）胸部X线检查呈间质性肺炎或（和）支气管肺炎的表现，两肺呈网状阴影，肺纹理增粗、模糊。严重者两肺中下野可见弥漫性结节状浸润，但大叶性实变和胸腔积液均少见。X线表现一般在2周后逐渐消退，有时可遗留散在结节状钙化影。

（三）诊断和鉴别诊断

病毒性肺炎的诊断依据为临床症状和X线改变，并排除由其他病原体引起的肺炎，确诊有赖于病原学检查。

需与之鉴别的疾病主要有细菌性肺炎、支原体肺炎和病毒性上呼吸道感染等（表3－4－6、3－4－7）。

表 3－4－6　流感病毒肺炎与细菌性肺炎鉴别要点

	流感病毒肺炎	细菌性肺炎
流感流行史	有	无
咯脓痰	无	有
胸片	散在斑点、小片状或絮状阴影,由肺门向外分布	多为大片实变影
细菌培养	阴性	有相应致病菌
流感病毒分离	阳性	阴性
血白细胞	常减少	常增高
流感病毒抗原	阳性	阴性
流感病毒抗体	阳性	阴性

表 3－4－7　流感病毒肺炎与支原体肺炎鉴别要点

	流感病毒肺炎	支原体肺炎
流感流行史	有	无
发热、咳嗽、肌痛	有、重	有、轻
红细胞冷凝集试验	阴性	阳性
MG 型链球菌凝集试验	阴性	阳性
病原体分离	有流感病毒	有肺炎支原体
血凝抑制试验	阳性	阴性
免疫荧光技术试验	流感病毒抗原阳性	肺炎支原体抗原阳性,肺炎支原体 $IgM>1:16$,IgG4 倍升高
聚合酶链反应	流感病毒 DNA＋	肺炎支原体 DNA＋
四环素红霉素	无效	有效

（四）治疗

1. 一般治疗

卧床休息、保持居室空气流通,多引水,予足量维生素及蛋白质,维持水、电解质平衡,保持呼吸道通畅。

2. 抗病毒药物治疗

目前已证实有效的病毒抑制剂有:

(1)利巴韦林(三氮唑核苷、病毒唑)为广谱抗病毒药物。口服 0.8～1.0g,分 3～4 次服用;静脉滴注或肌注每日 10～15mg/kg,分 2 次。也可雾化吸入,每次 10～30mg,加蒸馏水 30ml,雾化吸入,每日 2 次,连续 5～7 天。宜早期使用,因发病 5 天以上者应用利巴韦林效果不满意。孕妇忌用。

(2)阿昔洛韦(无环鸟苷)临床主要用于疱疹病毒、水痘病毒肺炎的治疗。尤其对于应用免疫抑制剂或有免疫缺陷者应尽早使用。用法:5mg/kg,静脉滴注,每日 3 次,7 天为 1 疗程。

(3)阿糖腺苷　主要用于疱疹病毒、水痘病毒及巨细胞病毒肺炎的治疗,尤适用于免疫缺陷患者。用法:5～15mg/kg,每日 1 次,浓度<0.4mg/ml,缓慢静脉滴注<30 滴/min,10～14 天为 1 疗程。

(4)金刚烷胺和金刚乙胺　有阻止病毒进入人体细胞及退热作用。主要用于流感病毒等感染,且在发病 24～48h 内应用效果最好,成人每次 100mg,每日 2 次,疗程 3～5 天。

（5）更昔洛韦（丙氧鸟苷）　可用于疱疹病毒、水痘－带状病毒及巨细胞病毒肺炎的治疗，尤适用于治疗骨髓移植和 AIDS 患者的巨细胞病毒肺炎。用法：每日 5～10mg/kg，分 2～3 次，14～21 天为 1 疗程。必要时可加用维持量，每次 5mg/kg，每周 5～7 天。

（6）膦甲酸钠　可作为免疫缺陷患者疱疹病毒耐药株病毒性肺炎的首选药物。

（李春柱）

第五节　支气管扩张

支气管扩张（bronchiectasis）是一项解剖学定义，是指一支或多支近端支气管和中等大小支气管由于管壁肌肉和弹性支撑组织破坏所导致的扩张，可局限于一个肺叶或者弥漫至整个支气管树。支气管扩张症是指支气管及其周围肺组织的慢性炎症损坏管壁，以致支气管变形和管腔扩张，临床上多表现为慢性咳嗽、大量脓痰和反复咯血。

一、病因

在抗生素和疫苗问世前，支气管扩张症对患者发病和死亡的影响较现在严重得多。麻疹、百日咳、结核病和其他各种儿童呼吸道感染是导致支气管扩张症的诱发因素。随着免疫接种和强而有效的抗生素的应用，上述疾病在支气管扩张症发病中的作用显著减轻，但在发展中国家仍为主要诱因。

（一）支气管阻基

吸入异物（常见于儿童）、肿瘤阻塞或淋巴结压迫可导致反复的支气管感染，进而出现支气管扩张和破坏性改变，上述病变多为局灶性，而非弥漫性过程。这种因素造成的支气管扩张往往在吸入异物或造成吸入性损伤后数年才出现。阻塞本身并不导致支气管扩张，但它可以干扰支气管的黏液纤毛清除功能，促进感染的发生，加重疾病的进展。另一方面，支气管阻塞可以增加受累气道周围的肺泡内压力，促进支气管扩张的发生。

（二）感染和免疫系统异常

如前所提及的麻疹、百日咳、肺结核等，大多数支气管扩张症继发于儿童和青少年时期的支气管－肺感染，包括反复的病毒和支原体感染。由于此时期支气管尚未发育成熟，管腔较细，管壁相对薄弱，感染损伤管壁组织，尤其是平滑肌和弹性纤维受到破坏，使支气管弹性减弱，咳嗽时支气管管腔内压力增高以及在胸腔负压的持续牵引下，逐渐形成支气管扩张。过敏性支气管－肺曲菌病（ABPA）导致的支气管扩张往往是中心型支气管扩张。免疫系统缺陷也与支气管扩张有关，尤其是体液免疫缺陷时（如低叫球蛋白血症）。类风湿关节炎也可伴随支气管扩张，并因增加感染机会而使死亡率增高。

（三）先天性或遗传性因素

纤毛不动综合征（immotilecilia syndrome）患者的纤毛存在结构异常（动力臂缺失或变异），因而出现纤毛系统的运动异常。该疾病可能为常染色体隐性遗传。纤毛不运动可出现在机体多系统，如在生殖系统导致男性精子不活动而无生殖能力，女性的生殖能力也会降低；如在呼吸道，纤毛运动障碍导致呼吸道致病菌、有害颗粒清除功能的下降，出现反复鼻窦感染和支气管感染，进而导致慢性鼻窦炎和支气管扩张。还存在一些特殊类型的综合征如 Young 综合征，有 1/3～2/3 患者存在支气管扩张，该类患者常合并阻塞性无精症和慢性鼻窦－肺感染；黄指（趾）甲综合征（yellownail syndrome）主要表现为下肢淋巴水肿、复发性肺炎、支气管扩张和指（趾）甲变黄，肺部病变可能和感染—阻塞有关。Kartagener 综合征是纤毛不动综合征的一种亚型，除表现有支气管扩张和鼻窦炎外，还存在内脏转位。内脏转位可能在胚胎期内移行时出现。囊性纤维化的支气管扩张是外分泌腺功能障碍所致。叶间隔离肺是一种先天性的肺发育异常，肺内包含由体循环供血的一部分肺组织，与正常肺组织相连，并由同样胸膜包被，反复感染可导致支气管扩张。

二、病理和病理生理

支气管扩张主要累及中等大小支气管，也可累及比较远端的支气管。扩张的支气管可 4 倍于正常大小，其腔内常充满脓性分泌物。受累区域的周围气道常被阻塞。此外，黏稠的分泌物可减慢黏液纤毛系统的清除速度，炎症过程中多形核白细胞的蛋白溶解酶活性增加，可加剧组织破坏。还有证据表明脓性分泌物本身也含有大量蛋白酶（包括弹性蛋白酶、胶原酶和组织蛋白酶 G），也可能部分参与酶介导的组织蛋白降解。黏膜表面可有肿胀、炎症，常合并溃疡和坏死。肉芽组织形成可使支气管上皮内层发生改变，常根据这种改变的外观将其描述为"息肉状"，纤毛柱状上皮被立方细胞或纤维组织所替代。

下叶最易受累，左肺多于右肺，其原因可能与远端支气管分叉角度和内径不同导致引流系统解剖学上的差异有关。左下叶支气管扩张几乎总会累及后基底段支气管，尖段很少受累。

根据放射线改变征象，支气管扩张随病情严重程度不同可分为 3 类。柱状或梭状扩张的支气管相对较直，内径增大不明显。静脉曲张状（串珠状）扩张的支气管呈典型扩张，不规则且呈现大疱状，末梢气道扭曲。支气管管腔可被纤维组织完全阻塞，远端气道逐渐由上皮覆盖，并充满液体。袋状或囊状扩张的支气管呈气球样，空腔内充满脓液，当其接近末梢支气管时称为囊泡，此类囊泡的出现提示肺段内支气管树被完全破坏和纤维化。较大的近端肺段支气管除有明显气道壁炎症和上皮内息肉样组织形成外，相对正常。囊状支气管扩张的形态学变化可能与支气管壁炎症波及附近支撑结构和肺实质，使其发生破坏和纤维化有关。支气管黏膜的息肉病变可部分阻塞囊状扩张的支气管近端，导致引流不畅，结果使近端区域被脓液充满、膨胀扩大。鳞状上皮化生常见于囊状支气管扩张，而在其他类型的支气管扩张则少见。

支气管扩张症呼吸功能的改变取决于病变的范围和性质。病变局限，呼吸功能测定可在正常范围，柱状扩张时对呼吸功能的影响较轻微；支气管囊状扩张病变范围广泛时，可并发阻塞性肺气肿及支气管周围纤维化，表现为以阻塞性为主的混合性通气障碍及低氧血症。病情进一步发展，肺毛细血管广泛破坏，肺循环阻力增加可并发肺源性心脏病，甚至心力衰竭。

三、临床表现

支气管扩张症可发生于任何年龄，多数患者在童年期有麻疹、百日咳或支气管肺炎迁延不愈的病史，以后常有反复发作的呼吸道感染。症状也可能在若干年后才出现，症状的严重度和特点很大程度上取决于病变范围。多数患者有慢性咳嗽、咳痰，这是最具特征性和最常见的症状，但少数情况下患者初期症状不明显，随病情进展，咳嗽时痰量增多。典型的规律是晨起、傍晚和临睡时或体位变动时症状明显，痰的性质与支气管炎相似，并无特征性。少数病程较长者，痰量多，静置可分成 3 层：上层为泡沫状，中层为绿色且浑浊，底层为稠厚的脓液。

咯血常见且可能是首发和唯一的主诉,咯血为毛细血管腐蚀,有时为支气管动脉和动脉吻合引起。若表现为反复咯血,平素无明显咳嗽、咳痰等呼吸道症状,健康状况良好,称为干性支气管扩张。晚期伴慢性支气管炎和肺气肿时,可有喘息、气促、其他呼吸功能不全及肺源性心脏病的表现。

早期支气管扩张可无异常体征。病情进展或继发感染时,病侧肺部可闻及固定性湿啰音,出现并发症时伴随相应体征。病程长、重者可有杵状指(趾),全身营养状况较差。

四、诊断

除临床表现外,影像学诊断是确诊的必要条件。胸部 X 线检查早期表现为肺纹理增深增多、聚拢;疾病后期可显示沿支气管分布的卷发状阴影,或呈蜂窝状,伴有或不伴有液平面的囊性区,此为囊性支气管扩张的表现,有时也可表现为肺叶或肺段不张。过去曾以支气管造影术确定病变程度和范围,现已被胸部 HRCT(1～2 mm 层厚)取代。典型的 CT 改变为扩张的支气管表现为"轨道征""戒指征",即扩张支气管内腔直径大于邻近血管横断面 1.5 倍以上,多个受累区域内的"葡萄串征"。由于肺实质的破坏,这些扩张的中等大小支气管几乎可延伸至胸膜。其他改变为支气管壁增厚、气道阻塞(表现为透亮度降低,如由于黏液嵌塞或气体陷闭),有时尚有实变。X 线检查还可发现气管或支气管软骨及结缔组织的先天性异常。气管-支气管扩大病(mounier-kuhn 综合征)者,气管的宽度达正常的 2 倍以上。罕见的 Williams-Campbell 综合征患者段支气管远端软骨完全或部分缺如,在婴儿期即出现喘鸣和呼吸困难;支气管镜、CT 可显示受累支气管吸气时呈气囊状,呼气时萎缩。

痰涂片革兰染色检查、痰细菌培养及药敏试验可指导临床选择适合的抗菌药物。在结核性支气管扩张症或化脓性支气管扩张症抗菌药物治疗效果不佳时,应多次进行痰结核杆菌检查,以了解有无结核病重新活动或合并肺结核。

如病变为单侧或在近期内出现,应做纤维支气管镜检查以排除肿瘤、异物、支气管内膜结核或其他局限性支气管内异常,气管镜检查在这类患者中是必需的。肺功能往往提示阻塞性通气障碍,终末期患者 FVC 显著下降。

尚应检查有无相关病变,如囊性纤维化、免疫缺陷和先天性异常。这类检查对有症状的年轻患者及反复发生严重感染的患者尤为重要。如果 X 线显示支气管扩张主要位于肺尖或上叶,须考虑囊性纤维化病;合并胰腺功能障碍多见于儿童,在成人则不常见,而以肺部表现为突出;反复发生慢性鼻窦和肺部症状的男性不育者应考虑 Young 综合征;免疫球蛋白缺陷可通过检测血清 1g 浓度来确定(如血清蛋白电泳显示低水平 γ 球蛋白,则需检测血清 IgG、IgA 和 IgM 水平。即使 IgG 或 IgA 总体水平正常,某些 IgG 亚型缺陷亦与鼻窦肺部感染相关,因此对原因不明的支气管扩张症应检测 IgG 亚型。)α_1-AT 缺陷偶可见于支气管扩张症,如 α_1 球蛋白值低则应考虑 α_1-AT 缺陷,并可通过对流免疫电泳分型加以确定。黄指甲综合征系淋巴系统先天性发育不全所致,特点为指甲增厚、弯曲,呈黄灰色,以及原发性淋巴水肿,部分患者有渗出性胸腔积液和支气管扩张症。

变应性支气管肺曲菌病患者除常表现为支气管扩张外,对真菌(曲霉菌)抗原出现风团和红肿反应,血清 IgE 值升高,对烟曲菌或其他真菌的血清沉淀素值升高,常有血和痰嗜酸性粒细胞增高,结合临床症状可作诊断。

五、治疗

积极防治呼吸道感染(尤其是幼年期) 对预防支气管扩张的发生具有重要意义。治疗成功的关键在于保持呼吸道引流通畅和有效的抗菌药物治疗,控制感染。

保持呼吸道通畅可使用祛痰剂和(或)体位引流。后者有时比抗菌药物更为重要。方法是根据病变部位改变体位,使病肺处于高位,引流支气管开口向下,促使痰液顺支气管引流至气管而咳出。如病变在下叶的患者,可采取俯卧位,前胸靠床沿,双手撑地,头向下,进行深呼吸和咳嗽。

支气管扩张症急性感染时患者往往咳嗽的痰量增加,并可合并发热等全身症状,此时需要应用抗生素治疗。铜绿假单胞菌和厌氧菌是支气管扩张症的常见病原体,而且容易在支气管病变处形成生物被膜,降低抗生素通透性,影响疗效且易导致耐药。在选择抗菌药物时应考虑这些因素,经验性抗菌治疗应覆盖假单胞菌。目前经研究证实,大环内酯类抗生素可抑制或破坏生物膜中的胞外多糖,增强抗生素对细菌的作用,故有协同作用。

支气管扩张症的主要并发症包括咯血,大咯血患者可考虑做支气管动脉栓塞治疗。某些支气管扩张症除内科治疗外,病变部位若局限,可行外科手术治疗;反复大咯血和感染,病变范围局限,经药物治疗不易控制,年龄在 40 岁以下,全身情况良好者,可根据病变范围做肺段或肺叶切除术,但同时必须合并使用强有力的抗菌治疗,以防感染播散。某些支气管扩张症晚期患者可行肺移植手术,手术的时机和指征同囊性纤维化。

(徐颖)

第六节　支气管哮喘

支气管哮喘(bronchial asthma)简称哮喘,是一种由嗜酸性粒细胞、肥大细胞为主的多种炎性细胞参与的气道慢性炎症性疾病,以气道的高反应性及可逆性阻塞为特征。临床特征为发作性呼吸困难、咳嗽和哮鸣音。患病率约为 $1\%\sim3\%$,多数病人可自行缓解或经治疗缓解。半数以上于 12 岁前发病。

一、病因和发病机制

1.病因

(1)遗传因素　多认为哮喘是一种有明显家族聚集倾向的多基因遗传疾病,约 40% 的病人有家族史。

(2)环境因素　环境中存在导致哮喘的过敏原。①吸入性:尘螨、花粉、真菌等;②摄入性:药物、食物等;③接触性:昆虫、纤维、皮毛等。

2.发病机制　目前认为哮喘与变态反应、气道炎症、气道高反应性及神经因素综合作用有关。

(1)变态反应　机体接触过敏源后,具有特异性体质的人即产生特异性抗体,并结合于肥大细胞和嗜碱性粒细胞表面。当抗原再次进入体内,抗原与特异性 IgE 抗体形成桥联,钙离子内流,激活肥大细胞脱颗粒,释放出组胺、嗜酸性粒细胞趋化因子、中性粒细胞趋化因子等多种炎性介质,引起平滑肌收缩、腺体分泌增加、血管通透性增高和炎症细胞浸润等,产生一系列临床表现。

(2)气道炎症　气道慢性炎症是哮喘的本质。各种类型的哮喘均可见到多种炎症细胞,特别是嗜酸性粒细胞、肥大细胞和T淋巴细胞等在气道的浸润和聚集,这些炎症细胞相互作用释放大量炎症介质和细胞因子,引起支气管平滑肌痉挛,血管通透性增加,黏膜水肿、渗出、腺体分泌增加,导致管腔狭窄、阻塞和气道高反应。

(3)气道高反应性　气道高反应性是哮喘的重要特征之一。气道炎症是导致气道高反应性最重要的机制之一。当气道受到变应原和其他刺激后,由于多种炎症细胞、炎症介质和细胞因子的参与,气道上皮和上皮内神经受损而导致气道高反应性。

(4)神经因素　支气管受胆碱能神经、肾上腺素能神经、非肾上腺素能非胆碱能神经系统支配。支气管哮喘与β肾上腺素受体功能低下和迷走神经张力亢进有关,并可能存在有使肾上腺素神经的反应性增加,引起支气管平滑肌收缩。

二、临床表现

1.症状　典型哮喘发作前可有鼻、眼睑发痒、流涕、打喷嚏、咳嗽、胸闷等先兆症状。随后胸闷、咳嗽加重,出现喘鸣和呼吸困难,发作时间短者可在2小时内缓解,长者可持续数天或更长时间。病情严重时病人不能平卧,被迫采取坐位或端坐呼吸,有干咳或咳出大量白色泡沫痰,病人常在咳出大量痰液后病情逐渐缓解。

2.体征　哮喘发作时见胸部饱满,叩诊呈过清音,两肺满布哮鸣音,呼气相延长。

3.咳嗽变异型哮喘　非典型性的支气管哮喘主要表现为发作性的胸闷或顽固性的咳嗽,部分患者以顽固性咳嗽为唯一表现并持续1个月以上,常于夜间和凌晨发作,气道反应性增高,一般治疗无效而应用解痉剂和糖皮质激素治疗有效。

4.重症哮喘　哮喘严重发作,气促明显,心率增快,说话和活动受限。可见大汗淋漓、三凹征、唇指发绀,甚至意识障碍等。病情进一步恶化则可出现呼吸衰竭、循环衰竭、肾衰竭、DIC等而危及生命,需紧急抢救。其主要病因:过敏原未去除,感染未控制,支气管有阻塞,严重脱水和酸中毒等。

5.特殊类型的哮喘　如运动性哮喘、药物性哮喘、职业性哮喘等。

三、并发症

长期反复发作可并发慢性支气管炎、阻塞性肺气肿、慢性肺源性心脏病以及肺间质纤维化等。在发作期可因剧烈咳嗽而并发气胸、纵隔气肿等。

四、实验室和其他检查

1.血常规　发作时有嗜酸性粒细胞增多,合并感染时白细胞总数及中性粒细胞增多。

2.痰液检查　多为黏稠痰,嗜酸性粒细胞增多,嗜酸性粒细胞退化形成的夏科一雷登结晶可在陈旧痰中查到。部分病人可见库什曼螺旋体,可能为细小支气管的管型。

3.肺功能检查　发作时各项有关呼气流速的指标均下降,主要有用力第1秒钟呼气量(FEV_1)、一秒率($FEV_1\%$)及最大呼气流速(PEF)等,可用于病情程度判断、治疗及预后的评估。

4.血气分析　轻度发作者PaO_2多正常,中度及以上发作时则有不同程度下降,可出现呼

吸衰竭 $PaO_2 < 60$ mmHg。伴有过度通气时,则会导致 $PaCO_2$ 下降而出现呼吸性碱中毒;伴有气道阻塞时,通气不足,则会导致 $PaCO_2$ 上升而出现呼吸性酸中毒和(或)代谢性酸中毒。

5. X 线检查 缓解期可无异常。哮喘发作时,可见两肺透亮度增加,呈过度充气状态。合并肺部感染或继发肺气肿、气胸、纵隔气肿时有相应 X 线表现。

6. 其他检查 ①致敏原皮肤试验;②血清 IgE 及嗜酸性粒细胞阳离子蛋白含量的测定等有助于哮喘的诊断。

五、诊断与鉴别诊断

1. 诊断 反复发作的喘息、呼吸困难、胸闷、咳嗽多与接触变应原、理化刺激、呼吸系统感染、运动等有关;发作时双肺布满以呼气相为主的哮鸣音等,且上述表现可经治疗缓解或自行缓解。由此得出初步诊断并不困难。对症状不典型的哮喘,应至少具备以下一项试验阳性:①支气管激发试验或运动试验阳性;②支气管扩张试验阳性;③最大呼气流速(PEF)日内变异率或昼夜波动率≥20%。

2. 分型、分期和分级

(1)分型和分期 根据有无变应原和发病年龄,把哮喘分为外源性、内源性及混合型哮喘三型。根据临床表现,哮喘可分为急性发作期和缓解期。

(2)分级 哮喘急性发作是指咳嗽、气喘及呼吸困难突然发生且明显,双肺有哮鸣音,以呼气流量降低为其特征。急性发作期的严重程度评估见表3-6-1。经过治疗或未经治疗,症状、体征消失,肺功能恢复到急性发作前水平,并维持4周以上者为缓解期。缓解期病人根据就诊前临床表现、肺功能以及为控制其症状所需用药分为间歇、轻度、中度、严重4级,见表3-6-1。

表3-6-1 哮喘急性发作期分级诊断标准

临床表现	轻度	中度	重度	危重
气短	步行时	稍事活动时	休息时	
体位	可平卧	坐位	端坐呼吸	
讲话方式	多无影响	常有讲话中断	单字	不能讲话
精神状态	多正常	时有焦虑、烦躁	常有焦虑、烦躁	嗜睡意识模糊
出汗	无	有	大汗淋漓	
呼吸频率	增加	增加	常>30 次/min	
三凹征	无	有	常有	胸腹矛盾运动
哮鸣音	散在、呼吸末期	响亮弥漫	响亮弥漫	减弱至无
脉率	<100 次/min	100~120 次/min	>120 次/min	>120 次/min
奇脉收缩压下降	无或<10mmHg	可有,10~25mmHg	常有,>25mmHg	
使用 β_2 受体激动剂后 PEF 占预计值	>70%	50%~70%	<50%或 100L/min	
PaO_2(吸空气)	正常	60~80mmHg	<60mmHg	
SaO_2(吸空气)	>95%	91%~95%	≤90%	
$PaCO_2$	<35mmHg	≤45mmHg	>45mmHg	

3. 鉴别诊断 支气管哮喘需与以下疾病相鉴别。

(1)心源性哮喘 左心衰竭病人,常表现夜间阵发性呼吸困难、喘息,且双肺可闻及哮鸣音,称为心源性哮喘。该病人常有高血压、冠心病、风心病二尖瓣狭窄等病史,且发作时常咳出粉红色泡沫痰,两肺广泛水泡音,心界扩大,心尖部可闻及舒张期奔马律,X线检查可见心脏扩大、肺淤血。

(2)喘息型慢性支气管炎 常见于老年人,以长期咳嗽、咳痰为主要表现,常在冬春换季时发作,常伴有肺气肿,哮鸣音在感染控制后消失。有时难以鉴别,但治疗原则没太大差异,可在症状缓解后作肺功能检查进行区别。

(3)支气管肺癌 当肺部肿瘤压迫或阻塞支气管时可出现哮鸣音及呼吸困难,但支气管扩张剂无效,且症状呈进行性加重,常伴有刺激性干咳、咯血等。胸部X线、CT,MRI及纤维支气管镜检查可资鉴别,活体组织检查或痰中找到癌细胞可确诊。

六、治疗

目的:控制症状,减少发作,提高病人的生活质量。

1.急性发作期的治疗 解痉、抗炎、保持呼吸道通畅是治疗哮喘急性发作的关键。

(1)β_2受体激动剂是控制哮喘急性发作的首选药 可舒张支气管平滑肌,缓解气道狭窄。①沙丁胺醇、特布他林等短效β_2受体激动剂,气雾剂吸入200~400μg后,5~10 min见效,维持4~6 h,全身不良反应(心悸、骨骼肌震颤、低血钾等)较轻。但其口服制剂(一般用量为2~4 mg,3次/d)的不良反应较多;②丙卡特罗(procater01)等长效β_2受体兴奋剂,口服25μg,早晚各1次。

(2)茶碱 可舒张支气管平滑肌,并能强心、利尿、扩张冠状动脉,此外尚可兴奋呼吸中枢和呼吸肌。氨茶碱0.1 g口服,3次/d。在餐后服用或使用肠溶片可减轻对胃肠刺激。注射用氨茶碱0.25 g加入葡萄糖溶液40 ml缓慢静脉注射,后以0.5 mg/(kg·h)静脉滴注以维持平喘。

(3)抗胆碱能药物 可阻断节后迷走神经传出,通过降低迷走神经张力而舒张支气管,还可防止吸入刺激物引起反射性支气管痉挛,适用于夜间哮喘及痰多哮喘,与β_2受体激动剂合用能增强疗效。常用药物包括阿托品、654－2、异丙托溴胺等。其中异丙托溴胺疗效好,不良反应小,有气雾剂和溶液剂两种,前者每次25~75μg,3次/d,后者250 μg/ml浓度的溶液,每次2 ml雾化吸入,3次/d。

(4)糖皮质激素 吸入治疗中、重度哮喘是近年来常选用的方法。能干扰花生四烯酸代谢,干扰白三烯及前列腺素的合成,抑制组胺生成,减少微血管渗漏,抑制某些与哮喘气道炎症相关的细胞因子的生成及炎性细胞趋化,并增加支气管平滑肌对β_2受体激动剂的敏感性。通过气雾剂喷药或溶液雾化给药,疗效好,全身不良反应小。常用的是二丙酸倍氯松和布地奈德两种,剂量为100~600斗g/d。喷药后应清水漱口以减轻和避免口咽部念珠菌感染和声音嘶哑。对气道内给药不能控制的重症哮喘,可用琥珀酸氢化可的松100~200 mg或地塞米松5~10 mg静脉滴注,在病情稳定后改用泼尼松每日清晨30~40 mg顿服,哮喘控制后,逐渐减量。

2.重症哮喘的处理 重症哮喘可引起呼吸衰竭等严重并发症,甚至危及生命,应立即进行抢救。

(1)吸氧 一般浓度为25%~40%,注意湿化气道,以防气道干燥,分泌物不易排出。必要时行气管插管或气管切开,采取机械辅助通气措施。

（2）补液 病人常因通气增加，大量出汗而脱水，致痰液黏稠，甚至痰栓形成，严重阻塞气道致使重度哮喘的发生，故补液非常重要。一般用等渗液体 2000～3000 ml/d，以纠正失水，稀释痰液。

（3）β_2 受体激动剂 如沙丁胺醇喷雾，反应不佳者给予氨茶碱静脉注射。

（4）糖皮质激素 静脉滴注氢化可的松 100～200 mg，1 次/6 h。

（5）纠正酸中毒 根据血气酸碱分析及电解质测定，选择合适的方案，如为单纯代谢性酸中毒可酌情给予 5% 碳酸氢钠 100～250 ml 静脉滴入。

（6）抗生素 重度哮喘气道阻塞严重易合并呼吸系统感染，故合理选择应用抗生素是控制病情的重要措施之一，但应注意药物过敏的发生。

3.慢性哮喘的分级及治疗方案见表 3－6－2。

表 3－6－2 慢性哮喘的分级及治疗病情

病情	临床特点	长期治疗用药	急性发作时用药
间歇	间歇出现症状，每周<1 次短期发作，叶间哮喘症状≥每月 2 次，发作间期无症状，PEF 或 FEV_1≥80%预计值，PEF 变异率<20%	按需吸入 β_2 受体兴奋剂或口服 β_2 受体兴奋剂或口服氨茶碱，每日小剂量激素(≤200μg)吸入	按需要吸入短效 β_2 受体兴奋剂和(或)抗胆碱能药物
轻度	症状≥每周 1 次，但<1 次/d，发作可能影响活动和睡眠，夜间哮喘症状>每月 2 次，PEF 或 FEV_1≥80%预计值，PEF 变异率在 20%～30%	每日吸入糖皮质激素 200～500μg，或色甘酸二钠或奈多罗米钠，或口服茶碱控释片	同上
中度	每日有症状，发作影响活动和睡眠，夜间哮喘症状>每周 1 次，PEF>60%或 FEV_1≤80%预计值，PEF 变异率>30%	每日吸入糖皮质激素 500～800μg，常效支气管扩张剂[β_2 受体激动剂和(或)茶碱控释片]	同上
严重	症状频繁发作，夜间哮喘频繁，严重影响睡眠和活动，PEF 或 FEV_1≤60%预计值，PEF 变异率>30%	每日吸入糖皮质激素 800～2000μg，常效支气管扩张剂[β_2 受体激动剂和(或)茶碱控释片]，必要时长期口服糖皮质激素	根据发作的严重程度选用 β2 受体激动剂和(或)抗胆碱能药物雾化吸入，氨茶碱和(或)激素缓慢注射或静滴

七、预防

哮喘的预防包括：去除病人周围环境中的致喘因子，早期诊治，以防止病情的进展；积极控制哮喘症状，防止病情恶化，减少并发症，提高病人的生活质量，改善病人的预后；用药物进行预防，如使用色甘酸二钠，同时教育病人做到及时自治、自救和及时就诊。

（徐颖）

第七节　肺栓塞

肺栓塞(pulmonary embolism，PE)是以各种栓子阻塞肺动脉系统为其发病原因的一组疾病或临床综合征的总称，包括肺血栓栓塞症(pulmonary thromboembolism，PTE)，脂肪栓塞综合征，羊水栓塞，空气栓塞等。PTE 为 PE 的最常见类型，占 PE 中的绝大多数，通常所称 PE 即指 PTE。

一、肺血栓栓塞症

肺血栓栓塞症为来自静脉系统或右心的血栓阻塞肺动脉或其分支所致疾病,以肺循环和呼吸功能障碍为其主要临床和病理生理特征。肺动脉发生栓塞后,若其支配区的肺组织因血流受阻或中断而发生坏死,称为肺梗死(pulmonary infarction,PI)。

PIE 的血栓主要来源于深静脉血栓形成(deep venous thrombosis,DVT)。DVT 与 PTE 合称为静脉血栓栓塞症(venous thromboembolism,VTE)。

（一）流行病学

PTE 发病和临床表现的隐匿性和复杂性,使得阿的漏诊率和误诊率普遍较高。西方国家 DVT 和 PTE 的年发病率分别约为 1.0‰和 0.5‰。未经治疗的 PTE 的病死率为 25%～30%。在美国,VTE 年新发病例数约为 20 万,其中 1/3 为 PTE,PTE 成为美国的第三大死亡原因。

我国目前尚无准确的流行病学资料。过去我国医学界曾普遍将 PTE 视为"少见病",但是一些初步统计资料显示,随着诊断意识和检查技术的提高,近年来 PTE 诊断例数已有明显的增加。

（二）病因与危险因素

PTE 的血栓来源于下腔静脉径路、上腔静脉径路或右心腔,其中大部分来源于下肢深静脉,从腘静脉上端到髂静脉段的下肢近端深静脉来源占 50%～90%。来源于盆腔静脉丛的血栓似较前有增多趋势。颈内和锁骨下静脉内插入、留置导管和静脉内化疗使来源于上腔静脉径路的血栓亦较以前增多。右心腔来源的血栓所占比例较小。导致深静脉血栓形成的直接原因通常是静脉血液淤滞、静脉系统内皮损伤和血液高凝状态。

（三）病理生理

1. 对循环系统的影响 栓子阻塞肺动脉后通过系列反应对循环系统产生影响。①栓子阻塞肺动脉及其分支达一定程度后,一方面通过机械阻塞作用,另一方面通过神经体液因素和低氧血症引起肺动脉收缩,导致肺循环阻力增加,肺动脉高压;②右室后负荷增高,进一步导致急性肺源性心脏病和右心衰竭,表现右室扩大,回心血流量减少和静脉系统淤血;③右心扩大引起室间隔左移导致左室功能受损和心排出量下降,进而可引起体循环低血压或休克;④主动脉内低血压和右房压升高,使冠脉灌注压下降,心肌血流减少,特别是右心室内膜下心肌处于低灌注状态,加之 PTE 时心肌耗氧增加,可致心肌缺血,诱发心绞痛。

2. 对呼吸系统的影响 栓子阻塞肺动脉后通过系列反应对呼吸系统产生影响。①栓塞部位肺血流减少,肺泡无效腔量增大和肺内血流重新分布,导致通气血流比例失调;②右房压升高可引起功能性闭合的卵圆孔开放,产生心内右向左分流;③栓塞部位肺泡表面活性物质分泌减少,毛细血管通透性增高,间质和肺泡内液体增多或出血,引起肺顺应性下降,肺泡萎陷,并可出现肺不张;④如累及胸膜,可出现胸腔积液;⑤神经体液因素尚可引起支气管痉挛。上述因素共同作用导致呼吸功能不全,出现低氧血症,代偿性过度通气(低碳酸血症)或相对性低肺泡通气。

由于肺组织接受肺动脉、支气管动脉和肺泡内气体弥散多重氧供,同时当肺动脉阻塞时阻塞远端肺动脉压力降低,富含氧的肺静脉血可逆行滋养肺组织,故 PTE 时较少出现肺梗死。

PTE所致病情的严重程度与栓子的大小和数量、栓子递次栓塞的间隔时间、是否同时存在其他心肺疾病、个体反应的差异及血栓溶解的快慢有关。若急性PTE后肺动脉内血栓未完全溶解,或反复发生PTE,可形成慢性血栓栓塞性肺动脉高压(CTEPH),继而出现右心代偿性肥厚和右心衰竭。

（四）临床表现

1.症状　PTE可以从无症状或隐匿,到表现血流动力学不稳定,甚至猝死。常见症状包括:①不明原因的呼吸困难及气促,活动后明显,为PTE最多见的症状;②胸痛,多为胸膜炎性胸痛,也可以呈心绞痛样胸痛;③晕厥可为PTE的唯一或首发症状;④烦躁不安、惊恐甚至濒死感;⑤咯血,常为小量咯血,大咯血少见;⑥咳嗽,心悸等。当同时出现呼吸困难、胸痛及咯血时,即所谓"肺梗死三联征",仅见于不足30％的患者。

2.体征

（1）呼吸系统体征　①呼吸急促最常见;②发绀;③肺部可闻及哮鸣音和/或细湿啰音,偶可闻及血管杂音;④合并肺不张和胸腔积液时出现相应的体征。

（2）循环系统体征　①心动过速;②血压变化,严重时可出现血压下降甚至休克;③颈静脉充盈或异常搏动;④P₂亢进或分裂,三尖瓣区收缩期杂音。

（3）其他可伴发热,多为低热,少数患者有38℃以上的发热。

3.DVT的症状与体征　下肢DVT主要表现为患肢肿胀、周径增粗、疼痛或压痛、皮肤色素沉着,行走后患肢易疲劳或肿胀加重。但是也有约半数或以上的下肢DVT患者无自觉症状和明显体征。

（五）诊断

PTE的诊断程序一般包括疑诊、确诊、求因三个步骤。

1.根据临床情况疑诊PTE(疑诊)　对PTE高危病人,如出现上述临床症状和体征,应进行如下检查,结合检查结果疑诊PIE:

（1）动脉血气分析　常表现为低氧血症,低碳酸血症,肺泡—动脉血氧分压差(P(A−a)O₂)增大,部分患者的血气结果可以正常。

（2）心电图　最常见的改变为窦性心动过速。典型改变是$S_I Q_{III} T_{III}$征(即I导S波加深,III导出现Q/q波及T波倒置)。还有V_{1-4}的T波倒置和ST段异常,完全或不完全右束支传导阻滞,肺型P波,电轴右偏及顺钟向转位等。对心电图改变,需动态观察。

（3）X线胸片　①可显示肺动脉阻塞征:区域性肺纹理变细、稀疏或消失,肺野透亮度增加;②肺动脉高压征及右心扩大征:右下肺动脉干增宽或伴截断征,肺动脉段膨隆以及右心室扩大;③肺组织继发改变:肺野局部片状阴影,尖端指向肺门的楔形阴影,肺不张或膨胀不全,有肺不张侧可见横膈抬高,有时合并少至中量胸腔积液。

（4）超声心动图　对于严重的PTE病例,可以发现右室壁局部运动幅度降低;右心室和/或右心房扩大;室间隔左移和运动异常;近端肺动脉扩张;三尖瓣反流速度增快。若在右房或右室发现血栓,同时患者临床表现符合PTE,可以作出诊断。超声检查偶可因发现肺动脉近端的血栓而直接确定诊断。若长期存在肺动脉高压,可见右室壁肥厚。

（5）血浆D−二聚体(D−dimer)　急性PTE时升高。若其含量低于500μg/L,可基本除外急性PTE。

2.对疑诊病例合理安排进一步检查以明确PTE诊断(确诊)　对疑诊病例应安排m的确

诊检查,包括以下 4 项,其中 1 项阳性即可明确诊断。

（1）核素肺通气/灌注扫描　PTE 的典型征象是呈肺段分布的肺灌注缺损,并与通气显像不匹配。扫描结果:①高度可能:其征象为至少 2 个或更多肺段的局部灌注缺损而该部位通气良好或 X 线胸片无异常;②正常或接近正常;③非诊断性异常:其征象介于高度可能与正常之间。结果呈高度可能具有诊断意义。

（2）CT 肺动脉造影（CTPA）　能够发现段以上肺动脉内的血栓,是常用的 PTE 确诊手段之一。①直接征象:肺动脉内的低密度充盈缺损,伴或不伴轨道征,远端血管不显影;②间接征象:肺野楔形密度增高影,条带状的高密度区或盘状肺不张,中心肺动脉扩张及远端血管分支减少或消失。

（3）磁共振成像（MRI）　MRI 肺动脉造影（MRPA）对段以上肺动脉内血栓诊断的敏感性和特异性均较高。另可用于对碘造影剂过敏的患者。

（4）肺动脉造影　为 PTE 诊断的经典与参比方法。①直接征象:肺动脉内造影剂充盈缺损,伴或不伴轨道征的血流阻断;②间接征象:肺动脉造影剂流动缓慢,局部低灌注,静脉回流延迟等。

3.寻找 PTE 的成因和危险因素（求因）　对任何疑诊或确诊 PTE 病例,无论其是否有DVT 症状,均应进行体检,并安排静脉超声检查、核素或 X 线静脉造影、CT 静脉造影（CTV）、MR 静脉造影（MRV）等手段帮助明确是否存在 DVT,明确栓子来源。

同时要注意患者有无易栓倾向,通过临床评估和相关检查发现其危险因素。

（六）PTE 的临床分型

1.急性 PTE

（1）大面积 PTE（massive PTE）　临床上以休克和低血压为主要表现,即体循环动脉收缩压<90mmHg,或较基础值下降幅度≥40mmHg,持续 15min 以上。应除外新发生的心律失常、低血容量或脓毒症所致血压下降。

（2）非大面积 PTE（non－massive PTE）　不符合以上大面积 PTE 标准,即未出现休克和低血压的 PTE。

非大面积 PTE 中一部分病例临床出现右心功能不全,或超声心动图表现有右心室运动功能减弱（右室前壁运动幅度<5mm）,归为次大面积阿（sub－massive PTE）亚型。

2.慢性血栓栓塞性肺动脉高压　有慢性、进行性发展的肺动脉高压乃至右心衰竭的相关临床表现;影像学检查证实肺动脉阻塞,可见肺动脉内贴血管壁、环绕或偏心分布、有钙化倾向的团块状物等慢性栓塞征象;常可发现 DVT 存在;右心导管检查示静息肺动脉平均压>20mmHg;活动后肺动脉平均压>30mmHg;超声心动图检查示右心室壁增厚（右心室游离壁厚度>5mm）,符合慢性肺源性心脏病诊断标准。

（七）鉴别诊断

PTE 的临床表现多样,缺乏特异性,易与其他疾病相混淆,以至临床上漏诊与误诊率极高。临床上诊断急性 PTE 时,通常需要与冠状动脉粥样硬化性心脏病、肺炎、主动脉夹层等疾病相鉴别。慢性血栓栓塞性肺动脉高压通常需要与原发性肺动脉高压等疾病相鉴别。

（八）治疗

1.急性 PTE 的治疗

1)一般处理对高度疑诊或确诊 PTE 的患者,应进行严密监护,监测呼吸、心率、血压、静脉压、心电图及血气的变化;要求绝对卧床,保持排便通畅,避免用力,以防止栓子脱落;可适当使用镇静、镇痛、镇咳等相应的对症治疗。

采用经鼻导管或面罩吸氧纠正低氧血症。对于出现右心功能不全但血压正常者,可使用多巴酚丁胺和多巴胺;若出现血压下降,可增大剂量或使用其他血管加压药物,如去甲。肾上腺素等。对于液体负荷疗法需持审慎态度,一般所予负荷量限于 500ml 之内。

2)溶栓治疗　主要适用于大面积 PTE 病例。对于次大面积 PTE,若无禁忌证可考虑溶栓,但存在争议;对于血压和右室运动功能均正常的病例不推荐溶栓。

溶栓的时间窗一般定为 14 天以内。溶栓应尽可能在 FIE 确诊的前提下慎重进行。对有溶栓指征的病例宜尽早开始溶栓。

溶栓治疗的绝对禁忌证有:①活动性内出血;②近期自发性颅内出血。相对禁忌证有:02 周内的大手术、分娩、器官活检或不能以压迫止血部位的血管穿刺;③2 个月内的缺血性卒中;④10 天内的胃肠道出血;⑤15 天内的严重创伤;⑥1 个月内的神经外科或眼科手术;⑦难于控制的重度高血压(收缩压>180mmHg,舒张压>110mmHg);⑧近期曾行心肺复苏;⑨血小板计数<$100×10^9$/L;⑩妊娠;⑪细菌性心内膜炎、严重肝肾功能不全、糖尿病出血性视网膜病变等。对于致命性大面积 FIE,上述绝对禁忌证亦应被视为相对禁忌证。

常用的溶栓药物有尿激酶(UK)、链激酶(SK)和重组组织型纤溶酶原激活剂(rtPA)。

(1)尿激酶负荷量 4400IU/kg,静注 10 分钟,随后以 2200IU/(kg·h)持续静滴 12 小时;另可考虑 2 小时溶栓方案:按 20 000IU/kg 剂量,持续静滴 2h。

(2)链激酶负荷量 250000IU,静注 30 分钟,随后以 100000IU/h 持续静滴 24 小时。链激酶具有抗原性,故用药前需肌注苯海拉明或地塞米松,以防止过敏反应。链激酶 6 个月内不宜再次使用。

(3)rtPA 50～100mg 持续静脉滴注 2 小时。

溶栓治疗的主要并发症为出血。最严重的是颅内出血,发生率 1‰～2‰,近半数死亡。因此,溶栓治疗的注意事项包括:①用药前应充分评估出血的危险性,必要时应配血,做好输血准备;②溶栓前宜留置外周静脉套管针,以方便溶栓中取血监测,避免反复穿刺血管;③使用尿激酶、链激酶溶栓期间勿同用肝素。对以 rtPA 溶栓时是否需停用肝素无特殊要求;④溶栓治疗结束后,应每 2～4h 测定一次凝血酶时间(Pr)或活化部分凝血激酶时间(APTT),当其水平低于正常值的 2 倍,即应重新开始规范的肝素治疗。

3)抗凝治疗　抗凝药物主要有肝素、低分子肝素和华法林。一般认为,抗血小板药物的抗凝作用尚不能满足 PTE 或 DVT 的抗凝要求。

临床疑诊 PTE 时,即可使用肝素或低分子肝素进行有效的抗凝治疗。

应用肝素/低分子肝素前应测定基础 APTT,PT 及血常规(含血小板计数,血红蛋白);注意是否存在抗凝的禁忌证,如活动性出血,凝血功能障碍,未予控制的严重高血压等。对于确诊的 PTE 病例,大部分禁忌证属相对禁忌证。

4)肺动脉血栓摘除术　风险大,死亡率高,需要较高的技术条件,仅适用于经积极的内科治疗无效的紧急情况,如致命性肺动脉主干或主要分支堵塞的大面积 PrE,或有溶栓禁忌证者。

5)肺动脉导管碎解和抽吸血栓　用导管碎解和抽吸肺动脉内巨大血栓,同时还可进行局部小剂量溶栓。适应证为肺动脉主干或主要分支大面积 FIE,并存在以下情况者:溶栓和抗凝治疗禁忌;经溶栓或积极的内科治疗无效;缺乏手术条件。

6)放置腔静脉滤器 为防止下肢深静脉大块血栓再次脱落阻塞肺动脉,可考虑放置下腔静脉滤器。对于上肢 DVT 病例还可应用上腔静脉滤器。置入滤器后,如无禁忌证,宜长期口服华法林抗凝;定期复查有无滤器上血栓形成。

2.慢性血栓栓塞性肺动脉高压的治疗 严重肺动脉高压的病例,若阻塞部位处于手术可及的肺动脉近端,可考虑行肺动脉血栓内膜剥脱术;口服华法林 3.0~5.0mg/d,根据 INR 调整剂量,保持 INR 为 2~3;反复下肢深静脉血栓脱落者,可放置下腔静脉滤器。

(九)预防

对存在发生 DVT—PTE 危险因素的病例,宜根据临床情况采用相应预防措施。主要方法:机械预防措施,包括加压弹力袜、下肢间歇序贯加压充气泵和腔静脉滤器;药物预防措施,包括皮下注射小剂量肝素、低分子肝素和口服华法林。

二、非血栓性肺栓塞

(一)脂肪栓塞综合征

脂肪栓塞综合征是在严重创伤后脂肪滴进入循环系统,特别是外周肺微小动脉,通过机械性阻塞及脂肪栓子激发的生物化学损伤而引起的临床综合征。多发生于下肢长骨和骨盆骨折后。典型的表现为伤后 24~48 小时出现呼吸功能不全、脑功能障碍和皮肤黏膜淤斑三联征。治疗上主要包括纠正缺氧,保护肺和脑的功能,应用糖皮质激素,维持酸碱平衡,防止各种并发症的发生。

(二)羊水栓塞

羊水栓塞指在分娩过程中和产后即刻,羊水进入母体血液循环后而引起肺栓塞、过敏性休克、凝血功能障碍甚至 DIC 的临床综合征。首先表现为呛咳、气急、烦躁不安等症状,继之出现呼吸困难、抽搐、昏迷、血压下降或休克、DIC。有半数的患者在发病后 1 小时内死亡。治疗上主要为抗过敏、抗休克、减轻肺动脉高压、纠正凝血障碍及对症支持治疗。

(三)气体栓塞

气体栓塞是由多量空气迅速进入血循环或溶解于血液内的气体迅速游离形成气泡,阻塞心肺血管系统,引起的以呼吸循环功能障碍为主的疾病。前者为空气栓塞,其临床表现的轻重与进入静脉的气量和速度密切相关。后者是在高气压环境急速转入低气压环境的减压过程中发生的气体栓塞,称为减压病。

(四)异物栓塞

异物栓塞为异物随静脉血循环堵塞肺动脉或其分支所引起的肺栓塞。近年来,随着临床介入医学的发展,与器械相关的肺栓塞,包括器械碎片及造影剂栓塞的发生率有相应的增加,严重者可危及患者的生命。

(徐颖)

第八节 肺动脉高压

肺动脉高压(pulmonary hypertention,PH)是不同病因导致的,以肺动脉压力和肺血管阻力升高为特点的一组临床病理生理综合征,肺动脉高压可导致有心室负荷增加,最终右心衰竭。临床常见、多发且致残、致死率均很高。目前肺动脉高压的诊断标准采用美国国立卫生研究院规定的血流动力学标准,即右心导管测得的肺动脉平均压力在静息脉高压状态下不低于 3.3kPa(25mmHg),运动状态下不低于 4.0kPa(30mmHg)(高原地区除外)。

一、特发性肺动脉高压

(一)定义

特发性肺动脉高压(idiopathic pulmonary arterial hypertension,IPAH)是指原因不明的肺

血管阻力增加引起持续性肺动脉压力升高,肺动脉平均压力在静息状态下大于 3.3kPa(25 mmHg),在运动状态下大于 4.0kPa(30mmHg),肺毛细血管嵌压小于 2.0kPa(15mmHg),心排血量正常或降低,排除所有引起肺动脉高压的已知病因和相关因素所致。特发性肺动脉高压这个名词在 2003 年威尼斯第三届肺动脉高压会议上第一次提出。在此之前,特发性肺动脉高压曾与家族性肺动脉高压统称为原发性肺动脉高压(primary pulmonary hypertension,PPH)。

(二)流行病学

目前国外的统计数据表明 PPH 的发病率为 15~35/100 万。90%以上的病人为 IPAH。IPAH 患者一般在出现症状后 2~3 年内死亡。老人及幼儿皆可发病,但是多见于中青年人,平均患病年龄为 36 岁,女性多发,女男发病比例为(2~3):1。

易感因素包括药物因素、病毒感染和其他因素及遗传因素。

(三)病理与病理生理学

1.病理

主要累及肺动脉和右心,表现为右心室肥厚,右心房扩张。肺动脉主干扩张,周围肺小动脉稀疏。特征性的改变为肺小动脉内皮细胞、平滑肌细胞增生肥大,血管内膜纤维化增厚,中膜肥厚,管腔狭窄、闭塞,扭曲变形,呈丛样改变。

2.病理生理

其机制尚未完全清楚,目前认为与肺动脉内皮细胞功能失调(肺血管收缩和舒张功能异常、内皮细胞依赖性凝血和纤溶系统功能异常)、血管壁平滑肌细胞钾离子通道缺陷、肺动脉重构等多种因素引起血管收缩、血管重构和原位血栓形成有关。

(四)临床表现

1.症状

患者早期无明显症状。最常见的症状为劳力性呼吸困难,其他常见症状包括胸痛、咯血、晕厥、下肢水肿。约 10%患者(几乎均为女性)呈现雷诺现象,提示预后较差。也可有声嘶。

2.体征

主要是肺动脉高压和有心功能不全的表现,具体表现取决于病情的严重程度。

(1)肺动脉高压的表现:最常见的是肺动脉瓣区第二心音亢进及时限不等的分裂,可闻及 Graham—Steell 杂音。

(2)右心室肥厚和右心功能不全的表现:右心室肥厚严重者在胸骨左缘可触及搏动。右心衰竭时可见颈静脉怒张、三尖瓣反流杂音、有心第四心音、肝大搏动、心包积液(32%的患者可发生)、腹水、双下肢水肿等体征。

(3)其他体征:①20％的患者可出现发绀;②低血压、脉压差变小及肢体末端皮温降低。

(五)辅助检查

确诊特发性肺动脉高压必须要排除各种原因引起的已知病因和相关因素所致肺动脉高压。

实验室检查需进行自身抗体的检查、肝功能与肝炎病毒标记物、HIV抗体、甲状腺功能检查、血气分析、凝血酶原时间与活动度及心电图、X线胸片、超声心动图、肺功能测定、肺通气灌注扫描、肺部CT、肺动脉造影术、多导睡眠监测以除外继发性因素引起。有心导管术是唯一准确测定肺血管血流动力学状态的方法,同时进行急性血管扩张试验能够估测肺血管反应性及药物的长期疗效。另外还有胸腔镜肺活检及基因诊断等方法。

(六)诊断及鉴别诊断

不仅要确定IPAH诊断、明确严重程度和预后,还应对IPAH进行功能分级和运动耐力判断,对血管扩张药的急性反应情况等进行评价,以指导治疗。

1.诊断

由于IPAH患者早期无特异的临床症状,诊断有时颇为困难。早期肺动脉压轻度升高时多无自觉症状,随病情进展出现运动后呼吸困难、疲乏、胸痛、昏厥、咯血、水肿等症状。本病体征主要是由于肺动脉高压,右心房、右心室肥厚进而右心衰竭引起。常见体征是颈静脉搏动,肺动脉瓣听诊区第二心音亢进、分裂,三尖瓣区反流性杂音,有心第四心音,肝大、腹水等。依靠有心导管及心血管造影检查确诊IPAH。IPAH诊断标准为肺动脉平均压在静息状态下不低于3.3kPa(25mmHg),在活动状态下不低于4.0kPa(30mmHg),而肺毛细血管压或左心房压力小于2.0kPa(15mmHg),心排血量正常或降低,并排除已知所有引起肺动脉压力升高的疾病。IPAH确诊依靠右心导管及心血管造影检查。心导管检查不仅可以明确诊断,而且对估计预后有很大帮助。特发性肺动脉高压是一个排除性的诊断,要想确诊,必须将可能引起肺动脉高压的病因一一排除。

2.鉴别诊断

IPAH是一个排除性的诊断,鉴别诊断很重要。主要是应与其他已知病因和相关因素所致肺动脉高压相鉴别。正确诊断IPAH必须首先熟悉可引起肺动脉高压的各种疾病的临床特点,掌握构成已知病因和相关因素所致肺动脉高压的疾病谱,熟悉肺动脉高压的病理生理,然后从病史采集、体格检查方面细致捕捉诊断线索,再合理安排实验室检查,一一排除。通过X线片、心电图、超声心动图、肺功能测定及放射性核素肺通气/灌注扫描,排除肺实质性疾病、肺静脉高压性疾病、先天性心脏病及肺栓塞。血清学检查可明确有无胶原血管性疾病及HIV感染。

3.病情评估

(1)肺动脉高压分级(表3-8-1)

表3-8-1 WHO对肺动脉高压患者的心功能分级

分级	描述
Ⅰ	日常体力活动不受限,一般体力活动不引起呼吸困难、乏力、胸痛或晕厥
Ⅱ	日常体力活动轻度受限,休息时无不适,但一般体力活动会引起呼吸困难、乏力、胸痛或晕厥
Ⅲ	日常体力活动明显受限,休息时无不适,但轻微体力活动就会引起呼吸困难、乏力、胸痛和晕厥
Ⅳ	不能进行体力活动,休息时就有呼吸困难和乏力,有右心衰竭表现

（2）运动耐量评价：6 分钟步行试验简单易行，可用于肺动脉高压患者活动能力和预后的评价。

（3）急性血管扩张试验：检测患者对血管扩张药的急性反应情况。用于指导治疗，对TPAH 患者进行血管扩张试验的首要目标是筛选可能对口服钙通道阻滞药治疗有效的患者。血管扩张试验阳性标准：应用血管扩张药物后肺动脉平均压下降不低于 1.3 kPa(10mmHg)，且肺动脉平均压绝对值不大于 5.3 kPa(40 mmHg)，心排血量不变或升高。

（七）治疗

治疗原则：由于 IPAH 是一种进展性疾病，目前还没有根治方法。治疗主要应针对血管收缩、血管重构、血栓形成及心功能不全等方面进行，旨在降低肺血管阻力和压力，改善心功能，增加心排血量，提高生活质量，改善症状及预后。

1. 一般治疗

（1）健康教育：包括加强 IPAH 的宣传教育及生活指导以增强患者战胜疾病的信心，平衡膳食，合理运动等。

（2）吸氧：氧疗可用于预防和治疗低氧血症，IPAH 患者的动脉血氧饱和度宜长期维持在90% 以上。但氧疗的长期效应尚需进一步研究评估。

（3）抗凝：口服抗凝药可提高 IPAH 患者的生存率。IPAH 患者应用华法林治疗时，INR目标值为 2.0～3.0。但是咯血或其他有出血倾向的患者应避免使用抗凝药。

2. 针对肺动脉高压发病机制的药物治疗

确诊为 IPAH 后应对其进行功能分级和急性血管反应试验，根据功能分级和急性血管反应性试验制定肺动脉高压的阶梯治疗方案。急性血管反应试验阳性且心功能 I～II 级的患者可给予口服钙通道阻滞药治疗。急性血管反应试验阴性且心功能 II 级的患者可给予磷酸二酯酶—5 抑制药治疗；急性血管反应试验阴性且心功能 III 级的患者给予磷酸二酯酶—5 抑制药、内皮素受体拮抗药或前列环素及其类似物；心功能 IV 级的患者应用前列环素及其类似物、磷酸二酯酶—5 抑制药或内皮素受体拮抗药，必要时予以联合治疗。如病情没有改善或恶化，考虑行外科手术治疗。

（1）钙通道阻滞药：钙通道阻滞药(CCBS)可用于治疗急性血管反应试验阳性且心功能 I～II 级的 IPAH 患者。CCBS 使肺动脉压下降，心排血量增加，肺血管阻力降低。心排血指数大于 2.1 L/(min·m²)和(或)混合静脉血氧饱和度大于 63%、右心房压力低于 1.3 kPa(10 mmHg)，而且对急性扩血管药物，试验呈明显的阳性反应的患者，在密切监控下可开始用CCBS 治疗，并应逐渐增加剂量至最大可耐受量且无不良反应表现。对于不满足上述标准的患者，不推荐使用 CCBS。最常用的 CCBS 包括地尔硫䓬、氨氯地平和长效硝苯地平。应避免选择有明显负性肌力作用的药物（如维拉帕米）。国内以应用地尔硫䓬和氨氯地平经验较多。应用 CCBS 需十分谨慎，从小剂量开始，逐渐摸索患者的耐受剂量，且要注意药物不良反应，主要不良反应包括低血压、急性肺水肿以及负性肌力作用。

（2）前列环素及其类似物：前列环素是很强的肺血管舒张药和血小板凝集抑制药，还具有细胞保护和抗增殖的特性。在改善肺血管重塑方面，具有减轻内皮细胞损伤和减少血栓形成等作用。目前临床应用的前列环素制剂包括吸入制剂依洛前列环素、静脉用的依前列醇、皮下注射制剂曲前列环素、口服制剂贝前列环素。

依洛前列环素：依洛前列环素是一种更加稳定的前列环素类似物，可通过吸入方式给药。

通过吸入方式给药不仅可充分扩张通气良好的肺血管,更好地改善通气/血流比值,而且可减少或避免全身不良反应,并发症也更少。治疗方法是每次雾化吸入 $10\sim20\mu g$,每日吸入 $6\sim9$ 次。主要不良反应是少数患者有呼吸道局部刺激症状等。已有大样本、随机双盲、安慰剂对照、对中心临床研究证实了依洛前列环素治疗心功能Ⅲ~Ⅳ级肺动脉高压患者的安全性和有效性。该药于 2006 年 4 月在我国上市。

其他前列环素类似物:①依前列醇:1995 年美国 FI)A 已同意将该药物用于治疗 IPAH 的患者(NYHA 心功能分级为Ⅲ和Ⅳ级),是 FDA 批准第一种用于治疗 IPAH 的前列环素药物。依前列醇半衰期短,只有 $1\sim2$ min,故需连续静脉输入。主要不良反应有头痛、潮热、恶心、腹泻。其他的慢性不良反应包括血栓栓塞、体重减轻、肢体疼痛、胃痛和水肿,但大多数症状较轻,可以耐受。依前列醇必须通过输液泵持续静脉输注需要长期置入静脉导管,临床应用有很大不便,并增加了感染机会,在治疗过程中短暂的中断也会导致肺动脉压的反弹,且往往是致命的。②曲前列环素:皮下注射制剂,其半衰期比前列环素长,为 $2\sim4$ 小时。常见的不良反应是用药局部疼痛。美国 FDA 已批准将曲前列环素用于治疗按 NYHA 心功能分级为Ⅱ~Ⅳ级的肺动脉高压患者。③贝前列环素:口服制剂,贝前列环素在日本已用于治疗 IPAH。口服贝前列环素将可能成为临床表现更轻的肺动脉高压患者的一种治疗选择。以上其他前列环素类似物尚未在我国上市。

(3)内皮素受体拮抗药内皮素:内皮素-1 是强烈的血管收缩药和血管平滑肌细胞增殖的刺激药,参与了肺动脉高压的形成。在肺动脉高压患者的血浆和肺组织中 ET-1 表达水平和浓度都升高。波生坦是非选择性的 ET-A 和 ET-B 受体拮抗药,已有临床试验证实该药能改善 NYHA 心功能分级为Ⅲ和Ⅳ级的 IPAH 患者的运动能力和血流动力学指标。治疗方法是起始剂量每次 62.5 mg,每日 2 次,治疗 4 周,第 5 周加量至 125 mg,每日 2 次。用药过程应严密监测患者的肝肾功能及其他不良反应。2006 年 10 月在我国上市。选择性内皮素受体拮抗药包括西他生坦和安贝生坦,目前在国内尚未上市。

(4)磷酸二酯酶-5 抑制药:磷酸二酯酶-5 抑制药(phosphor diest erase inhibitors,PDEI)可抑制肺血管磷酸二酯酶-5 对环磷酸鸟苷(cyclic guanosine monophos phate,CGMP)的降解,提高 CGMP 浓度,通过一氧化氮通路舒张肺动脉血管,降低肺动脉压力,改善重构。在国外包括美国 FDA 批准上市治疗肺动脉高压的磷酸二酯酶-5 抑制药有西地那非。西地那非的推荐用量为每次 $20\sim25$ mg,每日 3 次,饭前 $30\sim60$ 分钟空腹服用。主要不良反应为头痛、面部潮红、消化不良、鼻塞、视觉异常等。

(5)一氧化氮:一氧化氮由血管内皮细胞Ⅲ型一氧化氮合酶分解精氨酸而生成,有舒张血管、抑制血管平滑肌增生和血小板黏附的重要生理作用。吸入一氧化氮已用于诊断性的急性肺血管扩张试验,也已用于治疗围术期的肺动脉高压,该方法治疗肺动脉高压选择性高,起效快,但应用于临床时最大缺点是不仅需要一个持续吸入的监测装置,而且吸入的一氧化氮氧化成二氧化氮还有潜在毒性。已发现通过外源给予 L-精氨酸可促进内源性一氧化氮的生成,目前国外已出现 L-精氨酸的片剂和针剂,临床试验研究尚在进行中。

3. 心功能不全的治疗

IPAH 可引起右心室功能不全。然而,标准的治疗充血性心力衰竭的方法对严重肺动脉高压或右心室功能不全的患者却作用有限。

利尿药是治疗并发右心衰竭[如有外周水肿和(或)腹水]IPAH 的适应证。一般认为应用利尿药使血容量维持在接近正常水平,谨慎限制水钠摄入对 IPAH 患者的长期治疗十分重要。但利尿药应慎重使用,以避免出现电解质平衡紊乱、心律失常、血容量不足。

洋地黄治疗能使 IPAH 患者循环中的去甲肾上腺素迅速减少,心排血量增加,但长期治疗的效果尚不肯定,可用于治疗难治性右心衰竭,右心功能障碍伴发房性心律失常或者右心功能障碍并发左心室功能衰竭的患者。应用过程中需密切监测患者的血药浓度,尤其对肾功能受损的患者更应警惕。

血管紧张素转化酶抑制药和山管紧张素受体拮抗药只推荐用于右心衰竭引起左心衰竭的患者,在多数肺动脉高压有心功能衰竭者不适用。

有研究表明,重症肺动脉高压患者改善心功能和微循环的血管活性药物首选多巴胺。

4.介入治疗

经皮球囊房间隔造口术(balloon atrial septostomy,BAS)是一种侵袭性的手术,是通过建立心房内缺损使产生心内从右到左的分流,达到减轻症状的目的。目前认为只适用于那些在接受最佳血管扩张药物治疗方案前提下仍出现发作性晕厥和(或)有严重心力衰竭的患者。可肺移植治疗前的一种过渡治疗。

5.外科手术治疗

治疗肺动脉高压的新药开发及其令人乐观的初步临床结果,使得肺移植和心肺联合移植术仅在严重 IPAH 且内科治疗无效的患者中继续应用。

(八)预后

IPAH 进展迅速,若未及时诊断、积极干预,预后险恶。IPAH 是一种进行性血管病,晚期 IPAH 患者出现进行性有心功能障碍,血流动力学指标出现心排血量下降、右心房压力上升以及有心室舒张末压力升高表现,最终导致心衰和死亡。随着科学技术的发展,IPAH 患者的预后有望得到改善。

二、其他类型肺动脉高压

(一)家族性肺动脉高压

家族中有两个或两个以上成员患肺动脉高压,并除外其他引起肺动脉高压的原因时可诊断为家族性肺动脉高压(familial pulmonary arterial hypertension,FPAH)。据统计,PPH 中有 6%～10% 是家族性的。目前认为多数患者与由骨形成蛋白Ⅱ型受体(BMPR－Ⅱ)基因突变有关,以常染色体显性遗传,具有外显率不完全、女性发病率高和发病年龄变异的特点,大多数基因携带者并不发病。对怀疑有 FPAH 患者,应进行基因突变的遗传学筛查。治疗方法同 IPAH。

(二)结缔组织病相关性肺动脉高压

结缔组织病是引起肺动脉高压的常见原因之一。肺动脉高压可以继发于任何一种结缔组织病,总体发生率约 2%,但是不同结缔组织病合并肺动脉高压的发生率不同,以硬皮病、混合性结缔组织病、系统性红斑狼疮多见。结缔组织病相关性肺动脉高压的发病机制尚不十分清楚,可能与肺的雷诺现象(肺血管痉挛)、自身免疫因素、肺间质病变和血栓栓塞或原位血栓有关。患者有一些特殊表现,如雷诺现象和自身抗体阳性。结缔组织病合并肺动脉高压对患者基础疾病的预后有较大影响,常常提示预后差。应定期对结缔组织病患者进行心脏超声检查。肺 CT 检查有助于明确有无肺栓塞或肺间质病变的存在。要积极治疗原发病,根据病情使用皮质激素和免疫抑制药治疗结缔组织病。前列环素类、西地那非、波生坦等药物对肺动脉高压的治疗均有一定效果。长期预后不如 IPAH 患者。由于此类患者常并发多系统病变，并使用过免疫抑制药治疗，肺移植治疗要慎重。

（三）先天性体—肺循环分流疾病相关性肺动脉高压

当心脏和血管在胚胎发育时出现先天畸形和缺损，会发生体肺循环分流，由于肺循环血容量增加、低氧血症、肺静脉回流受阻、肺血管收缩等因素导致肺动脉高压。疾病早中期以动力性因素为主，肺动脉高压可逆，晚期发展到肺血管结构重塑，肺动脉高压难以逆转。

各种不同体肺循环分流先心病的临床表现不同，相应肺动脉高压出现的时间、轻重程度和进展速度也不同。根据病史、临床表现、心电图、胸部 X 线片和心脏超声检查，大部分患者可明确诊断，少数复杂的先心病患者需要做 CT、磁共振。心导管检查和心血管造影是评价体肺分流性肺动脉高压和血流动力学改变最准确的方法，并且也是原发疾病手术适应证选择的重要依据。早期治疗原发疾病先心病，避免肺动脉高压的发生是预防的关键。各种体　肺循环分流合并肺动脉高压的先心病患者，需要尽早外科手术和（或）介入治疗以防止出现肺血管结构重塑。正确地评估患者的临床情况是决定治疗选择和预后的关键，一旦出现艾森曼格综合征就不能做原发先心病的矫正手术。此外，新型肺血管扩张药物前列环素类似物、磷酸二酯酶－5 抑制药、波生坦、一氧化氮对治疗先天性体肺循环分流疾病相关性肺动脉高压有一定效果。此类患者的预后较 IPAH 好。

（四）门脉高压相关性肺动脉高压

慢性肝病和肝硬化门脉高压患者中肺动脉高压的发生率为 $3\%\sim5\%$。其发生机制可能是由于门脉分流使肺循环血流增加和未经肝脏代谢的血管活性物质直接进入肺循环引起血管增殖、血管收缩、原位血栓形成，从而引起肺动脉高压。超声心动图是筛查的首选无创检查，但仅肺动脉平均压力增加而肺血管阻力正常，不能诊断门脉高压相关性肺动脉高压（portopulmonary hypertension，POPH），右心导管检查是确诊的"金标准"。对于 POPH 患者行急性山上管扩张试验推荐使用依洛前列环素或依前列醇。钙通道阻滞药可以使门脉高压恶化。由于 POPH 患者有出血倾向，抗凝药使用应权衡利弊。降低 POPH 肺动脉压力药物主要为前列环素类、西地那非。POPH 预后较差。肝移植对 POPH 预后尚有争议。

（五）HIV 感染相关性肺动脉高压

HIV 感染是肺动脉高压的明确致病因素，肺动脉高压在 HIV 感染病人中的年发病率约 0.1%，至少较普通人群高 500 倍。其发生机制可能是 HIV 通过逆转录病毒导致炎症因子和生长因子释放，诱导细胞增殖和内皮细胞损伤，引起肺动脉高压。HIV 感染相关性肺动脉高压（pulmonary arterial hypertension related to HIV infection，PAHRH）的病理改变和临床表现与 IPAH 相似。PAHRH 的治疗包括抗逆转录病毒治疗和对肺动脉高压的治疗。PAHRH 的预后比 IPAH 还差，HIV 感染者一旦出现肺动脉高压，肺动脉高压就成为其主要死亡原因。

（六）食欲抑制药物相关性肺动脉高压

食欲抑制药物中阿米雷司、芬氟拉明、右芬氟拉明可以明确导致肺动脉高压，苯丙胺类药物可能会导致肺动脉高压，且停药后很少逆转。食欲抑制药物引起肺动脉高压的机制可能与 5－羟色胺通道的影响有关，血游离增高的 5－羟色胺使肺血管收缩和肺血管平滑肌细胞增殖。食欲抑制药物相关性肺动脉高压在病理和临床与 IPAH 相似。

（七）甲状腺疾病相关性肺动脉高压

国外文献报道，IPAH 患者中各类甲状腺疾病的发病率高达 49％，其中合并甲状腺功能减退的发病率为 10％～24％，因此应对所有 IPAH 患者进行甲状腺功能指标的筛查。发病机制可能与自身免疫反应和高循环血流动力学状态导致肺血管内皮损伤及功能紊乱等因素有关。对此类患者不仅应针对甲状腺功能紊乱进行治疗，同时也应针对肺动脉高压进行治疗。

（八）肺静脉闭塞病和肺毛细血管瘤样增生症

这两种疾病是罕见的以肺动脉高压为表现的疾病，临床表现与 IPAH 相似。肺静脉闭塞病（pulmonary veno occlusive disease，PVOD）主要影响肺毛细血管后静脉，病理表现为肺静脉内膜增厚、纤维化，严重的肺淤血和间质性纤维化形成的小病灶是其特征性改变。PVOD 的胸部 CT 显示肺部出现磨玻璃样变，伴或不伴边界不清的结节影，叶间胸膜增厚，纵隔肺门淋巴结肿大，这些征象对于 IPAH 鉴别有特征意义。肺毛细血管瘤样增生症（pulmonarv capillarv hemangioma，PCH）病理表现为大量灶状增生的薄壁毛细血管浸润肺泡组织，累及胸膜、支气管和血管壁，有特征的 X 线表现是弥漫分布的网状结节影。这两种疾病的确诊很困难，需要开胸肺活检。它们的治疗与 IPAH 不同，使用扩张肺动脉的药物会加重肺动脉高压，甚至导致严重的肺水肿和死亡。这两种疾病的预后差，肺移植是唯一有效的治疗方法。

（九）左心疾病相关性肺动脉高压

各种左心疾患，如冠心病、心肌病、瓣膜病、缩窄性心包炎等会引起肺静脉压力增加，进而使肺动脉压力增高，又称肺静脉高压。肺静脉高压对呼吸功能的影响较明显，使肺的通气、换气、弥散功能下降。临床表现不仅有劳力性呼吸困难，而且有端坐呼吸和夜间阵发性呼吸困难。X 线胸片显示左心衰征象。超声心动图对原发疾病有确诊价值。治疗主要针对原发疾病，瓣膜病、心包疾病患者适时手术治疗。内科药物治疗减低心脏负荷、改善心功能。

（十）呼吸疾病和（或）缺氧相关的肺动脉高压

患有各种慢性肺疾病的患者由于长期缺氧肺血管收缩、肺血管内皮功能失衡、肺血管结构破坏（管壁增厚）、山上管内微小血栓形成，以及患者的遗传因素使之易发，这些最终造成各种慢性肺疾病的患者发生肺动脉高压。慢性肺部疾病引起的肺动脉高压有一些与其他类型肺动脉高压不同的特点：肺动脉高压的程度较轻，多为轻至中度增高，间质性肺病可为中度至重度增高；肺动脉高压的发展通常缓慢；在一些特殊情况下，如活动、肺部感染加重，肺动脉压力会突然增加；基础肺疾病好转后，肺动脉高压也会明显缓解。临床表现既有基础肺疾病又有肺动脉高压的症状和体征，肺部听诊有助于判断肺疾病的严重程度。肺功能检查和血气分析提示呼吸功能障碍和呼吸衰竭的类型和程度。肺动脉高压影响慢性肺疾病患者的预后。积极治疗基础肺疾病能够使肺动脉高压明显缓解，长程氧疗对降低肺动脉压力有益并能提高患者的生存率。新型肺血管扩张药对此类患者肺动脉高压的治疗价值有限。晚期患者可考虑肺移植。

（十一）慢性血栓栓塞性肺动脉高压

肺动脉及其分支的血栓不能溶解或反复发生血栓栓塞，血栓机化，肺动脉内膜慢性增厚，肺动脉血流受阻；未栓塞的肺血管在长期高血流量的切应力等流体力学因素的作用下，血管内皮损伤，肺血管重构；上述两方面的因素使肺血管阻力增加，导致肺动脉高压。由于非特异的症状和缺乏静脉血栓栓塞症的病史，其发生率和患病率尚无准确的数据。以往的尸检报道表明慢性血栓栓塞性肺动脉高压（chronic thromboembolism pulmonarv hypertension，

CTEPH)的总发生率为1%~3%,其中急性肺栓塞幸存者的发生率为0.1%~0.5%。临床表现缺乏特异性,易漏诊和误诊。渐进性劳力性呼吸困难是最常见症状。心电图、胸部X线片、血气分析、超声心动图是初筛检查,核素肺通气灌注显像、CT肺动脉造影、右心导管和肺动脉造影可进一步明确诊断。核素肺通气灌注显像诊断亚段及以下的CTEPH有独到价值,但也可能低估血栓栓塞程度。多排螺旋CT与常规肺动脉造影相比,有较高的敏感性和特异性,但可能低估亚段及以下的CTEPH。需要同时做下肢血管超声、下肢核素静脉显像确定有无下肢深静脉血栓形成。CTEPH患者病死率很高,自然预后差,肺动脉平均压力大于5.3kPa(40 mmHg),病死率为70%;肺动脉平均压力大于6.6kPa(50mmHg),病死率为90%。传统的内科治疗手段,如利尿、强心和抗凝治疗,以及新型扩张肺动脉的药物对CTEPH有一定效果。肺动脉血管内球囊扩张及支架置入术对部分CTEPH患者也有一定效果。肺动脉血栓内膜剥脱术是治疗CTEPH的重要而有效方法,术后大多数患者肺动脉压力和肺血管阻力持续下降,心排血量和右心功能提高。手术死亡率为5%~24%。对于不能做肺动脉血栓内膜剥脱术的患者,可考虑肺移植。

(孙海燕)

第九节 肺结核

结核病是由结核杆菌引起的、累及全身各个脏器的慢性传染性疾病。肺脏是最易受侵犯的部位,因此肺结核(pulmonary tuberculosis)是最常见的结核病,其临床特点为低热、盗汗、乏力、消瘦等结核中毒症状和慢性咳嗽、咳痰及痰中带血等呼吸道症状。病理改变以结核结节、干酪样坏死及空洞形成为特征。由于其病理改变不同,临床表现复杂,缺乏特异性,因此应提高对本病的认识。当前,在全球所有传染性疾病中,结核病已构成对人类健康的极大威胁。若不经治疗,每位活动性结核患者每年将平均感染10~15人。每秒钟世界上就有一人新感染结核杆菌;总体上,世界三分之一的人口目前已感染结核杆菌;感染结核杆菌(但未感染艾滋病毒)的人有5%~10%在一生期间的某一时间患病或具有传染性;并发感染艾滋病毒和结核的人更容易引发结核。据估计,2005年全世界有160万人因结核死亡。全球每年因结核病死亡的人数超过艾滋病、疟疾、腹泻、热带病死亡人数的总和,并导致约30万儿童的死亡。全球结核病的疫情呈迅速增长的趋势,结核病已对国际公共卫生提出严峻的挑战。我国肺结核发病形势严峻,我国政府已把结核病列为重点防治疾病,从丙类传染病提升为乙类加强管理。全国约有5.5亿人感染结核菌,现有活动性肺结核患者450万,其中具有传染性的患者150万。患病人数居世界第二,仅次于印度。在27种法定报告传染病当中,肺结核的发病率和死亡率始终处在第一位。目前每年约有12万人死于结核病,传染病死亡中有2/3是由结核病引起的。在我国由于治疗不当或经济困难,引起的耐药患者高达27.8%,耐药结核菌的传播使受感染的人成为新的耐药患者,用现有的抗结核药物给予治疗,将难以奏效,这样的恶性循环给社会造成了更大的危害。结核病已超过了一般卫生健康概念,成为阻碍社会发展的一个复杂的社会经济问题,结核病的控制工作还面临严峻的挑战。

一、病因和发病机制

(一)结核菌是结核病的致病菌

结核菌属于分枝杆菌,生长缓慢,在改良的罗氏培养基上需培养4~6周,才能繁殖成明显的菌落。镜下呈细长稍弯的杆菌,涂片染色具有抗酸性。此菌为需氧菌,对外界抵抗力较强,在阴冷潮湿处能生存 5 个月上,但在烈日下暴晒 2 小时,5%～12%来苏接触 2～12 小时,70%乙醇接触 2 分钟,或煮沸 1 分钟,均能被杀灭。痰吐在纸上直接烧掉是最简单的灭菌方法。

结核菌分为人型、牛型和鼠型等种类。前两型为人类结核病的主要病原菌。结核菌菌体含有:①类脂质:可引起单核细胞、上皮样细胞和淋巴细胞浸润而形成结核结节;②蛋白质:可引起过敏反应及中性粒细胞和单核细胞浸润;③多糖类:能引起某些免疫反应(如凝集反应)。

结核病灶中的结核菌依其生长速度的不同,分为:A 群,生长代谢旺盛,不断繁殖的结核菌,其特点为致病力强,传染性大,是引起结核病传染的重要菌群。采用抗结核的杀菌剂可杀灭此类细菌。雷米封效果最佳,其次为链霉素、利福平。B 群,在巨噬细胞内的酸性环境中能够生存,但生长缓慢,吡嗪酰胺的杀菌效果较好。C 群,存在于干酪样坏死灶内,偶尔繁殖的细菌,只对少数药物敏感,常为日后复发的根源。D 群,指病灶中无致病能力、无传染性、对人体无害的处于休眠状态的细菌。一般可逐渐被巨噬细胞吞噬杀死或自然死亡,很少引起疾病的复发。

结核病治疗中的关键问题是结核菌的耐药情况。结核菌可分为天然耐药和继发性耐药两种。在结核菌的繁殖过程中其染色体上的基因突变,出现极少数的天然耐药菌,此种耐药也称为原始耐药,其耐药往往见于未使用过抗结核药的患者。当治疗时使用单一的抗结核药时,大量的敏感菌可被杀死,但天然耐药菌能逃避药物的作用而存活,并且还可继续繁殖,最终造成病灶中敏感菌被天然耐药菌所取代,抗结核治疗失败。继发性耐药是指由于结核菌与抗结核药物接触后,某些结核菌发生诱导变异,逐渐适应在有药环境中继续生存、繁殖。多因长期不合理用药,经淘汰或诱导机制出现的耐药。接受治疗患者中很多治疗效果不佳常与继发性耐药菌的出现有关。近年来继发性耐药菌的出现逐渐增多,给结核病的治疗和预防带来了很大的困难。因此,加强对初治患者的管理,避免单一用药、剂量不足、用药不规则、疗程不够等因素,向患者宣传治疗的重要性,坚持诱导化疗,尽量减少耐药结核菌的出现,结核病的化疗才会取得满意的效果。结核菌侵入人体后是否患病,取决于入侵结核菌的数量、毒力与人体免疫、变态反应的高低,并决定感染后结核病的发生、发展与转归。

(二)感染途径

结核菌主要通过呼吸道传播。排菌的肺结核患者(尤其是痰涂片阳性,未经治疗者)是重要的传染源。当排菌的肺结核患者咳嗽、打喷嚏时形成含有结核菌的微滴或吐痰将细菌排出,细菌可在大气中存活一定时间,健康人吸入后可造成感染。传染的次要途径是经消化道进入体内,如进食被结核菌污染的食物。其他感染途径,如通过皮肤、泌尿生殖道,则很少见。感染结核菌后,如果细菌多、毒力强、机体营养不良、免疫力低下则易患肺结核;反之,菌量少、毒力弱、机体抵抗力强,结核菌可被人体免疫防御系统监视并杀灭,而不易患病。

(三)人体的反应性

1.免疫力 人体对结核杆菌的免疫力有两种:

(1)非特异性免疫力 是指人体对结核菌的自然免疫力,为先天性,无特异性,对任何感染均有抵抗能力,但抗病能力较弱。

(2)特异性免疫力是接种卡介苗或经过结核菌感染后所获得的免疫力,为后天性,具有特异性,其抗病能力较非特异性免疫力强。但两者对防止结核病的保护作用都是相对的。由于受免疫力的影响,对免疫力强的人,感染后不易发展为结核病;而对于老年人、糖尿病、艾滋病、长期使用免疫抑制剂或严重营养不良等引起免疫力低下的患者,易患肺结核。

结核病的免疫主要是细胞免疫,当入侵的结核菌被吞噬细胞吞噬后,随之将信息传递给淋巴细胞,使之致敏。当结核菌再次与致敏的 T 淋巴细胞相遇时,T 淋巴细胞释放一系列淋巴因子,如巨噬细胞移动抑制因子、趋化因子、巨噬细胞激活因子等,使巨噬细胞聚集在细菌周围,吞噬并杀灭细菌形成类上皮细胞及朗格汉斯巨细胞,最终形成结核结节,使病变局限,并趋于好转、治愈。因此,结核病的细胞免疫表现淋巴细胞的致敏和吞噬细胞作用的加强。

2.变态反应结核菌侵入人体后 4～8 周,机体对结核菌及其代谢产物所发生的敏感反应称为变态反应,属于Ⅳ型(迟发型)变态反应。变态反应同样以 T 淋巴细胞介导、以巨噬细胞为效应细胞,但它是另一亚群 T 淋巴细胞释放炎性介质、皮肤反应因子及淋巴细胞毒素等,使局部组织出现渗出性炎症甚至干酪样坏死,病理表现为病灶恶化、浸润、进展,空洞形成。临床表现为发热、乏力及食欲减退等全身症状,还可发生多发性关节炎、皮肤结节性红斑及疱疹性结膜炎等结核病变态反应的表现。

3.初感染与再感染将同等量的结核菌接种给两组豚鼠,一组在接种前六周已接种过小量的结核菌,另一组从未接触过结核菌。结果前一组豚鼠迅速出现局部炎性反应,红肿、溃烂及坏死,局部淋巴结受累,但坏死灶迅速愈合,病灶无全身播散,这说明豚鼠对结核菌具有免疫力;而后一组局部反应于 2 周后才出现,逐渐形成溃疡,经久不愈,同时细菌大量繁殖,经淋巴和血液循环播散到全身,易于死亡,这说明豚鼠对结核菌无免疫力。这种机体对结核菌再感染与初感染不同反应的现象称为科赫(Koch)现象。

人体对结核菌的反应性表现在免疫与变态反应两个方面,两者常同时存在,但亦不尽平行,这与机体复杂的内外环境、药物的影响以及感染的菌量及毒力等因素有关。从机制来分析,两者虽均与淋巴细胞的致敏有关,但亚群不同;从表面情况看免疫对人体有保护作用,变态反应导致局部组织的破坏,但两者均对细菌不利。总之,结核菌进入人体后是否患病,取决于入侵结核菌的数量、毒力与人体免疫力、变态反应的状态,两者之间的主次变化,决定了感染结核菌后结核病的发生、发展和转归。

二、病理

(一)结核病的基本病理变化

1.渗出性病变发生在结核病的早期、机体免疫力低下,菌量多,毒力强或变态反应较强时,为浆液性和浆液纤维素性炎症,表现为组织充血、水肿和白细胞浸润,但很快被巨噬细胞所取代,在巨噬细胞和渗出液内易查见结核杆菌。病情好转时,渗出性病变可以完全消散吸收,不留痕迹或转为以增生为主或以坏死为主的病变。

2.增生性病变 增生为主的病变发生在菌量较少,毒力较低或人体免疫发硬较强时,形成类上皮细胞(为大单核细胞吞噬结核菌后,形态变为大而扁平的细胞)狙击成团,中央可有多核巨细胞(朗格汉斯巨细胞,Langhans巨细胞),外周有淋巴细胞聚集的典型结合结节的特征。当有较强的变态反应时,结合结节中便可出现干酪样坏死。

3.变质性病变 常发生在渗出或增生性病变的基础上。当人体抵抗力降低或菌量增多,变态反应国语强烈时,上述渗出性病变和结合结节联通原有的组织结构一起坏死。这是一种彻底的组织凝固性坏死。大体标本的坏死区呈灰白略带黄色。质量松而脆,状似干酪,故名干酪样坏死。干酪样坏死灶中大多含有一定量的结核菌。有事坏死灶可发生软化和液化,随着液化,结核菌大量繁殖,进一步促进液化的发生。液化虽有利于干酪样坏死物的排出,但更严重的是造成结核菌在体内蔓延扩散,时结核病恶化进展的原因。

上述三种病变可同时存在于一个病灶中,但往往以一种病变为主,而且可以相互转变。

(二)结核病的转归 结核菌侵入人体后,在机体免疫力、变态反应及细菌的致病力几种因素的较量中,人体抵抗力处于优势,结核病变部位可吸收、缩小、纤维化、钙化等,反之,病灶则扩散、增多、溶解、干酪样坏死及空洞形成,造成全身播散,其播散的途径有:①支气管播散:肺内结核菌经支气管播散到其他肺叶;②经淋巴管播散:细菌被细胞吞噬进入淋巴道,引起淋巴结结核;③血行播散:肺内、外干酪性结核病灶液化破溃到血管,引起血行播散;④直接播散:肺结核病灶向邻近肺组织或胸膜直接蔓延。

(三)结核菌感染和肺结核的发生与发展

临床上根据结核菌的感染情况将肺结核分为两大类:①原发性肺结核:是指结核杆菌首次侵入肺部而引起的肺部病变。此时机体无特异性免疫力,机体的反应性低,病灶局部反应亦轻微,患者常在不知不觉中痊愈,多见于小儿。②继发性肺结核,是指发生在曾受过结核菌感染的成年人。机体已存在特异性免疫力和变态反应能力,依结核菌的多少、毒力的强弱、病变发生的位及病理改变的不同,临床可无明显表现或有慢性咳嗽、咳痰或可出现高热、干酪样坏死、空洞形成,甚至可通过淋巴、血液循环播散全身。因此,继发性肺结核的发生发展与多种因素有关。

依据其胸部 X 线征象分为五型。在肺结核的形成及演变过程中,大多数病变可因机体抵抗力强和合理的抗结核化学治疗使病变在某个阶段吸收、消散或硬结钙化。但也有少数因抵抗力过低或治疗不当,病变恶化进展。

1. 原发型肺结核(Ⅰ型)

(1)形成 当人体抗病能力低下时,吸入的结核菌往往引起肺上叶的底部,中叶、下叶上部的周边肺组织的渗出性炎症。并可经过淋巴管引流至肺门淋巴结,造成淋巴管炎和肺门淋巴结炎,形成原发型肺结核。此型肺结核患者对结核杆菌无特异性免疫反应,也无变态反应。

(2)X 线征象 肺部的原发病灶呈片状、片絮状阴影,边缘模糊,多发生在上叶底部,中叶或下叶上部。经淋巴播散引起淋巴管炎及肺门淋巴结炎,X 线可见肺门淋巴结肿大及在原发病灶与肺门淋巴结之间的索条状阴影,形成原发病灶、淋巴管炎、淋巴结炎的原发综合征,呈"哑铃状"改变。

肺门或纵隔淋巴结结核较原发综合征更为常见。

(3)临床特点 ①原发型肺结核好发于儿童,也可见于边远山区、农村初次进入城市的成人;②大多数患者症状多轻微而短暂,可类似感冒,有微热、咳嗽、食欲不振、体重减轻,数周好转,或无任何症状;③大部分患者病灶逐渐自行吸收或钙化,但少数可因病灶靠近胸膜,在机体处于高敏状态时发生结核性胸膜炎,极少数在机体抵抗力低下时可发生干酪性肺炎,血行播散型肺结核等。

2. 血行播散型肺结核(Ⅱ型)

1)本型是结核菌经血行播散而引起的肺结核,可分为急性血行播散型肺结核和亚急性或慢性血行播散型肺结核两种。如为大量结核菌于一次或短期内进入血液循环,则形成急性血行播散型结核病。大多数本型肺结核是由原发结核感染而发生的,故多见于儿童;如由原发感染后遗留下来的肺内或肺外病灶复发进展,大量结核菌侵入血液循环,则可能是成年人发生急性血行播散型肺结核的祸根;如果是少量结核菌长期多次进入血液循环,则在肺部发生反复的血行播散性结核结节,形成亚急性或慢性血行播散型肺结核。这种患者有一定的抵抗力,其病灶多以增生为主。急性型患者起病多急骤,有寒战、高热、精神不振等中毒症状,合并结核性脑膜炎时有头痛、恶心呕吐、昏睡等症状,有些患者表现以咳嗽、胸痛、呼吸困难等为主的"肺炎"型;有些则表现以高热、寒战、肝脾肿大为主的"伤寒"型。全身淋巴结可肿大,肺部常无明显异常体征。亚急性患者可有反复、阶段性的畏寒、微热、盗汗、疲乏、消瘦、咳嗽、少量痰或痰中带血等症状。慢性患者常无明显症状,体征随病灶范围大小及病程阶段而异。叩诊两上肺可呈轻度浊音,听诊呼吸音粗糙或减低,偶可闻及湿啰音。结核菌素试验急性患者半数阴性,亚急性和慢性患者呈阳性反应。

急性型患者 X 线早期检查无特殊发现,起病后 2～4 周,胸片上方可见两肺自肺尖到肺底有均匀密布的形态、大小、密度相等的粟粒状结节影,直径 1～3mm,亚急性和慢性型的特征是病灶分布在两肺上 1/2 或 1/3 肺野,分布对称,但不均匀,肺尖和锁骨下大多为硬结、钙化的陈旧性病灶,中下肺野为新鲜的渗出病灶,有时多个结节融合后因干酪样坏死而形成空洞,并有支气管播散现象。

2)X 线征象

(1)急性血行播散型肺结核 往往在病程 10～14 天,X 线片可见双肺上、中、下野散在大小相等、密度均匀、形态形似的粟粒样病灶。

在病程早期由于病灶的病理变化需要一定时间,粟粒样病灶不明显,胸透时易造成漏诊。因此,当疑为本病时,应早期强调早期拍片、早期诊断,并动态观察病情变化。

(2)亚急性或慢性血腥播散型肺结核 X 线常见两肺上、中、肺野对称分布的、大小不等、密度不同、分布不均、新老不等的点、片状病灶。

3)临床特点

(1)急性血行播散型肺结核起病急骤,以高热为主,可有寒战,衰弱等中毒症状。呼吸道症状可有干咳、气急、发绀及胸痛等,有时可伴有结核性脑膜炎。临床上常需与引起发热的其他疾病,如伤寒、败血症等鉴别。

(2)亚急性和慢性血行播散型肺结核 患者是否有临床症状与机体的抵抗力、细菌的数量、毒力的强弱有关。常由于细菌少,机体抵抗力强,患者通常无明显的全身中毒症状。少数患者因新的病灶形成或稳定病灶恶化,出现一定程度的中毒症状及呼吸道症状,但均较急性血行播散型肺结核轻得多。

3.继发型肺结核(Ⅲ型)

(1)形成多发生在成人,病程长,易反复。肺内病变多为含有大量结核分枝杆菌的早期渗出性病变,易进展,多发生干酪坏死、液化、空洞形成和支气管播散;同时多出现病变周围纤维组织增生,使病变局限化和瘢痕形成。病变轻重多寡相差悬殊,活动性渗出病变、干酪样病变和愈合性病变共存。因此,继发型肺结核 X 线表现特点为多种多样,一般为陈旧性病灶周围炎,多在锁骨上、下区,表现为中心密度较高而边缘模糊的致密影,也可为新出现的渗出性病灶,表现为小片云絮状阴影,也可呈肺段或肺叶分布的渗出性病变。痰结核分枝杆菌检查常为阳性。继发型肺结核含浸润性肺结核、纤维空洞性肺结核和干酪样肺炎等。

(2)X线征象　①浸润性肺结核:浸润渗出性肺结核病变和纤维干酪增殖病变多发生在肺尖和锁骨下,表现为小片状或斑点状阴影,可融合和形成空洞。渗出性病变易吸收,而纤维干酪增殖病变吸收很慢,可长期无改变;②空洞性肺结核:空洞形态不一。多由于渗出病变溶解形成洞壁不明显的、多个空腔的虫蚀样空洞;伴有周围浸润病变的新鲜的薄壁空洞,当引流支气管壁出现炎症半堵塞时,因活瓣形成,而出现薄壁的、可迅速扩大和缩小的张力性空洞以及肺结核球干酪样坏死物质排出后形成的干酪溶解性空洞。多有支气管播散病变,痰中经常排菌。X线表现为两肺上野大片密度较高、不均匀的阴影,其内可见蜂窝样透亮区,周围有散在的结核病灶(也称卫星病灶);③结核球:以增殖为主的病灶。主要由于机体抵抗力增强、合理化疗使渗出性病灶逐渐吸收消散,或遗留小的干酪样病灶经纤维包裹、钙化,成为纤维硬结病灶。X线常表现为斑片状、结节状、条索状、密度较高、边界清楚的阴影;遗留下的干酪样坏死灶,周围被纤维组织所包裹,其引流支气管阻塞,空洞内干酪物难以排出,凝集成球形病灶称"结核球"。其X线特点为密度较高但均匀,直径多小于3cm、边界清楚的球形病灶;④干酪样肺炎:多发生在机体免疫力和体质衰弱,又受到大量结核分枝杆菌感染的患者,或有淋巴结支气管瘘,淋巴结中的大量干酪样物质经支气管进入肺内而发生。表现为大叶性密度均匀毛玻璃状阴影,逐渐出现溶解区,呈虫蚀样空洞,可出现播散病灶,痰中能查出结核分枝杆菌;⑤纤维空洞性肺结核:病程长,反复进展恶化,空洞长期不愈,空洞壁逐渐变厚,病灶出现广泛纤维化,随机体免疫力高低起伏,病灶吸收与进展、修补与恶化,交替进行。病灶进展成为具有纤维化的空洞型肺结核,称为慢性纤维空洞性肺结核。多为肺部一侧或两侧单个或多个厚壁空洞,伴有支气管播散病灶及明显的胸膜增厚,并造成患侧胸廓塌陷,肋间隙变窄。由于肺组织纤维收缩使气管移向患侧,肺门抬高,肺纹呈垂柳状,肺底与膈胸膜粘连出现"天幕状"改变,纵隔移向患侧。邻近或对侧肺组织常发生代偿性肺气肿,常并发慢性支气管炎、支气管扩张、继发感染和慢性肺源性心脏病。当肺组织广泛破坏,纤维组织大量增生,可导致肺叶或全肺收缩(又称"毁损肺")。

(3)临床特点　此型肺结核的临床经过缓慢,症状迁延不愈,随着病灶的起伏及并发症情况的不同,症状发生变化,如无合并症,可仅表现慢性咳嗽,有时有活动后气短;但当合并有肺心病时,就可出现体循环淤血的表现。所以临床表现可多样性。此型肺结核是重要的传染源,应加强管理。

(4)结核性胸膜炎(Ⅳ型)。

(5)其他肺外结核(Ⅴ型)按部位和脏器命名,如骨关节结核、肾结核、肠结核等。

在诊断肺结核时,可按上述分类名称书写诊断,并应注明范围(左、右侧、双侧)、痰菌和初、复治情况。

综上所述,肺结核的演变过程,实际上就是人体的抵抗力与结核菌相互较量的过程。人体抵抗力强并接受合理化疗,而结核菌的致病力弱,病变可吸收消散,或者硬结钙化而趋于痊愈;反之,当人体抵抗力减低而又未能得到合理的抗结核治疗时,而结核菌致病力强,可引起肺组织干酪样坏死、液化、形成空洞。如果病情反复,恶化与修复交替发生,新旧病灶并存,将进一步发展,合并肺气肿、肺源性心脏病,甚至呼吸衰竭等。

三、临床表现

肺结核的症状和体征与疾病的分型、病期有一定的关系,所以临床表现多样化,典型表现常呈慢性经过,长期咳嗽、咳痰,有时咯血,伴有低热、盗汗、消瘦等全身中毒症状。有时患者无症状,仅于健康查体或就诊其他疾病时偶然发现。少数因突然咯血而就诊被确诊为肺结核。重者则可出现高热,甚至发展为败血症或呼吸衰竭。

(一)症状

1.全身症状可出现午后低热、乏力、食欲减退、体重减轻、盗汗等所谓结核中毒症状,女性可出现月经失调或闭经,少数患者可出现结节性红斑。当肺部病变急剧进展或播散时,常起病突然,持续高热、大汗、衰弱,可见于急性血行播散型肺结核、干酪性肺炎、结核性胸膜炎、结核性脑膜炎等情况。

2.呼吸系统症状常缺乏特异性:

(1)咳嗽和咳痰一般呈慢性咳嗽、咳痰,多为干咳或咳少量白色黏液痰。当继发感染时痰呈黏液性或黏液脓性,合并慢性支气管炎时,白色黏液痰量可增加。

(2)咯血是肺结核病的一个较常见的症状,1/3～1/2患者有不同程度的咯血。咯血量以痰中带血到大咯血不等,甚至危及生命。结核炎性病灶中的毛细血管扩张常引起痰中带血;小血管损伤或来自空洞的血管瘤破裂多引起中等量以上的咯血;有时硬结钙化的结核病灶可因机械性损伤血管或合并支扩而发生咯血。咯血的症状与咯血的量有关,但更重要的是与气道的通畅有关。对于大咯血的患者,要高度警惕血块阻塞大气道引起的窒息,此时患者咯血停止、出汗、烦躁不安、神色紧张、挣扎坐起、胸闷、气急、发绀,应立即进行抢救。大咯血有时也可导致失血性休克。

(3)胸痛当肺结核炎性病灶累及壁层胸膜时,相应部位的胸壁有针刺样痛。随深呼吸和咳嗽其胸痛加剧。

(4)胸闷、气短结核病引起严重毒血症及高热可出现呼吸频率加快。慢性重症肺结核时,呼吸功能减退,可出现渐进性呼吸困难,甚至发绀。并发气胸或大量胸腔积液时,则有急骤出现的呼吸困难,其呼吸困难的程度与胸腔积液、气胸出现的速度、气液量的多少有关。

(二)体征肺结核患者多呈无力型,营养不良;重症者可出现呼吸困难,多为混合型呼吸困难,可伴有发绀;高热者呈热病容。大部分患者呈扁平胸,当病灶小或位于肺组织深部,多无异常体征。若病变范围较大,患侧肺部呼吸运动减弱,叩诊呈浊音,听诊有时呼吸音减低,或为支气管肺泡呼吸音。因肺结核好发生在上叶的尖后段和下叶背段,故锁骨上下、肩胛间区叩诊略浊,咳嗽后闻及湿啰音,对诊断有参考意义。当肺部病变发生广泛纤维化或胸膜增厚粘连时,则患侧胸廓下陷,肋间隙变窄,气管移向患侧,叩诊浊音,而对侧可有代偿性肺气肿征。

四、实验室和其他检查

(一)结核菌检查痰中找到结核菌是确诊肺结核的依据

其检查方法有:①直接涂片法:适用于痰含菌量多时(每毫升1万～10万条以上)。此方法快速简便易行,抗酸染色较易掌握。②集菌法:收集12～24小时痰,检出率较高,每毫升含1000个结核菌便可获阳性结果。③培养法:较上述两种方法更为精确。当每毫升痰含100个结核菌可获阳性结果,但需时间较长。因为结核菌的生长缓慢,使用改良的罗氏培养基,通常需要4～6周才能获得结果,虽然培养较费时,但精确可靠,特异性强,并且可对培养菌株作药物敏感测定,为治疗患者特别是复治患者提供参考。将痰标本在体外用聚合酶链反应(PCR)

方法、使所含微量结核菌 DNA 得到扩增,用电泳法检出。40 个结核菌就可有阳性结果,而且快速、简便,还可作菌型鉴定,但时有假阳性或假阴性。

（二）影像学检查

胸部 X 线检查是早期发现肺结核,并对病灶部位、性质、范围以及治疗效果进行判断的重要检查方法。目前,在临床上有相当一部分肺结核是依据胸部 X 线来诊断的,因此,在诊断肺结核的同时,一定要排除其他肺部疾病,特别是注意与肺部肿瘤的鉴别,避免和减少误诊。常见的 X 线检查方法有透视、胸片、断层、特殊体位摄片如前弓位有利于肺尖的暴露。肺结核的常见 X 线表现有:①纤维钙化的硬结病灶:斑点、条索、结节状,密度较高、边缘清晰;②浸润性病灶:呈云雾状,密度较淡,边缘模糊等;③干酪性病灶:病灶密度较高,浓度不一;④空洞:为环形透亮区,有薄壁、厚壁等空洞。肺结核的好发部位多见于双肺上野、锁骨上下,其次为下叶背段、下叶后段,且有多种不同性质的病灶混合存在肺内的迹象。渗出性、增殖并渗出性、干酪性病灶、空洞,或动态观察好转和恶化均属于活动性病灶,是化疗的对象;而斑块、条索、硬结钙化、结节性病灶,经动态观察稳定不变的属于非活动性病灶。胸部 CT 检查对于发现微小或隐蔽病灶,如纵隔病变、肺脏被心脏掩盖的部分等,了解病变范围及组成,对诊断均有帮助。

（三）结核菌素试验

结核菌素是从生长过结核菌的液体培养基中提炼出来的结核菌的代谢产物,主要含有结核蛋白。临床上有旧结核菌素(OT)和结素的纯蛋白衍化物(PPD)。由于后者不产生非特异性反应,目前已被广泛应用。OT 是用 1∶2000 的稀释液 0.4ml(5IU),在左前臂屈侧作皮内注射,经 48～72 小时测量皮肤硬结直径,小于 5mm 为阴性,5～9mm 为弱阳性,10～19mm 为阳性反应,20mm 以上或局部发生水泡与坏死者为强阳性反应。PPD 0.1ml(5IU),仍作皮内注射,72 小时观察硬结,直径＞5mm 为阳性,临床诊断常采用 5IU,如无反应,可在一周后,再用 5IU(产生结素增强效应),如仍为阴性,可排除结核感染。结素试验阳性反应仅表示结核感染,并不一定患病。我国城市成年居民的结核感染率在 60％以上,故用 5IU 结素进行检查,其一般阳性结果意义不大。但如用高稀释度(1IU)作皮试呈强阳性者,常提示体内有活动性结核灶。结素试验对婴幼儿的诊断价值比成年人大,3 岁以下强阳性反应者,应视为有新近感染的活动性结核病,须给予治疗。

结素试验阴性反应除提示没有结核菌感染外,还见于:①结核菌感染后需 4～8 周才有变态反应充分建立;②在应用糖皮质激素等免疫抑制剂者,或营养不良及麻疹、百日咳等患者,结素反应也可暂时消失;③严重结核病和各种危重患者对结素无反应,或仅为弱阳性;④如淋巴细胞免疫系统缺陷(如淋巴瘤、白血病、结节病、艾滋病等)患者和老年人的结素反应也常为阴性。

（四）其他检查

血常规检查可无异常。但长期严重病例可有继发性贫血,合并感染时白细胞升高,急性血行播散型肺结核可出现白细胞减少或类白血病反应。血沉在活动性肺结核时常加快,但无特异性,血沉正常亦不能除外肺结核,如果血沉加快,可作为抗结核治疗疗效观察的指标之一。纤维支气管镜检查对于发现支气管内膜结核、了解有无肿瘤、吸取分泌物、解除阻塞或作细菌及脱落细胞检查,以及取活组织作病理检查等,均有重要诊断价值。浅表淋巴结活组织检查,有助于结核病的诊断与鉴别诊断。

五、诊断

诊断依据包括：①全身结核中毒症状、呼吸系统症状、体征；②X线检查为诊断、分型、确定病灶活动性、部位、范围等提供重要依据，尤其是早期无症状的肺结核，X线的诊断更为重要；③痰菌阳性是确诊肺结核的依据，也是观察疗效，确定传染性，随访病情的重要指标。④结核菌素试验、血沉等检查对诊断具有参考意义。

在临床诊断工作中，诊断包括四个部分，即肺结核类型、病变范围及空洞部位、痰菌检查、活动性及转归。

（一）肺结核分型见前。

（二）病变范围及空洞部位按右、左侧，分上、中、下肺野记述。右侧病变记在横线以上，左侧病变记在横线以下。一侧无病变者，以"（一）"表示。以第二和第四前肋下缘内端水平将两肺分为上、中、下肺野。有空洞者，在相应肺野部位加"O"号。

（三）痰结核菌检查痰菌阳性或阴性，分别以（＋）或（一）表示，以"涂"、"集"、"培"分别代表涂片、集菌和培养法。患者无痰或未查痰时，注明"无痰"或未查。

（四）活动性及转归在判定肺结核的活动性及转归时，可综合患者的临床表现、肺部病变、空洞及痰菌等情况决定。

1. 进展期　新发现的活动性病变；病变较前增多、恶化；新出现空洞或空洞增大；痰菌阳转。凡具备上述一项者，即属进展期。

2. 好转期　病变较前吸收好转；空洞缩小或闭合；痰菌减少或阴转。凡具备上述一项者，即属好转期。

3. 稳定期　病变无活动性；空洞关闭，痰菌连续阴性（每月至少查痰一次），均达6个月以上。若空洞仍然存在，则痰菌需连续阴性一年以上。

六、鉴别诊断

肺结核的临床表现和胸部X线表现可酷似任何肺部疾病，容易误诊。因此，必须详细搜集临床、实验室和辅助检查资料，进行综合分析，并根据需要可采取侵袭性诊断措施，必要时允许进行有限期的动态观察，以资鉴别。

（一）肺癌

肺癌的临床表现形式多样化，是常见的易于肺结核相混淆的疾病之一。肺癌多发生在40岁以上男性，有长期重度吸烟史，无全身中毒症状，可出现刺激性咳嗽，持续和间断性痰中带血，明显胸痛和进行性消瘦。行纤支镜检、痰结核菌检查、胸部CT等可资鉴别。中央型肺癌应与肺门淋巴结结核相鉴别，其X线特点为肺门附近肿块阴影，边界常不规则，有分叶、毛刺。周围型肺癌多呈球形病灶或分叶状块影，有切迹或毛刺，如发生癌性空洞，其特点为壁较厚，内壁凹凸不平，成偏心性，易侵犯胸膜而引起胸腔积液，应与结核球相鉴别。细支气管肺泡癌呈两肺大小不等的结节状播散病灶，边界清楚，密度较高，随病情进展病灶逐渐增大，应与血行播散型肺结核鉴别。

（二）肺炎细菌性肺炎

常有发热、咳嗽、胸痛和肺内大片炎性病灶，须与干酪性肺炎相鉴别。其特点：常见于身体健康的中青年，起病急骤，呈稽留热，可有口唇疱疹，咳铁锈色痰，痰培养肺炎球菌等病原菌阳性,痰中无结核菌,在有效抗生素治疗下,一般在3周左右肺部炎症完全消失。干酪性肺炎多见于有结核中毒症状、慢性咳嗽、咳痰的基础上,胸部X线可见病灶多在双肺上叶,以右上叶多见,大片密度增高的渗出病灶,密度不均,可有虫蚀样空洞,周围可见卫星病灶,痰中易找到结核菌,抗结核治疗有效。对于可引起肺部淡薄渗出性病灶的支原体肺炎、过敏性肺炎等也应与早期浸润型肺结核相鉴别。支原体肺炎常出现乏力、低热、肌痛,约半数患者无症状,X线可呈肺部多种形态的渗出性病灶,以肺下野多见,可在3~4周自行消散,约2/3患者冷凝集试验阳性。过敏性肺炎的肺部浸润性阴影呈游走性,血嗜酸性粒细胞升高有助诊断。而浸润型肺结核可有轻度的咳嗽、咳痰或无症状或仅以咯血为首发症状而就诊,其X线特征多见双肺上叶尖后段,呈云雾状、片絮、边界模糊不清的浸润性病灶。

(三)肺脓肿

肺脓肿引起的空洞常需与浸润型肺结核并空洞时相鉴别。患者有高热,呈弛张热型,在病程的10~14日剧咳后出现大量脓臭痰是其特征,胸部X线病变多见于下叶背段及后段,可见周围环绕着浓密渗出性病灶的向心性空洞,内壁光滑,病灶周围边界不清,抗生素治疗有效。而浸润型肺结核并空洞继发感染时,一般无明显的急性起病过程,全身中毒症状不明显,多为黏液痰或黏液脓性痰,病灶多见于双肺上叶,周围有卫星病灶,痰结核菌阳性等可资鉴别。

(四)慢性支气管炎

慢性支气管炎患者的慢性咳嗽、咳痰、气短等症状酷似慢性纤维空洞型肺结核。但前者X线检查仅表现肺纹理增多、增粗、紊乱,痰中可培养出一般革兰阳性和阴性菌,无结核菌。而慢性纤维空洞型肺结核除了上述慢性咳嗽、咳痰、气短等症状外,可出现咯血、消瘦、低热。胸部X线可见双肺上野体积缩小、密度不均、肺门上抬、胸膜肥厚、厚壁空洞等结核病灶,且痰结核菌检出率高。

(五)支气管扩张

支气管扩张的特点是慢性咳嗽、大量脓痰和反复咯血,须与慢纤洞型肺结核相鉴别。但支气管扩张胸部X线平片多无异常发现或仅见双肺下野肺纹理增粗或典型的蜂窝状、卷发状阴影,痰结核菌阴性,胸部CT和支气管造影检查可以确诊。而慢性纤维空洞型肺结核痰结核菌阳性率高,胸部X线有其特征性改变有利鉴别。

(六)其他发热性疾病

如伤寒、败血症、白血病、纵隔淋巴瘤等应与结核病相鉴别。特别是在急性血行播散型肺结核的早期,肺部的粟粒样病灶小而密度淡薄,胸透不易发现,易于混淆,应高度重视,早期诊断。如伤寒早期时应注意和血行播散型肺结核鉴别,其特点为稽留高热,相对缓脉,玫瑰疹,血清伤寒凝集试验阳性,血、粪伤寒杆菌培养阳性;纵隔淋巴瘤和结节病应注意与肺门淋巴结结核鉴别。淋巴瘤患者可有发热,常有浅表淋巴结肿大,有时肝脾肿大,活组织检查可确诊;结节病肺门淋巴结肿大多为双侧对称性,不发热,结核菌素试验弱阳性,血管紧张素转换酶活性测定阳性,活组织检查有助确诊。

七、并发症

肺结核的并发症常见的是慢纤洞型肺结核并发肺气肿,可引起自发性气胸,亦可导致肺源性心脏病、心功能不全和呼吸功能不全。肺部干酪性病灶破溃到胸膜腔,可引起脓气胸。

渗出性结核性胸膜炎如治疗不当或治疗不及时,形成干酪样病灶,最终形成结核性脓胸。肺结核病灶的纤维化,可造成支气管的扭曲变形。引起支气管扩张而咯血。

八、预防

(一)控制和消灭传染源

控制和消灭传染源是肺结核预防的中心环节。排菌的肺结核患者是主要传染源,治疗和管理这些患者是肺结核预防成功与否的关键。

(1)早期发现,彻底治疗患者应在人群中,特别是在易感人群中进行定期健康查体,胸部X线检查,以早期发现患者,使控制及消灭传染源成为可能。对因症状就诊的可疑肺结核患者应及时进行痰结核菌、胸部X线检查,一经查出,就应给予正规合理治疗,定期随访,使疾病彻底治愈,有助于消灭传染源,切断播途径及改善疫情。

(2)化学药物预防开放性肺结核患者家庭中结素试验阳性且与患者密切接触的成员,结素试验新近转为阳性的儿童,以及患非活动性结核病而正在接受长期大剂量皮质激素或免疫抑制剂者,可服用异烟肼(每日 5mg/kg)半年至一年,以预防发生结核病。为了早期发现药物引起的肝功能损害,在服药期间宜定期复查肝功能。

(3)管理患者,切断传染途径建立和健全各级防痨组织是防治结核病工作的关键环节。WHO 于 1995 年提出"控制传染源"和"监督治疗＋短程化学治疗"(directly observed treatment＋short course chemotherapy,DOTS)的战略,有助于增进医患双方合作,对非住院患者实行经济、统一、制度化的全面监督化学治疗。抓紧对结核病的流行情况、防治规划、宣传教育工作,使人民群众对结核病的传染途径、临床表现等有一定认识,提高全民的预防意识。组织专业人员对肺结核患者进行登记,掌握病情,加强管理。定期随访,动态观察病情变化,监督化疗方案的切实执行,加强消毒隔离,卫生教育,防止传染他人。正如世界卫生组织指出的那样"结核病控制工作是一项最符合成本效益原则的公共卫生干预活动(DO 髑)",只要正确实施以"短程督导化疗"为主的一系列结核病控制措施,就能有效地控制其流行。

(二)卡介苗接种

卡介苗(BCG)是活的无毒力牛型结核菌疫苗。接种卡介苗可使人体产生对结核菌的获得性免疫力,提高其对结核病的抗病能力。接种对象是未受感染的人,主要是新生儿、儿童和青少年。已受结核菌感染的人(结素试验阳性)不必接种,否则有时会产生某种程度的反应(Koch 现象)。

卡介苗并不能预防感染,但能减轻感染后的发病和病情。新生儿和婴幼儿接种卡介苗后,比没有接种过的同龄人群结核病发病率减少 80％左右,其保护力可维持 5～10 年。卡介苗的免疫是"活菌免疫"。接种后,随活菌在人体内逐渐减少,免疫力也随之减低,故隔数年后对结素反应阴性者还须复种。复种对象为城市中 7 岁,农村中 7 岁及 12 岁儿童。卡介苗的免疫效果是肯定的,但也是相对的。初种和复种后均应进行结素阳转检测,阴性者复种。

九、治疗

结核病治疗中的关键问题在于化学药物的应用。抗结核治疗适用于所有的活动性肺结核患者。其目的:是在最短的时间内提供最安全和最有效的方法。治疗的目标包括:①杀菌以达到控制疾病,临床细菌学转阴;②防止耐药以保证药效;③灭菌以杜绝和防止复发。目前认为化疗不仅是治疗肺结核病的手段,而且还是消灭传染源、控制结核病流行的重要措施。同时根据患者的病情,必要时亦可选用手术,并给予对症支持治疗以提高患者的抗病能力。

(一)化学治疗

1. 抗结核药物　对于结核病的治疗理想的抗结核药物应在血液中能达到有效的血药浓度,渗入吞噬细胞内、浆膜腔和脑脊液中,具有高效的杀菌、抑菌作用,毒副作用小,使用方便,价格便宜。目前临床中常用抗结核药物约有十余种、其种类、剂量与主要毒副作用详见表3-9-1。

表3-9-1　常用抗结核药物成人剂量与主要毒副作用

药名	缩写	每日剂量(g)	间歇疗法一日量(g)	致菌作用机制	主要不良反应
异烟肼	H,INH	0.3	0.6～0.8	DNA合成	周围神经炎、偶有肝功能损害
利福平	R,RFP	0.45～0.60	0.6～0.9	mRNA合成	肝功能损害、过敏反应
链霉素	S,SM	0.75～1.00	0.75～1.00	蛋白质合成	听力障碍、眩晕、肾功能损害
吡嗪酰胺	Z,PZA	1.5～2.0	2～3	吡嗪酸抑制	胃肠道不适、肝功能损害、高尿酸血症、关节痛
乙胺丁醇	E,EMB	0.75～1.00	1.5～2.0	RNA合成	视神经炎
对氨基水杨酸钠	P,PAS	8～12	10～12	中间代谢	胃肠道不适、过敏反应、肝功能损害
丙硫异烟胺	1321TH	0.50～0.75	0.5～1.0	蛋白质合成	听力障碍、眩晕、肾功能损害
卡那霉素	K,KM	0.75～1.00	0.75～1.00	蛋白质合成	听力障碍、眩晕、肾功能损害
卷曲霉素	Cp,CPM	0.75～1.00	0.75～1.00	蛋白质合成	听力障碍、眩晕、肾功能损害

注：＊体重＜50kg用0.45g;≥50kg用0.6g;S,Z,Th用量亦按体重调节;△老年人每次0.75g;＊＊前2个月25mg/kg,其后减至15mg/kg;＊＊＊每天分2次服用(其他药均为每天1次)。

1982年,世界卫生组织通报第25届国际防痨会议推荐其中六种为主要抗结核药物,即异烟肼、利福平、链霉素、吡嗪酰胺、乙胺丁醇和氨硫脲,血液中(包括巨噬细胞内)的药物浓度在常规剂量下达到最低抑菌浓度的20倍以上才能起杀菌作用,否则仅起抑菌作用。异烟肼,利福平常规剂量细胞内外都能达到此要求,对代谢活跃,生长繁殖旺盛的结核菌群(如A群)有消灭作用,称为全杀菌剂;链霉素只能杀灭细胞外、碱性环境中的结核菌;吡嗪酰胺只能杀灭细胞内、酸性环境中的结核菌,故均称为半杀菌剂-但利福平、吡嗪酰胺对代谢低下、生长繁殖迟缓的顽固菌群(如B、C群)具有杀灭作用。乙胺丁醇、氨硫脲、对氨基水杨酸钠等均为抑菌剂。

(1)异烟肼(isoniazid,H)　其最低抑菌浓度(MIC)在0.02～0.05mg/mL之间,具有杀菌力强,可口服,不良反应少,价廉等优点。能渗入组织、通过血—脑屏障,杀灭细胞内外的代谢活跃、连续繁殖或近于静止的结核菌。剂量:成人每天300mg(或每天4～8mg/kg)一次口服,小儿5～10mg/(kg·d)(每天不超过300mg)。对结核性脑膜炎或急性血行播散型肺结核,剂量可加倍,可静脉用药。异烟肼与维生素B_6结构相似,二者在体内可能是同一酶系统的竞争剂或排泄竞争剂,故异烟肼的毒性反应可用维生素B_6治疗,但一般剂量的异烟肼不宜同时应用维生素B_6,以免降低前者疗效。异烟肼主要在肝内代谢,通过乙酰化而灭活,常规剂量很少发生不良反应,偶见周围神经炎、中枢神经系统中毒(抑制或兴奋)、肝损害等。单用本品3个月,约70%痰菌耐药。

(2)利福平(rifampin,R) 及其他利福霉素衍生物:是广谱抗生素,本品对细胞内外代谢旺盛和偶尔繁殖的结核菌(A、B、C 菌群)均有杀灭作用,常与异烟肼联合应用,它有一定的生物膜通透性,但比异烟肼差。剂量:空腹每天1次450～600mg。本品主要在肝内代谢,由胆汁排泄,主要毒副反应为消化道不适、流感样综合征,肝功能异常。动物实验有致畸作用,故妊娠早期妇女忌用。利福喷汀为长效抗结核药,抗菌作用平均为利福平的5～6倍,但半衰期长达30小时,每周口服一次400～600mg;利福布汀对耐利福平的结核菌有作用,主要对细胞内分枝杆菌可能有抗菌作用,每天50～300mg 口服。

(3)吡嗪酰胺(pyrazinamide,Z) 该药在酸性环境中对结核菌有杀菌作用。药物在巨噬细胞中具有抗菌活性。剂量:1500mg/d,分三次口服,当血药浓度维持在30～60μg/ml,它能很好地渗透到许多组织,包括脑脊液中。副作用:重要的是肝损害、高尿酸血症、关节痛,胃肠道不适偶见。

(4)链霉素(streptomycin,s) 该药在碱性环境中具有较强的杀菌作用,对细胞内的结核菌作用较小。杀菌机制是通过干扰结核菌酶的活性,阻碍蛋白合成。剂量:成人 lg/d,肌注,对于老年人或有肾功能减退者可用0.50～0.75g/d,间歇疗法为每周2次,每次肌注 1g,孕妇慎用。其主要副作用为耳毒性,表现为眩晕、耳鸣、耳聋;还有肾毒性,肾功不全者慎用或不宜使用。耳毒性和肾毒性的危险性与蓄积剂量和高峰血药浓度两种因素有关。其他过敏反应有皮疹、剥脱性皮炎、药物热等。

(5)乙胺丁醇(ethambutol,E) 对结核菌有抑菌作用,与其他抗结核药联用时,可延缓细菌对其他药物耐药性的出现。对生物膜的通透性差,脑脊液中药物浓度不及血浓度的10%,但近5年来有人报告巨噬细胞内外乙胺丁醇浓度相近。剂量25mg/kg,每天1次口服,8周后改为每天15mg/kg,毒副反应主要是视神经损害,剂量过大可引起球后视神经炎、视力减退、视野缩小、中心盲点等,停药后多可恢复。本品可能有致畸作用:有时可发生胃肠道不适。

(6)对氨基水杨酸钠(sodiumpam-aminosabcylate,P) 也是一种抑菌剂,与其他抗结核药物联用可延缓对这些药物发生耐药性。作用机制为在结核菌叶酸合成过程中与对氨苯甲酸(PA-BA)竞争,影响结核菌的代谢。剂量:成人 8～12g/天,分2～3次口服。静脉滴注时应避光。常见的不良反应有食欲减退、恶心、呕吐、腹泻等。如胃肠道反应严重可改为饭后服用。

由于抗结核药的作用不同,分为杀菌药物和抑菌药物。杀菌药物又可分为:①杀菌剂:对代谢活跃,生长繁殖旺盛的结核菌群(如 A 菌群)具有杀灭作用,如异烟肼(INH),利福平(RFP)、链霉素(SM),吡嗪酰胺(PZA)等。既能杀灭细胞内又能杀灭细胞外结核菌的药物,称全价杀菌剂,如 INH、RFP。若只能杀灭细胞外,碱性环境的抗结核菌剂(如 SM),或只能杀灭细胞内,酸性环境的抗结核药(如 PZA),均称为半价杀菌剂。②灭菌剂:对代谢低下,生长繁殖迟缓的顽固菌群(如 B、C 菌群)具有杀菌作用,如 RFP、PZA 等。RFP 是全价杀菌剂。又是灭菌剂,短程化疗必须包含 RFP。抑菌药物包括:对氨基水杨酸钠(PAS)、乙胺丁醇(EMB)、氨硫脲(TBl)、乙硫异烟胺等。

2.化疗方法化疗的原则 早期、联合、规律、足量、全程。合理化疗是缩短传染期、降低死亡率、感染率及患病率的一个根本性的措施。早期治疗是指一旦结核病确诊,应立即给予药物治疗,及早控制病情;联合用药是依据不同药物对结核菌的不同作用机制,从不同的环节阻止结核菌的生长、繁殖,加强疗效,同时可延缓耐药性的产生;规律用药是指患者必须严格遵照化疗方案规定的用药方法,坚持用药,不能随意调整和停用药物,以免影响疗效,产生耐药菌;抗结核药物具有杀菌和抑菌作用,但同时具有一定的毒副作用,所以对于不同个体、不同病情的患者选择用药量可达到最大限度地杀灭结核菌,同时毒副作用又最小,这是一个理想的、合适的剂量;全程是指患者必须遵照方案所定的疗程坚持治疗,短程化疗通常为6~9个月。化疗的最终目标是:早期杀菌、最终灭菌,防止耐药产生。为此临床上不断改革化疗方法,以求达到此目标。

(1)"标准"化疗(常规化治疗或长程化疗)与短期化疗 "标准"化疗以 INH、SM 为基础,加用 PAS 或 EMB,每日给药,疗程多采用12~18个月。因疗程太长,患者常常难以坚持全程治疗。短程化疗方案必须含有两种或两种以上的杀菌剂,以 INH、RFP 为基础。在强化阶段,若加用 PZA,疗程6个月,若加用其他抑菌剂(如 EMB),不用 PZA,疗程为9个月,强化阶段每天用药,巩固阶段不用 PZA。可以间歇用药,亦可每天用药。

(2)间歇疗法 结核菌短时间(12~24小时)接触抗结核药物可使细胞生长延缓,繁殖抑制。因此,有规律地每周3次用药,能达到每天用药的效果。在前1~3个月强化阶段每日用药,其后巩固阶段采用间歇给药。

(3)督导化疗 抗结核治疗的重要环节是患者应将药物服用,促进和检测按方案用药对治疗获得成功至关重要。由于用药时间长,患者往往不能坚持,所以应加强宣传,使患者理解坚持治疗的重要性,取得患者的合作。应常规地询问所有患者坚持服药的情况,抽检血液及数药片均可监测患者用药情况。这些都是化疗中应随时掌握的情况,以保证化疗的实施。

3.化疗方案

(1)初治 应该治疗而从未经过抗结核药物治疗者或化疗未满1个月者为初治者。初治化疗方案国内常用的有:①强化阶段用异烟肼、利福平、吡嗪酰胺及链霉素(或乙胺丁醇),每日用药,共2个月。②巩固阶段4个月只口服异烟肼、利福平。即2HRZS(或 E)/4HR,斜线上方为强化阶段,下方为巩固阶段,药物前的数字为用药月数,也可在巩固阶段每周用药3次,即2HRZS/4H3R3,右下角数字为每周用药次数。或用 $2S_3$(或 E_3)$H_3R_3Z_3/4H_3R_3$。

(2)复治 凡有下列情况之一者均应复治:①初治失败或正规化疗已超过6个月,痰菌仍为阳性,病灶恶化者。②临床治愈后复发者。③不正规治疗累计超过3个月者。复治病例应该选择联用敏感药物。根据以往的治疗方案,调整用药,组成最有效或最佳治疗方案进行复治。复治病例应该选择联用敏感药物。复治方案的制订:④初治是用 2SHP/10HP(标准化疗方案),规则治疗、全程治疗后,痰菌仍为阳性,病灶具有活动性,估计仍对化疗药物敏感,只是疗程还不够长,故可用此方案继续治疗到18个月。⑤初治时虽用标准化疗方案,但治疗不正规,痰菌阳性,病灶仍具活动性或恶化扩展,估计结核杆菌对标准化疗方案中的诸药均已耐药,可换用 2HRZE/7HRE 或 $2S_3H_3R_3Z_3E_3/6H_3R_3E_3$。慢性排菌者可用敏感的一线与二线药联用,如卡那霉素、丙硫异烟胺、卷曲霉素等。

(二)对症治疗

1.毒性症状 结核病患者的结核中毒症状在有效的抗结核治疗1~2周内多可消退,无需特殊处理。如中毒症状较重,急性血行播散型肺结核、结核性脑膜炎、干酪性肺炎、结核性胸膜炎有大量积液时,可在使用有效抗结核药的同时加用糖皮质激素。常用泼尼松每天15~20mg,分3~4次口服,以减轻炎症和过敏反应,促进渗液吸收,减少胸膜粘连发生。毒性症状减退后,泼尼松剂量递减至6~8周停药。不能单独使用糖皮质激素,否则会导致结核扩散。

2.咯血 肺结核患者1/3~1/2有咯血史,由于咯血可致窒息、失血性休克和病灶播散,甚至危及生命,故应予高度重视。患者安静休息,消除紧张情绪,可使小量咯血自行停止。过度紧张者可用小量镇静剂,剧咳者可用喷托维林 12.5～25ml 每天 3 次,必要时可用可待因 15mg/次,每天 1～3 次,年老体弱、肺功能不全者,慎用强镇咳剂,以免抑制咳嗽和呼吸中枢,患者应卧床休息,咯血多时取患侧卧位,轻轻将气管内存留的积血咳出。须严密监护,防止大咯血而窒息。

　　止血药物对大咯血的止血作用尚不肯定,此类药物有维生素 K₁、氨基己酸、酚磺乙胺、氨甲苯酸等。脑垂体后叶素为血管收缩剂,可使肺血管收缩,肺循环血流量减少而起止血作用,一般用 10 单位稀释于 20～40ml 葡萄糖液或等渗盐水中缓慢静脉注射,也可用 10～20 单位加入 5％葡萄糖液 500ml 内缓慢滴注,其主要不良反应有恶心、面色苍白、心悸、头痛及腹痛,有便意。高血压、心脏病及孕妇慎用或忌用。普鲁卡因和酚妥拉明为血管扩张剂,可降低肺循环压力,一般用普鲁卡因(2％)溶液 4ml 加入 20～40ml 葡萄糖液中静脉缓推,或用 6ml 加入 5％葡萄糖液 300～500ml 中静滴,适用于脑垂体后叶素禁忌证者,但须做皮试后再用,酚妥拉明用法为 10～20mg 加入 5％葡萄糖 500nd 中静滴,每天 1 次,可连用 5～7 天,应反复监测血压。失血较多或反复咯血不止者,可小量多次输新鲜血。

　　咯血不止者可行纤维支气管镜下止血。在确定出血部位后,用肾上腺素海绵压迫或填塞,也可用 Fogarty 导管气囊压迫止血,或用冷等渗盐水灌洗。支气管动脉造影发现出血部位后,向病变血管内注入可吸收的明胶海绵栓塞,有治疗作用。对出血部位明确,上述方法无效,双侧肺无活动性病变、无禁忌证者,可行肺叶或肺段切除术。

　　窒息是大咯血主要致死原因之一,表现为面色苍白、冷汗、烦躁、发绀,咯血过程中咯血突然停止,患者感胸闷、气急、大汗淋漓、恐怖面容,逐渐神志不清,呼吸停止。遇此情况,应当机立断,争分夺秒进行抢救:①立即头低脚高位,做体位引流;②充分给氧;③吸引清除咽喉部积血;④必要时作气管插管或气管切开。

(孙海燕)

第十节　肺不张

　　肺不张(atelectasis)系指一个或多个肺段或肺叶的容量或含气量减少。由于肺泡内气体吸收,肺不张通常伴有受累区域的透光度降低,邻近结构(支气管、肺血管、肺间质)向不张区域聚集,有时可见肺泡腔实变,其他肺组织代偿性气肿。肺小叶、段(偶为肺叶)之间的侧支气体交通可使完全阻塞的区域仍可有一定程度的透光。

　　肺不张可分为先天性或后天获得性两种。先天性肺不张是指婴儿出生时肺泡内无气体充盈,临床上有严重的呼吸困难与发绀,患儿多在出生后死于严重的缺氧。临床绝大多数肺不张为后天获得性,为本章讨论的重点。

一、病因和发病机制

　　根据累及的范围肺不张可分为段、小叶、叶或整个肺的不张,亦可根据其发生机制分为阻塞性(吸收性)和非阻塞性,后者包括粘连性、被动性、压迫性、瘢痕性和坠积性肺不张。大多数肺不张由叶或段的支气管内源性或外源性的阻塞所致。阻塞远端的肺段或肺叶内的气体吸收,使肺组织皱缩,在胸片上表现为不透光区域,一般无支气管空气征,又称吸收性肺不张。若为多发性或周边的阻塞,可出现支气管空气征。非阻塞性肺不张通常由疤痕或粘连所致,表现为肺容量的下降,多有透光度降低,一般有支气管空气征。疤痕性(挛缩性)肺不张来自慢性炎症,常伴有肺实质不同程度的纤维化。此种肺不张通常继发于支气管扩张、结核、真菌感染或机化性肺炎。

粘连性肺不张有周围气道与肺泡的塌陷,可为弥漫性(如透明膜病)、多灶性(如手术后以及膈肌运动障碍所致的微小肺不张与亚段肺不张)或叶、段肺不张(如肺栓塞),其机制尚未完全明确,可能与缺乏表面活性物质有关。

压迫性肺不张系因肺组织受邻近的扩张性病变的推压所致,如肿瘤、肺气囊、肺大泡,而松弛性(被动性)肺不张由胸腔内积气、积液所致,常表现为圆形肺不张,盘状肺不张较为少见,其发生与横膈运动减弱(常见于腹腔积液时)或呼吸动度减弱有关。

(一)支气管阻塞(bronchialobstruction)

叶、段支气管部分或完全性阻塞可引起多种放射学改变,其中之一为肺不张。阻塞的后果与阻塞的程度、病变的可变性、是否有侧支气体交通等因素有关。引起阻塞的病变可在管腔内、外或管壁内(见表3—10—1)。

当气道发生阻塞后,受累部分肺组织中的血管床开始吸收空气,使肺泡逐渐萎陷。在既往健康的肺脏,阻塞后 24 小时空气将完全吸收。因为氧气的弥散速率远远高于氮气,吸入 100% 纯氧的患者在阻塞后 1 小时即可发生肺不张,空气吸收使胸腔内负压增高,促使毛细血管渗漏,液体潴留于不张肺的间质与肺泡中,此种情况类似"淹溺肺"。但支气管的阻塞并非一定引起肺不张,如果肺叶或肺段之间存在良好的气体交通,阻塞远端的肺组织可以保持正常的通气,甚至可以发生过度膨胀。

表 3—10—1　引起阻塞性肺不张的基础病因

大气道阻塞	纵隔纤维化
内源性阻塞	主动脉瘤
支气管肺癌	心脏长大
支气管类癌	小气道阻塞
腺样囊性瘤	粘液纤毛清除功能受损
转移瘤	胸腔或腹腔疼痛、创伤、手术
支气管良性肿瘤	中枢神经抑制
炎症	使用呼吸抑制药物
结核和真菌感染(支气管内肉芽肿,结石、	抗胆碱能药物
支气管狭窄)	全身麻醉
结节病	气管插管
其他	机械通气气体未湿化
吸入异物、食物,胃内容物	吸入高浓度氧
气管导管移位	吸烟
粘液栓	慢性阻塞性肺病
支气管扭曲	哮喘
支气管切开	慢性支气管炎
淀粉样变	闭塞性细支气管炎
Wegener 肉芽肿	囊性纤维化
外源性阻塞	急性感染
支气管肺癌压迫或侵犯	急性支气管炎与细支气管炎
肺门淋巴结肿大	肺炎
纵隔肿块	

临床上黏液性或黏液脓性痰栓引起的支气管阻塞和随后的肺叶、段或全肺不张较为常

见。痰栓多位于中央气道,形成均一的肺叶、段透光度降低,可有或没有支气管空气征。如果周围气道有痰栓存在,则无气体的肺实质可显露出中央气道的支气管空气征。手术后肺不张是最常见的阻塞性肺不张,大手术后的发生率约5%。这类患者通常有慢性支气管炎、重度吸烟或手术前呼吸道感染的病史。其他易患因素包括麻醉时间过长、上腹部手术、术中和术后气道清洁较差,以及黏液纤毛系统清除功能受损。此种患者多在术后24～48小时出现发热、心动过速与呼吸急促。咳嗽有痰声但咳嗽无力,受累区域叩呈浊音,呼吸音降低。纤维支气管镜检查常可见相应支气管有散在的黏液栓。患者常继发感染,若在支气管完全堵塞之前发生感染,则可因肺实变而不致形成完全性的肺不张。偶在神经疾患时由于呼吸肌无力或昏迷状态形成黏液栓而致肺不张。此时咳嗽无力是主要因素,而呼吸道感染常为易患因素。慢性化脓性支气管炎患者偶可因黏稠的分泌物形成栓子而发生肺不张。

胸壁疾病所致肺不张常发生于受累侧的下肺。多根肋骨骨折形成连枷胸可显著影响同侧肺清除分泌物的能力,而单根骨折若错位明显,同样可因疼痛而抑制呼吸造成肺不张,特别见于分泌物较多的慢性支气管炎患者。胸部外伤引起肺不张的其他原因还包括支气管内的血凝块堵塞或支气管裂伤:

支气管哮喘患者急性发作时细支气管可形成活瓣样阻塞,导致广泛的双侧肺过度膨胀,但偶尔黏稠的黏液栓亦可引起段或叶的不张。此种情况多见于儿童。一般通过抗哮喘治疗即可奏效,但有时可能需要紧急的支气管镜吸出痰栓:成年哮喘患者若发生肺不张,常提示有变应性支气管肺曲霉菌病所致黏液嵌塞的可能性。

黏液黏稠病(胰囊性纤维变性)的晚期亦可因黏液栓引起肺不张。

(二)异物吸入(aspiration offoreignbodies)

异物吸入主要见于婴幼儿,常见吸入物为花生、瓜子,糖果、鱼刺、笔帽等等,偶见于带假牙或昏迷、迟钝的老年人,工作时习惯将小零件、小工具含在口中亦可吸入。面部创伤,特别是车祸伤,亦可吸入碎牙。

儿童吸入异物常有明确的吸入史。吸入当时有突发的呛咳或说话时咳嗽,随后有数分钟到数月的无症状期。此后患儿有慢性咳嗽、气紧,常可闻及喘息或喘鸣,可咳脓痰。有机性异物可迅速产生严重的咽－气管－支气管炎,有发热与中毒症状。由于医生未能想到吸入的可能,或所提的问题不当,常常不能搜集到异物吸入的病史,如果无症状间隙期太长,更不易将症状与吸入史联系起来。

体格检查所见与阻塞的程度有关,也取决于异物是固定的还是活动的。异物形成部分开启的活瓣时,可闻及喘鸣,但很少有其他异常发现。由于患侧过度充气,气管和心尖可向健侧移位,受累区域呈过清音,呼吸音降低,可闻及吸气性或呼气性喘鸣。如有肺不张或阻塞性肺炎,气管和心尖搏动可向患侧移位。此时患侧胸廓变小,语颤降低,吸气时肋间隙内陷,叩诊呈浊音,触觉语颤降低,呼吸音降低或消失。受累肺可有吸气性湿啰音。通过查体要分辨肺不张、阻塞性肺炎还是胸腔积液常常比较困难。

胸片有相当大的诊断价值,如果异物不透X线,胸片即可明确诊断并定位。若为透过X线异物,则平片上的阻塞性病变或其他的放射学改变亦可提示异物所在。支气管内活瓣性病变所致的阻塞性肺过度充气是最常见的放射学改变。整叶的不张一般由完全性阻塞所致,但并不常见,如果阻塞部位在主支气管,整侧肺均可塌陷。依据阻塞的程度,可表现为复发性肺炎、支气管扩张或少见的肺脓肿。CT检查对明确异物的存在及其性质和部位价值更大。

如果临床上初步考虑为支气管内异物,应通过支气管镜检查证实,通过支气管镜检常常也能达到治疗的目的。大多数异物在镜下可以看到,某些植物性异物由于引起明显的炎症反应,可隐藏于水肿的黏膜下而不易发现。

(三)肿瘤性支气管狭窄(neoplastic bronchialstenosis)

肺不张和阻塞性肺炎是中央型支气管肺癌最常见的放射学征象。同时也有相当数量的肺不张由支气管肺癌引起。完全性支气管阻塞主要见于鳞癌和大细胞未分化癌,而腺癌和小细胞癌较为少见。典型的患者为中老年男性,有多年重度吸烟史,常有呼吸道症状如咳嗽、咯血、咳痰、胸痛和气短。胸片可见肺门增大,纵隔增宽。在某些病例肿瘤体积较大,形成"S"征。支气管抽吸物或刷片作细胞学检查或支气管活检对于明确肿瘤所致的肺不张有极高的诊断价值,然而上叶不张由于纤支镜操作的不便常不易窥见。支气管肺癌经皮肺穿刺或纵隔镜检查亦可得到阳性结果,特别是有肺门增大或锁骨上淋巴结肿大时,后者还可直接活检。

肺内转移性肿瘤偶亦侵及支气管使其阻塞。支气管镜检常有阳性发现,痰细胞学检查可发现肿瘤细胞,但不易与支气管肺癌鉴别诊断。肾上腺样瘤为支气管内转移的常见原因。肿瘤转移时亦可因肿大的淋巴结压迫支气管而致肺不张:

支气管腺瘤恶性程度相对较低,主要来自支气管黏液腺。90%的支气管腺瘤为类癌,细胞来源似乎为嗜银细胞而非起源于腺体。黏液腺肿瘤包括柱状瘤(腺样囊性癌),黏液表皮腺瘤和混合性肿瘤。柱状瘤生长缓慢,但为支气管腺瘤中恶性程度最高者,切除后极易复发。

支气管腺瘤患者中男性与女性发病率相近,主要见于 50 岁以下人群,85%的病例有症状,如咳嗽、咯血、疼痛、反复发热以及喘息。75%的病例胸片上有气道阻塞的证据,一般为肺不张、阻塞性肺气肿和阻塞性肺炎。支气管腺瘤常常较大部分位于支气管外,故在胸片上可见邻近肺门的中等大小的不透光阴影伴远端肺不张。肺脏广泛受累时有肺不张的体征。大多数腺瘤起源于较大的主支气管,故易在纤支镜下窥见肿瘤并取活检。

通常腺瘤表面的支气管黏膜保持完整,纤支镜下活检偶可引起大量出血。细胞学检查或支气管冲洗常无阳性发现。淋巴瘤亦可引起支气管阻塞和肺不张。Hodgkin 病可在支气管内浸润引起肺不张,同时常伴有其他部位的病变如纵隔淋巴结肿大、空洞形成、肺内结节或粗糙的弥漫性网状浸润。通过纤支镜活检、冲洗或痰的细胞学检查常可作出诊断。肿大的淋巴结压迫所致肺不张极为罕见。一些非 Hodgkin 淋巴瘤亦可引起肺不张,一般见于疾病的晚期,也可通过支气管镜检得以诊断。

良性支气管肿瘤比较少见。约有 10%的畸胎瘤表现为孤立性支气管内肿瘤,除非引起阻塞性肺不张或阻塞性肺炎,一般无临床症状。其他支气管内良性肿瘤如平滑肌瘤、纤维瘤、神经鞘瘤、软骨瘤、血管瘤、脂肪瘤等也可引起阻塞性肺不张。支气管内乳头状瘤主要见于儿童,常为多发,通常合并有复发性咽部乳头状瘤病,可引起咳嗽、咯血、喘息。

肺泡细胞癌一般不会引起支气管阻塞。

(四)非肿瘤性支气管狭窄(non-neoplastic bronchostenosis)

支气管结核是引起良性支气管狭窄的最主要的原因。大多数病例肺不张发生于纤维空洞型肺结核,由结核性肉芽组织及溃疡引起狭窄,病变愈合期也可出现纤维性狭窄。在原发性肺结核,支气管阻塞和肺不张主要由肿大的淋巴结在管外压迫所致。结核性支气管狭窄的X线征象为迅速长大的薄壁空洞,伴有肺不张或支气管扩张。支气管镜检查及痰培养可以明确诊断。有时仅从纤支镜下所见即可明确狭窄的性质为结核性。结核性肺不张还可由肺实质的疤痕所致。肺真菌病，以及支气管内异物未及时处理时亦可引起支气管狭窄。

非特异性局限性支气管炎为局限于肺叶或肺段开口处的炎症，严重的炎症和肉芽肿形成可阻塞支气管。这种少见疾病只能通过排除肿瘤、异物、特异性感染后作出诊断，有时需要开胸活检。大多数慢性炎症所致的支气管狭窄其原发病因不明，有时可能是由于管腔外的压迫所致。Wegener 肉芽肿也可引起支气管狭窄和肺不张。支气管镜下活检通常不易明确诊断。

如果在外伤后未及时进行手术修复，大的支气管断裂可引起支气管狭窄和肺不张。肺不张可发生于急性损伤期，但多见于急性期后 4～6 周，其发生常不可预料。急性期通常表现为第 1～3 根肋骨单支或多支骨折，气胸，纵隔气肿和皮下气肿。最常见的原因是交通意外的顿挫伤。

支气管内结节病较少引起肺不张，但常可见到其他的放射学改变如肺门增大、肺内弥漫性网状影、结节影等。纤支镜检查常可以作出诊断。

（五）支气管结石（broncholithiasis）

支气管结石较为少见，系由支气管周围的钙化淋巴结穿破支气管壁形成，常见的病因为肺结核和组织胞浆菌病。临床症状有咳嗽、咯血与胸痛。咳出沙粒状物或钙化物质的病史极有诊断价值。如为不完全阻塞，可闻及喘鸣，而完全性阻塞则引起阻塞性肺炎和肺不张。造成阻塞的主要原因为围绕突出管腔的结石形成大量的肉芽肿组织。典型的胸片表现为肺不张与近端的多数钙化影。断层摄片和 CT 对于明确结石的存在及评价结石与支气管壁的关系甚有价值。75％的病例支气管镜检查可以明确诊断，若肉芽组织完全覆盖结石，则不易见到结石，这些病例只能由开胸活检明确诊断。

（六）黏液嵌塞（mucoid impaction）

支气管分泌物浓缩可形成半固体或固体状的黏液嵌塞，此时由于侧支气体交通，远端的肺泡尚有气体充盈。出现肺不张后黏液嵌塞的特征性放射学征象变得不明显，如单个或多个结节影，"手指样""葡萄串"或"牙膏样"等改变。临床体征有哮喘、外周血和痰中嗜酸性粒细胞增多，实验室检查常可发现变应性曲霉菌病的证据。黏液嵌塞偶亦发生于没有曲霉菌病的哮喘患者，或发生于囊性纤维化和支气管扩张患者。

支气管内阻塞性病变（如肿瘤）远端的黏液嵌塞亦可出现上述 X 线征象。如果有气体通过阻塞处或有侧支通气，则不出现远端肺的萎陷。

（七）医源性肺不张（iatrogenic atelectasis）

机械通气时带气囊的导管移位可迅速引起整侧肺的塌陷，多见于气囊导管超过隆突进入右侧主支气管，使左肺完全没有通气。听诊时受累肺没有呼吸音可立即确定诊断，故在更换导管后应定期进行胸部听诊。冠状动脉搭桥术后患者常出现左下肺不张，主要的原因是由于手术时局部使用冰块致冷，从而引起左膈神经麻痹。

（八）外源性压迫所致支气管堵塞（bronchial occlusion due to extrinsic pressure）

邻近结构异常压迫支气管也可引起肺不张，如动脉瘤，心腔扩大（特别是左房）、肺门淋巴结肿大、纵隔肿瘤、纤维化性纵隔炎、囊肿及肺的恶性肿瘤。外源性压迫最常见为支气管周围肿大的淋巴结，其中右侧中叶最常受累。引起淋巴结肿大的疾病主要为结核，其次为真菌感染、淋巴瘤、转移性肿瘤。

普通胸片可见与肺不张同时存在的肺门肿大与血管异常，从而提示外源性压迫的可能性。胸部断层摄影和 CT 可进一步明确诊断。纤支镜下在阻塞部位作黏膜活检有时可获得原发疾病的组织学资料,但在活检前必须排除动脉瘤。受压的支气管可能存在非特异性的炎症。

类癌的淋巴结肿大罕有压迫支气管,而淋巴瘤和转移性肿瘤亦极少引起肺门淋巴结肿大。此种情况下的肺不张通常由支气管内的直接侵犯而非外源性压迫所致。外源性包块跨壁性压迫儿童多于成人。

(九)中叶综合征(middle lobe syndrome)

右中叶特别易于发生慢性或复发性感染以及肺不张。中叶综合征原指淋巴结肿大压迫支气管所致的中叶不张:中叶支气管易于受累与其解剖特点有关,特别是中叶支气管较为细长,与淋巴结更为接近。另一原因是中叶与其他肺叶完全隔绝,缺乏侧支通气。

目前中叶综合征含义更为广泛,用于描述各种原因引起的中叶的慢性或反复的炎症,包括支气管肺癌(20%～40%)、良性肿瘤、其他类型的支气管狭窄(包括支气管结石)、外源性压迫、支气管扩张、慢性感染,等等。最常见的原因为非特异性感染,而此种肺不张多为非阻塞性的。

(十)非阻塞性肺不张(non—obstructive atelectasis)

偶可见叶支气管并无阻塞而有肺叶容量的减少。此种肺不张多继发于周围小的支气管和细支气管由于粘液栓或炎性肿胀所致的阻塞。胸片上可见实变的或塌陷的肺叶内有支气管空气征,表明主支气管仍然通畅。此种现象亦可见于细菌性肺炎、病毒性肺炎、支气管哮喘和粘液过稠症。支气管镜检查和支气管造影可见不张的肺叶中叶支气管通畅,而周围细支气管和肺泡不能充盈造影剂。严格地讲,上述情况并不属于"非阻塞性"肺不张。另外还可见阻塞的支气管发生扩张。若基础疾病缓解,肺可以重新复张,扩张的支气管也可恢复正常大小(可恢复性支气管扩张)。若粘液栓不能清除,则可能引起永久性的瘢痕性肺不张。大多数瘢痕性肺不张继发于慢性炎症过程,如结核、真菌感染、矽肺、煤尘肺、石棉肺、支气管扩张、矿物油肉芽肿和慢性非特异性肺炎(机化性肺炎),慢性炎症伴有明显的纤维化,可引起受累肺叶的皱缩和容量减少,此种情况下肺容量的减少较其他类型的肺不张更为严重。硬皮病和其他结缔组织疾病亦可引起肺内的纤维化和瘢痕性肺不张。

粘连性肺不张是由于表面活性物质不足而致肺容量减少,表面活性物质产生不足或活性下降见于透明膜病、急性呼吸窘迫综合征、尿毒症、呼吸过于浅慢、心脏搭桥手术后、放射性肺炎、重度吸烟以及中毒性肺炎。这也是肺栓塞时发生亚段(盘状、碟状)肺不张的机制。不完全性栓塞可在胸片上很快消失,表明并未发生组织的坏死。继发于肺血栓的完全性或不完全性肺栓塞与阻塞性肺不张有相似之处:①肺容量减少,常见患侧膈肌抬高;②不透光阴影呈段—叶分布,常为三角形,基底朝向胸膜,尖端指向肺门;③一般缺乏支气管空气征;④常可在其他部位发现亚段(碟状)肺不张;⑤常发生于手术以后。

提示肺栓塞而非阻塞性肺不张的影像学特征有:①病灶仍有一定的透光;②出现 Hampton 驼峰;③肺血减少;④肺门血管增大。肺栓塞的诊断在很大程度上依赖肺血管造影或肺通气—灌注扫描。

(十一)压迫性肺不张(compressive atelectasis)

胸腔内占位性病变可推移挤压肺组织使其不张。此种不张一般较轻微或为不完全性,但偶可为完全性肺萎陷。胸腔内病变有胸腔积液、脓胸、气胸、胸腔或肺内肿瘤、肺大泡、肺气囊肿。腹部膨隆亦可使膈肌上抬挤压肺脏,如过度肥胖、腹腔内肿瘤,肝脾长大、大量腹水、肠梗阻以及怀孕等。

(十二)坠积性肺不张(gravity—dependent atelectasis)

肺脏存在重力依赖部分和非重力依赖部分,重力依赖部分的减少提示有肺组织灌注增加与肺泡通气下降。直立位时呼吸末肺尖与肺底肺泡容积梯度约为 4∶1,平卧时其比例约为 2.5∶1。重力梯度可在某些情况下参与肺不张的形成,如长期卧床的病人,呼吸过于表浅,粘液纤毛输送系统受损,以及肺重量增加的疾病如肺炎、肺水肿与肺充血等。

(十三)圆形肺不张/盘状肺不张(rounded/platelike atelectasis)

圆形肺不张为一种特殊类型,一般位于胸膜下肺基底部,呈圆形或椭圆形,其下方有支气管或血管影延伸到肺门,形似"彗星尾"。常可见邻近的胸膜与叶间裂增厚。圆形肺不张的影像学特征常数年保持不变。一般认为圆形肺不张与接触石棉有关。其机制可能为:石棉性胸膜炎有胸膜增厚粘连和胸腔积液,肺组织漂浮在胸水中并与胸膜粘连,当胸水吸收横膈上升时肺组织不能充分复张。盘状或碟状肺不张为横膈上方 2~6cm 的盘状或碟状阴影,随呼吸上下移动。常见于腹腔积液或过度肥胖时横膈运动减弱,或各种原因引起的呼吸动度减弱时。肺栓塞亦可出现盘状不张,机制如前述。

二、临床表现

肺不张的症状和体征取决于支气管阻塞发生的速度、受累的范围以及是否合并感染。

(一)症状

短期内形成的阻塞伴大面积的肺脏萎陷,特别是合并感染时,患侧可有明显的疼痛、突发呼吸困难、发绀,甚至出现血压下降、心动过速,发热,偶可引起休克。缓慢形成的肺不张可以没有症状或只有轻微的症状。中叶综合征多无症状,但常有剧烈的刺激性干咳。

一些临床状况可提示支气管阻塞和肺不张的可能性。某些哮喘患儿若持续发作喘息,可发生肺不张。此时如有发热,则提示诊断。变应性曲霉菌病伴黏液嵌塞主要见于哮喘患者。外科手术后 48 小时出现发热和心动过速(手术后肺炎)常由肺不张引起。心脏手术后最易发生左下叶不张。胸壁疾病患者不能进行有效的咳嗽,是肺不张的易患因素,这种患者一旦出现呼吸系统症状,应考虑到肺不张的可能性。单根或多根肋骨骨折均可发生肺不张,特别是存在有慢性支气管炎时,

儿童出现呼吸系统症状时均应想到异物吸入的可能,特别是病史中有说话呛咳,窒息或咳嗽。患者常不能主动提供这类资料,需要通过有目的的询问加以排除。应注意到在异物吸入之后有一个长短不一的无症状期,成年人常可提供明确的异物吸入史,但迟钝或神志不清者例外。

继发于支气管肺癌的肺不张主要见于有吸烟史的中年或老年男性,常有慢性咳嗽史。这类情况常伴发感染,患者常有发热、寒战、胸痛及咳脓痰,反复少量咯血较具特征性。肿瘤向胸腔外转移时可出现明显的症状。支气管腺瘤女性多于男性,发病年龄较支气管肺癌小。呼吸道症状均无特异性,但多有咯血。偶尔患者可表现为类癌综合征,提示有肿瘤的广泛转移。

若病史中有肺结核,肺真菌感染、异物吸入或慢性哮喘,应注意有无支气管狭窄。以前有胸部创伤史应注意排除有无未发现的支气管裂伤和支气管狭窄。继发于支气管结石的肺不张患者约有 50% 有咳出钙化物质的历史,患者常常未加以注意,需要医生的提示。有的患者以为医生不相信会咳出"石头",所以有意遗漏这段病史。支气管结石的其他常见症状包括慢

性咳嗽、喘息、反复咯血及反复的肺部感染。此外,在重症监护病房的患者也易发生肺不张,

（二）体征

阻塞性肺不张的典型体征有肺容量减少的证据（触觉语颤减弱、膈肌上抬、纵隔移位）、叩浊、语音震颤和呼吸音减弱或消失。如果有少量的气体进入萎陷的区域,可闻及湿啰音。可有明显的发绀和呼吸困难,在手术后病人,较有特征的是反复的带痰声而无力的咳嗽。如果受累的区域较小,或周围肺组织充分有效地代偿性过度膨胀,此时肺不张的体征可能不典型或缺如。非阻塞性肺不张其主要的支气管仍然通畅,故语音震颤常有增强,呼吸音存在。上叶不张因其邻近气管,可在肺尖闻及支气管呼吸音。下叶不张的体征与胸腔积液和单侧膈肌抬高的体征相似。

体检时发现与基础疾病有关的体征,可提供诊断线索。黏液栓、黏液嵌塞或继发于哮喘的支气管狭窄所致的肺不张,听诊可闻及特征性的呼气性哮鸣。支气管肺癌可有杵状指或其他转移征象;淋巴瘤所致肺不张可发现有不同部位的淋巴结肿大。肺不张伴颈静脉扩张或怒张和肝脏长大常提示纤维化性纵隔炎。心血管疾病所致的压迫性肺不张可发现心脏杂音,奔马律、发绀或心力衰竭的体征。胸部创伤时触诊较易发现一根或多根肋骨骨折,吸气时出现连枷胸。由于胸壁肌肉无力所致的肺不张常有基础的神经肌肉疾病的证据。

三、诊断

在临床症状与体征的基础上,以下检查手段可明确是否存在肺不张,并为病因诊断提供线索。

（一）放射学检查

放射学检查是诊断肺不张最重要的手段,常规胸部平片通常即可明确叶或段不张的存在及其部位。肺不张的放射学表现变化较大,常常是不典型的。在投照条件不够的前后位或后前位摄片,由于心脏的掩盖,左下叶不张常易漏诊,上叶不张可误认为纵隔增宽,包裹性积液亦与肺不张相似,且大量胸水可掩盖下叶不张。支气管空气征可排除完全性支气管阻塞,但不能除开肺叶萎陷。

在不张的肺段或肺叶的顶部发现钙化的淋巴结,对诊断支气管结石有重要意义。纤维化性纵隔炎及各种炎性淋巴结肿大时可发现纵隔钙化。

变应性曲霉菌病、粘液粘稠症、淋巴瘤、不透X线的异物和支气管裂伤均有相应的放射学异常征象。异物阻塞主支气管时,常规胸片可发现一侧肺变小,透光度降低,另一侧肺体积增大,透光度增加。这一现象可能表示:①一侧肺因活瓣阻塞而过度膨胀,压迫对侧肺使其不张;②一侧肺阻塞后发生吸收性不张,对侧肺代偿性过度膨胀。荧光透视和比较吸气末与呼气末的胸片可以鉴别上述购种情况,因为只有支气管通畅的肺在吸气、呼气之间容量有明显的变化。

断层摄片对下述情况帮助较大:描述萎陷肺叶的位置与形状,有无支气管空气征,有无钙化及其位置,阻塞病变的性状,有无管腔内引起阻塞的包块。CT检查对于此类问题的诊断价值更大,特别是对下述情况明显优于断层摄影,包括:明确支气管腔内阻塞性病变的位置甚或性质,探查肿大的纵隔淋巴结,鉴别纵隔包块与纵隔周围的肺不张。支气管造影主要用于了解非阻塞性肺不张中是否存在支气管扩张,但目前已基本为CT所取代。如怀疑肺不张由肺血栓所致,可考虑行肺通气－灌注显像或肺血管造影,相对而言血管造影的特异性较高。

对纤维化性纵隔炎所致肺不张的患者,上腔静脉血管造影有一定的价值。心血管疾病引起压迫性肺不张时可选择多种影像学手段。

(二)实验室检查

血液常规检查对肺不张的鉴别诊断价值有限。哮喘及伴有粘液嵌塞的肺曲霉菌感染血嗜酸性粒细胞增多,偶尔也可见于 Hodgkin 病、非 Hodgkin 淋巴瘤、支气管肺癌和结节病。阻塞远端继发感染时有中性粒细胞增多、血沉增快。慢性感染和淋巴瘤多有贫血。结节病、淀粉样变、慢性感染和淋巴瘤可见 γ 球蛋白增高。

血清学试验检测抗曲霉菌抗体对诊断肺变应性曲霉菌感染的敏感性与特异性较高,组织胞浆菌病和球孢子菌病引起支气管狭窄时特异性补体结合试验可为阳性。

血及尿中检出 5-羟色胺对支气管肺癌引起的类癌综合征有诊断价值。

(三)痰与支气管抽吸物检查

因为咳出的分泌物主要来自未发生不张的肺,不能反映引起支气管阻塞的病理过程,所以痰液检查对肺不张的诊断意义很小。应作细菌、真菌和结核杆菌的涂片检查与培养,并常规作细胞学检查,变应性曲霉菌感染有时可培养出曲霉菌,但需注意实验室常有曲霉菌的污染,如果咳出痰栓,并在镜下发现大量的菌丝,即可确立诊断。

支气管肺癌细胞学检查可有阳性发现,而大多数腺癌和良性肿瘤细胞学检查阴性。偶尔在淋巴瘤患者痰中可查到肿瘤细胞。

(四)皮肤试验

皮肤试验对肺不张诊断意义不大。支气管结石所致肺不张时结核菌素、球孢子菌素或组织胞浆菌素皮肤试验可为阳性,并为诊断提供线索。如肺不张由肺门淋巴结肿大压迫所致,结核菌素皮试在近期转为阳性,特别在儿童或青少年,有一定的诊断价值。变应性曲霉菌感染时皮肤试验典型的为立即皮肤反应,某些患者表现为双相反应。

(五)支气管镜检查

支气管镜检查是肺不张最有价值的诊断手段之一,可用于大部分病例。多数情况下可在镜下直接看到阻塞性病变并取活检。如果使用硬质支气管镜,则可扩张狭窄部位并取出外源性异物或内源性的结石。如异物或支气管结石被肉芽组织包绕,则在镜下不易明确诊断。

支气管腺癌表面通常覆盖有一层正常的上皮组织,如果肿瘤无蒂,易被误认为腔内的压迫性病变。但大部分腺癌有蒂,有助于判断其支气管的起源。支气管类癌血管丰富,活检时易出血,此时应留待开胸手术时切除,而不应盲目活检。有时支气管肺癌表面也可覆盖一层肉芽组织,镜下活检只能取到炎症组织。此时如果阻塞的支气管尚存细小的缝隙,也可通过深部刷检取得肿瘤学证据。对于支气管外的压迫性病变,支气管粘膜的活检偶尔可发现与基础病变有关的组织学异常。但管外的搏动性包块切忌活检。

对于粘液栓引起的阻塞性肺不张,纤支镜下抽吸既是诊断性的也是治疗性的。纤支镜下活检与刷检对引起阻塞的良性和恶性肿瘤、结节病及特异性炎症也有诊断价值。

(六)淋巴结活检与胸腔外活检

如果肺不张由支气管肺癌或淋巴瘤所致,斜角肌下与纵隔淋巴结活检对诊断甚有帮助,而纤支镜活检常常为阴性。如果有明确的肺门或纵隔长大,淋巴活检常有阳性发现,如果放射学改变只有远端的肺组织萎陷! 则难以取得阳性结果。结节病,结核、真菌感染引起肺不张时,斜角肌下和纵隔淋巴结活检偶有阳性发现。胸腔外活检(肝脏、骨骼、骨髓、周围淋巴结）对某些疾病如结节病、感染性肉芽肿、淋巴瘤和转移性支气管肺癌有时能提供诊断帮助。

（七）胸液检查与胸膜活检

肺不张时形成胸腔积液有多种原因。胸液可能掩盖肺不张的放射学征象。胸液检查与胸膜活检对恶性病变及某些炎症性病变有诊断价值。血胸见于胸部外伤或动脉瘤破裂,而血性胸液提示肿瘤、肺栓塞、结核或创伤。

（八）剖胸探查

相当多的肺不张患者因诊断性或治疗性目的最终需要作剖胸手术。支气管结石有35%需要开胸得以确诊。由支气管肺癌、腺癌、支气管狭窄、慢性炎症伴肺皱缩、局限性支气管炎以及外源性压迫所致的肺不张中也有部分病例需剖胸探查方能确诊。

四、预防

慢性支气管炎以及重度吸烟是手术后肺不张的主要易患因素,因此应在术前戒烟并训练咳嗽与深呼吸。应避免使用作用时间过长的麻醉方式,术后尽量少用镇静剂,以免抑制咳嗽反射。麻醉结束时不应使用100%的纯氧。患者应每小时翻身一次,鼓励咳嗽和深呼吸。必要时可雾化吸入支气管扩张剂,雾化吸入生理盐水也可达到湿化气道,促进分泌物排出的目的。

由胸廓疾患、神经肌肉疾病或中枢神经疾病所致通气不足,或呼吸浅快,以及长期进行机械通气的患者,均有发生肺不张的可能,应予以特别注意并进行严密的监护。

五、治疗

（一）急性肺不张（acute atelectasis）

急性肺不张（包括手术后急性大面积的肺萎陷）需要尽快去除基础病因。如果怀疑肺不张由阻塞所致,而咳嗽、吸痰、24小时的呼吸治疗与物理治疗仍不能缓解时,或者患者不能配合治疗措施时,应当考虑行纤维支气管镜检查。支气管阻塞的诊断一旦确定,治疗措施即应针对阻塞病变以及合并的感染。纤支镜检查时可吸出粘液栓或浓缩的分泌物而使肺脏得以复张。如果怀疑异物吸入,应立即行支气管镜检查,较大的异物可能需经硬质支气管镜取出。

肺不张患者的一般处理包括:①卧位时头低脚高,患侧向上,以利引流;②适当的物理治疗;③鼓励翻身、咳嗽、深呼吸。如果在医院外发生肺不张,例如由异物吸入所致,而又有感染的临床或实验室证据,应当使用广谱抗生素。住院患者应根据病原学资料和药敏试验选择针对性强的抗生素。神经肌肉疾病引起的反复发生的肺不张,试用5～15cmH_2O的经鼻导管持续气道正压（CPAP）通气可能有一定的帮助。

（二）慢性肺不张（chronicatelectasis）

肺萎陷的时间越久,则肺组织毁损、纤维化或继发支气管扩张的可能性越大。任何原因的肺不张均可继发感染,故若有痰量及痰中脓性成分增加,应使用适当的抗生素。部分结核性肺不张通过抗结核治疗也可使肺复张。以下情况应考虑手术切除不张的肺叶或肺段:①缓慢形成或存在时间较久的肺不张,常继发慢性炎症使肺组织机化挛缩,此时即使解除阻塞性因素,肺脏也难于复张;②由于肺不张引起频繁的感染和咯血。如系肿瘤阻塞所致肺不张,应根据细胞学类型、肿瘤的范围与患者的全身情况,决定是否进行手术治疗以及手术的方式。放射治疗与化疗亦可使部分患者的症状得以缓解。对某些管腔内病变可试用激光治疗。

（孙海燕）

第四章　常见呼吸系统疾病的护理

第一节　慢性支气管炎护理、阻塞性肺气肿护理

一、慢性支气管炎病人的护理

慢性支气管炎(chronic bronchitis,简称慢支)是指气管、支气管粘膜及其周围组织的慢性非特异性炎症。临床上以咳嗽、咳痰或伴有喘息及反复发作的慢性过程为特征。病情发展缓慢,常可并发阻塞性肺气肿甚至肺源性心脏病;1992 年国内统计患病率为 3.2%。本病多发生在中老年,男性多于女性,50 岁以上患病率达 13%。

(一)护理

1.促进排痰,保持呼吸道通畅　①指导病人深呼吸和有效咳嗽、咳痰;②指导病人体位引流,同时协助翻身、拍背,促进排痰;③痰多粘稠不易咳出者应多饮水,遵医嘱给予雾化吸入,湿化呼吸道,促进痰液排出,必要时吸痰。

2.提供有利于睡眠的休息环境　①保持周围环境安静,有计划地安排护理活动和治疗,尽量减少对病人睡眠的干扰;②指导病人学会促进睡眠或入睡的方法,如睡前泡脚、听音乐、看书报等;③给予舒适的体位,有利于呼吸和排痰。必要时睡前遵医嘱使用抗炎、止咳、祛痰、平喘解痉药,减少咳嗽对睡眠的影响。

3.饮食护理　发热、咳嗽和长期大量咳痰者机体代谢和体力消耗增多,宜给予高蛋白、高热量、多维生素、易消化、无刺激性饮食,以补充消耗,增强机体免疫功能。戒烟。

4.病情观察　①观察咳嗽出现的时间、频率、程度及其痰的颜色、性状、量,是否伴发喘息症状,了解其诱发因素。评估临床分型、分期;②观察病人日常的睡眠型态,以及干扰睡眠的相关因素,如"咳""痰""喘"症状对病人睡眠的影响。

5.心理护理　急性发作期多关心体贴病人,耐心疏导,向病人及家属讲解慢支的防治知识,如诱发因素、疾病发生、发展过程和并发症、治疗经过及注意事项等,解除病人的顾虑,树立战胜疾病的信心。缓解期指导病人适当参加社交活动,鼓励病人生活自理,避免家属过度保护病人。

6.出院指导

(1)指导病人戒烟,制订戒烟方案。

(2)适当参加体育锻炼如散步、打太极拳、体操、呼吸锻炼等,增强机体抵抗力。

(3)注意个人保护,避免受凉感冒。进行耐寒锻炼,以增强机体对寒冷的适应性,提高抗感冒的能力。在流感季节避免去人多的公共场所,室内用食醋加热熏蒸;皮下注射核酪注射液和菌苗疗法等可增强个体抵抗力。

(4)控制和消除各种烟雾、粉尘和刺激性气体,避免接触过敏原。

(5)教育病人学会自我监测病情变化和常用药物的正确使用,掌握发病规律,采取预防措施,一旦出现病情变化,及时到医院就诊。

(二)护理评价

(1)病人能进行有效咳嗽、咳痰,痰量减少甚至消失。

（2）掌握促进睡眠的方法，睡眠时间增加。

（3）掌握防治慢支发作的知识，自我保健能力提高。

二、阻塞性肺气肿病人的护理

阻塞性肺气肿（obstructive pulmonary emphysema，简称肺气肿）是指肺终末细支气管远端气腔出现持久性的扩张，并伴有肺泡壁和细支气管的破坏而无明显的肺纤维化。肺气肿的这种改变使肺的弹性回缩力减低，呼气时由于胸膜腔压力增加而使气道过度萎陷，胸内气道狭窄，气流阻力增加，临床上多有气道受限的呼吸生理异常；阻塞性肺气肿是慢性支气管炎最常见的并发症，病程较长，发展缓慢，若不及时治疗，可导致慢性肺源性心脏病。由于大多数肺气肿病人同时伴有慢性咳嗽、咳痰病史，很难严格将阻塞性肺气肿与慢性支气管炎的界限截然分开。因此，统称为慢性阻塞性肺疾病（简称慢阻肺，COPD）。

（一）护理评估

1.发病情况　　了解病人发病的年龄及好发季节，有无长期反复咳嗽、咳痰，痰液的颜色、性状、量，有无逐渐加重的呼吸困难，有无出现烦躁、出汗、发绀、头痛、嗜睡，神志恍惚等呼吸衰竭症状。注意胸廓是否呈桶状，有无呼吸音减弱。

2.既往病史　　了解有无长期吸烟史、慢支病史，治疗用药的种类、剂量、依从性、疗效，气雾剂吸入治疗技巧掌握情况、有无急性反复发作，其频率、严重度、对支气管扩张剂和激素的需要量是否增加、是否需要抗生素、是否住院治疗等。

3.心理社会状况　　本病病程长，反复发作，逐年加重，需长期就医，使病人自觉经济和家庭地位下降，易产生自卑、沮丧、焦虑等心理症状。发生呼吸困难时病人感到紧张、恐惧；由于缺氧、气促、活动受限、生活自理能力降低，在躯体功能、心理状态和社会交往等方面都处于低水平状态。

（二）护理诊断和医护合作性问题

1.清理呼吸道　　无效与痰多、痰液黏稠、咳嗽无力有关。

2.气体交换受损　　与气道阻塞、肺组织弹性下降和残气量增加有关。

3.营养失调　　低于机体需要量与呼吸困难、疲乏引起食欲下降、摄入不足、呼吸肌耗能增加有关。

4.焦虑与呼吸困难　　影响生活、工作和疾病反复发作有关。

5.潜在并发症　　肺部感染、自发性气胸、肺部急性感染、慢性肺源性心脏病。

（三）预期目标

（1）病人能有效咳痰，痰液减少，呼吸道通畅。

（2）呼吸困难缓解。

（3）营养状况改善。

（4）生活自理能力改善，焦虑减轻。

（5）未发生并发症或发生并发症后能得到及时处理。

（四）护理措施

1.环境　　保持室内空气流通、清新、温湿度适宜，避免烟雾尘埃。

2.促进排痰　　①补充水分，避免分泌物黏稠；②指导有效咳嗽及排痰，变化体位，胸部叩击、震颤及体位引流；③雾化吸入：稀释痰液，解痉止喘，消除支气管黏膜炎症水肿；④机械吸痰:病人痰多黏稠、无力咳出时,可用鼻导管吸净痰液,并刺激咳嗽,改善通气。

3.呼吸肌功能锻炼 其目的是变浅而快呼吸为深而慢的有效呼吸。通过进行腹式呼吸、缩唇呼气、膈肌起搏(体外膈神经电刺激)、阻力呼吸锻炼等来加强胸、膈呼吸肌肌力和耐力,改善呼吸功能。

1)腹式呼吸:可协调膈肌和腹肌在呼吸运动中的活动。呼气时腹肌收缩帮助膈肌松弛,腹腔内压增加而上抬,增加呼气潮气量;吸气时,膈肌收缩下降腹肌松弛,保证最大吸气量,尽可能减少呼吸肌疲劳。

锻炼步骤:根据病情,锻炼时可取坐位、半卧位或卧位,如取卧位或半卧位,两膝下可垫小枕使腿半屈,腹肌松弛。将一手按放在胸前,另一手按放在上腹部(拇指放在胸骨剑突下)以便观测胸腹呼吸运动情况。

全身肌肉放松,经鼻吸气,从口呼气,吸呼气要缓、细、匀。以肚脐为一假想点,经鼻吸气至脐处。吸气时胸部不动,腹部鼓起。呼气时,经口缩唇呼气,腹部内陷。尽量将气呼出,可用手轻压腹部以增加腹压推动膈肌上抬。锻炼初始,每日两次,每次 10~15 分钟,呼吸每分钟 6~8 次。熟练后增加次数和时间。

2)缩唇呼吸:可增加呼气出口阻力,使呼出的气体流速减慢,气道内压增高,防止小气道过早陷闭狭窄,有利于肺泡气排出。

锻炼步骤:用鼻深吸气,用口慢呼气,呼气时口唇收拢,呈吹口哨样。呼吸须按节律进行,吸与呼时间之比为 1∶2 或 1∶3,尽力将气呼出,以改善通气。每日两次,每次 10~15 分钟,呼吸每分钟 7~8 次。

3)呼吸肌力锻炼:应用吸气阻力器进行呼吸肌锻炼,对 COPD 可增强吸气肌力和运动耐力。

4)体外膈肌起搏(EDP):体外膈肌起搏是通过慢性电刺激使膈肌产生有规律的收缩运动,而达到呼吸肌锻炼之目的,可提高肺气肿病人的呼吸肌耐力和强度,改善肺功能。

5.全身运动锻炼 根据病人病情制定锻炼计划,方式有行走、慢跑、登梯、踏车、太极拳等,对病情较重的病人,协助病人床上被动运动,以病人不感到过度疲劳为宜。

6.饮食营养护理COPD 病人由于病程长、食欲差、慢性缺氧使消化道淤血影响食物的消化吸收,多数有不同程度的营养不良,营养不良又可加重病情,形成恶性循环,因此加强营养十分重要。

(1)给予高蛋白、高热量、高维生素、低碳水化合物易消化饮食,避免进食淀粉或糖分过高食品,以免体内 CO_2 产生增多,加速体内 CO_2 潴留。

(2)安排好进食环境,进食前清理呼吸道,做好口腔护理,以增进食欲。

(3)在进食前适当休息以减少缺氧。病情重者,在进食前和进食之后应吸氧 3~5 分钟。肺气肿病人应少食多餐,软食为主。

(4)不能经口进食者,可采用静脉高营养,以保证机体的需要。

7.病情监测 观察病人咳嗽、咳痰,痰液性质、颜色、量的改变,呼吸频率、节律和深度,呼吸困难进行性加重的程度,有无出现自发性气胸、肺部急性感染、慢性肺源性心脏病等并发症。监测动脉血气分析、肺功能、水电解质、酸碱平衡情况。

8.减轻焦虑 护理人员应同情和理解病人,耐心倾听病人的诉说,了解病人产生焦虑的原因和程度,给予心理疏导。教会病人缓解焦虑的方法,如放松训练、深呼吸、听音乐等。

(王艳)

第二节　肺炎护理

肺炎(pneumonia)指肺实质性炎症,可由感染、理化因素、免疫损伤、过敏因素及药物等引起,其中以细菌感染最为常见。肺炎是临床最常见的感染性疾病之一,尽管目前多种抗感染药物不断出现,医疗水平也有了很大提高,但其发病率和死亡率却居高不下,在我国肺炎居各种死亡病因的第5位。

肺炎的分类方法有以下几种:

1.病因分类　细菌性肺炎;支原体肺炎;病毒性肺炎;真菌性肺炎;其他病原体所致肺炎;物理、化学和过敏因素所致肺炎。

2.解剖分类　大叶性肺炎、小叶性肺炎和间质性肺炎。

3.按感染场所分类　社区获得性肺炎和医院获得性肺炎。

为了更有利于治疗,现多按病因分类,主要有感染性和理化因素以及变态反应性因素。临床所见绝大多数为细菌、病毒、衣原体、支原体、真菌等引起的感染性肺炎,其中以细菌最为常见。细菌性肺炎约占肺炎的80%。

一、肺炎球菌肺炎病人的护理

肺炎球菌肺炎(pneumococcal pneumonia)是肺炎球菌所引起的肺实质急性炎症。病变呈肺段或肺叶分布,临床上以寒战、高热、胸痛、咳嗽和咳铁锈色痰为特征。近年来由于抗菌药物的广泛应用,临床上轻症或不典型病例较为多见。本病好发于冬、春两季,居社区获得性肺炎的首位,病人多为原先健康的青壮年以及老人和婴幼儿,男性发病率约为女性2倍。

(一)护理评估

1.发病情况　病人发病前有无受寒、淋雨、疲劳、醉酒、精神刺激、病毒感染史,重点评估发热的热型及伴随症状,是否有弛张热或稽留热,咳嗽、咳痰的性状、颜色、量,有无铁锈色痰,胸痛的原因、部位和性质,胸痛是否随咳嗽、吸气时加重等,是否急性起病,口角鼻周是否出现单纯疱疹。

2.心理社会状况　由于起病急、病情重,病人缺乏应对疾病的心理准备,不了解疾病过程和病情变化,常表现为焦虑和烦躁,焦虑本身又会引起呼吸困难、心悸、窒息感、出汗,随着高热持续不退、病情加重,病人更加焦虑和恐惧。

(二)护理诊断和医护合作性问题

1.体温过高　与致病菌引起感染有关。

2.清理呼吸道无效　与痰多、粘稠,疲乏或咳嗽无力有关。

3.气体交换受损　与气道内分泌物过多、肺部炎症广泛,有效呼吸面积减少有关。

4.疼痛:胸痛　与肺部炎症累及胸膜有关。

5.潜在并发症　胸膜炎、感染性休克。

(三)预期目标

(1)病人体温将降至正常范围。

(2)能有效咳嗽、排痰。

(3)咳嗽、咳痰症状减轻,呼吸道通畅。

(4)疼痛不适缓解或消失。

(5)不发生并发症或发生并发症后能得到及时发现和处理。

(四)护理措施

1.维持正常的体温,促进身心休息

(1)环境适宜:保持室内空气新鲜,室温维持在18～22℃,相对湿度50%～60%。

(2)体位与休息:高热期卧床休息,恢复期适当活动,呼吸困难者取半卧位,满足病人生活所需。

(3)营养与水分:给予清淡易消化,足够热量、蛋白质和维生素的流质或半流质食物。鼓励病人多饮水,每日2000～3000ml。

(4)口腔护理:鼓励病人常漱口,保持口腔清洁,增进食欲。口唇鼻周有单纯疱疹时,局部可予抗病毒软膏,并注意保持干燥,以免继发感染。

(5)观察发热热型,予以适当降温措施:高热时给予物理降温,放置冰袋或温水、酒精擦浴或遵医嘱给抗生素、退热剂,观察记录降温效果。

(6)做好皮肤护理:病人出汗后应及时擦干汗液,给病人更换衣服和床单,以保持皮肤清洁与身体舒适。

2.促进排痰,保持呼吸道通畅　鼓励病人进行有效咳痰,如无力咳嗽或痰液粘稠时,应协助病人排痰,采取更换体位、叩背、雾化吸入等,同时遵医嘱给予祛痰剂,必要时吸痰。

3.改善呼吸困难　缺氧明显者给氧,流量2～4L/分钟,缺氧改善后即可停用。

4.缓解胸痛　①胸痛剧烈者取患侧卧位以减少患侧胸廓活动度或在呼气末用15cm宽胶布固定患侧胸部,减轻胸廓呼吸运动而引起的胸痛;②指导病人应用放松技术如缓慢深呼吸、全身肌肉放松;③对于频繁的干咳,可遵医嘱适当使用药物镇咳;④必要时遵医嘱给予镇痛药,并观察镇痛效果。

5.密切观察病情变化

(1)严密观察病人呼吸、体温变化情况,若在肺炎的治疗过程中出现体温下降后再度上升或呼吸困难加重,应警惕胸膜炎的发生。

(2)密切观察病人胸痛的性质、程度及与呼吸困难的关系。并发胸膜炎时随着渗出液的增多,胸痛有所减轻,但呼吸困难反而加重。

(3)若病人出现胸膜炎,积极配合医生进行处理。做好胸腔穿刺及闭式引流的准备。

(4)随时测量体温、脉搏、呼吸、血压。观察面色、神志、肢体末端温度等,及时发现休克先兆,积极做好抢救准备。

6.感染性休克的护理

(1)体位与保暖:采取仰卧中凹位,或中凹位与平卧位交替,注意保暖,禁用热水袋。持续心电及生命体征监测,密切观察病情变化,对烦躁不安者,预防坠床等意外发生。

(2)氧气吸入:鼻导管给氧,氧流量2～4L/min,如病人发绀明显或发生抽搐时需加大吸氧流量达4～6L/min,维持动脉血氧分压在60mmHg以上,注意保持呼吸道通畅。

(3)补充血容量:迅速建立两条静脉通道,一条用于维持扩容或补充其他药物,另一条滴注升压药物。有明显酸中毒者可加用5%碳酸氢钠。注意观察病人全身情况、意识表情、周围循环、指趾端体温、血压、心率和尿量、尿比重、血细胞比容的改变,监测中心静脉压,指导调节输液速度,以中心静脉压不超过10cmH_2O,尿量在30ml/小时以上为宜。

(4)血管活性药物的应用:在输入血管活性药物(如多巴胺、异丙肾上腺素、间羟胺)时,应根据血压随时调整输液速度,使收缩压维持在 90～100mmHg,以保证重要器官和血液供应,注意避免药物漏出血管外,以免发生局部组织坏死和影响疗效。

(5)控制感染:抗生素应用时要做到现配现用和注意配伍禁忌,以防止药效降低。联合长期大量应用广谱抗生素时,需观察药物的副作用,如有无诱发真菌感染,有无腹泻及药疹。

(6)肾上腺糖皮质激素的应用:对病情严重,抗生素和血管活性药仍不能控制时,可静脉滴注氢化可的松 100～200mg 或地塞米松 5～10mg。

(7)纠正水、电解质和酸碱紊乱:输液不宜过多过快,以免发生心力衰竭和肺水肿。随时监测和纠正钾、钠和氯紊乱以及酸、碱中毒。若血容量已补足而 24 小时尿量仍<400ml、比重<1.018 时,应考虑合并急性肾衰竭。

7.用药护理　遵医嘱使用各类不同的抗生素,观察疗效及不良反应。头孢唑啉钠可有发热、皮疹、胃肠道不适,偶见白细胞减少和 ALT 增高。喹诺酮类偶见皮疹、恶心等,不宜用于儿童。大环内酯类抗生素可出现胃肠反应;氨基糖苷类抗生素,有肾、耳毒性的副作用,老年人或肾功能减退者应慎用或适当减量;此外静脉滴注时注意药物的浓度、滴速、用药间隔及配伍禁忌。

8.减轻焦虑　建立良好的医患关系,使病人产生信任感、安全感,对烦躁不安的病人多解释、多安慰,让病人了解疾病发展的全过程,应用抗生素后,疾病大部分预后良好,使病人对疾病的康复充满信心,帮助病人建立积极稳定的情绪,自我调节紧张情绪,减轻恐惧心理。

9.出院指导

(1)注意休息,避免过度劳累、受寒和呼吸道刺激(吸烟、灰尘、刺激性气体),尽可能不去人群拥挤的地方或接触已有呼吸道感染的病人。教会病人识别和避免本病诱因,增加病人的防治知识。

(2)指导病人继续门诊用药及门诊随访。

(3)指导病人坚持呼吸锻炼,加强机体耐寒训练和全身运动,增强机体抵抗力。

(4)对于年老体弱、慢性疾病病人(如慢性肺病、心血管疾病、肝病、糖尿病、肾病、脾切除或功能障碍等)及免疫力低下者,按医生建议注射流感疫苗或肺炎球菌疫苗。

(五)护理评价

(1)病人和家属理解并配合物理降温,发热得到有效控制,体温降至正常范围。

(2)掌握有效咳嗽技巧,咳嗽咳痰或吸痰后呼吸平稳,呼吸道通畅。

(3)维持最佳的气体交换状态,表现为呼吸困难得到改善,呼吸平稳,动脉血气分析值正常,神志清醒。

(4)能运用有效应对方法缓解疼痛,疼痛不适缓解或减轻。

(5)无并发症发生。

二、葡萄球菌肺炎病人的护理

葡萄球菌肺炎(staphylococcus pneumonia)是葡萄球菌引起的急性化脓性肺部感染。近年来有增多趋势,病情严重,病死率较高。多发生于婴幼儿、年老体弱者和免疫功能低下的病人及原有支气管-肺疾病者。

葡萄球菌为革兰阳性球菌,有金黄色葡萄球菌(简称金葡菌)和表皮葡萄球菌两类。其中金葡菌的致病力最强,是化脓性感染的主要原因。葡萄球菌的致病物质主要是外毒素和血浆凝固酶,具有溶血、坏死、杀白细胞和致血管痉挛等作用。

金葡菌肺炎可分为原发性(吸入性)和继发性(血源性),以前者多见。原发性者系吸入金葡菌至肺内引起的肺炎,常为肺叶或肺段化脓性炎症,儿童患流感或麻疹时,葡萄球菌可以经呼吸道而引起肺炎。继发性血源性肺炎是由体内金葡菌感染灶如痈、疖、毛囊炎、疏松结缔组织炎、伤口感染等处的葡萄球菌经血循环而产生肺部感染,在肺内引起多处浸润、化脓和组织破坏,形成单个或多发性肺脓肿。脓肿可以溃破而引起气胸、脓胸或脓气胸,偶可伴发化脓性心包炎、脑膜炎等。

本病起病急骤,吸入性发病者发病前常有慢性呼吸道疾病症状,血源性者以原发感染灶的表现及毒血症状为主。本病症状急剧而严重,如寒战、高热、胸痛、气急、咳痰,痰液多呈脓性、脓血性或粉红色乳状。病情严重者可出现呼吸循环衰竭。金葡菌的局部并发症为脓胸。经血行感染者可发生中枢神经系统、骨髓、关节、皮肤及肝、肾等转移性脓肿。

血白细胞总数增高,中性粒细胞增多,有核左移,可见中毒颗粒。吸入性感染者肺部 X 线显示肺段或肺叶实变,或呈 4 小叶样浸润、肺脓肿、肺气囊、脓胸或脓气胸等表现,血源性金葡菌肺炎两肺多发性小片状浸润,呈小液气平面、小气囊及胸膜浸润等表现。

治疗原则是早期清除原发病灶,强有力抗感染治疗,加强支持疗法,预防并发症。金葡菌对青霉素多耐药,首选耐青霉素酶的部分合成青霉素或头孢菌素,如甲氧西林、头孢唑啉钠等,若加用氨基糖苷类,可增强疗效。对青霉素过敏者可选用红霉素、林可霉素、克林霉素等。对耐药菌(如 MRSA)感染宜用万古霉素。

三、革兰阴性杆菌肺炎病人的护理

医院获得性肺炎多由革兰阴性杆菌引起,包括肺炎杆菌、绿脓杆菌、流感嗜血杆菌、大肠杆菌等,均为需氧菌,发病率日见增高,在机体免疫力下降时易于发病。住院病人使用机械呼吸、湿化器、雾化器和各种导管亦有可能招致细菌感染。此外,肺外感染灶可因形成菌血症而将致病菌传播到肺部。肺部革兰阴性杆菌感染的共同点是肺实变或病变融合,组织坏死后易形成多发性小脓肿,双侧肺下叶均可受累。

病人起病急缓不一,以发热、咳嗽、脓痰、气促、精神萎靡为主要表现。全身情况较差,常合并其他慢性病。

积极抗感染治疗,选择敏感有效抗生素是治疗革兰阴性杆菌肺炎的中心环节,故治疗前应作细菌药物敏感试验,抗生素使用亦大剂量、长疗程、联合用药,静脉滴注为主,雾化吸入为辅。①对绿脓杆菌肺炎的有效抗生素为 β−内酰胺类、氨基糖苷类和氟喹诺酮类。经验性治疗多主张前二者联合治疗,因绿脓杆菌对这两类药有交叉耐药的菌株较少。也可选用第三代头孢菌素加阿米卡星;②流感嗜血杆菌肺炎的治疗首选氨苄西林,氨基糖苷类与红霉素合用有协同作用。也可改用第三代头孢菌素;③大肠杆菌、产气杆菌、阴沟杆菌等引起的肠杆菌科细菌肺炎,可选用羧苄西林或哌拉西林钠联合氨基糖苷类治疗,头孢噻肟钠或头孢他啶等对肠杆菌也有较强抗菌作用:抗感染同时加强对症支持治疗,包括通畅气道、祛痰、止咳、给氧、纠正水电解质和酸碱平衡,营养支持,补充水分等。

四、军团菌肺炎的护理

军团菌肺炎(legionaires pneumonia,LP)是革兰染色阴性的嗜肺军团杆菌引起的一种以肺炎为主的全身性疾病。常发生于夏、秋季，多见于中老年，慢性病、恶性肿瘤、长期用免疫抑制剂治疗者。本病主要累及肺脏，亦可产生多系统损害。发病率占成人肺炎的5%～10%，占医院内获得性肺炎的30%。其特点是肺炎伴全身毒血症状，重者出现呼吸衰竭和周围循环衰竭。军团菌存在于水和土壤中，通过污染的供水系统、土壤、空调或雾化吸入等传播，因此暴发流行多见于医院、旅馆、建筑工地等公共场所。

军团菌感染系全身性疾病，临床表现多样，轻者仅有流感样症状，2～5天可自愈，重者则表现为以肺部感染为主的全身多脏器损害。军团菌肺炎的潜伏期为2～10天，有乏力、嗜睡、发热等前驱症状，1～2天后症状加重，出现高热、寒战、头痛、胸痛、咳嗽（干咳为主），可伴少量血性痰，重者可有呼吸困难。明显的肺外症状是本病的特征性表现，如早期出现消化系统症状（恶心、呕吐、腹痛、腹泻）、神经系统症状（头痛、意识障碍、嗜睡等）、肌痛及关节痛等。查体可见呼吸加快，相对性缓脉，肺实变体征或两肺闻及散在干、湿啰音，1/3病人有少量胸腔积液。

外周血白细胞明显升高，常出现低钠血症。X线胸片改变缺乏特异性，通常为斑片状阴影，重症可出现多叶受累，少数有空洞形成。肺部病灶吸收较一般肺炎缓慢，可达1～2个月，其特征之一为临床治疗有效时X线病变常继续进展。呼吸道分泌物、痰、血或胸腔积液培养，有军团菌生长。呼吸道分泌物直接荧光法检查阳性。间接免疫荧光抗体检测、血清试管沉集试验和血清微量凝集试验，前后两次抗体滴度呈4倍增长，分别达1：128、1：160或以上，有助于诊断。尿抗原测定有助于本病早期诊断。

军团菌为细胞内感染，治疗首选红霉素口服或静滴，病情缓解后改口服，也可兼用红霉素和利福平。治疗后24～72小时开始退热，疗程2～3周，过早停药，易复发。防治工作关键是加强医院、旅馆、建筑工地等环境监控，如土壤、空调、雾化吸入器管理，防止供水系统（冷凝器、淋浴、喷雾器）的污染。

五、肺炎支原体肺炎病人的护理

肺炎支原体肺炎（mycoplasmal pneumonia）是肺炎支原体引起的肺部急性炎症，常伴有咽炎、支气管炎。支原体肺炎约占非细菌性肺炎的1/3以上，秋冬季节发病较多，好发于儿童及青年人。肺炎支原体由口、鼻分泌物通过呼吸道传播，侵入人体后，在纤毛边缘及上皮细胞之间繁殖，吸附于呼吸道上皮细胞表面，抑制纤毛活动和破坏上皮细胞，同时产生过氧化氢，进一步引起局部损伤。其致病性可能是病人对支原体及其代谢产物的过敏反应所致。

潜伏期2～3周。起病缓慢，有低热、咽痛、乏力、食欲不振、肌痛等症状。咳嗽为本病的突出症状，常为阵发性刺激性呛咳，咳少量粘液痰，偶有血丝。发热可持续2～3周，体温正常后仍可有咳嗽。

肺部体征不明显，与X线征不相称。胸部X线呈多种形态的浸润影，节段性分布，以下肺野多见，有的从肺门附近向外伸展。约1/5有少量胸腔积液，病变可于3～4周后自行消散，血白细胞数正常或稍升高，起病后2周，2/3病人冷凝集试验阳性，滴定效价大于1：32，特别是当滴度逐步升高时，有诊断价值。约半数病人对链球菌MG凝集试验阳性。可通过血清中支原体IgM抗体的测定来证实。

治疗肺炎支原体感染主要应用大环内酯类抗生素。红霉素是首选药物，其他可选用阿奇霉素、罗红霉素、克拉霉素，疗程7～14天，亦可选用四环素类药物，咳嗽剧烈者给予镇咳药。

（王艳）

第三节 支气管扩张护理

一、概述

支气管扩张(bronchiectasis)是指近端中等大小支气管由于管壁的肌肉和弹性成分的破坏,导致其管腔形成异常的、不可逆性扩张、变形。临床特点为慢性咳嗽、咳大量脓痰和(或)反复咳血。本病多数为获得性,多见于儿童和青年。大多继发于急、慢性呼吸道感染和支气管阻塞后,患者多有童年麻疹、百日咳或支气管肺炎等病史。近年来随着卫生条件的改善和营养的加强,抗生素物的早期应用,以及麻疹、百日咳疫苗预防接种的普及,由于儿童期感染引起的支气管扩张已明显减少。

二、护理评估

(一)健康史

询问患者发病情况,是否有咳嗽、大量浓痰,是否有反复咳血等症状,询问患者既往病史。

(二)身体状况

1.症状 典型的症状为慢性咳嗽、大量脓痰和(或)反复咳血。其表现轻重与支气管病变及感染程度有关。

(1)慢性咳嗽、大量脓痰:痰量与体位改变有关,晨起或夜间卧床转动体位时咳嗽、咳痰量增加。感染急性发作时,黄绿色脓痰明显增多,如有厌氧菌感染,痰与呼吸有臭味。感染时痰液静置于玻璃瓶内有分层特征:上层为泡沫,泡沫下为脓性成分,中层为黏液,底层为坏死组织沉淀物。

(2)反复咳血:半数以上患者有程度不等的反复咳血,可为痰中带血或大量咳血,咳血量与病情严重程度、病变范围可不一致。发生在上叶的"干性支气管扩张",反复咳血为唯一症状。

(3)反复肺部感染:其特点是同一肺段反复发生肺炎并迁延不愈,出现发热、咳嗽加剧、痰量增多、胸闷、胸痛等症状。一旦大量脓痰排出后,全身症状明显改善。

(4)慢性感染中毒症状:反复继发感染可有全身中毒症状,如发热、食欲下降、乏力、消瘦、贫血等,严重时伴气促、发绀。

2.体征 轻症或干性支气管扩张体征可不明显。病变典型者可于下胸部、背部的病变部位闻及固定、持久的粗湿啰音,呼吸音减低,严重者可伴哮鸣音,部分慢性患者伴有杵状指(趾)。

3.并发症 反复感染可引起支气管肺炎、肺脓肿、脓胸、阻塞性肺气肿及慢性肺源性心脏病。

(三)辅助检查

1.影像学检查

(1)胸部X线片:早期轻症患者常无异常,偶见单侧或双侧下肺纹理增多或增粗。典型者可见多个不规则的蜂窝状透亮阴影或沿支气管的卷发状阴影,或"双轨征",感染时阴影内可有平面。

(2)CT 扫描:高分辨 CT(HRCT)诊断的敏感性和特异性均可达到 90% 以上,现已成为支气管扩张的主要诊断方法。特征性表现为管壁增厚的柱状扩张或成串成簇的囊样改变。

(3)支气管造影:是确诊支气管扩张的主要依据。可确定支气管扩张的部位、性质、范围和病变的程度,为外科决定手术指征和切除范围提供依据。但由于这一技术为创伤性检查,现已被 CT 取代。

2.痰、血液检查 痰涂片及痰培养可指导抗生素治疗。急性感染时血常规白细胞及中性粒细胞增高。血清免疫球蛋白和补体检查有助于发现免疫缺陷病引起呼吸道反复感染所致的支气管扩张。

3.纤维支气管镜检查 纤维支气管镜有助于鉴别管腔内异物、肿瘤或其他阻塞性因素引起的支气管扩张。

(四)心理—社会状况

评估患者咳嗽的特点、痰的性状;评估咳血量;评估患者有无窒息的征兆及表现。了解患者焦虑恐惧心理情况。

三、治疗原则

治疗原则是保持呼吸道引流通畅,控制感染,处理咳血,必要时手术治疗。

1.保持呼吸道通畅

(1)祛痰药:可选用祛痰药或生理盐水 20ml 加 ot—糜蛋白酶 5mg,超声雾化吸入,使痰液变稀,易于排出。

(2)支气管舒张药:支气管痉挛可影响痰液排出,如无咳血,可选用支气管舒张药,如口服氨茶碱 0.1g,每天 3~4 次,或其他茶碱类药物。必要时可加用 β_2 受体激动药或抗胆碱药物喷雾吸入。

(3)体位引流:有助于排除积痰,减少继发感染和全身中毒症状。对痰多、黏稠而不易排出者,有时其作用强于抗生素治疗。

(4)纤维支气管镜吸痰:体位引流无效时,可经纤支镜吸痰及用生理盐水冲洗稀释痰液,也可局部滴入抗生素。必要时在支气管内滴入 1/1 000。肾上腺素消除黏膜水肿,减轻阻塞,有利痰液排出。

2.控制感染

控制感染是支气管扩张急性感染期治疗的主要措施。根据痰液细菌培养和药敏试验结果,选用有效抗生素。一般轻症者可口服阿莫西林或氨苄西林,或第一、二代头孢菌素,氟喹诺酮类或磺胺类抗生素。重症者,尤其是假单孢属细菌感染者,常需第三代头孢菌素加氨基糖苷类药联合静脉用药。如有厌氧菌混合感染者加用甲硝唑(灭滴灵)或替硝唑,或克林霉素。雾化吸入庆大霉素或妥布霉素可改善气道分泌和炎症。

3.咳血的处理 如咳血达中等量(100ml)以上,经内科治疗无效者,可行支气管动脉造影,根据出血小动脉的定位,注入明胶海绵或聚乙烯醇栓,或导入钢圈行栓塞止血。

4.手术治疗 病灶范围较局限,全身情况较好,经内科治疗后仍有反复大咳血或感染,可根据病变范围做肺段或肺叶切除术,但术前须明确出血部位。如病变范围广泛或伴有严重心、肺功能障碍者不宜手术治疗。

四、护理诊断

1. 清理呼吸道无效　与痰多黏稠、咳嗽无力,以及未掌握有效咳痰技巧引起痰液排出不畅有关。

2. 有窒息的危险　与痰多黏稠、大咳血不能及时排出有关。

3. 焦虑、恐惧　与反复咳血和担心预后有关。

4. 营养失调　低于机体需要量　与慢性感染导致机体消耗和咳血有关。

五、护理目标

(1)呼吸道保持通畅,能有效排出痰液,能进行有效的呼吸。

(2)无并发症发生。

(3)焦虑、恐惧情绪得到缓解。

(4)摄入足够营养,体重增加,增强抗病能力。

六、护理措施

(一)一般护理

1. 休息和环境　急性感染或病情严重者应卧床休息。保持室内空气流通,维持适宜的温、湿度,注意保暖。使用防臭、除臭剂,消除室内异味。病情稳定时避免诱因如戒烟,避免到空气污染的公共场所和有烟雾的场所,避免接触呼吸道感染患者等。

2. 饮食护理　提供高热量、高蛋白质、富含维生素饮食,避免冰冷食物诱发咳嗽,少食多餐。因咳大量脓痰,指导患者在咳痰后及进食前用清水或漱口剂漱口,保持口腔清洁,增加食欲。鼓励患者多饮水,每天 1500ml 以上,充足的水分可稀释痰液,有利于排痰。合并充血性心力衰竭或。肾脏疾病者应指导患者低盐饮食。

(二)病情观察

观察痰液的量、颜色、性质、气味,与体位的关系,静置后是否有分层现象,记录 24 小时痰液排出量。观察咳血的颜色、性质及量。若血痰较多,观察患者缺氧情况,是否有呼吸困难、呼吸急促或费力、面色的改变。密切观察病情变化,警惕窒息的各种症状,并备好抢救药品和用品;注意患者有无发热、消瘦、贫血等全身症状。

(三)对症护理

1. 体位引流护理

具体措施见本章第一节呼吸系统常见症状的护理。

2. 咳血护理

(1)休息与体位:少量咳血嘱患者静卧休息,少活动。中量咳血应卧床休息,平卧,头偏向一侧或取患侧卧位。大量咳血取患侧向下,头低脚高位卧位,便于血液引流。保持环境安静,大量咳血者床旁备好吸痰、气管插管、气管切开等抢救设备。

(2)饮食护理:少量咳血者进温凉饮食,少量多餐,禁烟及辛辣刺激性食物,适当进食纤维素食物,以保持大便通畅。中量或大量咳血者暂禁食。

(3)心理护理:安慰患者,消除患者恐惧和紧张心理,防止患者屏气或声门痉挛,鼓励患者轻轻咳出积在气管内的痰液或血液,及时帮助患者去除污物,给予口腔护理祛除口腔血腥味。

（4）止血治疗：垂体后叶素是咳血治疗常用药物。静脉滴注垂体后叶素可使动脉收缩，从而达到止血目的。但其可以引起全身血管的收缩，并可引起子宫收缩，因此使用时注意控制滴速，监测血压。在存在冠心病或高血压时慎用，妊娠者则禁止使用。药物止血失败时可采取支气管动脉栓塞治疗或外科手术治疗。

（5）病情观察：定期监测体温、心率、呼吸、血压，观察并记录咳血量、颜色及频率，每日咳血量在 100ml 以内为小量，100～500ml 为中等量，500m 以上或一次咳血 300ml 以上为大量。观察咳血先兆，如胸闷、气急、咽痒、咳嗽、心窝部灼热、口感甜或咸等症状。大咳血好发时间多在夜间或清晨，应严格交接班制度，密切观其病情变化，加强夜班巡视，特别注意倾听患者的诉说及情绪变化。咳血时颜色为鲜红色常提示活动性出血，应警惕咳血不畅引起窒息。密切观察患者有无胸闷、烦躁不安、气急、面色苍白、口唇发绀、咳血不畅等窒息前症状。

（6）大咳血窒息的抢救：抢救的关键是及时解除呼吸道梗阻，畅通呼吸道。出现窒息征象时，如呼吸极度困难、表情恐怖、张口瞪目、两手乱抓、大汗淋漓、一侧或双侧呼吸音消失、神志不清等，应立即：①将患者抱起，取头低脚高俯卧位，使上半身与床沿呈 45°～90°，助手轻托患者头部使其后仰，以减少气道的弯曲，利于血液引流。②嘱患者一定要将血咳出，不要屏气，并轻拍健侧背部促进血块排出，迅速挖出或吸出口、咽、喉、鼻部血块。无效时立即气管插管或气管切开，解除呼吸道阻塞。③吸氧：立即高流量吸氧。④迅速建立静脉通路：最好是两条静脉通路，根据需要给予呼吸兴奋药、止血或扩容升压治疗。⑤呼吸心跳骤停者立即心肺复苏。

（四）药物护理

遵医嘱使用抗生素、祛痰药、支气管扩张药，指导患者掌握药物的疗效、剂量、用法和不良反应。

（五）心理护理

由于疾病迁延不愈，患者极易产生悲观、焦虑心理；咳出时，自我感到对生命造成严重威胁，会出现极度恐惧，甚至绝望的心理。护理人员应以亲切的态度，多与患者交谈，讲明支气管扩张反复发作的原因及治疗进展，帮助患者树立战胜疾病的信心，解除焦虑不安心理。咳血时医护人员应陪伴及安慰患者，保持情绪稳定，避免因情绪波动加重出血。

（六）健康教育

1.疾病知识指导　帮助患者正确认识和对待疾病，了解疾病发生、发展与治疗、护理过程。与患者及家属共同制订长期防治计划。教会患者掌握有效咳嗽、雾化吸入、体位引流方法，以及抗生素的作用、用法、不良反应等。患者和家属还应学会识别支气管扩张典型的临床表现：痰量增多、血痰、呼吸困难加重、发热、寒战和胸痛等。一旦发现症状加重，应及时就诊。各种阻塞性损害和异物应迅速解除。

2.生活指导　讲解加强营养对机体康复的作用，使患者能主动摄取必要的营养素，以增加机体抗病能力。鼓励患者参加体育锻炼，增强机体免疫力和抗病能力。建立良好的生活习惯，劳逸结合，消除紧张心理，防止病情进一步恶化。戒烟、避免烟雾和灰尘刺激有助于避免疾病的复发，防止病情恶化。

七、护理评价

（1）痰液能否及时排出，是否能进行有效呼吸。

(2)有无窒息的发生。

(3)情绪是否稳定,紧张、恐惧感有无消失。

(4)患者体重是否增加,抗病能力是否增强。

(王艳)

第四节 支气管哮喘护理

支气管哮喘(bmnchial asthma,简称哮喘),是嗜酸性粒细胞、肥大细胞和 T 淋巴细胞等多种炎症细胞参与的气道慢性炎症,使易感者对各种激发因子具有气道高反应性,并引起气道狭窄。临床上表现反复发作性的喘息、呼气性呼吸困难、胸闷或咳嗽等症状,常在夜间和(或)清晨发作、加剧,常常出现广泛多变的可逆性气流受限,多数患者可自行缓解或经治疗缓解。支气管哮喘是一个严重的全球性健康问题,全世界约有 1.6 亿病人,我国患病率为 1%～4%。我国五大城市的调查资料显示,13～14 岁学生的发病率为 3%～5%,儿童发病率高于成人,城市高于农村,发达国家高于发展中国家,成人男女患病率大致相同,约 40% 病人有家族史。

一、病因和发病机制

病因支气管哮喘的病因尚不清楚,目前认为是一种与多基因遗传有关的疾病,其发生可能是遗传因素和环境因素的综合作用。

(1)遗传因素:约 2/3 病人有家族遗传背景,其遗传度约 80%,表现为特应性或过敏体质。病人家族中常有哮喘病人或有人发生其他过敏性疾病如过敏性鼻炎、湿疹、荨麻疹等。

(2)诱发因素:①吸入性激发物质:如尘螨、花粉、真菌孢子、动物毛屑、二氧化硫、氨气等;②呼吸道感染:病毒、细菌、寄生虫等;③食物:如鱼、虾、蟹类和食物添加剂等;④药物:如阿司匹林、普萘洛尔(心得安)、碘剂等;⑤精神因素如情绪激动、紧张、抑郁、愤怒等;⑥气候变化:如气温、气压、空气湿度变化等;⑦运动;⑧月经和妊娠等。

二、临床表现

1. 症状与体征 哮喘发作前常有鼻咽痒、喷嚏、流涕、眼痒、流泪、咳嗽等前驱症状,与接触过敏原、上呼吸道感染、情绪波动或服用某些药物等诱因有关。典型表现为反复发作性的喘息、呼气性呼吸困难伴哮鸣音、胸闷、咳嗽多痰或干咳,严重时病人可出现端坐呼吸、发绀、大汗、奇脉和颈静脉曲张。上述症状和体征可经治疗缓解或自行缓解,缓解期可无明显症状。发作间歇期从数天到数年不等。

2. 临床分型 根据起因与临床表现可分外源性(或过敏性)、内源性(感染性)哮喘。外源性哮喘病人多有过敏体质或家族过敏史,儿童与青少年多见,发作有明显季节性,常可发现过敏原。内源性哮喘,多为成年人,过敏体质及致敏诱因不明显,冬季及气候改变时易发病,可能与呼吸道感染有关。

3. 临床分期 根据临床表现哮喘可分为急性发作期、缓解期和慢性持续期。

(1)急性发作期:咳嗽、气喘和呼吸困难症状明显,其持续时间和严重程度不一,多数需要应用平喘药物治疗。

(2)临床缓解期:经治疗或未经治疗症状、体征消失,肺功能恢复到急性发作前水平,并维持 4 周以上。

(3)慢性持续期:是指在相当长的时间内,每周均出现不同频率和(或)不同程度的喘息、气急、胸闷、咳嗽等症状。

三、护理

(一)护理评估

1.评估病人起病情况及症状特点　①了解有无支气管哮喘发作的诱因;②发作前有无前驱症状:如出现鼻咽痒、喷嚏、流涕、眼痒、流泪、咳嗽等粘膜过敏症状;③症状程度和持续时间:有无呼吸浅快、发作性呼气性呼吸困难、端坐呼吸,是否伴有哮鸣音、咳嗽、咳痰,有无发绀,哮喘是自行缓解还是经治疗后缓解,有无缓解后再次发作或经一般治疗不能缓解。

2.了解既往史和治疗情况　①了解病人既往有无呼吸道疾病史、食物和药物过敏史;②有无家族遗传史;③做过何种检查和治疗,治疗的效果如何,哮喘发作的缓解因素,是否自行缓解。

3.评估病人的心理社会状况　哮喘的发生与身体状况、情绪及环境刺激因素有关,病人急性发作时易产生紧张、焦虑心理,甚至出现恐惧、濒死感,导致发作—紧张—发作的恶性循环;而缓解期症状的改善,病人忽视对疾病的预防。长期患病可产生抑郁、悲观、失望、对治疗失去信心,社会家庭地位降低感。评估病人家属对疾病知识的了解程度、对病人的关心程度、经济状况和社区卫生状况。

(二)护理诊断和医护合作性问题

(1)低效性呼吸型态　与支气管痉挛、气道炎症、气道堵塞有关。

(2)清理呼吸道无效与支气管痉挛、痰液粘稠、无效咳嗽、疲乏有关。

(3)焦虑与反复发作或症状未缓解有关。

(4)知识缺乏缺乏正确使用雾化吸入器和预防复发的相关知识。

(5)潜在并发症。自发性气胸、纵隔气肿、呼吸衰竭等。

(三)预期目标

(1)病人呼吸困难缓解,呼吸平稳。

(2)能有效咳嗽咳痰,呼吸道通畅。

(3)焦虑减轻,情绪平稳、合作。

(4)能正确使用雾化吸入器及了解疾病过程和预防哮喘发作知识。

(5)无并发症发生。

(四)护理措施

1.避免诱因,缓解呼吸困难

(1)环境适宜:保持室内清洁、通风和适宜温度、湿度,避免接触变应原如花、草、皮毛、烟及刺激性物品、气体,病室清洁和消毒采用湿式或吸尘打扫,避免用刺激性气味强的消毒液。

(2)休息与体位:发作时取舒适的半卧位、坐位或用过床桌伏桌休息,以减少体力消耗。

(3)饮食护理:选择能提供足够热量、清淡、易消化的饮食,避免进食可能诱发哮喘的食物如鱼、虾、蟹、奶、蛋等。

(4)合理氧疗:根据病人缺氧的状况调节氧流量,一般流量 2～5L/min,选用双侧鼻导管或面罩吸氧,重症哮喘伴有二氧化碳潴留宜给予持续低流量吸氧,缺氧严重者,应做好气管插管或气管切开和使用机械通气的准备。

2.促进排痰,保持呼吸道通畅

(1)补充水分:根据病人失水和心脏情况鼓励病人多饮水以稀释痰液,每日2500～3000ml,重症者予以静脉补液。

(2)雾化吸入:可用生理盐水加入祛痰剂、支气管解痉剂、抗生素等药物雾化吸入,以湿化气道、稀释痰液,以利排痰。

(3)促进排痰:指导病人进行有效咳嗽,无效者可用负压吸引器吸痰。有效咳嗽训练的方法是:①病人坐位,双脚着地,双手环抱一枕头于腹部,上身略向前倾;②先做3～5次深而慢的腹式呼吸,深吸气末屏气,缩唇经口将气体呼出;③再深吸一口气,屏气3～5s,张口连咳3声将痰液咳出,咳嗽时收缩腹肌,腹壁内收或用自己的手按压上腹部,帮助咳嗽。停止咳嗽后,缩唇将余气尽量呼出。④再缓慢深吸气,重复以上动作。连做2～3次后,休息和正常呼吸几分钟再重新开始。

3.减少恐惧心理　哮喘发作时,病人常出现烦躁、紧张、焦虑、恐惧等心理反应,可诱发和加重呼吸困难,应向病人解释,保持心情平静的重要意义。教会病人减轻恐惧的放松技术,如缓慢地深呼吸,全身肌肉放松,多与病友交流,听音乐、看书、读报、把自己感受发泄出来等。

4.用药护理

(1)β_2受体激动剂:指导病人按需间歇使用,应避免长期、单一使用,以免产生耐药现象。注意观察药物副作用,少数病人出现心动过速、骨骼肌震颤、头痛、烦躁、失眠等反应,调整剂量或用药一段时间后症状可消失,大剂量时可出现高血糖、低血钾症。严重心脏病、高血压、甲亢等慎用,老年病人及对β_2受体激动剂敏感者宜先试用小剂量。

(2)茶碱类:氨茶碱的主要毒性反应为恶心、呕吐、心动过速、心律失常,血压下降,严重时可抽搐甚至死亡。用药前应了解病人茶碱的使用情况,用药期间最好能监测其血药浓度,及时调整茶碱用量。静脉注射浓度不宜过高,速度不宜过快,注射时间应在10min以上,以防中毒症状发生。影响茶碱代谢的因素较多,如发热,妊娠,心、肝、肾功能不全以及合用西咪替丁(甲氰咪胍)或喹诺酮类、大环内酯类等药物,均可影响茶碱代谢而使其排泄减慢,应注意观察。

(3)肾上腺糖皮质激素:部分病人吸入激素后局部副作用有声音嘶哑、口咽部念珠菌感染或呼吸道不适等,指导病人每次吸药后用清水充分漱口,使口咽部无药物残留,可减少局部不良反应。如长期大量应用可能引起骨质疏松、向心性肥胖、消化性溃疡、高血压、糖尿病、生长抑制等全身不良反应,指导病人使用小剂量肾上腺糖皮质激素联合长效β_2受体激动剂或控释茶碱,以减少肾上腺糖皮质激素的副作用。

(4)色甘酸钠:吸入时少数病人有咽部刺激感、咳嗽、胸部紧迫感及恶心,偶见皮疹,甚至诱发哮喘。必要时可同时吸入β_2受体激动剂,防止哮喘的发生。

(5)其他:抗胆碱药主要不良反应有口干、痰液黏稠不易咳出、尿潴留和瞳孔散大等,青光眼、前列腺肥大病人和妊娠妇女慎用。酮替芬有镇静、头晕、口干、嗜睡等不良反应,高空作业人员、驾驶员慎用。白三烯受体阻断剂可引起轻度胃肠道症状,偶有皮疹、转氨酶升高等,停药后可恢复。

5.病情观察

(1)观察哮喘发作的前驱症状:如鼻咽痒、喷嚏、流涕、眼痒、流泪、咳嗽等黏膜过敏症状。

(2)观察生命体征及病情变化:尤其注意观察意识状态、呼吸频率、节律、深度及呼吸肌的使用情况,监测动脉血气分析结果、肺功能变化。评估病人的临床分期、分型及病情的严重程度。

(3)观察并发症的发生:密切观察病人呼吸困难的程度和生命体征,及时发现自发性气胸、肺不张、呼吸衰竭等并发症。

6.教会病人正确使用雾化吸入器 提供相关学习资料,向病人介绍装置的结构特点,示范其使用方法。嘱病人使用前先将药液摇匀,作深呼气至不能再呼出时,然后将喷嘴放在口内并闭口包含住喷嘴,经口缓慢深吸气,在开始深吸气时喷出药液,继续深吸气至吸气末屏气数秒,再缓慢呼气,休息3分钟后可再用一次。指导病人雾化吸入后及时漱口,学会清洁吸入器及保存方法。

7.出院指导

(1)避免各种诱因:尽量避免接触可能的致敏原如尘螨、真菌、花粉、动物皮毛等;避免进食引起过敏的食物;戒烟和避免被动吸烟;对β—受体阻断剂、阿司匹林等可诱发哮喘的药物应尽量避免使用。

(2)指导病人识别哮喘发作的前驱症状,及早用药,控制症状,避免哮喘的严重发作。

(3)教会病人自我监测病情及发作时的自我处理,坚持记哮喘日记,记录发作的诱发因素、有无先兆、发作时间、症状有无改变及用药效果等。

(4)正确掌握气雾剂的吸入技术,了解使用药物的用量、用法及副作用。

(5)保持精神愉快,避免紧张和焦虑,保证充分的休息与睡眠。

(6)根据病情适当体育锻炼,增强体质,预防感冒。

(7)发作季节前在医生指导下使用免疫增强剂,如哮喘疫苗等。

(五)护理评价

(1)病人呼吸困难缓解,呼吸频率、节律和深度趋于正常或呼吸平稳。

(2)掌握有效咳嗽技巧,能有效排出痰液。

(3)能正确运用放松技巧,情绪稳定。

(4)能正确服药和使用定量雾化吸入器,掌握自我监测病情的方法和预防哮喘复发知识。

(5)未发生并发症。

(王艳)

第五章　心血管系统疾病

第一节　心力衰竭

心力衰竭(heart failure,HF,简称心衰)是指在静脉回流正常情况下,由各种心脏病引起心排血量减少,不能满足组织代谢需要和对回流静脉血处理障碍的一组临床综合征,是各种心脏疾病发展的终末阶段。心力衰竭的表现可以是气短或疲乏(运动耐量下降),或是液体潴留(肺淤血或外周水肿)。这两种情况都可影响到病人的功能储备及其生活质量,但两者不一定同时出现,某些病人可能表现为运动耐量下降,有些病人以水肿为主要表现而很少出现气短或疲乏的症状。心力衰竭时常伴有肺循环和(或)体循环的被动性充血,故又称充血性心力衰竭(congestive heart failure,CHF)。但并非所有的心力衰竭病人都有容量的超负荷,因此主张使用心力衰竭来代替以往的充血性心力衰竭。

大多数情况下,心力衰竭是由于心肌收缩力下降、心排量降低,不能满足组织代谢需要,器官、组织血流灌注不足,称为收缩性心力衰竭,常见于冠心病、心肌梗死、心肌炎、扩张型心肌病等各种心脏疾病的终末期。少数情况下,心脏舒张能力下降,左心室充盈压异常增高,肺静脉回流受阻,导致肺循环淤血,继而体循环淤血,此时心肌收缩力尚可,心排量维持正常,称为舒张性心力衰竭,常见于冠心病、高血压心脏病心功能不全的早期、肥厚型心肌病。单纯舒张性心力衰竭很少见,往往同时合并有不同程度的收缩性心力衰竭。按临床起病及病情的进展情况又可以分为急性心力衰竭和慢性心力衰竭。

一、慢性心力衰竭

(一)概述

慢性心力衰竭即通常所指的心力衰竭,其临床起病缓慢,表现形式多样,有时会被漏诊或误诊,其发病率和患病率远比急性心力衰竭多见。

(二)心力衰竭的病因

几乎所有类型的心脏疾病和大血管病均可引起心力衰竭。从病理生理角度来看,心肌舒缩功能障碍大致上可分为:心肌损害、心脏负荷过重及心室充盈受限。

心肌损害见于:

(1)缺血性心肌损害:冠心病心肌缺血和(或)心肌梗死最常见。

(2)心肌炎和心肌病:以病毒性心肌炎和扩张型心肌病最常见。

(3)心肌代谢性疾病:以糖尿病最常见,甲状腺疾病(功能亢进或减退)、维生素 B_1 缺乏和心肌淀粉样变性少见。

心脏负荷过重见于:

(1)压力负荷(后负荷)过重:见于高血压、主动脉(瓣)狭窄、肺动脉高压、肺动脉(瓣)狭窄等心脏收缩期射血阻力增加的疾病。

(2)容量负荷(前负荷)过重:见于①心脏瓣膜关闭不全、血液返流,如二尖瓣关闭不全,主动脉瓣关闭不全;②左心、右心或动静脉分流性先天性心脏病,如房间隔缺损、室间隔缺损,动脉导管未闭等;③血容量增多或循环血量增多的疾病,如动静脉瘘、尿毒症、贫血、甲状腺功能亢进等。

心室充盈受限或受阻见于：二尖瓣狭窄、左房黏液瘤、心脏压塞、缩窄性心包炎、限制型心肌病。

(三)收缩性和舒张性心力衰竭的病因

收缩性和舒张性心力衰竭的临床表现有相似之处也有不同之处，其病因有相同也有不同，有相互重叠、交叉，但又各具有特点。

舒张功能不全的机制大体可分为两大类：一种为主动舒张功能障碍，原因为钙离子不能及时地被肌浆网回摄及泵出细胞外，因这两种过程均为主动耗能过程，所以当能量供应不足时，主动舒张受影响，如冠心病有明显心肌缺血时，在出现收缩功能障碍之前即有舒张功能障碍。另一种舒张功能不全是由于心室肌的顺应性减退及充盈障碍，影响心室的充盈，如高血压和肥厚型心肌病。当左室舒张末压过高时，肺循环出现高压和淤血，即舒张功能不全，此时心肌的收缩功能保持较好，心排量无明显降低。需要指出的是，当有容量负荷增加使心室扩大时，心室的顺应性是增加的，此时即使有心室肥厚也不会出现此类舒张性心功能不全。

(四)心力衰竭的诱因

心力衰竭发生的常见诱因有：

(1)感染：各种感染，如肺部感染、感染性心内膜炎、消化道或泌尿道感染。

(2)心律失常：严重快速或缓慢性心律失常，心房颤动最多见。

(3)水、电解质异常：血容量增加，钠盐摄入过多，输液或输血过多、过快，利尿过度，钠、钾、镁等电解质异常。

(4)过度体力劳累或情绪激动：各种体力或脑力活动，妊娠以及分娩。

(5)药物应用不当：停用抗心力衰竭药物或应用加重心力衰竭的药物(抗心律失常药物)，增加心脏负荷的药物，抗抑郁药物，糖、盐和性激素，非甾体类消炎药(消炎痛、布洛芬)。

(6)原有基础心脏病加重：心肌缺血加重，发生心肌梗死，缺血乳头肌功能不全引起二尖瓣返流，风湿性心脏病伴发风湿活动，瓣膜狭窄或关闭不全加重，高血压加重或控制不良。

(7)并发其他疾病：甲状腺功能亢进(甲亢)或减退(甲减)，贫血，肺栓塞或梗塞。

(五)心力衰竭的病理生理学

对心力衰竭病理生理的认识极为重要，是心力衰竭治疗的理论基础，详见图5-1-1。

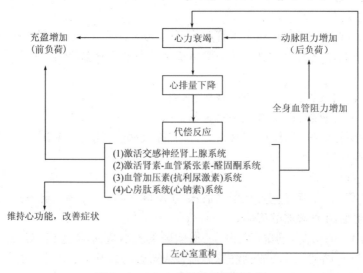

图 5-1-1 心力衰竭的病理生理

研究发现,在心力衰竭的发生和发展过程中始终有神经一内分泌系统的参与,其特征为交感神经、肾素一血管紧张素一醛固酮系统(RAAS)、利钠肽、缓激肽系统激活,细胞激素与免疫系统激活以及一系列旁分泌、自分泌反应激活。除利钠肽、缓激肽系统(利钠肽和缓激肽具有强有力的扩血管和利尿排钠作用)外,其他系统的长期激活对心力衰竭的发生、发展均有促进作用。神经一内分泌系统激活可能在短期内维持循环及重要器官的灌注,长期活性增高则会引起心肌重构和心室重塑持续进行以及心室前、后负荷增高,最终导致心力衰竭的发生、发展。

近20年的研究表明,神经一内分泌机制对心脏的意义比其对血管和肾脏的意义更大。这种作用部分地反映在应用无血管扩张作用的β受体阻滞剂和螺内酯治疗心力衰竭有益的临床试验中。新的多肽(如内皮素)和其他自分泌及旁分泌的介质(如细胞因子和自由基等)在心力衰竭的发病机制中都起着一定的作用。目前的研究还认为神经一内分泌激素参与了心力衰竭的病理过程,如启动细胞凋亡等。因此,临床心力衰竭治疗的干预靶点不仅是抑制或拮抗有害因子(如血管紧张素Ⅱ),还要增强某些可能有益的神经一内分泌激素的作用(如利钠肽)。从这个意义上看,心力衰竭是一种神经内分泌激素失衡、有害因素超过有益因素的病理生理状态。因此,未来的心力衰竭治疗策略中调控有关心力衰竭的神经一内分泌机制将比目前采用的单纯抑制某种因子更为重要。

(六)心力衰竭的诊断

1.诊断标准

1)国内诊断标准

(1)隐性或无症状性心功能不全

①有器质性心脏病(基础心脏病)史。

②有原发基础心脏病症状,但无劳力性胸闷、气促、呼吸困难等心力衰竭的症状。

③心电图、超声心动图、放射性核素或X线胸片:左心房、左心室扩大或心室肥厚,左心室射血分数<50%,但无肺淤血表现。

(2)症状性心力衰竭

①左心衰竭

症状:早期表现为容易疲乏,运动耐力降低;继之出现劳力性呼吸困难,夜间阵发性呼吸困难;严重者不能平卧,咳嗽、咳痰和咯血性泡沫状痰,最终呈端坐呼吸即肺水肿表现。

体征:心率增快,心尖部出现舒张期奔马律,相对性二尖瓣关闭不全杂音,两肺底或全肺出现干性啰音和(或)湿性啰音。

②右心衰竭

症状:上腹部饱胀,肝区胀痛,食欲不振,恶心,呕吐,黄疸,少尿、夜尿增多。

体征:发绀,颈静脉充盈或怒张,肝脏肿大和压痛,肝一颈静脉回流征阳性;全身出现水肿、胸腔积液和腹水。

③全心衰竭:同时存在左、右心力衰竭的临床表现。

④辅助检查:心电图、超声心动图、放射性核素或X线胸片提示有左、右心房、心室或全心增大,左室射血分数<50%,心功能不全,有肺淤血表现。

2)国外诊断标准

部分心功能不全患者特别是老年人可无典型心力衰竭的症状,而仅表现为疲倦、神志改变、恶心、食欲不振。此外,呼吸困难、疲倦、浮肿等表现又并非心力衰竭的特征性表现,故心力衰竭的诊断应结合具体病情全面分析。

2.收缩功能不全性和舒张功能不全性心力衰竭

心力衰竭一般指收缩性心力衰竭(诊断标准见上)。舒张性心力衰竭较为少见,单纯的舒张性心力衰竭更为少见,绝大多数合并收缩性心力衰竭。

舒张性心力衰竭的肯定诊断(2005年ACC/AHA):患者有心力衰竭典型的症状、体征,在症状发生后的3天内,导管或心脏超声检查有左心室松弛、充盈异常、舒张期扩张或僵硬等舒张功能不全的客观依据,左心室收缩功能正常,没有瓣膜性心脏疾病,有特征性的心脏核素检查(EF>55%)。

3.心功能分级

(1)美国纽约心脏协会(NYHA)心功能分级标准

心功能Ⅰ级:体力活动不受限制,体力活动无乏力、心悸、呼吸困难症状。

心功能Ⅱ级:体力活动轻度受限,一般活动即有乏力、心悸、呼吸困难等症状。

心功能Ⅲ级:体力活动明显受限,轻度活动即有上述症状。

心功能Ⅳ级:不能从事任何体力活动,休息时亦有症状。

(2)2005年美国心脏病联合会(ACC)和美国心脏病协会(AHA)在心力衰竭治疗指南中公布了心力衰竭分期方案(表5-1-1)。

表5-1-1 心力衰竭分期方案

分期	描述	举例
A期	患者有可能发生心力衰竭的高危险因素(疾病)存在,但检查无明确的心脏(心肌、心包、瓣膜)结构和功能异常,患者亦无心力衰竭的症状和体征	高血压,冠心病,糖尿病
B期	有导致心力衰竭的器质性心脏病(心脏结构)存在,但无心力衰竭的症状和体征	左心室肥厚和纤维化,左心室扩大或收缩功能减弱,无症状性心脏瓣膜病,陈旧性心肌梗死
C期	有发生心力衰竭的基础心脏病,现在或以前有心力衰竭的症状和体征	左心室收缩功能不全引起的呼吸困难和乏力,已接受心力衰竭治疗的无症状患者
D期	患者有严重基础心脏病,尽管进行了积极的治疗,但静息时仍有显著的心力衰竭的症状,患者需要特殊的处理	因心力衰竭经常住院治疗或院外治疗不安全的患者,住院等待心脏移植的患者,院外正在接受持续性静脉用药支持或用机械循环辅助装置以缓解心力衰竭症状的患者,正在济贫院(hosphice)治疗心力衰竭的患者

需要强调指出的是,心力衰竭分期的目的是对NYHA功能分级进行补充而不是取代之,以有利于指导临床心力衰竭的治疗。这一分期方案已被美国FDA采用,也在世界范围内得到认可。

4.鉴别诊断

(1)支气管哮喘 左心力衰竭的夜间阵发性呼吸困难,常称为"心源性哮喘",应与支气管哮喘相鉴别。前者多见于老年人有高血压或慢性心瓣膜病等器质性心脏病史,后者多见于青少年有过敏史;前者发作时必须坐起,心尖部常有奔马律,重症者肺部有干、湿性啰音,甚至咳粉红色泡沫痰,后者并不一定强迫坐起,咳白色黏痰后呼吸困难可缓解,肺部听诊以哮鸣音为主。

(2)心包积液、缩窄性心包炎 由于腔静脉回流受阻同样可引起肝脏肿大、下肢浮肿等右心功能不全表现,应根据病史、心脏及周围血管体征进行鉴别,超声心动图检查可以确诊。

(3)肝硬化腹水伴下肢浮肿 应与慢性右心力衰竭鉴别,除基础心脏病体征有助于鉴别外,非心源性肝硬化不会出现颈静脉怒张等上腔静脉回流受阻的体征。

(七)心力衰竭的治疗

应从病理生理机制人手,干预心力衰竭的发生、发展过程,阻断其恶性循环,改善心力衰竭患者的预后,而不是仅仅为了增加心脏收缩力,增加心排量,改善心力衰竭的症状。由于分子生物学的发展和大型临床试验结果的公布,随着对心力衰竭机制的理解,心力衰竭的治疗概念有了根本性的改变,治疗从单纯的血流动力学的症状改善转向全面的神经-内分泌治疗。从传统的"强心、利尿、扩血管"的"心力衰竭常规治疗"中解脱出来,循证医学指导下的、新的治疗观念即"神经内分泌拮抗包括 ACEI、β 受体阻滞剂、醛固酮拮抗剂+地高辛"应用于临床,使广大患者受益。

2005 年 ACC/AHA 根据最新的心力衰竭分期标准对心力衰竭不同的发展阶段采取不同的治疗策略。

1.可能发展为 HF 的高危患者(A 期)的治疗

对可能发展为 HF 的高危患者,首先应针对可能引起心力衰竭的危险因素和基础疾病进行治疗。

控制心血管病危险因素以及心肌损伤的因素。诸多与结构性心脏病危险升高相关的问题或行为(如吸烟、饮酒,使用可卡因、安非它明及其他成瘾性药物)可在患者有结构性异常的证据之前发现,早期控制这些危险因素可减少 HF 发生的危险性,对这些危险因素进行干预(药物和非药物),可以最大程度地减少 HF 发生。对有心肌病家族史或接受心脏毒性治疗(肿瘤的介入方法和化疗药物)的患者,应该控制或尽量减少这些因素的不良反应。

根据最新的治疗指南对高血压、糖尿病、脂质紊乱代谢综合征、动脉粥样硬化性心脏病(冠心病等)、甲状腺疾病进行治疗。

2.有心脏结构异常或重构而无 HF 症状患者(B 期)的治疗

无 HF 症状但有心肌梗死(MI)或经各种检查发现左心室重构证据的患者很可能发展成HF。对于此类病人,减少再损伤或阻止左心室重构的演化,可以降低 HF 的发生率。最合适的治疗就是根据 A 期患者的治疗建议进行治疗,上述所有 A 期治疗建议对有心脏结构异常而无 HF 的患者均适用。

对于急性心肌梗死患者,纤溶药物或心脏介入手术或外科搭桥手术等促使再灌注的方法可以减少发生 HF 的风险。针对引起心功能不全的结构性基础心脏病的病因给予适当的处理。瓣膜性心脏病和先天性心脏病等结构性心脏病,应考虑手术(介入或外科)纠正解剖结构的异常;冠心病患者除使用抗心肌缺血药物外,还要考虑进行冠脉血管重建术(介入或外科手术)。上述治疗最大的障碍是发现和治疗过晚,很多患者常满足于短期治疗缓解症状,拖延时日至发展为严重的心力衰竭而不能耐受手术,失去了治疗的时机。

对于发生过心肌梗死的患者,无论射血分数多少、有无 HF 症状,均要应用 ACEI 及 β 受体阻滞剂;对于无心肌梗死病史、无 HF 症状,但 LVEF 降低的患者,应用 β 受体阻滞剂和ACEI 制剂;对于不能耐受 ACEI 制剂者,应加用一种 ARBs 制剂。对于 LVEF 不低、窦性心律、无 HF 症状的患者,不宜使用地高辛,因有害无益。具有负性变力作用的钙通道阻滞剂对LVEF 较低或心肌梗死后心力衰竭而无症状的患者可能有害。

3.现在及以前有 HF 症状患者(C 期)的治疗

上述 A 及 B 期患者的治疗建议对 C 期患者也适用。

对于当前或以前有 HF 症状和左室射血分数减少的患者,除非有禁忌证,都应使用 ACEI 和 β 受体阻滞剂。对于不能耐受 ACEI 的心力衰竭患者,可给予血管紧张素 Ⅱ 受体阻滞剂。有体液潴留的患者,给予利尿剂或限制钠的摄入。此外,运动锻炼是改善临床状况的一种有益的补充方法。对有室性心律失常的患者应使用胺碘酮治疗。对曾有心脏停搏、室颤、血流动力学不稳的室性心动过速患者,给予最佳药物治疗后 NYHA 分级仍为 Ⅱ 或 Ⅲ 级,推荐使用 ICD 作为二级预防措施,以减少心源性猝死的发生;对于 LVEF 低于 35%、窦性心律,QRS 间期大于 0.12 秒、经最优化药物治疗后 NYHA 分级为 Ⅲ 或 Ⅳ 级的患者,除非有禁忌证,应接受心脏再同步治疗。

对于当前或以前有 HF 症状和 LVEF 降低的患者,不推荐常规联用 ACEI、ARBs 及醛固酮。应尽量避免应用对临床情况有不利影响的药物(非甾体类抗炎药,大多数抗心律失常药,大多数钙通道阻滞剂)。长期注射正性肌力药是有害的,并不建议使用,除非应用标准的药物治疗病情不稳定的终末期患者(参见 D 期治疗建议)。不需要补充营养,不推荐激素治疗。

1)一般治疗。适当限制活动,注意劳逸结合,坚持锻炼与休息相结合的原则。虽然大多数病人不能进行重体力劳动或强体育活动,应鼓励做一般性的体力劳动(除非 HF 症状和体征急剧恶化,或疑有心肌炎的患者),因限制活动可促进体能恶化,对临床不利,并导致 HF 患者不能耐受活动。适当限盐。少食多餐,每天测体重,吸氧,维持水、电解质平衡。HF 患者应严密监测血清钾的变化,尽可能防止高血钾与低血钾。也应该注意血钠的浓度变化。三类药物(抗心律失常药、钙通道阻滞剂和非甾体类抗炎药)可加重 HF 症状,在大多数患者中应尽量避免使用。

2)去除诱因。处于代偿期的心力衰竭患者其心功能不全的临床表现通常在某些情况下会短时期内加重,这些常见的诱因有:治疗措施不当,心律失常,各种感染和炎症(特别是肺部和心脏本身),体力活动、气候变化和情绪激动,肺栓塞,使用抑制心脏或保钠的药物,伴发其他疾病。对所有心力衰竭的患者必须认真地寻找这些因素,并给予相应的处理。

3)药物治疗。推荐常规用药。大多数心力衰竭患者应该常规三种药物联合用药:利尿剂、ACEI 或 ARBs 和 β 受体阻滞剂。这些药物的价值已经被为数众多的大规模临床试验所证实,而且支持这些药物核心地位的证据是充分的。有水钠潴留证据的患者应该接受利尿剂治疗,而且利尿剂应该持续使用以预防水钠潴留再发。即使患者对利尿治疗的反应佳,ACEI 和 β 受体阻滞剂也应该开始使用,如果患者可以耐受应该持续使用,因为它们可以改善心力衰竭患者的长期预后。正性肌力药物(地高辛为代表)作为第四种药物可以在任何时候开始使用,以改善症状,减少再入院,控制心率和提高运动耐量。

(1)利尿剂:对照研究已经显示出利尿药物增加尿钠排泄和减轻体液潴留的体征的有效性。许多临床对照试验证明,利尿剂能迅速改善心力衰竭患者的心功能、症状和运动耐量。在这些短期研究中,利尿治疗可降低颈静脉压,减轻肺充血、周围水肿和体重,所有这些改变在开始用药几天内可以观察到。在中期研究中,利尿剂可以提高心功能,改善症状和提高运动耐量。至今尚无利尿剂治疗心力衰竭的长期临床试验,因此利尿剂对心力衰竭患者死亡率和预后的影响还不清楚,不过大多数人认为,利尿剂可以改善患者的症状而不能改善预后,因为使用利尿剂可以促进神经-内分泌系统的激活。绝大多数心力衰竭干预试验的患者均同时服用利尿剂,这说明对于有液体潴留的心力衰竭患者,利尿剂是任何一种有效治疗策略中必不可少的组成部分。

利尿剂在心力衰竭的治疗中起着关键作用,这是因为:①与任何其他治疗心力衰竭药物相比,利尿剂是唯一能够最充分控制心力衰竭液体潴留的药物。②利尿剂能更快地缓解心力衰竭的症状,迅速消除或缓解肺水肿和外周水肿(数小时或数天内)。③合理使用利尿剂是其他药物有效治疗心力衰竭的保证。利尿剂用量不当,有可能改变其他药物治疗心力衰竭时的疗效和不良反应。若剂量不足,可导致患者体内液体潴留,减弱 ACEI 的疗效,增加 p 受体阻滞剂治疗的危险。若剂量过大,则导致患者体内血容量减少,增加 ACEI 和血管扩张剂的低血压反应,增加 ACEI 和 AngⅡ受体阻滞剂出现肾功能衰竭的危险。④利尿剂与 ACEI 和 β受体阻滞剂联合应用时,临床发生失代偿性心力衰竭的危险下降。所以,恰当使用利尿剂是有效控制心力衰竭症状、治疗心力衰竭的基石。

故所有心力衰竭患者,只要有体液潴留的证据或原先有过体液潴留者,均应给予利尿剂。NYHA 心动能Ⅰ级者不需应用利尿剂。低血压和肾功能不全患者要慎用。

临床上应用利尿剂应注意以下方面:

①利尿剂治疗通常从小剂量开始,如呋噻米每天 20 mg 氢氯噻嗪每天 25 mg,并逐渐增加剂量直至尿量增加,体重每日减轻 0.5~1.0 kg。

②仅有轻度液体潴留而肾功能正常的心力衰竭患者,可选用噻嗪类,尤其是伴有高血压的心力衰竭患者。氢氯噻嗪 100mg/天已达最大效应,再增量亦无效。有明显液体潴留,尤其是伴有肾功能受损时宜首选襻利尿剂,如呋噻米的剂量和效应呈线性关系,其剂量不受限制。

③轻度心力衰竭患者即使给予小剂量利尿剂也反应良好。然而,随着心力衰竭的进展,可能发生肠管水肿或小肠低灌注,导致药物吸收延迟,加之肾血流和肾功能降低,药物转运受到损害,因而当心力衰竭患者病情进展时,常需加大剂量。最终,再大剂量也无反应,即出现利尿剂抵抗。此时,可用以下方法克服:Ⅰ静脉应用利尿剂,如呋噻米持续静脉滴注(1~5 mg/小时);Ⅱ2 种或 2 种以上利尿剂联合使用;Ⅲ应用增加肾血流的药物,如短期应用小剂量多巴胺或多巴酚丁胺 2~5μg/(kg·min)。

④电解质丢失:利尿剂可引起低钾、低镁血症而诱发心律失常,故应注意电解质的丢失,注意补充。并用 ACEI 并给予保钾利尿剂,特别是醛固酮受体拮抗剂螺内酯常能预防钾、镁丢失。出现低钠血症时应注意区别缺钠性低钠血症和稀释性低钠血症。前者发生于大量利尿后,属容量减少性低钠血症,患者可有体位性低血压,尿少而比重高,治疗应予补充钠盐。后者又称难治性水肿,见于心力衰竭进行性恶化患者,此时钠、水均有潴留,而水潴留多于钠潴留,故属于高容量性低钠血症。患者尿少而又比重偏低,治疗应严格限制入水量,并按利尿剂抵抗处理。

⑤神经内分泌激活:利尿剂应与 ACEI 和 β受体阻滞剂合用。ACEI 和 β受体阻滞剂可抑制利尿剂引起的神经内分泌激活,利尿剂可加强 ACEI 和 β受体阻滞剂缓解心力衰竭症状的作用。

⑥低血压和氮质血症:过量应用利尿剂可出现低血压和氮质血症,但后者也可能是心力衰竭恶化的表现。心力衰竭患者如无体液潴留时,低血压和氮质血症可能与容量减少有关,如血压和肾功能的变化显著或产生症状,应减少利尿剂剂量。如患者有持续体液潴留,低血

压和氮质血症很可能是心力衰竭恶化和外周有效灌注量降低，终末器官灌注不良的表现，应作以下处理：静脉用药或（和）联用两种以上利尿剂；短期应用增加肾血流量的药物，如小剂量的多巴胺或多巴酚丁胺。

⑦利尿剂通常不能作为单一治疗，必须与 ACEI 和 β 受体阻滞剂合用。即使控制了症状和体液潴留，心力衰竭症状得到控制、临床症状稳定，亦不能将利尿剂作为单一治疗，单独使用利尿剂不能保持心力衰竭患者的长期临床稳定。因 ACEI 和 β 受体阻滞剂可抑制利尿剂引起的神经内分泌激活，而利尿剂可加强 ACEI 和 β 受体阻滞剂缓解心力衰竭症状的作用。

⑧利尿剂应用目的是控制心力衰竭患者的体液潴留，一旦病情控制（肺部啰音消失、水肿消退），即可以最小有效量长期维持，一般需无限期使用。在利尿剂治疗的同时，应适当限制钠盐的摄入量。

⑨非甾体类抗炎药物，如吲哚美辛（消炎痛）能抑制多数利尿剂的利钠作用，特别是襻利尿剂，并促进利尿剂的致氮质血症倾向，故可能加重治疗中的慢性心力衰竭，应避免使用。

（2）肾素—血管紧张素—醛固酮系统（RAAS）阻滞剂：RAAS 的阻滞可以发生在多个部位：在血管紧张素 I 转化为血管紧张素 II 的水平（ACEI），在血管紧张素受体水平，或在醛固酮受体水平。

①血管紧张素转化酶抑制剂（ACEI）：大规模临床试验 SOLVD 和 CONSENSUS 治疗试验的结果奠定了 ACEI 治疗心力衰竭的地位。ACEI 能够显著降低不同严重程度（NYHA 分级 I~IV 级）心力衰竭（缺血性或非缺血性心肌病）患者的死亡率和病残率。V—HeFT 试验证实了 ACEI 对心力衰竭患者的疗效优于直接的血管扩张剂（肼苯哒嗪＋消心痛）。SAVE、TRACE 和 AIRE 等试验证实心肌梗死后左心室收缩功能障碍和心力衰竭的患者中 ACEI 同样能显著提高生存率，降低主要心血管事件的危险性。SAVE 和 SOLVD 预防试验还显示，使用 ACEI 治疗能够延缓或防止无症状心力衰竭患者临床症状的加重或进展。Cleland 等对 39 个应用 ACEI 治疗心力衰竭的临床试验进行汇总分析（8308 病例，1361 例死亡，不包括心肌梗死后患者），所有入选患者均为慢性收缩性心力衰竭，LVEF＜45％，在利尿剂基础上加用 ACEI，并用或不用地高辛。结果显示，应用 ACEI 治疗慢性心力衰竭都能改善临床症状，延缓心室重塑，防止心室扩大的发展，对轻、中、重度心力衰竭均有效，使死亡危险性下降 24％。研究还表明小剂量的 ACEI 不仅可以阻滞心肌肥厚的进展，而且还可使心室肥厚逆转或消退。这些循证医学指导下的临床试验奠定了 ACEI 在心力衰竭治疗中的基石和首选药物的地位。ACEI 是目前治疗心力衰竭的基本药物（一线药物），是标准治疗不可缺少的药物。

ACEI 用于慢性心力衰竭的治疗，主要通过以下机制：I 抑制肾素—血管紧张素系统（RAS）；II 作用于激肽酶 II，抑制缓激肽的降解，提高缓激肽水平。III 抑制慢性心力衰竭过度激活交感神经系统，降低循环血中儿茶酚胺的水平（其活性水平直接与慢性心力衰竭患者预后相关）。

适应证：美国和欧洲及我国的心力衰竭治疗指南一致认为临床上，所有左心收缩功能不全（LVEF＜40％）的患者，均可使用 ACEI，且必须长期治疗，除非有禁忌证或不能耐受。

禁忌证：ACEI 使用曾经有致命性不良反应的报道，血管神经性水肿、无尿性肾功能衰竭、妊娠妇女等，为 ACEI 使用绝对禁忌。以下情况慎用（相对禁忌）：双侧肾动脉狭窄、血肌酐水平显著升高（＞225μmol/L）、高钾血症（＞5.5mmol/L）、低血压（SBP＜90 mmHg）。不能用于抢救急性心力衰竭或难治性心力衰竭正在静脉用药者。

ACEI 使用的基本原则是从小剂量起始,逐渐递增,直至达到目标剂量或最大耐受剂量。一旦剂量调整到目标剂量或最大耐受剂量,应终生使用。治疗前应注意利尿剂已维持在最合适剂量,因液体潴留可减弱 ACEI 的疗效,而容量不足又可加剧 ACEI 的不良反应。一般 3～7 天剂量倍增一次。有低血压、低钠血症、糖尿病、氮质血症和服用保钾利尿剂者递增速度宜慢。不同类型的 ACEI 的药理学特性有差别,如组织选择性、ACEI 结合部位、短效或长效等,但对临床疗效影响不大,因此各种 ACEI 均可应用。通常应首选短效的卡托普利 6.25 mg/天,以后再逐步增加,以便于调整剂量和观察副作用,稳定后改为长效制剂。

在应用 ACEI 时应注意以下方面:

Ⅰ、ACEI 不能用于抢救急性心力衰竭或难治性心力衰竭正在静脉用药者。

Ⅱ、症状改善往往出现于治疗数周或数月后,即使症状改善不明显,仍应长期应用,ACEI 仍可减少疾病进展以及死亡和住院的危险性。

Ⅲ、ACEI 治疗早期可能会出现一些不良反应,但不会影响长期应用。

Ⅳ、ACEI 一般与利尿剂合用,因有轻度的潴钾作用,故一般不需补充钾盐。在存在或最近有体液潴留史,而没有应用利尿剂的患者不宜应用 ACEI,因为利尿剂是保持钠平衡和预防周围和肺水肿所必需。无体液潴留时亦可单独使用治疗 NYHA 心功能Ⅰ～Ⅱ级患者。也可与 β 受体阻滞剂和(或)加地高辛合用治疗 NYHA 心功能Ⅱ～Ⅳ级患者。

Ⅴ、起始治疗后 1～2 周内应监测肾功能和血钾,以后定期复查。

Ⅵ、如患者不能耐受目标剂量,可用最大耐受量甚至小剂量,因低剂量的 ACEI 可能仍然有效。

Ⅶ、增量过程中如出现低血压或重要器官低灌注的改变时,应首先将利尿剂减量,停用其他对心力衰竭治疗无价值的血管扩张剂。

Ⅷ、对肾功能轻度异常(尿素氮≤12 mmol/L),肌酐(≤200μmol/L),血钾(≤5.5mmol/L)的患者,仍可继续应用。

Ⅸ、撤除 ACEI 有可能导致临床症状恶化,应予避免。

Ⅹ、由于 ACEI 对生存的益处,应该早期应用 ACEI。

②血管紧张素Ⅱ受体阻滞剂(ARBs):ARBs 的主要作用是在受体水平阻断血管紧张素Ⅱ的不良作用。在 ACEI 的慢性治疗中,RAS 显示出部分"逃逸",部分由于血管紧张素通过局部通路产生,这就给 ARBs 的治疗留下了余地。

近年来血管紧张素Ⅱ(AngⅡ)受体阻断剂的应用逐渐引起人们的重视。ELITE-Ⅰ试验在 722 例 NYHA 心功能Ⅱ～Ⅳ级,LVEF≤40%,年龄≥65 岁的缺血性和非缺血性心力衰竭患者,口服氯沙坦 50 mg/天(352 例)与 150 mg/天的卡托普利(370 例)治疗 48 周。结果发现两药对改善充血性心力衰竭的作用相似,尽管氯沙坦治疗组总病死率为 4.8%,而卡托普利为 8.7%(P<0.05),但两组因心力衰竭所致病死率却没有显著性差别(9.4% 与 13.2%,P=0.075),氯沙坦组的耐受性和持续接受治疗的比例高于卡托普利组。ELITE-Ⅱ试验采用与 ELITE-Ⅰ相同的方法,对 3052 例病人进行研究,试验的结果表明,氯沙坦与卡托普利在降低病死率、减少住院等方面效果相似,无显著差异,同样前者因咳嗽而退出试验者明显较少。OPTIMAL 试验在心肌梗死后的心力衰竭高危患者中比较了氯沙坦和卡托普利对生存率的影响,其结果与 ELITE-Ⅱ试验相似。对于所有原因的死亡、猝死或心脏复苏、非致死性心肌梗死等,氯沙坦 50 mg/天与卡托普利 150 mg/天的作用无统计学显著差异,而氯沙坦的耐受

性优于卡托普利。

由于血管紧张素Ⅱ-1型受体阻滞剂能够在受体水平完全阻断 AngⅡ对心血管系统的不良作用,故有人认为治疗心力衰竭 ARBs 可能优于 ACEI。对于此问题,目前尚有不同的看法,至少目前已有的资料表明 ARBs 并不比 ACEI 的临床益处更大。

ARBs 对缓激肽代谢无影响,不能通过提高血清缓激肽浓度发挥可能对心力衰竭的有利作用。因此从理论上讲 ARBs 也不能替代 ACEI,但可以推测 ARBs 与 ACEI 联合应用将提供更完善的抑制肾素-血管紧张素系统及改善组织血管功能的作用。

ACEI 和 ARBs 的联合治疗对心力衰竭患者是否有益的问题,2001 年发表的 Val-HeFT 试验提供了宝贵的资料。该试验研究 5010 例心力衰竭患者在接受常规抗心力衰竭治疗的基础上(包括使用 ACEI 和 β 受体阻滞剂)加用 ARBs 缬沙坦(Valsartan)和安慰剂的疗效,在此试验的研究对象中,正在接受 ACEI 治疗者占 93%,β 受体阻滞剂占 36%,利尿剂占 86%。结果表明,缬沙坦能显著降低所有原因的致死和致残事件的联合终点(相对危险降低 13.3%,P=0.009),因心力衰竭而住院的事件显著减少(相对危险降低 27.5%,P=0.00001),但对总死亡率无显著影响(P=0.8)。研究还发现心力衰竭患者不论是否正在服用 ACEI,均能从缬沙坦治疗中获益,而未服用 ACEI 者获益尤为显著。但 Val-HeFT 试验的亚组分析发现,在已接受 ACEI 和 β 受体阻滞剂联合治疗的患者中,加用缬沙坦治疗后心血管终点事件反而增加。因此目前尚未能肯定联合使用多种药物以完全阻断肾素-血管紧张素系统对心力衰竭患者的疗效。然而,在 ACEI 的基础上加用 ARBs 并不改善预后,而且导致更多的不良反应。ACEI 和 ARBs 联合应用可能进一步降低左心室大小,优于单药。在持续 ACEI 治疗的基础上,联合应用 ARBs 在两个研究中显示住院率的下降,在一个研究中有降低死亡率的优势,在另一个研究中没有此作用。

目前的建议:当前仍不宜以 ARBs 取代 ACEI 广泛用于心力衰竭治疗。ARBs 可用于不能耐受 ACEI 不良反应的心力衰竭患者,如有咳嗽、血管性神经性水肿。未应用过 ACEI 和能耐受 ACEI 的心力衰竭患者,仍以 ACEI 为首选,不必应用 ARBs。

心力衰竭患者对 β 受体阻滞剂有禁忌证时,可以缬沙坦与 ACEI 合用。联合应用 ARBs、ACEI 和醛固酮拮抗剂的证据不多,但肾功能不全和高钾血症的发生进一步升高。在更多的证据出现以前,不推荐三种 RAS 阻滞剂联合应用。

ARBs 治疗的风险与 ACEI 相似,归因于血管紧张素的抑制。ARBs 和 ACEI 可引起低血压、高血钾及肾功能恶化的不良反应,应用时仍需谨慎。开始应用 ARBs 的很多注意事项与 ACEI 相似,副作用的处理也十分相似。对于病情稳定的患者,在 ACEI 或 ARBs 达到满意滴度前应该加用 β 受体阻滞剂。当 ARBs 与 ACEI 或醛固酮抑制剂联合应用时,发生低血压、肾功能不全和高钾血症的风险加大。

③醛固酮拮抗剂——螺内酯:肾素-血管紧张素-醛固酮等神经体液系统过度激活是心力衰竭的主要危险因素。以往人们往往只注重血管紧张素的作用,而忽视并低估了醛固酮(ALD)对心血管系统的影响。心力衰竭患者 RAS 活性增高,ALD 的生成及活性也增加,且与心力衰竭严重程度呈正比。升高的醛固酮对心力衰竭产生多种不利影响,如引起低血镁、低血钾,造成细胞内钾、镁丢失;还可使自主神经功能失调,交感神经激活而副交感神经活性降低,压力感受器功能障碍。更重要的是,ALD 有独立于 AngⅡ和相加于 AngⅡ的对心脏结构和功能的不良作用。ALD 可使心室Ⅰ、Ⅲ型胶原 mRNA 的表达增加,促进心肌细胞外基质

的增加,促进心肌纤维化及重构,因而促进心力衰竭的发展。

心力衰竭患者短期应用 ACEI 时,可降低血 ALD 水平。但长期应用作用微弱时,血 ALD 水平却不能保持稳定、持续的降低(仅降 20%左右),即所谓的"醛固酮逃逸"现象。且降低 ALD 水平个体差异大。再者,即使 ACEI 能降低静息 ALD 水平,亦不能防止运动后 AngⅡ 和 ALD 水平的增高。因此在 ACEI 基础上加用醛固酮受体拮抗剂,能讲一步抑制 ALD 的有害作用,可望有更大的用处。

螺内酯与醛固酮受体结合后,可以拮抗血液中高浓度醛固酮的作用。研究发现严重心力衰竭患者在常规治疗基础上加用螺内酯降低死亡率,并不是由于其对水、电解质的影响,而是因为螺内酯与局部心血管系统存在的 ALD 受体结合,阻滞 ALD 受体复合物的形成,抑制成纤维细胞活性和 AngⅡ受体(AT-1)的结合,可阻滞Ⅰ、Ⅱ型胶原纤维生成,有预防、减轻和逆转心肌和血管纤维化作用,减轻心室外周血管重构的作用。此外,还可纠正单用 ACEI 伴发的"醛固酮逃逸现象",从而阻止心力衰竭的恶化。

RALES 试验是一项评价在严重心力衰竭患者(NYHA 心功能Ⅲ~Ⅳ级)使用螺内酯对其发病率及死亡影响的随机双盲研究。入选 1663 名严重心力衰竭患者,均接受地高辛、利尿剂、ACEI 和 β 受体阻滞剂基础治疗,其中 822 例随机加用螺内酯(每天 25 mg)治疗,841 例接受安慰剂治疗,平均随访 2 年,中期分析发现螺内酯组治疗明显获益,能显著改善患者的症状,减少因心力衰竭的住院时间,延长患者的生存期。结果显示,与安慰剂组相比,总病死率降低 29%,心源性病死率降低 31%,因心力衰竭加重的住院率降低 36%。由于治疗组的显著效益,本试验提前结束。国内有人采用螺内酯低剂量(20 mg/天)治疗严重心力衰竭,发现治疗组比对照组有效率上升 41%,病死率下降 38%(P<0.05),说明了治疗组的显著效益。因此,螺内酯在心力衰竭治疗中的作用重新得到了认识。

新近一项研究观察新的醛固酮拮抗剂依普利酮对在发生心肌梗死 14 天内,LVEF≤40% 和临床有心力衰竭症状或糖尿病人的作用。结果显示,在 1 年时,死亡率从 13.6%降至 11.8%。高钾血症的发生在依普利酮组为 3.9%,在安慰剂对照组为 3.9%,肌酐清除率低于 50 ml/min 的比例在两组分别为 10.1%和 4.6%。

低剂量的醛固酮拮抗剂应该用于严重心力衰竭症状且最近心功能失代偿或心肌梗死后早期左心室功能失调的经认真选择后的患者。NYHA Ⅳ级心功能患者可在三联疗法基础上加用低剂量螺内酯(一种可选择药物)治疗,以进一步改善患者的预后。目前尚未能获得醛固酮拮抗剂有效治疗轻、中度心力衰竭的确实证据,轻、中度心力衰竭的有效性和安全性则尚有待确定。

先从小剂量的螺内酯 12.5~25 mg/天开始。若患者在常规药物治疗加服螺内酯 25 mg/天,8 周后仍有严重的心力衰竭症状或心力衰竭加重,血钾不高,可将螺内酯量加至 50 mg/天。应用醛固酮拮抗剂后通常停用补钾剂,而且患者应该被告知避免高钾饮食。患者应该小心地避免应用非甾体类抗炎药和 cox-2 抑制剂,它可导致肾功能恶化和高血钾。在开始应用醛固酮拮抗剂后 3 天内和 1 周时应重复检测血钾水平和肾功能。加用或加量 ACEI 或 ARBs,需要开始新一轮的检测。考虑到高钾血症的潜在危险,推荐应避免 ACEI、ARBs 和醛固酮拮抗剂的三联应用。

醛固酮拮抗剂的重要危险是由于抑制钾的排泄而导致的高钾血症。肾功能可能恶化,从而进一步损害钾的排泄。治疗初始应注意检测血钾和肌酐。RALES 试验表明:小剂量螺内酯(＜50 mg/天)与 ACEI 及利尿剂合用是安全的,不引起高钾血症。约 8％～9％患者有男性乳房增生症,出现疼痛性男性乳腺发育症应停用螺内酯。新的醛固酮拮抗剂基本没有此不良反应。

(3)β受体阻滞剂:β受体阻滞剂对心肌收缩有抑制作用,故长期以来一直将心力衰竭列为 β受体阻滞剂的禁忌。1975 年哥德堡大学的瑞典学者 Waagstein 开创了用 β受体阻滞剂治疗充血性心力衰竭的先例。随后进行了一系列临床研究和争论,近几年几项大规模的临床试验结果肯定了它在心力衰竭治疗中的地位。β受体阻滞剂和 ACEI 是近 10 年来慢性心力衰竭治疗方面的两大进展。随着慢性心力衰竭相关神经—内分泌系统激活观点的广泛认可,其作为神经内分泌阻滞剂的治疗地位日显重要。因为对慢性心力衰竭的发生机制和治疗观念的转变,β受体阻滞剂已从心力衰竭的禁忌转变为长期治疗中不可缺少的药物,是心力衰竭治疗史上的重大突破。

已有强有力的证据表明(20 个以上的随机临床对照试验、超过 10000 例的各种不同程度的心力衰竭患者),长期使用 β受体阻滞剂,均能改善心力衰竭患者临床情况、左心室功能,提高病人的运动耐量和生活质量,降低死亡率和病残率,改善预后。值得注意的是 β受体阻滞剂治疗心力衰竭的临床获益是在患者接受 ACEI 治疗的基础上获得的。根据荟萃分析,39 个应用 ACEI 的临床试验,死亡危险性下降 24％,而 β受体阻滞剂并用 ACEI 的荟萃分析,死亡危险性下降 36％,提示同时抑制交感神经和肾素—血管紧张素—醛固酮系统可产生相加效应。目前,已将 β受体阻滞剂列入收缩性心力衰竭的标准治疗药物。

心力衰竭时体内有交感神经系统的过度激活,儿茶酚胺(主要是去甲肾上腺素,NE)分泌持续增加,这对病人有许多不良作用,已证实血浆去甲肾上腺素浓度与预后呈负相关。心力衰竭时升高的 NE 有心脏毒性,可以直接产生心肌损伤。NE 还可通过心脏肾上腺素能受体刺激心肌细胞肥大和胚胎基因的再表达,刺激成纤维细胞 DNA 和蛋白质合成,NE 还可以刺激 β受体使心肌细胞产生凋亡,这些作用使心脏发生重塑。此外,长期儿茶酚胺的刺激可使心肌 β受体密度下调,导致交感神经刺激 β受体的正性肌力作用下降或根本无作用。交感神经系统的过度激活也会使肾素—血管紧张素—醛固酮系统的活性增加。研究还发现,在慢性肾上腺素能系统激活介导的心肌重塑中,β_1 受体信号转导的致病性明显大于 β_2 及 α_1 受体。β受体阻滞剂通过拮抗以上诸多作用而发挥治疗作用,此外,有的 β受体阻滞剂,如卡维地洛(Carvedilol),还具有 α受体拮抗作用,可扩张外周血管,降低心脏前后负荷。

所有慢性收缩性心力衰竭,NYHA Ⅱ～Ⅲ级,病情稳定,射血分数(EF)＜40％者,均必须应用 β受体阻滞剂,且应尽早应用,除非有禁忌或不能耐受。NYHA 心功能Ⅳ级患者,无液体潴留,体重稳定,且不需要静脉用药者,也可考虑在严密监护下,由专科医生指导应用。因此,在标准治疗(利尿剂和 ACEI)的基础上,不论缺血性或非缺血性的轻、中、重度心力衰竭患者(NYHA Ⅱ～Ⅳ级),均应接受 β受体阻滞剂治疗。

在考虑用 β受体阻滞剂治疗前不应服用高剂量的 ACEI,因为大多数的入选 β受体阻滞剂试验的患者没有服用高剂量的 ACEI。此外,服用低剂量 ACEI 的患者,与 β受体阻滞剂的联用和加大 ACEI 剂量相比,联合用药可较大程度改善症状,降低死亡危险。目前或患者既往有体液潴留史,β受体阻滞剂不应在没有利尿剂时使用,因为需要利尿剂保持钠平衡和体液平衡,并预防体液潴留的恶化,在开始 β受体阻滞剂治疗时通常伴有体液潴留的恶化。

β受体阻滞剂的起始剂量应采用很低的剂量,如果可以耐受低剂量以后可以逐渐增加剂量。在增加剂量的过程中,应该严密监测患者的生命体征和症状。此外,因为β受体阻滞剂起始治疗时可以引起体液潴留,医生应嘱咐患者每天测量体重,当体重增加,应立即增加利尿剂的剂量,直到体重恢复到治疗前水平。计划β受体阻滞剂剂量的增加应该停止,直到低剂量时的不良作用完全消失。采用这种谨慎的方法,入选临床试验的大多数患者(85%)能够耐受短期和长期的p受体阻滞剂治疗,并且达到试验计划的最大剂量。

在心力衰竭患者中β受体阻滞剂应该努力达到什么剂量? 像 ACEI 一样,β受体阻滞剂在对照临床试验中的剂量不是根据患者对治疗的反应而确定的,而是剂量不断增加到一个预先设定的目标剂量。如果目标剂量不能耐受,才采用低剂量,因此,大多数试验没有评价低剂量是否有效。因此,医生应该努力达到β受体阻滞剂在绝大多数临床试验所证实有效的目标剂量。一旦达到目标剂量,患者通常可以长期维持β受体阻滞剂的治疗。

在已经使用β受体阻滞剂较长时间(3 个月以上)的患者如果出现临床恶化如何处理? 因为β受体阻滞剂的长期治疗可降低心力衰竭恶化的危险,由于心力衰竭恶化而停止长期应用的β受体阻滞剂,不会降低反而会增加随后的临床失代偿的风险。

因此,如果患者存在水钠潴留,无论有无症状,应维持β受体阻滞剂治疗,同时增加利尿剂剂量。然而,如果临床情况恶化表现为低灌注,或需要静脉应用正性肌力药物,应暂时停用β受体阻滞剂,或明显降低β受体阻滞剂剂量,直到患者稳定。在这样的患者中,应首选非β受体介导的正性肌力药物(如磷酸二酯酶抑制剂米力农)。患者一旦稳定,β受体阻滞剂应重新考虑使用以降低临床心力衰竭恶化的危险。

β受体阻滞剂在心力衰竭中的应用改变了传统心力衰竭的治疗模式,心力衰竭治疗已从单纯短期的血流动力学治疗模式转化为长期的神经体液综合调控的生物学治疗模式。随着基础研究的深入及临床经验的积累,β受体阻滞剂有可能成为继 ACEI 后又一类能改善心力衰竭患者预后的药物。

(4)正性肌力药物(强心剂):正性肌力药物包括:强心苷(洋地黄)类和非强心苷类,前者以地高辛为代表,后者又包括β受体激动剂(以多巴酚丁胺为代表)和磷酸二酯酶抑制剂(以氨力农和米力农为代表),它们在临床上的地位和使用有所差异,主要以洋地黄类药物应用为主。

研究表明正性肌力药物短期可改善血流动力学,改善症状,但长期口服时不仅不能改善症状,反而增加病死率,因此限制其在临床的应用。仅在下列情况短期应用:①心力衰竭的病因是暂时的或可逆的,如急性心肌梗死、重症弥漫性心肌炎、冠状动脉主要血管严重狭窄造成心肌收缩力重度下降,口服大量负性肌力药,静脉补液过快过多。这时除病因治疗外,适当使用这类药物,可缓解症状,因作用很短,不会对病人死亡率产生明显影响。②作为心脏移植前的过渡性治疗,以减轻心力衰竭症状,保证主要脏器血供,并增加对移植手术的耐受性。③心脏手术后心肌抑制所致的急性心力衰竭以及难治性严重心力衰竭,各种措施均无效的病人,面临死亡危险时,可静脉给予非强心苷类正性肌力药,以作最后的抢救措施。为克服其缺点,发挥其长处,可将其与β受体阻滞剂合用,前者着重缓解症状和改善血流动力学,后者着重于防止神经-内分泌系统激活和降低死亡率。

(5)其他药物。根据心力衰竭发生、发展的病理生理,能够拮抗心力衰竭时神经-内分泌系统激活的药物均可能对心力衰竭治疗有一定的作用。这方面的药物很多,如肾素抑制剂、心钠素注射液、中性肽内切酶抑制剂(抑制心钠素降解)、内皮素抑制剂、内皮素转换酶抑制剂、血管加压素受体拮抗剂、防止心肌细胞凋亡的药物、抑制细胞炎症因子的药物、生长激素以及促进心肌能量代谢的药等等,但它们对于心力衰竭的有效性、短期和长期应用的安全性均未经过大规模临床试验验证,有的尚在临床研究起始阶段,且这些药物和已肯定的治疗心力衰竭有效药物之间是否有相互作用亦不清楚,故不推荐使用。

4.心功能Ⅳ级伴严重症状者或心力衰竭症状明显加重或难治性心力衰竭患者(D期)的治疗

药物和非药物治疗对大多数LVEF降低的心力衰竭患者有效,能改善生活质量和提高生存率。尽管有的心力衰竭患者接受了合理的药物治疗,但其症状没有好转或控制后又很快复发,这类心力衰竭患者往往具有如下几个典型特征:休息或轻微活动时有非常疲倦的症状,不能从事日常活动,常伴有心源性恶病质,需要积极治疗而反复住院或延长住院时间。为确保诊断的准确,在病人被确诊为顽固性心力衰竭前,医生应进一步识别患者有无其他引起心力衰竭的潜在因素,病人是否接受了最好的治疗方案,评估指南中有关心力衰竭各期的Ⅰ类建议中是否还有适合终末期心力衰竭患者的治疗。只有当再也没有适合患者的进一步治疗时,方可开始评价患者为顽固性终末期心力衰竭。

根据临床经验,此类患者除前述的病因治疗、去除诱因(非常重要,一定要仔细认真寻找)和一般治疗外,主要的药物治疗方案为联合使用多种抗心力衰竭药物,发挥各药的协同作用,并以静脉给药为主要方式,在相对较短的时间内迅速控制或缓解病人的临床心力衰竭症状。一旦患者病情稳定,给予口服药物治疗,进一步改善症状,降低心力衰竭恶化的危险。判断口服药物是否足量和患者的耐受性时,要停止静脉用药,并且观察时间不能少于48小时。如果经反复尝试后,患者仍不能用口服药物代替静脉用药,这种患者需要留置静脉导管。

对于处于心力衰竭终末期的患者应当给予特殊治疗,包括机械辅助循环、持续静脉滴注正性肌力药物、心脏移植或长期住院治疗。

(1)血液流变学异常的治疗 恢复水钠平衡治疗对许多有水钠潴留症状的晚期心力衰竭患者有良好的疗效,因此,识别和积极控制水钠潴留是成功治疗终末期心力衰竭的关键一步。每天饮食中钠摄入量控制在2 g以下,将每天进水量限制在2升以内。用干重作为指导利尿剂用量的指标,可根据患者体重超出正常体重的程度改变利尿剂用量。通过服用小剂量襻利尿剂和中度控制钠摄入,就能有效治疗大多数慢性心力衰竭患者的高血容量。因晚期心力衰竭伴有肾灌注下降,限制了肾脏对利尿剂的敏感性。对于这类患者的治疗需要加大襻利尿剂药量,改口服药物为静脉用药(静脉注射或静脉滴注),往往还需要联合另一种具有相辅作用的利尿剂(如美托拉宗)。如果经过上述治疗后患者还有高血容量,则需要住院进一步治疗,必要时静脉注射多巴胺或多巴酚丁胺治疗。有重度肾功能不全或难治性水肿者,则需要用超滤和血透方法清除过多的液体,这不仅可改善患者的临床症状,同时有可能会恢复这些病人对襻利尿剂的敏感性。

(2)神经-内分泌激素抑制剂的使用 对照临床试验表明,ACEI和β受体阻滞剂对晚期心力衰竭病人的疗效同轻中度心力衰竭患者。因为神经-内分泌激素调节机制在心力衰竭发展过程中起着保持循环稳定的重要作用,所以严重心力衰竭患者不能像轻中度心力衰竭者一样较好地耐受神经内分泌激素拮抗剂,晚期心力衰竭患者服用ACEI药物后容易出现低血压和肾功能不全,用β受体阻滞剂后往往会使心力衰竭症状加重。因此,终末期心力衰竭患者可能只能耐受小剂量ACEI和β受体阻滞剂,也有可能一点也不能耐受。

在考虑给予顽固性心力衰竭患者 ACEI 或 β 受体阻滞剂治疗时,医生必须要慎重。如果顽固性心力衰竭患者的收缩压小于 80 mmHg,不能给予 ACEI 或 β 受体阻滞剂治疗。正在接受静注强心药物治疗的患者,不能同时给予 β 受体阻滞剂治疗。ACEI 或 β 受体阻滞剂的起始量要非常小,要密切观察患者是否能耐受。如果患者能耐受低剂量药物,可增加药量,但也要考虑到患者有可能不能耐受,后者可以给予其他药物治疗。

(3)静脉用血管扩张药物和正性肌力药物的应用 顽固性心力衰竭患者常常因为病情恶化而住院,住院后通常要给予静脉注射正性肌力药物(多巴胺、多巴酚丁胺、米力农)和血管扩张药物(硝酸甘油、硝普钠),以达到提高心功能、促进利尿和稳定病情的目的。

(4)机械辅助治疗和心脏移植治疗 心脏移植是目前治疗顽固性心力衰竭的唯一成熟有效的手术治疗方法。目前心脏移植的主要适应证是严重心功能不全或必须依赖于静脉注入正性肌力药物治疗的心力衰竭患者。次要适应证包括反复发生威胁生命的室性心律失常、目前治疗方法无法控制的难治性心绞痛。

其他用于治疗终末期心力衰竭的外科和机械辅助治疗方法尚不成熟。用循环辅助装置治疗终末期心力衰竭是目前研究的热点。体外辅助装置只能在短时间内维持血液循环,主要用于那些心肌严重创伤后等待心肌恢复的病人,如心肌缺血、心脏切开术后的休克、暴发性心肌炎。植入式左室辅助装置可以长时间维持患者血液循环于较理想的水平,病人可以带着它出院和活动。将来的研究方向应该是机械辅助装置治疗与心肌细胞移植和心肌血管生长因子联合治疗。

5.舒张性心力衰竭的处理

1)预防是关键 药物控制高血压,也可以预防心肌肥厚;ACEI、β 受体阻滞剂、利尿剂可以预防心肌肥厚并可使之逆转。钙通道阻滞剂和 α 受体阻滞剂无此作用。由于心肌缺血能损害心室舒张,在冠心病患者,如果明确心肌缺血对心脏功能施加不良影响,应当考虑冠状动脉再血管化。

2)舒张性心力衰竭的药物治疗取决于不同基础病变和情况 心动过速能缩短心室充盈和冠状动脉灌注时间,减慢心率或降低对房性心律失常的心室率反应的药物(例如 β 受体阻滞剂、地高辛、某些钙通道阻滞剂)能缓解这类患者的症状。这类患者对于心房功能的丧失特别敏感,这一点支持在房颤患者中恢复窦性心律的可能益处。循环血容量是决定心室充盈压的一个主要因素,使用利尿剂可以改善这类患者的呼吸困难。其他可能用于降低心室充盈压的药物是硝酸盐或阻滞神经—内分泌系统激活的药物。

(1)高血压左心室肥厚和慢性冠心病:

①低剂量利尿剂:低于收缩性心力衰竭用量的 50%。如在充血阶段呋塞米 40 mg/天,几天后改为 20 mg/天,再隔天应用。

②低剂量 ACEI:低于收缩性心力衰竭用量的 50%,能加速心室舒张的速度,改善舒张功能。

③低剂量 β 受体阻滞剂:降低心室率,延长舒张期充盈时间。β 受体阻滞剂对基础心脏病,如心肌缺血,也有益处。但其减慢心肌舒张速率,使舒张功能不全加重。

④螺内酯:FDA 没有批准应用。但小剂量螺内酯(25 mg)对减少心肌胶原生成,防止心肌纤维化是必要的。

⑤不推荐用地高辛和正性肌力药物。

（2）肥厚型心肌病、限制型心肌病、缩窄性心包炎、淀粉样变性等对药物治疗效果差。应用利尿剂、硝酸酯类、ACEI可能引起低血压和症状加重。钙通道阻滞剂和地高辛无效。

二、急性心力衰竭

急性心力衰竭（acute heart failure）是指心脏在短时间内发生心肌收缩力显著降低，或心室负荷加重引起心排血量显著、急骤地降低，甚至丧失，导致组织器官灌注不足和急性淤血的综合征。此时心脏功能常来不及代偿。最多见于急性心肌梗死、急性心瓣膜功能不全和高血压危象，也可见于慢性心脏病过程中病情突然恶化。临床上以急性左心衰竭最为常见，表现为急性肺水肿，严重者发生心源性休克。急性右心衰竭比较少见，多由大块肺梗死引起，也可见于急性右室心肌梗死。

（一）病因

急性心力衰竭在原本正常的心脏或已有病变的心脏中均可发生。常见的病因有：

1.急性弥漫性心肌损害

常见的有急性广泛性前壁心肌梗死、急性心肌炎等，使左室心肌收缩无力而致急性左心衰竭；急性右室心肌梗死多为左心室下、后壁或室间隔梗死的延伸或扩展所致，梗死范围大时，右室心肌收缩无力，排血量下降、体循环淤血，严重者低血压和休克。

2.急起的心脏容量负荷加重

如急性瓣膜反流（感染性心内膜炎或急性心肌梗死等原因引起的瓣膜穿孔，乳头肌断裂或功能不全，腱索断裂等）可致急性左心衰竭；急性心肌梗死并发室间隔穿孔和急性主动脉窦瘤破裂均使大量血液突然涌入右心，右心容量急剧增加产生急性右心衰竭；输液、输血过多过快等。

3.急起的心脏压力负荷加重

如严重的二尖瓣或主动脉瓣狭窄，左室流出道梗阻，急进型或严重型高血压等，致使心脏左室压力负荷过重，排血受阻，而导致急性左心衰竭；体静脉系统和右心的各种栓子进入肺循环造成肺动脉主干或主要分支栓塞，使肺循环急性受阻，肺动脉和右心收缩压急剧上升，引起右室扩张和右心衰竭。

4.急性心室舒张受限

如急性大量心包渗液所致急性心脏压塞，导致心排出量减低和体循环静脉淤血。

5.严重的心律失常

如原有心脏病基础上的缓慢性（<35次/分）或快速性（>180次/分）心律失常。

（二）发病机制

心力衰竭状态下，有两个基本的血流动力学异常表现：即心排血量减低及心室充盈压升高。它们可因心脏收缩功能障碍、负荷过重（包括压力负荷与容量负荷）及心脏舒张受限所致。

1.异常血流动力学的病理生理基础

1）心脏收缩功能障碍左、右心室不能产生足够的压力以喷射出适当血液到主、肺动脉，即为心脏的收缩功能障碍。其基本原因是心肌收缩力降低。其主要的血流动力学变化为心搏量及心排出量降低。

2）心脏舒张功能障碍心室内压力下降延缓或心室不能适当的充盈或充盈缓慢以致心室

内舒张压不正常地升高,即为心室舒张功能障碍(包括松弛性与顺应性改变)。此时,心房压升高而心排量仍可能保持正常,可为心室本身病变或心室腔外因素引起。

3)心脏的代偿功能心力衰竭时,心排血量不足以维持机体组织的灌注,这就要动用心脏储备以弥补排血量的减少。其主要代偿机制有以下几点。

(1)增加前负荷以提高心搏量 在心搏量减少时,前负荷增加,心肌纤维伸长。按照Frank—Starling定律,在一定范围内,心室肌纤维伸展越长,收缩时缩短也越多,在一定程度上能改善心脏功能。

(2)交感神经的激活 心搏量的减少与血压下降作用于动脉压力感受器,使交感神经作用增强,导致心率加快,收缩力增强及周围血管收缩,以保证心、脑、肾等重要生命器官的灌注。但若此种调节反应过度,可导致心肌耗氧量过度增加,心率过快,还可使心室充盈不足。小动脉过度收缩使心脏后负荷增加,反而增加了许多不利于心脏排血的因素。

(3)肾素—血管紧张素—醛固酮系统(RAA)的激活 心衰时,心排出量减少,导致肾血流下降,肾动脉充盈不足,肾小球滤过率降低,刺激入球小动脉旁的球旁小体,使肾素分泌增加,醛固酮分泌增多,ADH增多,其结果是:

①肾素分泌增加肾素使血液循环中的血管紧张素原水解成血管紧张素 I,血管紧张素 I在肺组织被转换酶水解,生成血管紧张素 II(活性倍增),血管紧张素 II 还可进一步被氨基肽酶水解生成血管紧张素 III。血管紧张素 I 有缩血管作用,但不很强,而血管紧张素 II 有极强的缩血管作用,增加外周阻力,使心脏后负荷加重。同时,血管紧张素 II 和 III 均能刺激肾上腺皮质球状带合成和释放醛固酮。

②醛固酮分泌增多醛固酮促进肾脏远曲小管和集合管重吸收 Na^+ 和排 K^+,具有明显的保 Na^+、排 K^+ 和保 H_2O 的作用,使循环血容量增多,血压增高,使心脏后负荷加重。

③抗利尿激素(ADH)增加使水钠排泄减少,导致水钠潴留,血容量增加,使循环负荷加重。

回心血量增加,有利于心搏出量增加。但容量负荷增加使心脏过度充盈,扩张幅度增大,时间愈长,心肌愈易疲劳,心收缩力反而会减弱,使静脉回心血量减少、静脉系统压力增高,毛细血管的静水压增高,组织水肿。

总之,心力衰竭时神经内分泌激活,通过肾上腺素能作用使心率和心肌收缩力增加而维持心室排血量;通过醛固酮系统增加维持血容量,但急性心力衰竭患者,发病急骤,心脏来不及代偿或代偿不完全,从而在短时间内导致心排血量急剧减少、心室充盈压增加。

2.心力衰竭时的血流动力学变化

1)收缩功能衰竭 收缩功能衰竭最主要的检测指标为心排出量,系每搏量与心率的乘积。以单位体表面积表示心排出量则为心脏指数。通常以心脏指数的降低说明心功能受损的严重程度。收缩功能衰竭时,心脏前、后负荷有不同程度的升高,心排出量减低。

(1)前负荷 即舒张末期心室内的容量或压力,中心静脉压或右房压反映右心室充盈压;肺毛细血管楔压表示左心室充盈压;肺动脉舒张压与左室充盈压十分接近。收缩功能衰竭时,右室或左室不能充分排空,导致心室充盈压升高,也可使右心房或肺毛细血管楔嵌压升高,而此时心排血量增加并不明显。因此右心房、肺毛细血管楔压也可分别反映右室、左室收缩功能的受损程度。

(2)后负荷 即心室射血时所面对的阻力。如果动脉压力增高或阻力过度增加,可能导致心排出量降低,心肌氧耗量增加。后负荷可以通过血管阻力测定及动脉舒张压判断,前者包括体循环阻力及肺循环阻力。

在收缩功能衰竭时,神经体液系统的激活,使周围血管收缩,增加了周围循环阻力;右心室收缩功能衰竭时,肺循环阻力增加。

(3)心排出量 心脏收缩性能好时,在前后负荷固定,心率不变情况下,心排出量保持在4～6L/分;收缩功能衰竭时心排血量下降,并有左右心室做功指数的下降。

1976 年 Forrester 等研究了血流动力学参数肺毛细血管楔压与临床表现肺淤血、肺水肿相关;心脏指数与脑、肾和皮肤灌注相关。分别见表5－1－2、表5－1－3。

表5－1－2 肺毛细血管楔压与临床表现的关系

肺毛细血管楔压	临床表现
2.4～2.7kPa(18～20mmHg)	开始出现肺淤血
2.7 ～3.3 kPa(20～25 mmHg)	中度肺淤血
3.3～4.0 kPa(25～30 mmHg)	重度肺淤血
＞4.0 kPa(30 mmHg)	急性肺水肿

表5－1－3 心脏指数与组织器官灌注关系

心脏指数(L/min·m^2)	组织器官灌注
2.7～4.3	正常
2.2～2.7	降低但无临床表现
1.8～2.2	出现灌注不足症状
＜1.8	重度灌注不足如心源性休克

(4)射血分数 左室收缩功能的减低还可以反映在超声心动图射血分数的降低。

2)舒张功能衰竭

(1)左室舒张功能衰竭 左室舒张功能异常导致舒张末期压力升高,造成左房、肺静脉压力升高,引起肺淤血。若同时合并或继发右室功能异常将导致体循环淤血,产生与收缩功能异常所致心力衰竭的同样表现。

(2)右室舒张功能衰竭 可表现出右房与右室舒张末期压力的升高,右房对右室的充盈增加。

3.急性肺水肿的发病机制

(1)严重呼吸困难重症心力衰竭使肺静脉压显著升高,肺毛细血管楔压(pulmonary capillary wedge pressure,PCWP)超过 35 mmHg,肺毛细血管内的血浆甚至红细胞外渗,外渗至肺间质形成肺间质肺水肿,如更重则渗入肺泡形成肺泡性肺水肿。临床出现严重呼吸困难、咳嗽、咳泡沫状痰及粉红色泡沫痰。

(2)严重低氧血症肺水肿使肺泡换气功能障碍,通气/血流比例失调、肺内无效腔增大,肺内分流增加,导致严重低氧血症,肺泡－动脉氧差(P(A－a)O$_2$)增大。此外,支气管黏膜水肿使小气道狭窄,出现气道空气陷闭(air trapping),除加重缺氧外,还可以因通气障碍产生高碳酸血症。

(3)呼吸肌疲劳肺水肿使肺组织顺应性减退,僵硬度增加,需要用较大的胸内压来扩张已僵硬的肺组织,因此呼吸肌群做功增加,最后出现呼吸肌疲劳。

(4)呼吸和循环功能衰竭严重低氧血症加上呼吸肌疲劳可导致呼吸衰竭;严重缺氧,高度呼吸困难增加心肌氧耗,终使心肌缺血和心脏负荷异常增重,心力衰竭将进一步恶化,心排血量进一步减少。临床将出现休克以致死亡。

4.心源性休克的发病机制

心源性休克的中心是泵衰竭导致各生命器官灌流不足终致器官衰竭。各器官中最重要的是心脏泵功能的恶化,最终因心排血量过度减少出现休克。在病理过程中,肺脏因心源性肺水肿出现通气和换气功能障碍,所致的严重低氧血症加重了心肌的损害;因代偿机制交感神经系统兴奋,儿茶酚胺分泌增加周围血管收缩,使心脏后负荷加重,心肌氧耗增加,使心肌功能恶化;因心排血量下降发生微循环障碍,使毛细血管渗透性增高,血浆外渗至第三间隙,有效血容量进一步减少,加重泵功能的损伤,肾脏灌流减少激活 RAAS,增加小血管的收缩和钠、水潴留;应激状态下产生的各种细胞因子 TNF$-\alpha$、IL 以及 TXA$_2$、MDF 等介质均对心肌直接或间接发生不良影响。通过上述综合因素互相作用发生心源性休克。

(三)临床特点

急性心力衰竭由于其发病的原因不同,病理生理机制存在差异,临床症状轻重也有差别。临床表现可分为几类,其共同点是发病急骤、病情危重、进展迅速,如处理延迟或治疗不当会给患者带来严重后果。

1.急性充血性心力衰竭

1)症状

(1)劳力性呼吸困难 急性心力衰竭时,稍事活动即感呼吸困难,活动耐力明显下降,严重限制病人活动。

(2)夜间阵发性呼吸困难 多发生于夜间熟睡后 1～2 小时,于睡梦中因憋气而惊醒,需坐起方能缓解呼吸憋闷感。轻者 10 余分钟可以缓解,重者需时 1 小时左右,超过 1 小时称心源性哮喘持续状态。发作时伴咳嗽,多为干咳、可闻喘鸣声。重症患者有窒息感,迫使患者离床站立,甚而开窗或走出户外以减轻呼吸困难,更重者表现呼吸极度困难、咳多量泡沫痰或粉红色泡沫痰,发展为典型肺水肿。

(3)端坐呼吸 患者不能卧位,需半卧位或坐位方能缓解呼吸困难,最重者患者需坐于床沿或靠背椅上,双足下垂、身体前倾、两手扶床沿或椅背,张口呼吸以图减轻呼吸困难。此症状表示左心衰竭严重。

(4)咳嗽、咯血、声音嘶哑 左心衰竭的主要症状之一是频咳,夜间频咳、坐起减轻是其特点。开始时为干咳,加重后有泡沫痰甚而粉红色泡沫痰,其原因为肺充血,支气管黏膜水肿,此种咳嗽伴有痰液。如因扩张的左房和肺动脉压迫左侧支气管引起的咳嗽则为干咳;如肺充血加重为二尖瓣狭窄所引起者可出现咯血;声音嘶哑见于左肺动脉扩张压迫左侧喉返神经。

(5)发绀重症心衰时常见口、唇、耳垂和四肢末端出现发绀,其原因是肺淤血使肺间质甚至肺泡水肿,肺泡膜影响肺的换气功能;支气管黏膜水肿致使管腔狭窄,影响了肺的通气功能,最后使血液内氧分压下降,血红蛋白氧合不足、还原血红蛋白增高。

(6)潮式呼吸(又称陈-施呼吸) 见于严重左心衰竭患者,常为一种临终前的呼吸模式,表现为呼吸停止—呼吸渐增强增快—渐减弱减慢—呼吸渐停,然后周而复始地循环出现,多数患者呼吸就此逐渐停止,每个呼吸循环周期 1 分钟左右。

2)体征

(1)心脏扩大。一般左心室衰竭均有心脏扩大,以左室增大为主,心尖搏动向左下方移位,但一些突然发生的急性心力衰竭可不出现心脏扩大,如急性心肌梗死、突发的心律失常或心腔内瓣膜破裂、腱索断裂、室间隔穿孔等引起的心力衰竭。在某些慢性心脏疾患如二尖瓣狭窄、缩窄性心包炎、限制型心肌病等引发的心力衰竭亦可以无心脏扩大。

左室扩大时在心前区可见弥散的心尖搏动和心尖抬举性搏动。

(2)舒张期奔马律。室性奔马律(S_3)和房性奔马律(S_4)可以是心肌功能不全的第一个体征,虽然心力衰竭并不一定必有此种病理性附加音出现,但一旦出现此种体征则具有重要的诊断意义。

(3)心尖部收缩性杂音。严重心力衰竭时左心室腔扩大,导致二尖瓣相对关闭不全,产生心尖部反流性杂音,强度在Ⅱ级以上,性质为全收缩期吹风样杂音,向左侧腋下部传导。当心脏代偿恢复时,杂音可减弱或消失。

(4)肺动脉瓣区第二音(P_2)亢进:肺动脉压升高时,使 P_2 亢进,常常高于主动脉瓣区第二音(A_2)。

(5)第二心音逆分裂。心衰时左心室收缩力减弱,左室排空时间延长,使主动脉瓣关闭滞后于肺动脉瓣,与生理现象时相反,在呼气时产生第二心音分裂,故称逆分裂。

(6)交替脉。此体征为节律规整而强弱交替的脉搏,轻度交替脉可用血压计测得,当汞柱降至收缩压以下 5~30mmHg 时,可听到脉搏声强弱相间规则地出现,或者频率减少一半。严重的交替脉可伴有心音和已存在的杂音强弱交替。

交替脉最常见继发于左室射血阻力增加的心力衰竭,包括高血压病、主动脉瓣狭窄、冠状动脉硬化症等,而且常有舒张早期奔马律存在,所以显示心肌病变程度严重。但交替脉也可出现于正常人发生快速性心律失常时或终止时。

(7)充血现象

①肺部啰音。双侧肺底湿性啰音是肺充血最常见的体征,但在肺间质水肿阶段,液体尚未外渗至肺泡时,即使肺静脉压增高也不出现肺部啰音,啰音可以一侧较重,通常是右侧,但很少仅发生于单侧。出现肺水肿时,肺部出现大量湿啰音、哮鸣音、咳泡沫、血性痰液,阵发性夜间呼吸困难的患者在发作时,两肺可有湿性及干性啰音及哮鸣音,但发作过去后此体征消失。

②胸腔积液(胸水)。胸腔积液可以为双侧或是单侧,但多数位于右侧胸腔,这种倾向可能是由于有奇静脉引流、右侧胸腔较大以及多数心脏病患者喜右侧卧的缘故,这种睡眠方式的喜好可能因为左侧卧位患者对心跳的感知增加;另一因素左侧卧位时发生呼吸困难,这种机制尚不完全了解,这种转卧呼吸(trepopnea)可能是左侧卧位时心脏移位导致心排出量降低和冠脉灌流减少。

胸腔积液常伴发于右心衰竭,但左心衰竭亦可发生,因胸膜的静脉引流是进入体静脉和肺静脉,脏层胸膜引入肺静脉,而壁层胸膜引入体静脉,除非合并肺栓塞,胸腔积液一般应该是非血性的。

2.急性肺水肿

急性肺水肿是急性左心衰竭最严重的表现,可以是原无心脏病的患者初次发病,更多的是原有心脏病的患者因某种诱因使心情突然加重而发病。

(1)症状。患者突发呼吸困难、端坐呼吸..可表现大汗淋漓、烦躁不安、口唇青紫、面色灰白,濒死感觉;咳出大量粉红色泡沫痰甚至咯血。重症者可因严重缺氧、休克而致死。

(2)体征。两肺满布湿啰音和哮鸣音;心脏向左或左下方扩大,心率增速,心尖部第一心音低钝,可闻收缩期杂音及舒张早期奔马律,有时心脏杂音被肺部啰音掩盖不能听清;严重心衰时可出现交替脉和心律失常。此外,尚有原心脏病的体征。

根据肺水肿的临床进展过程可分为五期,即:①发病期,症状不典型,患者呼吸短促,有时焦虑不安,皮肤苍白、湿冷、心率增快,X线检查发现肺门附近可有典型阴影;②间质内肺水肿期,有呼吸困难,但无泡沫痰,伴有端坐呼吸、焦虑、烦躁、面色青灰、口唇发绀及大汗淋漓,部分病人可见颈静脉怒张,肺部闻及哮鸣音,有时伴细湿啰音;③肺泡内肺水肿期,频繁咳嗽,极度呼吸困难,咳粉红色泡沫样痰等症状,双肺满布粗中水泡音,伴哮鸣音;④休克期,血压下降,脉搏细速,皮肤苍白,发绀加重,冷汗淋漓,意识模糊;⑤临终期,呼吸及心律严重紊乱,濒于死亡。

3.心源性休克

心源性休克是心脏泵功能衰竭、不能维持器官和组织的灌流而引起的临床综合征。最主要的病因是急性心肌梗死。左心室心肌大面积坏死(>左心室面积50%),心肌收缩力减退,心排血量与动脉血压下降,致使器官和组织灌流不足而产生临床症状。梗死后的机械并发症如乳头肌腱索断裂、室间隔穿孔和心室游离壁破裂亦可因血流动力学障碍引起心源性休克。其他的病因有各型心肌病的晚期、急性心肌炎、急性瓣膜性疾病、心包疾病,心脏手术后或外伤以及肺栓塞、张力性气胸等。

(1)症状。①急性心肌梗死患者有突发胸骨后或心前区压榨性剧痛,常伴烦躁、出汗、恐惧或濒死感,含服硝酸甘油等扩冠药无效。其他病因可出现相应症状;②具有周围循环衰竭症状,如躁动不安或嗜睡、面色苍白、四肢发凉、皮肤湿冷、尿量减少等;③心力衰竭症状,包括心悸、气促、呼吸困难、端坐呼吸、口唇及肢端发绀等;④病情进展后,可出现表情淡漠、神情呆滞,甚而意识模糊、陷入昏迷。

(2)体征。①血压明显下降。心率增快、脉搏细弱。有时可出现心律失常;②左心衰竭时两侧肺底部可闻湿性啰音,心前区可听到室性或房性奔马律;右心衰竭时颈静脉膨隆,肝脏肿大,下肢水肿。

4.急性右心衰竭

1)症状

(1)呼吸困难。单纯慢性右心衰竭的患者呼吸困难不常见。如果原先存在因左心衰竭引起的呼吸困难,当再出现右心衰竭时,可因右室的每搏量下降减轻肺循环的血流量不平衡,原有的呼吸困难可以减轻。但是在重症右室梗死、原发性肺动脉高压的晚期、肺栓塞等情况下,仍可出现严重呼吸困难,其原因可能是心排出量下降使呼吸肌灌流不足产生呼吸肌疲劳,低氧血症及其引发的乳酸酸中毒亦可使呼吸加速,此外,胸腔积液的压迫和腹腔积液使膈肌上移均能压迫肺脏使肺活量减小,加重呼吸窘迫。

(2)肝区疼痛。急性右心衰竭体静脉淤血,使肝脏在较短时间内淤血肿大,肝包膜不能及时代偿扩张,引起肝区疼痛。

(3)头晕、晕厥。右心衰竭每搏量减低,如稍增加劳力可能使左心排出量下降,出现头晕或晕厥。

(4)左心衰竭表现。右心衰竭影响左心功能发生相互干扰临床常见,扩张的右室可直接使室间隔向左室移位影响左室的充盈和射血。此外,在大多情况下心包压的变化与右房压相匹配,右房压升高时左室在一定的心腔内压限制下降低了左室的膨胀性,左室为了维持膨胀性必须提高心腔内压,因此将增加肺静脉高压和加重液体向肺间质外渗。所以,右室和右房通过改变左室的顺应性使左室功能恶化。当左室功能出现衰竭时,即出现相应的临床症状。

2)体征

(1)心脏体征 心率增快,可听到右室舒张早期奔马律,位于右室听诊区,在仰卧位吸气时明显。可听到三尖瓣反流性杂音;肺动脉瓣区第二音亢进在合并左心衰竭时闻及。颈静脉充盈明显并有搏动。

(2)肝脏 肝脏因淤血肿大,伴有明显触痛,有时可出现黄疸,肝颈静脉回流征阳性。

(3)两下肢 两下肢凹陷性水肿。

(4)胸腔积液 可出现胸腔积液,多发生于右侧。如病因为肺梗死可闻及胸膜摩擦音。

(5)奇脉 病因为心包填塞时,可出现奇脉。

(四)辅助检查

1.血流动力学检查

1)急性左心衰竭血流动力学变化

(1)每搏量(SV)下降,正常值为70毫升/次。

(2)心排出量(CO)和心脏指数(CI)下降,正常值分别为5L/min(4.5～6L/min)和3.2L/(min·m²)[3.0～3.5L/(min·m²)],CO<3.5L/min、CI<2.5L/(min·m²)提示存在心力衰竭,<1.8L/(min·m²)提示心源性休克。

(3)射血分数(EP)下降,正常值为0.5～0.6,<0.5表示心衰存在,<0.3表示心衰严重。

(4)左室舒张末期容量(LVEDV)和左室舒张末期压力(LVEDP)增高,正常值分别为120～130ml和<15mmHg。

(5)肺毛细血管楔压(PCWP)升高,正常值为6～12mmHg。PCWP的变化早于X线检查和临床的变化,能确切反映左房和左室舒张末压,是一项很重要的指标。

1)急性右心衰竭血流动力学变化

(1)右房压(RAP)增高,正常值0～5mmHg,右心衰竭时≥10mmHg,RAP/PCWP>0.65。

(2)右室舒张末压(RVEDP)升高,正常值0～6mmHg,右心衰竭时:≥10mmHg。

(3)SV下降。

(4)右室射血分数下降,正常值4.8±0.6。

(5)肺动脉舒张压(PADP) 正常或下降,正常值6～12mmHg。

(6)PCWP正常或下降。

(7)右室梗死时右室压力曲线可呈现舒张早期低垂晚期高原的波形,具有诊断意义。

2.无创检查法

心脏的无创检查法主要有多普勒超声心动图、放射性核素法、CT和NRI等方法。可以检查心脏各方面的指标,包括泵功能的指标、心腔的大小和厚度,室壁的运动、瓣膜的活动与口径、反流的定位和容量等。急性心力衰竭的许多诊断指标均可由这些检查方法获得。

3.心电图

急性心力衰竭时,心电图检查可以对病因的诊断提供许多帮助。

4.X线胸片检查

从以下几个方面对心力衰竭的诊断提供帮助。

1)心影的大小。可以从心影的大小判断心脏是否扩大,如有扩大,还可确定是哪个腔室扩大还是整个心脏扩大,以利病因诊断。如是左心室扩大则考虑高血压病,左室压力和(或)容量负荷过重;如整个心脏扩大则可能是扩张型心肌病或其他类型心脏病的晚期表现;如果是左房右室扩大则风心病的可能性较大;此外,大量的心包积液也会在 X 线胸片有特异的表现。

2)肺血情况。X 线胸片肺血的多少反映肺静脉压的高低。右心衰竭时,肺循环压力不增高,PADP 和 PCWP 正常或降低,肺血表现正常或减少。当出现左心衰竭时,根据肺静脉压增高的程度表现为肺淤血、间质性肺水肿和肺泡性肺水肿,其表现有特征性,具有重要诊断价值。

(1)肺淤血。肺门部血管扩张,肺门阴影增宽,肺野纹理增多,血管纹理增粗。上叶静脉扩张,下野静脉变细,与正常时所见相反。

(2)间质性肺水肿。肺部纹理增多增粗,肺野模糊,肺门阴影轮廓不清,可见 Kerley B 线和 A 线。

(3)肺泡性肺水肿。肺野出现密度均匀的致密阴影、边缘模糊,大小不一,可为片状、云雾状或结节状,形状极不一致。典型表现为两侧肺门部对称的蝴蝶状,但也有位于外周或肺底部者,少数情况下局限于一侧,可能与患者卧位有关。此时患者临床有典型急性肺水肿的表现。

3)肺部情况。慢性阻塞性肺疾病(COPD)患者 X 线胸片有慢性支气管炎或支气管扩张的表现,还可以伴有肺气肿征,是诊断慢性肺源性心脏病的重要佐证,也是右心衰竭最多见的原因。

4)胸腔积液。多量胸腔积液可在临床初诊时发现,但少量胸腔积液只有依靠 X 线胸片发现。

(五)诊断方法

1.急性左心衰竭

1)病史。患者有急性广泛前壁心肌梗死、急性心肌炎、感染性心内膜炎、二尖瓣或主动脉瓣狭窄、肥厚梗阻性心肌病、急进性高血压等病史,或是原有心脏疾病的基础上发生严重心律失常等。

2)症状。主要有:①劳力性呼吸困难:稍事活动即感呼吸困难;②夜间阵发性呼吸困难:夜间熟睡后 1~2 小时因憋气而惊醒,需坐起方能缓解呼吸憋闷感;③端坐呼吸:患者不能卧位,需半卧位或坐位方能缓解呼吸困难;④咳嗽、咯血、声音嘶哑,有泡沫痰;⑤潮式呼吸;⑥大汗淋漓、烦躁不安、口唇青紫、面色灰白、濒死感觉,咳出大量粉红色泡沫痰等急性肺水肿症状;⑦皮肤湿冷、尿量减少、躁动或嗜睡、表情淡漠、神情呆滞,甚而意识模糊、陷入昏迷等心源性休克症状。

3)体征。主要有:①两肺满布湿啰音和哮鸣音;②心脏向左或左下方扩大,部分患者可不大,心率增快;③心尖部收缩期杂音;④舒张早期奔马律(S_3);⑤交替脉;⑥血压明显下降见于心源性休克时。

4)辅助检查

(1)血流动力学变化。①SV 下降;②CO<3.5L/min,CI<2.5L/(min・m^2),CI<1.8L/(min・m^2)提示心源性休克;③EF<0.5;④LVEDV 和 LVEDP 增高;⑤PCWP>2.4kPa(18mmHg)。

（2）超声心动图。提示心腔扩大、LVEDV 和 LVEDP 增高、EF 降低。

（3）X 线胸片。心影增大；肺门阴影增宽，肺野纹理增多，血管纹理增粗。上叶静脉扩张，下野静脉变细；可见 Kedey B 线和 A 线；肺泡性肺水肿时肺野出现密度均匀的致密阴影、边缘模糊，大小不一，可为片状、云雾状或形状极不一致，典型表现为两侧肺门部对称的蝴蝶状阴影。

2.急性右心衰竭

（1）症状。①呼吸困难：在重症右室梗死、原发性肺动脉高压的晚期、肺栓塞等情况下，可出现严重呼吸困难；②肝区疼痛；③头晕、晕厥。

（2）体征。主要有：①心脏体征：心率增快，可听到右室舒张早期奔马律；可听到三尖瓣反流性杂音；颈静脉充盈明显并有搏动；②肝脏因淤血肿大，伴有明显触痛，有时可出现黄疸。肝颈静脉回流征阳性；③两下肢凹陷性水肿；④可出现胸腔积液，多发生于右侧。如病因为肺梗死可闻及胸膜摩擦音；⑤病因为心脏压塞时，可出现奇脉。

（3）血流动力学变化。①RAP≥10mmHg，RAP/PCWP＞0.65；②RVEDP≥10mmHg；③SV 下降；④右室射血分数下降；⑤PADP 正常或下降，正常值 6～12mmHg；⑥PCWP 正常或下降；⑦右室梗死时右室压力曲线可呈现舒张早期低垂晚期高原的波形。

（六）鉴别诊断

1.急性心力衰竭与少见心血管疾病的鉴别诊断

1）右室梗死。右室下壁梗死多与左室下壁和室间隔后部梗死并存。系右冠脉闭塞所致；右室前壁梗死常与左室前壁及室间隔前壁梗死同时存在，系由冠脉左前降支闭塞引起，临床症状严重，常出现重度心力衰竭，而且往往左室前壁梗死的症状掩盖右室梗死的症状。约有 1/2 右室梗死的患者出现心力衰竭。

心电图 V_3R、V_4R 导联出现急性心肌梗死的图形。

血流动力学检查，RAP 和 RLEDP≥10mmHg，RAP，PCWP＞0.65，RVSWI＜2.0，RVCI 和 RVEF 下降。PCWP 可正常或下降，如合并左心衰竭时则可升高。有时右室梗死时 RAP 和 PCWP 均下降，这可能是容量高度不足所致，扩容后 RAP 可以恢复高水平，但是补液过程中应注意，PCWP 不应超过 20mmHg，否则将诱发左心衰竭。

右室梗死时，RA 压力曲线 α 波增高，形成"M"或"W"形，Y 倾斜加深；RV 压力曲线呈舒张早期低垂－晚期高原图形。以上图形亦可见于缩窄性心包炎和限制性心肌病，但超声心动图和放射性核素检查法很容易鉴别。

2）急性心肌梗死机械性合并症

（1）室间隔穿孔。急性心肌梗死患者突发严重的右心心力衰竭或心源性休克，胸骨下方新出现响亮全收缩期杂音伴收缩期震颤。右心导管检查右室氧阶梯性增高，超声心动图检查可检出穿孔处，气体造影可见气体从穿孔处逸出，多普勒超声心动图检查亦可帮助诊断。

（2）心室游离壁破裂。大约 3% 急性心肌梗死患者发生左室游离壁破裂，占所有急性心肌梗死死亡率的 10%～15%。常见于老年高血压患者，女性多见。剧烈咳嗽、用力排便为其诱因，多数患者猝死，少数患者破口较小临床过程呈亚急性，尚有手术治疗的机会。

患者反复发生胸痛后，突然出现严重右心衰竭及休克。发生心脏压塞时，颈静脉怒张，周围脉搏不能扪及，血压下降，心电图出现电机械分离，如不及时手术，预后恶劣。立即进行床边超声心动图检查可明确诊断。

（3）室壁瘤室壁瘤是引起充血性心力衰竭的重要原因。心前区出现弥漫性缓慢性心尖搏动；听诊可出现三联征：第一心音亢进，全收缩期杂音和舒张中期及收缩早期奔马律。以上体征对室壁瘤诊断有特征性。

心电图在心前导联出现 S－T 段抬高，但有时不显现；超声心动图、心室造影、放射性核素心室造影或 CT 检查可以确定诊断。

3）瓣膜疾病－风心病单纯二尖瓣狭窄

单纯二尖瓣狭窄引起急性左房衰竭导致急性肺水肿，但左心室功能正常。肺水肿多与白昼活动有关，故多发作于白天或熟睡之前，反复咯血为其主要临床特点。急性肺水肿发作的诱因多为妊娠或体力劳动。心脏检查可听到典型舒张晚期隆隆样杂音伴第一心音亢进，于心尖内侧可听到开放拍击音。心电图有二尖瓣 P 波和 $PIFV_1$ 增大。超声心动图是最简便、有效的诊断方法。

4）限制性心肌病

特发性限制性心肌病患者常见的症状有胸痛、疲劳、呼吸困难等，体征有颈静脉充盈，心脏可听到 S_3 和 S_4，可以出现腹腔积液、水肿。血流动力学检查左右心室充盈压上升，静息状态下心排出量、左右室的 EF 可以正常，但 LVEDV 缩小。两心室压力曲线呈现舒张早期低垂－晚期高原图形。

超声心动图显示两心室缩小，室壁厚度正常或轻度增厚，心房则中等或明显扩大。缩窄性心包炎的临床表现与限制性心肌病相似。

5）急性心脏压塞

常见的病因是急性心包炎，包括特发性心包炎、结核性心包炎、结缔组织病所引发的心包炎、尿毒症性心包炎等；肿瘤转移至心包也可引起大量心包积液引起心脏压迫症状，常见转移的肿瘤有支气管肺癌、乳腺癌。此外，外科性急性心脏压塞疾病有：左室游离壁破裂、主动脉瘤破裂、心包囊肿破裂等均可引起，此类疾病如不采取紧急手术将很难挽救生命。急性心脏压塞患者有明显呼吸困难、胸痛、咳嗽，甚至出现声音嘶哑、吞咽困难等症状。体征有心脏浊音界扩大，心音减弱或消失，心率增快，收缩压下降、脉压缩小、奇脉、颈静脉充盈、Kussmaul 征阳性等。

心电图可以正常，或者有非特异性 ST－T 变化，肢体导联呈低电压，有时可出现电交替。超声心动图检查有重要价值，除心包腔有积液外，另外两个重要征象是右房受压和右室舒张期萎陷。血流动力学检查一般不必进行，检查结果为右房压力上升，其幅度与压塞程度相关，右房压力曲线 X 倾斜增加，Y 倾斜被一向上斜行的波形代替直至下一个 α 波。肺动脉压中度增高，一般在 40mmHg。右室压上升至与右房相当水平，右室压力曲线不出现"平方根征"。

6）左房黏液瘤左房粘液瘤主要的症状是由瘤体堵塞二尖瓣口引起的晕厥，与体位有关，变动体位可使其缓解。体征与单纯二尖瓣狭窄类似。主要诊断方法是超声心动图检查，可以明确诊断，采取手术治疗。

7）急性冠状动脉窦瘤破裂冠状动脉窦又称主动脉窦（Valsalva's sinus），因胚胎期窦部组织发育不全，缺乏中层弹力纤维，在长期高压动脉血冲击后逐渐形成瘤样膨出，因某种外因使窦内压力骤然增高可使其破裂，绝大多数破入右心，造成左向右分流，可产生急性右心衰竭，甚至引起死亡。

结合病史，右心衰竭的症状和体征，超声心动图检查可以明确诊断。

2.急性心力衰竭与心外疾病的鉴别诊断

1）主动脉夹层动脉瘤剥离

主动脉夹层动脉瘤剥离可有剧烈胸痛，少数患者在原有心功能不全的基础上出现心力衰竭。但主动脉夹层动脉瘤剥离引起疼痛具特征性，常为刀割样、撕裂样剧痛；Ⅰ型病人的疼痛部位可在前胸部，Ⅱ型、Ⅲ型患者的疼痛部位可在背部、上腹部甚至下腹部。疼痛可以由上而下随病变发展而变化。心电图无心肌梗死的图形，实验室检查心肌酶谱无变化，X线胸片可见主动脉影增宽，超声心动图、CT及MRI等方法可以帮助确立诊断。

2）肺水肿的鉴别诊断

（1）急性呼吸窘迫综合征（ARDS）　ARDS是一种由各种应激因素所继发的急性难以纠正的呼吸衰竭，临床突出的症状为进行性呼吸困难，至晚期则出现典型肺水肿，故又称非心源性肺水肿。ARDS所致的呼吸困难是渐进性的，不似心源性肺水肿突然发生，但两者的肺部体征是相同的。此外，心源性肺水肿患者既往有心脏病史，更重要的鉴别点是有心脏病的体征。ARDS患者的病史是多样化的，最常见的是严重感染，其他有外伤、手术、休克、烧伤等，但无心脏病的体征。从治疗过程对比，心源性肺水肿经过给氧、利尿等积极治疗后可以很快好转，但ARDS是多器官功能障碍综合征（MODS）的一个重要启动点，也是序贯性器官衰竭的始动器官，所以虽然积极治疗也很难阻止病程的发展。

（2）喘息性支气管炎急性加重喘息性支气管炎是慢性支气管炎的一种类型，急性发作时咳喘加重。亦可长时期不缓解，两肺满布哮鸣音及干、湿性啰音，肺部体征很似肺水肿。但由于其发病机制以炎症为主，所以咳嗽多为痰液刺激引起，痰液为白黏痰或黄脓痰，不会出现泡沫痰。喘息性支气管炎可因慢性肺动脉高压引起慢性肺源性心脏病，出现慢性右心衰竭。除非晚期肺源性心脏病通过心室互相干扰作用的机制影响左心功能，一般不会出现左心衰竭的临床表现。

3）心源性休克的鉴别诊断

（1）低血容量性休克单纯低血容量性休克有明显体液丢失的病史，临床有休克的表现，血浆渗透压上升，尿液比重增高，红细胞压积容量增大，临床诊断一般无大困难，如果有CVP下降，PCWP、LAP、PAEDP降低，诊断更明确。

但是在急性心力衰竭合并心源性休克时，诊断是否还合并有血容量不足就比较困难。在心源性休克时往往合并存在血容量不足。此时身体的总液量不一定减少，但血管内的有效血容量是下降的。而此时的PCWP、LAP因存在心力衰竭仍保持在较高水平、不能代表全身容量状况。CVP可能是下降的，也可能因代偿机制在正常范围。所以此时可在PCWP的监测下进行扩容，改善组织的微循环。如果扩容后PCWP不上升、血压回升、心率下降、尿量增加，则表示患者存在低血容量并已得到改善。如果扩容后，PCWP明显上升、血压下降、心率增速，表示心功能恶化，应立即减慢或停止扩容，必要时给予利尿剂排除体内过多的水分。

（2）感染性休克感染性休克伴严重感染征象，无急性心肌梗死的症状和体征。血流动力学变化为高动力状态，SV、CI均上升，PCWP正常，很易与心力衰竭鉴别。

（3）急性心脏压塞急性心脏压塞可引起心源性休克，其主要机制是心包腔液体聚积过多、心包压显著增高、心脏的充盈过度受限、心排出量急剧下降，造成器官和组织灌流不足。

（七）救治原则

1.急性左心衰竭　此是危及患者生命的急症，治疗应积极迅速，可多种抢救措施同时实施。

(1)体位　患者取坐位,或半卧位,以减少静脉回流。

(2)吸氧　①可鼻导管吸氧,氧流量 5～9mg;②如张口呼吸,可用面罩给氧;③必要时可给呼吸机辅助呼吸,呼气末正压通气(PEEP);④膜肺给氧;⑤供氧时宜经过湿化,加温,也可经过 50％酒精等消泡剂。

(3)镇静　①吗啡 3～5mg 静脉注射或 5～10mg 皮下或肌内注射,心动过缓者可加用阿托品 0.5mg 皮下注射;②哌替啶 50～100mg 皮下或肌内注射,使用时注意其呼吸抑制作用;③地西泮 10mg 肌注或静脉注射,疗效不如前两者。

(4)快速利尿　呋塞米(速尿)20～40mg 静注,注意及时补钾,维持水、电解质平衡。

(5)血管扩张剂　①硝普钠:初始量 5～10μg/min,每 5min 增加 5μg/min,维持量 50～100μg/min,用药时间不宜连续超过 24h,肝肾功能不全者宜慎用或不用,注意避光;②硝酸甘油:初始量 5～10μg/min,每 3min 增加 5μg/min,维持量 50～100μg/min,或每隔 10min 舌下含服硝酸甘油 0.5mg 直至肺水肿缓解或动脉收缩压降至 100mmHg,逐渐减药,停药;③卡托普利:适用于急性左心衰竭而不宜应用硝普钠、伴高血压的急性左心衰竭、慢性心力衰竭急性发作者。可 25mg 每日 3 次,血压正常时可用 6.25mg 每日 2 次服用;④酚妥拉明:可 10～20mg 加入 5％葡萄糖液 500ml 中缓慢静脉滴注,观察血压、心率。

(6)强心苷　毛花苷丙(西地兰)0.2～0.4mg 或毒毛旋花子苷 K 0.125～0.25mg 加入葡萄糖液中缓慢静脉注射。

(7)其他强心剂　①多巴酚丁胺:40mg 加入 5％葡萄糖液 500ml 中静脉滴注;②多巴胺:20mg 加入 5％葡萄糖液 500ml 中静脉滴注。

(8)氨茶碱　常用氨茶碱 0.25g 加入葡萄糖液 100ml 中静脉滴注。

(9)肾上腺皮质激素　可用地塞米松 5～10mg 或琥珀酸氢化可的松 50～100mg 溶于葡萄糖液中静脉注射。

(10)治疗病因如治疗急性心肌梗死、心肌炎、高血压、感染性心内膜炎,必要时手术治疗瓣膜病变,减慢输液输血速度,治疗严重心律失常等。

2.急性右心衰竭　除限制钠盐摄入及利尿外,主要为原发病的治疗。

（王静）

第二节　心律失常

心律失常是指心脏冲动的起源部位、频率、节律、传导速度和传导次序的异常。心律失常不是一个独立的疾病,而是一组症群。发生于无器质性心脏病者,大多病程短,无症状或出现心悸、头晕,对血流动力学无明显影响,称良性心律失常。发生于严重器质性心脏病的心律失常,病程长,可导致严重的血流动力学障碍,诱发心绞痛、心力衰竭、晕厥甚至猝死,增加心血管病死亡的危险性,称恶性心律失常。

一、病因机制

心律失常的发病机制是由于多种原因引起心肌细胞的自律性、兴奋性、传导性改变,导致心脏冲动形成和传导的异常或两者兼而有之。其可由各种心脏病或非心源性疾病引起,亦可由功能性因素诱发。

1. 生理情况　健康人也可发生心律失常,特别是窦性心律失常和期前收缩等。情绪激动、精神紧张、疲劳、吸烟、饮酒、饮茶或咖啡等常为诱因。

2. 器质性心脏病　各种器质性心脏病是心律失常最常见的病因,心肌缺血、缺氧、炎症、损伤、坏死和瘢痕形成等均可导致心肌细胞电生理异常,产生心律失常。常见病因有冠心病、心肌病、心肌炎、心脏瓣膜病、高血压性心脏病、先天性心血管病、肺心病等。

3. 非心源性疾病　临床各科的严重疾病如 COPD、急性胰腺炎、急性脑血管病、甲亢等均可引起心律失常。

4. 其他　电解质紊乱(低钾血症、高钾血症、低钙血症等)、药物(洋地黄、肾上腺素、阿霉素等)、中暑、电击伤、毒物等也可引起心律失常。

二、分类

心律失常按发病机制可分为冲动形成异常和冲动传导异常两类。

1. 冲动形成异常　包括窦性心律失常(窦性心动过速、窦性心动过缓、窦性心律不齐、窦性停搏)、主动性异位心律(期前收缩、阵发性心动过速、心房扑动、心房颤动、心室扑动、心室颤动)及被动性异位心律(逸搏、逸搏心律)。

2. 冲动传导异常　如各种传导阻滞(如窦房传导阻滞、房内传导阻滞、房室传导阻滞、室内传导阻滞)、预激综合征等。

心律失常按发作时心率的快慢分为两类:快速性心律失常(包括期前收缩、心动过速、扑动和颤动)和缓慢性心律失常(包括窦性缓慢性心律失常、各种传导阻滞等)。

三、临床表现

心律失常时患者的表现取决于心律失常的类型、心室率的快慢、发作持续时间的长短及基础疾病。最常见的症状为心悸,也可出现胸闷、乏力、呼吸困难、心跳停顿感甚至短暂晕厥。重者可诱发心绞痛、心力衰竭、阿斯综合征或猝死。体检时可有脉搏、心率、心律及心音的变化。不同类型心律失常的主要临床特点如下所述。

1. 窦性心动过速　可无症状或有心悸感,听诊心率超过 100 次/分。

2. 窦性心动过缓　心率过慢时可有头晕、乏力、胸闷、胸痛等,听诊心率低于 60 次/分。窦性心动过缓伴窦性心律不齐时,多无症状,听诊心律不规则,吸气时心率快,呼气时心率慢。

3. 期前收缩　可无症状,部分患者可有心悸、胸闷、乏力、头晕、心绞痛,频发者因心排血量降低症状较明显。听诊心律不规则,提前出现增强的第一心音,第二心音减弱,后有一长间歇,可有脉搏短绌。

4. 室上性阵发性心动过速　突然发作、突然终止,持续数秒、数小时甚至数日,可表现为心悸、胸闷、乏力、黑矇、晕厥、心绞痛、心力衰竭或休克。听诊心律规则、心尖部第一心音强弱一致。

5. 室性心动过速　非持续性室速(发作时间<30 秒)者通常无症状或仅有心悸;持续性发作者伴明显血流动力学障碍与心肌缺血,可有呼吸困难、低血压、心绞痛、晕厥等,若不及时治

疗可发展为心力衰竭、休克、心室颤动等。听诊心律可略不规则、第一心音强弱不一致。

6. **心房颤动**　可无症状,心室率快的房颤者可有心悸、气促、胸闷、乏力,重者可有晕厥、急性肺水肿、心绞痛及心源性休克。听诊特征为心音强弱不等、心律绝对不规则、脉搏短绌。

7. **心室颤动**　一旦发生,患者迅速出现意识丧失、抽搐、心音消失、大动脉搏动消失、血压测不到,继以呼吸不规则或停止、瞳孔散大、对光反射消失、发绀。如不及时有效地抢救,迅速死亡。

8. **房室传导阻滞**　一度房室传导阻滞者,常无症状,听诊第一心音减弱;二度房室传导阻滞者,有心脏停顿感或心悸、疲乏、活动后气急、短暂晕厥,听诊有心律不齐或慢而整齐;三度房室传导阻滞者,可有心力衰竭和脑缺血症状,重者出现阿－斯综合征,甚至猝死,听诊心率慢而规则、第一心音强弱不等,有时听到响亮而清晰的第一心音(称大炮音)。

四、辅助检查

确定心律失常的类型主要依靠心电图,有时需作心电生理检查。

(一)常规心电图

常规心电图是确诊心律失常的主要依据。应记录多导联心电图,并记录能清楚显示 P 波导联的心电图长条以备分析,通常选择 Ⅱ 或 V_1 导联。

1. 期前收缩

(1)房性期前收缩:①P 波提前出现,与窦性 P 波形态不同;②P－R 间期>0.12 秒,QRS 波群多正常,只有在出现室内差异性传导时;③QRS 波形态呈现右束支阻滞图形,P 波后也可不出现 QRS 波;④代偿间期多不完全。

(2)房室交界区性期前收缩:①提前出现的 QRS 波群,形态呈室上性;②QRS 波群前后无 P 波或可有逆行 P 波,P－R 间期<0.12 秒;③R－P 间期>0.2 秒;④多为完全性代偿间期。

(3)室性期前收缩:①QRS 波群提早出现,形态宽大、粗钝,或有切迹,波群时间延长,时限>0.12 秒;②T 波一般与主波方向相反;③QRS 波群前无 P 波;④代偿间期完全。

2. 阵发性心动过速

(1)阵发性室上性心动过速:①连续 3 次以上的房性或交界性早搏;频率大多数在每分钟150～250 次,节律规则;②QRS 波群的形态基本正常,有时可因室内差异性传导而使 QRS 波群畸形、增宽;③S－T 段与 T 波可无变化,但在发作中可有 S－T 下移与 T 波倒置;④如能确定异位 P 波存在,且 P－R 间期>0.12 秒,则称为房性阵发性心动过速;如为逆行 P 波,P－R 间期<0.12 秒,则称为交界性阵发性心动过速;如不能明确区分,可统称为室上性阵发性心动过速。

(2)阵发性室性心动过速:①连续 3 次以上的室性早搏,其频率大多数为每分钟150～200次,R－R 间距大致相等;②QRS 波群畸形,时间常>0.12 秒,T 波方向与 QRS 波群主波方向相反;③常没有 P 波,如能发现 P 波,则 P 波频率比 QRS 波群频率明显缓慢,且 P 波与 QRS 波群之间无固定关系;④偶然可发生心室夺获或室性融合波。

3. **心房扑动与颤动**

(1)心房颤动:①P 波消失,代以形态、间距及振幅均绝对不规则的心房颤动波(f 波),频率每分钟 350～600 次;②QRS 波群间距绝对不规则,其形态和振幅可常有不等。

(2)心房扑动:①P 波消失,代以形态、间距及振幅绝对规则,呈锯齿样的心房扑动波(F

波）。频率每分钟 250～350 次。②最常见的房室传导比例为 2:1,产生每分钟 150 次左右快而规则的心室律,其次是 4:1 的房室传导比例,形成每分钟 70～80 次的心室率。有时房室传导比例不恒定,引起不规则的心室律。③QRS 波群形态多与窦性心律相同,也可有心室内差异性传导。

4.心室扑动和心室颤动

(1)心室扑动:①规则连续的大扑动波,频率为 180～250 次/分;②QRS－T 波互相融合而无法区分。

(2)心室颤动:①QRS－T 波群完全消失,代之是以频率为每分钟 250～500 次的大小不等、形态不同、极不均匀的颤动波形。②室颤开始,其波幅常较大,以后逐渐变小,频变慢,终于变为等电位线。

5.房室传导阻滞

(1)一度房室传导阻滞:①P－R 间期≥0.21 秒;②P－R 间期超过相应心率的最高值;③无 QRS 波脱落。

(2)第二度Ⅰ型房室传导阻滞:①P－R 间期逐渐延长,直至一个 P 波受阻不能下传心室;②相邻 R－R 间期逐渐缩短,直至一个 P 波不能下传心室;③包含受阻 P 波在内的 R－R 间期小于正常窦性 P－P 间期的两倍。

(3)第二度Ⅱ型房室传导阻滞:①下传心搏 P－R 间期固定,可正常可延长;②QRS 波群呈周期性脱漏,表现为 2:1,3:1,4:3 等不同房室传导比例的阻滞。

(4)第三度(或完全性)房室传导阻滞:①完全性房室脱节;②房率快于室率;③心室起搏点位于房室束分支以上者,则 QRS 波群形态正常,室率常在 40 次/分以上,若起搏点位于房室束分支以下者,则 QRS 波群增宽(≥0.12 秒),室率常在 40 次/分以下。

(二)动态心电图

动态心电图(DCG)亦称 Holter 心电图,是诊断心律失常的重要手段。使用一种小型便携式记录器,连续记录患者日常生活状态下 24 小时内的心电图,可检测到常规心电图检查不易发现的心律失常,还可了解症状、活动状态及服药与心电图之间的关系。

(三)其他器械检查

运动试验、食管心电图、心腔内心脏电生理检查有助于鉴别心律失常。运动试验是指测定患者运动时及运动后一段时间内的心电图。食管心电图是指食管内插入电极,可记录到清晰的心房电位,并能进行心房快速起搏和程序电刺激。心腔内心脏电生理检查是指将电极导管经静脉或动脉插入,置于心腔内的不同部位,辅以 8～12 通道以上多导生理仪同步记录右心房、左心房、希氏束、冠状窦各部位的电活动,通过程序电刺激和快速心房或心室起搏,测定心脏不同组织的电生理功能,并可预测和评价不同治疗措施的疗效。

五、治疗要点

对血流动力学影响较小、无危险性的心律失常无需治疗。对于症状明显、有严重的血流动力学障碍或具有致命危险的恶性心律失常,需要进行抗心律失常治疗。

(一)病因治疗

积极治疗原发病、去除诱因,部分心律失常即可纠正。病因治疗是治疗心律失常的根本措施。

（二）抗心律失常治疗

1. 抗心律失常药物

目的是控制发作，恢复窦性心律，改善血流动力学。①抗快速性心律失常药物：按对心肌细胞动作电位的作用，将快速性心律失常药物分为4类：Ⅰ类为钠通道拮抗剂，依据其对动作电位时间的影响分为ⅠA（如奎尼丁、普鲁卡因胺等）、ⅠB（如利多卡因、美西律等）、ⅠC（如普罗帕酮等）三个亚类。Ⅱ类为β受体拮抗剂（如普萘洛尔、阿替洛尔等）；Ⅲ类为延长动作电位时程药（如胺碘酮、索他洛尔等）；Ⅳ类为钙通道拮抗剂（如维拉帕米、地尔硫卓等）。②抗缓慢性心律失常药物：能增加窦房结的自律性，促进房室传导，对抗某些药物对心肌的抑制作用。一般选用β肾上腺受体兴奋剂（如异丙肾上腺素、沙丁胺醇等），M胆碱受体阻断剂（如阿托品、普鲁苯辛、颠茄等），非特异性兴奋与传导促进剂（如皮质激素、氨茶碱、烟酰胺等）。

2. 刺激迷走神经　初次发作的阵发性室上性心动过速，如心功能和血压正常，可试用刺激迷走神经的方法终止发作。①刺激咽喉部，诱发恶心呕吐；②做 Valsalva 动作，即深吸气后屏气，再用力作呼气动作；③颈动脉窦按压，让患者仰卧，先按压其右侧颈动脉5～10秒，如无效再按压左侧，注意不可两侧同时按压，按压同时听诊心率，当心率变慢时立即停止；④压迫眼球，让患者平卧位闭眼并眼球向下，用拇指在其一侧眼眶下压迫眼球，每次10秒，青光眼或高度近视眼者禁忌；⑤屏气后将脸部浸入加入冰水的冷水中。

3. 电学与介入治疗　包括心脏电复律、人工心脏起搏、经导管射频消融术（RFCA）、食管心房调搏术等，疗效显著。①心脏电复律：指用高能脉冲电流使心肌在瞬间同时除极，从而中断折返激动和抑制异位兴奋灶，使快速性心律失常转复为窦性心律的方法。分同步（放电时需要与心电图的 R 波同步，以避开心室的易损期）与非同步（对于无心动周期的心室颤动患者可在任何时间放电）电复律，胸外和胸内电复律。该方法起效快、疗效好、成功率较高。主要适用于心室颤动和心室扑动、药物无效或血流动力学不稳定的心房颤动、心房扑动、室性和室上性心动过速等快速性心律失常。②人工心脏起搏：指通过人工心脏起搏器发放电脉冲刺激心脏，使心脏激动和收缩。适用于病态窦房结综合征、二度Ⅱ型及三度房室传导阻滞等严重的缓慢性心律失常。③经导管射频消融术：指经心导管引入射频电流使产生心律失常的病灶心肌发生凝固性坏死而根治快速性心律失常的一种治疗方法。适用于预激综合征、室性和室上性心动过速等。

（三）病情监护

心律失常的病情监护应注意有无心悸、乏力、胸闷、头晕等心律失常的症状。定时测量脉率、心率和心律，判断有无心律失常的发生。严重心律失常患者应进行连续心电监护，严密观察心率和心律变化。一旦发现有猝死危险的心律失常如频发、多源性、成联律出现的室性期前收缩或 R－on－T 现象（室性期前收缩落在前一个心搏的 T 波上）、阵发性室性心动过速、二度Ⅱ型或三度房室传导阻滞、心室颤动时，应紧急处理。

（四）吸氧

危重患者给予鼻导管吸氧，改善因血流动力学改变而引起的机体缺氧。

（王　静）

第三节　原发性高血压

原发性高血压是以血压升高为主要临床表现伴或不伴有多种心血管危险因素的综合征，通常简称高血压。高血压是多种心、脑血管疾病的重要病因和危险因素，影响重要脏器，如心，脑、肾的结构与功能，最终导致这些器官的功能衰竭，迄今仍是心血管疾病死亡的主要原因之一。

一、病因机制

目前认为，原发性高血压是在有一定遗传因素的前提下由多种后天环境因素作用的结果。一般认为遗传因素约占 40％，环境因素约占 60％。

（一）遗传因素

原发性高血压有明显的家族发病倾向。父母均有高血压，子女高血压的发病率高达46％。约 60％高血压患者有家族史。

（二）环境因素

1.饮食　资料显示，每日摄盐量与高血压的发生及血压升高水平呈明显正相关，且摄盐过多导致血压升高主要见于对盐敏感的人群。饮食中饱和脂肪酸较多或饱和脂肪酸与不饱和脂肪酸的比值较高也可导致血压升高，降低脂肪摄入总量，增加不饱和脂肪酸的成分，可使人群平均血压下降。另外，长期饮酒者高血压患病率升高，且与饮酒量呈正相关。

2.精神应激　长期反复的精神刺激与过度紧张、噪声环境、视觉刺激、焦虑等可致血压升高，因此从事脑力劳动且活动过少、从事精神高度紧张的职业和长期在噪声环境中工作者高血压患病率均高于正常。

3.其他因素　肥胖是血压升高的重要危险因素，此外，吸烟、服用避孕药、高龄等均可能与高血压的发生有关。

原发性高血压发病机制未明，学说众多。目前认为，原发性高血压主要与长期精神紧张导致大脑皮质功能失调、交感神经活动增强、释放儿茶酚胺增多，以及肾素－血管紧张素系统（RAS)平衡失调、血管内皮功能异常等因素有关。

二、临床表现

（一）症状

原发性高血压通常起病缓慢，病程较长，缺乏特殊表现。常有头晕、头痛、后颈部疼痛、疲劳、心悸、耳鸣、健忘、注意力不集中、失眠等神经系统功能失调症状，在紧张、劳累后加重，去除上述因素后多数症状可缓解。也可出现视力模糊、鼻出血等较重症状，但症状与血压水平不一定相关。典型的高血压头痛症状在血压下降后即可消失。约 1/5 患者早期无症状，偶于体格检查时或发生心、脑、肾等并发症时才被发现。

（二）体征

血压水平随季节、昼夜、情绪等因素有较大波动。冬季血压较高，夏季较低；一般夜间血压较低，清晨起床活动后血压迅速升高，形成清晨血压高峰。患者在家中的自测血压值往往低于医院测定血压值。高血压时体征一般较少。心脏听诊可有主动脉瓣区第二心音亢进、收缩期杂音或收缩早期喀喇音。

（三）并发症

血压持久升高可有心、脑、肾、眼底等靶器官损害。

1.心　长期高血压可加重左心室后负荷，引起左心室肥厚、扩张，导致高血压性心脏病。体格检查可发现心尖搏动增强，左心室增大，在失代偿期可有左心衰竭的表现。高血压可促进冠状动脉粥样硬化性心脏病的发生和发展，患者可发生心绞痛和心肌梗死。

2.脑　主要为急性脑血管病，包括短暂性脑缺血发作、脑血栓形成、脑出血和高血压脑病。由于高血压可加速脑动脉粥样硬化，而使患者出现短暂性脑缺血发作，表现为头痛、眩晕、肢体麻木，亦可出现短暂性瘫痪、失语和失明，严重者可有脑血栓形成；长期的血压增高可形成微动脉瘤，血压突然升高时可引起瘤破裂而发生脑出血；严重而持久的脑血管痉挛可使血液循环突然发生障碍引起脑水肿和颅内压增高，致血压突然显著升高，形成高血压脑病，表现为剧烈头痛、呕吐、抽搐甚至意识障碍、昏迷等。

3.肾　长期持久高血压可致进行性肾小球硬化，并加速肾动脉粥样硬化的发生，可出现蛋白尿、肾功能损害，晚期出现肾功能衰竭。

4.眼底　眼底改变可反映高血压的严重程度和间接判断脑血管病变。目前采用Keith—Wagener眼底分级法：Ⅰ级，视网膜动脉痉挛、变细、反光增强；Ⅱ级，视网膜动脉狭窄，动静脉交叉压迫；Ⅲ级，眼底出血或棉絮状渗出等；Ⅳ级，视神经乳头水肿。

（四）高血压急症

患者血压在数小时至数天内急剧升高，伴有心、脑、肾等器官严重损害或功能障碍的一种临床危重状态。

1.恶性高血压　恶性高血压也称急进型高血压病。在未及时治疗或治疗不当的原发性高血压患者中，1%～5%可发展为恶性高血压，也可起病时即为恶性高血压。临床特点为：①发病急骤，多见于中、青年；②血压显著升高，舒张压持续超过130 mmHg；③头痛、视力下降、眼底改变；④肾脏损害严重，可伴肾功能不全。如不及时治疗则预后不佳，患者多死于肾功能衰竭、脑卒中或心力衰竭。

2.高血压危象　高血压病程中由于某种诱因使全身小动脉发生强烈痉挛，引起血压骤升而出现一系列症状，称为高血压危象。其发生机制是交感神经兴奋性增加导致儿茶酚胺分泌过多。收缩压可达260 mmHg(34.7 kPa)，舒张压可为120 mmHg(16.0 kPa)以上。患者出现头痛、恶心、呕吐、烦躁、心悸、多汗、面色苍白或潮红、视力模糊等征象，严重者可伴心绞痛、肺水肿、高血压脑病等。发作一般短暂，但可复发。

3.高血压脑病　高血压脑病是指在血压明显升高的同时所出现的脑水肿和颅内压增高的临床征象，表现为严重头痛、呕吐、神志改变，严重者可发生抽搐、昏迷。其原因主要为血压过高引起脑血管调节机制异常，脑灌注过多引起脑水肿和颅内压升高。

二、分级分期

1.高血压的分级　根据血压增高的水平，可将高血压分为三级，如表5—2—1所示。

表 5-2-1　血压水平的定义和分类(WHO/ISH)

类别	收缩压/mmHg	舒张压/mmHg
理想血压	<120	<80
正常血压	<130	<85
正常高值	130~139	85~89
1 级高血压(轻度)	140~159	90~99
亚组:临界高血压	140~149	90~94
2 级高血压(中度)	160~179	100~109
3 级高血压(重度)	≥180	≥110
单纯收缩期高血压	≥140	<90
亚组:临界收缩期高血压	140~149	<90

注:当收缩压与舒张压属不同级别时,应按较高级别分类。

2.高血压临床分期标准

(1)Ⅰ期:血压达到确诊高血压的水平,临床无心、脑、肾并发症表现。

(2)Ⅱ期:血压达到确诊高血压的水平,并有下列一项者。①体格检查、X 线检查、心电图或超声心动图检查示左心室肥大者;②眼底血管病变达Ⅱ级;③蛋白尿或血浆肌酐浓度轻度增高。

(3)Ⅲ期:血压达到确诊高血压的水平,有下列一项者。①脑血管意外或高血压脑病;②心力衰竭;③肾功能衰竭;④眼底血管病变达Ⅲ级以上。

三、辅助检查

1.血常规检查　红细胞和血红蛋白一般无异常。血清胆固醇、甘油三酯、低密度脂蛋白增高,高密度脂蛋白降低,血糖和尿酸水平也常增高。

2.尿常规检查　早期正常。随肾脏病变进展,尿液可出现红细胞、蛋白质、管型等。

3.肾功能检查　早期无异常。肾功能减退时,血尿素氮和肌酐水平可升高,内生肌酐清除率可降低。

4.其他检查　心电图可显示左心室肥厚、劳损;心脏受累时 X 线检查可见主动脉迂曲、延伸,左心室增大;超声心动图检查可示左心室室壁增厚,左心室室腔扩大和左心功能异常。必要时做 24 小时动态血压监测,既有助于判断高血压的严重程度,又可指导降压治疗和评价降压药物的疗效。

四、诊断

非药物、非同日、静息状态下测量 3 次血压均达到高血压的诊断标准,且原因不明时可诊断为原发性高血压。在作出诊断的同时,必须排除其他疾病导致的继发性高血压,如嗜铬细胞瘤、肾小球肾炎等,也要对靶器官受损程度进行判断,作出准确的分期、分度。

五、治疗

原发性高血压目前尚无根治方法,降压治疗的目的是通过降低血压,使血压降至正常范围,以防止及减少靶器官并发症,降低病死率和病残率,保证生活质量。治疗原则:临界性高血压在定期随访的基础上,以非药物治疗为主;轻度高血压首选非药物治疗观察 4 周,若 4 周内能使血压稳定地降至 18.7/12.0 kPa(140/90 mmHg)以下,则坚持非药物治疗,但应定期监测有无脏器受累,如无效,则应开始药物治疗;对中、重度高血压应以药物治疗为主;对高血压危象、高血压脑病、恶性高血压等高血压急症则需紧急进行药物治疗。

(一)非药物治疗

避免过度紧张,注意劳逸结合。戒烟限酒。限制钠盐摄入,每天应低于 6 g。保证充足的钾、钙摄入,减少脂肪摄入,做到低盐、低脂肪、低胆固醇、清淡饮食。控制体重,适度运动,如慢跑、骑自行车、打太极拳等。非药物治疗对于全部高血压患者均适用。

(二)药物治疗

凡高血压 2 级或以上患者;高血压合并糖尿病,或者已有心、脑、肾靶器官损害和并发症的患者;血压持续升高 6 个月以上,非药物治疗手段仍不能有效控制血压者,均必须使用降压药物治疗。其基本原则为:小剂量开始,逐渐降压;个体化,包括剂量个体化与降压标准个体化;规律服药,持之以恒;联合用药,合理配伍。常用降压药物有如下几类:

1. 利尿剂 利尿剂能使血浆和细胞外液容量减少,心排血量下降,血压下降。例如:氢氯噻嗪,每次 25～50 mg,每日 1～3 次;呋塞米,每次 20 mg,每日 1～2 次;保钾利尿剂氨苯蝶啶,每次 50 mg,每日 1～3 次。

2. β受体阻滞剂 减慢心率,减弱心肌收缩力,降低心排血量和血浆肾素活性,使血压降低。例如:普萘洛尔,每次 10～20 mg,每日 2～3 次,其他如阿替洛尔、美托洛尔等。

3. 钙通道阻滞剂(CCB) 抑制钙离子进入周围动脉平滑肌细胞,降低血管外周阻力,使血压下降。例如:硝苯地平,每次 10 mg,每日 1～2 次;尼群地平,每次 10～20 mg,每日 2～3 次。也可以用长效或缓释型钙拮抗剂,如非洛地平、缓释硝苯地平等。

4. 血管紧张素转换酶抑制剂(ACEI) 抑制血管紧张素Ⅰ转变为血管紧张素Ⅱ,从而抑制缓激肽的降解,促进前列腺素的释放。例如:卡托普利(巯甲丙脯酸、开搏通),每次 12.5 mg,每日 2～3 次;其他如依那普利(悦宁定)、苯那普利(洛汀新)等。

5. α_1 受体阻滞剂(ARB) 扩张周围小动脉,如哌唑嗪,每次 0.5～2.0 mg,每日 3 次,其他如特拉唑嗪等。

6. 血管紧张素Ⅱ受体阻滞剂 氯沙坦、缬沙坦等。

临床上单用一种降压药物不能有效降低血压时,可加用其他种类的降压药,即联合用药,其优点是不同降压药物可从不同途径起到降压作用,提高疗效,同时可减少每种药物的剂量,减轻药物副作用。目前常用的联合用药方式有:转化酶抑制剂与利尿剂联合;转化酶抑制剂与钙通道阻滞剂联合等。

(三)高血压急症的治疗

1. 迅速降压 以静脉给药最为适宜,首选硝普钠,开始以 10 μg/分钟的速度静脉滴注,密切观察血压,每隔 5～10 分钟可增加 5 μg/分钟,硝普钠降压作用迅速,停止静脉滴注后作用在 3～5 分钟后即消失;硝酸甘油,开始以 5～10 μg/分钟静脉滴注,然后每 5～10 分钟增加 5～10 μg/分钟至 20～50 μg/分钟。

2. 降低颅内压,消除脑水肿 快速静脉滴注 20%甘露醇,静脉注射呋塞米等。

3. 制止抽搐 静脉注射地西泮等。

(王静)

第四节　动脉粥样硬化和动脉粥样硬化性心脏病

一、动脉粥样硬化

动脉粥样硬化是一组称为动脉硬化的血管病中最常见、最重要的一种。各种动脉硬化的共同特点是动脉管壁增厚变硬、失去弹性和管腔缩小。动脉粥样硬化的特点是受累动脉的病变从内膜开始,先后有多种病变合并存在,包括局部有脂质和复合糖类积聚、纤维组织增生和钙化沉着,并有动脉中层的逐渐退变,继发性病变还有斑块内出血、斑块破裂及局部血栓形成。

(一)发病机制

对于动脉粥样硬化的发病机制,曾有多种学说从不同角度进行阐述,包括脂质浸润学说、血栓形成学说、平滑肌细胞克隆学说等。近年多数学者支持"内皮损伤反应学说"。该学说认为本病各种危险因素最终都损伤动脉内膜,而粥样硬化病变的形成是动脉对内膜损伤做出的炎症-纤维增生性反应的结果。

动脉内膜受损可为功能紊乱或解剖损伤。在长期高脂血症的情况下,增高的脂蛋白中主要是氧化修饰的低密度脂蛋白和胆固醇对动脉内膜造成功能性损伤,使内皮细胞和白细胞表面特性发生变化,黏附因子表达增加。单核细胞黏附在内皮细胞上的数量增多,并从内皮细胞之间移入内膜下成为巨噬细胞,通过"清道夫"受体吞噬低密度脂蛋白,转变为泡沫细胞,形成最早的粥样硬化病变脂质条纹。巨噬细胞不仅能氧化低密度脂蛋白、形成过氧化物和超氧化离子,还能合成和分泌至少6种细胞因子:血小板源生长因子(PDGF)、成纤维细胞生长因子(FGF)、表皮细胞生长样因子、白细胞介素1、巨噬细胞集落刺激因子和转化生长因子(TFG)。PDGF和FGF刺激平滑肌细胞和成纤维细胞增生和游移到内膜,也刺激新的结缔组织形成。TGF—β刺激结缔组织形成,但抑制平滑肌细胞增生。因此,平滑肌细胞增生情况取决于PDGF和TGF—β之间的平衡。PDGF中的PDGF—β蛋白不但使平滑肌细胞游移到富含巨噬细胞的脂质条纹中,并转变为泡沫细胞,且促使脂质条纹演变为纤维脂肪病变,再发展为纤维斑块。

动脉粥样硬化病变中的平滑肌细胞,PDGF基因的表达和分泌也增加,并参与促进病变的进一步发展,形成恶性循环。在血流动力学发生变化的情况下,如血压增高、动脉分支形成特定角度、血管局部狭窄所产生的湍流和切应力变化,使动脉内膜内皮细胞间连续性中断,内皮细胞回缩,从而暴露内膜下组织。此时血小板活化因子激活血液中的血小板,使之黏附、聚集于内膜上,形成附壁血栓。血小板可释放出上述各种因子在内的许多细胞因子。这些因子进入动脉壁,也对促发粥样硬化病变中平滑肌细胞增生起重要作用。

在人类动脉粥样硬化各阶段病变中,观察到T淋巴细胞,说明病变的发展可能有免疫或自身免疫反应的参与。

(二)病理解剖和病理生理

动脉粥样硬化的病理变化主要累及体循环系统的大型弹力型动脉和中型肌弹力动脉,下肢大于上肢,而肺循环动脉极少受累。多为数个组织、器官的动脉同时受累。最早出现病变的部位多在主动脉后壁及肋间动脉开口等血管分支处。

1.病变发展过程

正常动脉壁由内膜、中膜和外膜三层构成。动脉粥样硬化时相继出现脂质点和条纹、粥样和纤维粥样斑块、复合病变三类变化。美国心脏病学会根据其病变发展过程,将其细分为6型。

(1)Ⅰ型:脂质点

动脉内膜出现小黄点,为小范围的巨噬细胞含脂滴形成泡沫细胞积聚。

(2)Ⅱ型:脂质条纹

动脉内膜出现黄色条纹,为巨噬细胞成层并含脂滴,内膜有平滑肌细胞也含脂滴,有 T 淋巴细胞浸润。细胞外间隙也有少量脂滴。脂质成分主要为胆固醇酯,也有胆固醇和磷脂。其中Ⅱa型内膜增厚,平滑肌细胞多,进展快;Ⅱb型内膜薄,平滑肌细胞少,进展慢。

(3)Ⅲ型:斑块前期

细胞外出现较多的脂滴,在内膜和中膜平滑肌层之间形成脂核,但尚未形成脂质池。

(4)Ⅳ型:粥样斑块

脂质积聚多,形成脂质池,内膜结构破坏,动脉壁变形。

(5)Ⅴ型:纤维粥样斑块

纤维粥样斑块为动脉粥样硬化最具有特征性的病变,呈白色斑块突入动脉腔内引起管腔狭窄。其中Ⅴa型斑块含有大量平滑肌细胞、巨噬细胞和 T 淋巴细胞,前两者细胞内含脂滴,细胞外脂质多,为胶原纤维、弹力纤维和蛋白聚糖所包围,形成脂质池;病灶处内膜被破坏,纤维组织增生,形成纤维膜(纤维帽)覆盖于脂质池上。Ⅴb型斑块内含脂质更多,成层分布。ⅤC型斑块则所含胶原纤维更多。斑块体积增大时向管壁中膜扩展,可破坏管壁的肌纤维和弹力纤维,代之以结缔组织和增生的新生毛细血管。脂质沉积较多后,其中央基底部常因营养不良发生变性、坏死和崩解,这些崩解物与脂质混合形成粥样物质。

(6)Ⅵ型:复合病变

复合病变为严重病变,由纤维斑块发生出血、坏死、溃疡、钙化和附壁血栓所形成。粥样斑块可因内膜表面破溃而形成粥样溃疡。破溃后粥样物质进入血流成为栓子。破溃处可引起出血,溃疡表面粗糙易产生血栓,附壁血栓形成又加重管腔的狭窄甚至使之闭塞。容易破裂的斑块为不稳定斑块或称乱斑块,其覆盖的纤维帽中平滑肌细胞减少、胶原含量少,因而较薄;其脂质池较大,所含脂质较多,因而较软;其外形不规则呈偏心性分布;当血压升高,血流冲击或动脉痉挛时,纤维帽与正常内膜交界处易破裂。巨噬细胞的浸润、炎性反应 T 细胞的堆积、滋养血管破裂出血、血小板活性增强等都是触发斑块破裂、出血和血栓形成的因素。此外,纤维帽钙化时,其顺应性减低也易破裂。在血管逐渐闭塞的同时,逐渐出现来自附近血管的侧支循环,血栓机化后又可以再通,从而使局部血流得以部分恢复。

2.病理生理

受累的动脉弹性减弱,脆性增加,其管腔逐渐变窄甚至完全闭塞,也可扩张而形成动脉瘤。根据受累的动脉和侧支循环建立情况,可引起整个循环系统或个别器官的功能紊乱。

(1)主动脉因粥样硬化而致管壁弹性降低

当心脏收缩时,使收缩压升高而舒张压降低,脉压增宽。主动脉形成动脉瘤时,管壁被纤维组织取代,不但失去紧张性而且向外膨隆。这些都足以影响全身血流的调节,加重心脏的负担。

（2）内脏或四肢动脉管腔狭窄或闭塞

在侧支循环不能代偿的情况下，动脉粥样硬化使器官和组织的血液供应发生障碍，产生缺血、纤维化或坏死。

本病病理变化进展缓慢，明显的病变多见于壮年以后，但明显的症状多在老年期才出现。

（三）分期与分类

动脉粥样硬化发展过程可分为四期，但临床上各期并非严格按顺序出现，各期还可交替或同时出现。

1.无症状期或隐匿期

该期过程长短不一，包括从较早的病理变化开始，直到动脉粥样硬化已经形成，但尚无器官或组织受累的临床表现。

2.缺血期

该期由于血管狭窄而产生器官缺血的症状。

3.坏死期

该期由于血管内血栓形成或管壁腔闭塞，产生器官、组织坏死的症状。

4.纤维化期

该期是由于长期缺血，器官组织纤维化萎缩而引起症状。

不少患者不经过坏死期而直接进入纤维化期，而在纤维化期的患者也可重新发生缺血期的表现。

根据受累动脉的部位，动脉粥样硬化有主动脉及其主要分支、冠状动脉、颈动脉、脑动脉、肾动脉、肠系膜动脉和四肢动脉粥样硬化等类别。

（四）临床表现

临床表现为主要有关器官受累后出现的现象。

1.一般表现

可能出现脑力与体力衰退。

2.主动脉粥样硬化

大多数主动脉粥样硬化无特异性症状。主动脉广泛粥样硬化病变，可出现主动脉弹性降低的相关表现：如收缩期血压升高、脉压增宽、桡动脉触诊可类似促脉等。X线检查可见主动脉结向左上方凸出，有时可见片状或弧状钙质沉着阴影。

主动脉粥样硬化最主要的后果是形成主动脉瘤，以发生在肾动脉开口以下的腹主动脉处最为多见，其次常见于主动脉弓和降主动脉。腹主动脉瘤多在体检时发现腹部有搏动性肿块而被发现，腹壁上相应部位可听到杂音，股动脉搏动可减弱。胸主动脉瘤可引起胸痛、气急、吞咽困难、咯血、声带因喉返神经受压而麻痹引起声音嘶哑、器官移位或阻塞、上腔静脉或肺动脉受压等表现。X线检查可见主动脉的相应部位增大；主动脉造影可显示梭形或囊性的动脉瘤。二维超声、X线检查或磁共振成像可显示瘤样主动脉扩张。主动脉瘤一旦破裂，可迅速致命。在动脉粥样硬化的基础上也可发生动脉夹层分离，但较少见。

3.冠状动脉粥样硬化

冠状动脉粥样硬化将在下节详述。

4.脑动脉粥样硬化

脑缺血可引起眩晕、头痛和昏厥等症状。脑动脉血栓形成或栓塞时可引起脑血管意外

（缺血性脑卒中）。有头痛、眩晕、呕吐、意识丧失、肢体瘫痪、偏盲或失语等表现。脑萎缩时可引起痴呆，有精神变态、行动失常、智力和记忆力减退，以致性格完全变态等。

5.肾动脉粥样硬化

肾动脉粥样硬化可引起顽固性高血压，年龄在55岁以上而突然发生高血压者，应考虑本病的可能。如肾动脉血栓形成，则可引起身躯疼痛、尿闭和发热等。长期肾脏缺血可致肾萎缩并发展为肾衰竭。

6.肠系膜动脉粥样硬化

肠系膜动脉粥样硬化可能引起消化不良、肠道张力减低、便秘和腹痛等症状。血栓形成时，有剧烈腹痛、腹胀和发热等。肠壁坏死时，可引起便血、麻痹性肠梗阻和休克等症状。

7.四肢动脉粥样硬化

在四肢动脉粥样硬化中，以下肢动脉较多见，由于血供障碍而引起下肢发凉、麻木和典型的间歇性跛行，即行走时发生腓肠肌麻木、疼痛以致痉挛，休息后消失，再走时又出现；严重者产生可持续性疼痛，下肢动脉尤其是足背动脉搏动减弱或消失。动脉管腔完全闭塞时可产生坏疽。

（五）辅助检查

动脉粥样硬化尚缺乏敏感而又特异性的早期实验室诊断方法。部分患者有脂质代谢异常，主要表现为血总胆固醇增高、低密度脂蛋白胆固醇增高、高密度脂蛋白胆固醇降低、三酰甘油增高、载脂蛋白A降低、载脂蛋白B和脂蛋白（a）增高。在血脂异常的患者中，90%以上表现为Ⅱ或Ⅳ型高脂蛋白血症。X线检查除了前述主动脉粥样硬化的表现外，选择性或数字减影法动脉造影可显示冠状动脉、脑动脉、肾动脉、肠系膜动脉和四肢动脉粥样硬化，所造成的管腔狭窄或动脉瘤病变，以及病变的所在部位、范围和程度，有助于确定外科治疗的适应证和选择施行手术的方式。多普勒超声检查有助于判断颈动脉、四肢动脉和肾动脉的血流情况和血管病变。脑电阻抗图、脑电图、X线检查、电子计算机体层摄影或磁共振成像，有助于判断脑动脉的功能情况以及脑组织的病变情况。

（六）诊断

动脉粥样硬化发展到相当程度，尤其是有器官明显病变时，诊断并不困难，但早期诊断很不容易。年长患者如实验室检查发现血脂异常，动脉造影发现血管狭窄性病变，则应首先考虑诊断本病。

（七）预后

动脉粥样硬化的预后随着病变部位、有无并发症而有所不同。若病变涉及心、程度、血管狭窄发展速度、受累器官受损情况和脑、肾等重要器官动脉，则预后不良。

（八）防治

首先应积极预防动脉粥样硬化的发生。如已发生，则应积极治疗，防止病变发展并争取逆转。已经发生并发症者，要及时治疗，防止其恶化，延长患者寿命。

二、冠状动脉粥样硬化性心脏病

冠状动脉粥样硬化性心脏病是指粥样硬化病变使冠状动脉狭窄、阻塞，导致心肌缺血、缺氧而引起的心脏病，它和冠脉痉挛一起统称为冠心病。

根据临床表现，心电图和血清酶检查结果，冠状动脉病变的部位、范围，血管阻塞程度，心肌供血不足的发展速度、范围和程度,可将冠心病分为五种临床类型。

（一）无症状型冠心病

临床无症状,但心电图显示心肌缺血。

（二）心绞痛型冠心病

临床上有心肌缺血引起的发作性心绞痛。

（三）心肌梗死型冠心病

病理基础为斑块破裂、血栓形成、冠脉痉挛造成冠脉阻塞,引起心肌坏死。

（四）缺血性心肌病

本型是心肌坏死或长期供血不足,使纤维组织增生所致。临床特点是心脏逐渐增大,发生心力衰竭和心律失常。

（五）猝死

自然发生突然死亡。

三、无症状性心肌缺血

心绞痛是急性心肌缺血的主要临床表现,也是诊断冠心病的重要依据之一。但有时心肌缺血不伴有胸痛或其他症状。近年来研究结果表明,这类心肌缺血的发作在冠心病患者中十分常见,且比疼痛性缺血发作更多见。

（一）定义

心肌缺血后可出现生化的、机械的、电活动改变,但未必一定发展为疼痛或出现其他症状。因此,无症状性心肌缺血的定义可归纳为:有心肌缺血的客观证据,但无心绞痛或其他症状的临床现象。

（二）分类

Cohn 将无症状性冠状动脉疾病分为二型。

1. Ⅰ型

Ⅰ型系造影或尸检证实有明显冠状动脉病变而临床无症状。

2. Ⅱ型

Ⅱ型可分为两个亚型,即Ⅱa型,系指缺血发作时通常伴有心绞痛,但有时发作无心绞痛;Ⅱb型指心肌梗死后仍有心肌缺血表现但临床无症状。

必须指出的是,上述"无症状性冠状动脉疾病"与"无症状性心肌缺血"二者不能视为同义,前者不一定伴有缺血。

无症状性心肌缺血在冠心病患者中的发生率尚无精确的统计,主要是因为临床上缺乏统一而有效的手段以确认心肌缺血的存在,而监测心肌缺血的方法又不同,故发生率也有较大的差异。下列方法曾用于心肌缺血的检测:用核素左心室造影检出由快速心房调搏或运动诱发心肌缺血所致的局限性室壁运动异常;用冠状窦起搏诱发心肌缺血,并测定冠状窦血乳酸盐浓度;用核素心肌显影以显示局部心肌灌注缺陷;极量或亚极量心电图运动试验。

（三）发病原理

无症状性心肌缺血的发病原理尚不完全清楚,可能与下列因素有关。

1. 心肌缺血程度及左心室功能

有些研究者发现,无症状患者中多支血管病变的发生率较低,缺血时 ST 段压低持续时间较短,有显著 ST 段变化者较少,左心室功能减退也较轻。但更多的观察表明,不论有无症状,心肌缺血患者在下列各项比较中并未显示有明显的区别,如年龄、性别、冠心病易患因素、心肌梗死史、高血压、心力衰竭、冠状动脉病变、左心室射血分数、室壁运动异常及 ST 段压低程度等,因此不能完全用心肌缺血程度及功能解释无症状现象。

2.心绞痛警报系统缺损

心脏有丰富的神经末梢,广泛心肌梗死或弥漫性冠状动脉疾病可使这些感觉神经末梢破坏或改变它们对致痛物质的敏感性。糖尿病患者常有自主神经功能损害,无痛缺血发生率较高。其他神经病变、老年等因素也可能与之有关。

3.痛阈改变

研究结果发现,无症状性心肌缺血患者的电疼痛比缺血性患者的疼痛阈值高,对冷疼痛的耐受性也较后者好,特别是糖尿病患者。

此外,社会的、心理的、文化程度等因素以及某些尚未认识的触发机制,也可能与无症状现象有关。

(四)临床表现

Pepine 把无症状性心肌缺血患者分为两类。

1.完全无症状的患者

此类患者平时可完全无临床症状,可能在偶然检查中发现有暂时性心肌缺血,有时生前无法查到缺血证据,仅在死后检查时,发现严重冠状动脉病变及局灶性纤维化区才明确其生前有心肌缺血的存在。

2.具有冠状动脉疾病或冠状动脉痉挛和/或体征的患者

该类又分为:陈旧性心肌梗死,无症状;有时有心绞痛;有猝死或近乎死亡的发作。这类患者有上述的症状,心电图、核素或其他检查显示有暂时性的心肌缺血而无症状,这类缺血发作比伴心绞痛发作更为多见,是这些冠心病患者日常生活中心肌缺血更为常见的形式。

(五)诊断

临床上目前尚无特异方法确诊心肌缺血,以下诊断方法也只是相对的,常用方法有以下几种。

1.心电图运动试验

用平板运动试验来检测心肌缺血已经为人们所熟知,其特异性及敏感性受很多因素影响。无症状患者中的运动试验假阳性率较高,运动所诱发的 ST 段变化常不一定指示有心肌缺血,但如伴有下列条件,则特异性增高。例如,有明显的冠心病易患因素、低运动量出现 ST 段改变、ST 段压低持续时间长、运动时收缩压降低、运动后 U 波倒置等。心肌梗死后患者运动诱发的 ST 段变化,其特异性高,并与年病死率密切相关。运动后无 ST 段变化者,一年病死率为 2.1%,而有 ST 段压低,伴疼痛者为 27%,ST 段压低无疼痛者为 26%。

2.动态心电图记录

一般认为,正常人群中缺血性 ST 段压低的出现率小于 2%,而慢性稳定型心绞痛患者 ST 段压低常见,其中 75% 发作并无症状。

3.核素左心室造影

核素左心室造影检出由快速心房调搏或运动诱发心肌缺血所致的局限性室壁运动异常。

4.二维超声心动图检查

二维超声心动图可检出在运动或调搏负荷试验时出现的局限性室壁运动异常。

(六)临床意义及治疗

通常认为无症状性心肌缺血患者的预后较有症状患者为佳。尸检发现,无症状组冠状动脉狭窄程度小于有症状组。平板运动试验阳性时,无痛患者的预后较疼痛者为好。但近年的观察表明,症状的有无并不完全与冠状动脉病变及缺血程度一致,心绞痛的严重程度不具有预后意义。

通常,当心肌发生缺血时,患者即产生疼痛或与之相当的主观症状。这些症状可被看作是一种警报,使患者停止或减少活动,并及时就医或服药,从而保护心脏免于发生进一步的缺血损害。明显心肌缺血而无症状即表示这种警报系统功能有缺损。早年已经有研究表示,无症状的冠状动脉阻塞患者缺血病变可以在不知不觉中进行,直至致命的一次发作。因此,心绞痛警报系统缺陷可能对患者不利。

缺血性心脏病的预后取决于冠状动脉病变、心肌缺血的严重程度以及心室功能状态。无症状性缺血并不代表上述病变较轻,如由于患者主观症状缺失而忽视或遗漏了对缺血性病变的诊断和治疗,则必然造成严重后果。缺血才是与心脏死亡、心肌梗死、心律失常等直接有关的因素。因此,重要的是缺血而不是疼痛,临床医师必须充分认识无症状性心肌缺血现象的存在,认真识别这类患者,并给予针对缺血的治疗。

急性心肌梗死后的心肌缺血患者是一组具有高度危险的病例组,在心肌梗死后存活的患者中,可能有多至30%的患者发生无症状性心肌缺血,必须对这些患者中可能存在的缺血证据进行认真评价并积极治疗,使这一高危病例组的病死率及并发症发生率降低。此外,现已证实,很多心脏性猝死者在生前都有无症状性心肌缺血存在,如能及时识别并进行有效治疗,将可能对降低猝死的发生有帮助。对无症状性心肌缺血患者,必须认真检查其心肌缺血证据,并给予与心绞痛患者同样积极的治疗,药物治疗与心绞痛患者相同,尤其联合用药更好,心率快者,首选 β 受体阻滞剂。

对于无症状性左主冠状动脉或三支血管病变伴左心室功能不良的患者,猝死或大面积心肌梗死可能为其首要表现。对于这类患者,冠状动脉旁路移植术为首选。三支血管病变者,如运动试验时运动耐量好,治疗方法可按具体情况而定。如仅为一支或两支血管病变,预后通常较好,则以内科治疗为主,必要时施行冠状动脉球囊扩张术、金属支架置入术。对于低运动量时出现无症状性心肌缺血的患者,也需要积极进行内科治疗或外科处理,包括溶栓治疗、冠状动脉扩张术及旁路手术等。

四、心绞痛

心绞痛是由于冠状动脉供血相对或绝对不足,心肌需氧量超过氧供给量而导致的心肌急剧的、短暂的缺血、缺氧所引发的以心前区发作性疼痛、憋闷或不适为主要表现的综合征。

(一)病因

心绞痛的病因有多种,如冠状动脉粥样硬化、扩张型心肌病、肥厚型心肌病伴或不伴梗阻、主动脉狭窄或关闭不全、损害冠状动脉储备的疾病、二尖瓣狭窄伴严重肺动脉高压、微血管病。

(二)临床表现

1. 典型心绞痛

(1)心前区或胸骨后出现压榨样发作性疼痛、胸闷、不适。疼痛多放射至左上肢、颈部、肩部、上下颌部、咽部、背部和上腹部等。

（2）诱发因素：劳累、寒冷、情绪紧张和饱餐等。

（3）发作频率不定，随病情轻重而异，一般持续1～10分钟。

（4）心绞痛发作在数分钟达到高峰，休息或舌下含服硝酸甘油数分钟可缓解。但严重者需要进行进一步积极治疗。

2.体征

心绞痛多无特异性体征，部分患者可出现以下体征。

（1）第三和（或）第四心音，要注意心功能情况。

（2）心尖收缩期杂音，多提示有乳头肌功能不全。

（3）心率加快，血压升高。

（4）心律失常，以室性早搏为多见。

（三）辅助检查

心绞痛的辅助检查主要有心电图检查、运动负荷试验、超声心动图检查、放射性核素心肌显像、冠状动脉造影。

1.心电图检查

心绞痛患者大多数休息时心电图正常。劳力型心绞痛时出现ST段水平或下斜型压低和T波倒置高度提示缺血性心脏病。急性心肌梗死或变异型心绞痛者出现ST段抬高。

异常Q波常提示陈旧性心肌梗死，但也可由其他疾病如肥厚型心肌病、肺气肿等引起。非特异性ST－T变化或右束支阻滞对冠心病的诊断无帮助；左束支传导阻滞多出现于冠心病，但不一定都由冠心病引起。

2.运动负荷试验

运动负荷试验用于疼痛部位不在胸部的疑似患者，或证实胸痛是否为缺血性心脏病引起，运动中或运动后出现典型的心绞痛或心电图改变提示心肌缺血，运动耐量差、诱发左心功能不全或心律失常也提示有冠心病的可能。该实验敏感性较高，但仍有一定的假阳性、假阴性，在判断时应结合临床情况，除注意ST段、T波的缺血性变化外，还要注意对运动前后R波振幅、室间隔Q波、U波及室内阻滞等资料进行综合分析，以提高敏感性和特异性。

该实验禁忌证包括：不稳定型心绞痛或心肌梗死；充血性心力衰竭；已确定或怀疑有严重冠心病；明显的瓣膜狭窄，特别是主动脉瓣膜狭窄；未能控制的心律失常或高血压；Ⅱ度二型或Ⅲ度房室传导阻滞；合并急性全身性疾病者。

3.超声心动图检查

超声心动图检查时，可见室壁阶段性运动减弱，与正常心肌相比，呈鲜明的对比（阶梯状），在心绞痛发作或运动负荷试验时有较高阳性率。

4.放射性核素心肌显像

（1）运动负荷^{201}Tl或^{99m}Tc标记甲氧基异丁基异腈（^{99m}Tc－MIBI）心肌灌注显像：^{201}Tl及^{99m}Tc－MIBI为心肌所摄取，其摄取量与冠状动脉血流量有关，如存在心肌缺血，即可见血流分布不均匀与摄取缺损（"冷区"），平静时心肌灌注显像检出率低，"冷区"主要见于心肌梗死后的瘢痕部位，运动负荷明显地提示冠状动脉供血不足的心肌部位而提高检出率，比单纯运动负荷试验、心电图检查要好。

（2）单光子发射计算机断层显像（SPECT）的敏感性和特异性分别可达96%和87.9%，结合运动试验可提高检出率。

(3)放射性核素心血管造影,应用首次通过和心电图(ECG)门电路心脏血池显像(GCBIP)。患者由于区域性心肌灌注减低,从而产生左心室壁阶段性缺血和运动异常,同时使左心室射血分数降低,运动试验时射血分数不增加或反而降低。

5.冠状动脉造影

通过冠状动脉造影可以了解冠状动脉的狭窄或阻塞性病变的程度、分布范围及侧支循环建立情况,是确定冠心病有无、程度和范围的"金标准"。

(1)指征:①稳定型心绞痛经内科治疗,心绞痛发作无减轻或反而加重者;②不稳定型心绞痛经内科治疗,病情已稳定者;③对治疗后病情仍不稳定者,宜争取早期检查,以确定手术指征。

(2)禁忌证:①全身情况差,不能耐受手术患者;②严重的室性异位心律;③有严重的内科问题,如肝肾功能不全、凝血异常等;④造影剂过敏等。急性心肌梗死或伴有严重左心室功能不全、心源性休克患者,在有条件做紧急经皮冠状动脉球囊扩张术或旁路移植术的医院,并非禁忌。

(四)临床分型

临床上主要将心绞痛分为三型,即劳力型心绞痛、自发型心绞痛和混合型心绞痛。

1.劳力型心绞痛

劳力型心绞痛通常是由于劳累、运动及情绪激动等增加心肌耗氧量时诱发,是一种需氧型心绞痛。其发生在心前区,休息或舌下含服硝酸甘油后迅速缓解。劳力型心绞痛包括稳定型、初发型、恶化型心绞痛。

(1)稳定型心绞痛:指发作的诱因、次数、频率、程度、持续时间及缓解方式在3个月内基本不变。其一般伴有心电图ST-T改变,冠状动脉造影多显示冠状动脉病变较轻,病情相对较稳定。

(2)初发型心绞痛:指过去未发生过心绞痛或心肌梗死,或者有心绞痛病史但近半年内无发作者,在最近1月内出现心绞痛症状。

(3)恶化型心绞痛:指原为稳定型心绞痛,但在最近3个月内心绞痛的程度和频率增加,持续时间加长,含服硝酸甘油不易缓解。

2.自发型心绞痛

自发型心绞痛的发作与心肌耗氧量增加无明显关系,而与冠状动脉血流储备量减少有关。其可发生在静息状态,心电图常出现一过性ST-T改变,但不伴有血清酶的变化,为一过性的心肌供氧减少所致。

(1)卧位型心绞痛:常在半夜熟睡时发生,可能与做梦、夜间血压波动或平卧位使静脉回流增加,引起心功能不全有关,致使冠状动脉灌注不足和心肌耗氧量增加。严重者可发展为心肌梗死或心猝死。

(2)变异型心绞痛:通常发生在清晨、夜间或某一固定时间。自发性发作伴随心电图相关导联ST-T段抬高及相背导联ST-T压低,常有严重的室性心律失常或房室传导阻滞。变异型心绞痛是冠状动脉大支痉挛造成透壁性缺血所致。

(3)中间综合征:亦称急性冠状动脉功能不全。患者常在休息或睡眠时自发性发作,疼痛严重,持续时间较长,可达30分钟以上,但无心肌梗死的心电图改变和血清酶的变化。心电图显示 ST 段显著压低或 T 波改变。

（4）梗死后心绞痛：指急性心肌梗死后 24 小时至 1 个月内发生的心绞痛。通常是由于梗死相关的冠状动脉发生再通或侧支循环形成，导致"不完全梗死"，从而使尚存活的心肌缺血导致心绞痛；或由与梗死相关血管无关的其他冠状动脉病变引起，预示患者为多支血管所致，再梗死发生率较高。

3.混合型心绞痛

患者在休息和劳累时均可发生，是一种超过某一劳力限度就会发生，但在此限度内或休息时也可发生的心绞痛，兼有劳力型心绞痛和自发型心绞痛的特点。其发作与冠状动脉固定性狭窄病变、痉挛有关。

（五）劳力型心绞痛分级

按加拿大心血管学会标准将劳力型心绞痛分为以下几级。

1.Ⅰ级

一般日常活动不受限，但活动过于紧张、激烈、时间长，均可引起心绞痛发作。

2.Ⅱ级

体力活动轻度受限，常与饱餐、情绪激动有关，或正常步伐行走超过两个街区，或登梯超过一层即可出现心绞痛。

3.Ⅲ级

轻体力活动即可出现心绞痛，日常活动明显受限。

4.Ⅳ级

不能进行任何体力活动，休息时亦可发生心绞痛。

（六）治疗

心绞痛的治疗原则：改善冠状动脉供血和减轻心肌耗氧，同时治疗动脉粥样硬化，尽可能避免与纠正一切能诱发或加重心绞痛的因素，改善冠状循环、神经精神功能状态及解除与防止心绞痛发作。

1.一般治疗

（1）合理饮食和适当休息

低胆固醇、低动物脂肪饮食，戒烟、戒酒，避免重体力劳动、情绪激动、饱餐等。

（2）治疗可能诱发和加重心绞痛的疾病

治疗可能诱发和加重心绞痛的疾病，如心律失常、高血压、心力衰竭、甲亢等。

（3）治疗易患因素

治疗易患因素，如积极治疗糖尿病、高血压，降低高脂血症、高胆固醇血症患者的血脂和胆固醇浓度。

2.药物治疗

由于心绞痛的发病机制不同，而且患者对药物耐受量和敏感性有异，因此选择药物和给定剂量时要遵循个体化原则。

1）硝酸酯类药物

该类药物是防治心绞痛的主要药物。

（1）作用机制。扩张冠状动脉和侧支循环；扩张周围血管（对静脉作用大于动脉），减少回心血量，从而降低心肌耗氧量。

（2）作用。①终止发作：停止活动，舌下含服硝酸甘油，5 分钟不缓解者重复使用 1 次；或舌下含服硝酸异山梨酯；或用气雾剂。初用时应注意用药时发生下降而引起晕厥。②预防发作：口服硝酸异山梨酯，或口服硝酸甘油缓释片。

2）β 受体阻滞剂

（1）作用机制。通过阻断交感胺类的刺激作用，减慢心率，减弱心肌收缩强度，从而减少心肌耗氧，缓解心绞痛，并改善预后。除变异型心绞痛外，若无用药禁忌都应尽早应用该类药物，且从小剂量开始逐渐加大。

（2）禁忌证。①动脉收缩压小于 13.3kPa（100mmHg）；②心率小于 60 次/分；③中重度左心衰竭（≥KillipⅢ级）；④哮喘或严重慢性阻塞性肺疾病；⑤Ⅱ、Ⅲ度房室传导阻滞或 P—R 间期大于 0.24 秒；⑥末梢循环灌注不良。

3）钙拮抗剂

作用机制：拮抗 Ca^{2+} 进入细胞可扩张冠状动脉和循环小动脉，降低外周血管阻力，减轻心脏负荷，降低血液黏稠度，抗血小板聚集；抑制心肌收缩，减少心肌耗氧量；解除痉挛，扩张冠状动脉。因此，该类药物可减少心绞痛发作，增加运动耐量，减少硝酸甘油用量。

4）抗血小板药物

由于血小板局部的黏附聚集，高凝状态和血栓形成在冠心病心绞痛发作中有十分重要的作用，因此对冠心病患者，应选择有关药物防止血栓形成及病变发展。

5）降血脂药物

降低血总胆固醇（尤其是低密度脂蛋白）对延缓动脉粥样斑块进展或消除斑块，降低心脏事件和病死率有重要作用。

3.介入治疗

对于以下患者应行紧急介入治疗：经内科积极治疗后，心绞痛仍反复发作者；发作时间明显延长，超过一小时，药物不能有效缓解者；发作时伴血流动力学不稳定者。最常用的方法为 PTCP、冠状动脉内金属支架置入术，特别是药物支架的应用，使再狭窄率进一步降低，已成为治疗不稳定心绞痛最有效的方法之一。

4.各种类型心绞痛的治疗

（1）初发型心绞痛

由于该型在发病的 1 个月内心肌梗死发生率较高，故需加强内科治疗。发作时应选用起效快的药物和用药方式，如硝酸甘油或硝酸异山梨酯舌下含服，如未缓解，5 分钟后可重复连续含服，无不良反应者加大剂量，仍不缓解者应排除心肌梗死。以劳力型心绞痛为主者可选用 β 受体阻滞剂或钙拮抗剂。劳力型兼有自发型心绞痛者应用 β 受体阻滞剂、钙拮抗剂和硝酸酯类联合治疗。对于病情严重者还要绝对卧床休息，持续静脉滴注硝酸甘油 1 至 2 天。若明确提示有血栓形成的征象，如自发型发作伴 ST 段进行低，不能被硝酸甘油缓解，可施行冠状动脉造影，多为单支局灶性病变，能施行 PTCT 的可能性较大，经内科积极治疗无效者，可考虑外科手术治疗。

（2）稳定型心绞痛

该型治疗以 β 受体阻滞剂为主，并可合用硝酸酯类和钙拮抗剂以加强疗效和减轻不良反应。β 受体阻滞剂不宜与维拉帕米合用。此型中的低危险组患者，内科治疗比介入和外科手术治疗更有效。

（3）恶化型心绞痛

该类患者随时有发生急性心肌梗死的可能，故应住院治疗，包括卧床休息，持续心电监护，密切观察病情变化。药物治疗以 β 受体阻滞剂为主，可配合使用硝酸异山梨酯、钙拮抗剂。住院初期可持续静脉滴注硝酸甘油，不稳定期口服阿司匹林和短期静脉肝素化治疗，防止血小板聚集和血栓形成。对此类患者不主张常规溶栓治疗。此类患者均有严重的冠状动脉阻塞性病变，病情稳定后应尽快进行冠状动脉造影，根据结果进行介入治疗或冠状动脉旁路移植术。左冠状动脉主干病变者，应尽快进行外科手术治疗。

（4）卧位型心绞痛

β 受体阻滞剂能有效控制卧位型心绞痛的发作，可作为首选药物。应以小剂量开始，使患者心率控制在 50～60 次/分；当应用大剂量时，要注意其可诱发左心功能不全，必要时可与地高辛合用。若卧位型心绞痛患者已有左心衰竭的临床表现，如心脏扩大、左心室射血分数明显减低，可在强心利尿基础上合用 β 受体阻滞剂。对大多数无整体左心室收缩功能障碍，主要表现为左心室舒张功能异常者，洋地黄类药物不但无利反而有害，β 受体阻滞剂与硝酸类及钙拮抗剂合用，可相互取长补短产生有益的血流动力学效应。对有明显左心室舒张功能不全者，β 受体阻滞剂与利尿剂合用，亦可增强药效。β 受体阻滞剂常用的有普萘洛尔、美托洛尔、阿替洛尔等。卧位型心绞痛患者都有极为严重的多支冠状动脉阻塞性病变，应尽早施行冠状动脉造影，多数患者需外科手术治疗。

（5）变异型心绞痛

急性发作时可含化硝酸甘油和硝苯地平。地尔硫䓬静脉滴注可用于对硝酸甘油不能耐受或耐受的患者，或与硝酸甘油合用。其对防治非 Q 波心肌梗死后再梗死也有效。但大剂量使用有抑制心率和加重心力衰竭的作用。在预防痉挛发作的药物中钙拮抗剂为首选药物，对于严重发作者还可以同时使用两种钙拮抗剂，如硝苯地平。为控制夜间发作，用药时间应为 4 小时/次，最长 6 小时/次，或选用长效剂或缓释剂，维持用药可用硝苯地平。血栓形成和急性心肌梗死是内膜损伤和血小板聚集以及冠状动脉痉挛三者相互作用的结果，因此及时给予阿司匹林和肝素治疗是必要的。对冠状动脉痉挛发生在冠状动脉严重固定性狭窄，药物治疗不能满意地控制变异型心绞痛发作者，可施行冠状动脉旁路移植术，并加做神经丛切除。术后应持续进行血管药物治疗，以防手术后冠状动脉痉挛。

单纯自发型心绞痛属于变异型心绞痛范围，其治疗原则相同。

（6）混合型心绞痛

此型治疗应包括使用血管扩张剂，以防血管痉挛和收缩以及降低心肌耗氧量，提高运动耐量。根据临床类型的不同，治疗有所侧重，如以劳力型心绞痛为主，运动耐受能力很低，应主要用 β 受体阻滞剂，同时为预防冠状动脉血流量减少，可加用钙拮抗剂或硝酸酯类；主要表现为变异型心绞痛者，可着重应用钙拮抗剂加硝酸酯类药物，以控制冠状动脉痉挛发作，β 受体阻滞剂应作为第二线药物。有时临床上不易看出发生心绞痛的原因是固定性梗死还是痉挛，可进行实验性治疗。另外，短期抗凝治疗及抗血小板聚集治疗也是必要的，病情稳定后可施行经皮腔内冠状动脉成形术（PTCA）或冠状动脉旁路移植术。

五、心肌梗死

心肌梗死（MI）是心肌缺血性坏死。它是在冠状动脉病变的基础上，发生冠状动脉血液供应急剧减少或中断,使相应的心肌严重而持久的急性缺血而导致的心肌坏死。其临床上表现有持久的胸骨后剧烈疼痛、发热、白细胞计数和血清心肌坏死标志物增高以及心电图进行性改变;可发生心律失常、休克或心力衰竭,属冠心病中的严重类型。

(一)病因和发病机制

基本病因是冠状动脉粥样硬化(偶由冠状动脉栓塞、炎症、先天性畸形、痉挛和冠状动脉口阻塞所致),造成一支或多支血管管腔狭窄和心肌血液供应不足,而侧支循环未充分建立。在此基础上,一旦血液供应急剧减少或中断,使心肌严重而持久的急性缺血达1小时以上,即可发生心肌梗死。

大量的研究结果已证明,绝大多数的心肌梗死是由于不稳定的粥样斑块破溃,继而出血和管腔内血栓形成,从而使管腔闭塞。少数情况下,粥样斑块内或其下发生出血或血管持续痉挛,也可使冠状动脉完全闭塞。

促使斑块破裂出血及血栓形成的诱因有以下几种。

(1)晨起6时到12时交感神经活动增加,机体应激反应性增强,心肌收缩力、心率、血压增高,冠状动脉张力增高。

(2)在饱餐特别是进食多量脂肪后,血脂增高,血黏稠度增高。

(3)重体力活动、情绪过分激动、血压剧升或用力大便时,使左心室负荷明显加重。

(4)休克、脱水、出血、外科手术或严重心律失常,使心排血量骤降,冠状动脉灌注量锐减。

心肌梗死可发生在频发心绞痛的患者中,也可发生在原来无症状患者中。心肌梗死后发生的严重心律失常、休克或心力衰竭,均可使冠状动脉灌注量进一步降低,心肌坏死范围扩大。

(二)病理

1.冠状动脉病变

在绝大多数心肌梗死患者的冠脉内可见,在粥样斑块的基础上有血栓形成使管腔闭塞,但是在由冠状动脉痉挛引起的管腔狭窄中,个别患者可无明显粥样硬化病变。此外,梗死的发生与原来冠状动脉受粥样硬化病变累及的支数及其所造成管腔狭窄程度之间未必呈平行关系。

1)左冠状动脉前降支闭塞,引起左心室前壁、心尖部、下侧壁、前间隔和二尖瓣前乳头肌梗死。

2)右冠状动脉闭塞,引起左心室膈面(左冠状动脉占优势时)、后间隔和右心室梗死,并可累及窦房结和房室结。

3)左冠状动脉回旋支闭塞,引起左心室高侧壁、膈面(左冠状动脉占优势时)和左心房梗死,可能累及房室结。

4)左冠状动脉主干闭塞,引起左心室广泛梗死。

有心室和左、有心房梗死较少见。

2.心肌病变

冠状动脉闭塞后20~30分钟,受其供血的心肌即有少数坏死,开始了急性心肌梗死的病理过程;1~2小时绝大多数心肌呈凝固性坏死,心肌间质则充血、水肿,伴多量炎性细胞浸润;以后,坏死的心肌纤维逐渐溶解,形成肌溶灶,随后渐有肉芽组织形成。大块的心肌梗死累及心室壁的全层,心电图上相继出现ST段抬高和T波倒置、Q波,称为Q波性心肌梗死。它可波及心包引起心包炎症;波及心内膜诱导使心室腔内附壁血栓形成。心电图上不出现Q波的称为非Q波性心肌梗死,较少见。它包括冠状动脉闭塞不全或自行再通形成小范围心肌梗死,呈灶型分布,但急性心电图上仍有ST段抬高;缺血性坏死仅累及心室壁的内层,不到心室壁厚度的一半伴有ST段压低,过去称为心内膜下梗死;范围更小的心肌梗死可无ST段改变,而只有动态的T波改变。

如上所述,过去将急性心肌梗死分为Q波心肌梗死和非Q波心肌梗死是一种回顾性分类,已经不适合临床工作的需要,目前强调以ST段是否抬高来进行分类。心电图上Q波形成已经是心肌坏死的表现,而从心肌急性缺血到坏死有一个发展过程。实际上,当心肌缺血心电图上出现相应区域ST段抬高时,已表明此时相对应的冠脉已经闭塞而导致心肌全层损伤,伴有心肌坏死标志物升高,临床上诊断为ST段抬高性心肌梗死(STEMI)。此类患者绝大多数进展为较大面积Q波心肌梗死。胸痛如不伴有ST段抬高,常提示相应的冠状动脉尚未完全闭塞,心肌缺血尚未波及心肌全层,心电图可表现为ST段下移及(或)T波倒置等。此类患者如同时有血清中心肌标志物或心肌酶升高,仍说明有心肌坏死,只是范围较小尚未波及心肌全层,临床上列为非ST段抬高性心肌梗死(NSTEMI)。此类心梗如果处理不当,也可进展为ST段抬高性心肌梗死。为了将透壁性心肌梗死的干预性再灌注治疗得以预早实施,以争取更多的心肌存活;也为了防止非透壁性心肌梗死进一步恶化,目前在临床上一般视ST段抬高性心肌梗死等同于Q波心肌梗死,而无ST段抬高者因处理方案上不同于Q波心肌梗死,而类似于不稳定型心绞痛而被专列为非ST段抬高性心肌梗死。

继发性病理变化:在心腔内压力的作用下,坏死心肌向外膨出,可产生心脏破裂或逐渐形成室壁瘤。坏死组织1~2周后开始吸收,并逐渐纤维化,在6~8周形成瘢痕愈合,称为陈旧性或愈合性心肌梗死(OMI或HMI)。

(三)病理生理

急性心肌梗死时主要出现左心室舒张和收缩功能障碍的一些血流动力学变化,其严重程度和持续时间取决于梗死的部位、程度和范围。可有心脏收缩力减弱,顺应性降低,心肌收缩不协调,左心室压力曲线最大上升速度降低,左心室舒张末期压增高,舒张和收缩末期容量增多,射血分数减低,心搏量和心排血量下降,心率增快或有心律失常,血压下降,动脉血氧含量降低,心肌重塑,出现心脏扩大或心力衰竭,可发生心源性休克。右心室梗死在心肌梗死患者中少见,主要病理生理改变是右心衰竭,右心房压力增高,高于左心室舒张末期压,心排血量减低,血压下降。

急性心肌梗死引起心力衰竭称为泵衰竭,按Killip分级法可分为:Ⅰ级,尚无明显心力衰竭;Ⅱ级,有左心衰竭,肺部啰音小于50%肺野;Ⅲ级,有急性肺水肿,全肺干、湿、大、小啰音;Ⅳ级,有心源性休克等不同程度或阶段的血流动力学改变。如兼有肺水肿和心源性休克则情况严重。

心室重塑是心肌梗死的后续改变,左心室体积增大、形状改变及梗死节段心肌的增厚和非梗死节段心肌的增厚,对心室的收缩效应及电活动均有持续不断的影响。在心肌梗死急性期后的治疗中不应忽视对心室重塑的干预。

(四)临床表现

1.胸痛

心肌梗死的典型症状包括剧烈的心前区疼痛,往往伴有大汗、恶心、呕吐,疼痛可呈撕裂状、压迫感、紧缩感、濒死感等,持续时间在半小时以上,含硝酸甘油不能缓解。有些患者胸痛持续时间可能不超过半小时,但短时间内多次反复发作,亦可致心肌梗死,此为心肌缺血的累及现象;部分患者胸痛症状并不剧烈,甚至无胸痛症状,而是以无力、精神变化、心力衰竭等为主要的首发症状,此类多见于老年患者;糖尿病患者因神经系统的病损,对疼痛不敏感,往往表现为无症状性心肌梗死,但此类患者仍有心肌梗死的其他相关症状,如恶心、呕吐、出汗等。

急性心肌梗死除了以剧烈的心前区疼痛为首发症状外,尚有以下症状为首发症状。

2.急性左心衰竭

有些患者心肌梗死时胸痛症状不明显,而是表现为呼吸困难、大汗、不能平卧等左心衰竭的症状。多见于高龄既往有多次心肌梗死的患者,查体时双肺布满湿啰音和哮鸣音。因此,对过去已患有心肌梗死,本次以左心衰竭求诊的患者,要考虑再次心肌梗死的可能性。

3.消化系统症状或急腹症

如心绞痛一样,但疼痛不一定表现在心前区或胸骨后,有时可表现在上腹部,如同时伴有恶心、呕吐,很容易疑为腹部的问题。

4.晕厥

有些患者发病初疼痛症状可能不明显,而是忽然表现为晕厥,多是由下壁心肌梗死时迷走神经张力过高而引起的窦性心动过缓或高度房室传导阻滞所致。

5.猝死

猝死是指无任何征兆的心搏骤停,多由心室颤动所致,多发生于医院外,经心肺复苏后证实为急性心肌梗死。

6.休克

患者感到虚弱、大汗虚脱,如从座位滑下、立体摔倒。查体时脸色苍白,皮肤湿冷,脉搏细弱,血压下降等。如有上述症状,应考虑急性心肌梗死并发心源性休克的存在。

7.无症状性心肌梗死

常见于以下几种情况:手术麻醉回复后发现急性心肌梗死,尤其是中老年术后;有脑血管病的患者意识虽然清楚,但发作时可无疼痛;80岁以上老人;合并有糖尿病的患者,由于糖尿病累及神经的缘故,心肌梗死发作时无疼痛;脱水、酸中毒、休克、急性左心衰竭或严重心律失常者。

(五)实验室和其他检查

1.血清酶学检查

1)常用的血清酶学检查

(1)肌酸磷酸激酶(CK)。在起病6小时内开始升高,24小时达高峰,3～4天恢复正常。

(2)天冬氨酸转氨酶(AST),又称谷草转氨酶(GOT)。在起病6～12小时开始升高,24～48小时达高峰,3～5天后恢复正常。

(3)乳酸脱氢酶(LDH)。在起病8～10小时后开始升高,2～3天达高峰,持续1～2周才开始恢复正常。

2)常用的快速检测血清酶学指标

(1)肌红蛋白(Mb):主要存在于心肌内,当心肌损伤时,Mb释放进入血液,1～2小时血中浓度增高,但Mb半衰期仅为8.9±1.5分钟,其浓度可很快降低,持续时间为0.5～1小时,所以一次阴性结果不能排除急性心肌梗死。由于Mb也来自横纹肌并受到肾功能的影响,其敏感性较高,但特异性较差,可以作为肌酸磷酸激酶同工酶(CK MB)和肌酸肌钙蛋白 I 和 T(cTn I 和 cTn T)的补充。Mb 优点是在血液中出现早,早于 CK－MB 和 cTn I,因此可用于急性心肌梗死的早期诊断,作为判断是否再灌注以及梗死范围的有价值指标。

(2)肌酸磷酸激酶同工酶。CK 特异性差,CK－MB 在急性心肌梗死发病 3～4 小时后开始升高,10～24 小时达高峰,98%～99% 存在于心肌内,故特异性较 CK 高,曾一度被作为诊断心肌梗死的"金指标"之一。采用抗 CK－MB 的单克隆抗体的酶免疫法,定量分析已达 ng/mL 水平,准确性更高。但 CK－MB 并非 100% 存在于心肌中,一些疾病可导致假阳性,因此其升高临床意义的评价还需结合其他临床资料。心肌损伤产生的 CK－MB 升高,持续时间短,所以可从连续多次测得的数据进行判断,100% 敏感时间为 8～12 小时。CK－MB 又可分为 MB1 和 MB2 两种亚型。新近研究结果表明:急性心肌梗死发病 6 小时内,CK MB 敏感性为 48%,而 MB2/MB1 比值大于 1.5 为指标,2～4 小时诊断急性心肌梗死的敏感性为 59%,4～6 小时为 92%,两者特异性均为 95%;CK－MB 在急性心肌梗死发病 12 小时的敏感性可达 100%。发病 2 小时 MB2/MB1 的峰值小于 3.8,因此可用于早期诊断急性心肌梗死和早期确定再灌注是否成功。

(3)心肌特异性肌钙蛋白 I 和 T(cTn I 和 cTn T):cTn T 在肌营养不良、多发性肌炎及慢性。肾功能不全患者血中可有不同程度的升高;cTn I 仅存在于心肌内;具有高度特异性。cTn I 和 cTn T 在血中出现时间为 2～4 小时,100% 敏感时间为 8～12 小时,峰值时间为 10～24小时,持续时间分别为 5～10 小时和 5～14 小时。用 cTn I 诊断急性心肌梗死的敏感性和特异性均可达 100%。

遗憾的是 cTn I 在早期诊断急性心肌梗死方面的价值并不优于 Mb 和 CK－MB,快速床旁试剂条可用来半定量估计 cTn I 和 cTn T 的浓度,作为快速诊断的参考。针对心脏 cTn I 和 cTn T 研制特异性抗体和定量分析方法,已被批准用于急性心肌梗死的诊断。cTnI 和 cTn T 可能查出用 CK－MB 分析方法尚不能检出的心肌坏死。

2.心电图检查

心电图是急性心肌梗死早期诊断最重要的检查手段。急性心肌梗死根据心电图上的表现可分为 Q 波性急性心肌梗死和非 Q 波性急性心肌梗死。从病理解剖上可分为内膜下和透壁性急性心肌梗死。绝大多数透壁性急性心肌梗死在发病后最初数小时表现为 ST 段抬高,部分患者在超急性损伤期表现为 T 波高尖,之后出现 Q 波。而内膜下急性心肌梗死在早期多表现为 ST 段压低,之后出现 T 波倒置,很少出现 Q 波,有反复心内膜下坏死,当坏死心肌累积到一定程度,超过心室壁厚度的一半时,也可以表现为 Q 波性急性心肌梗死。内膜下急性心肌梗死 T 波倒置的时间一般超过 24 小时,少于 24 小时的多是一过性心肌缺血所致。有些患者在极早期表现为 ST 段抬高的透壁性缺血,但很快由于血栓自溶或溶栓治疗使梗死相关血管再通,心肌坏死量少而未形成 Q 波,此时也应称为非 Q 波性急性心肌梗死。

1)不典型心肌梗死的心电图表现

病理性 Q 波:梗死部位位于 QRS 波群起始 40 毫秒除极部位。

(1)小 Q 波或等位性 Q 波:V1、V2 导联,RS 波形之前出现 Q 波,提示室间隔梗死的存在,但排除右心室肥厚和左前分支阻滞;V3～V6 导联的 Q 波未达到病理性 Q 波的诊断标准,但 Q 波的深度和宽度超过下一个导联的 Q 波,如 QV3 大于 QV4,QV4 大于 QV5,QV5 大于 QV6,出现 Q 波。

(2)梗死的深度小于左心室厚度50%,一般也不出现病理性 Q 波,但可引起 QRS 波形的改变。

(3)某些部位的心肌梗死:左心室高侧壁、后壁和后基底部都在 QRS 波群起始 40～50 毫秒之后除极,故这些部位发生心肌梗死一般不会产生病理性 Q 波。

(4)进展性 Q 波:Q 波产生动态变化,但要排除间歇性的束支传导阻滞和预激综合征。

(5)QRS 波群起始部位出现顿挫和切迹:V4～V6 导联 R 波起始部位大于 0.5 mV 的负向波,提示小面积心肌梗死的存在。

(6)其他因素:多支血管阻塞引起较大面积心肌梗死;多部位的小灶性梗死;室内传导异常,特别是左束支传导阻滞(LBBB),由于起始向量异常,常可影响病理性 Q 波的形成。

2)右心室心肌梗死的心电图诊断进展

(1)下壁心肌梗死患者常规做 V3R～V7R 和 V7～V9 导联的心电图。

(2)CR4R 导联 ST 段抬高大于 1mV,对诊断右心室梗死具有高特异性(100%)。

(3)V3R～V6R 导联 ST 段抬高大于 1mV,有冠动脉狭窄诊断具有高敏感性、特异性及准确性(100%、82%、92%)。

(4)Ⅲ导联 ST 段抬高大于或等于 1 mm,伴 STⅢ/Ⅱ大于 1 时,诊断右心室梗死具有一定的敏感性和特异性,阳性预测值为 79% 和阴性预测值为 40%。

3)正后壁心肌梗死的心电图诊断

Schamrotll 提示正后壁心肌梗死的心电图特征如下:

(1)右心前区导联出现高而稍宽的 R 波。

(2)V1～V3 导联产生高耸直立而对称的 T 波。

(3)V1、V2 导联 ST 段下降,凹面向上。

(4)V7～V9 导联可出现梗死特征图像,有利于诊断,V7 导联为左心室后侧壁,V8、V9 导联相当于左心室后壁部位。

4)心房梗死的心电图诊断标准

(1)主要条件:

①V5 及 V6 导联 P－Ta 段抬高大于 0.5 mm,且伴有 V1 和 V2 导联 P－Ta 段的对应性压低。

②Ⅰ导联 P－Ta 段抬高大于 0.5mm,且伴有Ⅱ、Ⅲ导联上 P－Ta 段的对应性压低。

③心前区导联 P－Ta 段压低大于 1.5mm,或Ⅰ、Ⅱ及Ⅲ导联上 P－Ta 段压低大于 1.2 mm,且伴有任何一种房室心律失常。

(2)次要条件:异常 P 波,M 型 P 波、W 型 P 波、不规则 P 波或 P 波有切迹。

临床上某些情况如束支传导阻滞或起搏心律会影响急性心肌梗死时心电图的表现,使利用心电图做出急性心肌梗死的早期诊断变得困难,此时应借助酶学检查。另外,原梗死部位再次发生梗死时往往也表现不明显。“小灶性”心肌梗死,即使酶学指标明显上升,其心电图亦无明显变化。有些急性心肌梗死早期心电图可无特征性改变,如临床上高度怀疑,应每隔数小时做一次心电图检查,严密观察,因为有些患者可能于症状出现后数小时方有心电图的变化。

根据 WHO 制定的标准,诊断急性心肌梗死需要满足临床症状、心电图的变化及心肌酶学指标。但由于患者就诊的时间不同,临床上合并其他疾病,诊断急性心肌梗死有时会遇到困难,有时难以捕获到心电图的变化或心肌酶升高等客观证据。诊断急性心肌梗死不一定完全满足以上三个指标,如患者有典型的临床症状,心电图上有 ST 段抬高,就基本做出急性心肌梗死的诊断,而无须等待心肌酶学的检查,因为在极早期酶学指标还没有升高,如等待酶学指标升高,也许会失去治疗的最佳时机。特别是在目前的临床实践中,有很多因典型的临床表现的心电图改变,缺乏血清酶学指标,而确诊为急性心肌梗死,早期进行溶栓和急诊 PTCA 的病例。

(六)鉴别诊断

1. 变异型心绞痛

变异型心绞痛发作时可有典型的胸痛症状,有时可伴有大汗,持续时间也较一般心绞痛长,心电图可表现为 ST 段抬高,因此在极早期易诊为急性心肌梗死。此类患者含化硝酸甘油或硝苯地平后,疼痛易于缓解,ST 段很快回落,疼痛多短于半小时;如含化药物不缓解,并持续半小时以上,应考虑发展成急性心肌梗死。

2. 急性病毒性心肌炎

部分病毒性心肌炎患者可表现为剧烈的胸痛,伴有大汗、恶心、呕吐,心电图显示 ST 段抬高,类似于急性心肌梗死。但这些患者年龄多偏小,剧烈胸痛前,当天或 2～3 周前有发热感染的病史,胸痛呈吸气时加重的表现,心电图显示 ST 段抬高的导联缺乏冠状动脉分布的特点,难以确定具体的部位。查体时可发现心包摩擦音,床旁超声心动图可发现有心包积液,室壁运动一般影响较小。此类患者心电图 ST－T 的动态演变比较缓慢,酶学指标升高的幅度相对较低,呈缓慢升高、缓慢下降的势态。

3. 急性肺栓塞

剧烈胸痛而无心电图上 ST 段抬高的患者应想到急性肺栓塞的可能。这些患者多有长期卧床或有下肢静脉曲张的病史。忽然发生胸痛后,有些患者有血压下降、过度换气,或有咯血的表现。血气检查应成为常规,表现为低氧血症,二氧化碳分压下降,通气/血流比值大于 0.8 等,心脏体格检查方面可发现肺动脉瓣听诊区第二心音亢进,心电图表现为急性心电轴右偏,Q 波在Ⅲ导联,有时在 aVF 导联伴有 T 波倒置,下壁肢体导联可有 ST 段的轻度抬高,急性肺栓塞的心电图的改变快速而短暂。肺动脉造影是最后的确诊手段。

4. 夹层动脉瘤

剧烈疼痛而无 ST 段抬高的患者要考虑的另一情况是夹层动脉瘤。夹层动脉瘤累及到冠状动脉的开口,造成一支冠脉完全闭塞,导致心肌梗死。夹层动脉瘤患者,多有长时间高血压病史,症状较急性心肌梗死更为突然,更为剧烈,根据夹层累及的部位不同,疼痛极为广泛,除胸痛外,背、腰、颈、腹及下肢均可有剧烈的疼痛。发病常伴有休克症状,但与血压不符,血压可以很高,有时可见某一肢体血压下降或无脉。当累及到主动脉根部时,造成主动脉瓣关闭不全,听诊时可发现主动脉瓣听诊区的舒张期杂音。床旁超声心电图或 CT 检查可明确诊断。如果将夹层动脉瘤误听为急性心肌梗死并给予溶栓,将使病情更加严重。近几年夹层动脉瘤的发生率逐年升高,在急性心肌梗死的鉴别诊断中应引起注意。

5. 急腹症

部分急腹症患者可表现为胸痛,同时伴有恶心、呕吐,易误诊为急性心肌梗死,而有些急性心肌梗死患者疼痛部位也可表现在上腹部。因此,急性心肌梗死的鉴别诊断应考虑急腹症。急腹症时很少有心电图的改变,腹部体格检查可提供重要线索。

（七）治疗

1. 急诊治疗

医务人员一到达可疑急性心肌梗死患者发病现场，或者患者一到达急诊室，应立即评估病情及进行初步处置，最好在 10 分钟内完成，并立即酌情对急性心肌梗死患者予以下述治疗。

1）鼻导管吸氧。

2）舌下含硝酸甘油，但血压低于 90mmHg 或者心率小于 50 次/分或大于 100 次/分者，应禁止或小心应用。

3）对于胸痛剧烈，硝酸甘油不能缓解的患者，应给予吗啡或哌替啶以充分止痛。目前主张静脉给药，吗啡的用量为 3～5mg，速度约为 1 mg/分；无效者，15～30 分钟后可重复注射。有人建议对前壁急性心肌梗死和心率快者多选用吗啡，对下壁急性心肌梗死者则要小心应用，以免诱发迷走反射亢进加重，从而出现心动过缓或房室传导阻滞及低血压和呕吐等。因吗啡还有较强的呼吸抑制作用，故对有支气管喘息等慢性肺部疾病者、意识不清及高碳酸血症者禁用。

4）立即口服阿司匹林 150～300mg，同时给予其他抗血小板制剂，如氯吡格雷 300mg 顿服，以加强抗血小板作用。

2. 溶栓治疗

自 1979 年 Rentrop 向冠状动脉内注射链激酶溶栓开始，临床实践及科研已经证明溶栓疗法是急性心肌梗死治疗的最大进展和关键治疗措施。目前，大多数医院采用的主要是静脉溶栓治疗，溶栓的原理是使用外源性纤维蛋白溶解酶原（纤溶酶原）激活剂，使纤溶酶原转变为具有活性的纤溶酶，它有很强的溶解纤维蛋白和纤维蛋白原的作用，并有对抗纤溶酶抑制物的抑制作用，产生血浆纤溶酶激活状态，使血栓溶解。

1）常用药物

（1）尿激酶：直接激活纤溶酶原，半衰期约 20 分钟，其降解纤维蛋白原和凝血因子的作用可达 12～24 小时，使用剂量为 1500000～2500000IU，在 30～60 分钟内静脉输入，再通率约为 50%。

（2）rt－PA：即基因重组的组织型纤溶酶原激活剂，是一种人体内的纤溶酶化合物，可与纤维蛋白结合，使血栓本身局部的纤溶酶原转化为纤溶酶，并使血栓溶解。但它并不激活循环中的纤溶酶原，不易产生全身的纤溶激活状态，故是有选择性的溶栓作用，再通率可达 70%。Rt－PA 无抗原性，生物半衰期短，仅 5～8 分钟，清除半衰期为 1.3 小时。因此，停药后可很快恢复止血机制。Rt－PA 的使用方法：体重大于或等于 65 kg 者，先给予 10mg 冲击量注入静脉，再以 50mg/小时静脉注射 1 小时，接着以 20mg/小时静脉注射 2 小时，总量 100mg，在 3 小时内输完。

应注意的是，临床症状符合急性心肌梗死且心电图显示伴有左或右束支传导阻滞者，在溶栓的适应证考虑上与 ST 段抬高的急性心肌梗死患者相同。

溶栓治疗的成功率和收益与溶栓治疗距发病时间的长短有很大的关系，溶栓开始越早，收益越大。通常，理想的时间为发病 3 小时内，多主张在发病 6 小时内溶栓，12 小时溶栓虽然也有效，但明显逊于 6 小时以内溶栓者。

2）溶栓的适应证

（1）心电图显示至少有两个相关导联 ST 段抬高大于或等于 1 毫米，且临床症状符合急性心肌梗死。

(2)胸痛开始发作的时间应在 6 小时之内。

(3)ST 段抬高经口服硝酸甘油后不下降,且不是由冠状动脉痉挛引起的 ST 段抬高。

(4)年龄不宜过大。严格的规定年龄限制看来是不合理的,有些患者年龄很大,但一般体质状况良好,有些则相反,故必须具体分析。参考的年龄为男性小于或等于 70 岁,女性小于或等于 65 岁。

3)溶栓治疗的禁忌证及注意事项

(1)既往任何时间发生过出血性脑卒中,1 年内发生过缺血性脑卒中或脑血管事件。

(2)颅内肿瘤。

(3)近期(2~4 周)活动性内脏出血(月经除外)。

(4)可疑主动脉夹层动脉瘤。

(5)入院时严重且未控制高血压(>180/110mmHg)或有慢性严重高血压病史。

需要特别说明的是,近年来临床实践证实,不论患者的年龄、性别及全身状况如何,包括糖尿病患者,都可从溶栓治疗中获益。溶栓治疗的主要问题是可能增加颅内出血的危险,这一并发症主要发生在溶栓治疗的第一天。对于高龄(65 岁以上)、体重较轻(70 kg 以下)、高血压(特别是收缩压过高)和接受 rt－PA 治疗的患者,颅内出血的可能性要大些。

3.介入治疗或急诊冠状动脉旁路移植术

1)直接 PTCA

(1)适应证:

①在 ST 段抬高和新出现或怀疑新出现左或右束支传导阻滞的急性心肌梗死患者,直接 PTCA 可作为溶栓治疗的替代治疗,但直接 PTCA 必须由有经验的术者和相关医务人员,在有适宜条件的导管室于发病 12 小时但缺血症状仍持续时,对梗死相关动脉进行 PTCA(ACC/AHA 指南将其列为Ⅰ类适应证)。

②急性 ST 段抬高、Q 波心肌梗死或新出现左束支传导阻滞的急性心肌梗死并发心源性休克患者,年龄小于 75 岁,急性心肌梗死发病在 36 小时内,并且血运重建术可在休克发生 18 小时内完成者,应首选直接 PTCA 治疗(ACC/AHA 指南将其列为Ⅰ类适应证)。

③适应再灌注治疗而有溶栓治疗禁忌证者,直接 PTCA 可作为一种再灌注治疗手段(ACC/AHA 指南将其列为Ⅱa 类适应证)。

④急性心肌梗死患者非 ST 段抬高,但梗死相关动脉严重狭窄、血流减慢(TIMI 血流≤2级),如可在发病 12 小时内完成,可考虑进行 PTCA(ACC/AHA 指南将其列为Ⅱb 类适应证)。

(2)注意事项:在急性心肌梗死急性期不应对非梗死相关动脉进行选择性 PTCA。发病 12 小时以上或已接受溶栓治疗且已无心肌缺血证据者,不应进行 PTCA。直接 PTCA 必须避免时间延误,必须由有经验的术者进行,否则不能达到理想效果,治疗的重点仍应放在早期溶栓。

近年来,急性心肌梗死患者用介入治疗达到即刻再灌注的最新进展是原发性支架置入术。Zwolle、STENT－PAMI 等原发性支架置入术与直接 PTCA 的随机对照研究结果发现,常规植入支架在降低心脏事件发生率和减少靶血管重建方面,优于直接 PTCA 和仅在夹层、急性闭塞或濒临闭塞时紧急置入支架。因此,支架置入术可较广泛用于急性心肌梗死患者的机械性再灌注治疗。

2)补救性 PTCA

对溶栓治疗未再通的患者,使用 PTCA 恢复前向血流即为补救性 PTCA。其目的为尽早开通梗死相关动脉,挽救缺血但仍存活的心肌,从而改善生存率和心功能。

建议对溶栓治疗后仍有明显胸痛,ST 段抬高无回落,临床提示未再通者,应尽快进行急诊冠脉造影,若 TIMI 血流 0~2 级,则应立即进行补救性 PTCA,使梗死相关动脉再通。尤其对发病 12 小时内、广泛前壁心肌梗死、再次梗死及血流动力学不稳定的高危患者,意义更大。

3)溶栓治疗再通者 PTCA 的选择

对溶栓治疗成功的患者不主张立即进行 PTCA。建议对溶栓治疗成功的患者,若无缺血复发,应在 7~10 天后进行择期冠脉造影,若病变狭窄在 50% 以上,可进行 PTCA。

4)急诊冠脉旁路移植术

(1)冠脉解剖适合外科手术,做 PTCA 失败并且有持续性胸痛或血流动力学紊乱者。

(2)严重心室功能降低和持续性或复发性缺血,药物治疗无效,并且不准备做导管介入治疗者。

(3)需要外科修补的室间隔穿孔或二尖瓣关闭不全者。

4.药物治疗

1)硝酸甘油类药物

(1)静脉注射:静脉注射 24~48 小时,从 $10\mu g$/分开始,每 5~10 分钟增加 5~10μg,直至症状控制。血压正常者,动脉收缩压降低 10mmHg 或高血压患者动脉血压降低 30mmHg 为有效治疗剂量。最高剂量以不超过 100μg/分为宜。过高剂量易增加低血压,对冠脉灌注不利,特别是对下壁心肌梗死者尤其要谨慎用药。

(2)口服:急性心肌梗死急性期应避免应用长效药。

2)抗血小板治疗

(1)阿司匹林:通过抑制血小板内的环氧化酶使血栓素 A2 合成减少,达到抑制聚集作用。急性期 300mg,3 天后更为 100mg,每天 1 次。

(2)噻氯匹定和氯吡格雷。

①噻氯匹定:主要抑制 ADP 诱导的血小板聚集,口服 24~48 小时起作用,3~5 天达高峰,开始 0.25g,每天 2 次,1~2 周后 0.25g,每天 1 次维持。该药起效慢,多同阿司匹林联合用于置入支架的急性心肌梗死患者。其主要不良反应是中性粒细胞及血小板减少,应常查血常规,发现有不良反应,应立即停药。

②氯吡格雷:是新型 ADP 受体拮抗剂,其化学结构与噻氯匹定十分相似,但口服起效快,为噻氯匹定的替代品,初始剂量为 300mg,以后 75mg/天维持。

3)抗凝治疗

(1)普通肝素:静脉注射 5000IU 冲击量,继之以 1000IU/时维持,每 4~6 小时测活化部分凝血酶时间(APTT)或活化凝血时间(ACT)调整剂量,其凝血时间延长至对照组 1.5~2 倍。持续 48~72 小时,改皮下注射,每 12 小时 7500IU,1~3 天后改口服抗凝药物。

(2)低分子量肝素:皮下,不需监测凝血时间,出血并发症发生率低,用于代替普通肝素,但其抗凝疗效有差异,应强调个体化用药。

4)β受体阻断剂

(1)作用:通过减慢心率、降低体循环血压和减弱心肌收缩力来减少心肌耗氧量,对改善缺血区的氧供需失衡,缩小心肌梗死面积,降低急性期病死率有一定的疗效。在无该药禁忌证时应常规应用。

(2)用法:前壁急性心肌梗死伴剧烈胸痛或高血压等,较重的情况下静脉给药。常用的β受体阻滞剂为美托洛尔和阿替格尔,美托洛尔每次 5mg,间隔 5 分钟可再给药 1 或 2 次,继续口服维持,25～50mg,每天 2 次;阿替洛尔 12.5～25mg,每天 2 次。剂量个体化差异大,宜从小剂量开始逐渐加量。

(3)禁忌证:心率小于 50 次/分;动脉收缩压小于 100mmHg,中、重度左心衰竭;二度至三度房室传导阻滞或 P－R 间期大于 0.24 秒;严重慢性阻塞性肺疾病或哮喘;末梢循环灌注不良。

相对禁忌证:哮喘病史、外周血管疾病、胰岛素依赖性糖尿病。

5)血管紧张素转化酶抑制剂(ACEI)

(1)作用:影响心肌重塑,减轻心室过度扩张而降低充盈性心力衰竭的发病率和病死率。该药可显著降低前 6 周的病死率,尤其是前壁心肌梗死伴有左心功能不全者获益更大。在无禁忌证,溶栓治疗后血压稳定时即开始使用 ACEI。

(2)用法:卡托普利 6.25mg 开始,次日 12.5～25mg,每天 2 次,4～6 周后无并发症和无左心室功能障碍者,可停服 ACEI。

(3)禁忌证:急性心肌梗死动脉收缩压低于 90mmHg 者;严重肾功能不全者;有双侧严重肾动脉狭窄病史者;对 ACEI 过敏者;妊娠、哺乳期妇女等。

6)钙拮抗剂

(1)地尔硫䓬:无左心室功能不全的非 Q 波急性心肌梗死,可降低再梗死发生率;急性心肌梗死并发心房颤动伴快室率,无左心功能不全可静脉注射 5mg(5 分钟),再以 5～15μg/(kg·min)维持,时间不宜超过 48 小时;急性心肌梗死后频发心绞痛以及对 β受体阻断剂禁忌的患者。

(2)维拉帕米:在降低急性心肌梗死的病死中无益处,但对不适合 β受体阻断剂者,若左心功能好,在急性心肌梗死数天后开始服用此药,可降低此类患者的病死率和再梗死复合终点的发生率。

7)洋地黄

(1)急性心肌梗死 24 小时之内一般不使用。

(2)对急性心肌梗死合并左心衰竭患者 24 小时后常规服用是否有益存在争议。

(3)急性心肌梗死恢复期在 ACEI 和利尿剂治疗下仍存在充血性心力衰竭的患者,可使用地高辛。

(4)对急性心肌梗死左心衰竭并发快速心房颤动,可静脉注射毛花苷丙 0.4mg,此后酌情增加 0.2～0.4mg,然后口服地高辛维持。

8)其他

(1)镁:不主张常规补镁治疗,只有在急性心肌梗死使用利尿剂有低镁、低钾患者和有与 Q－T 间期综合征有关的尖端扭转性室性心动过速患者中使用。

(2)葡萄糖－胰岛素－钾溶液静脉滴注(GIK):大剂量静脉滴注 GIK 治疗急性心肌梗死,可能降低复合心脏事件的发生率。

(王静)

第六章　常见心血管系统疾病的护理

第一节　心力衰竭护理

心力衰竭是由各种心脏结构或功能性疾病导致心室充盈和(或)射血能力受损而引起的综合征。常因心肌收缩力减弱使心排血量不能满足机体代谢的需要,器官、组织血液灌注不足,同时出现肺循环和(或)体循环淤血;传统观点认为心力衰竭均有器官的淤血症状,故又称为充血性心力衰竭,常是各种原因所致心脏疾病的终末阶段。新的观点将心功能不全分为无症状和有症状2个阶段,前者常用以表明经器械检查,如超声心动图提示左心室射血分数降低,而尚未出现临床症状的状态,如果不经有效的治疗,可发展为有症状的心功能不全。心力衰竭是指出现临床症状的心功能不全,但心功能不全不一定都有心力衰竭。

心力衰竭的临床类型按其发展速度可分为急性和慢性2种,以慢性居多;按其发生的部位可分为左心衰竭、右心衰竭和全心衰竭,其中以左心衰竭最为常见。

一、慢性心力衰竭

慢性心力衰竭也称慢性充血性心力衰竭,是大多数心血管病的最终归宿,也是最主要的死亡原因。我国过去引起慢性心力衰竭的病因以风湿性心脏瓣膜病为主,但近年来所占比例已趋下降,而高血压病和冠心病的比例呈明显上升趋势。

(一)护理评估

1.致病因素

几乎所有类型的心脏、大血管疾病均可引起心力衰竭。但心力衰竭的症状往往由一些增加心脏负荷的因素所诱发。

(1)基本病因:①原发性心肌损害。最常见的有冠心病心肌缺血和(或)心肌梗死;其次为心肌炎、心肌病,其中以病毒心肌炎及原发性扩张型心肌病多见;还可见于心肌代谢障碍性疾病,糖尿病心肌病最为常见,其他如维生素 B_1 缺乏、心肌淀粉样变性等在国内均属罕见。②心脏负荷过重。包括压力负荷(后负荷)和容量负荷(前负荷)过重。如二尖瓣、主动脉瓣关闭不全等瓣膜反流性疾病及心内外分流性疾病导致的容量负荷过重,高血压病、主动脉瓣狭窄、肺动脉高压、肺动脉瓣狭窄等导致的压力负荷过重。

(2)诱发因素:①感染。以呼吸道感染为最常见、最重要的诱因,其次是感染性心内膜炎。②心律失常。心房颤动是器质性心脏病常见的心律失常,也是诱发心力衰竭最重要的因素。其他各种类型严重的缓慢性及快速性心律失常均可诱发心力衰竭。③血容量增加。如钠摄入过多,补液或输血速度过快、量过多等。④身心过劳与情绪激动。如过度劳累、妊娠后期和分娩过程;情绪激动、精神过于紧张及暴怒等。⑤治疗不当。如不恰当停用洋地黄类药物或降血压药等。⑥其他。如心绞痛发展为心肌梗死、风湿性心瓣膜病出现风湿活动,合并甲状腺功能亢进症、贫血、肺栓塞等。

2.身体状况

(1)左心衰竭:主要表现为肺循环淤血和心排血量降低。①呼吸困难。不同程度的呼吸困难是左心衰竭最主要的症状。可表现为劳力性呼吸困难、端坐呼吸、夜间阵发性呼吸困难，重者可出现急性肺水肿。②咳嗽、咳痰和咯血。肺泡和支气管黏膜淤血可引起咳嗽与咳痰，开始常于夜间发生，坐位或立位时可减轻或消失。咳白色浆液性泡沫状痰，偶见痰中带血丝，当肺淤血明显加重或有肺水肿时，咳粉红色泡沫痰。长期慢性肺淤血肺静脉压力升高，导致肺循环和支气管血液循环之间形成侧支，支气管黏膜下血管扩张，此种血管一旦破裂可致大咯血。③心排血量降低为主的症状。可表现为乏力、疲倦、头晕、嗜睡或失眠、心悸、发绀等，主要是由于心、脑、肾及骨骼肌等脏器组织血液灌注不足及代偿性心率加快所致。④少尿及肾功能损害症状。严重的左心衰竭血液进行再分配时，首先是肾的血流量明显减少，患者可出现少尿。长期慢性的肾血流量减少可致血尿素氮、血肌酐升高并出现肾功能不全的相应症状。⑤体征。除基础心脏疾病固有的体征外，慢性左心衰患者可有左心室增大，心率加快，肺动脉瓣区第二心音亢进及舒张期奔马律。

（2）右心衰竭：主要表现为体循环淤血。

症状：消化道症状是右心衰竭常见的症状，由于胃肠道及肝淤血所致，常见有食欲缺乏、恶心、呕吐、腹痛和腹胀等。肾脏淤血引起尿量减少、夜尿增多。

体征：①水肿。轻者见于足踝和胫前部，常于晚间出现，休息后可消失，严重的可呈现全身性水肿，并伴有胸腔积液、腹水。②颈静脉征。颈静脉充盈或怒张是右心衰竭的主要体征之一，而肝颈静脉反流征阳性更具有特征性。③肝大和压痛：肝脏因淤血而增大，常伴有压痛，长期肝内淤血可导致心源性肝硬化。④心脏体征。除原有心脏病的体征外，右心衰竭时可因右室显著扩大而出现三尖瓣关闭不全的反流性杂音。

（3）全心衰竭：当左心衰竭继发右心衰竭时，右心排血量减少，可使阵发性呼吸困难等肺淤血症状有所减轻。

3.心理社会状况

由于心力衰竭的反复发作，患者长期受疾病折磨，体力活动又受到

限制，甚至不能从事任何体力活动，生活上需要他人照顾。家属和亲人也可因长期照顾

患者感到疲劳，同时要考虑到今后生活，从而忽视患者的心理感受，常使患者焦虑、内疚、绝望。

4.实验室及其他检查

（1）胸部X线检查：主要了解心影的大小和肺淤血的程度。因为心影的大小和外形可为寻找病因提供重要的参考资料，心脏扩大的程度和动态改变也间接反映心脏功能状态，肺淤血的程度直接反映心功能状态。

（2）超声心动图：比X线更能准确地提供各心腔大小变化，以及心瓣膜结构及功能情况，判断心脏的收缩功能和舒张功能。左室射血分数（正常值＞50％）对心脏收缩功能的判断有重要的意义。

（3）心电图检查：可协助判断心房心室肥大，对心力衰竭的诊断无价值。

（4）心导管检查：将漂浮导管经皮静脉穿刺送至右心房、右、心室、肺动脉，可测定肺毛细血管楔压和心脏指数，直接反映左心功能状况，中心静脉压反映右心功能状况。

（二）护理诊断及医护合作性问题

1.活动无耐力　与心排血量下降有关。

2.心排血量减少　与心肌收缩力下降、心脏负荷加重、心排血量减少有关。

3.气体交换受损　与左心衰竭致肺循环淤血有关。

4.体液过多　与右心衰竭致体循环淤血,钠、水潴留有关。

5.潜在并发症　洋地黄中毒。

(三)治疗及护理措施

1.治疗要点

慢性心力衰竭的治疗不能仅限于缓解症状,宜采取长期的综合性治疗措施。治疗目的是缓解症状、提高运动耐量、改善生活质量、阻止或延缓心室重塑(心室重塑是指心室损伤和负荷增加所产生的大小、形态和组织结构变化的过程),防止心肌损害进一步加重,降低病死率。

1)病因　治疗包括治疗原发病,积极控制和消除诱因。

2)减轻心脏负荷　主要措施有适当休息、控制钠盐摄入、应用利尿药和血管扩张药等。其中利尿药是心力衰竭治疗中最常用的药物,可通过排钠排水减轻心脏的容量负荷,缓解淤血症状,减轻水肿。常选用排钾类利尿药如氢氯噻嗪(双氢克尿塞)、呋塞米(速尿);保钾利尿药如氨苯蝶啶、阿米洛利、螺内酯(安体舒通)。螺内酯尚有拮抗醛固酮受体、抑制心血管重塑作用。

3)增强心肌收缩力　常选用洋地黄类药物,可增强心肌收缩力,抑制心脏传导系统,兴奋迷走神经和对抗交感神经,增加心排血量,改善症状,提高运动耐量。

(1)适应证与禁忌证:主要适应证是心力衰竭,在利尿药、ACEI 和 B 受体阻滞药治疗过程中持续有症状的患者,可考虑加用地高辛,但不同原因所致的心力衰竭对洋地黄反应不尽相同,如伴有心房颤动是应用洋地黄的最好指征;对贫血性心脏病、甲状腺功能亢进、心肌炎等所致的心力衰竭治疗效果欠佳,肺源性心脏病所致的右心衰竭、急性心肌梗死所致的心力衰竭应慎用;病态窦房结综合征、二度或完全房室传导阻滞、肥厚型心肌病应禁用。

(2)常用制剂及用法:地高辛 0.25mg,口服,1/时,采用维持量法连续口服 7 天达到有效药浓度,用于中度心力衰竭维持治疗;毛花苷 C 静脉注射后 10min 起效,每次 0.2～0.4mg,24 小时总量 0.8～1.2mg,用于急性心力衰竭和慢性心力衰竭加重时;毒毛花苷 K 静脉注射后 5 分钟起效,每次 0.25mg,24 小时总量 0.5～0.75mg,用于急性心力衰竭。

(3)洋地黄中毒的表现:①消化系统表现。表现为食欲缺乏、恶心、呕吐、腹痛、腹泻等,常是洋地黄中毒的首发症状。②心脏表现。洋地黄中毒最重要的反应是各类心律失常,最常见的是室性期前收缩,多表现为二联律;快速房性心律失常伴有传导阻滞是洋地黄中毒的特征性表现。洋地黄可引起心电图 ST-T 改变,但不能据此诊断洋地黄中毒。③神经系统表现。表现为头痛、头晕、嗜睡、抑郁、对刺激过敏、疲乏无力、视物模糊、黄视、绿视等。

(4)洋地黄中毒的处理:①停用洋地黄;②如血钾低应补充钾盐,可口服或静脉补充氯化钾,同时停用排钾利尿药;③纠正心律失常,如血钾不低的快速性心律失常,首选利多卡因或苯妥英钠,心率缓慢者可用阿托品 0.5～1.0mg 皮下或静脉注射。电复律一般禁用,因易致心室颤动。

4)延缓心室重塑　ACEI 除有扩血管作用而改善血流动力学、减轻淤血外,更重要的是降低心力衰竭患者的神经一体液因子的不利影响,限制心肌、血管的重塑,以保护心功能,推迟心力衰竭的进展,降低远期病死率。常用卡托普利、贝那普利、培哚普利等。对不能耐受其不良反应者,可改用血管紧张素Ⅱ受体阻滞药如氯沙坦、缬沙坦等。

5)其他治疗

(1)β受体阻滞药,是目前很受重视的一类药物,主要是通过抑制体内的去甲肾上腺素的作用而发挥疗效,长期应用能显著地改善患者的症状,降低心力衰竭患者的病死率,提高患者的生活质量,目前此类药物的应用越来越多。常用的有美托洛尔、比索洛尔、卡维地洛等。由于此类药物具有抑制心肌收缩和延缓心脏传导的作用,支气管痉挛性疾病、心动过缓、二度及二度以上房室传导阻滞应禁忌使用。

(2)对难治性心力衰竭高度顽固水肿也可试用血液超滤,对不可逆心力衰竭如扩张型心肌病晚期,可考虑心脏移植。

2.护理措施

1)病情观察　观察患者呼吸困难、咳嗽、咳痰、乏力、恶心及腹胀等心力衰竭症状的变化情况;监测呼吸的频率、节律以及心率、心律的变化;监测发绀的程度及肺部啰音的变化;观察水肿出现或变化的时间、部位、性质及程度等,每日测量体重和腹围,准确记录 24h 出入液量;同时观察水肿局部皮肤有无感染及压疮的发生。

2)生活护理

(1)适当安排休息与活动:了解患者目前的心功能状态和日常活动量。向患者解释休息是心力衰竭的基本治疗措施,包括体力和精神上的休息,可使心脏负荷减轻,利于心功能的恢复。根据患者心功能状态决定其活动量,与患者及家属一起制定活动计划。

心功能Ⅰ级:不限制患者一般的体力活动,但要避免剧烈运动和重体力劳动。应动静结合,循序渐进增加活动量。告诉患者若活动中有呼吸困难、胸痛、心悸、疲劳等不适时应停止活动,并以此作为限制最大活动量的指征。

心功能Ⅱ级:体力活动应适当限制,增加午睡时间,强调下午多休息,可做轻体力工作和家务劳动。

心功能Ⅲ级:一般的体力活动应严格限制,每天休息时间要充分,增加卧床休息的时间,可以自理日常生活或在他人协助下自理。

心功能Ⅳ级:绝对卧床休息。生活由他人照顾,对卧床休息的患者需加强床边护理,照顾患者日常生活。

当病情好转后,鼓励患者不要延长卧床时间,应尽早做适量的活动,以避免长期卧床导致的静脉血栓形成、肺栓塞、便秘、虚弱、直立性低血压的发生。

(2)饮食:给予易咀嚼、易消化、含维生素丰富的饮食,限制钠盐、总热量的摄入,少量多餐。低热量饮食可降低基础代谢率,减轻心脏负荷,但时间不宜过长。低盐饮食对于减轻水钠潴留很重要。一般建议限制钠盐的方法为轻、中、重度心力衰竭每天摄入钠量分别限制在 2g(相当于氯化钠 5g)、1g(相当于氯化钠 2.5g)、0.4g(相当于氯化钠 1.0g)。服利尿药者可适当放宽。限制含钠量高的食品如发酵面食、腌腊制品、海产品、味精、啤酒、碳酸饮料等,可用糖、醋、蒜调味以增进食欲。

(3)保持大便通畅:由于进食少、肠道淤血、长期卧床及焦虑等原因使肠蠕动减慢及排便方式改变,患者常出现便秘,因用力排便可增加心脏负荷,所以应保持大便通畅。必要时给予缓泻药。

3)药物治疗的护理

(1)洋地黄类药物:由于洋地黄类药物的治疗量和中毒量接近,故使用时应特别注意预防洋地黄中毒。要严格按医嘱给药,服药前,应询问患者有无恶心、呕吐、乏力、色视等,并听诊 1 分钟心率。如使用毛花苷 C 和毒毛花苷 K 时必须稀释后缓慢静脉注射,同时听诊心率、心律;必要时监测血清洋地黄药物浓度和心电图。用药过程中,密切观察患者有无食欲缺乏或恶心、呕吐加重,有无心律失常或心力衰竭加重,有无头痛、黄视等神经系统症状等,发现中毒症状应立即通知医师并协助处理。

(2)利尿药:①服药时间。一般情况下,应用利尿药的时间宜选择在早晨或日间,以免夜间排尿过频而影响患者的休息;口服补钾药物宜在饭后服用或与果汁同饮,以减轻胃肠道不适。②观察利尿药的不良反应。排钾利尿药主要的不良反应是低钾血症,严重者伴碱中毒,从而诱发心律失常或洋地黄中毒。故应监测血钾,注意有无腹胀、肠鸣音减弱、乏力等低钾血症的症状;噻嗪类利尿药可抑制尿酸排泄,引起高尿酸血症,长期使用还可干扰糖及胆固醇代谢,要注意监测。使用排钾利尿药应多补充含钾丰富的食物,如瓜果、大枣、蘑菇、深色蔬菜等,必要时按医嘱补充钾盐。保钾利尿药可产生高钾血症,肾功能减退出现少尿或无尿时应慎用。

(3)ACEI:其主要的不良反应为咳嗽、低血压、头晕、肾损害、高血钾及血管神经性水肿等。用药期间需监测血压,避免体位突然改变,监测血钾和肾功能。若出现患者不能耐受的咳嗽或血管神经性水肿应停止用药,可按医嘱更改药物。

(4)β受体阻滞药:临床应十分慎重。应待心力衰竭情况稳定后,从小剂量开始,逐渐增加剂量,重点监测心率变化,症状改善常在用药后 2~3 个月才出现。

4)对症护理按医嘱给氧,给氧流量见"心源性呼吸困难的护理",一般采用持续给氧,吸氧过程中,观察患者口唇、末梢发绀的改变,及时调整氧流量。

5)心理护理对高度紧张、焦虑、精神不易放松的患者,除借助小剂量镇静药外,更重要的是取得患者对医护人员的信赖。护士以认真、负责的工作态度,处处为患者着想,并为患者提供一切方便和积极的心理支持,以缓解心理压力,消除不良情绪。

6)健康指导

(1)积极治疗原发病,避免各种诱发因素,积极预防上呼吸道感染,防止过度劳累,保持情绪稳定,控制输液速度等,育龄妇女应注意避孕。

(2)合理安排活动与休息,睡眠要充足,活动量要适宜,以不出现心悸、气急为原则。建议患者进行散步、打太极拳等运动,因为适当活动有利于提高心脏储备力和活动耐力,改善心功能状态和生活质量。

(3)饮食指导。饮食宜选择清淡、低盐、易消化、富含营养、含适量纤维素,向家属及患者解释进低盐饮食的重要性。每餐不宜过饱,少食多餐,尤其晚餐宜少,或将晚餐提前。多食蔬菜、水果,防止便秘,排便不可用力,以免诱发心力衰竭。劝戒烟酒。

(4)指导用药和病情监测。强调严格按时、按量服药,不随意增减或撤换药物的重要性;服洋地黄的患者应教会识别中毒反应,偶尔出现漏服,不应补服,以免中毒;用血管扩张药者,改变体位时动作不宜过快,以防止发生直立性低血压。出院后应经常自测脉搏,观察体重、尿量,有无足踝部水肿、气急加重、夜间平卧时出现咳嗽、夜尿增多等症状,若出现异常应及时就诊。

二、急性心衰护理

急性心力衰竭是指由于急性心脏病变引起心排血量显著、急骤降低,导致组织器官灌注不足和急性淤血的综合征。临床上可表现为晕厥、心源性休克、急性肺水肿和心搏骤停 4 种不同情况;以急性左心衰竭较常见,主要表现为急性肺水肿,为内科急症之一,病情危急,本节将重点叙述。

(一)护理评估

1.致病因素 凡引起心排血量急剧降低和肺静脉压突然升高者均可发生急性左心衰竭。常见的病因有:①与冠心病有关的急性广泛前壁心肌梗死、乳头肌梗死断裂、室间隔破裂穿孔等。②感染性心内膜炎引起的瓣膜穿孔、腱索断裂所致急性心脏瓣膜性反流。③高血压心脏病血压急剧升高。④有心脏病基础,并出现快速性心律失常或严重缓慢性心律失常,输液过多、过快等诱因。

2.身体状况

(1)症状:急性左心衰竭患者病情发展常极为迅速且十分危重。表现为突发严重呼吸困难、强迫坐位、发绀、大汗淋漓、烦躁,同时频繁咳嗽、咳大量粉红色泡沫样痰。严重者可因脑缺血而致神志模糊。

(2)体征:呼吸频率常达30~40/分,血压早期可一过性升高,随后下降,严重者可出现心源性休克,两肺满布湿啰音和哮鸣音;心率增快,心尖部第一心音减弱,可闻及舒张期奔马律,肺动脉瓣区第二心音亢进。

3.心理社会状况 因病情突然加重、咳喘有窒息感,患者极度烦躁,易产生濒死恐惧心理。病情变化突然,家属心理极度紧张和恐惧使患者更加恐慌。

(二)护理诊断及医护合作性问题

1.气体交换受损 与急性肺水肿有关。

2.恐惧 与突发病情加重而担心疾病的预后有关。

3.潜在并发症 心源性休克、猝死。

(三)治疗要点及护理措施

1.治疗要点 急性左心衰竭的缺氧和高度呼吸困难是致命的威胁,必须尽快使之缓解。

(1)立即取坐位,双腿下垂,以减少回心血量。

(2)吸氧。经鼻导管或面罩给予高浓度、高流量吸氧(>5L/分),有泡沫痰时在湿化瓶内加入乙醇以降低泡沫表面张力,消除泡沫。

(3)镇静。吗啡可使患者镇静,减少躁动,还可扩张小血管,从而减轻心脏的负荷。

(4)静脉给予利尿药、血管扩张药及氨茶碱。呋塞米除利尿作用外,还有扩张静脉作用,有利于缓解肺水肿;硝普钠、硝酸甘油或酚妥拉明等血管扩张药,可以减轻心脏前负荷和(或)后负荷,改善心脏功能;氨茶碱可解除支气管痉挛,还可增强心肌收缩力,扩张周围血管,降低肺动脉和左心房压力。

(5)应用速效强心药。可选用毛花苷C 0.2~o.4mg,或毒毛花苷K 0.125~0.25mg缓慢静脉注射,必要时2~4小时可重复应用。毛花苷C最适合用于心力衰竭伴室上性快速型心律失常者。

(6)其他疗法。应用糖皮质激素,可降低周围血管阻力,减少回心血量,解除支气管痉挛;四肢轮流结扎止血带可减少回心血量,降低心脏前负荷;如血容量过多,可静脉穿刺放血300~500ml。

2.护理措施

(1)病情观察:持续心电监护,注意监测生命体征、尿量及心电图,并做详细记录;同时观察意识、皮肤温度、颜色及肺部啰音等变化;如出现血压下降、四肢厥冷、意识障碍等休克表现时,应立即报告医师,配合抢救。

(2)生活护理:安置患者于重症监护病房,协助患者立即取坐位,双腿下垂。

(3)药物治疗的护理:迅速开放 2 条静脉通道,按医嘱正确使用药物,观察药物不良反应。①吗啡 5~10mg 静脉注射,3 分钟内推完,必要时每间隔 15 分钟重复 1 次,共 2~3 次。在使用过程中注意有无呼吸抑制、心动过缓等。呼吸抑制者禁用。②呋塞米 20~40mg 静脉注射,2 分钟内推完,10 分钟内起效,必要时 4 小时可重复 1 次,严格记录尿量。③血管扩张药使用时注意输液速度和血压变化,防止低血压发生。用硝普钠时应注意现用现配,避光滴注,密切观察血压,根据血压的变化调节滴速,有条件者可用输液泵控制。④毛花苷 C 首剂可给 0.4~0.8mg 稀释静脉注射,推注速度宜缓慢,同时听诊心率、心律的变化。

(4)对症护理:给予高流量吸氧,6~8L/分,并通过 20%~30%的乙醇湿化,以降低肺泡内泡沫的表面张力使泡沫消散,增加气体交换面积。对于病情特别严重者应给予面罩用麻醉机加压供氧,使肺泡内压在吸气时增加,一方面可以使气体交换加强,另一方面可以对抗组织液向肺泡内渗透。

(5)心理护理:抢救过程中医护人员必须保持镇静、操作熟练、忙而不乱,使患者产生信任和安全感,同时避免在患者面前讨论病情,以减少误解。症状缓解后分析产生恐惧的原因,鼓励患者说出内心感受,指导患者进行自我放松,如深呼吸、放松疗法等,并向患者解释恐惧对心脏的不利影响,使患者主动配合,保持情绪稳定。

(6)健康指导:向患者及家属讲解急性心力衰竭的诱因,应积极治疗原有心脏疾病。在日常静脉输液中,嘱患者要主动告知医护人员自己有心脏病史,以便在输液时控制输液量及滴速。

(张玉珍)

第二节　心律失常护理

心律失常是指心脏冲动的频率、节律、起源部位、传导速度与激动次序的异常,使心脏的活动规律发生紊乱。按其发生的原理可分为①冲动形成异常:如窦性心律失常、期前收缩、阵发性心动过速、房室的扑动与颤动等;②冲动传导异常:如房室传导阻滞等。按其发作时心率的快慢,又分为快速性心律失常和缓慢性心律失常。无论何种心律失常,发生在无器质性心脏病者,对血流动力学无明显影响,病程短,预后较好;发生于严重器质性心脏病者,有严重血流动力学改变,病程较长,可诱发心绞痛、休克、心力衰竭、晕厥,甚至猝死。

一、护理评估

(一)致病因素

1. 生理因素　健康人烟酒过量、饮浓茶或咖啡、情绪激动或紧张、运动、过度疲劳、睡眠不佳等可引起窦性心动过速或诱发期前收缩;健康的青年人、运动员及睡眠状态可出现窦性心动过缓;正常人迷走神经张力增高时,可出现不完全性房室传导阻滞。

2. 心脏疾病　如冠心病、风湿性心脏病、肺心病、高血压性心脏病、心肌炎、心肌病、二尖瓣脱垂、感染性心内膜炎、先天性心脏病等,可出现各种心律失常。

3.心外疾病　如发热、甲状腺功能亢进、贫血、休克、心力衰竭、电解质紊乱(低钾、低钙、低镁)等可引起心动过速与期前收缩;颅内疾病、甲状腺功能低下、阻塞性黄疸能致窦性心动过缓和房室传导阻滞。

4.药物影响　肾上腺素、异丙肾上腺素、阿托品等药物可致窦性心动过速;β受体阻滞药、胺碘酮、非二氢吡啶类钙通道阻滞药及拟胆碱类药物等可致窦性心动过缓;洋地黄中毒可引起各种心律失常;奎尼丁、胺碘酮中毒可出现室性阵发性心动过速、心室扑动与颤动。

5.其他　如心血管导管检查、心脏手术、麻醉、电击、溺水等也可引起心律失常。

(二)身体状况

心律失常的表现取决于。心律失常的类型、心室率的快慢、发作持续时间的长短及对血流动力学的影响,也与引发心律失常的基础疾病的严重程度有关。

1.症状

(1)窦性心律失常:成人窦性心律的频率超过 100/分,称为窦性心动过速,患者可无症状或有心悸。成人窦性心律的频率低于 60/分,称为窦性心动过缓,可有头晕、乏力及胸闷等心排血量下降的表现。

(2)期前收缩:窦房结以外的异位起搏点提前发出冲动,引起心脏提前收缩称为期前收缩。期前收缩可为偶发(<5/分)或频发(>5/分);每个窦性搏动之后出现 1 个期前收缩,称为二联律;每 2 个窦性搏动之后出现 1 个期前收缩称为三联律;每个窦性搏动之后接连出现 2 个期前收缩,称为成对出现的期前收缩;期前收缩的 QRS 波群发生在前一次心搏的 T 波之上,称 R on T 型期前收缩;期前收缩由多个异位起搏点引起,称为多源性期前收缩。期前收缩可无症状,亦可有心悸或心跳暂停感,类似电梯快速升降的失重感或代偿间歇后有力的心脏搏动。频发室性期前收缩可致头晕、乏力,甚至晕厥等症状,原有的心脏病可因此诱发或加重心绞痛和心力衰竭。

(3)阵发性心动过速:心脏的异位起搏点连续出现 3 次或 3 次以上的期前收缩,称阵发性心动过速。其中房性和交界性阵发性心动过速,在心电图上常难以区别,且异位起搏点均位于房室束以上,故统称为阵发性室上性心动过速。①室上性阵发性心动过速时,患者多表现为心悸、乏力及胸闷,重者可出现头晕、黑矇、晕厥、心绞痛及心力衰竭。②室性阵发性心动过速发作时,患者多有晕厥、呼吸困难、低血压,甚至抽搐及心绞痛。

(4)扑动与颤动:是一种较阵发性心动过速频率更快的主动性异位心律。心房颤动患者多有心悸、乏力及胸闷,严重者可引起心力衰竭、心绞痛和晕厥;心室颤动一旦发生,患者可立即出现意识丧失、抽搐、呼吸停顿,甚至死亡。

(5)房室传导阻滞:指冲动从心房传至心室的过程中,冲动传导的延迟或中断。按阻滞程度分为 3 度。①一度房室传导阻滞。传导时间延长,全部冲动仍能传导。临床常无症状。②二度房室传导阻滞。分为 2 型,莫氏Ⅰ型和Ⅱ型。Ⅰ型表现为传导时间进行性延长,直至一次冲动不能传导;Ⅱ型阻滞表现为间歇出现的传导阻滞。二度房室传导阻滞症状轻重取决于心室脱漏次数,一般可有乏力、头晕、心悸、胸闷与心搏脱漏感,脱漏频繁或连续脱漏可发生晕厥。③三度(完全性)房室传导阻滞。此时全部冲动不能传入心室。三度房室传导阻滞除上述症状外,若心室率过慢可导致脑缺血,有暂时性意识丧失,严重者表现为阿一斯综合征,甚至猝死。

2.体征

(1)窦性心律失常:窦性心动过速,心率超过 100/分窦性心动过缓,心率低于 60/分;节律整齐。

(2)期前收缩:心律不规则,心搏提前出现,之后有一较长的代偿间歇,第一心音多增强,第二心音多减弱或消失,桡动脉搏动减弱或消失。

(3)阵发性心动过速:室上性阵发性心动过速心律规则,第一心音强弱一致;室性阵发性心动过速心率略不规则,第一心音强弱不一致。

(4)房、室颤动:心房颤动第一心音强弱不等,心室律绝对不规则,脉率慢于心率(脉搏短绌);心室颤动时,脉搏触不到,听诊。心音消失,血压亦无法测到。

(5)房室传导阻滞:一度房室传导阻滞第一心音减弱;二度房室传导阻滞有心搏脱漏,Ⅰ型者第一心音逐渐减弱,Ⅱ型者强度恒定;三度房室传导阻滞心率慢而规则,第一心音强弱不等,间或可听到响亮而清晰的第一心音(大炮音)。

(三)心理社会状况

心律失常发作时,患者常因胸闷、心悸及乏力等不适而出现烦躁、焦虑等不良情绪,严重者有濒死感,从而产生恐惧心理。

(四)实验室及其他检查

1.心电图检查是诊断心律失常最重要的无创性检查技术。正常心脏起搏点位于窦房结,由窦房结发出冲动引起的心律称窦性心律,心电图表现为窦性 P 波在Ⅰ、Ⅱ、aVF 导联直立,aVR 导联倒置,P−R 间期 0.12～0.20 秒。常见心律失常的心电图改变如下。

(1)窦性心律失常:可分为窦性心动过速和窦性心动过缓 2 种。

窦性心动过速:窦性心律,P−P 间期<0.60 秒,成年人频率大多在 100～150/分。

窦性心动过缓:窦性心律,P−P 期间>1.0 秒,常伴窦性心律不齐,即最长与最短的 P−P 间期之差>0.12s。

(2)期前收缩:根据异位起搏点的位置可分为房性、交界区性、室性 3 种。房性期前收缩:①提前出现的房性异位 P 波,其形态与窦性 P 波不同。②P−R 间期>0.12 秒。QP 波后的 ORS 波大多与窦性心律相同。④多数为不完全性代偿间歇(即期前收缩前后 2 个窦性 P 波之间的时限常短于 2 个正常窦性 P−P 间期)。

房室交界区性期前收缩:①提前出现的 QRS 波群,其形态与窦性心律 QRS 波群基本相同。②逆行 P'波可位于 ORS 波群之前、之中、之后。③多数为完全性代偿间期(即期前收缩前后 2 个窦性 P 波之间的时限等于 2 个正常窦性 P−P 间期)。

室性期前收缩:①提前出线的 QRS 波群宽大、畸形,时限>0.12 秒。②QRS 波群前无 P 波。③T 波方向与 QRS 波群主波方向相反。④多为完全性代偿间歇。

(3)阵发性心动过速:可分为阵发性室上性心动过速和阵发性室性心动过速 2 种。

阵发性室上性心动过速:①连续 3 个或 3 个以上快速匀齐的 QRS 波群,绝大多数形态及时限与窦性心律 QRS 波群相同。②心率为 150～250/分,节律规则。

阵发性室性心动过速:①3 个或 3 个以上的室性期前收缩连续出现。QORS 波宽大畸形,时限>0.12 秒。③心室率通常为 100～250/分,心律规则或略不规则。

(4)扑动与颤动:可分为心房扑动、心房颤动、心室扑动、心室颤动 4 种。

心房扑动:①心房活动呈规律的锯齿状扑动波(F 波),典型心房扑动的心房率为 250～

350/分。②心室律可规则或不规则,取决于房室传导比率是否恒定。③QRS波群形态一般正常。

心房颤动:①P波消失,代之以小而不规则的基线波动、形态与振幅变化不定的心房颤动波(f波),心房率为350～600/min。②心室率绝对不等。③QRS波群形态通常正常。

心室扑动:呈波幅大而规则的正弦图形,频率为150～300/min(通常在200/min以上),无法辨认QRS-T波群。

心室颤动:呈形态、振幅与频率极不规则波形,QRS-T波群消失。

(5)房室传导阻滞:可分为3度。

一度房室传导阻滞:①P-R间期延长,大于0.20s。②QRS波形态与时限均正常。

二度房室传导阻滞:按心电图表现分为Ⅰ型和Ⅱ型。①Ⅰ型。是最常见的二度房室阻滞类型。P-R间期进行性延长直至P波不能下传,R-R间期进行性缩短直至心室脱漏,包含受阻P波在内的R-R间期小于正常窦性P-P间期的2倍。②Ⅱ型。心房冲动传导突然阻滞致QRS波群脱漏,P-R间期固定不变,QRS波群形态与阻滞的部位有关。如果二度Ⅱ型房室传导阻滞下传比例≥3:1时,称高度房室传导阻滞。

三度(完全性)房室传导阻滞:心房心室各自由独立的起搏点控制,P波与QRS波群无固定关系,P-P间期和P-R间期基本规则,QRS波群形态与心室起搏点位置有关。

2.动态心电图检查　亦称Holter心电图,是诊断心律失常的重要手段,可获得患者日常生活状态下连续24h,甚至更长时间的心电图资料,可检测到常规心电图检查不易发现的心律失常。

3.其他检查　食管心电图、临床心电生理检查等,有助于鉴别复杂的心律失常。

二、护理诊断及医护合作性问题

(1)活动无耐力与心律失常导致心排血量减少有关。

(2)焦虑与心悸、心脏停搏感、晕厥发作、治疗效果不佳有关。

(3)有受伤的危险与心律失常引起的头晕或晕厥有关。

(4)潜在并发症心力衰竭、心搏骤停。

三、治疗及护理措施

(一)治疗要点

病因治疗是治疗心律失常的根本措施,应积极治疗原发病,去除诱因。对于心律失常本身的治疗,主要取决于其对血流动力学的影响。对血流动力学影响较小者无需治疗;症状明显,有严重血流动力学障碍的心律失常,采取相应有效的治疗措施。

1.窦性心律失常　窦性心动过速、窦性心动过缓无症状者通常无需治疗。窦性心动过速必要时可用β受体阻滞药如普萘洛尔等以减慢心率。窦性心动过缓如因心率过慢而出现症状者,可使用阿托品、异丙肾上腺素、麻黄碱等药物,严重者可考虑心脏起搏治疗。

2.期前收缩

(1)对房性和交界性期前收缩通常无需治疗,有明显症状时,可选用镇静药、β受体阻滞药、普罗帕酮等药物。

(2)对无器质性心脏病的室性期前收缩且症状不明显者,不必使用药物治疗;症状明显可选用β受体阻滞药、美西律、普罗帕酮等药物。

（3）器质性心脏病如二尖瓣脱垂患者发生室性期前收缩，可首先给予β受体阻滞药；急性心肌梗死的室性期前收缩，首选利多卡因，也可使用胺碘酮治疗。

3.阵发性心动过速

（1）室上性阵发性心动过速

机械刺激迷走神经：室上性阵发性心动过速发作时，如心功能正常，首选机械刺激迷走神经的方法。包括①刺激咽喉部引起恶心。②Valsalva动作（深吸气后屏气，再用力做呼气动作）。③将面部浸没于冰水内。④颈动脉窦按摩。

药物治疗：①腺苷作为首选药物。②腺苷无效改用维拉帕米；对诊断未明确、合并心力衰竭、低血压或QRS波增宽者，不宜选用维拉帕米。③对伴心力衰竭的患者，首选洋地黄制剂。④其他。普罗帕酮；合并低血压可应用升压药；β受体阻滞药亦有效，但避免用于心力衰竭和支气管哮喘的患者。

其他疗法：以上治疗无效可施行同步直流电复律（已应用洋地黄患者除外）；导管消融术可以根治。

（2）室性阵发性心动过速

药物治疗：如无显著的血流动力学障碍，首先给予静脉注射利多卡因或普鲁卡因胺。也可选用胺碘酮或普罗帕酮，但普罗帕酮不宜用于心力衰竭或心肌梗死的患者。

同步直流电复律：其他药物治疗无效时，改用同步直流电复律；如病情严重，应紧急施行同步直流电复律（洋地黄引起的室性心动过速除外）。

4.扑动与颤动

（1）心房扑动：终止心房扑动最有效的方法是直流电复律。也可选用钙通道阻滞药维拉帕米、地尔硫䓬及β受体阻滞药。若上述方法治疗无效或发作频繁，可应用洋地黄制剂以减慢心室率。顽固性房扑药物治疗无效者，可选择射频消融法根治。

（2）心房颤动：初次发作且在24～48小时以内的患者，通常在短时间内可自行终止。

控制心室率：对症状明显的患者，应静脉注射洋地黄制剂、β受体阻滞药或钙通道阻滞药以减慢心率，使安静状态时心率保持在60～80/分，轻微运动不超过100/分。

恢复窦性心律：有复律指征时，可采取药物（奎尼丁、普鲁卡因胺、普罗帕酮、胺碘酮）复律、同步直流电复律等恢复窦性心律；必要时可施行射频消融术及安置心脏起搏器。

（3）心室扑动与心室颤动：心室扑动与心室颤动是最危险的心律失常，特别是室颤可致心搏骤停，有条件者应立即做非同步直流电除颤，同时配合胸外心脏按压和口对口人工呼吸，并经静脉注射复苏药物和抗心律失常药物等。

5.房室传导阻滞　一度与二度Ⅰ型房室传导阻滞患者的心率正常者无需处理，二度Ⅱ型与三度房室传导阻滞如心率显著缓慢时可用阿托品、异丙肾上腺素静脉给药（异丙肾上腺素应用于急性心肌梗死时应十分慎重），有条件应尽早安置临时或永久心脏起搏器。

（二）护理措施

1.病情观察

（1）病情观察：观察患者有无心前区疼痛、心悸、头晕、晕厥、气促、乏力等症状；监测心率、脉率和心律，对心律不规则的患者应测量1分钟心率和脉率并记录；观察心电图、心电监护、24h动态心电图结果，以判断心律失常的类型。对严重心律失常的患者还应观察生命体征、皮肤颜色、温度、尿量,以及血气分析、电解质及酸碱平衡情况。

(2)心电监护:密切观察并记录有无引起猝死潜在危险的心律失常,如频发性、多源性、成联律的室性期前收缩,或 RonT 型期前收缩、二度Ⅱ型房室传导阻滞;有无随时有猝死危险的严重心律失常,如室性阵发性心动过速、心室颤动、三度房室传导阻滞等。若患者出现意识丧失、抽搐、大动脉搏动消失、呼吸停止、瞳孔散大等猝死表现时,应立即处理并及时报告医师。

2.生活护理

(1)休息与活动:①无症状或症状较轻的功能性心律失常患者,鼓励其正常工作和生活,注意劳逸结合。②症状明显,如有胸闷、心悸、头晕等不适症状的患者,采取高枕卧位、半卧位或其他舒适体位,尽量避免左侧卧位,因该体位常能感觉到心脏搏动而使不适感加重。③严重心律失常发作时,患者应立即停止活动,绝对卧床休息,以减少心肌耗氧量增加和对交感神经的刺激。

(2)饮食:选择低脂、易消化、清淡、富含营养的饮食,少量多餐,戒烟酒,避免咖啡、浓茶,多食纤维素丰富的食物,保持大便通畅。心动过缓者应避免屏气用力的动作,如用力排便等,以免因迷走神经兴奋而加重心动过缓。

3.药物治疗的护理　严格按医嘱给予抗心律失常药物,静脉注射时严格控制速度,静脉滴注药物时尽量用输液泵调节,一般速度宜慢,但腺苷要求快速注射。严密观察患者意识状态和生命体征,必要时监测心电图;注意用药前、用药过程中及用药后的心率、心律、血压、脉搏、呼吸、意识、P—R 间期、Q—T 间期等变化,以判断疗效及不良反应。常用抗心律失常药物主要不良反应及注意事项,见表6—2—1。

表6—2—1　常用抗心律失常药物主要不良反应及注意事项

药名	不良反应	注意事项
奎尼丁	心力衰竭、Q—T 间期延长、窦性停搏、房室传导阻滞、窦性心动过速、低血压、晕厥、恶心、呕吐、腹泻、腹痛、视觉障碍等	给药前要测量血压、心率、心律,如血压低于 90/60mmHg,心率慢于 60/分,或心律不规则时报告医师
普罗帕酮	恶心、呕吐、眩晕、味觉障碍、视物模糊、加重支气管痉挛、窦房结抑制、房室传导阻滞、诱发和加重心力衰竭	餐时或餐后服用可减少胃肠道刺激
利多卡因	眩晕、感觉异常、意识模糊、昏迷、窦房结抑制、室内传导阻滞、震颤、抽搐、呼吸抑制、心脏停搏	注意给药的剂量和速度,对心力衰竭、肝肾功能不全、酸中毒和老年人应减少剂量
普萘洛尔	低血压、心动过缓、心力衰竭、加重哮喘与慢性阻塞性肺疾病、低血糖、乏力	给药前测量患者心率,心率低于 50/分应及时停药
胺碘酮	胃肠道反应、肝功能损害、心动过缓、房室传导阻滞、角膜碘沉着、肺纤维化	
维拉帕米	低血压、心动过缓、房室传导阻滞、心力衰竭、肝毒性	严重心力衰竭、高度房室传导阻滞及低血压者禁用
腺苷	面部潮红、呼吸困难、胸部压迫感、窦性停搏、室性期前收缩、短阵性心动过速	

4.对症及特殊治疗的护理

(1)对症护理:伴有呼吸困难、发绀等缺氧表现时,给予氧气吸入。

(2)机械刺激迷走神经的护理配合:①给予心理支持、安慰患者,使患者配合治疗。②试用机械刺激迷走神经的方法后,应注意听诊心率,发现心率减慢立即终止。③配合颈动脉窦按摩时,患者应取仰卧位,先按摩右侧颈动脉窦5～10秒,如无效再按摩左侧,不可同时进行,按摩的同时注意听诊心率,发现心率减慢应立即终止按摩。④压迫眼球时,患者应取平卧位、闭眼,并告知患者眼向足看,用拇指在一侧眶下眼球上方,向下、向后压迫眼球,每次5～10秒,时间不宜过长,禁用于青光眼及高度近视者。

(3)心搏骤停抢救配合:①立即叩击心前区,进行胸外心脏按压,清理呼吸道分泌物,保持呼吸道通畅,并进行口对口人工呼吸。同时呼叫其他医护人员,组织抢救。②备好抢救器械和药物,如抢救车、气管插管、吸引器、氧气、人工辅助呼吸器、心电图机、除颤器和心脏起搏器等。③迅速建立至少2条静脉通路;准确、迅速、及时执行医嘱,给予各种急救药物,如肾上腺素、利多卡因、阿托品、呼吸兴奋药、脱水药、碳酸氢钠等。④脑缺氧时间较长者,头部置冰袋,保护脑细胞。⑤严密监测病情变化并详细记录,如患者的意识状态、心律、心率、心音、血压、脉搏、呼吸、瞳孔大小、液体出入量、血气分析结果等。复苏有效的指标是大动脉搏动出现、自主呼吸恢复、收缩压在60mmHg以上、瞳孔缩小、神志恢复。

5.心理护理　向患者说明心律失常的可治性,解除其思想顾虑,帮助患者尽快熟悉环境,以缓解患者精神紧张或情绪激动,在病情允许时,鼓励家属多探视患者并与其沟通,帮助树立战胜疾病的信心。在护理操作及特殊治疗前向患者做必要的解释;指导患者采用放松技术,如全身肌肉放松、缓慢深呼吸,鼓励患者参加力所能及的活动或适当的娱乐,以分散其注意力;经常巡视病房,了解患者的需要,帮助其解决问题。

6.健康指导

(1)向患者及家属讲解心律失常的常见病因、诱因及防治知识。有晕厥史的患者避免从事高空作业、驾驶等有危险的工作,有头晕、黑矇时立即平卧,以免晕厥发作时摔伤。

(2)指导患者改变不良的生活习惯,少食多餐,戒烟酒,避免摄入刺激性食物及饮料,如咖啡、浓茶等,保持大便通畅,避免用力排便而加重心律失常;避免精神过度紧张,保持乐观稳定的情绪;不要过分注意心悸的感受,学会分散注意力;合理安排休息与活动,避免劳累。

(3)向患者说明继续按医嘱用药的重要性,不可擅自增减药量或撤换药物。教会患者观察药物疗效和不良反应,如有异常应及时就诊。

(4)教会患者及家属测量脉搏,至少每日1次,每次1分钟以上,并做好记录;对于反复发生严重心律失常的患者,要教会家属初期心肺复苏术,以备紧急用。

(5)告知患者与家属如有以下情形应及时就诊。①脉搏少于60/分,并有头晕、目眩或黑矇;②脉搏超过100/分,休息及放松后仍不减慢;③脉搏节律不齐,出现漏搏、期前收缩超过5/分;④原本节律整齐的脉搏,出现强弱不等,快慢不等现象;⑤应用抗心律失常药物后出现不良反应等。

(6)安装人工心脏起搏器的患者应随身携带诊断卡和异丙。肾上腺素或阿托品,便于发生意外时急救。

(张玉珍)

第三节　高血压护理

高血压(hypertension)是以体循环动脉血压升高为主要表现的临床综合征,分为原发性高血压和继发性高血压。病因不明的高血压,称之为原发性高血压,又称高血压病,占总高血压患者的95%以上;由某些明确而独立的疾病如肾脏病、内分泌疾病等引起的血压升高,称为继发性高血压或症状性高血压,约占高血压患者的5%。

2002年流行病学调查显示,我国成人高血压患病率为18.8%,城市高于农村,北方高于南方,且存在着"三高"、"三低"现象,"三高"即发病率高、致残率高和死亡率高;"三低"即知晓率低、服药率低和控制率低,值得引起重视。长期血压升高可引起心、脑、肾、眼底等靶器官损害,对人类的健康危害较大。高血压治疗原则是使血压下降达到或接近正常范围,预防或延缓靶器官损害。一般需长期甚至终身治疗。

目前我国采用国际上统一的高血压诊断标准,即收缩压≥140mmHg和(或)舒张压≥90mmHg即可诊断高血压。根据1999年世界卫生组织和国际高血压学会(WHO/ISH)提出新的高血压分类标准,将18岁以上成年人的血压按不同水平分,分为1、2、3级(表6-3-1)

表6-3-1 血压水平的定义和分类(WHO/ISH)

类别	收缩压(mmHg)		舒张压(mmHg)
理想血压	<120	和	<80
一般正常血压	<130	和	<85
正常高值	130~139	或	85~89
1级高血压(轻度)	140~159	和(或)	90~99
亚组:临界高血压	140~149	和(或)	90~94
2级高血压(中度)	160~179	和(或)	100~109
3级高血压(重度)	≥180	和(或)	≥110
单纯收缩期高血压	≥140	和	<90
亚组:临界收缩期高血压	140~149	和	<90

注:当收缩压与舒张压分属不同级别时,以较高的级别作为标准。

一、护理评估

1.病因及发病机制 原发性高血压的病因未明,目前认为可能和遗传因素、高盐低钙饮食、精神应激(如长期精神紧张、噪声刺激、焦虑)、从事脑力劳动且活动过少,以及其他因素如肥胖、年龄(男性>55岁、女性>65岁)、饮酒、大量吸烟、服用避孕药等有关,但高血压并非遗传性疾病。

发病机制尚不明确,高级神经中枢功能失调可能在高血压发病中占主导地位。在一定的遗传基础上,多种因素综合作用,引起大脑皮质兴奋与抑制功能失调,交感神经活动增强,肾素-血管紧张素-醛固酮系统(RAAS)激活,胰岛素抵抗,细胞膜离子转运及血管内皮功能异常等,最终导致血压调节机制失代偿,血管收缩,外周阻力增加,使血压升高。

护士应询问患者有无高血压家族史;有无摄盐过多、摄钙或摄钾过低、高脂饮食的习惯;有无烟酒嗜好;了解患者个性特征、职业及人际关系,是否从事脑力劳动,或从事精神紧张度高的职业和长期在噪声环境中工作;有无肥胖、心脏病、肾脏疾病、糖尿病、高脂血症及痛风等病史及用药情况。

2.临床表现

1)一般表现:大多数患者起病隐匿,进展缓慢。早期常无症状,偶在体检时发现血压升高,或在过度劳累、紧张和激动后血压升高,休息或去除诱因后血压便可恢复正常。部分高血压患者有头痛、头晕、眼花、耳鸣、失眠、心悸及乏力等不适症状,与高级神经和自主神经功能失调有关,头痛、头晕、头胀可能与高血压引起颈外动脉扩张及搏动增强有关。体检时多无阳性体征发现,部分患者可听到主动脉瓣第二心音亢进。

2)并发症:随病程进展,血压持久升高,本病后期常可导致心、脑、肾、眼底等靶器官损害。

(1)心脏:长期高血压使左心室后负荷过重,引起左心室肥厚、扩大,形成高血压性心脏病,最终导致左心衰竭。体检可发现心尖搏动增强、左心室增大。高血压可促使冠状动脉粥样硬化的形成,并使心肌耗氧量增加,可发生心绞痛、心肌梗死。

(2)脑:长期高血压易形成颅内微小动脉瘤,血压突然增高时可引起破裂而致脑出血。血压急剧升高还可发生一过性脑血管痉挛,导致短暂性脑缺血发作及脑血栓形成,出现头痛、眩晕、失语、肢体麻木或瘫痪。血压极度升高可发生高血压脑病。

(3)肾脏:长期高血压可引起肾小动脉硬化,导致肾功能减退,可出现多尿、夜尿增多及蛋白尿,晚期可出现氮质血症和尿毒症。

(4)眼底:眼底表现可间接反映高血压的严重程度,分为四级:Ⅰ级:视网膜动脉痉挛、变细、反光增强;Ⅱ级:视网膜动脉狭窄,动静脉交叉压迫;Ⅲ级:眼底出血或渗出;Ⅳ级:视盘水肿。

(5)血管:除心、脑、肾血管病变外,严重高血压可促使主动脉夹层形成并破裂,常可致命。

3)临床特殊类型:

(1)恶性或急进型高血压:多见于青、中年,起病急骤,少数患者病情急剧进展,血压显著升高,舒张压可持续≥130mmHg,很快出现头痛、视力模糊、眼底出血、渗出和视神经盘水肿,肾脏损害尤为突出,表现为持续蛋白尿、血尿与管型尿。如不及时有效地降压治疗,预后很差,可死于肾功能衰竭、脑卒中或心力衰竭。发病机制目前尚不清楚。

(2)高血压危象:是指在高血压病程中,由于突然的精神创伤、过度紧张、疲劳、寒冷刺激、女性内分泌紊乱及突然停用降压药等诱因,使全身小动脉发生强烈痉挛,引起血压骤升,从而出现的一系列症状。高血压危象在高血压早期和晚期均可发生,其发生机制是交感神经兴奋性增加导致儿茶酚胺分泌过多。表现为头痛、烦躁、恶心、呕吐、心悸、气急、多汗、面色苍白或潮红、视力模糊等症状。严重者可出现心绞痛、肺水肿或高血压脑病等靶器官缺血症状。控制血压后病情可迅速好转,但易复发。

(3)高血压脑病:是指在高血压病程中脑小动脉发生持久而严重痉挛,导致脑循环急剧障碍、脑水肿、颅内压增高所引起的一系列临床表现。见于重症高血压患者,表现为血压突然升高,严重头痛、呕吐、烦躁、抽搐及不同程度的意识障碍。发生机制可能为过高的血压超过了脑血管的自身调节范围,致脑组织血流灌注过多而引起脑水肿。

4)高血压危险度分层:根据患者血压升高水平、心血管疾病的危险因素多少及靶器官损害情况,按其对心血管事件绝对危险的影响,可做出危险分层,将高血压患者分为:低度危险组、中度危险组、高度危险组和极高度危险组(表6-3-2),各组在随后的10年中发生一种主要心血管事件或脑卒中的危险性分别为低于15%、15%~20%、20%~30%和30%以上。危险分层对高血压患者的预后和治疗有临床指导意义。

心血管疾病危险因素包括:吸烟、高脂血症、糖尿病、男性>55岁、女性>65岁、心血管疾病家族史。靶器官损害有:左心室肥厚、蛋白尿和血肌酐轻度升高、动脉粥样硬化斑块、视网膜动脉狭窄及心脏疾病、脑血管疾病、肾脏疾病、周围动脉疾病和重度高血压性视网膜病变(≥Ⅲ级)。

表 6-3-2　高血压患者心血管危险分层标准

危险因素和病史	血压（mmHg）		
	Ⅰ级	Ⅱ级	Ⅲ级
	收缩压 140～159	收缩压 160～179	收缩压≥180
	或舒张压 89～99	或舒张压 100～109	或舒张压≥110
无其他危险因素	低危	中危	高危
1～2 个危险因素	中危	中危	极高危
3 个以上危险因素，或心脑血管损害或糖尿病	高危	高危	极高危
伴有并发症发生	极高危	极高危	极高危

护士应评估患者的血压水平、心血管疾病的危险因素多少及靶器官损害情况，判断患者有无高血压及高血压分级、心血管危险分级。

3.心理—社会状况　高血压是一种慢性病，病程迁延不愈，需终身用药，且并发症多而严重，给患者带来生活痛苦和精神压力，给家庭带来沉重的生活及经济负担，常使患者产生紧张、焦虑和忧郁。

4.辅助检查

（1）心电图：左心室肥厚、劳损。

（2）胸部 X 线：胸片可见主动脉弓迂曲延长、左心室增大。

（3）超声心动图：提示左心室和室间隔肥厚，左心房和左心室增大。

（4）动态血压监测：用小型携带式血压记录仪测定 24h 血压动态变化，对高血压的诊断有较高的价值。

（5）实验室检查：后期可有蛋白尿、血尿、管型尿，血尿素氮、肌酐增高，空腹血糖、血脂及血尿酸增高。

5.防治要点　高血压治疗原则是改善生活行为，积极应用药物控制血压。治疗的目的是使血压下降接近或达到正常范围；预防或延缓并发症的发生，并提高患者的生活质量。治疗措施包括以下几点：

（1）非药物治疗：适用于各类高血压患者。主要是改善生活行为，包括：①减轻体重。②限制钠盐摄入，摄盐量≤6g／日。③补充钙和钾。④科学合理膳食，减少脂肪摄入。⑤戒烟限酒。⑥适度增加低、中度运动，可根据情况选择慢跑、快步走、太极拳等。⑦减轻精神压力，保持心理平衡。

（2）降压药物治疗：目前常用降压药物主要有利尿剂、β 受体阻滞剂、钙通道阻滞剂、血管紧张素转换酶抑制剂（ACEI）、血管紧张素 Ⅱ 受体阻滞剂（ARB）及 α_1 受体阻滞剂。降压药物的使用原则：①坚持长期用药：高血压患者一般需要长期甚至终身服药，不能在血压控制到正常范围后随意停药，一旦停药，血压还会再次升高。②个体化。③药物剂量从小量开始。④注意联合用药。⑤缓慢降压：降压忌过低过快，因其可减少组织血液供应，尤其对老年人，可因血压过低而影响脑部供血。⑥尽可能选用能持续平稳控制 24h 血压的长效降压药物。

（3）高血压急症的治疗：①迅速降低血压，首选硝普钠。②有高血压脑病时给予脱水剂如甘露醇，或快速利尿剂如呋塞米静脉注射。③有烦躁、抽搐者应用地西泮、巴比妥类药物肌内注射或水合氯醛灌肠。

二、护理问题

1.慢性疼痛　头痛与血压升高有关。

2.有受伤的危险　与头晕、视力模糊、意识障碍或发生体位性低血压有关。

3.知识缺乏　缺乏疾病预防、保健知识和高血压用药知识。

4.潜在并发症　脑出血、心力衰竭、高血压急症。

三、护理目标

患者血压控制在合适的范围,头痛减轻;无意外发生;患者及其家属能说出高血压预防及保健方面的知识,积极配合治疗;无重要脏器损害,无并发症发生。

四、护理措施

1.病情观察　定期监测血压,密切观察病情变化,有无并发症和高血压急重症发生。如患者出现心悸、气短,突发胸骨后疼痛,是心脏受损的表现;出现偏瘫、失语、意识障碍,是急性脑血管病的表现;如尿量变化或夜尿增多时,应考虑到肾功能减退的可能。一旦发现血压急剧升高、剧烈头痛、呕吐、大汗、烦躁不安、视力模糊、意识障碍及肢体运动障碍等异常,立即报告医师并配合处理。

2.生活护理

(1)休息与活动:高血压初期可适当休息,保证充足的睡眠,选择合适的运动,如慢跑或步行、打太极拳、练气功等,不宜登高、提取重物和剧烈运动等。血压较高或有并发症者应多卧床休息。

(2)饮食护理:低盐低脂饮食,每人食盐摄入量以不超过 6g/日为宜。补充钙和钾盐,多吃新鲜蔬菜,多饮牛奶。限制饮酒,饮酒量每日不能超过相当于 50g 乙醇的量。

3.用药护理

(1)用药注意事项:①告知患者遵医嘱应用降压药物,注意降压不可过快,不可自行增减或突然撤换药物,以防血压过低或过高。②服用降压药后可能发生低

血压反应,如服药后有眩晕、恶心、乏力,应立即平卧,取头低足高位,以促进静脉回流,增加脑部血流量。③应指导患者起床或改变体位时动作宜缓慢,下床活动时穿弹力袜,服药后站立时间不宜太久,因长时间站立会使腿部血管扩张,血液淤积于下肢,脑部血流量减少。④避免用过热的水洗澡或蒸汽浴,防止周围血管扩张导致晕厥。

(2)常用降压药物、不良反应(表 6—3—3),适应证及禁忌证如下。

表 6—3—3　常用降压药物及不良反应

类别	作用机制及特点	药物	不良反应
利尿剂	减少细胞外液容量,降低心排血量,排钠作用;降压缓和	氢氯噻嗪 螺内酯	低钠、低钾、高尿酸血症高钾,加重氮质血症
β受体阻滞剂	选择性地阻断 β 受体,降低交感神经活力,抑制肾素分泌;降压且减慢心率	阿替洛尔 美托洛尔	抑制心肌收缩力、心动过缓、使支气管收缩
钙通道阻滞剂	阻滞心肌细胞钙通道,抑制血管平滑肌及钙离子内流;对血脂,血糖代谢无影响	硝苯地平 维拉帕米	头痛、面红、心率增快、下肢水肿、头晕、面红、皮肤瘙痒
血管紧张素转换酶抑制剂	抑制 ACE 活性,减少血管紧张素 II 的生成,使血管扩张;对肾脏等靶器官有保护作用	卡托普利 贝那普利	刺激性干咳、血管神经性水肿
血管紧张素 II 受体阻滞剂	抑制 AT_1 受体,阻断 AT II 的血管收缩、水钠潴留与重构作用。	氯沙坦 缬沙坦	轻微腹泻、皮疹、眩晕
$α_1$ 受体阻滞剂	阻断 $α_1$ 受体,降低外周阻力;不影响血脂和血糖的代谢	哌唑嗪 特拉唑嗪	体位性低血压、头晕、嗜睡

利尿剂特别是噻嗪类适用于老年单纯收缩期高血压及合并心力衰竭、水肿的轻中度高血压患者;痛风、肾功能不全者禁用,糖尿病和高脂血症者慎用。

β受体阻滞剂适用于高血压伴冠心病、快速性心律失常和青光眼的患者;对合并支气管哮喘、心动过缓、房室传导阻滞和周围血管病者禁用,因其能影响糖脂代谢,且能掩盖低血糖的征象,合并糖尿病、高脂血症者不宜使用。

钙通道阻滞剂,尤其是长效制剂适用于老年高血压、合并肾功能不全、脑血管疾病、心绞痛或糖尿病的高血压患者;短效二氢吡啶类如硝苯地平对严重肝功能损害者禁用,对水肿患者慎用,非二氢吡啶类对心动过缓和房室传导阻滞的患者不宜使用。

血管紧张素转换酶抑制剂适用于合并糖尿病、心力衰竭、心肌梗死或轻度。肾功能减退患者;对伴有严重肾功能不全、高钾血症、双侧肾动脉狭窄患者及妊娠妇女禁用。

血管紧张素 II 受体阻滞剂适用于对血管紧张素转换酶抑制剂不能耐受的高血压患者。

α_1 受体阻滞剂适用于伴有肥胖、高脂血症、肾功能不全或前列腺增生的患者,但容易发生体位性低血压,因此首次服药时应在临睡前药量减半服用。

常用复方降压制剂的主要成分是 2～3 种降压药,应用广泛、方便,特点是降压作用温和、不良反应少,但降压作用较弱,对中、重度高血压疗效不理想。

4. 对症护理

(1)头痛护理:询问患者头痛的部位、性质、程度及持续时间,是否伴头晕、恶心呕吐,评估头痛和高血压是否有关;指导患者学会放松,使头痛减轻;保持病室安静,减少声、光刺激,限制探视,护理操作动作要轻柔并集中进行,以免影响患者休息;卧床休息时床头宜适当抬高,使患者保持舒适体位;遵医嘱给予适量降压药,必要时给予脱水剂,因焦虑影响睡眠者可遵医嘱应用镇静剂,用药期间注意监测血压;避免激动、睡眠不足、吸烟、屏气、用力排便及环境嘈杂等诱发头痛的因素。

(2)头晕护理:了解头晕的程度,嘱患者卧床休息,外出或上厕所时应有人陪伴,严重者应协助患者生活护理;病室、走廊及患者活动范围内应无障碍物,保持地面平整、干燥,以避免患者受伤;指导患者避免迅速改变体位,起床不宜太快,动作不宜过猛,以保证患者安全;

(3)高血压急重症的护理:①一旦发现高血压急症,应绝对卧床休息,抬高床头,协助生活护理。稳定患者情绪,必要时使用镇静剂。②保持呼吸道通畅,吸氧 4～5 L/分钟。③立即建立静脉通道,遵医嘱迅速降压,常首选硝普钠,需现配现用,避光滴注。④做好心电、血压、呼吸监护,每 5～10 分钟测血压 1 次,使血压缓慢下降并保持在安全范围,同时观察意识状态、瞳孔、尿量等,如血压过低或出现烦躁、出汗、心悸、胸骨后疼痛、意识障碍及抽搐等,立即报告医师。⑤制止抽搐,发生抽搐时用牙垫置于上、下臼齿间以防止唇舌咬伤。⑥患者意识不清时应加床栏,防止坠床。

5. 心理护理　长期或反复的精神刺激、过度紧张,可导致血压升高,因此应指导患者学会自我调节,使用放松技术,进行音乐治疗、缓慢呼吸等,减轻精神压力,保持良好的心态。同时针对患者的性格特征和心理因素进行疏导,指导患者自我心理平衡调整,积极配合治疗。嘱患者家属应给患者以理解、宽容和支持,保证患者有安静舒适的环境。

五、健康教育

(1)向患者讲解高血压的有关知识及危害,使其对本病有足够的重视。教会患者和家属正确测量血压的方法。

（2）向患者解释坚持长期治疗的必要性，不能随意停药。如果血压能满意控制，可预防和减少并发症发生。

（3）改善生活方式，坚持低盐、低脂饮食，控制体重，戒烟酒。保持大便通畅。

（4）坚持参加运动，注意劳逸结合。避免情绪激动。

（5）定期测量血压，定期复查，低危或中危者每1～3个月左右随诊1次，高危者至少每个月随诊1次。血压升高或病情变化时立即就医。

（张玉珍）

第四节　冠状动脉粥样硬化性心脏病病人的护理

冠状动脉粥样硬化性心脏病（coronary atherosclerotic heart disease）指冠状动脉粥样硬化使血管腔阻塞，导致心肌缺血、缺氧而引起的心脏病，它和冠状动脉功能性改变（痉挛）一起，统称冠状动脉性心脏病（coronary heart disease），简称冠心病。本病多发生在40岁以后，男性多于女性，脑力劳动者较多。

根据冠状动脉病变的部位、范围、血管阻塞的程度和心肌供血不足的发展速度、范围和程度的不同，本病可分为五种临床类型。

1. 无症状型冠心病　亦称隐匿型冠心病，病人无自觉症状，但静息或负荷试验后心电图有 ST 段压低，T 波低平或倒置等心肌缺血性改变，病理学检查心肌无明显组织形态改变。

2. 心绞痛型冠心病　有发作性胸骨后疼痛，为一时性心肌供血不足引起，病理学检查心肌无明显组织形态改变或纤维化改变。

3. 心肌梗死型冠心病　症状严重，由冠状动脉闭塞致心肌急性缺血性坏死所致。

4、缺血性心肌病型冠心病　表现为心脏增大、心力衰竭和心律失常，为长期心肌缺血导致心肌纤维化引起，临床表现与原发性扩张型心肌病类似。

5. 猝死型冠心病　因原发性心脏骤停而猝然死亡，多为缺血心肌局部发生电生理紊乱，引起严重的室性心律失常所致。

新近文献中常提到"急性冠状动脉综合征"一词，认为由于冠状动脉内粥样斑块破裂、表面破损或出现裂纹，继而出血和血栓形成，引起冠状动脉不完全或完全性阻塞所致。其临床表现可分为不稳定型心绞痛、急性心肌梗死或心源性猝死，约占所有冠心病病人的30%。

一、心绞痛病人护理

心绞痛（angina pectoris）是冠状动脉供血不足，心肌急剧的、暂时的缺血与缺氧所引起的，以发作性胸痛为特点的临床综合征。

本病多见于40岁以上的男性，劳累、情绪激动、饱餐、受寒、阴雨天气、急性循环衰竭等为常见的诱因。除冠状动脉粥样硬化外，本病还可由主动脉瓣狭窄或关闭不全、肥厚型心肌病等引起。

（一）病因和发病机制

心绞痛的最主要原因是冠状动脉粥样硬化引起血管腔狭窄和（或）痉挛。主要的发病机制为冠状动脉的供血与心肌的需血之间发生矛盾。正常情况下，冠状循环血流量具有很大的储备力量,其血流量可随身体的生理情况有显著的变化,在剧烈体力活动、情绪激动等对氧的需求增加时,冠状动脉适当扩张,血流量增加,达到供求平衡。冠状动脉粥样硬化致冠状动脉狭窄或部分分支闭塞时,其扩张性减弱,血流量减少,当心肌的血供减少到尚能应付平时的需要,则休息时无症状。当劳累、激动、心力衰竭等心脏负荷增加,心肌耗氧量增加,对血液的需求增加,或当冠状动脉痉挛时,血流量在原来病变的基础上进一步减少。总之,在冠状动脉粥样硬化的基础上,心肌血液的"求"增加或"供"减少,供求之间矛盾加深就会导致心绞痛。心绞痛也可由主动脉瓣关闭不全或狭窄、肥厚型心肌病等引起。

(二)护理评估

1.健康史 了解病人以往心绞痛发作史、缓解方式,是否有引起心绞痛的诱因存在;此次发作与以往有何不同;了解病人是否同时患有高血压、糖尿病、高血脂症等;生活中有无冠心病易患因素,有无心血管病家族史。

2.临床表现

1)症状 心绞痛以发作性胸痛为主要临床表现,疼痛特点为:①部位:主要在胸骨体上段或中段之后,可波及心前区,界线不很清楚,常放射至左肩、左臂内侧无名指和小指或至颈、咽或下颌部。②性质:为压迫、发闷、紧缩、烧灼感,但不尖锐,不像针刺或刀割样痛,偶伴濒死感,发作时病人常不自觉地停止原来的活动。③诱因:体力劳动、情绪激动、饱餐、寒冷、吸烟、心动过速、休克等。④持续时间:3~5min。⑤缓解方式:休息或含服硝酸甘油可缓解。

2)体征 心绞痛发作时,病人面色苍白、出冷汗、心率增快、血压升高,心尖部听诊可有第四或第三心音奔马律,可有暂时性心尖部收缩期杂音。

3)临床分型 参照世界卫生组织的"缺血性心脏病的命名及诊断标准",可将心绞痛分为:

(1)劳累性心绞痛:心绞痛发作常由于体力劳动或其他增加心肌耗氧量的因素而诱发,休息或含服硝酸甘油后症状迅速缓解。

①)稳定型心绞痛:指劳累性心绞痛在1~3个月内,发作的诱因、次数、程度、持续时间、缓解方式等大致相同。

②初发型心绞痛:过去未发作过,初次发生劳累性心绞痛的时间不足1个月者,或既往有稳定型心绞痛已长期未发作,现再次发作,时间不足1个月者。

③恶化型心绞痛:原为稳定型心绞痛,在3个月内疼痛的频率、程度、时限、诱发因素经常变动,进行性恶化。

(2)自发性心绞痛:其特点为心绞痛发作与心肌需氧量增加无明显关系,常与冠脉血流储备量减少有关,含服硝酸甘油不易缓解。

①卧位型心绞痛:休息或熟睡时发生,常在半夜、偶在午睡时发作,含服硝酸甘油不易缓解。

②变异型心绞痛:临床表现与卧位型心绞痛相似,但发作时心电图示有关导联的ST段抬高,与之相对应的导联则ST段可压低,为冠状动脉痉挛所致。

③急性冠状动脉功能不全:亦称中间综合征,疼痛在休息或睡眠时发生,可持续30min到1h以上,但无心肌梗死的客观证据,常为心肌梗死的前奏。

④梗死后心绞痛:是急性心肌梗死发生后1个月内又出现的心绞痛。

(3)混合性心绞痛:其特点是既在心肌需氧量增加时发生心绞痛,亦可在心肌需氧量无明显增加时发生心绞痛,为冠状动脉狭窄使冠状动脉血流储备量减少,而这一血流储备量的减少又不固定,经常波动性地发生进一步减少所致。

3.辅助检查

(1)心电图 静息心电图约有半数病人为正常,亦可出现非特异性 ST－T 改变,心绞痛发作时可出现暂时性心肌缺血引起的 ST 段移位,变异型心绞痛发作时可出现 ST 段抬高。而劳累性心绞痛可见以 R 波为主的导联中,ST 段压低,T 波平坦或倒置。运动负荷试验及24h 动态心电图检查可明显提高缺血性心电图的检出率。

(2)放射性核素检查 利用放射性铊心肌显像所示灌注缺损提示心肌血流供血不足或消失区域,对心肌缺血诊断极有价值。

(3)冠状动脉造影选择性冠状动脉造影可使左、右冠状动脉及其主要分支得到清楚的显影,具有确诊价值。

4.心理社会状况

心绞痛反复发作,严重影响病人的日常生活或处事能力,病人会出现各种情绪障碍,如抑郁、焦虑、恐惧等。

(三)常见护理问题

1.疼痛 与心肌缺血、缺氧有关。

2.活动无耐力 与心肌氧的供需失调有关。

3.潜在并发症 心肌梗死。

(四)计划与实施

1.目标

(1)病人心前区疼痛次数减少,程度减轻或缓解。

(2)掌握缓解心绞痛的方法。

(3)不发生心肌梗死或能得到及时发现并正确处置。

2.治疗原则

(1)发作时的治疗

①休息:发作时应立即休息,一般病人停止活动后症状即可消除。

②药物治疗:宜选用作用较快的硝酸酯制剂,这类药物除可扩张冠状动脉增加冠状动脉血流量外,还可扩张周围血管,减轻心脏负荷,从而缓解心绞痛。Ⅰ.硝酸甘油0.3～0.6mg 舌下含化。Ⅱ.硝酸异山梨酯5～10mg,舌下含化。

(2)缓解期的治疗 ①硝酸酯制剂:常用的药物有硝酸异山梨酯、戊四硝酯(长效硝酸甘油)制剂及2%硝酸甘油油膏或橡皮膏贴片涂或贴于胸前或上臂皮肤而缓慢吸收,可用于预防夜间心绞痛发作。②β受体阻滞剂:抗心绞痛作用主要是通过降低血压、减慢心率,减低心肌收缩力和耗氧量。常用药物有普萘洛尔(心得安)、阿替洛尔(氨酰心安)。③钙通道阻滞剂:抑制钙离子进入细胞内,从而抑制心肌收缩、扩张冠状动脉、扩张周围血管而缓解心绞痛。常用药物有维拉帕米(异搏定)、硝苯地平(心痛定)、地尔硫䓬(合心爽)。④抗血小板药物:如阿司匹林、双嘧达莫(潘生丁)。

(3)其他 经皮穿刺腔内冠状动脉成形术(见第三章第五节)和外科主动脉—冠状动脉旁路移植术治疗。

3.护理措施

(1)一般护理

①休息和活动:心绞痛发作时应立即休息,不稳定型心绞痛者,应卧床休息。缓解期的病人应根据病人的活动能力制定合理的活动计划,最大活动量以不发生心绞痛症状为度。避免竞赛活动和屏气用力动作,避免精神过度紧张和长时间工作。适当运动有利于侧支循环的建立,从而提高病人的活动耐力。

②饮食护理:低脂饮食,避免饱餐。

③排便护理:保持排便通畅,切忌用力排便,以免诱发心绞痛。

(2)病情监测　评估心绞痛发作的时间、持续时间、疼痛部位、性质、程度,严密观察血压、心率、心律的变化及心绞痛发作时有无面色苍白、大汗、恶心、呕吐等伴随症状。如疼痛时间延长,性质加重,休息和含服硝酸甘油不缓解,应警惕心肌梗死的发生。

(3)用药护理

①含服硝酸甘油片后 1～2 分钟即开始起作用,半小时后作用消失。若延迟见效或完全不见效应考虑以下原因:Ⅰ.长期反复用药产生耐药性,需增加剂量或停药 10h 后可恢复疗效。Ⅱ.硝酸甘油已过期失效或未溶解。Ⅲ.病情发展为不稳定型心绞痛或急性心肌梗死。

②静脉滴注硝酸甘油时应监测病人心率、血压的变化。

③对于规律性发作的劳累性心绞痛,可进行预防用药,可于外出、就餐、排便等活动前含服硝酸甘油。

④应用 β－受体阻滞剂注意预防直立性低血压,突然停药易诱发心肌梗死。钙通道阻滞剂突然停药,有发生冠状动脉痉挛和其他副作用的可能。

(4)心理护理　关心、安慰病人,消除病人紧张、焦虑情绪,引导病人消除生活中的紧张刺激性因素。

4.健康教育

(1)指导病人养成良好的生活习惯,摄入低脂饮食,保持大便通畅,戒烟限酒,肥胖者控制体重,适当运动等。

(2)指导病人避免心绞痛发作的诱因,如过劳、情绪激动、饱餐、寒冷等。

(3)教会病人及家属心绞痛发作时的缓解方法。

(4)指导病人出院后遵医嘱服药,自我监测药物的副作用,外出时随身携带硝酸甘油以备急需。硝酸甘油见光易分解,应放在棕色瓶内,6 个月更换一次,以确保疗效。

(5)嘱病人如心绞痛发作比以往频繁、程度加重,服用硝酸甘油不易缓解,应立即到医院就诊,警惕心肌梗死的发生。

(五)护理评价

(1)病人心前区疼痛次数减少,程度减轻或缓解。

(2)能够缓解心绞痛发作。

(3)不发生心肌梗死或能及时发现并正确处置。

二、心肌梗死病人护理

心肌梗死(myocardial infarction)是心肌的缺血性坏死。在冠状动脉病变的基础上,发生冠状动脉血供急剧减少或中断,使相应的心肌严重而持久地急性缺血。临床上表现为持久的胸骨后剧烈疼痛、心肌酶增高及心电图进行性改变,常可发生心律失常、休克或心力衰竭,属冠心病的严重类型。

（一）病因和发病机制

本病的基本病因是冠状动脉粥样硬化,管腔严重狭窄和心肌供血不足,在此基础上发生某些状况,使血供进一步减少或中断,使心肌严重而持久地急性缺血达 1h 以上,即可发生心肌梗死,这些情况包括:①管腔内血栓形成、粥样斑块破溃、粥样斑块内或其下发生出血或血管持续痉挛,使冠状动脉完全闭塞。②休克、脱水、出血、外科手术或严重心律失常,使心排血量骤降,冠状动脉灌流量锐减。③重体力活动、情绪过分激动或血压剧升,心肌需氧量猛增,冠状动脉供血明显不足。

（二）护理评估

1.健康史　了解病人发病时的特征,其剧烈程度、持续时间,与以往心绞痛比较是否加重,有无伴随症状,是否有心律失常、休克、心力衰竭等;了解既往有无高脂血症、高血压、糖尿病及心绞痛发作史;有无家族史;了解病人有无摄入高脂饮食、吸烟等不良生活习惯。

2.临床表现

（1）先兆　50.0%～81.2%的病人在发病前数日有乏力,胸部不适,活动时心悸、气急、烦躁、心绞痛等前驱症状,以新发生心绞痛或原有心绞痛加重最为突出。心绞痛发作较以往频繁、性质剧烈、持续时间长、硝酸甘油疗效差,诱发因素不明显,疼痛时伴有恶心、呕吐、大汗和心动过速、心功能不全、严重心律失常、血压大幅度波动等。心电图示 ST 段一时性明显抬高或压低,T 波倒置或增高。

（2）症状

①疼痛:为最早出现的最突出的症状。疼痛的性质和部位与心绞痛相似,但常无明显诱因,且程度更剧烈,常呈难以忍受的压榨、窒息或烧灼样,伴有大汗、烦躁不安、恐惧及濒死感,持续时间可达数小时或数天,休息和服用硝酸甘油不缓解。部分病人疼痛可向上腹部、下颌、颈部、背部放射而被误诊。少数病人无疼痛,一开始即表现为休克或急性心力衰竭。

②全身症状:发热、心动过速、白细胞增高和血沉增快等。体温可升高至 38℃ 左右。

③胃肠道症状:疼痛剧烈时常伴恶心、呕吐、胀痛,肠胀气亦不少见。

④心律失常:大部分病人都有心律失常,多发生在起病 1～2 周内,24 小时内最多见。各种心律失常中以室性心律失常最多,尤其是室性期前收缩,频发、多源、成对出现的或呈 R on T 现象的室性期前收缩常为心室颤动的先兆。前壁心肌梗死易发生室性心律失常,下壁心肌梗死易发生房室传导阻滞及窦性心动过缓。

⑤休克:多发生在起病后数小时至 1 周内,主要为心源性休克,为心肌广泛坏死,心排血量急剧下降所致。表现为烦躁不安、面色苍白、皮肤湿冷、脉细而快、大汗淋漓、尿少、神志迟钝,严重者出现昏迷。

⑥心力衰竭:主要为急性左心衰竭,为心肌梗死后心脏舒缩力显著减弱或不协调所致。表现为呼吸困难、咳嗽、发绀、烦躁等症状,重者可发生肺水肿,随后可发生颈静脉怒张、肝大、水肿等右心衰表现。右心室心肌梗死者可一开始就出现右心衰竭表现,伴血压下降。

（3）体征　心脏浊音界可正常或轻至中度增大;心率多增快,也可减慢,心律不齐;心尖部第一心音减弱,可闻及第三或第四心音奔马律;部分病人在起病 2～3 天出现心包摩擦音,为反应性纤维性心包炎所致;亦有部分病人在心前区可闻及收缩期杂音或咯喇音,为二尖瓣乳头肌功能失调或断裂所致;除急性心肌梗死早期血压可增高外,几乎所有病人都有血压下降。

(4)并发症

①乳头肌功能失调或断裂:二尖瓣乳头肌因缺血、坏死等使收缩功能发生障碍,造成二尖瓣脱垂及关闭不全。轻者可以恢复,重者可严重损害左心功能致使发生急性肺水肿,在数日内死亡。

②心脏破裂:少见,常在起病 1 周内出现,多为心室游离壁破裂,偶有室间隔破裂。

③栓塞:发生率 1%~6%,见于起病后 1~2 周,如为左心室附壁血栓脱落所致,则引起脑、肾、脾或四肢等动脉栓塞。由下肢静脉血栓脱落所致,则产生肺动脉栓塞。

④心室壁瘤:主要见于左心室,发生率 5%~20%。较大的室壁瘤体检时可见左侧心界扩大,超声心动图可见心室局部有反常运动,心电图示 ST 段持续抬高。

⑤心肌梗死后综合征:发生率为 10%。于心肌梗死后数周至数月内出现,可反复发生,表现为心包炎、胸膜炎或肺炎,有发热、胸痛等症状,可能为机体对坏死物质的过敏反应。

3.辅助检查

(1)心电图

①特征性改变:急性透壁性心肌梗死的心电图有特征性的改变及演变过程。急性期在面向透壁心肌坏死区的导联可见宽而深的 Q 波(病理性 Q 波),ST 段呈弓背向上抬高,T 波倒置;在背向心肌坏死区的导联则出现相反的改变,即 R 波增高,ST 段压低和 T 波直立并增高。急性心肌梗死的心电图演变过程为抬高的 ST 段可在数日至 2 周内逐渐回到基线水平;T 波倒置加深呈冠状 T,此后逐渐变浅、平坦,部分可恢复直立,但大多永久存在。心内膜下心肌梗死的特点为:无病理性 Q 波,有普遍性 ST 段压低≥0.1mV,但 aVR 导联 ST 段抬高,或有对称性 T 波倒置。

②定位诊断:V_1、V_2、V_3 导联示前间壁心肌梗死,V_1~V_5 导联示广泛前壁心肌梗死,Ⅱ、Ⅲ、aVF 导联示下壁心肌梗死,Ⅰ、aVL 导联示高侧壁心肌梗死。

(2)超声心动图　切面和 M 型超声心动图有助于了解心室壁的运动和左心室功能,诊断室壁瘤和乳头肌功能失调等。

(3)放射性核素检查可显示心肌梗死的部位与范围,观察左心室壁的运动和左心室的射血分数。

(4)实验室检查

①血液检查:常见白细胞总数增高,红细胞沉降率增快,可持续 1~3 周。

②血清心肌酶:血清心肌酶含量增高:Ⅰ.肌酸激酶(CK)在起病 6 小时内升高,24 小时达高峰,3~4 天恢复正常;Ⅱ.天门冬酸氨基转移酶(AST)在起病 6~12 小时后升高,24~48 小时达高峰,3~6 天后降至正常;Ⅲ.乳酸脱氢酶(LDH)在起病 8~10 小时后升高,2~3 天达高峰,持续 1~2 周才恢复正常。其中,肌酸激酶的同工酶(CK-MB)和乳酸脱氢酶的同工酶(LDH$_1$)诊断的特异性最高,前者在起病后 4 小时内增高,16~24 小时达高峰,3~4 天恢复正常,其增高的程度能较准确地反映梗死的范围,其高峰出现时间是否提前有助于判断溶栓治疗是否成功。

③心肌肌钙蛋白Ⅰ或 T 的出现和增高被认为是反应急性心肌梗死更具敏感性和特异性的生化指标。

4.心理社会状况　急性心肌梗死时胸痛程度异常剧烈,病人可有濒死感,产生恐惧心理。

此外,心肌梗死会造成病人活动耐力和自理能力下降,使病人产生焦虑心理。护士应评估病人的心理状态,了解患病对病人身心状态的影响程度,病人的经济状况和家人对病人的支持程度。

(三)常见护理问题

(1)疼痛与心肌缺血坏死有关。

(2)躯体移动障碍与氧的供需失调、医嘱限制活动有关。

(3)恐惧与剧烈疼痛伴濒死感有关。

(4)焦虑与担心疾病预后及生活质量有关。

(5)潜在并发症。心力衰竭、心律失常、心源性休克。

(四)计划于实施

1.目标

(1)病人主诉疼痛减轻或消失。

(2)能够遵医嘱卧床休息,卧床期间日常生活得到料理。

(3)恐惧心理解除。

(4)焦虑减轻或消失。

(5)不出现并发症或并发症能被及时发现和处理。

2.治疗原则

(1)一般治疗 ①休息:绝对卧床休息一周,减少不良刺激。②吸氧:间断或持续吸氧2～3天。

(2)解除疼痛 ①哌替啶50～100mg肌内注射或吗啡5～10mg皮下注射。②硝酸甘油或硝酸异山梨酯舌下含用或静脉滴注。

(3)再灌注心肌积极的治疗措施是使闭塞的冠状动脉再通,心肌得到再灌注,濒临坏死的心肌可能得以存活或使坏死范围缩小,预后改善。

①溶解血栓疗法:起病6h内以纤维蛋白溶酶原激活剂激活血栓中纤维蛋白溶酶原,使其转变为纤维蛋白溶酶而溶解冠状动脉内的血栓。Ⅰ.尿激酶100万～150万IU,30分钟内静脉滴注。Ⅱ.链激酶150万IU静脉滴注,60分钟内滴完。Ⅲ.重组组织型纤维蛋白溶酶原激活剂100mg在90分钟内静脉给予,先静脉注射15mg,继而30分钟内静脉滴注50mg,其后60分钟内再滴注35mg。

②经皮穿刺腔内冠状动脉成形术(PTCA)。

(4)消除心律失常心律失常必须及时消除,以免演变为严重心律失常甚至猝死。

①一旦发现室性期前收缩或室性心动过速,立即用利多卡因50～100mg静脉注射,必要时每5～10分钟重复一次。

②发生心室颤动时,尽快采用非同步直流电除颤,室性心动过速药物疗效不满意时也应及早用同步直流电复律。

③对缓慢的心律失常可用阿托品0.5～1.0mg肌内或静脉注射。

④房室传导阻滞发展到第二度或第三度,伴有血流动力学障碍者,宜用临时心脏起搏器。

(5)控制休克心肌梗死时既有心源性休克,也有血容量不足、周围血管舒缩障碍等因素存在,因此,应在血流动力学监测下,采用升压药、血管扩张剂和纠正酸中毒等抗休克治疗。如上述处理无效时,应选用在主动脉内气囊反搏术(IABP)的支持下,即刻选择性冠状动脉造影,随后行 PTCA 或支架植入,使冠状动脉及时再通,也可做主动脉—冠脉旁路移植术。

(6)治疗心力衰竭　主要是治疗急性左心衰竭,以应用吗啡(或哌替啶)和利尿剂为主,也可选用血管扩张剂减轻左心室的后负荷。

(7)其他治疗

①抗凝疗法:目前多用在溶栓治疗后,对防止梗死面积扩大及再梗死有积极疗效。常用药物为肝素,目前临床亦选用肝素钙或低分子肝素,其他抗凝药物有华法林。

抗血小板聚集的药物部分替代了抗凝治疗,常用抗血小板聚集药物有阿司匹林、噻氯匹啶等。

②β—受体阻滞剂、钙通道阻滞剂和血管紧张素转换酶抑制剂:在起病的早期即应用普萘洛尔、美托洛尔或阿替洛尔等 β—受体阻滞剂,尤其是前壁心肌梗死伴有交感神经功能亢进者,可防止梗死范围的扩大,改善预后。钙通道阻滞剂中的地尔硫草亦有类似效果。血管紧张素转换酶抑制剂中的卡托普利有助于改善恢复期心肌的重构,降低心力衰竭的发生率,从而降低死亡率。

③极化液疗法:此法对恢复心肌细胞膜极化状态,改善心肌收缩功能,减少心律失常有益。

3.护理措施

(1)一般护理

①休息与活动:应根据病人的病情、心肌梗死的面积及有无合并症等情况制定合理的休息和活动计划。

Ⅰ.制定合理的活动与休息计划:发病 24h 内应绝对卧床休息,住进冠心病监护病房,减少一切不良刺激。协助做好口腔、饮食、卫生及排便等护理。第一周内生命体征平稳可在床上活动,协助病人床上洗漱,自己进食,开始为病人进行肢体的被动运动。第二周可在室内活动。第三周可独立入厕,在帮助下洗澡等。第四周,可逐渐开始室外活动,做康复训练等。除病重者外,卧床时间不宜过长,应鼓励尽早活动,有利于减少并发症,及早康复。

Ⅱ.活动时的监测:开始进行康复训练时,必须在护士的监测下进行运动,以不引起任何不适为度,心率增加 10～20 次/分为正常反应。出现下列情况时应减缓运动进程或停止运动:

①胸痛、心悸、气喘、头晕、恶心、呕吐;②感冒未愈;③感到疲劳、肌肉酸痛;④不适当的心率和血压反应:休息时心率大于 100 次/分;心肌梗死 3 周内活动时,心率变化超过 20 次/分或血压变化超过 20mmHg;心肌梗死 6 周内活动时,心率变化超过 30 次/分或血压变化超过 30mmHg。

②吸氧:根据病情间断或持续吸氧,以增加心肌氧的供应。

③饮食护理:发作时禁食,2 天内宜进半流食,3 天改为软食,少食多餐,以低热量、低脂肪、低钠、少产气的食物为宜。

④排便的护理:保持大便通畅,禁止用力排便,以免增加心脏负担,增加心肌耗氧量,可给病人进含纤维素丰富的食物。适当腹部按摩(按顺时针方向)以促进肠蠕动,可服蜂蜜润肠,必要时可应用缓泻剂。

(2)疼痛的护理　遵医嘱给予吗啡或哌替啶止痛,给予硝酸甘油或硝酸异山梨酯,烦躁不安者可肌注地西泮,及时询问病人疼痛及其伴随症状的变化情况,注意有无呼吸抑制、脉搏加快等不良反应,随时监测血压的变化。

(3)溶栓治疗的护理

①溶栓前:Ⅰ.询问病人是否有脑血管病病史、活动性出血、消化性溃疡、近期大手术或外伤史等溶栓禁忌证。Ⅱ.检查血常规、血小板、出凝血时间和血型,配血备用。

②溶栓中:遵医嘱迅速应用溶栓药物,并注意观察有无用药不良反应:Ⅰ.过敏反应表现为:寒战、发热、皮疹等。Ⅱ.低血压(收缩压低于90mmHg)。Ⅲ.出血:包括皮肤粘膜出血、尿血、便血、咯血、颅内出血等,一旦出血,应紧急处置。

③溶栓疗效观察:溶栓后可根据下列指标间接判断溶栓已成功:Ⅰ.胸痛2h内基本消失;Ⅱ.心电图ST段于2h内回降>50%;Ⅲ.2h内出现再灌注性心律失常;Ⅳ.血清CK-MB酶峰值提前出现(14h以内),或根据冠状动脉造影直接判断冠脉是否再通。

(4)心律失常的监测及护理

严密进行心电监测,发现频发性期前收缩,多源性的、成对的、呈R on T现象的室性期前收缩或严重的房室传导阻滞时,应立即通知医师,遵医嘱使用利多卡因等药物,警惕室颤或心脏停搏的发生。监测电解质和酸碱平衡状况,因电解质紊乱或酸碱平衡失调时更容易并发心律失常。准备好急救药物和抢救设备如除颤器、起搏器等,随时准备抢救。

(5)心力衰竭的护理

急性心肌梗死病人在起病最初几天,甚至在梗死演变期可发生心力衰竭,特别是左心衰竭。一旦发生心力衰竭,则按心力衰竭进行护理。

(五)健康教育

1.帮助病人调整和改变以往的生活方式　肥胖者限制热量摄入,低糖、低脂饮食,控制体重;戒烟酒;克服急躁、焦虑情绪,保持乐观、平和的心情;避免饱餐;防止便秘;坚持服药,定期复查等。家属应给病人创造一个良好的身心休养环境。使病人了解A型行为与冠心病之间的关系,帮助病人矫治A型行为。

2.与病人及家属共同制定康复方案　出院后康复治疗的目标是:病人在出院3~4周内将体力适应性提高,采用非监视型的方案。初期散步时脉率不应超过症状限制性心率,4周后可逐渐恢复到患病前的活动水平;第8~12周后可开始较大活动量的锻炼如洗衣、骑车等;3~6个月后可部分或完全恢复工作,但对重体力劳动、驾驶员、高空作业及其他精神紧张或工作量过大的工种应予更换。

3.坚持按医嘱服药　自我监测药物不良反应,发生心动过缓时应暂停服药并到医院就诊。外出时随身携带硝酸甘油以应急,在家中,硝酸甘油应放在易取之处,用后放回原处,家人也应知道药物的位置,以便需要时能及时找到。此外,硝酸甘油见光易分解,应放在棕色瓶中,6个月更换一次,以防止药物受潮、变质而失效。

4.定期检查　定期进行心电图、血糖、血脂检查,积极治疗高血压、糖尿病、高脂血症。嘱病人当疼痛比以往频繁、程度加重、用硝酸甘油不易缓解,伴出冷汗等应由家属护送即刻到医院就诊,警惕心肌梗死的发生。

5.康复运动锻炼　指导病人制定个体化的运动方案。

(1)选择的运动类型　选择走步、慢跑、坐位踏车运动、划船器运动、游泳及气功、太极拳等传统健身术,这些对冠心病病人也是非常合适的,运动量可自行掌握。

(2)运动强度和时间　为保证运动训练的安全性,病人根据自己在运动时与运动后的心率反应来衡量运动量。病人运动时如出现心悸、气促、胸闷等症状，即刻停止运动测心率。出院的早期阶段运动后心率不应超过症状限制型心率的 85%，以后逐渐增加运动量。运动持续时间以 20～40 分钟为宜。开始时运动时间和休息时间为 1∶1。

(3)运动频率　通常是每周 3～5 次，每周 3 次是最低的训练。如果运动量小，运动持续时间短，(每次少于 20 分钟)则可增加到每周 5 次。

6.性生活的指导

(1)如无并发症，心肌梗死后 6～8 周便可开始性生活；恢复正常性生活后，如有下列情形表示心脏过劳，应该立即告诉医师或停止：性生活后心跳、呼吸过速持续 20～30 分钟；性生活后心悸现象持续 15 分钟；性生活时或性生活后感到胸痛。

(2)禁止性生活的情况：大餐后或饮酒后，不能立即有性活动，最好等 3～4 小时以后；环境温度太冷或太热；焦虑、生气、愤怒时；性行为后还要费力工作时。

(3)性行为指导：①在性生活前舌下含服硝酸甘油，轻音乐、温水浴有助于身体放松；②病人要采取被动、避免居"上位的姿势"，而加重心脏的负担。也可采坐姿、侧姿；③性生活之前最好能有一段休息时间，早晨是一个理想的时间；④禁止婚外性行为，加重心脏负荷。

(张玉珍)

第七章　内分泌系统疾病

第一节　腺垂体功能减退

腺垂体功能减退症,系由多种原因所致腺垂体激素分泌减少或缺乏的综合征,可以呈现单个激素缺乏,或多种激素同时缺乏的表现。

一、病因及发病机制

本病可分为两大组,由垂体本身病变引起者称为原发性腺垂体功能减退症,由下丘脑以上神经病变或门脉系统障碍引起者称为继发性腺垂体功能减退。

1.垂体瘤　垂体瘤为成人最常见的原因,腺瘤增大压迫正常垂体组织,使其功能减退;各种转移瘤、淋巴瘤、白血病可浸润下丘脑、垂体门脉系统,引起腺垂体功能减退。

2.垂体缺血性坏死　妊娠期腺垂体增生肥大、血供丰富、代谢旺盛,对缺血、缺氧极为敏感,若因前置胎盘、胎盘早期剥离、胎盘滞留、子宫收缩无力等引起大出血、休克,使垂体大部分缺血坏死和纤维化,临床称为希恩(Sheehan)综合征。

3.感染和炎症　病毒、细菌、真菌感染引起的脑炎、脑膜炎、流行性出血热、结核、梅毒等都可引起下丘脑－垂体损伤而导致功能减退。

4.蝶鞍区手术、治疗和创伤　垂体瘤切除时可损伤正常垂体组织,术后治疗更加重垂体损伤。严重的头部损伤可引起颅底骨折、损害垂体柄和垂体门脉血液供应,鼻咽癌治疗也可损害下丘脑和垂体,引起腺垂体功能减退。

5.糖皮质激素长期治疗　可抑制下丘脑 CRH 和垂体 ACTH,突然停用糖皮质激素后可出现医源性腺垂体功能减退症,表现为肾上腺皮质功能减退。

6.其他　动脉硬化引起垂体坏死,自身免疫性垂体炎、空泡蝶鞍、海绵窦处颈内动脉瘤也可压迫垂体引起本病。

二、临床表现

临床表现取决于垂体受累程度,一般垂体破坏50％以上才有症状,75％时症状明显,95％时症状严重。一般以促性腺激素和催乳素首先受累且较严重,其次为促甲状腺激素,再其次为促肾上腺皮质激素。

1.性腺功能减退　女性有产后大出血、休克、昏迷病史,产后无乳、乳房萎缩、闭经不育、性征退化、性器官萎缩,毛发常脱落,以阴毛、腋毛明显,男性胡须减少,无男性气质。男女性欲均减退或消失。发生在青春期可有第二性征发育不全。

2.甲状腺功能减退　怕冷、皮肤干燥、粗糙而苍白、少汗、食欲不振、便秘、神情淡漠、嗜睡、思维迟钝、有时精神失常、心率缓慢、严重者出现黏液性水肿。

3.肾上腺皮质功能减退　由于 ACTH 缺乏,皮质醇分泌减少,患者常感疲乏无力、厌食、恶心呕吐、体重下降、低血压、易感染,对胰岛素敏感可导致血糖下降,生长激素缺乏可加重低血糖发作。因黑色素细胞刺激素缺乏,病人肤色浅淡,面色苍白,可与原发性肾上腺功能减退症相鉴别。

4. 生长激素不足综合征　成人一般无症状，儿童可引起生长障碍。

5. 肿瘤压迫综合征　垂体内或其附近肿瘤压迫，可引起头痛、偏盲甚至失明，蝶鞍摄片可见占位性病变。

6. 垂体功能减退性危象　简称垂体危象，在垂体功能减退症基础上，各种应激如感染、败血症、腹泻、呕吐、失水、饥饿、寒冷、手术、外伤、脑血管意外或使用镇静剂、降糖药等都可诱发垂体危象。临床表现有：①高热型(T>40℃)；②低温型(T<30℃)；③低血糖型；④低血压循环衰竭型；⑤水中毒型；⑥混合型。各种类型可有相应的症状，主要表现为消化系统、循环系统和神经精神方面的症状，如高热、循环衰竭、休克、恶心、呕吐、神志不清、谵妄、抽搐、昏迷等。

三、治疗要点

1. 一般治疗注意营养，进食高热量、高蛋白、高维生素饮食，预防感染，避免激动与过度劳累，注意生活规律，保持身心健康。

2. 激素替代治疗　①糖皮质激素，最为重要，应先于甲状腺激素的治疗，以提高机体应激性，以免诱发肾上腺皮质危象。首选氢化可的松，剂量视病情而定，服法模仿生理分泌。②甲状腺激素，小剂量开始，逐渐加量，以免增加代谢率加重肾上腺皮质负担而诱发危象。③性激素，育龄妇女病情较轻者可行人工月经周期治疗，以维持第二性征。男性病人用睾酮治疗，可改善性功能，增强体质。④病因治疗，因肿瘤所致可手术治疗或放射治疗。

3. 垂体危象处理①先给50%葡萄糖40~60 ml 静脉注射，继以10%葡萄糖盐水静脉点滴以纠正低血糖及脱水，同时每500~1000 ml 液体内加氢化可的松 50~100 mg，以解除肾上腺功能减退危象。②纠正循环衰竭，控制感染。③高温者降温，低温者保暖升温；水中毒者主要应加强利尿，可给予泼尼松或氢化可的松。④禁用或慎用麻醉剂、镇静剂、催眠药或降血糖药等。

（曹柏龙）

第二节　甲状腺功能减退

甲状腺功能减退症(hypothyroidism)简称甲减，是由各种原因导致的低甲状腺激素血症或甲状腺激素抵抗而引起的全身性低代谢综合征。根据病变部位本症分为原发性甲状腺功能减退症、继发性甲状腺功能减退症和甲状腺激素抵抗综合征；根据病变的原因分为药物性甲减、[131]I 治疗后甲减、手术后甲减和特发性甲减。根据起病年龄分 3 型：呆小病（克汀病），幼年型、成年型甲减。因甲减程度不同而症状有异。在婴儿及儿童时期以明显的智力及生长发育障碍为主要表现。成人则以全身代谢缓慢，器官功能降低特别是黏液性水肿为主要表现。本节主要介绍成人原发性甲减。

一、病因及发病机制

1. 原发性甲减　占成人甲减的 90%~95%。主要原因有：①自身免疫损伤，最常见是自身免疫性甲状腺炎，包括桥本甲状腺炎、亚急性淋巴细胞性甲状腺炎和产后甲状腺炎等；②甲状腺破坏,甲亢^{131}I治疗,甲状腺大部或全部手术切除后;③碘过量,少数高碘地区也可发生甲状腺肿和甲减;④口服过量抗甲状腺药物,如锂盐、硫脲类等。

2.垂体性甲减 因垂体肿瘤、手术、放疗或产后垂体坏死所致垂体分泌不足而引起继发性甲状腺功能减退。

3.下丘脑性甲减 下丘脑肿瘤、慢性炎症和放疗等导致 TRH 分泌减少,TSH 及 TH 也相继减少。

4.甲状腺激素抵抗综合征 由于甲状腺激素在外周组织发挥作用缺陷,而产生的一系列病理生理变化。

二、临床表现

本病女性多见。除手术切除或放疗损害腺体外,大多数起病隐匿,发展缓慢,早期缺乏特征性表现,有时长达 10 余年后始有典型表现。

(1)一般表现易疲劳、怕冷、少汗、少言懒动,动作缓慢,食欲减退而体重无明显减轻,重者出现典型黏液性水肿,表现为表情淡漠,面色苍白、眼睑水肿、唇舌厚大,皮肤干燥、增厚、粗糙脱屑、毛发脱落。踝部呈非凹陷性水肿。少数病人指甲厚而脆、多裂纹。

(2)精神、神经系统精神抑郁,记忆力减退,智力低下,反应迟钝,嗜睡,严重者发展为猜疑型精神病,后期多痴呆、幻觉、木僵等,重者可惊厥。

(3)心血管系统心动过缓,可有心包积液的症状和体征,病程长者因血胆固醇增高,易发生冠状动脉粥样硬化性心脏病。

(4)消化系统厌食、腹胀、便秘等。由于胃酸缺乏或维生素 B_{12} 吸收异常,可导致缺铁性贫血或恶性贫血。

(5)肌肉、骨骼系统肌肉松弛无力,痉挛疼痛。黏液性水肿病人可伴关节病变。

(6)内分泌系统。男性性欲减退、阳痿、女性月经过多,病久闭经不育,约 1/3 病人可有溢乳。

(7)黏液性水肿昏迷病情严重者可因寒冷、感染、手术、麻醉剂、镇静剂、心衰、肺水肿等因素而诱发。临床表现为嗜睡、低体温(<35℃)、呼吸徐缓、心动过缓、血压下降、四肢肌肉松弛、反射减弱或消失,甚至出现昏迷、休克、心、肾功能不全而危及病人生命。

三、实验室及其他检查

甲状腺摄碘率减低;TT4、TT3、FT4、FT3 降低;促甲状腺激素(TSH)增高,是成人甲减最敏感的指标;其他,如轻重度贫血,血中可检出甲状腺球蛋白抗体,甲状腺过氧化物酶抗体;X 线显示蝶鞍增大,心影增大等。

四、诊断要点

除临床表现外,主要依靠检测总 T4 或 FT4、TSH 以及 TRH 兴奋试验,诊断并不困难。早期、轻型甲减症状不典型者,需与贫血、特发性水肿、肾病综合征、肾炎及冠心病相鉴别。

五、治疗要点

(1)替代治疗所有类型的甲减,均需用 TH 替代治疗。常用甲状腺片或左甲状腺素

(LT4)，小剂量开始每日晨服，以后逐渐加至维持量，使血清 T4 在正常范围，TSH 正常或稍高于正常。

（2）对症治疗有贫血者补充铁剂、维生素 B_{12}、叶酸等，胃酸低者补充稀盐酸，并与 TH 合用，才能取得疗效。

（3）黏液性水肿昏迷的治疗①立即补充 TH；②氢化可的松 200～300 mg 静脉滴注，同时补液，维持电解质及酸碱平衡；③保持呼吸道通畅、吸氧、保暖；④控制感染、救治休克。

六、健康教育

（1）告诉病人注意避免寒冷、感染、创伤、镇静剂等诱因；由药物引起者应及时调整剂量。

（2）给病人讲解黏液性水肿昏迷的表现，如低血压、心动过缓、体温<35℃以下等，使病人学会自我观察，避免各种应激情况，以免发生黏液性水肿昏迷等严重并发症。

（3）对需要终生替代治疗者，向其解释终身服药的重要性和必要性，不可随意停药和变更剂量，其严重后果可导致心肌缺血、梗死或充血性心力衰竭。指导病人定时到医院复查，以便调整药物剂量。

（曹柏龙）

第八章 常见内分泌系统疾病的护理

第一节 内分泌系统疾病护理概述

内分泌系统是由内分泌腺（下丘脑、垂体、肾上腺、甲状腺、甲状旁腺、性腺、胰岛等）及有内分泌功能的组织和细胞构成。其主要功能是通过分泌各种激素（hormone），调节人体的代谢过程、脏器功能、生长发育、生殖衰老等生命现象。维持人体的正常生理、生化活动和生命的全过程。

人体内分泌系统（endocrine system）和神经系统、免疫系统共同构成一个调节网络，以维持机体内环境的稳定和适应外环境的变化。人体在遗传因素、环境因素、精神因素等作用下可引起内分泌系统疾病，导致相应激素分泌异常，在临床上出现内分泌功能亢进症或内分泌功能减退症。

机体所需营养物质包括糖类、蛋白质、脂肪、维生素、矿物质和水，一种或多种营养物质不足、过多或比例失调可引起营养病。代谢病是指物质代谢的某个中间环节发生障碍所致的疾病。

人体主要内分泌腺及其生理功能如下：

(1)下丘脑分泌的激素包括促甲状腺激素释放激素（TRH）、促性腺激素释放激素（GH-RH）、促肾上腺皮质激素释放激素（CRH）、生长素释放激素（GHRH）与生长素释放抑制激素（GHRIH）、催乳素释放因子（PRF）与催乳素释放抑制因子。主要作用是对腺垂体起调节作用，能促进或抑制其分泌促激素。

(2)垂体垂体分前后二叶，前叶称为腺垂体，后叶称为神经垂体，腺垂体分泌促甲状腺素（TSH）、促肾上腺皮质激素（ACTH）和促性腺素（GnH），对周围相应靶腺合成及释放起调节作用；分泌生长激素（GH）促进物质代谢及生长发育；分泌催乳素（PRL）作用于乳腺刺激其泌乳；黑色素细胞刺激素（MSH）作用于皮肤内黑色素细胞促进黑色素沉着。神经垂体分泌抗利尿激素（ADH），具有促进肾远曲小管和集合管对水分的重吸收；催产素（OXT）刺激子宫收缩和轻度利尿作用。

(3)甲状腺合成与分泌甲状腺素（T4）和三碘甲状腺原氨酸（T3），促进能量代谢、物质代谢和生长发育；分泌降钙素（CT）降低血钙，与甲状旁腺激素（PTH）一起调节钙磷代谢。

(4)甲状旁腺分泌甲状旁腺激素（PTH），与降钙素及 $1、25$ 一羟化维生素 D_3，共同调节体内钙磷代谢，具有升高血钙和降低血磷作用。

(5)肾上腺 肾上腺皮质分泌糖皮质激素（主要为皮质醇）、盐皮质激素（主要为醛固酮）和性激素。皮质醇参与物质代谢、水盐代谢，并有抑制免疫功能，抗炎、抗毒、抗过敏和抗休克作用。醛固酮促进肾远曲小管和集合管重吸收钠、水和排钾。性激素主要是雄激素，也有少量雌激素，具有促进蛋白质合成及骨骺愈合的作用。肾上腺髓质分泌肾上腺素和去甲肾上腺素，肾上腺素作用于 α 和 β 受体，使皮肤、黏膜、肾血管收缩；冠状动脉和骨骼肌动脉扩张，改善心肌供血；扩张支气管平滑肌；去甲肾上腺素作用于 α 受体，使血管收缩，升高血压，两者共同参与机体的应激反应。

(6)性腺男性性腺为睾丸,主要分泌雄激素;女性性腺为卵巢,主要分泌雌激素和孕激素。雄激素促进男性生殖器官的发育和男性第二性征的出现并维持正常状态,促进骨骼生长、蛋白质合成和红细胞生长等。雌激素促进女性生殖器官的发育和第二性征的出现并维持其正常状态,孕激素在雌激素作用的基础上,促进子宫内膜增生,维持妊娠。

(7)胰腺分泌胰岛素和胰高血糖素。胰岛素促进葡萄糖的利用及肝糖原合成,抑制糖异生,使血糖降低,促进脂肪、蛋白质合成,抑制脂肪、糖及蛋白质分解。胰高血糖素促进肝糖原分解和糖异生使血糖上升,与胰岛素起拮抗作用。

(8)其他包括胃肠道分泌的促胃液素、胰泌素、肠抑素和由肾脏分泌的前列腺素、促红细胞生成素等。前者调节胃肠平滑肌收缩及黏膜腺体的分泌功能;后者具有调节血压和刺激红细胞生成的作用。

内分泌系统疾病的诊断多需借助于实验室检查,可直接测定激素及其代谢物,或检查有无物质代谢紊乱的证据,必要时可作相应的兴奋试验或抑制试验,应注意护理过程中采集标本的特殊要求。对于内分泌系统疾病,主要以治疗病因,纠正功能紊乱为治疗原则。内分泌代偿性疾病常见的症状有营养失调、体态变化等。

一、营养失调

人的营养状况与内分泌功能有关,当内分泌功能紊乱时,可引起肥胖或消瘦。

(一)肥胖

肥胖(obesity)是指由于体内热量摄入大于消耗,造成脂肪在体内积聚过多,导致体重超常(体重>标准体重20%,或体重指数>24)的病症。其中无明显内分泌代谢病病因可寻者称为单纯性肥胖,占肥胖总数的95%以上,一般所说的肥胖均指此类肥胖。单纯性肥胖属于现代"文明病"、"富贵病"的范畴,其发病率主要与人民生活水平呈正相关,其病因主要有遗传因素和环境因素(摄食过多、运动过少等)。具有明确病因者如下丘脑-垂体疾病、甲状腺疾病、肾上腺疾病等引起的肥胖称为继发性肥胖。

标准体重简易计算公式:标准体重(kg)=身高(cm)-105。

1.护理评估

询问有无家族史;有无高脂肪、高热量饮食,是否嗜零食、甜食和晚餐进食过多,是否食用蔬菜、大麦及粗粮过少;是否运动过少;有无导致肥胖的疾病等。

测量身高、体重;了解体重增加经过;习惯上,把体重超过标准体重的20%称为轻度肥胖;超过21%～30%称为中度;超过31%以上称为重度;超过50%以上称为极度肥胖。

观察脂肪分布情况。是分布均匀还是向心性肥胖;有无食欲亢进、多食善饥、便秘等;有无肥胖伴随症状,如稍事活动即感疲劳、气急、关节疼痛、活动少而思睡;是否并发其他系统疾病,如高血压、冠心病、糖尿病等;继发性肥胖应了解原发病的相应表现。

2.常见护理诊断

(1)营养失调:高于机体需要量与营养摄入过多、不平衡、内分泌代谢紊乱有关。

(2)社交障碍与肥胖使病人身体外形改变,缺乏自信有关。

3.护理目标

病人体重减轻接近正常,坚持适量运动,建立合理的膳食习惯;病人自信心增强,能接受自己肥胖的体型并有决心改善。

4.护理措施

(1)病情观察根据肥胖的不同程度,年龄、性别和情绪状态与病人进行针对性的交谈,分析引起肥胖的原因,使病人正确对待存在的问题,与病人一起制定减轻体重的计划,使病人积极配合执行控制体重的各项措施。

(2)生活护理治疗肥胖的最佳方案是少食多动,这两个方面必须同时兼顾,长期坚持。如果不增加体育活动而只是一味地控制摄入饮食中的热能,病人则将不可避免地要长期忍受十分严重的饥饿之苦,以及其他心理上的负担。同时可能会发生较多的组织蛋白丢失,对机体健康造成不良影响。另外,原已较低的基础代谢率将会变得更低,以至于对体质带来更为有害的不良反应。反之,如果只增加体力活动而不控制饮食,其所增加消耗的热能很容易从饮食中得到补偿,这样就难以达到减肥的目的。减体重时供给的热量可按公式计算,每天所需最多热量(kJ)—[实际体重(kg)−7.5]×20 kJ。重度肥胖者的饮食以低糖、低盐、低脂、高纤维素为宜。饥饿感强烈时可供给低热量蔬菜,如芹菜、南瓜、冬瓜、黄瓜等,以增加饱食感,同时要改善不良进食习惯,建立定时定量按计划进食、细嚼慢咽的良好习惯。

(3)对症护理病人要积极参加体力活动,增加热量的消耗,长期坚持锻炼,否则体重不易下降或下降后又复升,运动量要逐渐增加,使体重每周下降 $250\sim500$ g 至标准体重并保持。

(4)并发症预防及护理最好的方法是预防和减轻肥胖,要提高对肥胖的认识和自我保健意识,若体重超过标准体重的 10% 即需限制热量的摄入,并加强体育锻炼,方能及早的防止并发症。

(5)心理护理与病人有针对性的交谈,使其认识到肥胖对健康十分有害,如不加以有效控制,会大大降低生活质量,并会产生并发症;探讨引起肥胖的原因,给予恰当的分析、解释及指导,指导其改变不良的饮食习惯,多吃低脂肪的食品,如蔬菜和各种谷物等,进行适当的全身运动;鼓励树立战胜疾病的信心并自觉的坚持和执行控制体重的各项措施。

5.评价

有一定的保健知识,建立良好的生活习惯;能坚持体育锻炼,逐渐达到标准体重,无并发症发生。

(二)消瘦

体重低于标准体重的 10% 以上者称为消瘦。由于热量和蛋白质缺乏使皮下脂肪减少,肌肉逐渐萎缩;表现为体重减轻、皮肤弹性差、皮下静脉暴露。严重消瘦病人呈恶病质状态。

根据引起消瘦的原因不同,分为单纯性消瘦和继发性消瘦。单纯性消瘦与遗传、摄入热量及营养不足、运动过度而饮食结构未调整,不能满足机体消耗的需要等因素有关。因患有内分泌代谢疾病,如糖尿病、甲亢、下丘脑疾病,或影响消化吸收的疾病及其他严重的消耗疾病而引起的消瘦为继发性消瘦。

1.护理评估

(1)体重减轻的相关因素和程度了解病人的食欲情况,评估营养的摄入量和结构是否能满足机体的需要;有无营养不足、运动量过度;有无恶心、呕吐、腹泻、体重减轻及原发病的基本症状。如消瘦始于婴儿期多属于营养不良性消瘦,且生长发育受到影响。判断消瘦的程度可根据病人实际体重与标准体重的差值和臀部、腹部、背部、大腿的皮下脂肪的分布情况作出判断。单纯性消瘦病人,除消瘦以外,无其他器官疾病的伴随症状。

(2)伴随的身心状态明显消瘦病人应评估有无精神委靡、食欲不振、贫血、记忆力下降等。

严重营养不良者应检查皮下脂肪消失程度,了解是否容易发生感染;女性病人有无月经紊乱、闭经不育;继发性消瘦病人应评估有无原发病的相应表现。

极度消瘦病人往往悲观、忧郁,神经性厌食病人多数是女青年,性格内向,不能很好的适应环境,往往与家庭关系很紧张,脱离社会。

2.常见护理诊断

营养失调:低于机体需要量与营养摄入不足、分解代谢亢进或胃肠功能紊乱有关。

3.护理目标

患者体重增加到正常范围。

4.护理措施

(1)病情观察。了解患者是单纯性消瘦还是继发性消瘦,结合实验室检查结果。查找引起消瘦的原因;了解病人经济状况、情绪状况及家属对其的态度。

(2)生活护理根据原发病来制定饮食计划,如糖尿病患者低糖、低脂、高蛋白、高纤维素饮食;甲亢患者则要给予高蛋白、高热量、高维生素饮食;对于食欲不振者应尽量提供其喜爱吃的食物,鼓励病人增加进食,开始宜少量多餐,以后逐渐增加进食的量和减少进食次数,最后过渡到正常饮食。增加新鲜水果蔬菜的摄入,并保证良好的进餐环境;对于极度消瘦者可静脉补充营养,如乳化脂肪、蛋白质等,但不能以输液来改善营养和增加体重。

(3)用药护理遵医嘱用药,观察药物的疗效和不良反应。

(4)对症护理单纯性消瘦的病人除查找引起消瘦的原因,鼓励病人多进食;继发性消瘦的病人,除应对原发病进行护理外,还要加强皮肤的护理,避免骨骼突起部分碰伤或引起压疮。

(5)心理护理。了解病人的心理活动,说明消瘦对身体健康的影响和摄取足够的营养物质对身体的重要性。对于过度减肥的病人及神经性厌食病人,纠正其对消瘦的错误认识,建立良好的进食行为。

5.评价

病人及家属能识别引起消瘦的有关因素、合理安排膳食、体重增加,逐步达到标准体重。病人乐观、自信、保持正常的心理状态,积极配合治疗。

二、体态变化

体态变化指身体外形的改变。身体外形(specil appearance)改变包括相貌、体型、身高、毛发等的异常变化,是内分泌和代谢异常易导致的一组影响病人生理和心理状态的临床征象。

面貌的改变常见的有肢端肥大症病人的粗陋面容、甲亢病人的突眼征,肾上腺皮质功能亢进的满月脸,甲状腺功能减退病人的"假面具样"面貌等。而身高异常是指体长与常人相比过高或过矮。一般认为,成年男性身高>200cm,女性>185cm为过高,可见于巨人症,是因为在骨骼未愈合的青春期前,腺垂体发生腺瘤或生长激素细胞增生,分泌过多的生长激素,引起骨骼、软组织及内脏的增生肥大、身材高大伴手足粗大;而成人男性身高<145 cm,女性<135 cm为身材过矮,可见于呆小症及侏儒症。垂体性侏儒症指儿童期起病的腺垂体功能减退,生长激素分泌减少,导致生长发育障碍,身体矮小,但智力不受影响。

1.护理评估

(1)健康史大多数病人的体态改变是一个相对缓慢、逐渐加重的过程,要询问身体外形改变的原因及发生的时间、有无伴随症状、治疗及用药情况。

(2)身体评估评估体型、面容、毛发、皮肤变化的特征,如有无肥胖、消瘦、满月脸、痤疮、皮肤菲薄、紫纹等。病人的全身状况,如生命体征、营养状况。有无突眼、甲状腺肿大等。

(3)实验室及其他检查 甲状腺功能测定、垂体功能测定、胰岛素水平是否变化等。

(4)心理及社会评估患者因身体外形的改变对病人精神心理状态的影响,有无焦躁易怒、抑郁及自我形象紊乱等。

2.常见护理诊断

(1)自我形象紊乱与疾病引起的身体外形改变有关。

(2)潜在并发症高血压、心脏及肝脾增大、精神异常等。

3.护理目标

病人的身体外形逐渐恢复正常,能够接受疾病的现实,焦虑程度减轻;避免并发症发生,一旦发生能及时发现和配合处理。

4.护理措施

(1)病情观察观察病人形象的改变,如肥胖、消瘦、满月脸、痤疮等,了解患者及家属社会心理方面的反应。

(2)生活护理护士多与病人交谈,给病人讲解有关疾病的知识,告诉病人经治疗后,身体外观可得到改善,指导病人改善自身形象的方法。如甲亢突眼病人外出可戴有色眼镜,既可美观又可保护眼睛免受刺激。

(3)用药护理使病人了解所患内分泌疾病的治疗原则,告诉病人所用药物名称、作用、剂量和服用方法;激素给药时间宜模仿其分泌周期安排在上午 8:00 前和下午 2:00 前;激素替代治疗者必须长期坚持用药,不可中断,在感染、外伤等应激情况下应增加剂量,教育病人知道药物不良反应,以便及时就医调整剂量。

(4)对症护理巨人症或肢端肥大症病人,呈衰竭状态,四肢无力不能站立,骨质疏松畸形或骨折,导致自我照顾能力丧失,需全面细致护理,防止意外发生。

(5)心理护理观察病人有无心理异常情况的发生,建立良好的护患关系,帮助病人接受身体外观的改变,对那些在疾病得到有效治疗后可以明显恢复的形象异常予以充分说明,使其获得心理支持。

5.评价

病人身体外观已得到改善,能够接受患病的事实,焦虑减轻,积极配合治疗。

(王艳)

第二节　腺垂体功能减退护理

一、概述

腺垂体功能减退症指腺垂体激素分泌减少,可以是单种激素减少,如生长素(GH)缺乏,或多种促激素同时缺乏。由于腺垂体分泌细胞是在下丘脑各种激素(因子)直接影响之下,腺垂体功能减退可原发于垂体病变,或继发于下丘脑病变,表现为甲状腺、肾上腺、性腺等靶腺功能减退和(或)鞍区占位性病变。临床症状变化较大,可长期延误诊断,但补充所缺乏的激素治疗后症状可迅速缓解。

二、护理常规

1.休息与活动　环境要安静、舒适、湿度适宜,保证患者有充足的休息和睡眠,避免劳累、情绪激动以及各种刺激诱发垂体危象,夜间睡眠差者忌用镇静剂。

2.饮食护理　给予高热量、高蛋白、富含维生素、易消化、清淡饮食,少量多餐,避免低血糖的发生,可适当进食高纤维食物,以防便秘发生。同时注意饮食卫生,避免胃肠道感染。

3.病情观察　注意生命体征和神志的观察,发现异常及时报告医生。如低血压、低血糖、低体温等。协助做好各项检查。准确记录出入量。

4.对症处理(垂体危象的护理)

(1)避免感染、失水、饥饿、寒冷、外伤、手术、不恰当用药等诱因。

(2)加强病情观察,每小时观察患者的意识状态、生命体征的变化,注意有无低血糖、低血压、低体温等。评估患者精神系统体征以及瞳孔大小及对光反射的变化。

(3)立即报告医生协助抢救。低血糖者,首先给予50%GS 40～60 mL 静脉注射。用5%GNS　500～1000 mL 加人氢化可的松 50～100 mg 静脉滴注,解除急性肾上腺功能减退。循环衰竭按休克原则治疗,感染败血症积极抗感染,水中毒者加强利尿,迅速建立静脉通路,补充适当的水分,保证激素类药及时准确使用。保持呼吸道通畅,给予氧气吸入。低温者应保暖,高热型患者给予降温处理。并做好口腔护理、皮肤护理,保持排尿通畅,防止尿路感染。

(4)保持情绪稳定,注意生活规律,避免过度劳累;预防感染;注意保暖,注意个人卫生。

(5)教会患者掌握所用药物的名称、剂量、用法和不良反应,不能随意停药,严格遵医嘱按时按量服用药物。不随意增减药物剂量。

(6)识别垂体危象的先兆,外出时随身携带疾病卡,以防意外发作。

5.用药护理　多采用靶腺激素替代,需要长期、甚至终身维持治疗。治疗过程中先补给糖皮质激素,然后再补充甲状腺激素,以防肾上腺危象。注意观察有无精神兴奋异常,失眠、浮肿,胃部不适,血压增高,低钾血症等及时报告医生。

6.皮肤护理　保持皮肤清洁,注意个人卫生,督促患者勤换衣、勤洗澡。

7.口腔护理　保持口腔清洁,避免到人多拥挤的公共场所。,避免受凉,预防全身及局部的感染。

8.心理护理　鼓励患者说出内心的感受,了解患者的思想及生活情况,及时给予安慰和理解,降低患者焦虑、恐惧心理,讲解疾病的有关知识,树立战胜疾病的信心。

(王艳)

第三节　甲状腺功能减退护理

一、定义

甲状腺功能减退症,简称甲减,是由于多种原因引起的甲状腺激素合成、分泌或生物效应不足所致的全身性低代谢综合征。

二、治疗原则

甲状腺激素补充替代治疗；对症治疗，如贫血者补充铁剂、叶酸等。

三、护理

（一）按内分泌和代谢系统疾病护理常规

（二）与本病相关的其他护理

1. 评估要点

1）健康史及相关因素

（1）有无[131]I治疗史、甲状腺手术史、颅内肿瘤手术史、病毒感染史、生产史等。

（2）了解起病时间、治疗经过、病情控制等情况。

2）症状、体征

（1）低代谢症状畏寒、少汗、乏力、少言、懒动、动作缓慢、面色苍白、眼睑浮肿、毛发脱落等。

（2）体重增加。

（3）精神、神经系统表现记忆力减退、反应迟钝、嗜睡、精神抑郁，后期痴呆、幻觉等。

（4）心血管系统表现心动过缓、心音减弱等。

（5）消化系统表现腹胀、便秘、肠梗阻、贫血等。

（6）肌肉与关节表现阵发性肌痛、强直，甚至关节腔积液。

3）并发症黏液性水肿昏迷等。

4）辅助检查　了解甲状腺功能全套、甲状腺B超、甲状腺ECT、心脏超声心动图检查等阳性结果。

5）心理社会支持状况。

2. 护理措施

1）饮食管理高热量、高蛋白、高维生素、低脂肪、低钠饮食。鼓励进食粗纤维食物，多食蔬菜、水果，多饮水，大约2000～3000ml/d，防治便秘。

2）休息与活动环境舒适，注意保暖，适度运动，重症者需卧床休息。伴有嗜睡或精神症状者需注意安全。

3）用药护理

（1）激素替代治疗需小剂量开始，空腹服药。

（2）观察生命体征变化，如脉率大于100次/分，应立即报告医生。

（3）观察药物不良反应，如多食、消瘦、脉搏加快、血压升高、呕吐、腹泻、发热、大量出汗等。

3. 并发症护理

黏液性水肿昏迷：表现为嗜睡、低体温、呼吸缓慢、心动过缓、血压下降、肌肉松弛、反射减弱或消失等，严重者可致昏迷、休克。一旦发生，应保持呼吸道通畅，吸氧，必要时协助医生行气管插管或气管切开机械通气。建立静脉通道，遵医嘱使用激素类药物，防止低血糖。严密观察病情变化，监测动脉血气分析，记录24小时出入量。避免感染、手术、受寒、精神压力刺激以及镇静剂过量等诱发因素。意识障碍者护理参见第十章神经系统疾病护理常规。

四、出院指导

（1）自我监测若出现畏寒、乏力、面色苍白、眼睑浮肿、毛发脱落、体重增加、嗜睡等症状或多食消瘦、脉搏加快、血压升高、呕吐、腹泻、发热、大量出汗等药物过量症状，需立即就诊。

（2）饮食指导。高热量、高蛋白、高维生素、低脂肪、低钠饮食。地方性缺碘者可食用碘化盐。

（3）休息与活动劳逸结合，避免寒冷、劳累，避免皮肤破损、感染、创伤等。避免出入公共场所及接触呼吸道感染患者。

（4）用药指导遵医嘱服药，不可擅自停药或随意增减剂量，强调终身服药的必要性。教会患者自我观察药物的不良反应，自测脉搏。

（5）定期复诊。

（王艳）

第九章 神经系统疾病

第一节 总论

神经系统按解剖结构分为中枢神经系统(脑、脊髓)和周围神经系统(脑神经、脊神经),前者主管分析综合体内、外环境传来的信息,并使机体作出适当的反应;后者主管传递神经冲动。按神经系统的功能又分为调整人体适应外界环境变化的躯体神经系统和稳定内环境的自主神经系统。

神经病学(neurology)是一门研究神经系统疾病和骨骼肌疾病的临床医学,主要研究神经系统和骨骼肌疾病的病因、发病机制、临床表现、诊断、治疗、康复及预防等。

一、神经系统疾病的病因学分类与特性

(一)神经系统疾病的病因学分类

1. 血管性疾病 起病急骤,发病后短时间内(数秒、数分钟、半小时或数日)症状达高峰。多见于中老年人,既往常有高血压、糖尿病、心脏病、动脉粥样硬化、高脂血症等病史。神经系统症状常有头痛、呕吐、意识障碍、肢体偏瘫和失语等,影像学检查有助于确定诊断。主要疾病有脑梗死、脑出血、蛛网膜下腔出血等。

2. 感染性疾病 多呈急性或亚急性起病,常伴有畏寒、发热、外周血白细胞增加或血沉增快等全身感染的征象。神经系统症状表现多样,可出现脑、脑膜和脊髓损害。主要疾病有急性化脓性脑膜炎、单纯疱疹病毒性脑炎、结核性脑膜炎、新型隐球菌脑膜炎、脑囊虫病等。

3. 神经变性疾病 起病隐匿,进展缓慢,常呈进行性加重,主要侵犯某一神经系统,如肌萎缩侧索硬化主要累及上下运动神经元,帕金森病主要损害黑质多巴胺能神经元等。

4. 外伤 常呈急性起病,多有外伤史,神经系统症状和体征的出现与外伤有密切关系。主要疾病有脑挫裂伤、硬膜外血肿、硬膜下血肿、外伤性蛛网膜下腔出血、脊髓挫裂伤、周围神经损伤等。

5. 肿瘤 大多数起病缓慢,病情呈进行性加重,常有头痛、呕吐、视乳头水肿等颅内高压症状,还可引起局灶性定位症状和体征。主要有胶质瘤、脑膜瘤、垂体瘤、颅咽管瘤、脊髓肿瘤、转移瘤等。

6. 脱髓鞘性疾病 常呈急性或亚急性起病,病灶分布较弥散,病程中多表现有缓解与复发的倾向。常见疾病有多发性硬化、急性播散性脑脊髓炎、吉兰-巴雷综合征等。

7. 营养和代谢障碍性疾病 常有引起营养及代谢障碍的病因,如胃肠切除术后、长期经静脉补充营养、饥饿、偏食、腹泻和酗酒等,或者患有糖、脂肪、蛋白质、氨基酸和重金属代谢障碍性疾病。通常发病缓慢,病程较长,常有其他脏器(如肝、脾、视网膜、血液和皮肤)受损的证据。如糖尿病引起的多发性周围神经病、维生素 B_{12} 缺乏导致的脊髓亚急性联合变性等。

8. 中毒 有与毒物接触史或滥用药物及长期服药史,除急性中毒外,通常起病缓慢,可表现为急或慢性脑病、周围神经病、帕金森综合征、共济失调等症状和体征,常有其他脏器受损的证据。

9.遗传性疾病 多在儿童和青春期起病,部分病例可在成年期起病,呈慢性或隐匿起病、进行性发展,可有家族史。如遗传性共济失调、痉挛性截瘫、神经皮肤综合征、腓骨肌萎缩症、肝豆状核变性等。

10.先天性发育异常 表现为神经系统发育缺陷,智能障碍、运动障碍、发育迟滞。常见疾病有颅裂和脊柱裂、小脑扁桃体下疝畸形、扁平颅底、寰椎与枢椎畸形、腰骶椎融合等。

11.系统性疾病伴发的神经系统损害 可呈急性、亚急性或慢性起病,神经系统症状表现多样,演变过程与系统疾病有密切关系。许多内分泌、血液、心血管、呼吸、消化、泌尿、结缔组织系统疾病、恶性肿瘤等都可并发神经系统损害。

(二)神经系统疾病的特性

1.复杂性 神经系统和肌肉组织的解剖构造都非常复杂,不同部位病变所表现的症状不同,如果病灶同时累及几个部位,临床症状就会互相重叠。给诊断和分析带来较大困难。

2.广泛性 神经系统的症状既可由神经疾病引起,也可由其他系统疾病产生,如昏迷这一症状,原发病可为脑出血、蛛网膜下腔出血,也可能为其他内科疾病,如糖尿病。神经系统的功能紊乱也可导致其他系统的功能障碍。如脑出血常出现心血管系统和消化道的症状。许多"神经系统"症状具有广泛的覆盖性,并不单单是属于神经系统疾病,其他系统疾病也可引起。

3.严重性 神经系统疾病急症、重症多,对生命威胁程度较高。如脑梗死、脑出血严重时可发生脑疝.可突发呼吸心跳停止。再如重症肌无力和吉兰-巴雷综合征可发生呼吸肌麻痹,如不及时抢救,可随时威胁生命。因此,在临床实践中应做到对疾病观察细致、估计充分,才能防患于未然,减少病死率。

4.辅助检查的重要性 现代科技的发展,使得许多新方法和新手段不断涌现,为医师诊断疾病带来较多便利。辅助检查对于大多数神经系统疾病的诊断越来越重要,如CT诊断脑出血,MRI诊断多发性硬化,肌肉活检和肌电图对于周围神经病和肌病的诊断等。因此,需要了解众多的相关知识,以正确利用辅助检查为诊断服务。

5.治疗的可能性 神经系统疾病有些是可以完全治愈的,如大多数感染性疾病、营养缺乏性疾病、早期或轻症的脑血管病、特发性面神经麻痹等;有些神经系统疾病虽不能根治,但经过治疗可使症状完全得到控制或缓解,如多发性硬化、重症肌无力、特发性癫痫等;还有少部分神经系统疾病目前尚缺乏有效的治疗方法,如神经系统变性疾病、遗传性疾病等。对可治愈的病,应及时给予积极有效的治疗;对能控制的疾病,应尽早采取措施使之缓解,延缓进展;对难治或目前尚无有效治疗方法的疾病.也应设法给予对症和支持治疗,并努力进行深入的研究,以提高患者生活质量,延长寿命。

二、感觉和运动的解剖生理及其功能障碍

神经系统疾病的临床表现主要涉及感觉、运动、反射、自助神经以及高级神经活动等方面的功能障碍。

(一)感觉障碍

感觉(Sensory)可分为特殊感觉(嗅、视、味、听)和一般感觉。后者又分为浅感觉、深感觉和复合感觉。本部分仅涉及躯干和四肢的一般感觉,而特殊感觉的内容将穿插在"神经系统检查"中描述。

1.解剖生理特点　每一脊神经后根或脊髓节段支配的皮肤区域,称为皮节。此种节段性支配在躯干的皮节分布区比四肢更明显。一些典型的节段分布特别有助于临床定位诊断,如胸骨角平面为 T_2、乳头平面为 T_4、剑突平面为 T_6、脐平面为 T_{10}、腹股沟平面为 T_{12} 及 L_1 等。应注意脊髓的感觉分布呈节段性分布,与周围神经在体表呈条块状的分布不同。

2.感觉障碍的分类

(1)刺激性症状:包括感觉过敏、感觉倒错、感觉过度和感觉异常等。

(2)抑制性症状:包括感觉缺失(同一部位各种感觉均缺失)和分离性感觉障碍(同一部位某种感觉缺失而其他感觉保存)。

3.感觉障碍的定位　诊断根据感觉障碍的分布范围作出疾病不同部位的定位诊断。常见的感觉障碍类型有以下 7 种:

(1)末梢型:表现为肢体远端对称性各种感觉(痛、温、触觉等)障碍,呈手套、袜套样分布,远端重于近端,为周围神经末梢受损所致。

(2)神经干型:周围神经某一支神经干受损,其支配区域内各种感觉呈条或块状障碍。

(3)节段型:包括①后根型:一侧脊神经根或后根神经节病变,出现单侧节段性完全感觉障碍,可伴有神经根痛;②后角型:见于一侧后角病变,表现为单侧节段性分离性感觉障碍;③前连合型:脊髓中央部病变使前连合受损引起,表现为支配节段双侧对称性痛觉、温度觉障碍,而触觉、深感觉保留。

(4)脊髓传导束型:脊髓感觉传导束损害导致损害平面以下的感觉障碍。①脊髓横贯性损害:出现病变平面以下各种感觉障碍,伴有截瘫或四肢瘫痪,大、小便功能障碍等;②脊髓半切综合征(Brown-Sequard syndrome):脊髓半侧损伤时,表现为同侧病变平面以下深感觉障碍及上运动神经元瘫痪,对侧痛、温度觉缺失;③后索型:薄束、楔束损害,表现受损平面以下深感觉和精细触觉障碍,出现感觉性共济失调;④侧索型:脊髓丘脑侧束受损,出现对侧病变平面以下痛觉、温度觉障碍,而触觉、深感觉保留。

(5)脑干型:脑干损害产生交叉性感觉障碍,表现为病变同侧面部、对侧偏身痛温觉减退或缺失。

(6)丘脑及内囊型:丘脑及内囊等处病变均可导致对侧偏身感觉减退或缺失,常伴有肢体瘫痪或面舌瘫等。丘脑受损产生对侧偏身各种感觉减退或缺失,常伴有自发性疼痛和感觉过度;内囊受损常伴对侧偏身感觉障碍、上运动神经元性瘫痪和同向偏盲,称三偏综合征。

(7)皮质型:大脑皮质感觉区病变仅累及部分区域时,常表现为对侧上肢或下肢感觉缺失,并有复合感觉障碍。皮质感觉区刺激性病灶可引起局部性感觉性癫痫发作。

(二)运动障碍

1.运动系统解剖生理

(1)上运动神经元:上运动神经元又称锥体系统,包括大脑皮质中央前回运动区的大锥体细胞及其下行轴突形成的皮质脊髓束和皮质核束,后两者合称锥体束。皮质脊髓束的大部分纤维在延髓锥体交叉处交叉至对侧,形成皮质脊髓侧束,小部分纤维不交叉而直接下行,形成皮质脊髓前束,终止于脊髓前角。皮质核束终止于各个脑神经运动核,除面神经核下部、舌下神经核外,其他脑神经核均受双侧皮质核束支配。上运动神经元的功能是发放和传递随意运动冲动至下运动神经元,并控制和支配其活动。

（2）下运动神经元：是指脑干运动神经核、脊髓前角运动神经细胞和它们所发出的轴突。它们接受锥体束、锥体外系统和小脑系统的各种冲动，是运动冲动到达骨骼肌的唯一途径。下运动神经元将各方面来的冲动组合起来，经前根、神经丛和周围神经传递至运动终板，引起肌肉收缩。

（3）锥体外系统：锥体外系统的功能是调节肌张力、协调肌肉运动，维持和调整体态姿势，负责半自动刻板动作和反射性运动。

（4）小脑：小脑的主要功能是调节肌张力，控制姿势和步态，维持躯体平衡和协调随意运动。

2.运动障碍的定位诊断

（1）上运动神经元损害损伤后可产生上运动神经元性瘫痪，也称痉挛性瘫痪或中枢性瘫痪上运动神经元各部位病变时瘫痪的特点和定位诊断如下：

①皮质：多表现为对侧一个上肢、下肢或面部的中枢性瘫痪，称单瘫。当病变为刺激性时，对侧肢体相应部位出现局限性抽搐（常为阵挛性），为部分运动发作。

②内囊：此处病变易使一侧锥体束全部受损而引起对侧比较完全的中枢性面、舌瘫和肢体瘫痪，常合并对侧偏身感觉障碍和偏盲。

③脑干：脑干病变引起交叉性瘫痪，即同侧脑神经下运动神经元性瘫痪和对侧肢体上运动神经元性瘫痪。

④脊髓：横贯性损害可出现四肢瘫或截瘫。脊髓半横贯损害可出现脊髓半切综合征。

（2）下运动神经元损害：下运动神经元通路任何部位损伤可导致下运动神经元性瘫痪，或称弛缓性瘫痪或周围性瘫痪。上、下运动神经元性瘫痪的鉴别要点见表9-1-1。

表9-1-1 上、下运动神经元性瘫痪的鉴别要点

临床特点	上运动神经元性瘫痪	下运动神经元性瘫痪
瘫痪范围	较广（如偏瘫、单瘫和截瘫等）	局限，以肌群为主
肌张力	增高，呈痉挛性瘫痪	减低，呈迟缓性瘫痪
腱反射	亢进	减弱或消失
病理反射	阳性	阴性
肌萎缩	无，可有轻度失用性萎缩	显著，且早期出现
肌电图	神经传导速度正常，无失神经电位	神经传导速度异常，有失神经电位

（3）锥体外系统损害：锥体外系统受损后主要出现肌张力改变和不自主运动两大类症状。主要表现为：①苍白球、黑质损害：出现肌张力增高—运动减少综合征；②新纹状体即尾状核、壳核损害：出现肌张力减低—运动增多综合征；③丘脑底核病变可产生偏侧投掷运动。

（4）小脑系统损害：小脑损害后最重要的症状是共济失调，主要表现为走路时步态不稳，左右摇摆，意向性震颤，可伴肌张力减低、眼球震颤、言语缓慢或呈爆发式语言等。主要表现为：①小脑蚓部损害：出现躯干及双下肢的共济失调，患者站立不稳，行走时两脚分开较宽，步态蹒跚，状如醉汉，上肢共济失调不明显，常无眼球震颤；②小脑半球损害：出现行走时步态不稳，易向患侧歪斜或倾倒，同侧上、下肢共济运动不协调，如指鼻试验及跟—膝—胫试验不准，辨距不良，轮替运动差，反跳现象阳性，有意向性震颤，眼球向病灶侧注视时有粗大震颤。

三、神经系统疾病的诊断

(一)神经系统的临床检查

神经系统临床检查是临床医生的基本技能之一,检查所获得的体征为疾病的诊断,尤其是定位诊断提供重要的临床依据。熟练地掌握神经系统检查方法非常重要。

1. 一般检查

一般检查包括全身状况、头颈部、胸腹部、躯干和四肢等有无异常。

2. 意识障碍

广泛的大脑皮质或脑干上行网状激活系统损害可导致不同程度觉醒水平的障碍,而意识内容变化主要由大脑皮质病变造成。

1)以觉醒度改变为主的意识障碍

(1)嗜睡(somnolence):表现为睡眠时间延长,但能被唤醒,醒后可勉强配合检查及回答问题,停止刺激后患者又继续入睡。

(2)昏睡(sopor):患者处于沉睡状态,需高声呼唤或其他强烈刺激方可唤醒. 可作含糊、简单而不完全的答话,停止刺激后又很快入睡。

(3)昏迷(coma):最严重的意识障碍。患者意识完全丧失,各种强刺激不能使其觉醒,无有目的的自主活动,不能白发睁眼。按严重程度可分为浅昏迷、中昏迷和深昏迷。

2)以意识内容改变为主的意识障碍

(1)意识模糊(confusion):表现为注意力减退,情感反应淡漠. 定向力障碍. 活动减少,语言缺乏连贯性,对外界刺激可有反应,但低于正常水平。

(2)谵妄(delirium):是一种急性脑高级功能障碍,患者对周围环境的认识及反应能力均有下降,表现为认知、注意力、定向力、记忆功能受损,思维推理迟钝,语言功能障碍,错觉、幻觉、睡眠觉醒周期紊乱等,可表现为紧张、恐惧和兴奋不安. 甚至有冲动和攻击行为。

3)特殊意识障碍　主要包括去皮质综合征(decorticated syndrome)、无动性缄默症(akinetic mutism)。

3. 精神状态及语言功能

(1)精神状态注意患者的仪表、动作举止和谈吐思维等有无异常,观察有无人格改变、行为异常、精神症状(错觉、幻觉、妄想等)和情绪改变等。测试患者的记忆力、计算力、定向力等来初步判断认知功能。

(2)语言障碍　由于大脑病变引起语言表达或理解等能力受损或丧失称为失语症(aphasia)。常见的欠语症包括运动性失语(Broca 失语)、感觉性失语(Wernicke 失语)、混合性失语(完全性失语)、命名性失语、失写症、失读症。

4. 脑神经

(1)嗅神经(Ⅰ)　可用带有味道(非挥发性、非刺激性气味)的物体如香皂、牙膏、香烟等分别试验两侧鼻孔,令其说出是何气味并作出比较。

(2)视神经(Ⅱ)　主要检查视力、视野和眼底。视力检查一般采用近视力表。视野检查是检查双眼向前方固视不动时所能看到的空间范围,临床常用手动法进行粗略测试。眼底检查常用检眼镜检查视乳头、视网膜、视网膜血管等情况。

（3）动眼、滑车和展神经（Ⅲ、Ⅳ、Ⅵ）　共同支配眼球运动,可同时检查。首先观察眼裂大小和眼球位置有无异常,然后嘱患者的眼球随检查者手指分别向各个方向移动,检查有无眼外肌麻痹、复视和眼球震颤,同时注意观察瞳孔的大小、形状、位置是否对称,并检查瞳孔的直接、间接对光反射和调节反射。

（4）三叉神经（Ⅴ）　检查面部感觉、双侧咀嚼肌肌力、角膜反射和下颌反射等。

（5）面神经（Ⅶ）　主要检查面部表情肌。先观察两侧额纹、眼裂、鼻唇沟和口角是否对称,再嘱患者做皱眉、闭眼、鼓腮、示齿和吹口哨动作,观察能否正常完成及左右是否对称。

（6）前庭蜗神经（Ⅷ）　①听力检查:常用耳语、表声或音叉进行。音叉试验包括 Rinne 试验和 Weber 试验;②前庭功能检查:首先观察有无眩晕、呕吐、眼球震颤、平衡障碍等,也可通过冷热水试验和旋转试验等诱发试验检查。前庭神经损害主要产生眩晕、眼球震颤及平衡障碍。

（7）舌咽神经、迷走神经（Ⅸ、Ⅹ）　观察患者说话有无鼻音、声音嘶哑,询问有无饮水呛咳、吞咽困难等。检查悬雍垂是否居中,双侧软腭抬举是否一致,咽反射是否正常。此外,常用眼心反射（正常人压双侧眼球后脉搏可减少）和颈动脉窦反射（压一侧颈总动脉分叉处引起心动过缓、血压降低）来判定迷走神经功能。

（8）副神经（Ⅺ）　嘱患者分别作转颈和耸肩动作,检查者施加阻力测试胸锁乳突肌和斜方肌的肌力。

（9）舌下神经（Ⅻ）　嘱患者张口,观察舌在口腔内位置,再嘱伸舌,观察有无偏斜、舌肌萎缩、舌肌颤动等。核上性麻痹时,伸舌向病灶对侧偏斜;核下性麻痹时,伸舌向病灶侧偏斜。

5.运动系统

运动系统检查包括肌容积、肌张力、肌力、共济运动、不自主运动、姿势及步态等。

1)肌容积（muscle bulk）　观察和比较双侧对称部位的肌肉体积和外形,有无肌萎缩及假性肥大。肌萎缩主要见于下运动神经元损害及肌肉疾病,假性肌肥大常见于进行性肌营养不良症。

2)肌张力（nlusele tone）　指肌肉松弛状态的紧张度和被动运动时检查者所遇到的阻力。肌张力减低主要见于下运动神经元损害、小脑病变、某些肌源性病变以及脑和脊髓病变的休克期等。肌张力增高见于锥体系和锥体外系病变。锥体系损害表现为上肢屈肌和下肢伸肌肌张力明显增高,被动运动开始时阻力大,终了时阻力小,称为痉挛性肌张力增高或折刀样肌张力增高。锥体外系损害表现为上、下肢伸肌和屈肌张力均增高,各方向被动运时阻力均匀,称为铅管样肌张力增高（不伴震颤）或齿轮样肌张力增高（伴震颤）。

3)肌力（muscle strength）　指肌肉的收缩力。一般以关节为中心检查肌群的伸、屈、外展、内收、旋前、旋后等功能。检查时嘱患者依次做有关肌肉收缩运动,检查者施予阻力抵抗,或让患者用力维持某一姿势时,检查者用力改变其姿势,以判定其肌力。肌力记录采用0～5级的记录法。

随意运动丧失称为瘫痪,随意运动减弱为不全瘫痪。对轻度瘫痪患者采用上述方法不能确定时,可进行下列检查:上肢或下肢轻瘫试验,嘱患者同时抬举两上肢或两下肢,若一侧肢体在一定时间内逐渐下垂而低于另一侧,表明该侧有轻瘫。还有分指试验、指环试验、小指征、外旋征、足跟抵臀试验等。

4)共济运动　正常运动是在小脑、前庭、视觉、深感觉的调节下,依赖主动肌、协同肌、拮抗肌、固定肌的精确配合完成,协调功能障碍称为共济失调。检查方法:

(1)一般观察:首先观察患者日常活动,如吃饭、系纽扣、取物、书写、步态等是否准确、流畅和协调。

(2)指鼻试验:患者将一侧上肢伸直,用食指触及自己鼻尖,先睁眼后闭眼,两手交替进行。小脑性共济失调者可见动作迟缓、意向性震颤、指鼻不准、辨距不良等。感觉性共济失调者睁眼指鼻无困难,闭眼时出现障碍。

(3)轮替试验:嘱患者作快速、重复翻转手掌动作,或一侧手用手掌、手背连续交替拍打另一手掌,或用足趾反复快速叩击地面等。小脑性共济失调者动作笨拙、节律慢而不协调。

(4)跟一膝一胫试验:检查时嘱患者仰卧,伸直抬高一侧下肢,然后屈膝将足跟放在另一下肢的膝盖上,再沿胫骨前缘向下滑动。小脑损害时出现辨距不良和意向性震颤;感觉性共济失调闭眼时足跟难寻膝盖。

(5)闭目难立征:也称昂伯(Romberg)征,嘱患者两足并拢站立,两臂向前平伸,闭目后摇摆欲倒者为阳性,提示深感觉障碍或感觉性共济失调。小脑性共济失调者睁闭眼均站立不稳,闭眼更明显。

5)不自主运动　注意观察患者是否有不能控制的异常运动,如震颤、舞蹈样动作、手足徐动、肌束颤动、肌阵挛等,并了解其类型、部位、程度与时间等,注意询问家族史、

6)姿势及步态检查者从各个方向观察患者的姿势、步态、起步情况、步幅和速度等。要求患者快速从座位站起,以较慢然后较快的速度正常行走,然后转身。常见的步态异常有痉挛性偏瘫步态、痉挛性截瘫步态、慌张步态、跨阈步态、摇摆步态、共济失调步态。

6.感觉系统

感觉系统检查必须在患者意识清晰、合作的情况下进行。检查时患者宜闭目,一般自感觉缺失部位查向正常部位,自肢体远端查向近端,注意左右、上下、远近端对比,必要时重复检查,切忌暗示性提问。包括:

(1)浅感觉包括痛觉、温度觉和触觉。分别用大头针、装温热水及冷水玻璃试管、棉签等进行检查。

(2)深感觉包括:①运动觉:轻捏患者的手指或足趾两侧,上下移动5。左有,让其辨别移动的方向,如感觉不明显可加大活动幅度;②位置觉:将患者肢体摆放成某一姿势,请其描述或用对侧肢体模仿;③振动觉:用振动的音叉柄置于骨隆起部,如内外踝、胫骨、髂前上棘、桡尺骨茎突、锁骨等处,询问有无振动感和持续时间,并两侧对比。

(3)复合感觉(皮质感觉)　包括:①定位觉:用棉签或手指轻触患者皮肤,让其指出受触部位;②两点辨别觉:用分开一定距离的钝双脚规同时触刺皮肤,让患者感觉为两点时再缩小间距,直到感觉为一点为止,两点需同时刺激,用力相等;③图形觉:患者闭目,用钝针在患者皮肤上画几何图形或写简单数字,如△、○、1、2、3等,让其识别;④实体觉:嘱被检者用单手触摸物品(钥匙、钢笔、硬币等),并说出物品形态和名称。

7.反射

检查内容包括浅反射、深反射(见表9—1—2)和病理反射等。检查时患者应保持安静和松弛,注意左右对比检查,将肢体摆放适当,叩击或擦划的部位和力度,观察反射改变的程度及两侧是否对称。深反射可按消失(一)、减弱(+)、正常(++)、活跃(+++)、亢进(++++

十)来记录和描述。

表 9-1-2 常用的深、浅反射检查

反射名称	检查方法	反应	肌肉	传导神经	脊髓节段
深反射					
肱二头肌腱反射	患者肘部半屈,叩击检查者置于肱二头肌肌腱上的手指	肘关节屈曲	肱二头肌	肌皮神经	颈 5～6
肱三头肌腱反射	患者肘部半屈,直接叩击鹰嘴上方的肱三头肌肌腱	伸肘	肱三头肌	桡神经	颈 6～7
桡骨膜反射	患者肘部半屈,直接叩击桡骨茎突	屈肘、前臂旋前	肱桡肌	桡神经	颈 5～8
膝反射	膝屈曲,叩击髌骨下方股四头肌肌腱	小腿伸展	股四头肌	股神经	腰 2～4
踝反射	半屈膝,足背与小腿呈垂直,叩击跟腱	足跖屈	腓肠肌、比目鱼肌	胫神经	骶 1～2
浅反射					
腹壁反射(上、中、下)	由外向内划腹上部、中部、下部	皮肤相应腹壁肌肉收缩	依次为:腹横肌、腹斜肌、腹直肌	肋间神经	胸 7～8,胸 9～10,胸 11～12
提睾反射	由上向下轻划大腿上部内侧	睾丸上提	提睾肌	闭孔神经传入,生殖股神经传出	腰 1～2
跖反射	划足底外侧自后向前	足趾跖屈	腓肠肌	胫神经	骶 1～2
肛门反射	轻划肛门附近外括约肌	收缩肛门	括约肌	肛尾神经	骶 4～5

8.脑膜刺激征

检查内容包括颈强直、克匿格征和布鲁津斯基征。脑膜刺激征阳性见于脑膜炎、蛛网膜下腔出血、颅内压增高等。

9.自主神经功能

观察皮肤色泽、质地、温度、有无水肿、溃疡等,毛发指甲有无改变,有无泌汗异常和性功能障碍,有无内脏和括约肌功能障碍(腹胀、便秘、尿频、尿急、排尿困难、尿潴留、尿失禁等)。还可通过眼心反射试验、竖毛试验、立卧位试验、发汗试验、皮肤划痕试验来了解自主神经功能。

(二)神经系统常用的辅助检查

1.脑脊液检查

1)常规检查

(1)压力测定:①常规压力测定:侧卧位的正常压力为 80～180 mmH₂O。②压颈试验:阳性表示椎管梗阻。有颅内压升高或怀疑后颅窝占位病变者,禁行压颈试验,以免发生脑疝。③临床意义:压力>200 mmH₂O 提示颅内压增高,常见于颅内占位性病变、脑外伤、颅内感染、蛛网膜下腔出血、静脉窦血栓形成、良性颅内压增高等;压力<80 mmH₂O 提示颅内压降低,主要见于低颅压综合征、脱水、休克、脊髓蛛网膜下腔梗阻、脑脊液漏等。

(2)性状:正常 CSF 是无色透明液体。如 CSF 为均匀血性或粉红色可见于蛛网膜下腔出血,可用三管试验法与穿刺损伤出血相鉴别;云雾状或米汤样,通常见于各种化脓性脑膜炎;CSF放置后有纤维蛋白膜形成,见于结核性脑膜炎;CSF呈黄色,离体后不久自动凝固呈胶冻样,称为弗洛因综合征(Froin syndrome),常见于椎管梗阻。

(3)细胞数:正常CSF白细胞数为$(0\sim5)\times10^6$/L。白细胞增多见于中枢神经系统感染。涂片检查如发现致病的细菌、真菌及脱落的瘤细胞等,有助于病原的诊断。

2)生化检查

(1)蛋白质:正常人CSF蛋白质含量为0.15～0.45 g/L。蛋白质增高见于椎管梗阻、化脓性脑膜炎、结核性脑膜炎、脑肿瘤、蛛网膜下腔出血、吉兰一巴雷综合征等;蛋白质降低见于腰穿或硬膜损伤引起CSF丢失、身体极度虚弱和营养不良者。

(2)糖:成人正常值为2.5～4.4 mmoL/L,为血糖的50%～70%。糖含量明显减少见于化脓性脑膜炎,轻至中度减少见于结核性或真菌性脑膜炎以及脑膜癌病。糖含量增加见于糖尿病。

(3)氯化物:正常CSF含氯化物120～130 mmol/L。氯化物含量减低常见于结核性、细菌性、真菌性脑膜炎以及电解质紊乱者,尤其以结核性脑膜炎最为明显。高氯血症患者其CSF的氯化物含量也可增高。

3)特殊检查

(1)细胞学检查:通常采用离心法收集CSF细胞,经染色后镜检,可进行细胞分类并可发现肿瘤细胞、细菌和真菌等,

(2)免疫球蛋白:CSF免疫球蛋白增高见于中枢神经系统炎性反应、多发性硬化、中枢神经系统血管炎等。

(3)寡克隆区带:CSF的OB测定是检测鞘内Ig含量的重要方法。一般临床上检测IgG OB,是诊断多发性硬化的重要辅助指标。

(4)病原学检查:脑脊液检查是诊断中枢神经系统感染最为重要的手段,根据需要可进行病毒学、新型隐球菌、结核分枝杆菌、寄生虫抗体等检测。

2.神经系统影像学检查

1)头颅X线平片和脊柱X线平片

(1)头颅X线平片:包括正位和侧位、颅底、内听道、视神经孔、舌下神经孔及蝶鞍像等。头颅平片主要观察颅骨的厚度、密度及各部位结构,颅底的孔和裂,蝶鞍及颅内钙化斑等。

(2)脊柱X线平片:包括前后位、侧位和斜位。可观察脊柱的生理屈度,椎体有无发育异常、骨质有无破坏、骨折、脱位、变形和骨质增生等,以及椎弓根的形态、椎间孔和椎间隙的改变,椎板和棘突有无破坏和脊柱裂,椎旁有无软组织阴影等。

2)数字减影血管造影(digital substraction angiography,DSA) 该检查是应用电子计算机技术和血管造影技术,将骨骼、脑组织等影像减影除去,仅保留充盈造影剂的血管图像。主要适应证是颅内外和脊髓血管病变,如动脉瘤、血管畸形、颅内静脉系统血栓形成;蛛网膜下腔出血、自发性脑内或椎管内血肿病因检查;观察颅内占位性病变或脊髓肿瘤与邻近血管的关系及某些肿瘤的特性等。禁忌证包括碘过敏者、有明显出血倾向者、严重心、肝或肾功能不全者、脑干功能衰竭或脑疝期、严重高血压或动脉粥样硬化者等。

3)计算机体层成像(CT) 主要用于颅内血肿、脑外伤、脑出血、蛛网膜下腔出血、脑梗死、脑肿瘤、脑积水、脑萎缩、脑炎症性疾病及脑寄生虫病(如脑囊虫病)等疾病的诊断。有些

病变可通过 CT 增强扫描、薄层扫描、螺旋扫描、CT 血管成像(CTA)或 CT 灌注成像,提高诊断的阳性率。

4)磁共振成像(magnetic reSOrlaIlce imaging,MRI)　主要用于脑血管病、脱髓鞘疾病、脑白质病变、脑肿瘤、脑萎缩、颅脑先天性发育畸形、颅脑外伤、颅内感染及脑变性病等的诊断和鉴别诊断。MRI 对脊髓病变(如脊髓肿瘤、脊髓空洞症、椎间盘脱出、脊柱转移瘤和脓肿等)的诊断更为优越。MRI 没有电离辐射,对人体无放射性损伤,但体内有金属置入物者不能使用 MRI 检查。对于急性颅脑损伤、颅骨骨折、钙化病灶、出血性病变急性期等的诊断 MRI 不如 CT。

3.神经电生理检查

1)脑电图(electroencephalographv,EEG)　EEG 是通过测定自发的脑生物电活动以了解脑功能状态。EEG 检查主要用于癫痫的诊断、分类和定位,是癫痫诊断和分类最客观的手段;对脑部器质性病变或功能性病变、弥漫性病变或局限性损害、脑炎、中毒和代谢性脑病等均有辅助诊断价值。正常成人清醒状态下主要表现为 α 波、β 波和少量的 θ 波。癫痫样放电表现为棘波、尖波、多棘波、尖慢复合波等。各种原因所致的脑损害可出现弥漫性或局灶性的慢波。

2)脑磁图(magnetoencephalography,MEG)　MEG 是近年出现的一种完全无侵袭性高效的脑功能检测技术。MEG 与 MRI 进行整合,可实现神经功能学和形态学的结合,使定位更精确,可对癫痫放电灶进行精确的三维空间定位,还可定位语言、感觉、运动等重要功能区,是一种很有价值的癫痫术前评估手段。

3)诱发电位(evoked potentials,EP)　EP 是神经系统在感受体内外各种刺激时所产生的生物电活动。目前能对躯体感觉、听觉和视觉等感觉通路及运动通路、认知功能进行检测。

(1)躯体感觉诱发电位(SEP):用于各种躯体感觉通路受损的诊断和客观评价,主要应用于吉兰-巴雷综合征、颈椎病、多发性硬化、亚急性联合变性等,也用于脑死亡判断、脊髓手术监护等。

(2)脑干听觉诱发电位(BAEP):主要用于听觉功能障碍的评价、桥小脑脚肿瘤、多发性硬化的诊断、手术监护、脑死亡诊断等。

(3)视觉诱发电位(VEP):主要用于视通路病变的诊断和客观评价,特别是对多发性硬化患者可提供早期视神经损害的客观依据。

4)肌电图　广义肌电图(electromyography,EMG)指记录肌肉在安静状态、随意收缩或周围神经受刺激时各种电生理特性的技术,包括神经传导速度、重复神经电刺激、单纤维肌电图及 F 波、H 反射等,其适应证为脊髓前角细胞以下的病变,主要用于周围神经、神经肌肉接头和肌肉病变的诊断。常规 EMG 主要用于神经源性损害和肌源性损害的诊断及鉴别诊断,尤其对运动神经元病的诊断有重要价值。神经传导速度主要用于各种周围神经病的诊断和鉴别诊断,能发现亚临床病灶、区分是轴索损害还是髓鞘脱失,结合 EMG 可鉴别前角细胞、神经根、周围神经和肌源性损害。重复神经电刺激主要检测神经肌肉接头的功能,用于重症肌无力的诊断以及和 Lambert-Eaton 肌无力综合征的鉴别。

4.头颈部血管超声检查

(1)颈动脉超声检查包括二维超声、彩色多普勒血流成像及多普勒血流动力学分析等检测技术,可客观检测和评价颈部动脉的结构、功能状态或血流动力学的改变。对头颈部血管病变的诊断有重要意义,主要用于颈动脉粥样硬化、锁骨下动脉盗血综合征、先天性颈内动脉肌纤维发育不全、颈内动脉瘤、大动脉炎等的诊断。

(2)经颅多普勒超声检查 经颅多普勒超声(transcranial doppler,TCD)是利用颅骨较薄处为检查声窗,应用多普勒效应来研究脑底动脉主干血流动力学变化的一种无创性检测技术。临床上主要用于下列疾病的辅助诊断:①颅内外脑动脉狭窄或闭塞;②脑血管畸形;③脑血管痉挛;④锁骨下动脉盗血综合征;⑤脑动脉血流中微栓子的监测;⑥颅内压增高等。

5.放射性核素检查

(1)单光子发射计算机体层扫描(SPECT) 显示局部脑血流量的变化和分布,可辅助短暂性脑缺血发作、癫痫、痴呆、锥体外系疾病等的诊断。

(2)正电子发射断层显像(PET) 显示脑局部葡萄糖代谢、氧摄取、脑受体分布与数量、脑血流分布等脑代谢和功能的断层图像。可用于脑肿瘤分级、肿瘤组织与放射性坏死组织的鉴别、癫痫病灶的定位、各种痴呆的鉴别以及帕金森病与帕金森综合征的诊断与鉴别诊断等。

6.脑、神经和肌肉活组织检查

脑、神经和肌肉活组织检查的主要目的是为了明确病因,得出病理诊断,并且通过病理检查的结果进一步解释临床和神经电生理的改变。但活组织检查也有一定的局限性,如受取材部位和大小的限制,散在病变的病理结果可以是阴性的。因此,阴性结果不能排除诊断。

7.基因诊断技术

基因诊断是用分子生物学和分子遗传学方法检测基因结构及其表达功能,进一步判定直接或间接致病基因存在的病因检查技术。目前基因诊断主要用于遗传性疾病,同时也应用于感染性疾病(如病毒性脑炎)和肿瘤等。常用的基因诊断方法和技术包括核酸分子杂交技术、聚合酶链反应(polymerase chain reaction,PCR)、DNA 测序、基因芯片、mRNA 差异显示技术等。

(三)神经系统疾病的诊断原则

神经系统疾病的诊断原则和基本要求包括两个方面,即定位诊断和定性诊断。诊断的过程和临床思维可按以下 3 个步骤进行:①收集可靠全面的临床资料,包括详尽的病史采集、仔细的体格检查以及恰当的辅助检查;②进行周密的逻辑分析,作出定位诊断;③提出可能的病因,作出定性诊断。

1.病史采集

病史采集在神经系统疾病的诊断中尤为重要,准确而完整的病史是进行正确临床诊断的必要前提和重要依据。需重点询问疼痛、抽搐、瘫痪、感觉异常、眩晕、视力障碍、睡眠障碍、言语障碍、意识和精神异常等常见的神经系统症状,详细了解这些症状的发生情况(发生时间、起病急缓、可能原因或诱因)、发病方式(发作性、间歇性或周期性)、特点(性质、部位、范围和程度)、伴随症状、进展和演变、诊治情况(疾病中检查发现、曾经诊断、具体治疗方法及其疗效)等。既往史的询问要特别注意与神经系统疾病有关的病史,如心脑血管疾病、高血压、糖尿病、脑炎、结核病、风湿病、肿瘤、血液病、甲状腺功能障碍、中毒、产伤等。

2.定位诊断

定位诊断主要是根据疾病表现的神经系统症状和体征,依据神经解剖学、生理学和病理学等方面的知识,对疾病损害的部位作出诊断,并决定是否采用其他辅助检查手段以明确病变所在。定位诊断要求明确两个方面的内容,即病损水平和病变范围(分为局灶性、多发性、弥漫性或系统性）。神经系统各部位病损的临床特点如下：

（1）肌肉病变　肌肉是运动的效应器，病变可位于肌肉或神经肌肉接头处。肌肉本身病变主要表现为进行性发展的对称性肌肉萎缩和无力，神经肌肉接头损伤常表现为病态性疲劳。

（2）周围神经病变　周围神经多为混合神经，受损后通常出现相应支配区的感觉、运动、反射和自主神经功能障碍。，

（3）脊髓病变　脊髓横贯性病变常出现病灶以下运动、感觉及自主神经功能障碍。一侧脊髓损害表现为脊髓半切综合征。

（4）脑干病变　一侧脑干损害大都出现交叉性瘫痪。

（5）内囊病变　一侧内囊完全性损害引起对侧三偏综合征。

（6）间脑病变　下丘脑病变可出现中枢性尿崩症、体温调节障碍、摄食异常、睡眠觉醒障碍、性功能障碍、自主神经功能障碍等；上丘脑病变常表现为瞳孔对光反射消失、眼球垂直同向运动障碍、小脑性共济失调和神经性耳聋等。

（7）基底神经节病变　新纹状体（尾状核和壳核）病变可出现肌张力减低—运动过多综合征；旧纹状体（苍白球）和黑质病变可出现肌张力增高、运动减少综合征。

（8）小脑病变　小脑损害常有共济失调、眼球震颤、构音障碍和肌张力降低等。小脑上蚓部病变主要引起躯干的共济失调，小脑半球病变引起同侧肢体的共济失调。

（9）大脑半球病变　临床表现主要有意识、精神和认知障碍、偏身感觉障碍、偏瘫、偏盲、失语、癫痫发作等。额叶病变常出现精神障碍、强握反射、运动性失语、书写不能等；颞叶病变可出现精神障碍、象限盲、感觉性失语等；枕叶病变主要出现视觉障碍；岛叶病变多引起内脏运动和感觉障碍；边缘叶损害常导致情绪和记忆障碍、行为异常、幻觉等精神障碍和内脏活动障碍等。

3. 定性诊断

定性诊断的目的是确定疾病的性质，通常是在定位诊断基础上，结合年龄、性别、病史特点、体检所见及相关辅助检查结果，进行综合分析。病史中要特别重视起病形式和病程特点，一般而言，急性发病，迅速达到病程的高峰，多见于血管病变、急性炎症、外伤及中毒等；发病缓慢且进行性加重，则应考虑肿瘤或变性疾病；疾病呈间歇性发作形式，则多为癫痫、偏头痛或周期性瘫痪等。临床症状根据其发病机制可分为4类：

（1）缺损症状　指神经组织受损使正常神经功能减弱或缺失，如内囊病变导致对侧肢体偏瘫、偏身感觉缺失、偏盲或失语等。

（2）刺激症状　神经结构受激惹后产生的过度兴奋表现，如大脑皮质运动区刺激性病变引起部分性运动发作等。

（3）释放症状　指中枢神经系统受损使其对低级中枢的控制功能减弱，从而使低级中枢的功能表现出来。锥体外系疾病时出现不自主运动（舞蹈样动作、手足徐动症），上运动神经元损害出现锥体束征（肌张力增高、腱反射亢进和病理征阳性）等，均属该类症状。

（4）断联休克症状　指中枢神经系统局部的急性严重病变，引起在功能上与受损部位有密切联系的远隔部位神经功能暂时性障碍。包括内囊大出血时突然昏迷、脑休克时出现的肢体弛缓性瘫痪、急性脊髓炎急性期脊髓休克时出现的弛缓性瘫痪。休克期过后，逐渐出现缺失症状或释放症状。

（姜忠华）

第二节 周围神经疾病

一、脑神经疾病

（一）嗅神经损害

1.病因

主要为传导嗅觉纤维被阻断所致。嗅神经很短，至今尚无原发性嗅神经病的报告，常与其他脑神经疾病合并存在或继发于其他疾病，主要症状为嗅觉障碍。常见的致病原因为颅内血肿、颅前窝、鞍区与鞍旁肿瘤、外伤、颅内压增高症与脑积水、老年性嗅神经萎缩、各种中毒及感染等。

2.临床表现

嗅神经损害（olfactory nerve injury）的主要表现为嗅觉减退、缺失、嗅幻觉与嗅觉过敏等。

3.辅助检查

头颅 MRI 可检查出占位病变。

4.诊断

（1）颅底肿瘤　以嗅沟脑膜瘤最为常见，病人常有慢性头痛与精神障碍。因嗅神经受压产生一侧或两侧嗅觉丧失。随着肿瘤的生长产生颅内高压症状，颅脑 CT 常能明确诊断。

（2）某些伴有痴呆的中枢神经病（早老性痴呆、柯萨可夫精神病、遗传性舞蹈病等）　常见于中老年病人，有嗅神经萎缩引起双侧嗅觉减退，有阳性家族史。颅脑 CT、MRI 常见脑萎缩等。

（3）颅脑损伤（craniocerebral injury）　颅前窝骨折及额叶底面的脑挫裂伤及血肿可引起嗅神经的撕裂与压迫，而引起嗅觉丧失，根据明确的外伤史、头颅 X 线、CT 等可明确诊断。

（4）颞叶癫痫（temporal lobe epilepsy）　颞叶癫痫临床表现多种多样，钩回发作时表现嗅幻觉及梦样状态，病人可嗅到一种不愉快的难闻气味，如腐烂食品、尸体、烧焦物品、化学品的气味，脑电图检查可见颞叶局灶性异常波。

5.鉴别诊断

（1）精神分裂症（schizophrenia）　在某些精神分裂症患者，嗅幻觉可作为一种症状或与其他幻觉和妄想结合在一起表现出来，精神检查多能明确诊断。

（2）某些病毒感染和慢性鼻炎　其所引起的嗅觉减退常有双侧鼻黏膜发炎和鼻腔阻塞，局部检查可有鼻黏膜充血、鼻甲肥大等。

6.治疗

主要是针对原发病治疗。

（二）视神经损害

1.病因

引起视神经损害（optic nerve injury）的病因甚多，常见的病因有外伤、缺血、中毒、脱髓鞘、肿瘤压迫、炎症、代谢、梅毒等。其共同的发病机制是引起视神经传导功能障碍。

2.临床表现

（1）视力障碍　为最常见最主要的临床表现，初期常有眶后部疼痛与胀感、视物模糊，继之症状加重,表现为视力明显降低或丧失。

(2)视野缺损 可分为:①双颞侧偏盲,如为肿瘤压迫所致两侧神经传导至鼻侧视网膜视觉的纤维受累时,不能接受双侧光刺激而出现双颞侧偏盲。肿瘤逐渐长大时,因一侧受压重而失去视觉功能则一侧全盲,另一侧为颞侧偏盲,最后两侧均呈全盲。②同向偏盲。视束或外侧膝状体以后通路的损害,可产生一侧鼻侧与另一侧颞侧视野缺损,称为同向偏盲。视束与中枢出现的偏盲不同,前者伴有对光反射消失,后者光反射存在;前者偏盲完整,而后者多不完整呈象限性偏盲;前者患者主观感觉症状较后者显著,后者多无自觉症状;后者视野中心视力保存在,呈黄斑回避现象。

3.辅助检查

(1)对于视盘水肿行头颅 CT、X 线、MRI、MRA、DSA 等可查找病因。

(2)视野检查。

(3)视觉诱发电位。

4.诊断及鉴别诊断

有视力减退、视野缺损者诊断不难,但应明确病因。

1)视力减退或丧失

(1)颅脑损伤(craniocerebral injury):当颅底骨折经过蝶骨骨突或骨折片损伤颈内动脉时,可产生颈内动脉—海绵窦瘘,表现为头部或眶部连续性杂音,搏动性眼球突出,眼球运动受限和视力进行性减退等。根据有明确的外伤史,X 线片有颅底骨折及脑血管造影检查临床诊断不难。

(2)视神经脊髓炎(optic neuromyelitis):病前几天至 2 周可有上呼吸道感染史。可首先从眼部症状或脊髓症状开始,亦可两者同时发生,通常一眼首先受累,几小时至几周后,另一眼亦发病。视力减退一般发展很快,有中心暗点,偶尔发展为完全失明。眼的病变可以是视神经盘炎或球后视神经炎,如系前者会出现视盘水肿,如系后者则视盘正常。

脊髓炎症状出现在眼部症状之后,首先多为背痛或肩痛,放射至上臂或胸部。随即出现下肢和腹部感觉异常,进行性下肢无力和尿潴留。最初虽然腱反射减弱,但跖反射仍为双侧伸性。感觉丧失异常上或至中胸段。周围血白细胞增多,红细胞沉降率轻度增快。

(3)多发性硬化(multiple sclerosis):多在 20~40 岁发病,临床表现多种多样,可以视力减退为首发,表现为单眼(有时双眼)视力减退。眼底检查可见视神经盘炎改变。小脑征、锥体束征和后索功能损害常见。深反射亢进、浅反射消失以及跖反射伸性。共济失调、构音障碍和意向性震颤三者同时出现时,即为夏科(Charcot)三联征。本病病程典型者缓解与复发交替发生。诱发电位、CT 或 MRI 可发现一些尚无临床表现的脱髓鞘病灶,脑脊液免疫球蛋白增高,蛋白质定量正常上限或稍高。

(4)视神经炎(optic neuritis):可分为视盘炎与球后视神经炎两种。主要表现急速视力减退或失明,眼球疼痛,视野中出现中心暗点,生理盲点扩大,瞳孔扩大,直接光反射消失,感光反应存在,多为单侧。视盘炎具有视盘改变,其边缘不清、色红、静脉充盈或纡曲,可有小片出血,视盘隆起显著。视盘炎极似视盘水肿,前者具有早期迅速视力减退、畏光、眼球疼痛、中心暗点及视盘高起小于屈光度等特点,易与后者鉴别。

(5)视神经萎缩(optic atrophy):分为原发性与继发性。主要症状为视力减退,视盘颜色变苍白与瞳孔对光反射消失。原发性视神经萎缩为视神经、视交叉或视束因肿瘤、炎症、损伤、中毒、血管疾病等原因而阻断视觉传导所致。继发性视神经萎缩为视盘水肿、视盘炎与球后视神经炎造成。

(6)急性缺血性视神经病(acute ischemic optic neuritis):是指视神经梗死所致的视力丧失,起病突然,视力减退常立即达到高峰。视力减退的程度决定于梗死的分布。眼底检查可有视盘水肿和视盘周围线状出血。常继发于红细胞增多症、偏头痛、胃肠道大出血后、脑动脉炎及糖尿病,更多的是高血压和动脉硬化。根据原发疾病及急剧视力减退临床诊断较易。

(7)慢性酒精中毒(chronic alcoholism):视力减退呈亚急性,同时伴有酒精中毒症状,如言语不清、行走不稳及共济运动障碍,严重时可出现酒精中毒性精神障碍。

(8)颅内肿瘤(见视野缺损)。

2)视野缺损

(1)双颞侧偏盲:①脑垂体瘤(pituitary adenoma),早期垂体瘤常无视力视野障碍。如肿瘤长大,向上伸展压迫视交叉,则出现视野缺损,外上象限首先受影响,红视野最先表现出来。此时病人在路上行走时易碰撞路边行人或障碍物。以后病变增大、压迫较重,则白视野也受影响,渐至双颞侧偏盲。如果未及时治疗,视野缺损可再扩大,并且视力也有减退,以致全盲。垂体瘤除有视力视野改变外,最常见的为内分泌症状,如生长激素细胞发生腺瘤,临床表现为肢端肥大症,如果发生在青春期前,可呈巨人症。如催乳素细胞发生腺瘤,在女性病人可出现闭经、泌乳、不孕等。垂体瘤病人X线片多有蝶鞍扩大、鞍底破坏、头颅CT和MRI可见肿瘤生长,内分泌检查各种激素增高。②颅咽管瘤(craniopharyngioma),主要表现为儿童期生长发育迟缓、颅内压增高。当压迫视神经时出现视力视野障碍。由于肿瘤生长方向常不规律,压迫两侧视神经程度不同,故两侧视力减退程度多不相同。视野改变亦不一致,约半数表现为双颞侧偏盲,早期肿瘤向上压迫视交叉可表现为双颞上象限盲。肿瘤发生于鞍上向下压迫者可表现为双颞下象限盲。肿瘤偏一侧者可表现为单眼颞侧偏盲。依据颅骨平片有颅内钙化,CT、MRI检查,内分泌功能测定,临床多能明确诊断。③鞍结节脑膜瘤(tuberde of sellae arachnoid fibroblastoma),临床表现以视力减退与头痛较常见。视力障碍呈慢性进展。最先出现一侧视力下降或两侧不对称性视力下降,同时出现一侧或两颞侧视野缺损,之后发展为双颞侧偏盲,最后可致失明。眼底有原发性视神经萎缩的征象。晚期病例引起颅内压增高症状。CT扫描,鞍结节脑膜瘤的典型征象是在鞍上区显示造影剂增强的团块影像,密度均匀一致。

(2)同向偏盲:视束及视放射的损害可引起两眼对侧视野的同向偏盲。多见于内囊区梗死及出血,出现对侧同向偏盲,偏身感觉障碍,颞叶、顶叶肿瘤向内侧压迫视束及视放射而引起对侧同向偏盲。上述疾病多能根据临床表现及头颅CT检查明确诊断。

5.治疗

应针对病因治疗,对于肿瘤、血管瘤、血管性病变可给予相应手术或伽马刀治疗;对于视神经炎急性期以促进炎症消退、抢救视力为主,可选用甲泼尼龙500mg加于5%或10%葡萄糖液每日静脉滴注1次,共用3～5天,后继以泼尼松10～20mg,口服,1/天,另外辅以维生素B_1、维生素B_{12}肌内注射,1/天。

(三)动眼神经、滑车神经、外展神经损害

1.病因

常见的病因:动眼、滑车与外展神经本身炎症,急性感染性多发性神经炎,继发于头面部急、慢性炎症而引起海绵窦血栓形成,眶上裂与眶尖综合征,颅内动脉瘤,颅内肿瘤,结核、真菌、梅毒与化脓性炎症引起的颅底脑膜炎,头部外伤,脑动脉硬化性血管病,糖尿病性眼肌麻痹等。

2.病理

由于病因不同,其发病机制亦不同,如肿瘤的直接压迫所致,原发性炎症时,动眼、滑车与外展神经纤维呈脱髓鞘改变等。

3.临床表现

(1)动眼神经麻痹　表现为上睑下垂,眼球外斜,向上外、上内、下内、同侧方向运动障碍,瞳孔散大,对光反应及调节反应消失,头向健侧歪斜。完全性瘫痪多为周围性,而不完全性多为核性。

(2)滑车神经麻痹　表现为眼球不能向下外方向运动,伴有复视,下楼时复视明显,致使下楼动作十分困难。头呈特殊位,呈下颏向下头面向健侧的姿势。单独滑车神经损害少见。

(3)外展神经麻痹　表现为眼内斜视,不能外展,并有复视。

(4)动眼神经、滑车神经、外展神经合并麻痹　完全性眼肌麻痹,眼球完全不能运动,眼球固定,各方向运动不能,眼睑下垂,瞳孔扩大,对光反射和调节反射消失。

4.诊断及鉴别诊断

1)动眼神经麻痹

(1)核性及束性麻痹:因动眼神经核在中脑占据的范围较大,故核性损害多引起不全麻痹,且多为两侧性,可见有神经梅毒及白喉等。束性损害多引起一侧动眼神经麻痹,表现为同侧瞳孔扩大,调节功能丧失及睑下垂,眼球被外直肌及上斜肌拉向外侧并稍向下方。①脑干肿瘤:特征的临床表现为出现交叉性麻痹,即病变节段同侧的核及核下性脑神经损害及节段下对侧的锥体束征。脑神经症状因病变节段水平和范围不同而异。如中脑病变多表现为病变侧动眼神经麻痹,脑桥病变可表现为病变侧眼球外展及面神经麻痹,同侧面部感觉障碍以及听觉障碍。延髓病变可出现病变侧舌肌麻痹、咽喉麻痹、舌后 1/3 味觉消失等。脑干诱发电位、CT、MRI 可明确诊断。②脑干损伤:多有明确的外伤史,伤后长时间昏迷,且有眼球运动障碍等,诊断不难。③颅底骨折:颅脑外伤后可损伤颈内动脉,产生颈内动脉—海绵窦瘘,出现眼球运动受限和视力减退,同时听诊可有头部或眶部连续性杂音,搏动性眼球突出。

(2)周围性麻痹:①颅底动脉瘤,动眼神经麻痹单独出现时,常见于颅底动脉瘤而罕见于其他肿瘤。本病多见于青壮年,多有慢性头痛及蛛网膜下腔出血病史,亦可以单独的动眼神经麻痹出现。脑血管造影多能明确诊断。②颅内占位性病变,在颅脑损伤颅内压增高及脑肿瘤晚期,一般皆表示已发生小脑幕切迹疝。表现为病侧瞳孔扩大及光反应消失,对侧肢体可出现瘫痪,继之对侧瞳孔也出现扩大,同时伴有意识障碍。根据病史及头颅 CT 检查多能明确诊断。③海绵窦血栓形成及窦内动脉瘤,可表现为海绵窦综合征,除动眼神经瘫痪外,还有三叉神经第一支损害,眶内软组织,上下眼睑、球结膜、额部头皮及鼻根部充血水肿,眼球突出或视盘水肿,炎症所致者常伴有全身感染症状,结合眶都 X 线片、腰椎穿刺及血常规检查可明确诊断。④眶上裂与眶尖综合征,前者具有动眼、滑车、外展神经与三叉神经第一支功能障碍,后者除此 3 对脑神经损害外,常伴有视力障碍,结合眶部视神经孔 X 线片、血液化验、眶部 CT 等多能明确诊断。⑤脑膜炎,脑膜炎引起的动眼神经损害多为双侧性,且多与滑车、外展神经同时受累。脑脊液检查细胞数、蛋白定量增高。

2)滑车神经麻痹　滑车神经麻痹很少单独出现,多与其他两对脑神经同时受累。滑车神经麻痹时,如不进行复视检查则不易识别。其鉴别诊断参见动眼神经麻痹。

3)外展神经麻痹

(1)脑桥出血及肿瘤:因与面神经在脑桥中关系密切,这两个神经的核性或束性麻痹常同时存在,表现为病侧外展神经及面神经的麻痹和对侧偏瘫,称为 Millard－Gubler 征群。起病常较突然并迅速昏迷,双瞳孔针尖样改变。根据临床表现结合 CT、MRI 检查诊断不难。

(2)岩尖综合征:急性中耳炎的岩骨尖部局限性炎症及岩骨尖脑膜瘤可引起外展神经麻痹,并伴有听力减退及三叉神经分布区的疼痛,称为 Gradenigo 征群;X 线摄片可发现该处骨质破坏或炎症性改变。结合病史及 CT 检查可确立诊断。

(3)鼻咽癌外展神经在颅底前部被侵犯的原因以鼻咽癌最多见,其次为海绵窦内动脉瘤及眶上裂区肿瘤。中年病人出现单独的外展神经麻痹或同时有海绵窦征群的其他表现时,应首先考虑鼻咽癌,常伴有鼻出血、鼻塞,可出现颈部淋巴结肿大,行鼻咽部检查、活检、颅底 X 线检查可确诊。

5.治疗

应针对病因治疗。对于复视,可将病眼遮盖,或用三棱镜暂时纠正。如有面部疖、痈、眼眶脓肿、扁桃体脓肿等时应足量使用抗生素并及时手术引流。对于病毒引起或不明原因所致神经炎可合并使用抗生素、激素及 B 族维生素治疗。糖尿病引起眼肌麻痹,应积极控制糖尿病。

(四)三叉神经痛

1.病因

1)原发性三叉神经痛(trigeminal neuralgia,TN)

(1)周围病因学说:三叉神经脱髓鞘;认为病变位于三叉神经的外周,即脑外部位,包括三叉神经的后根、半月节及其周围分支上。病因:①感染,如病毒感染;②压迫;③颈动脉管顶壁的缺陷。

(2)中枢病因学说:三叉神经脊束核抑制功能受损。

(3)其他:免疫因素、生化因素等。

2)继发性三叉神经痛

(1)脑桥小脑角内的占位病变,如上皮样囊肿(最常见)、前庭神经鞘瘤、三叉神经鞘瘤、脑膜瘤、血管畸形等。

(2)邻近结构的炎症,如三叉神经炎、蛛网膜炎、岩尖炎、结核等。

(3)颅底骨质的病变,如骨软骨瘤、颅底部转移瘤、颅底骨纤维结构不良症等。

(4)鼻咽癌、中耳癌的转移。

(5)多发性硬化症等。

2.病理

部分患者可有三叉神经纤维脱髓鞘病变。

3.临床表现

(1)好发 50 岁以上,女性多见,大多发生于三叉神经第二支、第三支或同时受累,大多为单侧,偶有双侧者,但起病往往不在同时。

(2)以突发突止的短暂的针刺样、电击样剧痛为主要特点,可伴有反射性面肌抽搐、面部潮红、流泪、流涎,常有"扳机点",为避免发作患者不敢洗脸、刷牙,饮食亦有困难。长期如此使患者的个人卫生每况愈下,营养亦受影响。一般晚间发作较少较轻,但偶亦有整夜不能入眠者。

(3)病程呈周期性,每次数天、数周、数月不等,很少自愈。许多患者的发作周期与气候有关,春冬季节发病较多,低气压、风雨天发作亦多。

(4)神经系统检查无阳性体征。三叉神经痛是特殊的临床综合征,只影响三叉神经的感觉部分,除疼痛外没有其他感觉的障碍。

4.辅助检查

脑脊液、神经电生理、CT 或 MRI 常无异常发现。鼻腔、鼻窦、颅底摄片等主要用于鉴别诊断。

5.诊断

1)三叉神经分布区内阵发性面部烧灼、闪电样剧痛,常影响上颌支及下颌支,很少影响眼支,两侧同时受累属罕见。发作时痛侧有面肌抽搐、流泪等,称为痛性抽搐。疼痛持续数秒,甚至 $1\sim2min$。间歇期常无任何不适。疼痛发作每日数次,多至 1min 数次,发作数周或数月后常自行缓解,若再次发作,疼痛较前更剧烈。

2)疼痛因面部动作或触及面颊、上下唇、鼻翼、硬腭等处(触发点)而诱发;进食、洗脸均可引起疼痛。

3)客观检查多无阳性体征。

4)鉴别诊断

(1)头面部疼痛如牙痛、副鼻窦炎引起的疼痛呈持续性,有病根源。

(2)带状疱疹后神经痛常累及眼支,疼痛呈持续性。

(3)舌咽神经痛,疼痛性质相似,位于扁桃体、眼及舌后部。上述部位喷局部麻醉药 1%丁卡因可以镇痛。

(4)半月神经节或脑桥小脑角肿瘤可有持续性面痛,伴面部感觉缺失、角膜反射消失、咀嚼肌萎缩无力。

(5)颞动脉炎有颞部持续性疼痛,颞动脉有纡曲及压痛。

(6)非典型性面痛,疼痛在头、面和颈部的深部,为持续性钝痛,持续时间较长。范围超出三叉神经分布区域,可集中于面部的中央区、眼眶、头后部,甚至背部。采用 TN 的药物治疗常不起作用,有的甚至会加重。用棉片蘸以 1%丁卡因或 4%可卡因填塞于鼻中甲后部,可获得止痛效果,对鉴别有帮助。

(7)鼻咽癌,可自鼻咽部延伸至颅底,影响三叉神经而引起面痛。但疼痛常为钝性,持续性。在三叉神经区域内可查到有感觉障碍,并伴有其他脑神经如眼球运动神经障碍。面部无"触发点"。颅底 X 线片可见有骨质破坏,蝶鞍被侵蚀及鼻咽腔有肿块。鼻咽镜检查将有助于鉴别诊断。

(8)三叉神经炎,病史中有近期上呼吸道感染史或鼻窦炎症史。疼痛为持续性,并不剧烈。在三叉神经分支处可有压痛点,面部感觉检查可有减退或过敏区。有时可见三叉神经的运动支亦被累及。

5)治疗

继发性三叉神经痛应针对病因治疗,原发性三叉神经痛的治疗有下列几种。

（1）药物治疗　一般止痛药对轻症有效。严重者可口服卡马西平（酰胺咪嗪）0.1g,每日3次;症状不能控制可增至0.2g,口服,每日4～5次,疗效较佳。氯硝西泮1～5mg,每日3次口服,同样有效。苯妥英钠0.1～0.2g,每日3次,口服也有效,强烈疼痛发作可用苯妥英钠0.1～0.2g静脉注射;七叶莲每次2～4ml,每日1～2次,肌内注射,有止痛效果。另外,B族维生素有辅助治疗作用。

（2）封闭治疗　是将药物注射到三叉神经的分支、半月节、三叉节后感觉根上,使之破坏,以达到阻断其传导作用。注射后面部感觉减退,从而达到止痛的效果。注射的药物有:无水乙醇、酚、热水、甘油等。目前都推荐甘油,因其疗效较持久。封闭疗法的适应证:①经药物治疗无效者;②患者拒绝手术治疗,而药物治疗效果又不明显者;③患者身体健康情况不适合做手术者,如年龄过高、有严重心脑血管疾病及多脏器功能不全者;④因剧烈疼痛影响患者进食及休息,致身体极度衰弱,可做过渡性封闭治疗,为手术治疗创造条件;⑤术前做封闭治疗使患者能习惯于手术后的面部异样感觉。

（3）经皮半月节射频热凝疗法　在X线荧屏监视下或在CT导向下将射频针经皮穿刺入三叉神经节处,用射频发生器加热,使针头处加热达65～75℃,维持1min。此温度可选择性地破坏半月节后无髓鞘的AS及C细纤维（传导痛、温觉）,保留有鞘的Aa及P粗纤维（传导触觉）,疗效可达90%以上。适用于年老体衰有系统性疾病或不能耐受手术者。

（4）针灸　取穴下关、听宫、合谷、太冲、颧骨、鱼腰（眼支）、四白（上颌支）、地仓（下颌支）等,有止痛效果。

（5）手术治疗　三叉神经根切断术、半月神经节及感觉根减压术、感觉神经感觉根切断术、三叉神经脊髓束切断术等,有长期止痛效果。三叉神经纤维血管减压术也有良好效果,可根据情况选用。近几年采用β刀治疗,获得很好疗效。

8.预后

多数患者反复发作,难以痊愈。

（五）面神经炎（Bell麻痹）

1.病因

（1）内在因素　面神经管是一狭长的骨性管道,当岩骨发育异常,面神经管可能更为狭窄。

（2）外在原因　尚未明了。可能因面部受冷风吹袭,面神经的营养微血管痉挛,引起局部组织缺血、缺氧所致。也有的认为与病毒感染有关,但一直未分离出病毒。近年来也有认为可能是一种免疫反应。膝状神经节综合征（ramsay－hunt syndrome）则系带状疱疹病毒感染,使膝状神经节及面神经发生炎症所致。

2.病理

面神经管内面神经及神经鞘水肿和脱髓鞘,严重时有轴突变性。

3.临床表现

（1）可见于任何年龄,但好发于20～50岁,以男性较多。多为单侧,双侧者甚少。好发于寒冷季节,通常急性起病。

（2）主要表现为一侧表情肌瘫痪,如病变部位在茎乳孔内鼓索神经近端可伴有舌前2/3味觉减退或消失;镫骨肌支以上部位受累时,因镫骨肌瘫痪,同时还可出现同侧听觉过敏。膝状神经节受累时除面瘫、味觉障碍和听觉过敏外,还有同侧唾液、泪腺分泌障碍,耳内及耳后疼痛,外耳道及耳部部位带状疱疹,称膝状神经节综合征。

(3)病侧额纹消失,眼睑闭合无力或闭合不全,瞬目减少,鼻唇沟变浅,口角下垂,露齿时口角? 向健侧。

4.辅助检查

(1)面神经传导速度疾病早期(5~7d)进行预后判断。

(2)肌电动作电位 预后判断。M波波幅下降正常的30%或以上,可望2个月内恢复;下降至10%或以下,需6个月到1年恢复期,并遗留中、重度后遗症;下降至10%~30%,恢复期2~8个月,遗留轻、中度后遗症。

(3)肌电图检查 鉴别暂时的传导缺陷与神经纤维的病理性中断。

(4)头颅CT、MRI等影像学检查 可用于排除颅后窝病变。

5.诊断及鉴别诊断

根据起病形式和临床特点,诊断多无困难。但需与下述疾病鉴别。

(1)吉兰-巴雷综合征 急性起病,除面瘫外有对称性肢体瘫痪及脑脊液蛋白细胞分离现象。

(2)颅后窝肿瘤如听神经瘤、神经纤维瘤及侵及颞骨的肿瘤如胆脂瘤、皮样囊肿等 起病隐袭、进行性发展,有其他脑神经及原发病表现。

(3)化脓性中耳炎、乳突炎、迷路炎等耳源性疾病 根据病史、原发病症状、体征可鉴别。

6.治疗

早期以改善局部血液循环,消除面神经的炎症和水肿为主。后期以促进神经功能恢复为其主要治疗原则。

(1)激素治疗 泼尼松(20~30mg)或地塞米松(1.5~3.0mg),1/天,口服,连续7~10天。

(2)改善微循环,减轻水肿 可用706代血浆或低分子右旋糖酐250~500ml,静脉滴注,1/天,连续7~10天,亦可加用脱水利尿药。

(3)神经营养代谢药物的应用 维生素 B_1 50~100mg,维生素 B_{12} 1000lug,胞二磷胆碱250mg,辅酶 Q_{10} 5~10mg 等,肌内注射1/天。

(4)理疗 茎乳孔附近超短波透热疗法,红外线照射,直流电碘离子导入,以促进炎症消散。亦可用晶体管脉冲治疗机刺激面神经干,以防止面肌萎缩,减轻瘫痪侧肌受健侧肌的过度牵引。

(5)针刺治疗 取翳风、听会、太阳、地仓、下关、颊车,并配曲池、合谷等穴。

(6)血管扩张药及颈交感神经节阻滞 可选用妥拉苏林25mg或烟酸100mg,口服,3/天;或患侧颈星状神经节阻滞,1/天,连续7~10天。

(7)恢复期的其他治疗 除上述治疗外,可口服维生素 B_1、维生素 B_6 各10~20mg,3/天;地巴唑10~20mg,3/天。亦可用加兰他敏2.5~5.0mg,肌注,1/天,以促进神经功能恢复。

(8)保护暴露的角膜 防止发生结膜、角膜炎,可采用眼罩、滴眼药水、涂眼药膏等方法。

(9)手术治疗 早期行面神经管减压术,起病后1年或以上仍未恢复者可考虑行神经移植治疗。一般取腓肠神经或邻近的耳大神经,连带血管肌肉,移植至面神经分支,但疗效不肯定。

7.预后

一般预后良好,通常于起病1~2周开始恢复,2~3个月痊愈。约85%病例可完全恢复,不留后遗症。但 6 个月以上未见恢复者则预后较差,有的可遗有面肌痉挛或面肌抽搐。少数病侧还可出现"鳄泪征"。

（六）面肌抽搐

1.病因

可能是面神经通路上某些部位受到病理性刺激的结果,但目前尚难查明其确切的病因,因此亦称为原发性面肌抽搐。大部分患者可能是由于椎－基底动脉的动脉硬化性扩张或动脉瘤压迫,甚至是正常血管变异交叉成微血管襻而压迫面神经,有的是面神经炎后脱髓鞘变性以及脑桥小脑角肿瘤、炎症所致。

2.临床表现

原发性面肌抽搐患者多数在中年以后起病,女性较多。病起时多为眼轮匝肌间歇性抽搐,逐渐缓慢地扩散至一侧面部的其他面肌,口角肌肉的抽搐最易引起注意,严重者甚至可累及同侧的颈阔肌。抽搐的程度轻重不等,可因疲倦、精神紧张、自主运动而加剧,但不能自行模仿或控制。入睡后抽搐停止,两侧面肌均有抽搐者少见,若有,往往一侧先于另一侧受累。少数患者于抽搐时伴有面部轻度疼痛,个别病例可伴有头痛、病侧耳鸣。神经系统检查除面部肌肉阵发性抽搐外,无其他阳性体征发现。少数病例于病程晚期可伴有患侧面肌轻度瘫痪。根据面肌抽搐的强度、Cohen 和 Albert 的强度分级,将其分为 5 级。0 级:无痉挛;1 级:外部刺激引起瞬目增加;2 级:眼睑、面肌轻微颤动,无功能障碍;3 级:痉挛明显,有轻微功能障碍;4 级:严重痉挛和功能障碍。

3.辅助检查

（1）肌电图　显示抽搐的面肌有肌纤维震颤和肌束震颤波。

（2）脑电图检查　正常。

（3）头部 MRA 检查或 DSA 检查　部分患者可能发现椎动脉、基底动脉系统血管变异、动脉扩张等病变,造成对面神经的压迫。

4.诊断

根据本病的临床特点为阵发性,一侧面肌抽搐而无其他神经系统阳性体征,诊断并不困难。可行肌电图、脑电图、头部 MRA 检查或 DSA 检查以进一步明确。

5.鉴别诊断

（1）继发性面肌抽搐　脑桥小脑角肿瘤或炎症、脑桥肿瘤、脑干脑炎、延髓空洞症、运动神经元疾病、颅脑外伤均可出现面肌抽搐,但往往伴有其他脑神经或长束受损的表现。

（2）癫痫　面肌局限性抽搐亦可能是部分性运动性癫痫,但其抽搐幅度较大,并往往累及同侧颈、上肢甚或偏侧肢体,或出现典型的按大脑皮质运动区顺序扩散的杰克逊（Jacksonian）癫痫发作,脑电图上可见癫痫波发放。仅仅局限于面部肌肉抽搐的癫痫极罕见。

（3）癔症性眼睑痉挛　常见于中年以上女性患者,多系两侧性,仅仅局限于眼睑肌的痉挛,而颜面下部的面肌则并不累及。肌电图与脑电图正常,在抽搐时肌电图上出现的肌收缩波与主动运动时所产生的一样。

（4）习惯性面肌抽搐　常见于儿童及青壮年,为短暂的强迫性面肌运动,常为两侧性。肌电图与脑电图正常,在抽搐时肌电图上出现的肌收缩波与主动运动时产生的一样。

（5）三叉神经痛　原发性面肌抽搐发展至严重时,抽搐时间较久,亦可引起面部疼痛,但其疼痛程度没有三叉神经痛那样剧烈。

(6)舞蹈病及手足徐动症 可有面肌的不自主抽动。但均为两侧性,且均伴有四肢类似的不自主运动。

6.治疗

1)药物治疗 可选用各种镇静、地西泮、抗癫痫等药物,其中卡马西平、苯妥英钠、氯硝西泮,对某些患者可减轻症状。无效者可试用巴氯芬。

2)理疗 应用钙离子透入疗法,部分患者有一定疗效,可减轻症状,但不能根治。

3)神经阻滞术 在局部麻醉后,于患侧面部、面神经分支或颈乳突孔主干处,注射50%的乙醇0.5~1.0ml,但有不同程度的面肌瘫痪。开始注射时剂量应小一些(0.3~0.4ml),如立即发生面肌瘫痪即停止注射;如无瘫痪发生,而仍有抽搐,需半小时后才可重复注射,因为有时瘫痪较迟才出现。

4)局部注射肉毒杆菌毒素 A型肉毒杆菌毒素能抑制局部神经肌肉接头处运动神经末梢突触前膜释放乙酰胆碱,使肌肉松弛、麻痹。采用多点注射,如颧弓、颊部、口角、眼睑、外眦处,每点注射0.1~0.2ml(2.5~5IU),注射后3~4天抽搐明显减少,1次多点注射其总量不应超过55IU,1个月内使用的总剂量不应超过200IU。疗效维护3~6个月,总有效率可达80%以上。注射后部分患者可出现轻微的副作用,如眼睑下垂或轻度闭合不全,流泪或眼干燥,口角轻垂,咀嚼乏力,食物滞留于注射侧颊部等。副作用多在注射后半个月至1个月消失。复发者可以重复注射。此法目前国内已广泛使用。

5)手术疗法

(1)面神经主干或分支切断术:破坏面神经的传导功能,以瘫痪换取抽搐。因神经再生,在术后3~5个月面瘫恢复,但抽搐亦会复发,有些患者复发后其抽搐程度较轻,可以不必再行手术。

(2)微血管减压术:在患侧乳突后开一小骨窗,在手术显微镜下牵开小脑底部,到达脑桥脚,将该处扣压于面神经根部的血管用少量涤纶絮隔开即可。此手术方法现已被国内外神经外科医师广泛接受,为面肌痉挛手术治疗的首选方法。

6.预后

本病为缓慢进展的疾病,一般均不会自然好转,如不给予治疗,部分病例于晚期患侧面肌瘫痪,抽搐停止。

(七)位听神经病变

1.听神经损害

1)病因

(1)耳蜗神经损害的原因 常见的有神经炎、脑膜炎、外伤、中毒、肿瘤、动脉硬化、某些遗传病、中耳和内耳疾病等。

(2)前庭神经损害的原因 中毒、血液循环障碍(基底动脉硬化症、高血压等)、神经炎、肿瘤、外伤、脱髓鞘病、内耳疾病等。

2)病理

由于病因不同其发病机制亦各不相同,可以是脱髓鞘、炎细胞浸润、细胞变性及压迫等。

3)临床表现

(1)听力障碍 患者常述耳鸣、外耳道阻塞感、听力减退,尤其对高音感觉差,这种耳聋称为神经性耳聋或感音性耳聋。表现为音叉试验气传导较骨传导强,即Rinne试验阳性;骨传导与正常侧(或检查者)比较,声响持续时间短,为 Schwabach 试验阳性;Weber 试验,响声偏向健侧。

(2)平衡障碍　患者感到眩晕、恶心及呕吐,有面色苍白、多汗等迷走神经刺激症状。检查可发现眼球水平震颤,指示试验阳性,即患者两上肢向前方水平伸直,闭目时病侧肢体向患侧偏斜、倾倒,在闭目难立试验时更为显著;踏步试验异常,即闭目在一条直线上前进,后退 5 步,反复进行,患者则向病侧偏转,步迹呈星状,亦称星迹步态。

4)诊断及鉴别诊断

(1)内耳眩晕痛(endolymphatic hydrops)　又称梅尼埃(Meniere)病。好发于 30～50 岁,临床上以听力障碍、耳鸣和眩晕为特点。眩晕常突然发作,发作前耳鸣常加重,发作时伴短暂性水平眼球震颤,严重时伴恶心、呕吐、面色苍白、出汗等迷走神经刺激症状,发作历时数分钟、数小时或数天,间歇期长短不一,每次发作使听力进一步减退,发作随耳聋加重而减少。到完全耳聋时,迷路功能丧失,眩晕发作亦终止。甘油试验呈阳性。

(2)前庭神经元炎(vestibular neuronitis)　常发生于上呼吸道感染后数日之内,可能与前庭神经元遭受病毒侵害有关。临床特征为急性起病的眩晕、恶心、呕吐、眼球震颤和姿势不平衡。一侧前庭功能减退,但无听力障碍。眩晕常持续半个月左右。变温试验显示前庭功能减退,治愈后恢复。

(3)迷路炎(labyrinthitis)　常继发于中耳乳突炎或中耳炎,出现发热、头痛、耳部疼痛、外耳道流脓、外伤后感染损伤等。骤起的阵发性眩晕、剧烈耳鸣,伴恶心、呕吐,出现自发性眼球震颤,1～2 天听力完全消失。周围血象提示感染性改变。外耳道检查可见鼓膜穿孔。

(4)位置性眩晕(location vertigo)　眩晕发作常与特定的头位有关,无耳鸣、耳聋。中枢性位置性眩晕,常伴有特定头位的垂直性眼球震颤,且常无潜伏期,反复试验可反复出现呈相对无疲劳现象。外周性位置性眩晕,又称良性阵发性位置性眩晕,眼球震颤常有一定的潜伏期,呈水平旋转型,多次检查可消失或逐渐减轻,属疲劳性。预后良好,能自愈。

(5)听神经鞘瘤(acoustic neurilemoma)　是颅内神经鞘瘤发病率最高的一种,听神经鞘瘤多发生在内听道内或内耳孔区具有神经鞘膜的前庭神经。首发症状多为听神经的刺激或破坏症状,表现为患侧耳鸣、耳聋或眩晕,占 74%。耳鸣为高声性、连续性;听力减退多与耳鸣同时出现,但常不能为病人所觉察,不少因其他症状做听力测验时才被发现;肿瘤向小脑脑桥隐窝发展压迫三叉神经及面神经,引起同侧面部麻木,痛觉减退,角膜反射减退,三叉神经痛及面肌抽搐等。向内侧发展,压迫脑干可出现对侧肢体轻瘫及锥体束征,对侧偏身感觉减退;脑干移位,压迫对侧天幕切迹时则可出现同侧锥体束征及感觉减退。小脑角受压可引起同侧小脑性共济失调、步态不稳,辨距不良、语言不清和发言困难。同时可出现颅内压增高的症状与体征,如头痛、呕吐、视盘水肿、继发性视神经萎缩等。内听道 X 线片示内听道扩大,颅脑 CT、MRI 示桥小脑角占位。

(6)药物中毒(drug poisoning)　许多药物可引起第 8 对脑神经中毒性损害,常见的药物有氨基糖苷类抗生素、苯妥英钠、扑痫酮、阿司匹林、奎宁、咖啡因、呋塞米、利尿酸和噻嗪类利尿药等。多为双侧性,毒性作用与剂量有关,常在反复应用后出现,但也可在短程常规剂量应用时加剧,可伴有视力障碍,多数无自发性眼球震颤,眩晕常持续数日后好转,但前庭功能损害往往难以恢复。

2.耳聋

1)病因

各种急性、慢性迷路炎，药物中毒（如链霉素、新霉素、庆大霉素、奎宁等），损伤（内耳震荡、颞骨骨折），噪声，爆震，梅尼埃病，听神经炎，脑膜炎，蛛网膜炎，脑桥小脑角肿瘤（特别是听神经瘤），脑桥侧部胶质瘤及老年性动脉硬化性耳聋等均可引起耳聋。此外尚有遗传及妊娠期、分娩期各种病因所致的先天性聋。大脑额叶听觉中枢受损引起的聋较少发生。

2)病理

产生感音性聋的病损部位多数在耳蜗末梢感受器或耳蜗神经。病变位于脑桥，累及耳蜗神经核时，虽可引起病侧感音性聋，但由于耳蜗纤维进入脑干后分散，常仅部分受损，病侧听。

3)临床表现

根据病变解剖部位的不同，可分为耳蜗性、神经性、中枢性耳聋三种。其听力障碍的共同特点是听力减退以高音频率为主；气导大于骨导，骨导偏向健侧，可发生完全性听力丧失（全聋）。

(1)耳蜗性(末梢性)聋　病变位于耳蜗，影响内耳末梢感受器所致听力减退。耳蜗性聋常以高音频率听力首先障碍，其原因可能是感受高音的部位在耳蜗基底部，而此处接近圆窗与卵圆窗，故易受影响。此外，该区局部血供比较脆弱，因此易受损害。

(2)神经性聋　病变影响发自螺旋神经节至进入脑干处的耳蜗神经所产生的听力障碍。高音频率听力首先受影响，然后渐向中低音扩展，造成斜坡向高音的听力障碍曲线，最后普遍下降；气导仍大于骨导，但均缩短，骨导/气导之比不变。语言审别率常低于正常，并常与纯音听力不相称，即纯音听力尚属减退，而语言审别率明显下降。有明显的病理性适应现象。

(3)中枢性聋　病变位于脑干、大脑，累及耳蜗神经核及其中枢通路、听觉皮质中枢所产生的听觉障碍。例如大脑老年性退行性病变，患者难以理解复杂的或速度较快的语言，在噪声较强的环境中对语言的理解也感困难。

4)辅助检查

(1)耳蜗性听力障碍电测听检查特点　①复聪现象：又称重振现象，即听力损失的程度因刺激声强增加而减轻或消失。②强声耐量降低：正常人对于105～110dB的声强并不感到难受，当声强提高到120dB以上时才感到耳部疼痛。耳蜗性耳聋的患者则在声强未达到上述阈限时即感耳部难受或有疼痛感。③复听：对同一种音调（纯音）患者感到两耳听到的不一致，一高一低。④病理性听觉适应：在持续性声音刺激时，其听阈显著提高。

(2)听性脑干诱发电位　确定损伤的部位。

(3)头颅CT或MRI　有助于发现占位性病变。

5)诊断及鉴别诊断

凡听觉感音器病变（包括内耳末梢感受器，位听神经及其中枢通路，听觉皮质中枢）所致的听力减退或消失均属感音性聋（又称感音神经性聋）。根据患者听力下降，且以高音频率为主，气导大于骨导，骨导偏向健侧以及电测听检查结果可作出诊断。

6)治疗

(1)耳聋的治疗首先是病因治疗。由于中耳炎并发迷路炎的患者，应由耳科做有关的处理及抗感染治疗。因药物中毒性损害引起者，则应立即停药，并给予B族维生素以帮助神经恢复。噪声性耳聋患者需佩戴防音器。由于迷路血供不足而引起者，可应用各种扩血管药如烟酸、地巴唑、妥拉苏林，钙通道阻滞药如氟桂利嗪等。亦可给予混合气体(5％二氧化碳与95％氧气)吸入。治疗内耳眩晕病，减少其发作，以防止听力进一步减退。因脑桥小脑角肿瘤引起的听力减退，需手术治疗。

(2)对于聋哑症患者给予听觉训练(以大声如喇叭、铃等强大音响进行刺激，促使尚有功能的听觉细胞"苏醒"，然后逐渐减低声音强度)，并进行唇语教学。

(3)针刺疗法，主要应用于聋哑症中的耳聋治疗，对于其他感音性耳聋此法亦可应用。

3. 耳鸣

1)病因

(1)外耳道　外耳道耵聍或异物阻塞。

(2)中耳　急性或慢性中耳炎、卡他性咽鼓管炎、耳石硬化症。

(3)内耳　迷路损伤，内耳药物性中毒(如奎宁、水杨酸、链霉素、新霉素等)，病毒性或化脓性迷路炎。内耳动脉病变(动脉瘤、动脉痉挛、阻塞)，Meniere病(亦称内耳眩晕病)。

(4)耳蜗神经　听神经瘤、耳蜗神经炎等。

(5)脑干　脑桥被盖外侧部分的病损(肿瘤)。

(6)血管畸形或血液流变学原因　由于此类血管或血液原因，使流向颅内、耳蜗内的供血血流不规则，或由颈部、颅腔血管异常所产生的血管性杂音传至耳内导致耳鸣。

(7)全身其他系统疾病　贫血、高血压。心脏瓣膜狭窄和关闭不全及动脉硬化等所造成的杂音可传入耳内，胃肠道疾病通过自主神经的反射，引起内耳血管的扩张或痉挛而产生耳鸣。

(8)神经症　在晚上明显，晨起减轻或消失。

(9)不明原因　约占耳鸣人数的40％。

2)临床表现

患者感受可如蝉鸣、蟋蟀鸣，亦可如风声、雨声或哨声、铃声等。耳鸣有单耳鸣、双耳鸣及间歇性耳鸣或持续性耳鸣。轻者仅在安静状态下才可听到，重者则无论在什么时候都会感到耳内吵闹不安。它既可单独出现，又可伴随其他疾病一起发生。

3)辅助检查

详细的耳鸣检查包括全身系统的检查和耳鼻咽喉科专科的检查，必要时进行听力测试、心理评价、影像学检查、前庭功能检查、耳鸣匹配等耳鸣测试检查。

4)诊断及鉴别诊断

根据患者临床表现诊断不难，必要时可行听力测试、心理评价、影像学检查、前庭功能检查、耳鸣匹配等耳鸣测试检查。但须进行全身系统检查以明确病因。

5)治疗

(1)病因治疗　首先应明确耳鸣的原因，针对病因治疗。

(2)对症治疗　可给予各种镇静药、安定剂，如苯巴比妥、地西泮等。由感音器疾病引起的耳鸣尚可用B族维生素及辅酶A、三磷酸腺苷、硫酸软骨素等药物。由于内耳血供不足引起的耳鸣，可适当应用扩血管药物：如烟酸、妥拉苏林，钙通道阻滞药如氟桂利嗪等，近年来有学者主张应用凯时(前列腺素 E_1)治疗耳鸣，凯时 2ml＋生理盐水，静脉注射，每天 1 次，7～10d 为 1 个疗程。

(3)其他掩蔽治疗；电刺激治疗；心理学治疗；耳部按摩，双手掌按住耳部，拇指置于脑后，四指敲打后脑勺。

6)预后

常反复发作,轻者可治愈;重者治愈难度大,严重影响人们的生活、工作、学习和休息,危害着人体的健康。

4.内耳眩晕病(Merfiere病)

1)病因

确切的病因至今仍不明。

(1)末梢血液循环障碍 供应内耳的内听动脉为一终支,且较敏感。一旦发生痉挛,极易使感觉上皮受到损害。由于中间代谢产物淤积,蜗管内渗透压增高,最终形成内淋巴积水。

(2)自主神经功能紊乱 过度疲劳、情绪波动等均能影响自主神经系统稳定性,交感神经应激性增高,内耳小动脉痉挛,继而产生膜迷路积水。

(3)内分泌功能障碍学说 肾上腺皮质功能减退等内分泌腺功能失调,可导致内听动脉痉挛,引起膜迷路积水。

(4)病毒感染 扁桃体炎、胆囊炎及腮腺炎病毒等可诱发本病。

(5)其他 如炎症、动脉硬化、出血、耳硬化症等及颅内疾病影响前庭神经时皆可产生类似内耳眩晕病的临床表现,可称之为眩晕综合征。

2)病理

主要病理改变是内耳膜迷路积水。由于积水致膜迷路膨大、扩张,尤以耳蜗中阶和球状囊为著。前庭膜可突入前庭阶中,使前庭阶内空隙闭合。前庭膜的最上段可通过蜗孔疝入蜗阶。球囊膨大。其壁周围偶有纤维化。椭圆囊也可膨大,并可呈疝状突向一个或数个半规管的外淋巴腔内。内淋巴管和内淋巴囊无明显变化。蜗小管无改变。膨胀的膜迷路可破裂,甚至有瘘管形成。内耳感觉上皮可有程度不同的变性改变。

3)临床表现

主要表现为发作性眩晕,常伴有恶心、呕吐、耳鸣及听力逐渐减退。多数病人于中年起病,男性略多。典型的三联症状为发作性眩晕、渐进性波动性听力减退、耳鸣。

(1)眩晕 发作突然,为四周景物或自身在旋转或摇晃的感觉,严重时往往伴有恶心、呕吐、面色苍白、出汗等迷走神经刺激症状,并可出现短暂的水平性眼球震颤。发作时患者多闭目卧床,不敢翻身或转动头部,唯恐因此而加剧眩晕。发作持续时间历时数分钟、数小时甚至数天,多数患者于1~2天逐渐减轻而自行缓解。在发作后短期内部分患者仍有轻微的眩晕,特别是在头部转动时易出现。发作间歇期长短不一,多数为数月或数年发作一次,亦有频繁发作达1周数次者。眩晕发作时患者神志清楚。发作频率往往随耳聋的进展而逐渐减少,至完全耳聋,迷路功能消失时,眩晕发作亦常终止。亦有听力障碍不甚严重而发作性眩晕经几年自行停止者。

(2)听力障碍 常为一侧性听力减退。约半数患者听觉障碍的发生先于眩晕,但在病程早期因其障碍程度较轻而未被注意。每次眩晕发作常使听力进一步减退,发作后可有部分恢复,但难以恢复到原来的水平。早期以低频率听力减退为主的上升型听力曲线,屡发后高频听力亦有影响。听力检查呈典型的感音性耳聋,并有复聪现象。

(3)耳鸣 为高音调性,若发生于患侧,常与耳聋同时发生,多为持续性,亦可呈间歇性,在每次眩晕发作前耳鸣常加剧。

（4）其他　发作间歇期检查可发现多数患者有感音性听力障碍，前庭功能冷热水试验于一部分病例中显示功能减退，在间歇期无自发性眼球震颤，闭目难立试验阴性。

4）辅助检查

（1）眼震　发作期可见水平或水平旋转性眼震。此为重要体征，但无定位意义。

（2）眼震电图（ENG）检查　患者可表现出各种前庭功能障碍，如自发性眼震、位置性眼震，半规管麻痹、优势偏向、前庭重振等。

（3）听力检查　纯音测听为感音性聋曲线。早期低频下降，并呈波动式变化，即发作期后听力可恢复正常。晚期患者高频听力亦下降，甚至全聋，发作期语言识别率下降。尚可有听觉重振和复听现象。

（4）耳蜗电图　表现为SP-AP复合波增宽，AP振幅与刺激声强度的函数曲线有重振特点。－SP振幅异常增大，即－SP/AP比值≥0.4，其阳性率为60%～81%。CM畸变。甘油试验时－SP下降等。

（5）内淋巴脱水试验　如甘油试验、尿素试验。试验时，因膜迷路脱水，听力可有不同程度地提高。

（6）X线检查　前庭导水管和内淋巴囊区域的X经检查结果分为Ⅰ、Ⅱ、Ⅲ型。梅尼埃病患者Ⅲ型最多见。表现为前庭导水管周围气化差。导水管短而直，容纳颞骨外部内淋巴囊的小凹较窄。

（7）免疫学检查　多种食物、偶尔吸入物或化学性物质作为过敏原对产生内淋巴积水有重要作用。行过敏试验寻找过敏原以期减少发作。

5）诊断及鉴别诊断

根据本病的临床特点诊断一般并不困难，但应与以下疾病相鉴别。

（1）全身性疾病　如高血压、低血压、心脏病、贫血、中暑、神经症、尿毒症及低血糖症等均可引起头晕，但大多数并非真正的运动幻觉，无眼球震颤及听力减退，症状持续时间往往较长，可根据原发疾病的特点加以鉴别。

（2）急性化脓性迷路炎　多为中耳炎并发症，可见鼓膜穿孔、中耳病变，伴有明显的听力障碍，眩晕症状严重者出现明显的眼球震颤。

（3）前庭神经元炎　常发生于上呼吸道病毒感染或胃肠道感染后，一部分患者有身体其他部位的感染症状。起病急，有剧烈眩晕、恶心、呕吐，但无耳聋与耳鸣，前庭功能冷热水试验有助于鉴别诊断。

（4）良性阵发性位置性眩晕　为耳石器障碍引起。由头位或体位改变诱发的剧烈眩晕，眩晕为一过性，无耳聋和耳鸣。反复检查，眩晕和眼震可逐渐衰减消失。

（5）其他　血液病（白血病、贫血等）、内分泌疾病（甲状腺功能亢进、糖尿病等）、泌尿系疾病（肾炎、肾性高血压）、代谢病（肝病、脂质代谢异常）、心血管疾病（心功能不全、高血压、低血压、动脉硬化）、自主神经功能失调（直立性低血压、动摇症等）。

6）治疗

（1）发作期的处理　治疗目的是为了减轻眩晕、恶心、呕吐及伴随的焦虑紧张症状。可选用以下药物肌内注射：东莨菪碱0.3mg，阿托品0.5mg，山莨菪碱注射液10mg，4～6小时重复给药，共2～3次。发作较轻者可选用以下药物口服：苯巴比妥0.1g，氯丙嗪25mg，地西泮

2.5mg,每日3次。此外,可采用针刺治疗,取穴风池、合谷,以减轻眩晕。有呕吐者加内关,听觉不好可用五针疗法。应向患者说明本病并非严重疾病,解除其疑虑,树立信心,鼓励病人加强锻炼,进低盐少水食品。

(2)间歇期处理 若无症状则无需任何治疗。但对于发作较频者,可继续应用上述药物及口服钙通道阻滞药氟桂利嗪5~10mg,每晚1次。此外,尚可应用烟酸100mg,每日3次口服;谷维素10mg,每日3次口服;倍他司汀20mg,每日3次口服;布酚宁6mg,每日3次口服。

(3)手术治疗 经系统保守治疗半年以上无效者;眩晕反复发作影响生活和工作者;眩晕发作伴倾倒者;听力逐渐下降者,可采取手术疗法。包括星状神经节阻滞术;颈交感神经切除术;内淋巴减压术;球囊切开术;耳蜗球囊穿刺术;前庭神经切除术;经耳道迷路破坏术及超声波、冷冻法迷路破坏手术。

(八)舌咽神经、迷走神经、舌下神经病变

1.舌咽神经痛

1)病因

病因尚不明确,可能为舌咽及迷走神经的脱髓鞘性病变引起舌咽神经的传入冲动与迷走神经之间发生"短路"的结果。近年来由于显微血管外科的发展,发现部分患者椎动脉或小脑后下动脉压迫于舌咽及迷走神经上,解除压迫后症状可以缓解。这些患者的舌咽神经痛可能与此有关。

2)病理

部分患者有舌咽及迷走神经的脱髓鞘性病变。

3)临床表现

舌咽神经痛是一种局限于舌咽神经分布区的发作性剧烈疼痛。男性较女性多见,起病年龄多在35岁以后。疼痛的性质与三叉神经痛相似,呈刺戳性、间歇发作,每次持续数秒钟。疼痛位于扁桃体、舌根、咽、耳道深部。可因吞咽、谈话、哈欠、咳嗽而发作,伴有喉部痉挛感、心律失常如心动过缓甚或短暂停搏等症状。神经系统检查无阳性体征。在咽喉、舌根、扁桃体窝等部位可有疼痛触发点。将表面麻醉药丁卡因涂于患侧的扁桃体及咽部,可暂时阻止疼痛的发作。

4)辅助检查

(1)颅底平片 可了解颈静脉孔大小。

(2)鼻咽部检查 可排除鼻咽癌。

5)诊断及鉴别诊断

根据本病的临床特点诊断并不困难,但有时易与三叉神经痛混淆,需仔细询问疼痛的部位,以资鉴别。若疼痛持续,则需与鼻咽癌侵及颅底以及耳咽管肿瘤、扁桃体肿瘤相鉴别。此时即使无神经方面或鼻咽部方面的异常改变亦应提高警惕。

6)治疗

(1)药物治疗 凡治疗原发性三叉神经痛的药物亦可应用于本病:卡马西平每次100mg,每日2~3次,口服。七叶莲片,每次4片,每日3次,亦有疗效。

(2)手术治疗 最有效及彻底的治疗方法是经颅内切断病侧的舌咽神经根及迷走神经最上端的1~2根丝。有人主张,如在术中发现有血管压迫舌咽神经,行微血管减压术以解除压迫、亦有效。

2. 延髓麻痹

1)病因

(1)下运动神经元性延髓麻痹 系延髓的神经核或其周围神经受累所致。常见病因为延髓血管性病变,延髓髓空洞症,进行性延髓麻痹症,颅颈部畸形如颅底凹陷症、先天性延髓下疝畸形,颅底部转移癌浸润(如鼻咽癌),枕大孔附近的病变(如肿瘤、骨折、脑膜炎)颈部肿瘤。此外,白喉常为产生舌咽神经、迷走神经麻痹的原因。

(2)上运动神经元性延髓麻痹 系两侧皮质脑干束损害所致。可由各种病因引起,但最常见于因数次或数处脑卒中的后遗症,亦可见于肌萎缩侧索硬化症及弥漫性大脑血管硬化的患者。此外,尚可见于多发性硬化、多发性脑梗死、梅毒性脑动脉炎等患者。

2)临床表现

(1)下运动神经元性延髓麻痹 又称球麻痹,临床表现为延髓神经支配的咽、喉、腭、舌的肌肉瘫痪、萎缩,可见吞咽困难,进食时食物由鼻孔呛出,声音嘶哑,讲话困难,构音不清,咽反射消失。核性损害时尚可有舌肌束性纤维颤动。

(2)上运动神经元性延髓麻痹 又称假性延髓麻痹,临床表现为受延髓支配的肌肉瘫痪或不全瘫痪,软腭、咽、喉、舌肌运动困难,吞咽、发音、讲话困难。由于是上运动神经元性瘫痪,因此无肌肉萎缩,咽反射存在,下颌反射增强,并可出现强哭、强笑。

3)诊断及鉴别诊断

根据延髓神经麻痹的临床征象,诊断并不困难。

(1)上运动神经元性延髓麻痹与下运动神经元性延髓麻痹的鉴别在于前者无肌肉萎缩,咽反射存在,下颌反射亢进。

(2)与肌源性延髓麻痹作鉴别,肌源性延髓麻痹其病变部位不在延髓或发自延髓的脑神经,而在延髓神经支配的肌肉。症状与神经源性延髓麻痹相似,一般均为双侧性,无感觉障碍及舌肌颤动,可见于重症肌无力、皮肌炎、多发性肌炎等疾病。

3)治疗

延髓麻痹时除针对病因治疗外,对症处理亦属重要。对于吞咽困难、呼吸困难的患者需做相应的处理,如鼻饲流质、静脉补液、预防感染,必要时行气管切开等。

二、脊神经疾病

(一)急性感染性多发性神经根神经炎

1. 流行病学

急性感染性多发性神经根神经炎(acute inflammatory demyelinating polyradiculoneuopathies,AIDP)又称吉兰一巴雷(Guillain一Barre)综合征,是一种特殊类型的多发性神经炎,多见于中青年。病变主要侵犯神经根、周围神经和脑神经,少数累及脊髓前角和脑干运动核。

2. 病因

病因未明,一般认为本病为自身免疫性疾病,细胞及体液免疫途径均参与发病,也有人认为与病原体感染有关,常见感染因子有巨细胞病毒、EB病毒、肺炎支原体、空肠弯曲菌,其中空肠弯曲菌感染被认为是重要因素。

3. 病理

主要病理改变为周围神经中单核细胞浸润和阶段性脱髓鞘。病变部位在脊神经根(尤以前根为多见且明显)、神经节和周围神经,偶可累及脊髓。病理变化为水肿、充血、局部血管周围淋巴细胞浸润、神经纤维出现节段性脱髓鞘和轴突变性;本病也可有中枢神经系统病理改变,如在脑干的脑神经运动核、脊髓前角细胞有变性坏死,脑和脊髓白质小血管周围单核细胞浸润,脑实质甚至有出血、软化灶。

4.临床表现

(1)病前1~4周有上呼吸道或消化道感染症状,少数有免疫接种史。

(2)急性、亚急性起病,迅速进展,半数在2周内达高峰,以四肢对称性无力为首发症状,大多最初影响下肢,以近端为主,病程中逐渐远端重于近端,当呼吸肌受累时则有呼吸困难;疾病早期常会出现共济失调征,如震颤和动作笨拙。

(3)以主观感觉障碍多见,主诉肢体远端感觉异常,呈手套袜子样分布,少数有口周麻木、刺痛,但客观感觉障碍较主观者少,即使有也多以关节位置觉、震动觉为主,少有浅感觉障碍,其中有患者感觉肌肉酸痛,可出现直腿抬高试验阳性。

(4)脑神经损害以双侧周围性面瘫多见,严重者出现延髓麻痹,少数出现动眼神经损害。

(5)自主神经功能障碍常见,可出现交感和副交感神经功能缺陷,而另一时间亢进,如出汗增多、皮肤潮红、手足肿胀、营养障碍,严重时有心动过速、直立性低血压等。

(6)四肢相对对称的迟缓性瘫痪,感觉体征轻微,四肢腱反射减弱或消失。

5.辅助检查

(1)脑脊液检查 蛋白含量增高而细胞数正常,即蛋白-细胞分离现象,蛋白质增高在起病数天开始持续升高,最高峰在发病后4~6周;脑脊液中可检测出髓鞘碱性蛋白-IgG及寡克隆区带。

(2)神经传导速度 早期肢体远端神经传导速度可正常,但F波潜伏期已延长,说明神经近端或神经根损害。病情逐渐进展出现传导速度减慢,波幅可无明显改变,并可持续到疾病恢复之后。

(3)肌电图 最初改变运动单位动作电位降低,第2~5周出现失神经电位。

(4)心电图 严重病例可出现心电图改变,以窦性心动过速、T波改变最常见。

(5)血液 中度多核细胞增加或核左移,红细胞沉降率可中度增快,IGG、IGA、IGM、IGE可增加。

6.诊断

(1)病前1~4周有感染史,少数病人病前可有免疫接种史。

(2)急性或亚急性起病,四肢相对对称性的迟缓性瘫痪,感觉症状轻微,可伴脑神经损害,以面神经损伤为多见。

(3)心肌受累时可出现心力衰竭。

(4)脑脊液可有蛋白细胞分离现象,病初蛋白含量可正常。发病后第2周起蛋白逐渐增高,至4~6周达最高峰。脑脊液中可出现寡克隆带和鞘内IgG合成增高。

(5)电生理检查提示神经传导速度减慢或阻滞。

7.鉴别诊断

(1)急性脊髓炎 有明显的横贯性感觉障碍平面,早期出现括约肌功能障碍。瘫痪肢体早期呈松弛性,随着病情好转瘫痪肢体肌张力逐步增高,腱反射亢进和出现病理反射。脑脊液蛋白和细胞数均有增高。

(2)急性脊髓灰质炎　多见于小儿,起病时多有发热,有流行病学史。瘫痪肢体都呈不对称性,无感觉障碍;脑脊液检查细胞数和蛋白常增高;运动神经传导速度可正常,但波幅可减低。

(3)周期性麻痹　四肢发作性瘫痪,无感觉障碍,发作时血清钾含量降低,心电图有低钾改变,补钾治疗后病情多数迅速好转,脑脊液无异常。病程较短,一般数小时至 1～2d 完全恢复。有反复发作史。

(4)其他多发性神经炎　起病较为隐袭,四肢末端有对称性的感觉及运动障碍,以感觉障碍更突出。无脑神经障碍。多数病例能找到有关病因。

(5)重症肌无力　病变多先侵犯眼部肌肉,亦可发生全身性肌无力,受累肌群于运动后无力加重,休息后改善,经抗胆碱酯酶类药物治疗症状好转。

(6)肉毒中毒　可呈群体发病,有进食腐败的肉类、豆腐类、豆瓣酱病史。眼肌麻痹、吞咽困难及呼吸困难常较肢体瘫痪重,感觉正常,脑脊液无改变。

8.治疗

(1)综合治疗与护理　保持呼吸道通畅,防止继发感染是治疗的关键。吞咽肌及呼吸肌受累时咳嗽无力,排痰不畅,必要时气管切开,呼吸机辅助呼吸;加强护理,多翻身,预防压疮、肺部感染及防止肢体畸形。面瘫者需保护角膜,防止溃疡。因本病可合并心肌炎,应密切观察心脏情况,补液量不宜过大。如有感染适当选用抗生素。

(2)激素　应用有争议,可早期短时应用,疗程不宜过长,一般在 1 个月左右,急性严重病例可短期冲击治疗,氢化可的松 5～10mg/(kg·天)或地塞米松 0.3～0.5mg/(kg·天)。

(3)丙种球蛋白　尽早大剂量应用,400mg/(kg·天),静脉滴注,共 5 天。

(4)血浆交换治疗　被认为是最有效治疗措施,可明显缩短病程,但需专用设备,且价格昂贵。

(5)适当应用神经营养药物　三磷酸腺苷 20mg、辅酶 A 50U、细胞色素 C 15mg,每日 1～2 次,肌内注射或加入补液中静脉滴注。口服或肌内注射维生素 B 族药物如维生素 B_1 或维生素 B_{12}。加兰他敏 5～10mg,每日 1～2 次,肌内注射。

(6)中药　以清热解毒、活血通络为主。可用虎杖 15g,婆婆针 15g,土大黄 15g,丹参 15g,银花藤 60g,贯仲 20g,煎服,每日 1 帖。针灸上肢取穴手三里、合谷,配穴为肩照、肩绍、曲池。下肢取穴肾俞、大肠俞、环跳,配穴为足三里、阳陵泉。隔日 1 次,10 次为 1 个疗程。一般以温针效果较好。

(7)康复理疗　恢复期患者应尽早加强康复理疗,酌情选用按摩、四槽浴等。

9.预后

本病虽较严重,经过及时而正确的救治,一般预后仍较良好。急性期后,轻者多在数月至 1 年内完全恢复,或残留肢体力弱、指(趾)活动不灵、足下垂和肌萎缩等后遗症;重者可在数年内才逐渐恢复。病死率约为 20%,多死于呼吸肌麻痹或合并延髓麻痹、肺部感染、心肌损害和循环衰竭等。

(二)慢性感染性脱髓鞘性多发性神经根神经病

1.流行病学

慢性感染性脱髓鞘性多发性神经根神经病(chronic in－flammatory demyelinating polyradiculoneuopathies,CIDP)又称慢性吉兰－巴雷综合征。有的认为 AIDP 和 CIDP 是同一种疾病的两种变异。可发生在任何年龄,多见于青年、中年。

2.病因

有关本症的机制尚不明了,可能与免疫有关,也有CIDP是多发性硬化在周围神经系统的表现之说。

3.病理

双侧神经根和周围神经普遍受累。在周围神经上的血管周围有单核细胞浸润、水肿,神经有节段性脱髓鞘和复髓鞘,有慢性、肥厚性神经病变,但无炎症感染的特点。约1/4患者有神经轴索变性,脊髓后柱可有髓鞘脱失。

4.临床表现

(1)发病前常无前驱感染史,发病隐潜,常难估算其确切的起病时间。

(2)以肌无力和感觉障碍为主。肌无力症状常是对称性的,主要呈肩、上臂和大腿无力,也可合并前臂、小腿、手和足无力。肌肉抽动和痉挛少见,肌萎缩程度较轻。感觉症状常表现有感觉丧失,不能辨别物体,不能完成协调动作,患者诉有麻木、刺痛,可有紧束、烧灼或疼痛感,与其他周围神经疾病相比疼痛症状较少。可有视觉减退、复视、面肌无力、面部麻木、吞咽困难等脑神经障碍。少数患者有Homer综合征、原发性震颤、尿失禁和阳痿等。

(3)常可伴发其他疾病,如甲状腺功能亢进症、获得性免疫缺陷综合征、遗传性运动和感觉神经病、中枢神经系统脱髓鞘病、慢性活动性肝炎、感染性肠道疾病、霍奇金病等。

(4)临床上可分为四种类型。①缓慢单相型;②复发型;③阶梯式进行型;④缓慢进展型。

5.辅助检查

(1)血液　常规的血和生化检查常无异常,少数患者有血清球蛋白增高。

(2)脑脊液　蛋白质常增高,特别在复发期,蛋白质常在 $0.8\sim2.5g/L(80\sim250mg\%)$。脑脊液细胞常无异常。

(3)神经传导和肌电图检查　运动传导速度一般较正常减低60%,肌肉动作电位的振幅也有下降,系由于运动单位减少所致。传入神经动作电位在尺神经、正中神经、腓肠神经常不能引出。

6.诊断标准

1)必需包括标准(必须有下列特征)　①进行性肌无力(缓慢进行、阶梯性或复发)2个月;②对称性上肢或下肢的近端和远端肌无力;③腱反射减低或消失。

2)必需排除标准(必须没有下列情况)　①纯感觉神经病,手或足残缺,色素性视网膜炎、银屑病,曾应用或接触可引起周围神经病的药物或毒品;②低血清胆固醇,卟啉症,空腹血糖 $>7.5mmol/L$,低血清维生素 B_{12},甲状腺功能减低,重金属中毒,脑脊液白细胞升高;③神经活检标本显示血管炎,神经纤维肿胀,髓鞘内空泡,淀粉样物质沉着等特征;④电诊断检查有神经肌肉传递缺陷、肌病或前角细胞疾病的特征。

3)主要实验室诊断标准　①神经活检标本有节段性脱髓鞘。复髓鞘,神经纤维丧失,葱球样形成和血管周围炎症等脱髓鞘病变的主要特征;②神经传导检查有传导速度变慢,至少2根运动神经的传导速度低于正常的70%(受累神经必须排除系局部压迫所致);③脑脊液蛋白质 $>0.45g/L$。

4)诊断分类

(1)肯定:①必需包括标准;②必需排除标准;③具备3个实验室标准。

(2)可能:①必需包括标准;②必需排除标准;③具备3个实验室标准中的2个。

(3)可疑：①必需包括标准；②必需排除标准；③具备 3 个实验室标准中的 1 个。

7.鉴别诊断

(1)CIDP 须与其他各种遗传性、代谢性、新生物、肿瘤和中毒性等疾病相鉴别。遗传性疾病常有骨骼方面的异常。肥厚性间质性神经病是一种遗传性神经病，在无家族史时较难与 CIDP 鉴别，其突出的体征为周围神经增粗，按压肥厚的神经通常不引起疼痛或感觉异常。

(2)有很多疾病引起的多发性神经根神经病变可伴有脑脊液蛋白质增高，如糖尿病、尿毒症、肢端肥大症和肝性脑病，通过实验室检查可以区别。有的疾病可产生 CIDP 样综合征，如溃疡性结肠炎、局限性肠炎、肾小球性肾炎和红斑狼疮，需注意辨别。

(3)多发性神经根神经病变也可发生在淋巴细胞性白血病、淋巴瘤和霍奇金病、骨髓瘤、肉瘤和新生物性多发性神经根神经病。在诊断 CIDP 时，必须详细了解病史并做一系列实验室检查加以鉴别。

8.治疗

(1)皮质激素　首选药物，每天单剂泼尼松 1mg/(kg·天)为宜，用 3～4 周后逐步递减为间日剂量，最后达到维持剂量，剂量宜逐步减少以防复发。如果患者症状恶化，可重复应用始剂量，即使缓解时亦宜低剂量维持。

(2)免疫球蛋白　常用剂量为 0.4g/(kg·天)，用 5 天，其效果因人而异。

(3)血浆交换疗法　有效率可达 80%，在几天之内即可改善。但大部分患者在血浆交换停止后 7～14 天复发，往往需要延长血浆交换时间，并加用泼尼松和环磷酰胺。

(4)免疫抑制药　硫唑嘌呤 2～3mg/(kg·天)。开始用 50mg/天，每周递增 50mg/天，至预定剂量。注意随访白细胞和血小板计数。也可用环磷酸胺 2mg/(kg·天)或环胞素 A3～5mg/(kg·天)，分 2 次服。

9.预后

患者无法工作者可占 8%，困于轮椅或床褥的亦可有 28%。最后大多死于并发症或其他疾病。

（三）多发性神经病

1.病因

(1)中毒　包括药物(如碘胺药、异烟肼、呋喃西林类、胺磺酮、长春新碱等)、金属(如砷、汞、铋、铜、金、铅、锰等)、化学品(如一氧化碳、二氧化硫、硝基苯、三氯乙烯、有机磷等)。

(2)营养缺乏、代谢障碍　慢性酒精中毒、脚气病、糖尿病、血卟啉病、恶病质、尿毒症、胃切除后等。

(3)免疫性或血管性疾病　急性炎症性脱髓鞘性神经病、急性过敏性神经病、结缔组织病如红斑狼疮等。

(4)感染　流感、腮腺炎、白喉、猩红热、菌痢、传染性单核细胞增多症等病毒或细菌性感染。

(5)遗传性　遗传性运动、感觉性神经病等。

2.病理

主要病理过程是轴突变性和节段性髓鞘脱失。轴突变性可原发于轴突或细胞体的损害，或胞体尚完好，而突起自末梢的近端发生变性，严重者远端产生类似 Wallerian 变性，轴突变性后可使运动终板变性及所支配的肌纤维发生萎缩。轴突变性也可继发髓鞘崩解，使髓鞘裂解为块状或球状体。节段性髓鞘脱失可见于吉兰－巴雷综合征、白喉、铅中毒等,其原发损害神经膜细胞使髓鞘呈节段性破坏,轴突常不受累,因此较少肌肉萎缩。但如有严重的节段性脱髓鞘,也可继发轴突变性而致肌肉萎缩。节段性髓鞘脱失可迅速恢复,使原先裸露的轴突恢复功能。

3.临床表现

本病病程可有急性、亚急性、慢性、复发性,取决于病因。可发生在任何年龄。大部分患者症状在几周到几个月内发展。

(1)感觉障碍　肢体远端感觉异常,如刺痛、蚁行感、灼热、触痛等感觉。客观检查时可发现有手套－袜子型的深、浅感觉障碍,病变区皮肤有触痛及肌肉压痛。

(2)运动障碍　肢体远端对称性无力,其程度可自轻瘫以至全瘫,大多有垂腕、垂足的表现,肌张力减低。如果病程较久则可出现肌萎缩,上肢以骨间肌、蚓状肌、大鱼际肌、小鱼际肌,下肢以胫前肌、腓骨肌为明显。

(3)腱反射　常见减低或消失。

(4)自主神经功能障碍　肢体末端皮肤菲薄、干燥、变冷、苍白或发冷,汗少或多汗,指(趾)甲粗糙、松脆。

4.辅助检查

(1)脑脊液　少数患者可见蛋白质增高。

(2)血生化检查　检测血糖、血维生素 B_{12} 水平、尿素氮、肌酐、甲状腺功能等。

(3)免疫检查　可做免疫球蛋白、类风湿因子、抗核抗体、抗磷脂抗体等检测,以及淋巴细胞转化试验和花环形成试验等。

(4)神经电生理　如果仅有轻度轴突变性,则传导速度尚可正常。当有严重轴突变性及继发性髓鞘脱失时则传导速度变慢,肌电图则有去神经性改变。在节段性髓鞘脱失而轴突变性不显著时,则传导速度变慢,但肌电图可正常。

(5)神经活检　如怀疑为遗传性的患者,可行腓肠神经活检。

5.诊断

(1)起病形式　可呈急性、亚急性或慢性。

(2)感觉障碍　受累肢体远端针刺、蚁行、烧灼等感觉异常,通常从远端开始,两侧对称,典型者呈手套－袜子型感觉障碍。

(3)运动障碍　对称性肢体远端肌力减退,肌张力降低,腱反射降低或消失,急性期后出现远端肌肉萎缩。腓肠肌可有压痛,行走时呈跨阈步态。

(4)营养障碍　肢体远端皮肤发冷、光滑菲薄或干燥皱裂、指(趾)甲松脆、角化过度、出汗过多或无汗等。

(5)辅助检查　①脑脊液:一般正常。如为脱髓鞘性病变,细胞数可稍增高或正常,蛋白可增高。②电生理检查:感觉、运动神经传导速度减慢,肌电图呈失神经改变。③周围神经活检:如怀疑为遗传性疾病,可行腓肠神经活检。

6.鉴别诊断

(1)红斑性肢痛症　以双下肢多见,表现为肢端剧痛,局部皮温增高、发红、多汗或轻度凹陷性水肿。发作时将患肢浸于冷水中疼痛可减轻或缓解,受热后血管扩张可使症状加重。

(2)雷诺病　以双上肢多见,表现为双侧手指苍白、发凉、麻木、烧灼感,也可因继发性毛细血管扩张而呈青紫色。晚期可发绀、溃烂。寒冷时因血管收缩可使症状加重。

（3）癔症性肢体麻木　常由精神因素发病，肢体麻木程度、持续时间长短不一，且有其他癔症症状。腱反射多活跃，套式感觉障碍范围常超过肘、膝关节，或边界变化不定。

7.治疗

1）病因治疗　控制全身性疾病，纠正营养及代谢障碍。若为中毒所致，停止有害物接触，设法促进体内毒物排泄，并给予相应的解毒措施，停用一切可能导致神经病变的药物。

2）一般处理　注意保持肢体功能位置，加强肢体被动运动，以防止肌肉挛缩和畸形。肢体疼痛者可用止痛药。

3）药物治疗

（1）激素：急性期可用地塞米松 0.75mg，每日 1 次，口服；或泼尼松 15～30mg，每日 1 次，顿服。

（2）维生素类药物：维生素 B_1 100mg 或呋喃硫胺 20mg，每日 1 次，肌内注射。维生素 B_{12} 0.5～1mg，每日 1 次，肌内注射。烟酸 50～100mg，每日 1 次，肌内注射；或 100mg，每日 3 次，口服。

（3）金属中毒者可选用络合剂：5％二巯基丙磺酸钠 5ml，肌内注射，急性中毒第 1 天 3～4 次，第 2 天 2～3 次，以后每日 1 次，7 天为 1 个疗程；慢性中毒每日 1 次，用药 3 天停药 4 天，可用 5～7 个疗程。也可用二巯基丁二酸钠（DMS）1g 加注射用水或生理盐水 20ml，每日 1 次，缓慢静脉注射，一般 7 天为 1 个疗程。

（4）改善微循环：地巴唑 10mg，每日 3 次，口服；加兰他敏 5mg，每日 1～2 次，肌内注射。

（5）其他：理疗法或针灸。疼痛严重者用普鲁卡因离子透入。恢复期及早行体疗。

8.预后

大多数患者可以好转和恢复。

（四）良性流行性神经肌无力

1.流行病学

世界各地均有流行，青年妇女发病率较高，但任何年龄均可患病，最多在女职工高度集中的医院及工厂内流行，散发病例少见。

2.病因

本病的病因和传播方式尚未明了，似乎是通过人的接触传染。至今仍未发现病原体，亦无证据说明食物和饮水是本病的致病原。疲劳、寒冷和经期等可能为诱致复发的因素。

3.病理

病理不明。

4.临床表现

（1）临床症状　多种多样，且多变化。潜伏期可能为 1 周。大多数病例在病前 1～2 周常有轻度上呼吸道感染和胃肠道症状，包括喉痛、咳嗽、恶心、呕吐和腹泻等；可伴有低热及颈后淋巴结肿大，个别病例可有寒战和高热。

（2）神经系统　头痛缠绵持久，用一般镇痛药不能解除。四肢、颈、背等处肌肉的疼痛和压痛是本病的突出症状，疼痛是短暂和游走性的。患肢无力，但不存在真正的瘫痪。个别患者弛缓性瘫痪虽极严重，但腱反射仍保存，且极少出现阳性划足底征。患者感周身疲惫无力，随意动作迟缓。少数患者在康复期中动作呈弹跳性，而出现锥体外系病变样的各种不随意动作。有的患者动作迟缓和动作过度交替出现。个别病例可出现脊髓横贯性病变及膀胱括约肌功能障碍的症状。皮肤感觉过敏或感觉异常可突出,但往往不按照周围神经或神经根的分布,感觉丧失多甚轻微。颅面部及鼻咽部的灼痛常于早期出现,其他脑神经均可受累,尤以听觉和前庭功能障碍最多见。

(3)精神症状 轻者仅表现为神经症,重者则形成重型精神症。患者多愁善感,轻微的外界压力或精神刺激就可引起焦虑、猜疑、恐惧、抑郁或癔症样发作。思维能力、记忆力和计算力等都可减退,注意力不能集中,夜间常失眠或多梦,言语增多或减少。

5.辅助检查

(1)红细胞沉降率可正常或稍增高。

(2)脑脊液大多正常,偶见淋巴细胞增多和轻度蛋白质增高。

(3)电生理示阵发性正相尖波的动作电位发放,间歇期正常。

(4)病原学检查阴性。

6.诊断及鉴别诊断

(1)在女职工高度集中的团体中呈暴发性流行,青年妇女的发病率高。

(2)症状繁多,主诉多而客观体征少。

(3)脑脊液大多正常,偶见淋巴细胞增多和轻度蛋白质增高,红细胞沉降率可正常或稍增高。病毒学和细菌学的检查均正常,故不难与脊髓灰质炎鉴别。肌电图检查发现阵发性正相尖波的动作电位发放。

7.治疗

本病病因不明,故尚无特效疗法。对症疗法为主。卧床休息可能有助于症状的缓解。应避免受冻、潮湿、环境压力和精神刺激,多给患者精神上的鼓励,以解除不必要的顾虑,有计划活动可促进症状的缓解和减少复发。

8.预后

病程呈弛缓性,一次得病后可有多次复发和缓解,但预后良好,最后几乎痊愈,仅个别病例复发的症状可持续数月至数年,而于起病数年后仍残留神经征象或肌肉萎缩。

(五)特发性臂丛神经痛

1.流行病学

也称为急性臂神经根炎、神经痛性肌萎缩、臂丛神经炎等。可发生在任何年龄,有的呈家族性,男性患病为女性的2倍。

2.病因

确切的病因尚不清楚,有认为与应用血清或接种伤寒、天花、白喉、流感疫苗,注射破伤风类毒素有关。也有在罹患单核细胞增多症、红斑狼疮、霍奇金病、巨细胞病毒感染、埃勒斯—当洛斯综合征,或外科手术后、外伤情况下发病。复发性者可能与自身免疫有关。

3.病理

主要侵犯神经根、周围神经和脑神经,少数累及脊髓前角和脑干运动核。

4.临床表现

(1)肩区疼痛 急性发病,有严重的肩区疼痛,有时涉及背、颈和臂,疼痛在夜间尤甚,为了避免疼痛,患者尽量减少肩部活动,因此其上肢常处于肘屈、肩内收位,反之则可引起疼痛。但也有个别病例没有疼痛的现象。一般疼痛在几天后消失,但也有历时几周或在活动时诱发疼痛。

(2)感觉障碍　仅有 1/4 的患者可有感觉障碍,主要影响肩和上臂的外侧。

(3)上肢无力　往往在疼痛后几小时或几天可产生上肢无力,大多在疼痛后 7～10d 出现无力,也有在 21～28d 后出现乏力和肌无力,主要涉及肩和臂近端的肌肉。腋神经和肩胛上神经是最易受累的,但是支配前锯肌的神经也常受累。单侧肢体完全瘫痪罕见。通常右侧患病较多见,约 25％ 的患者双侧患病。有些患者单侧上肢近端无力,伴有对侧上肢的单神经病变,有时伴膈肌瘫痪,此亦可视为单神经性的臂丛神经病,其他臂丛的分支如桡神经、前骨间神经亦可发生病变。如果病变持续时间较久,则可产生肌肉萎缩。

5.辅助检查

(1)脑脊液　常无异常改变。

(2)电生理　肌电图示周围神经丛病变,而脊神经根无改变。

(3)神经活检　在远端的感觉神经有轴突变性,神经内膜下水肿,局限慢性炎症和洋葱球样形成。在复发性的受累神经可有节段肥大。

6.诊断

根据患者出现上肢疼痛、无力,而除外其他疾病如颈椎骨质增生或伴椎间盘突出、胸廓出口综合征、上肢的单神经病变等即可诊断。

7.鉴别诊断

(1)颈椎病　如在颈椎骨质增生或伴椎间盘突出时,往往在相应节段发生肌萎缩和感觉障碍,通常以 $C_{7\sim8}$ 多见,因此在手掌尺侧有肌肉萎缩和针刺觉减退,颈椎 X 线片常显示明显骨质增生。

(2)胸廓出口综合征　可有神经根压迫症状,但同时还有血管压迫的症状,颈椎摄片常可见颈、肋等骨结构异常的表现。

(3)上肢的单神经病变　如桡神经受损,则有腕垂、手背桡侧针刺感减退。正中神经受损时则握拳不能,手掌桡侧针刺感减退。尺神经病变常有爪形手的表现,手背和手掌尺侧有针刺感减退,因为症状特殊易于鉴别。

8.治疗

(1)皮质类固醇或 ACTH 可减轻疼痛,但对疾病的病程不产生影响。

(2)急性期有疼痛时,则尽量减少手臂的活动。严重疼痛时可应用镇痛药。

(3)康复期特别要预防肩关节活动受限,可辅以理疗、针灸、推拿等综合措施。

(4)应用 B 族维生素、ATP、辅酶 A 和中药等协同治疗。

9.预后

预后一般良好,80％ 的患者在 2 年内恢复,90％ 的患者可在 3 年内恢复。恢复与疾病在急性期的病程、部位和严重度没有直接关系。单侧病变较双侧者在第 1 年内恢复较快。75％ 的患者可以完全恢复功能。5％ 的患者有复发和缓解过程。少数出现持久性的运动缺陷。

如有下列情况预后较差:①严重和较长时间的疼痛或反复疼痛。②发病后 3 个月没有任何改善的迹象。③全臂丛或下臂丛病变者。

(六)胸廓出口综合征

1.流行病学

胸廓出口综合征(thoracic outlet syndrome,TOS)常见于女性病人,男女比例 1∶2～3。

好发于30岁以上。某些职业要求肩关节长期内收、外展可能导致这一综合征。其中秘书、计算机操作员、长期坐位工作者是易患人群。第二类易患年轻人群是那些肌肉肥大者,常见于举重运动员或上肢过度内收者,如电工及伐木工人。此外,局部创伤病人亦是易患人群,如锁骨骨折骨不连或连接不正。

2. 病因

目前已知至少有9个解剖位置上的神经血管受压可导致 TOS,其中最常见的三个部位:①斜方肌—三角肌间隙(前斜角肌综合征),即肥厚的前斜角肌肌腹收缩时,可造成斜角肌间隙狭窄,而压迫其后方的锁骨下动脉和臂丛神经干。②肋骨及锁骨之间(肋锁综合征),由于肋锁间隙先天狭窄,骨折后愈合畸形、肌萎缩或瘦弱女性肩塌陷下垂均可造成动脉、静脉及神经的压迫症状。③胸肌与胸腔之间(胸肌综合征),当上臂过度外展,血管神经在胸小肌喙突止点处钩住向上锐屈,同时胸小肌收缩,腱下血管神经受压、摩擦而出现症状。

此外,颈肋、第七颈椎横突过长,锁骨骨折,第一肋骨裂开,第一、第二肋骨骨融合,头部甩鞭伤亦是常见原因。尚有部分病人病因未明。

3. 临床表现

(1)症状 手指麻木及针刺感为常见症状。常于晚上出现症状或症状加重,上肢上举时症状加重,而放下时减轻。疼痛症状由锁骨上肩部放射至上臂中部、前臂直至第四、五指。运动症状表现为肌力减弱及肌肉萎缩,常为后期症状。运动症状通常局限于手部各小肌,或从正中神经或尺神经支配的肌群开始。前臂肌群受累较少见。患者很少诉及血管受压症状,如手冰冷、苍白或上肢肿胀。偶有颈交感神经麻痹综合征出现。

(2)Adson 运动 是诊断由于血管受到斜方肌与三角肌间隙肌肉压迫而导致桡动脉脉搏减少或消失的一种检查方法。病人上肢外展时,检查者内收和外旋病人肩关节。病人下颌转向患侧,深呼吸并屏住呼吸,锁骨下动脉可能在胸肌及胸壁之间受压。这些运动可缩小斜角肌间隙,导致桡动脉脉压减少。此征反复推敲,两侧对比,有助于对卡压部位的判断。

(3)Rovs 试验(或 3min 臂上举试验) 患者上臂抬起90°,肩外展外旋,屈肘并保持此姿势 3min,同时手持续做收放动作。TOS 病人,受累肢体很快出现易疲劳及沉重感,不到 3min 逐渐出现手麻木及针刺感。

(4)Wright 试验 肩关节内收,肱骨外旋,头部呈中立位。此外,直接压迫斜角肌、三角肌间隙或胸小肌下部可产生疼痛或感觉异常,并向手正中放射。这些检查只有在神经症状出现才视为阳性,而不只是脉搏消失。许多非 TOS 病人做这些检查时可能会有脉搏消失。

4. 辅助检查

(1)X 线检查 颈椎、胸部、肩部 X 线片发现颈肋、肺尖部肿瘤及关节炎。

(2)电生理检查 当神经损害导致轴突病变时,电生理定位检查尺神经及正中神经支配的手部小肌肉可能提示相关的慢性去神经病变。EMG 有助于 TOS 与颈神经根病、腕管综合征及肘部尺神经受压的鉴别。体感诱发电位不能增加 EMG 检查的灵敏性。已有报道 F 波的诊断价值,它取决于 Wallerian 变性程度。第5指的感觉动作电位波幅与第3指者相比可能降低,这有助于诊断 TOS。

(3)血管造影 血管造影对于血管受压部位的定位是有效的,有助于鉴别内在受压或外源性压迫,提示血流障碍是固定的或间断的,这种方法尤适合于那些巨大颈肋病人及以前经历过不成功颈肋切除术病人。

(4)MRI　MRI 在诊断颈椎椎间盘突出症、椎间盘脱出症、脊髓空洞症方面已经取代脊髓造影。

(5)肌活检　TOS 手术过程中,前斜角肌活检可能发现肌纤维由 Ⅰ 型和 Ⅱ 型混杂变为 Ⅰ型肌纤维占优势,这可以证实 TOS 诊断。

5.诊断

肢体酸胀麻木为必备症状,但主诉与体征大多不符合典型周围神经痛觉减退分布,而表现以正中神经或尺神经为主的混合型分布。一般来说,具备以下三条即应考虑 TOS:①臂及上臂疼痛;②疼痛自前胸及肩胛周围放射;③上臂外展或压迫肩胛喙突处出现症状。

6.鉴别诊断

颈肌腱炎、肱二头肌或腕屈肌肌腱炎,以及整块肌肉肌炎可在 TOS 相同分布区出现疼痛。颈部神经病变及尺神经病变可出现感觉异常、疼痛、鱼际肌和手固有肌萎缩。腕管综合征可有感觉异常,从而于夜间唤醒病人。锁骨下盗血综合征,其指标是运动后受累肢体出现脉搏减少,这病可导致肢体冰冷及疼痛。肺尖部肿瘤可能通过压迫神经血管而出现类似 TOS症状。肩周炎和颈椎疾病也可引起类似症状,通过肌肉等长收缩试验和神经系统专科检查很容易鉴别。

7.治疗

(1)保守治疗　适用于症状轻和初发病人,方法:①左(右)锁骨上窝压痛区注射 1% 普鲁卡因 5ml 加氢化可的松 1ml 注入局部肌肉内,每周 1 次,3～5 次为 1 个疗程。局部肌肉有劳损史者效果明显。②口服地塞米松、泼尼松和消炎痛等药物。③理疗:锁骨上窝采用透热疗法或碘离子透入。④肩带肌肉锻炼的体疗和颈部牵引等。⑤改善姿势。

(2)手术治疗　适用于经过 1～3 个月非手术治疗后症状无改善甚至加重,尺神经传导速度经过胸廓出口低于 60m/s 者;血管造影显示锁骨下动脉和静脉明显狭窄受阻者;局部剧痛或静脉受压症状显著者。手术原则是解除对血管神经束的骨性剪刀样压迫,必须截除第 1 肋骨全长和解除有关压迫因素,使臂丛和锁骨下动脉下移而又不产生畸形并发症。

8.预后

取决于病因,病因根除后多数可痊愈。

(七)尺神经损伤

1.病因

在腕部,尺神经易受切割伤。在肘部,尺神经可受直接外伤或骨折脱臼合并损伤。严重肘外翻畸形及尺神经滑脱可引起尺神经损伤(称慢性尺神经炎或肘管综合征)。全身麻醉时如不注意保护,使手臂悬垂于手术台边,可因压迫而引起瘫痪。在颈肋或前斜角肌综合征,以尺神经受损为最多。

2.临床表现

(1)畸形　有爪状畸形。肘上损伤爪状畸形较轻;如在指屈深肌神经供给远侧损伤,因指深屈肌失去手内肌的对抗作用,爪状畸形明显,即环指、小指、掌指关节过伸、指间关节屈曲。不能在屈曲掌指关节的同时伸直指间关节。由于桡侧二蚓状肌的对抗作用,示中指无爪状畸形或仅有轻微畸形。

(2)运动　在肘上损伤,尺侧腕屈肌和指深屈肌尺侧半瘫痪、萎缩,不能向尺侧屈腕及屈环、小指远侧指关节。手指平放时,小指不能爬桌面。手内肌广泛瘫痪,小鱼际、骨间肌、第 3

和 4 蚓状肌、拇内收肌及屈拇短肌内侧头均瘫痪。小鱼际及掌骨间有明显凹陷。各手指不能内收外展。夹纸试验阳性。拇指和示指不能对掌成完好的"O"形，此两指对捏试验显示无力，是由于内收拇肌瘫痪、不能稳定拇指掌指关节所致。小指与拇指对捏障碍。因手内肌瘫痪，手的握力减少约 50%，并失去手的灵活性。

（3）感觉　手的尺侧、小指全部、环指尺侧感觉均消失。

3. 辅助检查

（1）X 线　有助于发现骨折、脱位等。

（2）电生理　神经电生理检查可明确神经损伤部位及严重程度。

4. 诊断

（1）病史　腕、肘部的外伤史。

（2）典型症状与体位　环、小指爪形手，第一背侧骨间肌萎缩，手指不能内收外展，环、小指感觉障碍。

（3）肌电图检测　可明确损伤部位及性质。

5. 治疗

（1）手术　根据损伤情况，行减压、松解或吻合术。为了获得长度，可将尺神经移至肘前。尺神经中感觉与运动纤维大致相等，故缝合时尤须注意准确对位，不可旋转。在尺神经远侧单纯缝合感觉支及运动支，效果良好。如无恢复，可转移示指、小指固有伸肌及中、环指屈指浅肌代替骨间肌和蚓状肌，改善手的功能。

（2）神经营养剂　B 族维生素、ATP、辅酶、神经节苷脂等。

6. 预后

取决于治疗是否及时，早期缝合效果好。

（八）正中神经损伤

1. 病因

正中神经位置较深，一般不易损伤。火器伤、玻璃割伤、刀伤及机器伤较常见，尤以正中神经的分支手部指神经伤多见。肱骨下端骨折和前臂骨折，均可合并正中神经损伤。缺血性挛缩亦常合并正中神经损伤。

2. 临床表现

正中神经是由 $C_6 \sim T_1$ 组成，主要功能为前臂旋前和屈腕、屈指。

（1）腕部正中神经损伤　出现拇对掌肌、拇短展肌及拇短屈肌浅头瘫痪，因此拇指不能对掌，不能向前与手掌平面形成 90°，不能用指肚接触其他指尖，大鱼际萎缩、拇指内收形成猿手畸形，拇短屈肌有时为异常的尺神经供给。伤后拇、示、中、环指桡侧半掌面及相应指远节背面失去感觉，严重影响手的功能，持物易掉落，无实物感，并易受外伤及烫伤。手指皮肤、指甲有显著营养改变，指骨萎缩，指端变小变尖。

（2）肘部正中神经损伤　除上述外，尚有旋前圆肌、桡侧腕屈肌、旋前方肌、掌长肌、指浅屈肌、指深屈肌桡侧半及拇长屈肌瘫痪，故拇指、示指不能屈曲，握拳时此二指仍伸直，有的中指能屈一部分，示指及中指掌指关节能部分屈曲，但指间关节仍伸直。感觉与营养改变同前。常合并灼性神经痛较常见。

3. 辅助检查

（1）X 线　有助于发现骨折、脱位等。

(2)电生理 神经电生理检查可明确神经损伤部位及严重程度。

4.诊断

(1)在腕、肘部有明显外伤史。

(2)典型的猿手畸形,桡侧掌面3个半手指感觉障碍,拇指对掌功能丧失,拇、示指末节屈瞳不能(肘部受损时)。

(3)肌电图检查可明确损伤部位及性质。

5.治疗

(1)非手术治疗 包括药物、理疗及功能训练,适合于轻度损伤或病程短者。

(2)手术治疗 适合于经非手术治疗3个月无恢复者或开放性神经损伤。根据损伤性质,早期手术缝合,效果一般较好,但手内肌恢复常较差。如神经恢复不佳,可行环指屈指浅肌或小指展肌转移拇对掌成形术,也可行其他肌腱转移术改善屈指屈拇功能。

6.预后

取决于治疗是否及时,早期缝合效果好。

(九)桡神经损伤

1.病因

桡神经在肱骨中下1/3贴近骨质,此处肱骨骨折时,桡神经易受损伤。骨痂生长过多或桡骨头脱臼也可压迫桡神经,手术不慎也可损伤此神经。

2.临床表现

桡神经由 $C_{5\sim8}$ 组成,支配上肢肱三头肌、肘肌、肱桡肌、旋后肌、拇指伸肌及拇长展肌等,主要功能为伸肘、腕、指。

(1)畸形 由于伸腕、伸拇、伸指肌瘫痪,手呈"腕下垂"畸形。由于旋后肌瘫痪,前臂旋前畸形。肘以下平面损伤时,由于支配桡侧腕伸肌的分支未受损,故腕关节可背伸,但向桡偏,仅有垂拇、垂指不能和前臂旋前畸形。

(2)感觉 损伤后在手背桡侧、上臂下半桡侧的后部及前臂背侧、虎口背侧感觉减退或消失。

(3)运动 桡神经在上臂损伤后,出现伸腕、伸拇、伸指不能,由于肱二头肌的作用,前臂旋后能够完成,但力量明显减退二拇指不能做桡侧外展,如桡神经损伤平面在肘关节以下,主要表现为伸拇、伸指不能。

3.辅助检查

(1)X线 有助于发现骨折、脱位等。

(2)电生理 神经电生理检查可明确神经损伤部位及严重程度。

4.诊断及鉴别诊断

(1)典型的外伤史 如肱骨干中下1/3骨折、桡骨小头脱位等。

(2)典型的症状与体位 腕下垂、伸拇、伸指不能。

(3)肌电图检测 可明确损伤部位性质。

5.治疗

一般先保守治疗观察1~2个月后再决定根据伤情采用神经减压、松解或缝合术。必要时用屈肘、肩内收前屈及神经前移等方法克服缺损。如缺损多则行神经移植术。神经吻合后效果较正中神经、尺神经好。如不能修复神经,可施行前臂屈肌属肌腱转移伸肌功能重建术,效果较好,肱三头肌瘫痪影响不甚严重,因屈肘肌放松和地心引力可使肘关节伸直。

6.预后

取决于治疗是否及时。

（十）坐骨神经痛

坐骨神经由腰$_5$～骶$_3$神经根组成。坐骨神经痛(sciatic neuralgia,SN)是指沿坐骨神经通路及其分布区的疼痛,即在臀部、大腿后侧、小腿后外侧和足外侧的疼痛症状群。这是多种疾病所引起的一种症状。

1.病因

原发性坐骨神经痛即坐骨神经炎,临床上少见。主要是坐骨神经的间质炎,多由牙齿、鼻窦、扁桃体等病灶感染,经血液而侵及神经外膜引起,多与肌炎和纤维组织炎伴同发生。寒冷、潮湿常为诱发因素。

继发性坐骨神经痛是因坐骨神经通路中遭受邻近组织病变影响引起。按照病理变化的部位又可分为根性和干性坐骨神经痛两种。根性坐骨神经痛病因以腰椎间盘突出最多见,其次有椎管内肿瘤、腰椎结核、脊椎骨关节病、蛛网膜炎、腰骶神经根炎等。干性坐骨神经痛病因有骶髂关节炎、盆腔内肿瘤、妊娠子宫压迫、臀部外伤、梨状肌综合征、臀肌注射不当以及糖尿病等。

2.临床表现

本病男性青壮年多见,单侧为多。疼痛程度和时间常与病因和起病缓急有关。

(1)根性坐骨神经痛　急性或亚急性起病,少数为慢性起病。疼痛常自腰部向一侧臀部、大腿后,腘窝、小腿外侧及足部放射,呈烧灼样或刀割样疼痛,咳嗽及用力时疼痛可加剧,夜间更甚。病人为避免神经牵拉、受压,常取特殊的减痛姿势,如睡时卧向健侧,髋、膝关节屈曲,站立时着力于健侧,日久造成脊柱侧弯,多弯向健侧,坐位时臀部向健侧倾斜,以减轻神经根的受压。牵拉坐骨神经皆可诱发疼痛,或疼痛加剧,如 Kernig 征、直腿抬高试验(Lasegue 征)阳性;坐骨神经通路可有压痛,如腰旁点、臀点、腘点、踝点及跖点等。患肢小腿外侧和足背常有麻木及感觉减退。臀肌张力松弛,伸踇及屈踇肌力减弱。跟腱反射减弱或消失。

(2)干性坐骨神经痛　起病缓急也随病因不同而异。如受寒或外伤诱发者多急性起病。疼痛常从臀部向股后、小腿后外侧及足外侧放射。行走、活动及牵引坐骨神经时疼痛加重。压痛点在臀点以下,Lasegue 征阳性,而 Kernig 征多阴性,脊椎侧弯多弯向患侧,以减轻对坐骨神经干的牵拉。

3.辅助检查

(1)脑脊液检查　多数正常,椎管狭窄患者可有蛋白升高。

(2)神经电生理　可有神经感觉及运动传导速度减慢,肌电图提示神经源性损害。

(3)X 线　摄片可见受累椎间隙变窄。

(4)CT 或 MRI 检查　可明确病因。

4.诊断及鉴别诊断

根据疼痛的部位及放射方向,加剧疼痛的因素,减痛姿势,牵引痛及压痛点等诊断不难,但须确定病因。

(1)腰椎间盘突出　病员常有较长期的反复腰痛史,或重体力劳动史,常在一次腰部损伤或弯腰劳动后急性发病。除典型的根性坐骨神经痛的症状和体征外,并有腰肌痉挛,腰椎活动受限和生理屈度消失,椎间盘突出部位的椎间隙可有明显压痛和放射痛。X线片可见受累椎间隙变窄,CT或MRI检查可确诊。

(2)腰椎管狭窄症 多见于中年男性,早期常有"间歇性跛行",行走后下肢痛加重,但弯腰行走或休息后症状减轻或消失。当神经根或马尾受压严重时,也可出现一侧或两侧坐骨神经痛症状及体征,病程呈进行性加重,卧床休息或牵引等治疗无效。腰骶椎X线片或CT可确诊。

(3)马尾肿瘤 起病缓慢,逐渐加重。病初常为单侧根性坐骨神经痛,逐渐发展为双侧。夜间疼痛明显加剧,病程进行性加重。并出现括约肌功能障碍及鞍区感觉减退。腰椎穿刺有蛛网膜下腔梗阻及脑脊液蛋白定量明显增高,甚至出现 Froin 征,脊髓碘水造影或 MRI 可确诊。

(4)腰骶神经根炎 因感染、中毒、营养代谢障碍或劳损、受寒等因素发病。一般起病较急,且受损范围常超出坐骨神经支配区域,表现为整个下肢无力、疼痛、轻度肌肉萎缩,除跟腱反射外,膝腱反射也常减弱或消失。

(5)其他 腰椎结核、椎体转移癌、骶髂关节、髋关节、盆腔和臀部的病变,必要时除行腰骶椎X线检查外,还可行骶髂关节X线检查,肛门指诊、妇科检查以及盆腔脏器B超等检查以明确病因。

5.治疗

(1)卧床休息 特别是椎间盘突出患者更应该强调早期卧硬床休息,一般3~4周。

(2)药物治疗 止痛药如阿司匹林、安乃近、保泰松、氨基比林,维生素B族如维生素B_1、维生素B_{12}。急性期可短程口服皮质类固醇激素,如泼尼松每日3次,每次5~10mg,持续2周。

(3)理疗 急性期可用超短波疗法、红外线照射等治疗。慢性期可用短波疗法直流电碘离子导入。推拿和针灸也有效。

(4)封闭 坐骨神经干普鲁卡因封闭疗法或骶管内硬脊膜外封闭疗法可缓解疼痛。

6.预后

预后良好,病程依病因而异,解除病因后多数治愈,少数反复发作,持续数月部分患者未及时治疗出现肌肉萎缩,甚至瘫痪。

(姜忠华)

第三节　脊髓疾病

一、急性脊髓炎

(一)概述

急性脊髓炎是各种感染或变态反应引起脊髓白质脱髓鞘病变或坏死。导致完全性或不完全性脊髓损害。临床表现为病变以下肢体瘫痪,传导束性感觉障碍和尿便障碍。其发病机制不明,可能与病毒感染后变态反应有关,并非直接感染所致。包括不同的临床综合征,如感染后和疫苗接种后脊髓炎、脱髓鞘性脊髓炎、坏死性脊髓炎和副肿瘤性脊髓炎。

(二)诊断步骤

1.病史采集要点

(1)起病情况 急性起病,症状呈进行性加重。一般起病前1~2周通常有发热、上呼吸道感染症状,疲劳、受凉或外伤为诱因。需要耐心分析,争取掌握比较确切的起病时间,了解病程和疾病进展情况。

(2)主要临床表现 本病的主要临床症状为运动、感觉和自主神经功能障碍。运动障碍表现为截瘫,早期为脊髓休克,肢体肌张力减低,腱反射消失,没有病理反射。最常侵犯的是胸髓(上、中胸髓为多见),其次为颈髓(此时患者表现为四肢瘫痪)、腰髓,骶髓十分少见。感觉障碍表现为病变节段以下所有感觉缺失,在感觉消失水平上缘可有感觉过敏区或束带样感觉异常。自主神经功能障碍表现为大、小便功能障碍,损害平面以下无汗或少汗,皮肤脱屑和水肿、指甲松脆和角化过度等。早期为充溢性尿失禁(膀胱过度充盈,压力使尿液断续外溢),随着脊髓功能恢复,转为反射性神经源性膀胱(膀胱容量缩小,逼尿肌反射性收缩引起排尿)。

(3)既往病史 若发现可能致病的病因有较大意义。如近期有无疫苗接种史,有无上呼吸道感染症状,有无疲劳、受凉或外伤为诱因。

2.体格检查要点

(1)一般情况 精神差,不同程度发热。

(2)神经系统检查 运动系统表现为截瘫.早期为脊髓休克,肢体肌张力低,腱反射消失,没有病理反射。休克期为2~4周或更长,恢复期肌张力增高,腱反射亢进,出现病理反射。感觉系统表现为病变节段以下所有感觉缺失,在感觉消失水平上缘可有感觉过敏区。自主神经系统表现为大、小便功能障碍,损害平面以下无汗或少汗、皮肤脱屑和水肿、指甲松脆和角化过度。

3.门诊资料分析

(1)血常规:白细胞计数正常或轻度升高,中性粒细胞比例增多。主要表现为感染征象。

(2)脊柱X线片检查正常。

(3)从病史和体查可见运动、感觉和自主神经功能障碍同时存在,一般没有根性疼痛和肌肉萎缩,初步排除髓外病变。

4.进一步检查项目

(1)入院常规检查 包括肝功能、肾功能等生化检查,心电网和胸片等,以利于鉴别诊断和了解疾病对全身重要脏器功能的影响情况,并为正规治疗作准备。

(2)腰穿 压颈试验通畅,少数脊髓严重水肿可不完全梗阻。脑脊液压力正常,外观无色透明,细胞数、蛋白含量正常或轻度增高,淋巴细胞为主。糖、氯化物正常。

(3)电生理检查 视觉诱发电位正常.可与视神经脊髓炎鉴别。下肢体感诱发电位波幅可明显降低,运动诱发电位异常,可作为判疗疗效和预后的指标。肌电图呈失神经改变。

(4)影像学检查 MRI典型显示病变脊髓肿胀、增粗,病变节段髓内多发片状或斑点状病灶,呈 T_1 低信号、T_2 高信号,常多发,大小不一,强度不均,可散在、融合或弥漫分布。

(三)诊断对策

1.诊断要点

根据急性起病、起病前有感染病史、迅速进展为脊髓完全性或不完全性横贯性损害,以胸段脊髓受累常见,病变水平以下运动、感觉和自主神经功能障碍,结合脑脊液和MRI检查可以确诊。

2.鉴别诊断要点

注意与以下急性肢体瘫痪的疾病鉴别。

(1)急性硬脊膜外脓肿　也会出现急性脊髓横贯性损害,起病前常有身体其他部位化脓性感染,有时原发病灶不易发现,病原菌通过血行或邻近组织蔓延至硬膜外形成脓肿。一般在感染后数日或数周起病,出现头痛、发热、周身无力等感染中毒症状,常伴有根痛和脊柱叩击痛。外周血白细胞和脑脊液细胞数增高,脑脊液蛋白含量明显增高,椎管梗阻,MRI 有助于诊断。

(2)脊柱压迫症　脊柱结核及转移瘤有原发病史,均可引起椎体骨质破坏和塌陷,压迫脊髓出现急性横贯性损害。脊柱结核常有低热、消瘦、纳差等全身中毒症状和其他结核病灶,病变脊柱棘突明显突起或后凸成角畸形,脊柱 X 线可见椎体破坏、椎间隙变窄和椎旁寒性脓肿阴影等典型改变。脊柱或硬脊膜转移性肿瘤在老人多见,X 线可见椎体破坏,如能找到原发病灶可确诊。

(3)脊髓出血　由于脊髓外伤或血管畸形引起。起病急骤,迅速出现剧烈背痛、截瘫和括约肌功能障碍。腰穿为血性脑脊液,脊髓 CT 或 MRI 可见出血部位,脊髓 DSA 可发现脊髓血管畸形。

3.临床类型

(1)急性上升性脊髓炎　是急性脊髓炎的严重类型,起病急骤,脊髓受累节段迅速上升,病变在数小时或 1～2 天内迅速上升到高颈段或延髓,瘫痪由下肢迅速波及上肢或延髓支配的肌群,出现吞咽困难、构音障碍、呼吸肌麻痹,甚至危及生命。

(2)脱髓鞘性脊髓炎　临床表现与感染后脊髓炎相似,也是急性多发性硬化的脊髓型,但进展比较缓慢,病情在 1～3 周达到高峰。前驱感染症状可不明显,多为不完全性横贯性损害,表现为一侧或双侧下肢无力,伴麻木感。感觉障碍平面可不明显,有尿便障碍。可出现视神经、脑干和其他部位的症状,诱发电位及 MRI 检查可发现中枢神经系统其他病灶。

(3)急性坏死性脊髓炎　较为少见。急性起病,数小时内出现四肢瘫痪、感觉障碍和大、小便功能障碍。脊髓休克持续存在,脑脊液中淋巴细胞可增多,蛋白增高,预后不良。

(四)治疗对策

1.治疗原则

(1)本病治疗的主要目的是减轻脊髓损害,防治并发症,促进功能恢复。

(2)治疗过程,应密切观察病情,注重药物毒副作用。

(3)积极预防和控制感染及消化道出血等。

(4)早期康复训练对功能恢复有重要意义,同时提高患者自信心,观察效果。

2.治疗计划

1)基础治疗

(1)积极防治感染合并肺部或尿路感染并发症会延长脊髓休克期。早期应用强效广谱抗生素,及早进行细菌学检测以指导治疗。

(2)精心护理预防或减少并发症勤翻身、拍背,改善肺泡通气量,防止坠积性肺炎。瘫痪肢体要保持功能位,防止肢体痉挛和关节挛缩。在骶尾部、足跟及骨隆起处放置气圈,保持皮肤干燥清洁,经常按摩、活动瘫痪肢体。皮肤发红可用 70%酒精或温水轻揉,涂以 3.5%安息香酊。已经发生褥疮者应局部换药并加强全身营养,促进愈合。忌用热水袋以防烫伤。排尿困难者应行无菌导尿,留置尿管,冲洗膀胱。高位脊髓炎吞咽困难者,应放置胃管。急性上升性脊髓炎或高颈段脊髓炎可发生呼吸肌麻痹,轻度呼吸困难者可用化痰药物和超声雾化吸入,重症呼吸困难应及时清除呼吸道分泌物,保持气道通畅,必要时行气管切开,用呼吸机维持呼吸。

(3)康复训练早期康复训练对患者功能恢复及改善预后有重要意义。肢体被动活动与按摩以改善肢体血液循环,部分肌力恢复时应鼓励患者主动活动。晚期痉挛性瘫痪可口服肌肉松弛剂,如巴氯芬、妙纳、强筋松等。也可采用适当的康复性手术治疗。

2)特异治疗

(1)皮质类固醇激素已经在临床使用多年,是目前治疗急性脊髓炎的首选药物之一。主要针对与自身免疫机制有关的非特异性炎症。急性期应用大剂量甲基泼尼松龙短程疗法,500～1000mg 静脉滴注,每天 1 次,连用 3～5 次。或使用地塞米松 10～20mg 静脉滴注,每天 1 次,10～20 天为一疗程。用上述药物后可改泼尼松口服,每天 40～60mg,维持 4～6 周后或随病情好转后逐渐减量停药。以上治疗可以控制病情发展,症状改善通常出现于 3 个月之后。

(2)免疫球蛋白急性上升性脊髓炎或横贯性脊髓炎急性期应立即使用,成人用量 0.4g/(kg·天),静脉滴注,连用 3～5 天为一疗程。

(3)营养神经,改善循环维生素 B、胞二磷胆碱、ATP 等有助于神经恢复,血管扩张剂,如尼莫地平、丹参、烟酸等,有益于促进恢复。

(五)病程观察及处理

(1)治疗期间记录双下肢肌力改变情况,恢复程度。

(2)记录感觉平面水平,了解感觉平面是否下降。

(3)记录大、小便次数,注意防止麻痹性肠梗阻,及时使用通大便药物。

(4)若考虑急性上升性脊髓炎,需要密切观察呼吸的改变,早期处理。

(5)注意药物毒副作用,如皮质类固醇激素的使用需注意预防感染、高血压、骨质疏松和消化道损害等副作用。老年患者还需要监测血糖。在治疗过程中,需要密切观察,及时处理。

(6)定期翻身,检查褥疮,观察尿液。复查尿常规、血常规,尽早发现感染源.及时处理。

(六)预后评估

预后与病情严重程度有关,病情严重者预后差。无合并症者通常 3～6 个月可基本恢复,生活自理。合并泌尿系感染、褥疮和肺炎影响恢复,遗留后遗症,部分患者因并发症死亡。完全性截瘫患者,6 个月后肌电图仍为失神经改变,MRI 显示髓内广泛信号改变,病变范围多于 10 个脊髓节段者预后不良。急性上升性脊髓炎和高颈段脊髓炎预后差,短期内可死于呼吸、循环衰竭。约 10% 患者可演变为多发性硬化或视神经脊髓炎。

(七)出院随访

(1)出院时带药。

(2)定期复诊和门诊取药。

(3)出院时应注意的问题注意保暖,预防感染。

(4)继续康复训练。

二、脊髓压迫症

(一)概述

脊髓压迫症是椎管内占位性病变、脊髓的多种病变引起脊髓受压,随病情进展脊神经根及脊髓血管不同程度受累,出同脊髓半切或横贯性损害及椎管阻塞等特征性综合征。

(二)病因及发病机制

1.病因

(1)肿瘤 约占1/3以上。绝大多数起源于脊髓组织及邻近结构,神经鞘膜瘤约占47%,其次为脊髓肿瘤。

(2)炎症 蛛网膜粘连或囊肿压迫血管影响血液供应。引起脊髓、神经根受损症状。化脓性病灶血行播散导致椎管内急性脓肿或慢性肉芽肿而压迫脊髓,以硬脊膜外多见,硬脊膜下与脊髓内脓肿则罕见。有些特异性炎症如结核、寄生虫性肉芽肿等亦可造成脊髓压迫。

(3)脊柱病变 脊柱骨折、结核、脱位、椎间盘脱出、后纵韧带骨化和黄韧带肥厚均可导致椎管狭窄,脊柱裂、脊膜膨出等,也能损伤脊髓。

(4)先天性畸形 颅底凹陷、脊柱裂、颈椎融合畸形等。

2.发病机制

脊髓受压早期可通过移位,排挤脑脊液及表面的血液供应得到代偿,外形虽有明显改变但神经传导通路并未中断,可不出现神经功能受损。后期多有明显神经系统症状与体征。

(1)急性压迫 脊髓遭受急性压迫使静脉出现回流受阻,导致动脉供血障碍,细胞组织缺氧致脊髓的水肿进一步加剧。最终形成纤维结缔组织样瘢痕与蛛网膜、硬脊膜粘连、脑脊液循环受阻。一般在受压的中心区病变较为严重。

(2)慢性压迫 病变发展速度缓慢,脊髓慢性受压时能充分发挥代偿机制,预后较好。

(三)临床表现

1.急性脊髓压迫症

起病急骤,进展迅速,表现为脊髓横贯性损伤,出现脊髓休克,病变以下呈迟缓性瘫痪,各种感觉消失,各种反射不能引出,尿潴留等。

2.慢性脊髓压迫症

进展缓慢,通常分为早期根痛期、脊髓部分受压期、脊髓完全受压期三期。表现并非孤立,常相互重叠。

(1)早期根痛期:表现神经根痛及脊膜刺激症状。

(2)脊髓部分受压期:表现脊髓半切综合征。

(3)脊髓完全受压期:亦称麻痹期。出现脊髓完全横贯性损害及椎管完全梗阻。

3.主要症状及体征

(1)神经根症状:表现根性痛或局限性运动障碍。根性痛是早期病变刺激引起沿受损后根分布的自发性疼痛。根痛有时可表现相应节段"束带感",疼痛部位固定,咳嗽、排便等可诱发或加重,改变体位可使症状加重或减轻;脊髓腹侧病变使前根受压,可出现运动神经根刺激症状,支配肌群出现肌束震颤、肌无力或肌萎缩。根性症状对病变水平有定位价值。

(2)感觉障碍:脊神经后根、髓内各种传导束受到刺激或损害均可引起感觉障碍。包括疼痛、感觉过敏、感觉减退或缺失、感觉分离等。根性疼痛最为常见且剧烈。根痛分布区早期常有感觉异常如麻木、蚁行感、针刺感等,后期因神经根功能丧失而出现根性感觉缺失区。感觉传导束受压时出现受压阶段以下感觉减退或消失。在感觉减退平面的上方常有一感觉过敏带,代表脊髓受压阶段的上缘。一侧脊髓丘脑束受压产生对侧2～3个节段以下的痛温觉障碍;灰质后角或脊髓丘脑侧束受损时出现节段性分离性感觉障碍,即痛温觉丧失,触觉及深感觉存在；后索受损时产生受损平面以下触觉及深感觉丧失。

（3）运动和腱反射障碍：前根、前角及皮质脊髓束受累时，产生瘫痪、肌张力和反射改变。早期出现无力、持物不稳、精细动作难以完成、行走易疲劳等，后期则瘫痪。前根与前角的损害为下运动神经元性损害，即肌无力、肌张力减低、腱反射减弱或消失、肌肉萎缩等；皮质脊髓束以及与运动有关的其他下行传导束受损时为上运动神经元性损害，即肌无力、肌张力增高、腱反射亢进、病理反射阳性等。脊髓颈膨大部位的病变，即累及支配上肢的前根和前角，又累及支配下肢的皮质脊髓束，从而产生上肢的下运动神经元瘫痪和下肢的上运动神经元性瘫痪。圆锥与马尾受压时均表现为下运动神经元瘫痪。脊髓压迫所造成的瘫痪一般为截瘫与四肢瘫，单肢瘫少见，偏瘫更少见。

（4）括约肌功能障碍：早期表现为排尿急迫、排尿困难，多在感觉与运动障碍之后出现，渐为尿潴留、顽固性便秘，最终大小便失禁。脊髓圆锥部位病变，括约肌功能障碍出现较早。病变在圆锥以上时，由于膀胱呈痉挛状态，患者有尿频、尿急、便秘。病变在圆锥以下时，膀胱松弛，产生尿潴留，呈充溢性尿失禁，肛门括约肌松弛，大便失禁。

（5）自主神经功能障碍：脊髓 $T_2 \sim L_2$ 的灰质侧角内有交感神经细胞，骶段内有副交感神经细胞。当受压或与高级中枢失去联系时，出现多汗、无汗、血管舒缩功能障碍，没有寒战及立毛反射等，常伴有双下肢浮肿、腹胀、皮肤潮红、受损部位体表温度增高。$C_8 \sim T_1$ 脊髓灰质侧角睫状脊髓中枢损害时，出现 Horner 征。

（6）营养障碍：出现于肢体的感觉、运动障碍之后，皮肤干燥，皮下组织松弛，指（趾）甲干枯无泽，增厚或脱落，关节常呈强直状态。

3.脊髓受压的定位症状

（1）脊髓节段病变的定位

①上颈段（$C_1 \sim C_4$）。主要临床表现是颈枕部放射性疼痛、强迫头位，排汗障碍、高热，四肢痉挛性瘫逐渐加重，四肢腱反射亢进，出现病理反射；颈以下感觉障碍；严重者可因肋间肌及隔神经麻痹发生呼吸困难，括约肌功能障碍较轻。

②下颈段（$C_5 \sim T_1$）。上肢根性神经痛及感觉障碍，病变以下传导束型感觉障碍，上肢不同肌群出现弛缓性瘫，下肢呈痉挛性瘫，肋间肌瘫痪时呈腹式呼吸，病侧出现霍纳征，排汗障碍，括约肌功能轻度障碍。当髓外压迫致肢体瘫痪的顺序是：病侧上肢、病侧下肢、对侧下肢、对侧上肢。颈5颈6节段受损时肱二头肌反射消失，肱三头肌反射增强，肘关节伸屈力均减弱。颈7颈8损害时肱二头肌反射正常，肱三头肌腱反射消失，屈肌力强、伸肌力弱，下肢腱反射亢进。病理反射阳性。

③胸段（$T_2 \sim T_{12}$）。两上肢不受影响。两下肢痉挛性瘫痪，肋间神经痛常见，可有束带感，部分肋间肌麻痹，病变平面以下传导束型感觉障碍，两下肢腱反射亢进，病理反射阳性，括约肌功能障碍明显。胸10阶段受压时，可见 Beevor 征；脊髓完全横断时可出现总体反射。

④腰膨大（$L_1 \sim S_2$）。大小便失禁或潴留，两下肢根性疼痛及感觉障碍，出现下肢不同肌群弛缓性瘫痪。

⑤圆锥（S_3 以下）。有显著的膀胱直肠功能障碍，大小便失禁或潴留，可有会阴部疼痛，出现马鞍形感觉障碍，即对称性两侧臀部、会阴部、肛门生殖器区域感觉障碍；可有肛门、性器官的肌麻痹、性功能障碍，下肢无瘫痪，膝腱反射存在，跟腱反射及肛门反射消失。

⑥马尾（腰2及尾1的神经根及终丝）。早期出现剧烈的单侧或双侧不对称性神经根痛，

常在夜间加剧,活动后减轻,卧床较久可加剧疼痛,见于会阴、大腿及小腿伸侧等。有明显肌萎缩,感觉、运动障碍不对称,膝和跟腱反射消失,无病理反射,若支配直肠和膀胱的神经受损时可发生大小便失禁。

(2)脊髓横断面上病变的定位

①脊髓半侧损害综合征。可见于髓外硬膜内肿瘤等。表现为病变同侧受损平面以下的上运动神经元性瘫痪、深感觉障碍、感觉性共济失调,由于同侧血管舒缩纤维被阻断,早期表现为皮肤潮红、皮温增高,后期皮肤紫绀、肢体冰冷;病变对侧出现痛觉、温度觉丧失而触觉存在。

②脊髓前部损害综合征。可见于锥体骨折、脱位、中央型椎间盘突出等压迫脊髓前部或前动脉。表现为受压平面以下两侧肢体痉挛性截瘫,痛温觉消失,触觉和深感觉存在。

③脊髓后部损伤综合征。见于脊髓后方肿瘤、椎板骨折等。表现为深感觉障碍,两点辨别觉障碍,浅感觉正常或减退,感觉性共济失调,Romberg 阳性,可有两侧运动障碍、锥体束征阳性。

④脊髓横贯性损害综合征。见于脊髓外伤、硬脊膜外脓肿、转移癌等。表现为受损平面以下肢体早期出现弛缓性瘫痪,后期出现痉挛性屈曲性或伸直性瘫痪,深浅感觉消失,直肠、膀胱功能障碍,由于自主神经功能异常,出现排汗障碍、皮肤青紫发冷等;当颈胸段脊髓完全性横断时,刺激下肢引起总体反射。

(四)实验室及特殊检查

1.脑脊液检查

脑脊液动力改变、常规生化检查对判定脊髓受压程度很有价值。椎管严重梗阻时脑脊液蛋白-细胞分离,细胞数正常,蛋白含量超过 10g/L 时黄色的脑脊液流出后自动凝结称为 Froin 征。通常梗阻愈完全,时间愈长,梗阻平面愈低,蛋白含量愈高。

2.放射性检查

(1)脊柱 X 线平片　脊柱损伤重点观察有无骨折、脱位、错位等。肿瘤压迫可使椎弓根变形或间距增宽、椎间孔扩大、椎体后缘凹陷等。

(2)脊髓造影　髓外硬膜内肿瘤显示蛛网膜下隙内充盈缺损,出现杯口征或帽样征,脊髓受压移位;髓外硬膜外占位显示脊髓旁蛛网膜下隙随占位的推移而受压变形,出现尖角征;髓内占位显示脊髓明显增宽增大,蛛网膜下隙明显变窄,呈梭形充盈缺损,完全阻塞时呈柱形充盈缺损。

(3)CT 及 MRI　可显示脊髓受压。MRI 能清晰显示椎管内病变的性质和周围结构变化。

(五)诊断与鉴别诊断

1.诊断

依据病史、症状与体征、辅助检查结果综合分析,才能得出正确的诊断。首先必须辨别脊髓损害是压迫性的还是非压迫性的,通过必要的检查确定脊髓压迫的部位或平面,进而分析压迫是在髓内还是髓外以及压迫的程度,最后确定压迫病变的性质。

2.鉴别诊断

1)脊髓压迫与非压迫的鉴别　脊髓压迫症的早期有根痛症状,须与能引起疼痛的内脏疾病相鉴别,如心绞痛、胸膜炎、胆囊炎、肾结石等。一般经对症治疗及神经系统查体发现有脊髓损害的体征,便可鉴别。当脊髓出现受压症状或横贯性损害时,则需进一步与非压迫性脊髓病变相鉴别,如急性脊髓炎、脊髓空洞症、脊髓蛛网膜炎、肌萎缩侧索硬化等。

(1)急性脊髓炎:起病急,常有发热、肌肉酸痛、全身不适等前驱症状。受累平面较清楚,可有肢体瘫痪、感觉和括约肌功能障碍,脊髓蛛网膜下隙无阻塞,脑脊液压力正常或轻度升高,脑脊液外观无色透明,偶尔出现外观混浊,白细胞数增多,以淋巴细胞为主,蛋白含量可有轻度升高。

(2)脊髓空洞症:起病隐匿,病程较长,主要是见病变节段的节段性感觉分离,即痛、温觉消失,触觉、位置觉和振动觉保存。脑脊液检查一般正常,MRI检查可以确诊。

(3)脊髓蛛网膜炎:起病缓慢,病程长,症状可有起伏,如有根痛,则范围较广泛。脊髓X线平片多正常,脑脊液细胞增多,蛋白可明显增高,脊髓造影可见不规则点滴状、蜡泪状、串珠状或分叉成数道与不关联的充盈缺损。

(4)肌萎缩侧索硬化:临床以运动障碍为主,多见上运动神经元损害或上运动神经元损害与下运动神经元损害同时并存,一般无感觉障碍,括约肌功能障碍较少见,可见痉挛性疼痛。脊髓腔无阻塞,脑脊液常规、生化检查正常,MRI多无异常,肌电图可见神经原性异常。

2)髓内与髓外压迫的鉴别 虽然根据临床症状出现的顺序如根痛、运动、感觉障碍的发展、括约肌功能障碍的早晚等可做适当的鉴别,但有时难免出错,用脊髓造影、CT及MRI检查比较可靠。有关鉴别见表9-3-1。

表9-3-1 髓内与髓外病变引起脊髓压迫症的鉴别要点

鉴别要点	髓外	髓内
起病与病程	缓慢,多一侧开始,病程长	较快,病程较短
症状波动	常有	少见
根痛	早期常有	少见,晚期可有
肌萎缩	较常见	少见
运动、感觉障碍顺序	多自远侧开始,由下向上发展常有脊髓半侧损害表现	多自压迫水平,由上向下发展可有感觉分离现象
棘突压痛	常有	无
括约肌功能障碍	较晚出现	较早出现
蛛网膜下隙梗阻	较早,较完全	较晚,常不完全
脑脊液变化	脑脊髓变黄,蛋白增高	一般正常或轻度异常
脊柱X线平片	后期常有变化	无
脊髓造影	常见杯口状充盈缺损	常呈梭形充盈缺损
MRI	与脊髓界线清	髓内见密度变化影
预后	良好	差

3)脊髓压迫的性质鉴别 髓内或髓外硬脊膜下压迫一般以肿瘤为常见;髓外硬脊膜外压迫,多见于椎间盘突出,颈下段及腰段多见;转移性肿瘤,如淋巴瘤、肉瘤等,起病快,根痛明显,常有脊柱骨质破坏;血肿压迫,常有外伤史,症状、体征进展快;炎性压迫,发病快。多伴有发热等其他炎性特征。

(六)治疗

1.一般治疗 患者应适当休息,吃含纤维素多的蔬菜,防止出现大便干燥,排便困难;脊柱破坏性病变,应睡硬板床;适当进行体育锻炼,有肢体功能障碍者。应鼓励进行肢体运动。

2.手术治疗 治疗原则是祛除压迫病因,手术是有效的治疗方法,要早期诊断,及早手术。手术效果与肿瘤的性质、生长部位、病程、术前一般情况及神经功能状态、手术操作技巧等有关。除髓内肿瘤浸润性生长,界线不清难以完全切除外,大多数肿瘤均可手术切除,对晚期患者或肿瘤难以全切除者,行椎板减压术常可获得近期疗效。先天畸形或脊柱外伤引起的脊髓压迫,前入路行椎间盘切除或后入路行椎板切除。炎症所致的压迫,应在切除前后给予抗生素治疗。

3.药物治疗 恶性肿瘤手术前后或非手术者都可进行化疗;脊柱结核性压迫,应在手术前后给予抗结核药物治疗;炎症所致的压迫应针对性地使用抗生素治疗;非肿瘤性质的压迫症,给予 B 族维生素及改善循环药物治疗。

4.其他疗法

(1)离子导入疗法在脊髓患病区域的上下或前后放置大小合适的电极,进行钙或碘离子导入,电流强度根据电极面积大小而定,15～20min/次,每天或隔天 1 次。15～20 次为一疗程。

(2)中波-直流电离子导入法选用适当的电极,有受损脊髓区域前后对置。脊柱部位电极加 10％碘化钾溶液阴极导入,前面电极衬垫加 10％氯化钠溶液,先通中波电流,几分钟后通直流电流,15～30min/次,电流强度根据电极面积而定,直流电密度比单用时略小。每天 1 次。

(3)超声波疗法以脉冲超声波在脊柱区域采取转动法.声强 0.75～1.25W/cm^2,10～20min/次,1 次/d,10～15 次为 1 个疗程。

三、脊髓空洞症

脊髓空洞症是一缓慢进行性的脊髓变性疾病,病变多位于颈、胸髓,也可累及延髓。脊髓与延髓空洞症可单独发生或并发。临床主要表现是受损节段的分离性感觉障碍,下运动神经元瘫痪、长传导束功能障碍以及营养障碍。

(一)病因与发病机制

脊髓空洞症的病因和发病机制目前尚不明确,目前有以下几种学说。

1.先天发育异常学说

本病常合并脑积水、扁平颅底、先天性延髓下疝畸形、颈枕部畸形、短颈畸形、颈肋、脊柱侧后凸、脊柱裂、弓形足等,故认为本病是脊髓先天发育异常所致。

2.机械性脑脊液循环障碍学说

最早由 Gardner 等人提出。认为脊髓空洞的形成完全由机械因素所造成,主要有两个致病因素,其一是由于颈枕区先天性异常,第四脑室出口闭塞。妨碍了脑脊液从第四脑室进入蛛网膜下隙。而进入脊髓中央管;其二是脑室内脑脊液搏动性压力不断冲击脊髓中央管管壁。导致中央管逐渐扩大,最终形成空洞。此外,第四脑室顶部四周软脑膜的粘连也可伴发脊髓空洞症,而当脑脊液循环得到改善后,临床症状也有所好转。

3.血液循环异常学说

脊髓中央区是脊髓前后动脉交界区,侧支循环差,外伤后该区易坏死软化形成空洞,常由受伤部的脊髓中央区(后柱的腹侧,后角的内后方)起始并向上延伸。脊髓内肿瘤囊性变可造成脊髓空洞症。继发性脊髓蛛网膜炎患者,可能由于炎症粘连,局部缺血和脑脊液循环障碍,脑脊液从蛛网膜下隙沿血管周嗣间隙进入脊髓内,使中央管逐渐扩大形成空洞。脊髓炎时由于炎症区脱髓鞘,软化、坏死,严重时坏死区有空洞形成。

(二)病理

有空洞的脊髓外观可能正常,亦可能呈梭形膨大或呈现萎缩。空洞壁不规则,由环形排列的胶质细胞及纤维组成。空洞内常含有无色或黄色液体,空洞多发生在颈髓可向脑干或胸髓扩展,腰髓较少受累,偶尔可有多发性空洞,互不连通。早期可能局限于一侧后角的底部,以后累及脊髓后角的腹侧部分及前角的底部,最后扩展到该水平的极大部分。神经细胞与传导束可有继发的变性。主要在脊髓丘脑束交叉处、脊髓丘脑束、锥体束、后柱、前角细胞以及后角。常见病变位置有三处:①在中线切断内侧丘系交叉纤维;②在锥体及下橄榄核之间累及舌下神经;③向腹外侧延伸于下橄榄核及三叉神经脊髓束之间侵犯迷走神经。在延髓空洞症病例中不常累及面神经核、前庭下核到内侧纵束的纤维、脊髓丘脑束及锥体束等。

(三)临床表现

本病多数于20~30岁发病,偶尔发生于儿童期或成年以后,男性多于女性。起病隐袭。进展缓慢。常因部分痛觉消失,在无痛性烫伤时才被发现。临床症状取决于空洞所在部位及其范围的大小。多为散发病例。

1.感觉障碍

本病可见两种类型的感觉障碍,即由空洞部位脊髓支配的节段性浅感觉分离性感觉障碍和病变以下的束性感觉障碍。

(1)节段性浅感觉分离性感觉障碍,为本病最突出的临床体征。由于空洞常起自颈膨大一侧的后角底部并向周同扩张,故早期症状常常是同侧上肢的相应支配区痛、温度觉丧失,而触觉及深感觉相对保留的节段性后角型分离性感觉障碍,近似半短上衣形。

(2)束性感觉障碍,后期病变可累及脊髓丘脑束和后索,而出现对侧病变平面以下的痛温觉缺失的传导束型感觉障碍及同侧病变平面以下的深感觉障碍,步态不稳和深感觉共济失调,但很少见,延髓空洞症如影响到三叉丘脑束交叉处,可以造成面部痛、温觉减退或消失,包括角膜反射消失。

2.运动及反射障碍

空洞侵及颈髓前角细胞,引起手部小肌肉及前臂尺侧肌肉软弱和萎缩,肌束震颤可不明显,逐渐波及上肢其他肌肉,肩胛带肌及一部分肋间肌。腱反射减弱及肌张力减退。当空洞累及锥体束时,则受累脊髓节段以下出现肌无力,肌张力增高,腱反射亢进,病理征阳性,多数双侧不对称,当空洞内发生出血时,可以发生病情突然变化。空洞如果在腰骶部,则在下肢部位出现上述的运动及感觉障碍。

3.营养障碍及其他症状

营养障碍也是本病的主要症状之一,其中最常见的是由于关节的痛觉缺失引起关节磨损,骨皮质萎缩,骨质脱钙和畸形,关节肿大,活动度增加,运动时有摩擦音而无痛觉。这种神经元性关节病变称为夏科(Charcot)关节。皮肤营养障碍,包括皮肤青紫,过度角化,皮肤增厚。在痛觉缺失区域,表皮的烫伤及其他损伤可以造成顽固性溃疡及瘢痕形成,甚至指趾节末端发生无痛性坏死、脱失,称为莫旺(Morvan)病。颈胸段病损害交感神经通路时,可产生霍纳(Horner)综合征(瞳孔缩小,眼裂变窄,眼窝凹陷。面部出汗减少)。如侧角细胞受刺激时,可出现同侧不完全性反霍纳综合征(瞳孔散大,睑裂增宽,眼球微突,面颈多汗)。疾病晚期可有膀胱、直肠功能障碍。其他如脊柱侧突,后突畸形,脊柱裂,弓形足等亦属常见。

4.延髓空洞症

很少单独发生,常为脊髓空洞症的延伸。由于空洞常不对称,故症状和体征常为单侧型。如累及疑核,则有吞咽困难及纳吃,软腭与咽喉肌无力,悬雍垂偏斜,声带麻痹,构音困难。舌下神经核受累则同侧舌肌萎缩和肌束震颤,伸舌偏向患侧。三叉神经下行根受累则出现同侧面部感觉呈中枢型痛温觉障碍,侵及内侧弓状纤维则出现半身触觉、深感觉缺失。前庭小脑通路受损出现眩晕、眼球震颤、步态不稳。累及面神经核可出现同侧周围性面瘫。

(四)辅助检查

1.实验室检查

脑脊髓液常规及动力学检查无特征性改变,空洞较大可引起椎管轻度梗阻和 CSF 蛋白增高。

2.影像学检查

MRI 矢状位图像可清晰显示空洞位置、大小和范围,是否合并 Amold－Cluari 畸形等,是确诊本病的首选方法,有助于选择手术适应证和设计手术方案;应用延迟脊髓 CT 扫描(DM-CT),将水溶性造影剂注入蛛网膜下隙,在注射后 6、12、18 和 24h 行脊髓 CT 检查,可显示高密度空洞影像;X 线平片检查可发现脊柱侧弯或后突畸形、隐性柱裂、颈枕区畸形和 Charcot 关节。

(五)诊断及鉴别诊断

1.诊断

青壮年发病、起病隐袭,缓慢进展的病程,早期出现节段性分离性感觉障碍,肌肉无力及萎缩,以及皮肤、关节营养障碍。常合并某些先天性疾病,延迟性增强 CT 扫描及 MRI 可明确空洞的位置和大小等,可确诊。有脊柱外伤,脊髓出血、脊髓蛛网膜炎等病史,可协助诊断继发性脊髓空洞症。

2.鉴别诊断

(1)脊髓内肿瘤 进展较快,初期虽无囊性变,也可有节段性感觉分离,病变节段短。但随肿瘤长大而出现横贯性脊髓损害的症状,如痉挛性截瘫或四肢瘫,损害平面以下深浅感觉均减弱或消失,膀胱功能障碍出现早等,且椎管有不同程度阻塞。奎根试验阳性。脑脊液蛋白含量增多。脊髓造影或脊髓 CT 扫描或脊髓 MRI 检查可资鉴别。

(2)脑干肿瘤 延髓空洞症需与脑干肿瘤鉴别。脑干肿瘤好发于 5～15 岁儿童,病程较短,开始常为脑桥下段而非延髓症状。临床表现为外展、三叉神经麻痹,眼球不能向上下左右凝视,且有眼球震颤等,其后随肿瘤长大而有更多的脑神经麻痹及交叉性瘫痪。如双侧脑干肿瘤则出现双侧脑神经麻痹及四肢瘫。疾病后期可出现颅内压力增高等,可与延髓空洞症相鉴别。

(3)颈椎病 多见于中老年,以根性痛为主要表现,感觉障碍呈神经根型或传导束型,而不呈节段性分离型感觉障碍,肌肉萎缩轻,一般无营养障碍。脊髓造影、颈椎 X 线拍片、CT 扫描及 MRI 检查可明确诊断。

(4)运动神经元病 虽可引起肌萎缩。肌束颤动,锥体束征及延髓麻痹,但不引起感觉障碍,极易区别。

（六）治疗

本病进展缓慢，有时可迁延数十年。目前尚无特效疗法。

1. 支持疗法

有疼痛者给予镇痛剂、可给予 B 族维生素、三磷酰苷、辅酶 A、肌苷等药物治疗。加强护理，防止关节挛缩，对痛觉消失者，要防止烫伤和冻伤。

2. 放射疗法

可使用放射性同位素[131]Ⅰ治疗，但疗效很不肯定。

3. 手术治疗

对于 Chiari 畸形并脊髓空洞症，唯一有效的治疗方法是枕大孔和上颈髓段椎管减压术。张力性脊髓空洞行空洞与蛛网膜下隙分流术、脊髓积水行第四脑室出口矫治术等。

（七）预后

本病进展缓慢，如能早期治疗，部分患者症状可有不同程度缓解。少数患者可停止进展，迁延数年至数十年无明显进展。部分患者进展至瘫痪而卧床不起，易发生并发症，预后不良。

四、脊髓血管病

脊髓血管病分为缺血性、出血性及血管畸形三大类。其发病率远低于脑血管病，但脊髓内部结构紧密，因此较小的血管病即可导致严重后果。

（一）缺血性脊髓血管病

缺血性脊髓血管病是由于脊髓血管闭塞或血流减少所导致的脊髓缺血性病变，包括脊髓短暂性缺血发作（spinal TIA）和脊髓梗死。

1. 病史采集

（1）现病史

患者就诊时应询问发病缓急，有无间歇性跛行，有无肢体尤其是下肢远端发作性乏力，症状持续时间，是否能自行缓解，有无遗留症状，发作间隔，有无疼痛，有无大小便障碍，有无步态不稳、动作迟缓等情况。

（2）过去史

有无严重心血管疾病或手术所引起的严重低血压以及脊髓动脉粥样硬化、动脉炎、肿瘤、蛛网膜粘连等。

2. 体格检查

（1）注意肢体肌力、肌张力的检查，以及深浅感觉的检查。

（2）注意肢体反射的改变以及病理反射的检查。

（3）注意检查患者共济运动。

3. 辅助检查

本病要做脑脊液检查、CT、MRI 和脊髓血管造影

4. 诊断

诊断要点：

（1）脊髓短暂性缺血发作

①类似短暂性脑缺血发作，起病突然，持续时间短暂，从首发症状到高峰大多数仅持续数分钟至数小时，不超过 24 小时，恢复完全，不遗留任何症状。

②典型临床表现为间歇性跛行和下肢远端发作性无力,行走一段距离后单侧或双侧下肢沉重、无力甚至瘫痪,休息或使用血管扩张剂可缓解;或仅有自发性下肢远端发作性无力,可自行缓解,反复发作,间歇期无症状。

③脑脊液检查、CT、MRI和脊髓血管造影排除其他诊断。

(2)脊髓梗死

①呈卒中样起病,脊髓症状常在数分钟或数小时达到高峰。脊髓损害的症状、体征符合脊髓血管分布。

②脑脊液检查、脊髓血管造影无异常,MRI检查可见脊髓梗死灶,排除其他诊断。

5. 治疗

1)一般治疗

急性期应卧床休息,给予高维生素饮食,动脉硬化者给予低脂饮食,注意防止压疮及呼吸道感染。考虑有感染者可应用抗生素. 有原发病者应尽可能治疗原发病。并定时翻身拍背,促排痰;呼吸困难者给予吸氧、心电监护;尿、便失禁者应勤换布。保持会阴部干燥清洁。

2)药物治疗

(1)溶栓降纤维治疗,用于急性期患者。处方(选择下列种药物)如下。

①尿激酶:50万～100万单位$^+$ NS 100ml ivdrip 或在发病后6小时内可立即进行DSA检查,在导丝的引导下对闭塞血管进行尿激酶溶栓治疗,根据患者全身情况选用25万～50万单位,一次性注入。

②巴曲酶:第1天:10U+NS 100ml ivdrip 第3天、第5天:5U+NS 100ml ivdrip,共3次。

③降纤酶:首次使用:10U+NS 100ml ivdripqd 连用3天,后改为降纤酶5IU+NS 100ml ivdripqd,连用4天,共7天。

说明:

巴曲酶和降纤酶剂量和疗程可根据病情酌情增减,用药期间需要检测出凝血时间,注意有无出血倾向。

(2)抑制血小板功能处方(选择下列一种药物)

①肠溶阿司匹林 75～100mg po qd

②氯吡格雷 75mg po qd

(3)抗凝治疗处方(酌情选择一种)

①低分子肝素钙 4000～5000IU ih bid 10天为1个疗程

②低分子肝素钠 200μg/kg ih qd 或 100g/kg ih qd6～10天为1个疗程

(4)血管扩张剂处方(酌情选择一种)

①尼莫地平 20～40mg po tid

②烟酸片 100mg po tid

(5)脊髓水肿治疗处方(酌情选择一种)

①20％甘露醇注射液 125～250ml ivdrip bid～tid

②10％甘油注射液 250ml ivdrip qd～bid

(6)活血化瘀治疗处方(酌情选用一种)

①复方丹参注射液 20ml+NS 或 5％GS 250ml ivdri pqd10～15天

②曲克芦丁片 400mg+NS 或 5％GS 250ml ivdrip qd10～15天

(7)神经营养药处方(酌情选择一种或多种)

①维生素 B_{12}　　$500\mu g$ im qd—bid7～10 天后改为 $500\mu g$ po bid～tid

②维生素 B_1　　10～$20mg$ po tid

③维生素 B_6　　10～$20mg$ po tid

④ATP20～$40mg$ po tid

⑤肌苷 0.1～$0.2g$po tid

3)手术治疗

对于病因及定位明确者,如椎间盘突出、硬膜外肿瘤、颈椎节病、血管畸形可以手术治疗。

6.出院和随访

病情稳定后可以考虑出院。肢体严重瘫痪需长期卧床者应加强护理,定时翻身拍背。保持会阴部干燥清洁,如有尿潴留可采取间断清洁导尿术。积极进行瘫痪肢体康复训练,促进肢体功能康复。要针对脊髓缺血性疾病的病因进行预防和治疗。

(二)出血性脊髓血管病

出血性脊髓血管病包括硬脊膜外出血、硬脊膜下出血、脊髓蛛网膜下腔出血和脊髓内出血。病因有外伤、血液病、血管畸形、抗凝治疗、急性感染、中毒或脊髓髓内瘤卒中等。

1.病史采集

(1)现病史

患者就诊时应询问起病缓急,有无明显诱发因素,有无剧烈背痛,有无肢体乏力及感觉异常,有无多汗,有无大小便障碍,有无呕吐,各种症状出现的先后次序等情况。

(2)过去史

有无脊髓血管畸形或动脉瘤,有无血液病,有无肿瘤,有无抗凝治疗史、有无外伤。

2.体格检查

(1)注意肢体肌力、肌张力的检查,以及深浅感觉的检查。

(2)注意肢体反射的改变以及病理反射的检查。

(3)注意检测是否有脑膜刺激征

3.辅助检查

同"缺血性脊髓血管病"。

4.诊断

1)诊断要点

(1)临床表现

①脊髓硬膜外和硬膜下出血:急性起病,常首先表现为相应病变部位剧烈背痛,并迅速出现急性脊髓压迫症,表现为受累平面以下感觉、运动和自主神经功能障碍。

②脊髓蛛网膜下腔出血:主要临床表现为突然发生的剧烈根性疼痛,脑膜刺激征阳性。神经症状轻微,罕见运动、感觉和自主神经功能障碍。颈部血管畸形破裂所致的大量出血与颅内蛛网膜下腔出血有类似表现。

③脊髓髓内出血:主要临床表现为活动中或用力时突然起病,迅速出现脊髓休克,表现为受损平面以下弛缓性瘫痪,各种感觉消失及括约肌障碍。

(2)脑脊液检查:脊髓硬膜外和硬膜下出血可见血性或黄变脑脊液,压颈试验提示椎管梗阻。脊髓蛛网膜下腔出血则为均匀一致的血性脑脊液,有时可有梗阻。脊髓髓内出血脑脊液可正常,也可表现为血性脑脊液或蛋白含量增高。

(3)CT 和 MRI:脊髓 CT 和 MRI 检查常可显示出血的部位和范围。

(4)DSA:脊髓 DSA 检查可发现动脉瘤、动静脉畸形等病变。

2)鉴别诊断

同"缺血性脊髓血管病"

5.治疗

1)一般治疗

应卧床休息,给予高维生素饮食,注意防止压疮及呼吸道感染。针对病因治疗,有呼吸麻痹者,应及时做气管切开术。并定时翻身拍背,促排痰;呼吸网难者给予吸氧、心电监护;尿、便失禁者应勤换尿布,保持会阴部干燥清洁。

2)药物治疗

(1)止血剂处方

①氨甲苯酸 0.4~0.6g+NS 或 5%GS500ml ivdrip qd 10~15 天

②肾上腺色棕 5~10mg im qd~bid

(2)脱水治疗处方(酌情选用一种到两种)

①20%甘露醇注射液　125~250ml ivdrip bid~qid

②10%甘油注射液 250ml ivdrip qd~bid

③呋塞米 10~20mg iv qd~bid

(3)止痛药物处方(酌情选用一种或两种)

①卡马西平 0.1~0.2g po tid

②芬必得 0.3g po bid

(4)神经营养药处方同"缺血性脊髓血管病"。

3)手术治疗

对病情不断加重、非手术治疗效果不显著者.可考虑手术治疗。对经造影证实有血管畸形者,也可考虑导管介入治疗或手术切除病变。

6.出院和随访

病稳定后可以考虑出院。积极治疗原发病。肢体严重瘫痪需长期卧床者应加强护理,定时翻身拍背,保持会阴部干燥清洁,如有尿潴留可采取间断清洁导尿术。积极进行瘫痪肢体康复训练,促进肢体功能康复。

(三)脊髓血管畸形

脊髓管畸形,又名血管瘤、血管错构瘤等,是指脊髓血管发育异常而形成的一类病变,主要为动静脉畸形。

1.病史采集

(1)现病史

患者就诊时应询问起病年龄,起病缓急,有无疼痛,有无肢及感觉异常,有无呕吐,有无大小便功能障碍,女性患者问症状与妊娠的关系。

(2)过去史

有无皮肤血管瘤,有无颅内血管畸形,有无脊髓空洞症。

2.体格检查

(1)注意肢体肌力、肌张力的检查,以及深浅感觉的检查

(2)注意肢体反射的改变以及病理反射的检查。

(3)注意检测是否有脑膜刺激征

3.辅助检查

(1)CT

脊髓CT检查对海绵状血管瘤具有重要诊断价值,CT增强扫描可见类圆形、边缘锐利的环状高密度和中心小部分低密度区,而海绵状血管瘤在DSA中常不显影。

(2)MRI

不但对脊髓海绵状血管瘤有诊断价值,还有利于排除其他脊髓压迫性疾病.并可对血管瘤畸形的部位和病变情况做出提示性诊断。

(3)脊髓DSA检查

可清晰显示供血动脉的数目、进入畸形的部位、与脊髓的关系和畸形的形态、范围及引流静脉。

4.诊断

1)诊断要点

(1)多为缓慢起病,开始局部可有疼痛或根性放射痛,逐渐出现肢体麻木、无力、括约肌障碍等表现。间歇起病者,病程中症状有缓解期。

(2)常伴蛛网膜粘连,畸形的血管团可引起脊髓压迫症状。

(3)脑脊液细胞数大多正常,蛋白含量轻中度增高;畸形血管破裂则脑脊液呈血性。压颈试验显示可有梗阻。

(4)结合CT、MRI、脊髓DSA检查可诊断。

2)鉴别诊断

同"缺血性脊髓血管病"。

5.治疗

1)治疗原则

(1)以手术治疗和栓塞治疗为主。

(2)对无手术指征患者主要予对症治疗。

2)手术治疗

(1)供血动脉结扎术:结扎供血动脉可减少畸形血管的供血,从而改善l临床症状和减少畸形血管破裂出血的机会。但此法不彻底,有复发的可能。

(2)畸形血管切除术:此法治疗较为彻底,但似乎仅适宜髓外病变或畸形血管从髓外嵌入髓内者,对于穿入髓内的病灶难以手术切除。

(3)栓塞术:栓塞畸形血管团及其供应动脉,其适应证为:①术前使用,以减少手术切除时出血;②脊髓前部动静脉畸形手术切除困难者;③长期脊髓横断损害,栓塞术用以减轻疼痛,肢体痉挛和防止再出血。

(4)椎板减压术。

3)药物治疗

(1)脱水治疗(急性发作期):处方同"缺血性脊髓血管病"。

（2）激素疗法（急性发作期）处方（酌情选用一种）

①地塞米松 10～20mg＋NS 100ml ivdrip qd

②氢化可的松 100～300mg＋NS 100ml iv drip qd

3）止痛药物处方（酌情选用一种或两种）

①卡马西平 0.1～0.2g po tid

②芬必得 0.3g po bid

（4）神经营养药：处方同"缺血性脊髓血管病"。

6. 出院和随访

病情稳定后可以考虑出院。肢体严重瘫痪需长期卧床者应加强理，定时翻身拍背，保持会阴部干燥清洁，如有尿潴留可采取间断清洁导尿术。积极进行瘫痪肢体康复训练，促进肢体功能康复。

五、脊髓亚急性联合变性

脊髓亚急性联合变性（SCD）是由于维生素 B_{12} 的摄入、吸收、结合、转运或代谢障碍导致体内含量不足而引起的中枢和周围神经系统变性疾病。临床表现为双下肢深感觉缺失、感觉性共济失调、痉挛性截瘫及周围神经病变等，常伴有贫血的临床征象。

（一）病史采集

1. 现病史

患者就诊时应询问发病时间；有无长期全身疲乏无力、舌淡、腹泻，近期有无足趾、足以及指端对称性感觉异常，如双下肢无力、发硬、动作笨拙、步行不稳、踩棉花感；有无手指、脚趾末端有否感觉异常，如对称性刺痛、麻木和烧灼感等，少数患者有手套袜套样感觉减退；有无大小便失禁、尿潴留。

2. 过去史

既往有无舌炎、萎缩性胃炎、胃癌胃切除术后、肠吻合术、肠管绞窄综合征、回肠切除、节段性回肠炎、小肠吸收不良综合征、老年脂肪性腹泻等病史；有无寄生虫感染史；有无糖尿病、肝脏疾患、维生素 B_1 缺乏病、糙皮病、酒精中毒、阿狄森病、白血病史。

3. 个人史

平素性格情况，近期内有无情绪剧烈波动，如易激惹、抑郁；有无幻觉或认知功能障碍；平素饮食喜好；是否长期素食以及烟酒史。

4. 家族史

询问家族中有无类似病史。

（二）体格检查

（1）患者多有双下肢肌张力增高，腱反射亢进，腹壁及提睾反射消失，病理征阳性，深感觉振动觉、位置觉障碍以远端明显，Romberg 征阳性，感觉性共济失调。

（2）周围神经病变严重则表现为肌张力减低，腱反射减弱。但 Babinski 征常为阳性。

（3）注意检查患者智力及味觉等。有的患者出现智下降、视神经萎缩及中央暗点、味觉、嗅觉的改变。

（4）还应注意观察有无全身皮肤苍白、呼吸困难、心脏杂音、脾脏肿大、下肢水肿等贫血表现。

5. 有些患者屈颈时出现有脊背向下放射的触电感（Lhermitte 征）。

（三）辅助检查

1. 周围血象及骨髓涂片

巨细胞低色素性贫血，白细胞中度减少，血小板减少。血清维生素 B_{12} 含量降低，Schilling 试验（口服放射核素 57 标记维生素 B_{12} 测定其在尿和大便的排泄物）可发现维生素 B_{12} 吸收障碍。

2. 胃液分析

抗组胺性胃酸缺乏。

3. MRI

可显示脊髓病变部位，呈条形、点片装病灶，T_1 低信号，T_2 高信号。

（四）诊断

1. 诊断要点

根据缓慢隐匿性起病，出现脊髓后索、侧索及周围神经受损体征，血清中维生素 B_{12} 缺乏，有恶性贫血者可做出诊断。

2. 鉴别诊断

（1）非恶性贫血型联合系统变性：整个病程中皮质脊髓束的损害较后索损害出现早且明显。进展缓慢。

（2）脊髓压迫症：多有神经根痛和感觉障碍平面。脑脊液动学实验呈部分梗阻或完全梗阻，脑脊液蛋白升高，椎管造影及 MRI 检查可做鉴别。

（3）多发性硬化：亚急性起病，可有明显的缓解复发交替的史，一般不伴有对称性周围神经损害。首发症状多为视力减，可有眼球震颤、小脑体征、锥体束征等，MRI、脑干诱发电有助于鉴别。

（4）周围神经病：可类似脊髓亚急性联合变性中的周围神经害，但无病理征，亦无后索或侧索的损害表现，无贫血及维生素 B_{12} 缺乏的证据。

（五）治疗

1. 治疗原则

早期确诊、尽早治疗、纠正和治疗导致维生素 B_{12} 的原发病疾病。

2. 一般护理

出现严重瘫痪者应该给予定时翻身排背、睡气垫床、防止压护理；排尿困难应无菌导尿，留置尿管并用封闭式集尿袋，定放尿，必要时并予 1：1000 呋喃西林冲洗液每次 250ml 冲洗膀；尿、便失禁者应勤换尿布，保持会阴部干燥清洁；呼吸困难给予吸氧、心电监护；合并严重贫血者应加强营养支持治疗。

3. 药物治疗

（1）维生素 B_{12} 治疗处方

（2）维生素 B_{12} 针　500 1000μg im qd 连续 2～4 周；然后同剂量 2～3 次/周，连续 2～3 个月，改 500μg po bid，总疗程为 6 个月

说明：一旦确诊或拟诊本病应立即给予大剂量维生素 B_{12} 治疗，否则会发生不可逆性神经损伤。维生素 B_{12} 吸收障碍者需终身用药，与维生素 B_1 和维生素 B_6 合用效果更佳。该药偶见皮疹、瘙痒、过敏性哮喘、腹泻、低血钾、高尿酸血症，罕见过敏性休克，心脏病患者可致肺水肿，家族性球后视神经炎（利伯病）患者禁用，痛风患者慎用，避免与维生素 C、氯霉素合用。

(3)纠正贫血治疗处方(可选下列一种药物)

①硫酸亚铁 0.3～0.6gpo rid

②10％枸橼酸铁胺溶液　10ml po tid

③叶酸(恶性贫血者建议用)5～10mg po tid

说明:口服硫酸亚铁易引起胃肠道不适症状,故宜饭后服用,严重肺病以及非缺铁性贫血患者禁用铁剂,勿与浓茶及制酸剂同时服用。因为叶酸口服对贫血改善有帮助,但对神经症状无作用,甚至由于叶酸在体内代谢增加.促使维生素 B_{12} 缺乏,神经症状可能恶化.所以必须与维生素 B_{12} 并用。

(4)神经营养代谢药物处方

①维生素 B1　10～20mg po tid

②维生素 B_6　10～20mg po tid

③ATP 20～40mg po tid

④肌酐 0.1～0.29 po tid

说明:B 族维生素可以减轻异常感觉、促进氨基酸代谢,参与神经组织正常物质代谢,加速其再生,改善神经功能。维生素 B_1 偶见过敏反应,不宜静脉注射。不宜与阿司匹林合用。ATP、肌酐亦可促进神经细胞代谢及其功能恢复。

(5)中药处方(可选下列一种药物)

①人参养荣丸 6g po bid

②六味地黄丸 1 丸 po bid

③金匮肾气丸 1 丸 po bid

④健步虎潜丸 1 丸 po bid

⑤紫河车粉 3gpo tid

说明:属于气血两虚者用人参养荣丸。肝肾阴虚者用六味地黄丸,脾肾阳虚者用金匮肾气丸,肝肾阴虚者用健步虎潜丸,气血两虚者用紫河车粉。

(6)其他治疗

加强瘫痪肢体功能锻炼,辅以针刺、理疗以及康复治疗等。

(六)出院和随访

病情稳定后可以考虑出院。出院后继续维生素 B_{12} 治疗,定期返院复查血常规。出院药物处方参照 SCD 的药物处方,肢体严重瘫痪需长期卧床者应加强护理,定时翻身拍背,保持会阴部干燥清洁,如有尿潴留可采取间断清洁导尿术。

(七)预后

如治疗 6～12 个月后神经功能仍未恢复,进一步改善可能性较小。

六、脊髓肿瘤

脊髓肿瘤又称为椎管内肿瘤,是指生长于脊髓及其相连接的组织如神经根、硬脊膜、脂肪、血管等的原发性或继发性肿瘤。脊髓肿瘤依其与脊髓的关系分为脊髓内肿瘤与脊髓外肿瘤,脊髓外肿瘤依其与硬脊膜的关系分为髓外硬膜内肿瘤与硬膜外肿瘤。故临床上常将脊髓肿瘤分为三大类:髓内肿瘤、髓外硬膜内肿瘤与硬膜外肿瘤。某些脊髓肿瘤可破坏骨性椎管或经扩大的椎间孔突出至椎管外,形成骑跨于椎间孔内外的哑铃形神经鞘瘤。

国内的报道男性患者明显多于女性,但国外的一般认为脊髓肿瘤的发病率并没有显著的性别差异。一般估计发病率为(9～25)110万。脊髓肿瘤可发生于任何年龄,但以20～50岁的中青年最为常见。

(一)临床表现

脊髓肿瘤引起脊髓、脊神经根及其供应血管的压迫,而造成脊髓功能障碍,故又称为脊髓压迫症。脊髓肿瘤具有明显的进展性特点,Oppenheim将脊髓肿瘤分为三期。这一观点延用至今。第一阶段为刺激期,主要表现为根痛及阶段性感觉、运动障碍,属于脊髓早期压迫。表现为神经根及感觉运动传导束的刺激症状。第二个阶段为半侧脊髓横断综合征或不完全的脊髓横断综合征。此为中期,脊髓功能障碍尚不完全,感觉平面尚不恒定,截瘫尚不完全。第三个阶段为完全性脊髓横断期。肿瘤阶段水平以下完全性感觉运动及自主神经功能障碍。

1. 神经根症状

后根受刺激产生该神经根分布区的自发性疼痛。表现为刀割样、电击样痛或钝痛,用力时可诱发疼痛加剧。检查可见局部皮肤感觉过敏或减退,疼痛剧烈且持续时间较长时甚至误诊为急腹症,多见于髓外肿瘤。

2. 感觉障碍

上行性传导束受损引起病变节段以下的感觉障碍。脊髓丘脑束受损时出现对侧2～3个节段以下的痛温觉障碍。后索受损时出现同侧的位置觉、关节运动觉、振动觉等深感觉及触觉障碍,患者常诉走路时有踩棉花感。感觉缺失平面是判断脊髓损害水平的重要依据。由于脊髓丘脑束内纤维由颈至腰骶的自内向外的排列顺序决定感觉障碍的进展方式有两种:髓外肿瘤感觉障碍自下肢远端开始逐渐上升到病变节段。又称为上行性麻痹。髓内肿瘤感觉障碍自病变节段向肢体远端发展,又可称之为下行性麻痹。

3. 运动障碍

脊髓前角和前根受损造成肿瘤病变节段支配区的肌肉弛缓性瘫痪,伴有肌肉萎缩和肌束震颤。锥体束受损造成病变阶段以下肢体的痉挛性瘫痪。慢性脊髓压迫综合征的初期双下肢呈伸直性痉挛性截瘫,晚期则多呈屈曲性痉挛性瘫痪。恶性肿瘤造成的急性脊髓受压综合征的初期常有脊髓休克的表现而呈弛缓性瘫痪,2～4周后逐渐变为痉挛性瘫痪,称这为Bastian法则。

4. 反射障碍

某一脊髓阶段受压时,该节段的反射弧中断,相应的反射减弱或消失。锥体束受压造成受压水平以下浅反射减弱或消失、腱反射亢进、并可引出病理反射。完全性横断性脊髓损害时,刺激病变以下部位时可引起下肢屈曲性防御性反射。

5. 自主神经功能障碍

骶节脊髓以上的损害所造成的直肠膀胱括约肌功能障碍主要表现为小便潴留与大便干燥及排便困难。骶节以下的损害引起膀胱直肠括约肌松弛,造成大小便失禁。晚期可形成自律性膀胱。瘫痪肢体可因血管运动和泌汗功能障碍而呈皮肤干燥、脱屑、少汗或无汗,甚至于引起体温调节障碍。

(二)诊断与鉴别诊断

1. 诊断

1)纵定位诊断

(1)高颈髓(C_1～C_4)肿瘤枕部常有根痛,头颈活动受限,严重者四肢呈痉挛性瘫痪。以及肋间肌、膈肌瘫痪,表现为呼吸困难。可伴有脑神经损害,特别是枕骨大孔区脊颅型肿瘤时,可出现声音嘶哑、吞咽困难、耸肩无力等第Ⅸ、Ⅹ、Ⅺ对脑神经受损的症状。当三叉神经脊髓束受压迫时,则有头面部痛觉减退,角膜反射减弱。偶见多发性神经纤维瘤病,脊髓肿瘤同时伴有听神经瘤而出现听力障碍者。如肿瘤压迫内侧纵束(协调眼球运动)或影响小脑、或血液循环障碍导致水肿等,可出现水平眼震。此亦多见于脊颅型肿瘤。

(2)颈膨大部肿瘤($C_5 \sim T_1$)颈膨大附近的肿瘤的根痛部位在下颈部、肩、臂、上肢及手。上肢为弛缓性瘫痪(下运动神经元性瘫痪),下肢为痉挛性(上运动神经元性)瘫痪。瘫痪的顺序是:病侧上肢—病侧下肢—对侧下肢—对侧上肢。其中少数可出现 Horner(霍纳)征。表现为病变侧瞳孔变小、颜面充血,上睑下垂、眼裂变小、无汗等,为颈交感神经麻痹之故。

(3)上胸段脊髓肿瘤($T_{1\sim4}$)根痛表现在肋间神经痛和束带感,上肢活动正常,双下肢呈痉挛性(上运动神经元性)瘫痪。

(4)中胸段脊髓肿瘤($T_{5\sim8}$)根痛表现在下胸和腹上区疼痛和束带感,胸6以下受损时腹壁反射和提睾反射消失,下肢呈中枢性瘫痪。

(5)下胸段脊髓肿瘤($T_{9\sim12}$)根痛表现在脐区和束带感,常易误为腹部疾患。T_{10}以下受压时上腹壁反射存在,而中、下腹壁反射消失;T_{12}以下受压时腹壁反射全部存在。下肢为中枢性瘫痪。

(6)腰膨大部脊髓肿瘤($L_1 \sim S_2$)双下肢有放射性疼痛,呈大腿前、后部和会阴部疼痛,可表现为根性坐骨神经痛,咳嗽、用力、弯腰常使疼痛加重。下肢呈弛缓性瘫痪。位置稍高者则膝以下可为痉挛性瘫痪。

(7)圆锥部脊髓肿瘤($S_3 \sim C_{01}$)根痛在鞍区,主要以括约肌功能障碍为主要表现,而四肢一般不受影响,在腰骶部肿瘤有时可出现视乳头水肿,可能与腰骶部肿瘤脑脊液蛋白含量多有关,肿瘤切除后,视乳头水肿消失。

(8)马尾部肿瘤会阴部和下肢多有根痛,排尿功能障碍出现较早,下肢多呈不完全性弛缓性瘫痪,在鞍区(会阴部)和臀部可有感觉障碍,跟腱、膝腱反射减弱或消失。

2)横定位诊断

(1)髓内肿瘤:根痛少见,常首先出现节段性感觉障碍,可有感觉分离并呈下行性麻痹。膀胱直肠功能障碍出现较早且症状明显,锥体束损害常为双侧对称性,先出现病变节段的下运动神经元瘫痪,上运动神经元瘫痪出现较晚。

(2)髓外硬膜内肿瘤:根痛多见且出现较早,损害从一侧开始常呈脊髓半切综合征。感觉障碍呈上行性麻痹,至晚期才固定在病变水平,上运动神经元瘫痪出现较早,蛛网膜下隙梗阻出现较早,脑脊液蛋白含量明显增高。

(3)硬脊膜外肿瘤:早期根痛常较剧烈并伴有棘突叩痛等脊膜刺激症状。双侧症状常较对称。因多为转移瘤等恶性肿瘤,病程常较短,截瘫出现早,X线脊柱平片常有骨质破坏。

2.鉴别诊断

(1)脊柱肥大性骨关节炎 一般中年以上发病,以根痛症状为主,严重者出现椎管部分或完全梗阻。压迫脊髓出现脊髓受损的症状与体征,临床与脊髓肿瘤极为相似。脊柱平片可见骨赘、椎管前后径变小。CT、MRI检查可见椎管狭窄、后纵韧带增厚、钙化而无脊髓肿瘤可资鉴别。

(2)椎间盘突出症 椎间盘突出多有外伤史,常急性发病。颈段椎间盘突出易与颈部脊髓肿瘤混淆。腰椎间盘突出易与马尾肿瘤混淆。本病脑脊液检查正常或蛋白量稍增加。脊柱平片常见椎间隙狭窄,正常脊柱曲度消失,呈强直状。如做 CT、MRI 可明确诊断。

（3）脊柱结核　脊柱痛时间较长,一般有棘突叩击痛。脊柱平片可见椎体破坏,椎间隙狭窄,椎体呈楔形压缩,脊柱后凸畸形等,患者一般有结核中毒症状或原发性结核病灶。

（4）脊髓蛛网膜炎　病变往往侵及数个神经根和脊髓阶段,感觉障碍不明显且常有变动,感觉障碍平面两侧参差不齐,病程长,可有缓解期。脑脊液动力学检查可有部分或完全梗阻。脑脊液蛋白含量高,白细胞可增多。脊髓造影可见碘油流动缓慢,呈不规则串珠样、泪滴状或小条索状缺损,分布不均,脊髓腔有不规则的狭窄。

（5）脊髓型多发性硬化症　起病急,中枢神经内常有两个以上病灶损害的客观体征,病程中可有缓解与复发交替出现。复发后常有新的症状出现,常伴有或先后出现大脑等高级神经中枢受损的表现,或出现视神经损害而导致视力障碍。临床上常有主观感觉异常,如麻木、蚁行感或疼痛等,而客观感觉障碍的证据极少有。X 线平片、CT、MRI 无脊柱和脊髓肿瘤的表现可予鉴别。

（6）胸廓出口综合征　当脊髓内肿瘤表现为单侧上肢疼痛、感觉异常、肌力减弱和肌肉萎缩（以尺侧明显）时,可误为本病,这是因为神经型胸廓出口综合征以臂丛神经下干(C_8T_1)受压引起者为常见,此时也表现为上肢和手部尺侧的麻痛、感觉异常、握力减弱、精细动作困难和手部内在肌肉萎缩。两者的鉴别在于:胸廓出口综合征时,感觉、运动障碍通常仅限于一侧上肢,颅脑交界位和脊柱 X 线平片以及颈髓 MRI 检查除可发现颈肋外,无其他异常,而 Adson 征阳性,即当头后伸、下颌转向外患侧（使前斜角肌紧张,自前内向后加压血管神经束）或转向对侧（使中、后斜角肌紧张,自后外向前内加压）时,引起症状加重和桡动脉搏动减弱或消失;在髓内肿瘤时,随着病情的进展,感觉运动障碍总会累及两侧。并可见于下肢,而 Adson 征阴性,MRI 上可显示肿瘤影。

（7）脊髓血管病变　①脊前动脉血栓形成。临床出现脊前动脉综合征,主要表现为急性起病、突发的剧烈的疼痛为其早发症状。疼痛部位在其受损平面上缘相应的水平。颈部脊前动脉闭塞疼痛常发生在颈肩部。瘫痪之后疼痛仍持续数日不等,瘫痪多在数小时达高峰,感觉障碍并出现感觉分离现象为其特征。②硬脊膜外或硬脊膜下血肿。主要表现为背痛或脊髓急性受压的表现。患者迅速出现的双下肢瘫痪并迅速加重和扩大范围。③脊髓内出血。起病急,剧烈的背痛,数分钟或数小时后停止,继见瘫痪或感觉丧失、大小便失禁、体温增高。上颈段者出现呼吸困难,甚至呼吸衰竭而在数小时或数天内死亡。脊髓造影可见出血部位脊髓呈现梭状肿大。④脊髓血管畸形。又名脊髓血管瘤。脊髓性间歇性跛行是其具有特征性的表现。多数患者有感觉障碍,常在出血后才表现为脊髓损害。脊髓造影可见蚯蚓样迂曲扩张的畸形血管造影,选择性脊髓血管造影可进一步鉴别。

（三）实验室及特殊检查

1.脑脊液检查

常呈现蛋白含量增高而细胞数目不高的蛋白—细胞分离现象。肿瘤平面越低蛋白含量增高越明显,并可呈现脑脊液的黄变现象。动力学试验常表现为部分或完全性梗阻,椎管内梗阻时腰穿压力常偏低甚至需要回抽才能获取脑脊液。

2.脊柱平片

脊髓肿瘤约有 50% 以上可在平片中见到骨质破坏。常见的有椎弓根向内陷入、变薄、骨质萎缩、疏松、轮廓模糊不清,甚至破坏消失,椎弓根间距离增宽,椎体后缘有弧形压迹等椎管扩大的表现。椎间隙一般正常。少数脊膜瘤、畸胎瘤、血管网织细胞瘤在椎管内可见钙化点。

3.脊髓造影

当怀疑脊髓肿瘤时应做脊髓造影检查.但造影有时可使症状加重,除少数特殊情况外,已很少做此项检查。可采用腰穿注药的上行性造影以确定肿瘤的下界,也可采用小脑延髓池穿刺注药的下行性造影以确定肿瘤的上界。如肿瘤较大或梗阻平面与临床定位水平不相符时应进行上行和下行造影。髓内肿瘤病变节段脊髓呈梭形膨胀。蛛网膜下隙变窄致使造影剂在病变处变细沿两侧上行呈拥抱状或呈一大而深的杯口状表现。硬膜下脊髓外肿瘤由于肿瘤常位于一侧,上升性脊髓造影时可见造影剂被阻处呈完全性或不完全性的弧形凹面样阻塞,与肿瘤下界相适应。形成"杯口状"缺损。阻塞面的形态与肿瘤的形态完全相符,其旁可见一条状透明带,脊髓被推向另一侧。硬膜外肿瘤由于肿瘤未直接长于蛛网膜下隙。造影时接近梗阻部位造影剂柱变窄,梗阻呈不规则梳齿状改变。

4.CT

CT 平扫只能见椎管骨质的变化如椎管扩大、骨质破坏及椎间孔扩大等,而脊髓及肿瘤等软组织影像不能清晰显示。CTM 可见椎管膨胀、扩大、椎体后缘受压、椎管内软组织填充、脊髓被推向一侧等征象。

5.MRI

能显示肿瘤的大小、位置、数目,并可将肿瘤与脊髓的关系显示清楚。对脊髓及椎管内肿瘤的诊断最为有利,可提供各层面和整体清楚的图像。

(四)常见的脊髓肿瘤

1.神经鞘瘤

又称为 Schwann 瘤、神经瘤,起源于鞘膜的 Schwann 细胞,好发于 20～40 岁的中年人,男女性别无明显差异。为最为常见的一种良性脊髓肿瘤,常发生在脊神经根,如肿瘤较大,可有 2～3 个神经根粘附或被包绕其内,也可发生于几个脊神经根,占椎管内肿瘤的 23%～43%,好发部位依次为胸、颈、腰段。

2.脊髓脊膜瘤

脊膜瘤大部分为良性。为脊膜常见肿瘤,仅次于神经鞘瘤约占全部脊髓肿瘤的 25%。脊膜瘤与脑膜瘤之比约为 1:8,发病高峰为 40～60 岁,平均为 56 岁(18～82 岁),80% 发生于女性,亦有报告男女发病无显著差异者。90% 的脊膜瘤发生于髓外硬膜内,约 5% 发生在硬膜内外(哑铃状),5% 发生在硬膜外。一般生长于脊髓的蛛网膜及软脊膜,少数发生于神经根,大部分肿瘤发生在脊髓的背侧方。胸段多见(80%),其次为颈段(15%),腰骶不常见。

3.脊髓胶质瘤

脊髓胶质瘤是指发源于脊髓胶质细胞的肿瘤。占脊髓肿瘤的 7.4%～22.5%,一般发病年龄为 20～50 岁,男女发现率无明显差异,约占髓内肿瘤的 90%。其根据病理可分为以下几种类型:

(1)室管膜瘤:又称为室管膜胶质瘤、室管膜细胞瘤、室管膜上皮肤瘤等。约占髓内肿瘤的 60%,约半数位于圆锥终丝处,以 10～20 岁青少年最为多见,50% 在 20 岁以下。男性发病率约相当于女性的 2 倍。

(2)星形细胞瘤:约占髓内肿瘤的 30%,多见于青年女性。80%。发生在 40 岁以下,10～

30 岁约占 50%。依其组织学形态可分为纤维星形细胞瘤、源浆型星形细胞瘤、毛状星形细胞瘤、肥大型星形细胞瘤、分化不良性星形细胞瘤(星母细胞瘤)等几种类型。

(3)少枝胶质细胞瘤:发病年龄 10～40 岁,男多于女,约占脊髓肿瘤的 4.7%。恶性少枝胶质细胞瘤又称分化不良性少枝胶质细胞瘤、少枝胶质母细胞瘤。瘤体较大,瘤细胞生长活跃,瘤内常有出血与坏死。

(4)混合型胶质母细胞瘤:又称分化性和分化不良性少突－星形细胞瘤、星形－室管膜瘤、少突－室管膜瘤和少突室管膜－星形细胞瘤。一般星形细胞与少突胶质细胞的多型性腺瘤最为多见。在组织结构上,混合方式可以是区域性镶嵌排列或瘤细胞弥散性混合。

(5)多型性胶质母细胞瘤。

4.脊髓脂肪瘤

又称血管肌肉脂肪瘤,脊髓脂肪瘤较少见,仅占肿瘤的 0.45%～2.400%。各年龄段均可发生,但以 20～30 岁者多见,男女发病无显著性差异,可发生于任何脊髓节段,以腰骶段多见,常合并先天异常。

脊髓脂肪瘤依据病理可分为脂肪瘤、棕色脂肪瘤与脂肪肉瘤。

5.先天性肿瘤

又称胚胎残余肿瘤,包括表皮样囊肿和皮样囊肿、脊髓神经纤维瘤、脊索瘤、脊髓畸胎瘤等。

6.转移瘤

是指身体其他部位恶性肿瘤经血行转移或邻近组织如脊柱、后腹膜及纵隔肿瘤直接或经椎间孔侵入椎管。发病年龄多大于 50 岁,占脊髓肿瘤的 20%～30%,绝大部分位于硬膜外,且多位于胸段。原发灶最多在肺,其他依次为乳腺、前列腺、肾以及来源于肉瘤和淋巴瘤等。一般急性发病,X 线平片可见脊柱骨质破坏,临床常表现为急性脊髓受压的弛缓性瘫痪,括约肌功能障碍严重。

(五)治疗

1.手术治疗

脊髓肿瘤首选手术治疗,能手术切除的应尽早手术,手术效果与神经组织受压的时间、范围、程度和肿瘤的性质有关。良性肿瘤在未造成脊髓严重损伤者,术后大都预后良好,多数术后症状有改善。髓内肿瘤除浸润脊髓者因瘤的界线不清,不能做全切除外,大多数脊髓肿瘤可手术切除。恶性肿瘤不能手术者,可行椎板减压术后症状得不到很好的改善,预后差。髓外硬膜下肿瘤多为良性,预后较好。极少数巨大马尾肿瘤,由于与神经粘连紧密,而不能完全切除。硬膜外肿瘤良性者可完全摘除,如为恶性者则不能完全切除.只能做椎管减压术。近年来随着显微外科技术的日益成熟,手术成功率明显提高。

2.放射治疗

一些肿瘤浸润到髓内,术后可能会带来严重的神经系统功能障碍,或患者全身状况不允许手术,且肿瘤对放射线敏感者,有明确临床证据而无病理诊断者,均可行放射治疗,但应很好地掌握适度剂量和疗程,防止放射性脊髓病的发生。也有主张一旦确诊,就应在 30min 至 2h 内立即给首次放射治疗。

3.激光手术

应用 CO_2 激光刀治疗脊髓内肿瘤,具有操作方便、定位精确、无机械牵拉、对周围组织损伤小和不干扰生理电等优点,加上便于术中进行心电图和诱发电位等监护,使手术更为安全。

4.药物治疗

脊髓肿瘤对脊髓压迫应是一种神经系危象,在放疗过程中,患者均常规应用皮质类固醇,能促使水肿消散,防止水肿发生。皮质类固醇不但有抗水肿效能,而且有溶瘤作用。因此不必顾虑大剂量放疗在有限的间隙中导致水肿的不良反应。一般用泼尼松 60mg/d 或地塞米松 16mg/d,大剂量皮质激素,一般比小剂量疗效高。

5.化学疗法

除对恶性肿瘤摘除手术和放射治疗外,还应采取强有力的化学疗法,抗肿瘤药物应用已得到了足够的重视。目前受重视的亚硝基脲类,该药能和瘤细胞的去氧核糖核酸聚合酶作用,抑制核糖核酸或去氧核糖核酸的合成,对增殖细胞的各期都有作用。但此类药物的主要缺点是对造血系统功能有明显的延迟性抑制作用。注意抗肿瘤药物大多数对骨髓造血功能有抑制作用,故在治疗期间及治疗以后一定时期内,应监视末梢血常规的变化,必要时停止用药。有些药物对肝细胞有破坏作用,用药前后要注意肝功能的变化。

6.药物与放射联合治疗

有些药物,如 5－溴尿嘧啶脱氧核苷、甲氨蝶呤、卡莫司汀、5－氟尿嘧啶等,可以提高对放射治疗的效果,在放射治疗前一定时间用药,持续到放射治疗即将结束,但应注意到两种治疗中的相互作用。

(姜忠华)

第四节　脑血管疾病

一、概述

(一)脑血管的解剖

脑血管包括颈动脉系统,椎－基底动脉系统,毛细血管,脑深、浅静脉和颅内静脉窦。脑血管是中枢神经系统的重要组成部分,了解脑血管的解剖特点及供血范围,对于全面掌握脑血管病知识至关重要。

1.脑动脉系统

脑动脉系统可分为颈动脉系统和椎－基底动脉系统,脑部血液均通过这两大系统供应。颈动脉系统又分为颈外动脉系统和颈内动脉系统,颈外动脉系统供应颅骨外的前 3/4 组织,颈内动脉系统供应额叶、顶叶、颞叶的大部分、基底节、丘脑前小部分、丘脑下部的大部分及眼球,椎－基底动脉系统供应枕叶、颞叶的后小部分、丘脑后大部分,丘脑下部的小部分、脑干、小脑及颈髓上部分。

全脑的动脉供血模式基本相同,共有三种血管类型。

(1)长旋动脉:是源自颈内动脉和椎－基底动脉的长而粗的较大动脉,由脑的腹侧面绕至内侧面或背外侧面,走行较长距离后到达大脑或小脑表面,形成软膜动脉网再发出分支穿入脑实质,同时在行程中还发出分支穿入相应部分的脑组织。此类动脉之间可发生吻合。

(2)短旋动脉:又称外侧穿支,是源自大脑前、中、后动脉及其与脑底动脉环连接处和椎－基底动脉的动脉,它们行程较短距离后穿入脑实质分布于长旋动脉与旁正中动脉供应范围之间的脑组织,此类动脉之间一般不发生吻合。

（3）旁正中动脉：又称中央穿支，是源自脑底动脉环和椎－基底动脉的内侧的短而细的小动脉，在中线两侧垂直穿入脑实质，供应中线附近的脑组织。此类动脉之间一般不相吻合。

1）颈动脉系统：颈总动脉在平舌骨大角处，或甲状软骨上缘，或第四颈椎椎体水平处分为颈内动脉和颈外动脉。颈外动脉位于颈内动脉的前内侧，在颈动脉三角内上升至下颌下区，进入腮腺，分为上颌动脉和颞浅动脉两终支。而且两侧颈外动脉之间存在丰富的吻合支，因此，阻断一侧的颈外动脉，不会引起缺血性坏死。颈内动脉自颈总动脉分出后垂直上升直达颅底，进入颞骨岩部的颈动脉管，在管内由垂直方向转为水平方向，最后经破裂孔入颅。在入颅前无任何分支。入颅后颈内动脉沿蝶鞍外侧通过海绵窦。在海绵窦内，颈内动脉于蝶鞍底部由后向前行至前床突下方后转向上，至前床突尖端内侧出海绵窦，穿硬脑膜入蛛网膜下腔，在蛛网膜下腔，颈内动脉又向前凸曲，其弯曲的上部向后，至后床突上方；之后又转向上外侧达脑的底面，最后分为大脑前动脉和大脑中动脉两终支。依其行程可分为四段：①在颞骨岩部的颈内动脉为岩骨段。②在海绵窦内走行部分称海绵窦段。③于前床突尖端内侧至硬脑膜处称为床突上段。④出硬脑膜后，走行于蛛网膜下腔的部分称为终末段或脑底段。床突上段和海绵窦段合称虹吸部，前者为虹吸部的上半部，后者为下半部，两者之间的移行部分称为颈动脉的虹吸弯或虹吸。颈内动脉在颅内的行程中有三个弯曲，即颈动脉管处、岩骨段进入海绵窦处和虹吸弯处，这些弯曲有利于缓解该动脉离心脏较近产生的高压作用。

颈内动脉入颅后依次分出以下许多分支：颈鼓动脉、翼突管动脉、半月节支、脑膜垂体动脉、海绵窦下动脉、乳头体动脉、垂体上动脉、眼动脉、后交通动脉、脉络膜前动脉、大脑前动脉、前交通动脉及大脑中动脉。现将其主要分支的血液供应及其临床意义介绍如下：

（1）眼动脉：发自于颈内动脉虹吸弯段，经视神经孔出颅入眶内。在颅内，眼动脉位于视神经的外下方；在眶内，眼动脉位于上斜肌下缘行走至内眦附近，沿途分出：视网膜中央动脉、脉络膜动脉、虹膜动脉、肌支和眶上动脉。通过眼动脉的各分支使颈内动脉和颈外动脉发生广泛的吻合，因此，颈内动脉阻塞后，眼动脉与颈外动脉的吻合支代偿性增粗，使颈外动脉的血液经眼动脉回流入颅内，并分流至大脑中动脉和大脑前动脉。视网膜动脉是全身唯一通过眼底镜可以直接进行观察的动脉，有利于了解脑动脉和全身动脉硬化的程度。而且测量跟动脉压可反映颈内动脉的血压变化。同时，眼动脉系颈内动脉直接发出唯一供应同侧眼球的动脉，颈内动脉突然发生阻塞时，可出现交叉性瘫痪，即病侧眼动脉受累后造成的病侧视力减退或失明、病侧Homer征、病变对侧的偏瘫以及病变对侧肢体的皮质感觉障碍。

（2）后交通动脉：是颈内动脉在视交叉外方发出，沿灰结节和乳头体外侧，在蝶鞍的动眼神经上面，水平向后内走行，与大脑后动脉相连，是脑底动脉环的重要组成部分。后交通动脉的个体差异较大，有些人一侧或两侧后交通动脉缺如。后交通动脉分出许多穿支，即中央动脉，垂直进入脑内。其前段的穿支供应乳头体、灰结节、丘脑下部、丘脑腹侧、视束前部和内囊后肢；后段的穿支供应大脑脚腹侧及丘脑底核（Luys体）。这些穿支之间不相吻合。后交通动脉是动脉瘤的好发部位，且发生动脉瘤时易压迫该侧的动眼神经，出现动眼神经麻痹的症状；后交通动脉缺如者，若发生颈内动脉阻塞，易导致严重的脑梗死；最后，由于中央动脉之间没有吻合，所以任何一支动脉阻塞时，易导致小灶性脑梗死。

（3）脉络膜前动脉：多从颈内动脉的末端发出，沿视束向后走行，经过大脑角和海马钩回之间，向后穿过脉络裂进入侧脑室下角，形成脉络丛，并与脉络膜后动脉吻合。其在进入侧脑室之前，发出以下两组分支：皮质动脉和中央动脉。脉络膜前动脉供血范围主要是内囊膝部与后肢、尾状核、苍白球内侧、杏仁核、丘脑、丘脑下部、乳头体、灰结节、外侧膝状体、视束、红核、黑质、大脑脚内 1/3 部分、豆状袢、侧脑室脉络丛、海马、海马回、海马钩回等。由于该动脉在蛛网膜下腔行程最长，且口径较小，易发生阻塞，所以临床常出现苍白球，内囊和海马区缺血的症状。同时在出生时，脉络膜前动脉的皮支易被小脑幕缘挤压致海马缺血继发胶质细胞增生，导致难治性颞叶癫痫。

(4)大脑前动脉：系颈内动脉在视交叉外侧三角处发出，水平向前内，行走于视神经上面进入大脑间裂，经胼胝体嘴向前上，绕过胼胝体膝部向后达顶枕沟的前方，在此可与大脑后动脉吻合。两侧大脑前动脉在视交叉前上方的大脑间裂处，借助前交通动脉相连、大脑前动脉分为深穿支和皮质支；深穿支主要供应额叶眶内侧面的皮质、尾状核头部、尾状核体前部内侧面、壳核前端，苍白球外侧部及内囊前肢。皮质支主要供应额叶内侧、额极、额上回、旁中央小叶、胼胝体和透明隔；大脑前动脉在前交通动脉以前的地方阻塞时，由于病损组织可从对侧大脑前动脉通过前交通动脉得到血供，故不出现临床表现。大脑前动脉在前交通动脉分出之后阻塞时出现皮质支合并深穿支表现，由于皮质动脉在脑表面有广泛的吻合，而深穿支的吻合较少，因此，后者发生阻塞时，较前者易出现症状。皮质支阻塞时出现病变对侧膝以下肢体瘫痪，患侧小腿和足部肌张力不高，膝和踝反射以及锥体束征阳性。排尿障碍，强握、吮吸反射，智力减退和精神改变，有时可伴该区的感觉障碍。深穿支阻塞时出现病变对侧上肢和面部瘫痪，上肢瘫痪以其近端为主。个别人在发育中出现一侧大脑前动脉缺如或较细，而主要靠前交通动脉从对侧大脑前动脉供应血液时，该侧大脑前动脉阻塞时可能出现双下肢中枢性瘫痪、感觉障碍和大小便障碍。

(5)大脑中动脉：系颈内动脉在大脑外侧裂内侧端正对前穿质处发出的直接延续。该动脉开始呈水平向外方，在前床突附近进入大脑外侧裂，然后向外下方，行走于脑岛叶表面，呈"S"形、弓形或平直形再发出分支分布于大脑半球背外侧面。大脑中动脉分为深穿支和皮质支。深穿支主要供应内囊和基底节，如壳核、尾状核头部和体部、苍白球外侧、内囊后肢。皮质支供应除额极和枕叶以外的整个大脑半球外侧面，包括额叶眶区一部分。额中、下回，中央前、后回下 2/3，缘上回、顶上、下小叶、枕叶前区、颞上、中、下回和岛叶。大脑中动脉深穿支阻塞时造成对侧偏瘫和偏身感觉障碍，且上、下肢瘫痪程度基本相同。由皮质支阻塞症状视病变部位而定。若累及额叶相应的面、上肢、大腿部的运动区以及腿部上升人放射冠的投射纤维，则出现对侧面部、上吱、下肢腿部等偏瘫，且上肢重于下肢；若主侧半球的前语言区（Broca 区）损害，造成运动性失语；若额中回后部损害，可使头、眼偏向病灶侧；若顶叶的中央后回感觉区损害，可造成对侧感觉障碍；若主侧半球的顶叶后语言区（Wemlcke 言语区）受累，可出现感觉性失语、失读、失写、词聋、Gerstmann 综合征（失计算、失结构、手指失认、左右定向障碍）。若辅侧半球的顶叶受损，可出现体像障碍、失用、失认。若累及近颞叶深部视放射，可造成对侧同向性偏盲。如果为大脑中动脉主干近端完全阻塞，可有上述深穿支和皮质支阻塞的表现，临床出现对侧严重的偏瘫、偏身感觉障碍、同向偏盲（三偏症状），若病变在主侧半球可有失语，若在辅侧半球可有失用、失认、体像障碍等顶叶症状。其易造成脑肿胀，甚至死亡，

2)椎－基底动脉系统：两侧椎动脉均分别起自于双侧锁骨下动脉上后方，进入第 6 颈椎横突孔，上行至第 1 颈椎即环椎横突孔时穿出，而后穿过环椎后膜和硬脊膜，经枕骨大孔入颅。在桥脑下缘两侧椎动脉汇合成基底动脉。椎动脉和基底动脉及其分支统称为椎－基底动脉系统。主要供应脑干、小脑、枕叶、颞叶后部及下部。

　　(1)椎动脉:根据行程可分为颅外段和颅内段两部分。前者主要是椎动脉起始处变较大,变异时可发于主动脉弓、颈总动脉、颈内动脉、颈外动脉、肋间动脉或甲状腺下动脉等,且椎动脉的口径和数目也有变异,有时一侧椎动脉甚至缺如。锁骨下动脉发生动脉粥样硬化、先天变异或脉管炎以及本身出现狭窄或闭塞时,可以出现盗血综合征。后者为穿入环枕后膜,经枕骨大孔穿过硬脑膜和蛛网膜进入蛛网膜下腔至汇合成基底动脉之前的椎动脉,该段动脉又分出:脑膜支、脊髓后动脉、脊髓前动脉、延髓动脉和小脑后下动脉。延髓动脉为椎动脉在延髓前发出的分支,主要供应延髓的锥体、舌下神经核最上部、大部分橄榄核及其橄榄小脑纤维、迷走神经运动背核、孤束和孤束核等。其与供应延髓的其他动脉有广泛的吻合,故阻塞时不易出现症状。小脑后下动脉自椎动脉末端发出,先向后行,绕至舌咽神经、迷走神经和副神经根背面,上行至延髓上端和桥脑下端,再转向下,沿第四脑室下外侧缘,进入小脑后下面,主要供应延髓背外侧、第四脑室脉络丛、小脑后下部皮质、小脑扁桃体及其深部的齿状核。小脑后下动脉变异较大,所以该动脉供血区域变异亦较大;小脑后下动脉易发生阻塞,出现延髓背外侧综合征,也称 Wallenberg 综合征,临床表现为病灶侧面部疼痛、麻木或感觉障碍,病侧肢体共济失调,病侧 Horner 征(眼睑下垂、瞳孔缩小、出汗减少等),病侧眼球震颤、复视、振动幻觉,同侧软腭声带麻痹,对侧肢体痛温觉障碍。尚有眩晕、打嗝、恶心、呕吐、声音嘶哑、吞咽困难等表现。

　　(2)基底动脉:由两条椎动脉在桥脑下缘汇合而成。沿桥脑基底沟上行,终止于桥脑和中脑交界处,最后分为左、右大脑后动脉、基底动脉较粗,因此不易出现栓塞,但容易发生血栓形成,出现中脑和间脑受损的症状称为基底动脉尖综合征,临床表现是各种脑干综合征叠加,包括从大脑后动脉到桥脑、延髓的各种综合征,因此出现双侧感觉和运动的长束损害症状伴小脑和各种颅神经的异常(视神经及嗅神经除外)。主要表现为意识障碍、四肢弛缓性瘫痪或无力,以及变成痉挛性四肢瘫痪,有延髓麻痹表现,复视、眼球运动障碍,核间性眼肌麻痹,侧向和(或)双眼上、下凝视麻痹,垂直和(或)水平性眼震;失明或各种类型的视野缺失,双侧颅神经麻痹等,双侧肢体小脑性共济失调,双侧肢体感觉障碍,甚至有脊髓空洞症样的痛觉、触觉分离性感觉障碍等表现,病人可有高热,最后昏迷,预后大多不良。个别人表现为闭锁综合征(locked－insyndrome),患者意识存在,但由于四肢、两侧面瘫和延髓麻痹,所以只能依靠眼球上、下运动来表达意识。

　　基底动脉分支如下:

　　脑桥支:系基底动脉向桥脑发出的许多小动脉,根据其长短及供应桥脑的远近分为三组:a.旁中央动脉:主要供应桥脑腹侧中线两旁的皮质桥脑束、皮质延髓束、皮质脊髓束、桥核、外展神经纤维及部分内侧丘系。该动脉群的一侧发生阻塞时出现桥脑基底内侧综合征,即 Foville 综合征,患者表现为病变侧肢体的共济失调,病变对侧面部和上、下肢的偏瘫,眼球凝视麻痹,病灶对侧可有触觉和深部感觉障碍。b.短旋动脉:主要供应桥脑腹外侧区,包括皮质脊髓束、内侧丘系部分纤维、桥核、桥小脑纤维、部分三叉神经核和面神经核及其纤维,有的上行供应大脑脚的一部分。该动脉发生阻塞时出现桥脑基底外侧综合征,即 mlllard－Gubler 综合征,主要表现为病灶侧肢体肌张力减退,肢体小脑性共济失调、咀嚼肌麻痹和面部感觉障碍;对侧肢体通常无症状,偶尔肢体有感觉障碍。c.长旋动脉:主要供应桥脑被盖部,包括脊髓丘脑束、脊髓小脑束、内侧纵束、内侧丘系、结合臂、位听神经核、面神经核、外展神经核、三叉神经核及桥脑网状结构等。该动脉发生阻塞时出现桥脑被盖综合征,即 Raymond－Cestan

综合征,主要表现为病灶侧凝视麻痹、病灶侧小脑性共济失调和病灶对侧肢体深浅感觉障碍。

内听动脉:也称迷路动脉,是基底动脉下段向两侧发出的细长分支,但大多数起自小脑下前动脉。其供应内耳的半规管、球囊、椭圆囊和耳蜗。内听动脉细长,且与其他动脉较少发生吻合,故易发生供血障碍,临床出现严重的平衡障碍、眩晕、耳鸣、听力减退、恶心和呕吐等症状。

小脑下前动脉:主要供应桥脑被盖外侧部、小脑中下脚的下部、小脑半球前下部、蚓锥、蚓小结第四脑室部分脉络丛,沿途发出小分支供应外展神经、面神经和位听神经根及延髓上部。该动脉常与小脑下后动脉和小脑上动脉发生广泛的吻合,所以很少出现缺血性症状。

小脑上动脉:主要供应中脑被盖外侧部、桥脑上部被盖部、小脑结合臂、小脑半球上面,上蚓部、小脑髓质和齿状核等中央核团。该动脉闭塞时主要表现为同侧上肢为主的小脑性共济失调、对侧半身痛温觉减退。该动脉的齿状核分支是小脑出血的好发动脉。

大脑后动脉:是基底动脉的终末支,发出后即与后交通动脉吻合参与构成脑底动脉环,之后绕大脑脚,弓形向上至中脑后外侧,再沿颞叶钩回内侧和胼胝体压部之间穿行,横过海马回后端终止于枕叶。大脑后动脉供应枕叶、颞下回、部分间脑及内囊。其分支为中央支和皮质支。由于皮质支与大脑前动脉和大脑中动脉存在广泛的侧支吻合,因此,大脑后动脉完全阻塞不至于导致该灌注区的大面积梗死,尤其是大脑脚和脑底部不易受损。若一侧大脑后动脉完全阻塞时可出现对侧肢体偏瘫、麻木、偏盲、失读、颜色辨别不能、记忆丧失、动眼神经麻痹、上视障碍、小脑性共济失调等。双侧大脑后动脉阻塞时可出现皮层盲。

3)Willis环:于1664年由英国学者Thomas Willis首先描述,是指颈内动脉和基底动脉及其分支在大脑底部借助前、后交通动脉相连而成的一个多角形的动脉环,又称大脑动脉环、脑底动脉环、基底动脉环、环状动脉环、动脉环等。它的存在对于脑血液供应的调节与代谢起着重要的作用。在正常时,Willis环的左右两侧及颈内动脉和基底动脉系统的血压几乎相等,因此,血流方向各行其道。一旦Willis环中的某条动脉发生阻塞时,该起到侧支循环的代偿作用,从而使病变区脑组织能够维持血液供应,减轻脑缺血性损伤。

2.脑静脉系统

脑静脉系统是由脑深、浅静脉,静脉窦和颈内静脉组成。脑的血液由深、浅静脉回流到静脉窦,然后汇入到颈内静脉。后者处于颈血管神经鞘内,在上纵隔内与锁骨下静脉连接而形成左、右头臂静脉。两侧头臂静脉再合成上腔静脉,最后与右心房相通。颅内少量血液经板障静脉与颈外静脉分支吻合,然后将头皮、面部及颈部的血液汇入锁骨下静脉。

脑静脉与全身其他静脉相比有如下的特点:不与脑动脉伴行,也没有与动脉相同的名称。脑静脉的管壁较薄,管腔较大,缺乏肌肉和弹力纤维,因此缺乏弹力。颅内的静脉没有静脉瓣,因此不能防止血液的回流。静脉窦是山硬脑膜折叠形成的管道系统,是全身最硬的静脉。其不仅是脑静脉回流的唯一通道,也是脑脊液直接回流的必经之路。

1)大脑浅静脉:位于脑表面,主要收集大脑皮质及皮质下白质的静脉血。从皮质、皮质下穿出的小静脉互相连接,在脑表面形成软膜静脉网,之后再合并成几条大静脉,分别注入静脉窦。每侧大脑半球从静脉分布及回流情况分为如下三部分:

(1)大脑背外侧的浅静脉:可分为上、中、下三组,且在大脑表面有广泛的吻合。①大脑上静脉:主要收集大脑半球背外侧面和内侧面的血液,全部斜向后上注入上矢状窦。在中央沟有一条中央静脉,引流中央前后回的血液;②大脑中静脉:主要收集外侧裂周围的岛盖部和岛

叶的血液,注入蝶顶窦和海绵窦;③大脑下静脉:主要收集额叶外侧及底面和枕叶底面的大部分血液,最后注入横窦;

(2)大脑内侧面的浅静脉:主要有以下分支。①额内侧静脉:收集额上回内侧面的血液,汇入上矢状窦;②中央内侧静脉:收集旁中央小叶的血液,汇入上矢状窦;③顶内侧静脉:收集顶上小叶内侧面的血液,汇入上矢状窦;④顶枕内侧静脉:收集顶枕裂两旁的血液,汇入上矢状窦;⑤枕内侧静脉:收集矩状裂两旁的血液,汇入大脑静脉;⑥大脑前静脉:收集额叶内侧面的血液,汇入基底静脉;

(3)大脑底侧的浅静脉:有以下分支。①额下静脉:收集额叶眶部的血液,汇入基底静脉。②颞下静脉:收集额叶底部的血液,汇入横窦;③枕下静脉:收集枕叶底部的血液,汇入横窦。

2)大脑深静脉:主要收集脑室旁白质、基底节及其他脑深部中央组织的血液,最后经直窦注入窦汇。其分支如下。

(1)大脑大静脉:由左右两条大脑内静脉合并而成,绕胼胝体压部向上与下矢状窦汇合续为直窦。主要收集左右两条大脑内静脉,小脑上静脉和基底静脉的血液。

(2)大脑内静脉:由两侧的透明隔静脉、丘脑纹状体静脉和脉络丛静脉在室间孔的后上方汇合成左右两条大脑大静脉,还接受枕内静脉、丘脑上静脉及侧脑室静脉的加入,最后在四叠体的上方合并成大脑大静脉。主要收集两侧的豆状核、尾状核、胼胝体、第三脑室和侧脑室脉络丛、部分海马及丘脑的血液,还接受两侧的基底静脉、大脑后静脉、枕静脉、小脑上静脉、松果体和中脑顶盖的分支静脉血液。

(3)基底静脉:是指环绕中脑上端至间脑下方的静脉,主要收集双侧苍白球内侧部、视前区、下丘脑、丘脑底部、中脑上部和颞叶的脉络膜下静脉的血液。最后注入大脑大静脉。

3)脑干与小脑的静脉:脑干的静脉在中脑、桥脑和延髓,各自分为前群、外侧群和后群静脉组。中脑的血液经过中脑的各分支汇入大脑脚静脉、基底静脉和大脑大静脉;桥脑的血液经过桥脑各分支汇入大脑脚静脉,部分直接注入岩上窦;延髓的血液向上汇入桥脑的分支静脉,向背汇入小脑的分支静脉,向下汇入脊髓静脉。

小脑的静脉主要有以下分支:

(1)小脑上静脉:主要收集小脑上部和深部上脑核团的血液,部分向内汇入大脑大静脉和直窦,部分向外注入横窦和直窦。

(2)小脑下静脉:主要收集小脑下部的血液,汇入乙状窦和横窦。

(3)小脑前中央静脉:主要收集小脑上蚓前部的血液,汇入大脑大静脉。

(4)小脑下内静脉:共左右两条,主要收集小脑下蚓部和小脑半球内侧的血液,汇入贞窦或横窦。

4)静脉窦:又称硬膜窦,是体内唯一独特的静脉结构,位于颅骨下硬膜的骨膜层和蛛膜层之间,内面有一层内皮细胞,窦内无瓣膜。静脉窦收集所有的颅内静脉血,经颈内静脉汇入心脏。

(1)上矢状窦:位于大脑镰上缘,前面从颅骨的鸡冠开始,向后至枕骨内粗隆处。主要收集大脑亡静脉的血液,并通过板障静脉与颈外静脉分支相连。

(2)下矢状窦:位于大脑镰下缘的后面,向后弓行,至小脑幕前缘,与大脑大静脉汇合为直窦。主要收集大脑内侧面、大脑镰和胼胝体的血液。

(3)直窦:位于大脑镰与小脑幕的附着处,由大脑大静脉和矢状窦汇合而成,向后与上矢状窦后端连接,此点称为窦汇。主要收集大脑大静脉和下矢状窦的血液。

(4)横窦:位于枕内隆凸两侧,延至乙状窦.主要收集来自窦汇、岩上窦、后髁静脉,乳突导血管、小脑下静脉、大脑枕叶静脉、大脑下静脉、枕窦、小脑幕窦、板障静脉的血液。

(5)乙状窦:为横窦向下延续的静脉,经颈静脉孔连接于颈内静脉。

(6)海绵窦:位于蝶鞍两侧:窦内有颈内动脉、外展神经通过。外侧壁有动眼神经、滑车神经,眼神经和上颌神经穿行。该窦借助各种分支与周围的静脉和静脉窦相通;借助眼上静脉与面部内眦静脉相通;借助岩上窦与横窦相通;借助岩下窦与乙状窦和颈内静脉相通;借助基底静脉和大脑大静脉与直窦相通;借助大脑中静脉与上矢状窦和横窦相通;借助基底静脉丛与椎内静脉丛相通。

(二)脑血液循环的生理及病理生理

脑是人体中最娇嫩的器官,其功能极其复杂,所需能量特别多。脑的重量大约为体重的 2%,但其所需的血液供应占心搏出量的 20%,这是与脑的高代谢率相适应的。脑组织几乎没有氧和葡萄糖的储备,所以需要从血液中不断获得其代谢所需的氧气和营养物质,并运走二氧化碳和代谢产物。脑的血液供应一旦发生障碍,就会造成氧和葡萄糖的缺乏,从而引起脑功能异常:首先是神经元电活动衰竭,继之出现维持神经元内环境能量依赖的离子泵进行性耗竭,随后细胞膜去极化,离子戏剧性流入神经元,加之缺血瀑布的破坏作用,导致细胞不可逆死亡。但是,脑的血管系统、脑脊液和脑组织共处于容积相当固定的颅腔内,脑血流不能过多,否则将导致颅内压升高,对机体产生不利的影响,甚至危及生命。因此,脑血流必须在一定的范围内维持相对恒定,从而保证脑功能的完整和意识清楚。

影响脑血流的因素很多,相互之间的关系错综复杂。主要的因素有:动脉压、动静脉压力差和脑血管阻力。脑血管阻力又受到颅内压、血黏度及脑小动脉管径变化的影响。脑小动脉管径又受到体液、神经及血管本身内皮细胞合成、释放舒缩血管活性物质的影响。

1.脑血流量的自动调节

脑血流量并不随血压的升降而增减,这是因为脑血管在一定范围内具有自动调节的能力。在血压升高时,脑毛细血管前微动脉收缩,使血管阻力增加、脑血流量减少;反之,在血压下降时,脑毛细血管的前微动脉舒张、脑血流量明显增加。因此,在血压变化时,脑动脉灌注压虽有变化但脑总的血流量维持不变,从而保证脑的正常功能。机体的这种调节反射称为脑血流的自动调节,其实质为肌源性机制。但由于自动调节反应极为迅速,所以肌源性学说很快被提出质疑。现绝大多数人倾向于自动调节为代谢机制,可能由于局部脑组织缺氧早期血管扩张物质释放所致。

脑血流的自动调节是有一定范围的,即平均动脉压介于 6.7~21.3kPa 之间。当平均动脉压高于 21.3kPa 时,脑血管因血管内压上升而强制性扩张,脑血流量被动性增加,伴随血脑屏障破坏,故可能出现脑水肿及高血压脑病;相反,当平均动脉压下降至(6.7kPa 以下时,即使脑血管极度扩张,也不能代偿灌注压低下,将出现急剧的脑血流下降,表现为脑缺血症状。高血压患者的自动调节上限可移至 21.3~23.9kPa,下限值可移至 10.6~13.3kPa。所以,临床上对于脑血管病患者伴高血压时,处理血压应谨慎,不要降至完全正常,应使血压缓慢下降,以利于血压下降后脑血流恢复自动调节的功能。

2.脑血流量的代谢调节

很早人们就认为脑功能状态和脑血流量及脑代谢有关,脑血管的收缩与舒张受脑组织化学环境的影响很大,甚至被认为是主要因素,包括:O_2、CO_2、H^+。当脑活动增强时,脑组织代谢增加,代谢产物 CO_2 和 H^+ 生成增多,破坏脑组织的正常内环境。但这些因素本身又引起脑血管扩张,使脑血流量增加,血流速度加快,从而运走过多的 CO_2 和 H^+,使内环境恢复正常状态。显然,这对脑功能的正常发挥起着重要作用。

(1)二氧化碳(CO_2):为目前已知的使脑血管扩张、血管阻力减小、脑血流量增加最强的因素。正常人二氧化碳分压(PaCO2)为 5.33kPa,每升高 0.13kPa,脑血流量增加 3% 左右。脑血管对 CO_2 的反应性扩张,其机制主要是局部 pH 对脑动脉的影响。

(2)氧(O_2):当 PaO_2 低于 6.7kPa 时,脑血流量快速增加,尤其灰质增加更明显。但脑血管的扩张并非缺氧本身引起,而是由于缺氧所造成的酸中毒引起。缺氧时适当增加脑血流量以代偿氧分压的降低,使脑组织获得较多的氧是有利的。但缺氧时脑血流过员增加会引起过度灌注综合征,可引起脑血管高度扩张、严重头疼,出现脑水肿和颅内压增高,这时应用高压氧既有利于提高脑组织的氧含量,又能收缩脑血管,减少脑血流,缓解脑水肿,降低颅内压。

3. 脑血流量的神经调节

在基本确立脑血管神经对脑循环的作用之初,人们仅知道肾上腺素能神经和胆碱能神经对脑血流调节有作用,随着近几年的研究,被公认具有脑血管效应的神经递质或调质已超过20 种,其中大部分是神经肽。

(1)肾上腺素能神经:肾上腺素能神经主要分布于脑实质外动脉,以 Willis 环为主. 而在脑实质内动脉分布相对较少。一般认为肾上腺素能神经起源于颈上神经节,脑实质血管上肾上腺素能神经纤维主要起源于蓝斑和其他肾上腺素能神经元。电刺激肾上腺素能神经,导致去甲肾上腺素(NA)释放,使脑血管轻度收缩,因此,肾上腺素能神经有一定的维持脑血管基本张力的作用。但在正常情况下其对脑血流的影响很小,在高血压时发挥脑保护作用,以防止脑过度灌注。

(2)肌碱能神经纤维:胆碱能神经纤维在脑内广泛分布,在局部发挥调节脑血管的作用。肌碱能神纤受刺激释放乙酰胆碱(Ach),其作用于血管内皮细胞和平滑肌使脑血管扩张。

(3)降钙索基出相关肽(CGRP):CGRP 是一种很强的脑血管扩张物质,在脑组织的较大动脉及皮层动脉周围的 CGRP 神经纤维主要起源于三叉神经节。其舒张脑血管的机制与激活腺苷酸环化酶,增加细胞内 cAMP 和/或激活 K^+ 通道,使细胞超极化有关。

(4)加压索和阿片肽:加压素对脑血管的作用有直接和间接两种途径。缺氧时,脑血管扩张的同时伴脑脊液中加压素浓度的升高,加压素受体拮抗剂可减弱缺氧引起的脑血管扩张作用。此外,加压素还可通过增加脑脊液中甲硫氨酸脑啡肽和亮氨酸脑啡肽的浓度,间接地激动阿片受体引起胸血管扩张。

4. 内皮细胞参与血流调节

近年来,随着对血管内皮细胞功能研究的深入,发现内皮细胞为十分活跃的内分泌器官,且功能众多。其合成与释放的舒缩血管活性物质对脑血管管径的变化起了很重要的作用,并进而影响脑血流的调节。

1)内皮细胞源性的扩血管物质有:

(1)前列腺环索(PGl2):PGl2 是强烈的血管平滑肌舒张剂,具有扩张血管,抑制血小板聚集等作用。PGl2 主要是通过激活平滑肌细胞腺苷酸环化酶,使 ATP 转变为 cAMP,降低细胞内游离钙水平,从而发挥其扩张脑血管、增加脑血流量的作用。

(2)内皮细胞衍生舒张因子(EDRF):内皮细胞合成并释放的 EDRF 可能为一氧化氮(NO)或 NO 样物质。目前已知 NOS 包括三种:①ncNOS(NOS1),主要存在于神经细胞中。②iNOS(NOS$_2$),广泛存在于多种细胞中。③ecNOS (NOS3),主要存在于内皮细胞中。脑组织中主要含有 NOS1,NOS1 神经元占全脑神经细胞的 2% 左右。研究显示,NO 在脑组织损伤机制中有不同的作用:①毒性作用:NOS1 被激活后合成 NO,NO 通过形成 NO$^-$ 铁复合物、巯基蛋白的氧化、形成超氧阴离子等方式产生神经毒性。②保护作用:NO 可扩张血管,改善缺血组织血供,抑制血小板和白细胞聚集而对内膜起保护作用,还能抑制肾上腺素等物质产生的血管收缩作用,从而减轻脑缺血损伤。NO 的双重效应与其复杂的理化及生物学特性有关,血受组织的氧化还原状态影响,更由不同类型的 NOS 所决定。

(3)内皮源性超极化因子(EDHF):EDHF 释放是由乙酰胆碱作用于 M1 受体,致使内皮细胞外的钙内流,Ca^{2+} 浓度升高所致。EDHF 是通过激活平滑肌细胞膜上 K$^+$ 通道,使细胞膜超极化,关闭细胞膜上电压依赖性钙通道,降低细胞内游离钙,而使血管舒张。

2)内皮细胞源性的缩血管物质有:内皮素(ET):是强烈的缩血管活性肽,广泛分布于脑的动脉、静脉和微血管中。在血管床上有 A,B 两种受体。A 型受体主要分布于血管平滑肌,而 B 型受体主要分布于内皮细胞。ET 作用于 A 型受体可引起血管平滑肌收缩,而作用于 B 型受体却可引起内皮细胞释放内皮依赖性舒血管物质,使血管扩张,但其舒血管作用相对较弱,常为强烈的血管收缩所掩盖而表现为缩血管效应。在正常情况下,ET 被内皮细胞降解,血浓度极低,但在缺血、缺氧时,会导致 ET 大量产生,使血管收缩。它与缺血性脑血管病和蛛网膜下腔出血的血管痉挛密切相关。

(三)脑血管病的病因

脑血管病是血管源性脑部病损的总称。脑血管病的发病机制和发病后的病理过程极勾复杂,与脑血管病相关的因素较多,造成脑血管病的病因可从血管内(血液因素)、血管壁,血流动力因素及其他因素来分析。其中动脉管壁的病损是最重要的因素。现将脑血管病主要的病因介绍如下:

(1)动脉硬化:动脉硬化是脑心血管病的最重要和常见的病因。脑动脉硬化是动脉的一种非炎症性、退行性和增生性的病变,自儿童开始,历经数十年,先有动脉内膜破坏、胆固醇等脂质沉积于内膜下层,引起血管壁脂肪透明变性,也可造成纤维脂质斑,进一步坏死和硬化,这些斑和变性沿动脉壁扩大、蔓延,使动脉变硬弯曲、管壁增厚,血小板及其他有形成分、纤维素分解后附着于受损和粗糙的内膜上形成血栓,导致管壁失去弹性和管腔缩小,甚至完全闭塞,或易于破裂,小的血栓脱落还易引起微栓塞。动脉粥样硬化主要累及大动脉和中等管径的动脉。高血压、糖尿病、高脂血症、遗传因素和其他脑血管病危险因素可促进动脉硬化。

(2)动脉栓塞:是指来自其他动脉和器官的不溶于血液中的栓子,随脑动脉进入颅内而阻塞脑的血液循环。脑动脉栓塞按其栓子来源不同,可分为心源性和非心源性。心源性主要见于动脉硬化性心脏病和风湿性心脏病伴慢性房颤者。随着影像学的发展和心导管在心脏内科诊断和治疗中的广泛应用,心导管的并发脑栓塞逐渐引起人们的注意;非心源性见于颈动脉、主动脉弓、椎动脉等血栓栓子脱落或粥样斑脱落,脂肪(骨折),癌和肿瘤栓子,气栓,寄生虫虫卵,肺部化脓性感染和栓塞后栓子等。

(3)动脉炎:包括感染性,如结核、梅毒、钩端螺旋体、曲霉、毛曲霉、白色念珠菌或其他的细菌感染造成的动脉炎;非感染的结缔组织性脉管炎、巨细胞动脉炎、风湿性动脉炎和风湿病、结节性多动脉炎、血清病及恶性肿瘤伴发的血管炎等。

(4)先天性动脉异常:如血管畸形、动脉瘤、纤维肌肉发育不良及 Moyanloya 综合征等。

(5)血管损伤:外伤、手术,插入导管、穿刺等可引起血管直接损害,造成内膜挫伤、撕脱后形成血栓;亦可引起血管痉挛或损伤后动脉粥样硬化斑块脱落,使颅内血管栓塞。

(6)血液因素:如白血病、红细胞增多症、严重贫血、血小板减少、原发性血小板增多症、凝血功能障碍及粘度过高综合征等。

(7)其他:如药物、妊娠、代谢病、脑瘤和癌肿、肾病综合征等。

(四)脑血管病的辅助检查

随着现代科学技术对医疗仪器和检测方法的大量渗透,不断出现各种新的有价值的医疗检查手段,使得人们对脑血管病的诊断水平有了较大的提高,同时也使人们发现和重新认识了脑血管病的一些特殊问题。及时合理地应用各种检查方法,对提高诊断水平和及早发现问题,提供了很大的帮助。

1.血液生化检查

脑血管病患者应常规进行生化全套检查,一般包括血糖、血脂、脂蛋白、载脂蛋白、肝功、肾功、电解质和二氧化碳结合力,同时还应检查纤维蛋白原、凝血酶原时间和凝血酶原活动度、血液流变学及出、凝血时间等,为下一步的治疗提供依据。

2.脑脊液检查

由于现代医学影像学的普及和广泛应用,腰椎穿刺检查的使用率明显下降,尤其是脑脊液检查对于急性脑血管病诊断的重要性明显下降。但对于了解脑血管病病人的颅内压以及协助诊断脑血管病和监测治疗效果仍具有不可代替的作用,如对于不典型蛛网膜下腔出血的诊断。

3.经颅多普勒超声(TCD)

现代超声技术在脑血管病的诊断上占据越来越重要的地位。具有无创、适时血流监测,检查费用较低,可以在危重病人的床边检查等优点。可以为临床提供以下诊断信息:血管狭窄部位、狭窄程度及狭窄范围。颅内和颅外侧支循环建立的情况。颅内血管的代偿潜力和自身调节能力。同时还可以进行栓子监测。为脑血管病的诊断、监测、治疗提供参考信息。

4.数字减影脑血管造影(DSA)

脑血管造影是将含碘的造影剂注入脑动脉,借助 X 线使脑血管系统显影的一种特殊检查方法。随着计算机的介入,DSA 成功应用于临床。该方法保证脑血管的显影率,减少复杂性,可通过荧光屏更清楚地随意观察不同时间、各个方位的脑血管影像,使脑血管造影进入了新的阶段。DSA 也因此成为各种脑血管病诊断的金标准,同时为脑血管病的治疗开辟了新的篇章。

5.电子计算机断层扫描(CT)

电子计算机断层扫描(CT)是一种经计算机处理 X 线对组织器官的不同辨别力的信息后,产生的一种影像。由于 CT 在使用上的简便性,而且又无危险,诊断迅速,定位准确,因此,被迅速广泛地应用于临床各个学科,尤其是对脑血管病的诊断和再认识起着革命性的作用,成为脑血管病定性诊断的重要依据。随着计算机技术的不断进步,CT 机在不断更新换代,新技术逐渐应用于临床,如 CT 血管造影、CT 脑血流灌注成像等,更进一步增加了其在脑血管病诊断上的价值。但由于 CT 扫描对幕下的小脑、脑干及延髓病灶显示的不很清楚,因此,影响其对脑干和后颅窝病变的诊断。

6.磁共振成像(MRI)

磁共振成像是利用人体内氢原子核在磁场内共振产生的信号经计算机重建成像的一种新技术。近年来,各种新的软件开发应用,如磁共振血管成像(MRA)、弥散加权成像(DWl)、灌注成像(DWl)、水抑制成像(FLAIR)、磁共振波谱(MRS),对于中枢神经系统疾病,特别是脑血管病的早期、准确诊断起着越来越重要的指导作用。

(五)脑血管病的分期及分型

随着对脑血管病的病因、病理、发病机制、临床和辅助检查方面的进步,脑血管病的分类也不断发展,日臻完善,以适应临床和研究工作的需要。1995年中华神经科学会和中华神经外科学会研究制订了我国的脑血管病分类方法,见表9—4—1。

表9—4—1　我国脑血管病分类(1995)

一、短暂性脑缺血发作(435)	8.原因未明
(一)颈动脉系统内动脉瘤(437.3)	三、椎—基底动脉供血不足
(二)椎—基底动脉系统	四、脑血管性痴呆
二、脑卒中	五、高血压性脑病(437.2)
(一)蛛网膜下腔出血(430)	六、颅内动脉瘤
1.动脉瘤破裂引起	(一)囊性动脉瘤
2.血管畸形	(二)动脉硬化性动脉瘤
3.颅内异常血管网	(三)感染性动脉瘤
4.其他	(四)外伤性动脉瘤
5.原因未明	(五)其他
(二)脑出血(431)	七、颅内血管畸形
1.高血压性脑出血	(一)脑动静脉畸形
2.脑血管畸形或动脉瘤出血	(二)海绵状血管瘤
3.继发于梗死的出血	(三)静脉血管畸形
4.肿瘤性出血	(四)毛细血管扩张症
5.血液病源性出血	(五)脑—面血管瘤病
6.淀粉样脑血管病出血	(六)Calen静脉动脉瘤样畸形
7.动脉炎性出血	(七)硬脑膜动静脉瘘
8.药物性出血	(八)其他
9.其他	八、脑动脉炎
10.原因未明	(一)感染性动脉炎
(三)脑梗死	(二)大动脉炎(主动脉弓综合征)
1.动脉粥样硬化性血栓性脑梗死	(三)系统性红斑狼疮
2.脑栓塞(434.1)	(四)结节性多动脉炎
(1)心源性	(五)颞动脉炎
(2)动脉源性	(六)闭塞性血栓性脉管炎
(3)脂肪性	(七)其他
(4)DPX	九、其他动脉疾病
3.腔隙性梗死	(一)脑动脉盗血综合征
4.颅内异常血管网症	(二)颅内异常血管网症(437.5)

（续表）

5.出血性梗死	（三）动脉肌纤维发育不良
6.无症状性梗死	（四）淀粉样血管病
7.其他	（五）夹层动脉瘤
（六）其他	（五）其他
十、颅内静脉、静脉窦血栓形成	十一、颅外段动、静脉疾病
（一）海绵窦血栓形成	（一）颈动脉、椎动脉狭窄或闭塞
（二）上矢状窦血栓形成	（二）颈动脉扭曲
（三）侧窦（横窦、乙状窦）血栓形成	（三）颈动脉、椎动脉动脉瘤
（四）直窦血栓形成	（四）其他

注：（1）按病程发展可分为短暂性脑缺血发作、可逆性缺血性神经功能缺失（发病3周内症状消失）、进展性卒中和完全性卒中；

（2）括号内的数字指的是世界卫生组织第10版《国际疾病分类》的编号；

（3）增加无症状性脑梗死；

（4）去除脑供血不足和脑动脉硬化症。

（六）脑血管病的诊断

脑血管病的诊断应包括对疾病本身的诊断和病因的诊断两部分。临床医师应依据详细准确的病史、全面的体格及神经系统检查，结合必要的辅助检查手段，力求查明：病人的状态和病程，脑部病损的部位及相应的血管损伤部位，病变的性质，可能的病因，从而为下一步的治疗提供充分的依据。

（七）脑血管病的防治

脑血管病的伤残率很高，而且脑血管病的治疗方法也达不到理想的效果和程度。因此，脑血管病的预防引起了人们的重视。通过流行病学手段，筛选出中风高危个体并给予病因干预治疗以减少其发病率，为一级预防；对已有中风先兆的病人进行早期诊断、早期治疗，为二级预防；对已发生中风的患者，预防其复发、减低致残程度，为三级预防。

重点措施如下：

（1）对35岁以上人群定期推行简要的体检和化验，着重了解与脑血管病相关的危险因素及生活习惯。

（2）把高危人群列为监测对象，进行强化教育、定期随访和予以针对性干预。

（3）对已确诊存在脑血管病危险因素者，应重点干预、定期随访治疗。

（4）对有吸烟、酗酒习惯者，应规劝其戒除，或逐渐减量直至戒除，从而建立良好的生活习惯。

（5）对饮食偏咸、过腻的中老年人，建议改善饮食结构，保持清淡、多食水果蔬菜、勿过饱等良好的饮食习惯。

（6）对已发生脑卒中的患者，应积极治疗，同时及早明确卒中的类型和可能的病因，以便进行有针对性的措施和病因治疗。

（八）脑血管病的康复

脑血管病作为危害人类健康的头号公敌，已经引起了社会的广泛关注，然而近年来脑血管临床实践中出现的各种药物的治疗效果却不尽人意。在现有的条件下，如何提高该病的治疗效果,减少死亡率和致残率,是所有神经科医生共同关心的话题。一组资料显示,脑血管病患者如在 1 个月开始康复,其能达到日常生活活动自理者平均约需 86 天,而在 1 个月以后才开始康复治疗者要超过 100 天才能自理。所以说,开展脑血管病的康复,尤其是早期康复,对改善患者的功能障碍,提高其生活自理能力,使其最大限度的回归社会具有重大意义。

随着卒中治疗单元这种脑血管病管理新模式的提出,人们认识到:①脑血管病的康复治疗应早期进行,与脑血管病急性期的医学治疗同步开始,一旦患者的病情稳定后,既应在 24~48 小时后开始康复性活动或训练,②康复医疗应贯彻始终,即从脑血管病的急性期开始,直至后遗症期的全过程。③应由康复医生对卒中患者进行全面的医疗管理,对病人的预后做出恰当的判断,制订出周密的、个体化的康复计划,领导康复小组进行。④要充分调动病人的训练兴趣和积极性,使其积极、主动配合各种康复训练。⑤康复训练应着眼于患者丧失功能的锻炼,促使其尽快恢复。必要时采取替代的方法,补偿患苦的功能缺损,尽量使其达到最大的功能独立性。

二、脑血管病的危险因素

危险因素(risk factors)的概念,首先见于 1961 年 Kannel 等编著的《冠心病形成的危险因素》,用来表示任何可测定的伴有冠心病、脑卒中等发作的因素。它是在对人群中的特征与心血管疾病发病率的关系作了前瞻性流行病学研究后推论出来的。认识危险因素最大价值在于对病因及其之后的有效治疗提出厂假设。

20 世纪 60 年代以后,国际上广泛开展了干预危险因素,进行脑卒中一二级预防和大规模社区人群防治,取得了令人瞩目的成果。欧美等发达国家的脑卒中发病率和死亡率都有了显著下降。目前脑血管病的危险因素仍是世界性的重要研究课题。许多国家的神经病学家与流行病学家的研究,均认为脑血管病的主要因素有高血压、心脏病、糖尿病、高脂血症等。

(一)高血压

1.高血压对脑血流量的影响

高血压目前已被证实是各种类型脑卒中的最重要的独立危险因素,近年来的研究表明,血压的收缩压或舒张压的增高水平均与脑血管病危险性的增加成线形关系。当人体血压出现上升或下降的波动时,脑动脉会相应收缩或舒张,以保持脑血流的稳定,这种现象称为脑血管的自动调节,也称为 Baylis 效应,其主要发生在小的"阻力"动脉。

当血压升高时,阻力血管收缩,使 CVR 增加,以维持脑血流量的恒定。但当血压持续升高超过血管收缩最大限度时,脑血流量增加而发生脑组织过度灌注,出现高血压脑病,这是血压在短时间内持续增高所致的一种急性可逆性综合征。自动调节的血压波动范围约 6.7~21.3kPa。对于高血压患者,其自动调节上限比血压正常者为高,其原因是小动脉管壁已经受损,当动脉血压超过 26.7~33.3kPa 时才会发生高血压脑病。

2.高血压对脑血管壁的损害

血压是指血流对血管壁的侧压力。当血液的侧压力长期持续增高,可发生小动脉内膜下透明变性,管壁增厚变硬。小动脉弹力纤维增生,中层肥厚变硬,管腔狭窄,出现小动脉硬化。脑动脉硬化是脑卒中和 TIA 的主要病理基础。

当高血压引起脑动脉硬化时,患者较能耐受高血压,但在其血压相对低时,因血管舒张性差,血管口径的增大不能代偿灌注压的减少,而使血流量下降,血流缓慢、淤滞,导致血栓形成。这一过程是引起腔隙性脑梗死和TIA的主要原因。

长期高血压的患者,其小动脉平滑肌发生透明变性和小动脉壁纤维素性坏死。在高侧压力下小动脉壁变薄部位膨出而形成微动脉瘤,如果此时血压突然增高,微动脉瘤和严重变薄的动脉壁极易破裂而出现蛛网膜下腔出血和脑出血。

3.血压波动与脑血管壁的关系

前文已述及血压升高或降低对脑动脉的影响主要表现为动脉反应性收缩或扩张以维持正常的脑血流量。当出现急性高血压时,血流侧压力持续超过中膜平滑肌最大收缩力时,平滑肌则发生变性坏死,进而失去收缩力,使血管被动扩张,血管内膜受损,通透性增加,血浆成分渗入,引起急性小动脉纤维素性坏死,此为急性失代偿,可出现过度灌注性脑水肿表现。

慢性高血压对动脉壁的影响主要表现为3种类型,即动脉粥样硬化,动脉中层钙化和小动脉硬化,不管哪种类型的动脉病变,最终结局有4种:①管壁粥样硬化斑块脱落,导致脑栓塞。②管壁本身发生血栓形成。③管壁增厚、狭窄以致闭塞。④部分管壁变薄或形成血管瘤,最终破裂出血。

(二)糖尿病

1.组织代谢与高血糖

糖尿病是脑血管病的危险因素之一。血糖增高的程度对脑血管的病情程度及预后有着显著影响。

高血糖时,葡萄糖的醛基与蛋白质分子中赖氨酸或羟赖氨酸的 E－氨基结合发生糖基化蛋白质反应,最终形成糖基化终末产物,造成蛋白质结构、机械强度、溶解性、配位结合、交联等改变。葡萄糖与血红蛋白结合形成糖化血红蛋白,可引起氧离曲线左移,而糖酵解的中间产物2,3－二磷酸甘油酸(2,3－DPG)则有增加氧离能力。高血糖时,糖化血红蛋白升高,2,3－DPG下降,均可使血液向脑组织供氧能力下降。脑细胞因缺氧而发生变性。无氧糖酵解增加,可使乳酸水平不断提高,到达一定程度时造成神经细胞的不可逆损害。纤维蛋白溶酶的分解能力下降导致糖基化的纤维蛋白沉积增加,同时红细胞变形能力降低、血小板凝聚功能亢进以及前列腺素代谢的改变,引起血管腔的狭小,甚至闭塞,脑组织缺氧。高血糖可使血脂增高,易致动脉硬化,影响脑血管内红细胞运氧能力。

高血糖可致多元醇代谢亢进,可使红细胞内皮细胞、神经膜细胞内山梨醇堆积并导致细胞内 $Na^+－K^+－ATP$ 酶活性下降。一方面,山梨醇堆积损害细胞膜,使肌醇丢失增加、合成减少,导致细胞功能障碍和形态结构改变。另一方面山梨醇在细胞内堆积,使细胞内处于高渗状态。大量细胞外液渗入而造成脑细胞的水肿。葡萄糖氧化后生成葡萄糖醛酮,进而形成酮亚胺结合物。此过程可产生大量氧自由基。糖尿病患者多元醇旁路活化,消耗了大量的还原型辅酶Ⅱ,使机体抗氧化防御系统受损,其结果造成细胞损害,血管通透性增加和基底膜的增厚。

2.糖尿病对血管壁的损害

糖尿病对脑血管壁的损害表现在大血管病变和微血管病变两个方面,近年来,对其发生机制有了进一步认识。

(1)大血管病变:短暂性血糖增高对脑动脉的影响不明显,而慢性长期高血糖能导致不同脑血管的各种程度损伤。与非糖尿病人群相比较,糖尿病人群中动脉粥样硬化的患病率较高,发病年龄较轻,病情进展快。

未控制的糖尿病人的血浆胰岛素椭高血糖素比值下降。此时脂肪组织中的激素敏感,脂肪酶的活性增加,促进脂动员,血浆中非酯化脂肪酸含量升高,进入肝脏脂肪酸转而合成甘油三脂,再以脂蛋白(尤其是 VLDL)形成分泌入血。同时,由于此类患者的毛细血管壁上的脂蛋白脂肪酶(LPL)的活性降低,不能充分利用血脂中的甘油三酯,故导致高脂血症。而高密度脂蛋白有降胆固醇的作用,糖尿病患者的高密度脂蛋白常降低。综合糖尿病患者的内皮细胞易损性、高密度脂蛋白降低、极低密度脂蛋白(VLDL)升高,促使了动脉粥样硬化的形成和缺血性脑血管病的发生。

(2)微血管病变:微血管病变也是糖尿病患者常见的血管异常。微血管是指管腔直径在 $100\mu m$ 以下的毛细血管及微血管网。急性高血糖时,脑毛细血管内皮细胞因代谢障碍而出现肿胀和坏死。长期慢性高血糖,可使毛细血管内的活性物质增加如 $\alpha-$ 酸糖蛋白、纤维蛋白原、血浆酮蓝蛋白,C-反应蛋白及补体等,这些成分常使血浆粘稠度增高。糖尿病患者的糖基化血红蛋白形成、红细胞变形能力差,血小板凝集功能亢进以及前列腺素代谢的改变,可形成微小凝集物,导致较小范围的脑组织缺血坏死,此种病变常表现为弥散性慢性缺血性损害。由于脑毛细血管是构成血脑屏障的基本成分,故血脑屏障受损时血液中的各种成分不能正常进入脑组织,造成各种神经功能障碍。

糖尿病患者脑细胞代谢改变、血管壁的损害,血液处于高凝状态等是引起动脉粥样硬化、脑缺血、缺氧及脑梗死的病理基础及病因。

(三)高脂血症

1.脂的代谢与功能

脂蛋白是由蛋白质、胆固醇、甘油三酯和磷脂组成的球形大分子复合体。按超速离心法可分 5 类,即乳糜微粒(CM)、极低密度脂蛋白(VLDL)、中间密度脂蛋白(IDL)、低密度脂蛋白(LDL)和高密度脂蛋白(HDL)。含甘油三酯多者密度低,少者密度高。载脂蛋白是一种特殊蛋白,因与脂质结合担负在血浆运送脂类的功能,故称为载脂蛋白。血浆中的脂蛋白呈微粒状,外层由磷脂胆固醇构成,核心为甘油三酯。

1)载脂蛋白:载脂蛋白目前已发现有 20 余种。用于动脉粥样硬化风险度估计的指标主要有载脂蛋白 AI(ApoAI)、载脂蛋白 B(ApoB)。ApoAI 是 HDL 的主要蛋白质,它的血清浓度变化代表着 HDL 的水平。HDL 主要在肝脏内合成。初合成的 HDL 呈盘形,故称为盘形 HDL。它分泌入血后可激活卵磷脂-胆固醇脂酯转移酶(LCAT),此酶可使盘形 HDL 转变为成熟的球形 HDL 球形与外周血中的胆固醇形成可逆性结合,运送至肝脏,与 ApoAI 受体结合,使胆固醇在肝脏内重新参与代谢。因此 HDL 具有抗动脉粥样硬化的作用。ApoAI 是血浆中 LDL 和 VLDL 的主要载脂蛋白。通常,ApoB 占 LDL 中蛋白质的 97% 左右,所以 ApoB 水平可以准确反映 LDL 的水平、ApoB 带有负电荷,能刺激巨噬细胞内胆固醇酯化作用,促使泡沫细胞形成,导致动脉壁的脂肪浸润,引起动脉粥样硬化。

2)酶活动的调节:载脂蛋白通过参与酶活动正反两方面的调节而对脂蛋白进行调控。

脂蛋白脂肪酶(lipoprotem lipase,LPL)是由所有实质性组织(包括肾脏、心肌、骨骼肌和脂肪组织)所合成、分泌的。LPL 到达局部毛细血管的内皮细胞,与酸性粘多糖结合在一起。当食物在肠道内经消化、吸收后以 CM 形式通过淋巴管进入血循环时,血浆中的 CM 被 LPL 所催化,脂肪被水解,释放出脂肪酸和甘油,弥散进入细胞内。LPL 的合成过程需胰岛素参与,故糖尿病患者该酶可能缺乏、ApoCl 是 LPL 的激活剂。ApoCl 缺乏时,LPL 的活性显著降低,导致血液中的 CM 含量增加。

三酰甘油酯酶(HTGL)存在于肝脏和肾脏毛细血管内皮细胞中。它可将三酰甘油水解。HTGL 是甘油三酯水解过程中的限速酶,活性大小直接影响脂动员的速率。HT—GL 能水解 HDL 上磷脂分子的脂肪酸—三酰甘油键,所以在 HDL 相互转换和分解代谢中具有十分重要的意义。

卵磷脂酰基转移酶(LCAT)由肝细胞合成,分泌入血后,受盘形 HDL 中的 ApoAI 的激活,可催化 HDL 表面的磷脂和胆固醇不断转变为溶血卵磷脂和胆固醇酯。非极性的胆固醇酯一部分转入盘形 HDL 中间的疏水区,形成疏水核心,使磷脂双层的盘形 HDL 变为磷脂单层球形成熟 HDL 的,在这一过程中 LCAT 的作用至关重要。

3)血浆脂蛋白的代谢:

(1)乳糜微粒(CM):CM 是运输外源性 TG 的脂蛋白。空肠和十二指肠黏膜的上皮细胞吸收食物的脂类后形成的 CM,经淋巴系统进入血循环,在微血管壁的内皮细胞膜上的 LTL 的作用下分解为脂肪酸和甘油,CM 逐渐脱脂变小,最终降解为 CM 残基,可参与 VLDL 和 HDL 的合成:

(2)极低密度脂蛋白(VLDL):VLDL 是运输内源性 TG 的主要脂蛋白。VLDL 主要由肝细胞合成,其次是小肠,主要功能是将内源性 TG 运送至肝外组织。糖是合成内源性甘油三酯(TG)的重要原料,故过量进食糖类食物易引起 VLDL 合成增加。VLDL 同 CM 一样,在 LPL 的作用下,核心部分的 TG 被不断水解,颗粒逐渐变小,最后变成颗粒较小而胆固醇较多的 LDL。此外,一部分 VLDL 当其核心 TG 被不断去除后,过剩的表面膜成分脱下后可形成新生的 HDL 血浆中 VLDL 水平升高是心脑血管病的危险因素。

(3)低密度脂蛋白(LDL):LDL 在血浆中由 VLDL。转变而来,是运输胆固醇和胆固醇酯的主要脂蛋白,也是空腹血浆中的主要脂蛋白。LDL 又可分为两个亚型,即 LDL1 和 LDL2。LDL1 又称中密度脂蛋白(LDL):LDL2 易进入动脉壁,沉积于动脉内膜,故其在动脉粥样硬化过程中起主要作用,LDL 可与细胞膜上的 LDL 受体结合,经过胞饮作用转入细胞内,并与溶酶体融合。在溶酶体中,LDL 的各种成分降解。通过细胞受体的代谢不断调节血浆中的 LDL 浓度,防止胆固醇在细胞内及血管中的积蓄。这对避免动脉粥样硬化的发生起着积极而重要的作用。

(4)高密度脂蛋白(HDL):HDL 主要由肝和小肠壁细胞合成。新生的 HDL—C 主要来自 VLDL 和 CM 的代谢产物、初合成的 HDL 具有磷脂双层结构,呈盘形,分泌入血液后,激活了 LCAT,在 LCAT 不断催化下,盘形 HDL 表面的磷脂和胆固醇不断转变为溶血卵磷脂和胆固醇酯、胆固醇酯一部分转移到 VLDL 颗粒中,作为 VLDL 核心结沟成分;一部分转入盘形 HDL 磷脂双层的中间疏水区,形成疏水核心,使磷脂双层变磷脂单层。此时,盘形 HDL 转变为成熟的球形 HDL。肝外组织细胞膜上的游离胆固醇和磷脂等转移至 HDL 上,磷脂和胆固醇再进行酯化反应;这种交换反应对于球形 HDL 的形成、VLDL 转化为 LDL 以及外周组织胆固醇的清除都是十分有意义的。HDL 在肝内分解。HDL 的功能一方面是将肝内合成的胆固醇运送至血液,通过 VLDL 变成 LDL,为肝外组织提供胆固醇;另一方面将肝外组织小的胆固醇运送至肝脏进行代谢,起着清道夫的作用。这也是 HDL 之所以具有抗动脉粥样硬化作用的主要机制之一。

2.高脂血症对血管壁的损害

高脂血症与动脉粥样硬化的关系十分密切。动物实验证实,长期用含高胆固醇的食物喂饲狗、猪、猴等动物,使其胆固醇增高,可复制出动脉粥样硬化模型。动脉壁虽然能合成胆固醇和其他物质,但应用免疫荧光、电子显微镜和同位素示踪技术发现,粥样硬化斑块中脂质主要来源于脑卒血质。高脂血症时,体内的自由基清除剂,如超氧化物歧化酶(SOD)等活性降低,脂质过氧化物产生过多,导致前列环素恤栓素 A_2 比值失调,血小板聚集性增加,释放 5-羟色胺(5-HT)等,增强了血凝活性。

由低密度脂蛋白运送的胆固醇是一种化学刺激剂,当血中浓度过高时可使动脉壁的内皮细胞损伤,引起内皮细胞的通透性增高,胆固醇可浸润至内膜下,刺激平滑肌细胞增生,形成泡沫细胞。当脂质在内膜下沉积时,LDL 与氨基葡糖聚糖结合成不溶性物质。致使内膜下 LDL 不能被清除干净,其中的胆固醇或胆固醇酯在内膜下促成粥样斑块形成。一般认为,LDL、VLDL、ApoB 等是促进动脉粥样硬化的主要因素,而 HDL 和 ApoA 可以阻止动脉粥样硬化的形成。HDL 浓度增高时,可与动脉壁内的过多的胆固醇形成可逆性结合,将其运送至肝脏进行代谢,因而,动脉壁不易形成粥样斑块。

(四)心脏疾病

心脏疾病和脑血管疾病是血管系统不同部位所发生的疾病,都属于血管病变,可共同发生在动脉粥样硬化的基础上,二者在发病机制上可互为因果。各种心脏疾患引起脑卒巾主要通过以下 3 个途径发生:

1.栓子形成导致脑缺血和脑梗死

心脏病形成的栓子主要有两种:赘生物和附壁血栓。

(1)赘生物:在风湿性心内膜炎时,心脏瓣膜发生变态反应,瓣叶肿胀变性。各瓣叶的闭锁缘经常互相碰撞和摩擦,内皮细胞脱落,形成一个粗糙面,易引起血小板和纤维蛋白的粘附、堆集,导致赘生物的形成。赘生物可随着病情的进展而逐渐增大,易受血流的冲击而脱落,常随血液运送至脑而引起卒中。

急性和亚急性细菌性心内膜炎时,由于受损的心瓣膜,或因血液压力阶差大而高速射流冲击而损伤的先天性心脏病的内膜,创面均较粗糙,血小板和纤维蛋白易在该处沉积,成为侵入病原体的良好滋生巢穴,故镜下可见赘生物由血小板、纤维蛋白、细菌集落、红细胞、中性白细胞和内膜坏死组织组成。

(2)附壁血栓:正常血流中,血液的有形成分在血流的中轴流动,边缘为血浆,血小板不与血管壁接触。在房颤、房扑时,心房几乎失去收缩力,心房内的血流淤滞,血小板析出,粘附并聚集于心房壁上,形成附壁血栓。同理,急性心梗时,梗死区的心内膜上亦可形成附壁血栓。附壁血栓脱落,随血流进入颅内导致脑缺血和脑梗死。

椎动脉起始于锁骨下动脉—颈动脉起始于主动脉弓,大脑中动脉是颈内动脉的延续,每侧椎动脉每分钟流过 100ml 血液,而每侧颈内动脉每分钟流过 300~350ml 血液。因此,心脏脱落的栓子易随血流进入颈内动脉和大脑中动脉,较少绕道锁骨下动脉进入椎—基底动脉系统。所有的栓子进入颅内后均可引起脑缺血和脑梗死。据统计,心脏流出的栓子大约有 50% 进入颅内。

2.心输出量的下降导致弥漫性脑缺血

人类脑的重量虽仅为人体重量的 2%~3%,其血流量却占人体的 15%~20%,可见心功能的好坏对脑组织功能和代谢的影响是显著的。各种恶性心律失常、心衰、心脏骤停等均可导致心输出量急剧下降、血压下降与脑灌注压下降。平均动脉压低于 6.6~8.9kPa 时,脑血流的自动调节机制已不能维持正常的血流量,出现弥漫性脑缺血和缺氧性损害。损害的程度与低灌注的时间直接相关。中枢神经系统由于供血不足和血液内的异常代谢产物的蓄积引起毒性作用,出现脑水肿、脑梗死和弥漫性脑皮质损害。临床上可表现为头晕、反应迟钝、表情淡漠、人格改变、抽搐、昏迷,甚至脑死亡。

3.心源性神经反射性脑卒中

左室前壁受左冠状动脉前降支供血,该区域受左侧颈交感神经支配。当左室前壁梗死时,产生的病理性冲动,反射至主动脉弓及颈动脉窦,再通过颈交感神经反射至延髓,导致延髓血管痉挛,继而引起大脑血管发生痉挛,从而出现脑缺血、缺氧,血栓形成、脑水肿等。在临床上可有一系列脑功能受损表现。尤应注意:脑部症状可以与心肌梗死同时发生,故某些可能未诉心前区疼痛、胸闷等心肌梗死症状,即出现偏瘫等神经系损害表现,故急性脑卒中应常规查心电图,以防漏诊心肌梗死。

总之,心脏疾病与脑血管病的关系密切,约有 25％的缺血性脑血管病死亡患者伴有心脏疾病,其中心房纤颤是脑梗死的最重要危险因素。

综上所述,高血压、糖尿病、高脂血症和心脏病是脑血管疾病的主要危险因素。另外,吸烟、嗜酒、吸毒、口服避孕药、凝血因子、炎性因子、血液流变学紊乱、肥胖、饮食不当、缺乏运动、应激、遗传、性别及年龄等均为脑血管病的危险因素。了解脑血管病的危险因素,对进行脑血管病一、二、三级预防具有十分重要的临床意义。

三、脑血管病的流行病学

(一)概述

脑血管病是指供应脑部血液的血管疾患所致的一种神经系统疾病,主要指脑卒中。临床主要表现为猝然发生的局灶性神经功能缺失,如偏瘫、失语、意识障碍等。本病为当今社会中严重威胁人类生命健康的疾病之一。近 20 年来,在西方发达国家和日本,其死亡率有下降趋势,而东欧、西欧及亚洲的某些国家和地区包括我国形势依然很严峻,脑血管病在疾病谱当中多居前 3 位。日本厚生省 1987 年《人口动态统计》表明,脑卒中死亡人数在 1960 年、1970 年、1980 年分别占总死亡;人数的 21.1％、25.4％、22.5％,位居第 1 和第 2 位,至 1985 年脑卒中死亡占总数的 17.9％,降至第 3 位。在我国根据卫生部 1990～1991 年、1993～1995 年全国城乡主要死亡原因、死亡率、构成比相位次的统计显示,脑血管病分别居第 2 位和第 1 位;来自北京、天津、哈尔滨的一些北方城市近年的统计数字表明,脑血管病已多次跃居城市各类死因的第 1 位。

脑血管病病程较长,死亡率高,致残率也很高;在美国,1976 年、1981 年直接或间接用于脑血管病的耗资已达 74 亿美元。在我国,自 20 世纪 90 年代起,全国脑血管病每年新发生病例约 150 万,每年死于脑卒中者近百万;患者总人数(包括恢复期和已痊愈者)达 500 万～600 万;存活者约 3/4 不同程度地丧失劳动能力,重残者约占 40％以上,1/4～1 乃初患者将在 3～5 年内复发;估计每年因脑血管疾病造成的误工损失(包括家属)及医疗费用约达 70 亿元,这给家庭、社会带来沉重的负担。随着人民生活水平的提高,人口老龄化进程的明显加速,预计其发病率在今后一段时间内还将继续上升。因此,加强脑血管病的预防及早期诊治具有重要的意义。

(二)脑血管病的人群分布及地理分布特征

1.性别分布

脑卒中的发病率男性略高于女性,男女之比约为(1.3：1～1.7：1)。美国 Framlng－ham 的研究资料表明,45～54 岁、55～64 岁和 65～74 岁 3 个年龄组随访 18 年,脑梗死组男女性别均无显著性差异,与心肌梗死不同;心肌梗死组男性显著多于女性;男性脑梗死的发病率为男性心肌梗死发病率的 1/3～1/4,而女性脑梗死与心肌梗死的发病率大致相等。我国几次城乡脑卒中流行病学调查显示男女发病率之比为(1.3：1～1.5：1);

2.年龄分布

脑卒中的年龄分布特征很突出,无论是缺血性还是出血性脑卒中的发病率和死亡率均随年龄的增长而增高:Framlngham 的研究资料显示,45～54 岁脑卒中的发病率为 1%～2%,65～74 岁增至约 1%,而 75～84 岁年龄组增至约 2%。我国的调查资料也显示其发病率随年龄递增:两次城乡调查资料显示 75 岁以上年龄组发病率为 65～74 岁组的 1.4～1.6 倍,为 55～64 岁年龄组的 3～4 倍,为 45～54 岁组的 5～8 倍,为 35～44 岁年龄组的 30 多倍:以上调查显示,脑卒中的发病率、患病率及死亡率随年龄的增长而增高。

3.地理分布

不同的国家之间和同一国家的不同地区之间脑血管病的发病率均有差异。西方国家瑞典、荷兰,瑞士、加拿大脑血管病的发病率较低。而芬兰、苏格兰、德国、匈牙利、保加利亚及美国尔南部发病率则较高,亚洲国家如日本和中国发病率很高,而泰国、印度尼西亚、菲律宾则很低。对日本本土和移民夏威夷以及加利福尼亚的日本人的调查结裂显示,其脑卒中的发病率和死亡率依次下降,而冠心病的发病率和死亡率却依次上升。特别是后住在加利福尼亚的日本人的血压及胆固醇水平均高于居住于夏威夷和日本本土者,而其脑卒中的发病率反而降低,这些差异提示,脑血管的发病可能与环境因素及饮食习惯有关。美国行"卒中带"与"非卒中带"之别,在东南部如南卡罗来纳、北仁罗来纳、佐治亚、亚拉巴马州(即卒中带)发病率最高,而中西部如丹佛、科罗拉多、堪萨斯州等地(非卒中带)则较低,脑卒中带同龄同性别发病率为其他地区的 2 倍。

我国脑卒中地理分布差异也较明显、城市脑卒中发病率呈现由北而南逐渐降低的梯度,东北地区发病率最高,淮南和西南较低。最高为黑龙江省尚志县(3.7‰),最低为广西南宁郊区和海南省通会(0.79‰～0.9‰)。在我国,随纬度从南向北每升高 5°,脑卒中发病率升高 16.92/10 万,患病率升高约 63.96/10 万,死亡率升高 6.60/10 万。而且,对不同经度地区的调查电显示:从 95°起,每向东 5°,脑卒中的发病率、患病率及死亡率分别,升高 16.27/10 万、47.80/10 万、9.99/10 万。但在北方宁夏吴忠县、新疆叶鲁番,内蒙古四子王旗等地脑卒中发病率并不高,南方的湖南省宁乡、云南省大理却不低,不同民族脑卒中发病率电有差别,最高与最低均为少数民族,分别分布于东北和华南。综合分析汉族略高于少数民族,年龄调整后年发病率为 1.14：1,

4.各型脑卒中的相对频率

对东、西方近 10 年内务类型脑卒中发病的构成比分析显示:缺血型脑卒中(血栓－栓塞)占 67%～78%;出血型脑卒中(脑内及蛛网膜下腔出血)占 17%～28%;其他未分型占 5%,表明缺血型多发。东方国家脑出血发病率多于西方国家。我国 7 城市社区人群 5 年(1986～1990 年)脑卒中监测,共 1090 例首发脑卒中,其中 502 例经 CT 检查分类诊断显示:出血性

38.6%,缺血性占 60.4%,未分类型占 1%。

(三)脑血管病的危险因素

根据 1984 年美国心脏病学会以及 1989 年 WHO 关于 CVD 危险因素的定义,可分为 3 类,第 1 类:与生俱来不可改变的因素,如年龄、性别、种族等。脑卒中的发病率随着年龄的增长而增加;男女性别比约为 1.1：1～1.4：1;且发病率在不同种族及民族间也存在差别。第 2 类:受人体内外环境影响的因素,即:可以调节控制的,如:高血压、心脏病、糖尿病等。其中高血压为首要的脑卒中危险因素,其与脑卒中的相关性特点有:①无论收缩压或舒张压升高。均与脑卒中的危险性呈正相关。②脑卒中的发病率及死亡:率与高血压的地理分布基本一致。③血压升高对男女两性及所有年龄组均有显著危险性。④血压升高水平与脑血管病危险性呈直线相关,心脏病为公认的脑卒中重要危险因素,Framlnghaan 的研究表明,无论血压水平如何,伴有心脏病患者脑卒中的危险性明显增加。心房纤颤为缺血性脑卒中血栓的重要来源。第 3 类:由于个人生活方式或习惯造成的可以改变的危险因素,如吸烟、饮酒、不合理饮食习惯等。吸烟与脑卒中的确切关系有待进一步肯定。一般认为,吸烟在脑卒小的多因素作用中可能有一定影响,鼓励戒烟是减少脑血管病危险的措施之一:少量饮酒对脑卒中并不构成危险,但急性酗酒和慢性酒精中毒却是脑卒中的重要危险因素。高钠摄入与高血压有肯定的相关性,而高血压是脑卒中的重要危险因素。值得注意的是脑卒中的以上危险因素除高血压、心脏病及 TIA 等被公认的重要危险因素外,其他因素多混杂于多因素之中,不能成为独立的危险因素,而且必须加以重视,并予以进一步的研究。东方人与西方人脑卒中的危险因素不同,有高胆固醇,超重、糖尿病和服用避孕药等。对我国和日本脑卒中的发病危险性尚缺乏充足证据,而高钠摄入对高血压及脑卒中的高发具有不可忽视的作用。

(四)影响存活时间和复发的因素

脑血管病既可表现为猝然发生的急性脑卒中,也时能是起病隐袭,逐渐进展的慢性过程,目前的研究一致认为脑卒中的存活时间长短与所述因素有关:①卒中类型:脑内出血病人较脑梗死的存活时间短。②神志情况:发病时神志不清或昏迷的患者一般存活期短,神志不清的脑出血患者约 40% 于入院 1 周内死亡。③合并症:合并高血压、心肌病、糖尿病等危险因素者存活时间短,若多种危险因素合并存在则死亡率更大。④病灶大小:出血或梗死灶面积愈大,存活率越低,存活时间越短。⑤发病年龄:患者的发病年龄愈大,存活时间愈短。⑥其他:如脑卒中的复发、TIA 史及就诊的迟早等均对存活的时间有影响。一般说来,脑卒中发病后 30 天内病死率,脑出血为 40%～80%,脑梗死则为 10%～30%。近年来的统计结果显示:脑出血的死亡率有降低的趋势。

脑卒中首次发病后有 20%～40% 的病例在 5 年内复发,复发性卒中的病理类型及部位多数与第 1 次相同。据统汁,复发的病例中约 90% 为脑梗死,10% 为脑出血,这可能与脑出血的早期死亡率较高有关。一般认为脑卒中的复发与性别无明显关系(Framlngham 研究例外),与其合并症及危险因素呈正相关。有高血压、TIA、心肌梗死或其他心脏病,尤其非瓣膜性的心脏病中的心房纤颤等危险因素或合并症的患者,脑卒中的复发率可大大增高。

(五)脑血管病的预防

鉴于脑血管疾病已成为世界性老年人口社会问题,从世界卫生组织提出的"21 世纪人人享有健康"的战略目标出发,强调心脑血管疾病的一级预防,已成为重大的全球性问题。我国政府对此也非常重视,从 1986 年开始,脑血管疾病的防治研究工作均被列入国家"七五""八五""九五"重点攻关课题,并选择性开展了脑血管病危险因素干预试验和社会人群防治研究。

1. 脑血管病的社会综合化防治

按照疾病的发生发展规律,防治工作可分为 3 期。第 1 期:病因防治,促进健康;第 2 期:早期诊断和治疗,减少病残;第 3 期:康复治疗和防止复发。以上 3 期需有机结合起来,把医疗、预防工作从医院贯彻到社会、家庭,实行社区防治。通过开办脑血管知识讲座、卫生宣教或利用媒体,如报刊书籍、电影、电视等,向群众宣传预防知识。上海市在 1980~1985 年 5 年时间内率先进行社会化综合防治措施的研究,结果表明脑血管病的发病率及死亡率有逐年下降趋势,对脑血管病保护率高达 66.52%,平均效果指数达 2.9%。可见,社会综合化防治脑血管病发作,对减轻后遗症状,提高病人的生存质量起着积极的保护作用。

2. 脑血病的病因防治

脑血管病的病因防治是一级预防的重要内容。脑血管疾病为多病因所致的观点已为大多数学者所接受。高血压病(无论是收缩压还是舒张压升高)、脑动脉粥样硬化、短暂性脑缺血发作、高脂血症、吸烟、肥胖等诸多因素均为脑卒中的危险因素。具备多项危险因素者应全面防治,不能忽视某一项。如造成动脉粥样硬化的直接原因是高胆固醇血症,而片面地强调低脂饮食及应用降脂药物,显然对防治动脉粥样硬化是不够的。饮食疗法、体育锻炼、戒烟、减肥等对脑血管病及其危险因素的预防有非常重要的作用。

对于有脑血管病家族史的人群,应作为重点防治对象,对其伴发的危险因素,如高血压、糖尿病、高脂血症和肥胖等,甚至 TIA 都应予以积极治疗。

(六)脑血管病的流行病学研究工作

掌握脑血管病的死亡率、发病率及人群分布的特点,有助于人类探索脑血管病的发病因素并进一步指导治疗和预防,以减少脑血管病对人类生命健康的威胁。

对脑血管病的流行病学研究主要有 4 种方法:①逐户进行访问调查:此法的优点是有一确定人口,不致遗漏病例,所得患者发病率的准确性很高,但对亲属的回顾性研究欠准确。另外,此法的样本例数不会太大,难以反映大样本脑卒中的分布规律。②根据医院或家庭医生的病案记录,统计分析病例:此法可节约人力、财务资源,且医院诊断的可靠性大于社区调查,缺点是遗漏未住院患者。③多中心脑血管病人群监测:进入研究的人群样本量大,属前瞻性监测,时间长,较能反映脑血管病的发病与死亡的自然变化规律,但人员及标准等质量控制不易得到保障。④以地区人口为基础的脑卒中登记:地区人口可以是一个城市或乡村,此法兼有逐户检查与医院为基础的病例资料的优点,是对脑卒中描述性研究的较理想方法,但在人口资料不健全或登记制度不完善的国家和地区难以推行或其准确性难以保证。

综上所述,脑血管病作为一种严重威胁人类生命健康的常见病,积极加以预防与控制具有现实意义。从其流行病学观点来看,是一种可以预防的疾病,关键是找出一种有效的可行的方法,因此,对其进行流行病学研究是非常必要的。我们相信,随着人民生活水平及文化水平的提高,流行病学研究工作的进一步完善,脑血管病的防治工作将取得更大成就。

四、短暂性脑缺血发作

短暂性脑缺血发作(transient ischemlcatcack,TIA)是指由于脑动脉狭窄、闭塞或血流动力学异常而导致短暂的脑血液供血不足,使相应范围的脑组织发生缺血性损伤出现相应的症状和体征,一般症状在 5 分钟内即达到高峰,一次发作常持续 5~20 分钟,最长小超过 24 小时,但可反复发作。

短暂性脑缺血发作是脑梗死的先兆,约 25%～5% 于 5 年内发生脑梗死,其中半数在 TIA 发病后 1 年内,20% 在 30 天内发生脑梗死。近期内频发 TIA 是脑梗死的特级警报,多次发病者每年约有 7% 发展为完全性卒中,TIA 者比无 TIA 者脑梗死的发病率要高 10 倍。即使 TIA 停止发作半年后,脑梗死的发病率仍为每年 5%,比正常人高 5 倍。

(一)病因和发病机制

短暂性脑缺血发作的病因和发作机制至今仍未完全清楚。但是多数人认为脑动脉粥样硬化性斑块形成的微栓子可能是 TIA 最常见,最重要的病因。

1. 微栓子学说

20 世纪 50 年代末期 Fishor 等观察短暂性单眼失明(TMB)眼底变化,发现这类患者的眼底视网膜动脉有白色栓子,并经病理检查证实为极小的血小板纤维蛋白白细胞或肌固醇结晶等。因此称为微栓子,主要来源于颈内动脉系统动脉硬化性狭窄处的附壁血栓和动脉粥样硬化斑块的脱落,微栓子随血液进入脑中形成微栓塞出现局部缺血症状,但栓子很小,又易破裂,或经酶的作用而分解或因为栓塞远端血管扩张使栓子向血管远端移动,以致血供恢复,症状消失。

2. 血液动力学改变

患者原有某一动脉严重狭窄或闭塞,平时靠侧支循环尚可维持该处的血液供应,当血压突然下降过低,使局部脑血流量明显减少至每分钟 30ml/100g 以下时,出现相应部位的症状和体征,如果血压得到及时纠正,脑神经功能障碍能完全恢复。

3. 脑血管痉挛学说

脑血管痉挛可引起短暂性脑缺血发作的假说提出最早,后来许多学者持否定态度,认为老年人动脉硬化严重,血管壁已失去痉挛能力,支持此学说者证实脑血管造影剂的刺激可以引起脑血管痉挛,蛛网膜下腔出血后常发生脑血管痉挛,引起脑血管痉挛的其他原因尚有恶性高血压,偏头痛早期、脑膜感染,近年来研究证实动脉粥样硬化斑块处血管平滑肌增生、细胞内钙离子浓度增加或氢离子浓度降低,均可引起血管痉挛。

4. 血液成分的改变

有人认为在没有动脉壁病变的情况下血液成分的改变也可导致短暂性脑缺血发作。某些血液疾病如真性红细胞增多症、血小板增多症,骨髓增生性疾病、白血病、异常蛋白血液和某些其他原因如长期口服避孕药、产后,手术后,癌症晚期等可使血液凝固性增高,导致动脉内血液受阻或缓慢,引起短暂性脑缺血发作。

5. 其他

如脑实质内的血管炎或小灶出血、脑外盗血征和颈椎病所致的椎动脉受压均可引起短暂性脑缺血发作。

以上几种学说无一能解释所有病例,考虑不同病例有不同的发病机制,而且在临床工作中,对脑缺血发作的病人进行全面检查,其中包括心脑血管造影和心电图监视等仍不能寻出本病的原因。

(二)临床表现

该病好发于中老年人,男性多于女性,大多数有高血压病、高血脂症、糖尿病及心脏病史。本病发病突然,迅速出现局限性神经功能障碍,多于 5 分钟左右达到高峰,持续时间短、恢复快,不留后遗症,可反复发作,每次发作的症状相对较恒定。

1. 颈内动脉系统 TIA 的临床表现

(1)常见症状:对侧单肢无力或偏瘫,可伴有对侧面部轻瘫。系大脑中动脉供血区或大脑中动脉与大脑前动脉皮层支的分水岭区缺血的表现。

(2)特征性症状:眼动脉交叉瘫表现为病变侧单眼一过性黑矇(失明)伴对侧偏瘫及感觉障碍;主侧半球受累时可出现失语症,常表现为:①外侧裂周围失语综合征,包括运动性失语、感觉性失语或混和性失语,系大脑中动脉皮层支缺血累及外侧裂周围所致;②分水岭失语综合征,表现为经皮层运动性、感觉性或混合性失语,是大脑前中动脉皮层支分水岭区或大脑中后动脉皮层支分水岭区缺血的表现。

(3)可能出现的症状:对侧单肢或半身感觉异常,为大脑中动脉与大脑后动脉皮层支的分水岭区缺血的表现,对侧同向性偏盲,较少见,为大脑中与大脑后动脉皮层支或大脑前动脉、中动脉、后动脉皮层支分水岭区缺血的表现。

2. 椎-基底动脉系统 TIA 的表现

(1)常见症状:阵发性眩晕、平衡失调、常伴恶心、呕吐,大多数不伴耳鸣,为脑干前庭系缺血所致,少数伴有耳鸣系内听动脉缺血致内耳受累。

(2)特征性症状:猝倒发作常在迅速转头时出现双下肢无力而倒地,意识清楚,常可立即自行站起,此种发作可能是脑干网状结构缺血,使机体肌张力突然减低所致;短暂性全面遗忘(transientglobalamnesia TGA)患者突然出现短暂性近记忆障碍,患者对此有自知力,但发作时不能记忆新事物,对时间、地点定向障碍,谈话、书写及计算力保持良好,无神经系统其他异常,发作时间 1～24 小时,一般认为是大脑后动脉的颞支或椎-基底动脉缺血,累及边缘系统即海马、海马两侧穿窿和乳头体等与近记忆或短时记忆的结构有关。

(3)可能出现的症状:吞咽困难,构音不清,系脑干缺血所致球麻痹或假性球麻痹;共济失调,椎动脉或基底动脉小脑分支缺血导致小脑功能障碍;眼外肌麻痹和复视为脑干或桥脑缺血的表现;交叉性瘫痪是一侧脑缺血的典型表现,可因脑干缺血的部位不同而出现不同的综合征;交叉性感觉障碍,是病变同侧的三叉神经脊束核及已交叉的脊髓丘脑束缺血;意识障碍伴或不伴瞳孔缩小,是高位脑干网状结构缺血累及网状激活系统及交感神经下行纤维所致。

(三)辅助检查

EEG、CT、MRI 检查一般无明显异常,但部分病例可见脑内小软化灶,弥散加权 MRI 或 PET 可见片状缺血灶,DSA、MRA 或 TCD 可见血管狭窄,动脉粥样硬化斑。CT 或 MRI 检查颈椎可见骨质增生、椎间隙变窄、横突孔变小,较先进的 TCD 微栓子监测适合发作频繁的 TIA 病人,血液生化检查可有高血脂和糖尿病,心电图常显示冠状动脉供血不足。

(四)诊断

这类病人来诊时大多已恢复正常,因此主要靠病人及陪人讲述病史方能做出诊断。本病的诊断要点是:①发病突然,短暂性的局灶性神经功能障碍,在 24 小时内完全恢复正常。②临床表现完全可用某一动脉病变解释。③发作间歇期没有任何神经系统体征。④常有反复发作,且临床表现刻板。⑤多在中老年人发病。⑥脑 CT 或 MRI 检查能排除其他脑部疾病。

(五)鉴别诊断

由于绝大多数 TIA 病人就诊时症状已消失,因而本病主要靠病人或其他人叙述病史,较少有客观的检查指标说明问题,因此,需与下列疾病相鉴别。

1.部分性癫痫

特别是单纯部分性发作,常表现为持续数秒至数分钟的肢体抽搐,从躯体的一处开始,并向周围扩展,多有脑电图异常,头颅 CT 或 MRI 可表现脑内局灶性病变。

2.梅尼埃病

主要表现为眩晕、恶心、呕吐、眼震与椎－基底动脉系统 TIA 相似,但梅尼埃病发生的年龄较轻,可反复多次发作达数年或数十年之久,发作时眩晕持续时间较长,往往超过 24 小时,伴有耳鸣、耳部阻塞感、听力减退等症状,除眼震外无其他神经系统定位体征,发病年龄多在 50 岁以下。而以眩晕为主要表现的椎－基底动脉系统 TIA 多发生在中、老年人,伴有神经系统定位体征,反复发作不会很长,否则早已发展成脑梗死。

3.癔病

癔病性黑矇、癔病性偏瘫、癔病性耳聋等有时需要与 TIA 鉴别,但前者发作常有精神刺激,持续时间较久,症状多变、有明显的精神色彩,有时不易与 TIA 相鉴别,应注意不能鉴别时可先按 TIA 发作处理并观察,以免延误 TIA 的治疗。

4.有先兆的偏头痛

其先兆期易与 TIA 混淆不清,而偏瘫性偏头痛难以与 TIA 鉴别,偏头痛多见于青春期,发作时往往有视觉先兆,然后偏头痛,伴恶心,呕吐等植物神经症状,其发病时间长达数小时至数日,常有家庭史,TIA 可有头痛,但一般不剧烈,可有定位体征。

5.阿－斯综合征

有发作性意识障碍和抽搐,但无局灶性神经体征,系心源性全脑缺血所致,心电图可见心律失常,鉴别不难。

6.眼科疾病

有时颈内动脉、眼动脉和大脑后动脉的 TIA 仅引起单纯的短暂性视力下降,应注意与青光眼、视神经炎、视网膜血管病变所致视力突然下降相鉴别,但眼科疾病症状持续时间长,无其他局灶性神经体征,且常伴有眼部直接检查方面的异常。

(六)治疗

治疗的目的在于消除病因,减少及预防复发,保护脑功能。

1.病因治疗

由于短暂性脑缺血发作是因心血管病变所引起,而这些病变的原因大多数是内科疾病,如高血压、高血脂,糖尿病、心脏病所致,因此,在治疗短暂性脑缺血发作的同时,应积极治疗这些内科疾病。高血压病人应控制血压,使血压<18.6/12kPa,伴有糖尿病的高血压病人血压应控制在更低水平,使血压<17.3/11.3kPa,有效控制糖尿病、高脂血症、血液系统疾病及心律失常亦非常重要,对颈动脉有明显动脉粥样硬化斑块狭窄>70%者,可行手术治疗,

2.预防性治疗

短暂性脑缺血发作的治疗,一是对频繁发作者应积极进行抗凝治疗,以防止其发展为脑梗死;二是发作次数不多者进行长期治疗,以预防复发。

1)抗凝治疗:对于在加期内频繁出现的发作,即 1 天发作 3 次以上或 1 周发作 5 次以上者或存在进展性卒中的可能时,特别是颈内动脉系统的短暂性脑缺血发作,抗凝治疗效果较抗血小板药物效果好。

(1)肝素化治疗:肝素对血液凝固过程的各个环节均有作用,主要是抑制促进凝血酶原转

化为凝血酶的因子和抑制血小板聚集作用,本治疗的目的是使血液在短时间内达到肝素化使血液处于不凝固状态,达到快速阻止短暂性脑缺血发作。方法是:肝素 100mg 溶于生理盐水 1000ml 中,以每分钟 30 滴速度静滴,每半小时采静脉血监测凝血时间,并依凝血时间的结果,调整滴速直至凝血时间延长至正常的 2 倍时,说明已达到肝素化,之后以每分钟 15 滴静滴维持至 24 小时,也可用肝素 50mg 溶于生理盐水 50ml 中直接静脉推注以快速达到肝素化,而后再慢慢滴注。

(2)新抗凝片:主要通过与维生素 K_3 竞争与肝内有关的酶蛋白结构,从而抑制酶的活性,使这些酶催化因子形成的作用受到抑制,但对已形成的这些因子不起作用,口服后 24 小时开始起作用,2～3 日达到高峰,因此,在使用肝素的同时,当日即应口服新抗凝片 16mg,次日为 8mg,以后每日根据当天所查的凝血酶原时间和活动度的结果,调整用量,大多数病人在 5～7 日,用药量调至每日 1～2mg,凝血酶原时间和活动度分别保持在 25～30s(正常为 12s),每日 30%～40%,维持用药时间在 3～6 个月。也可用华法令 20mg、新双香豆素 300mg、双香豆素 200mg 或醋硝香豆素 8mg 作为首次用量,它们的维持量分别为 2.5～5mg,150～200mg,25～50mg,2～4mg。

(3)低分子肝素(10Wmolecularweighttheparins,LMWHS):它是通过化学解聚或酶解聚生成的肝素片段,其大小相当于肝素的 1/3,低分子肝素抗凝血酶抑制凝酶的能力减弱,对于抗凝血酶抑制活化的凝血因子仍有较强的能力,低分子肝素半衰期较长,有很好的生物利用度。因此,每日使用 1～2 次低分子肝素,无需实验室监测,所以低分子肝素较常规肝素有许多优越性,常用的治疗方法,立迈青 5000IU,腹壁皮下注射每日 1～2 次,7～10 日为 1 个疗程,速避凝 3000IU 方法同上:

在进行抗凝治疗时应注意以下事项:70 岁以上患者,严重肝肾功能损害者,有出血倾向者,妊娠者不进行抗凝治疗;抗凝治疗前必须行头颅 CT 检查排除颅内出血;必须准备等量的鱼精蛋白和维生素 K_3 以对抗因肝素和新抗凝过量引起的大出血,一旦发生首先停止抗凝治疗,即刻给予硫酸鱼精蛋白锌 50mg,维生素 K_3 40mg,肌肉注射或前者 50mg 加入葡萄糖中静脉滴注,但每分钟少于 5mg,出血严重者时给予输血;抗凝过程中,严密观察出血情况,如皮肤、牙龈、大小便等,并避免针灸、腰椎穿刺术及外科手术;在治疗过程中,即使凝血酶原时间和活动度在治疗目的值以下也应用最小量如 0.5～1mg 维持;长期使用新抗凝者应定期复查凝血酶原时间和活动度;维持量使用的时间一般为 1 年,在终止治疗时,应逐渐减量,避免突然停药。

1)一般性药物治疗

(1)抗血小板聚集药:

阿可匹林:通过抑制脂肪酸环氧化酶阻止血小板合成 TXA_2,并抑制血小板释放 ADP、5-HT,肾上腺素、组胺等活性物质,以抑制血小板聚集,高浓度还可抑制血小板内的环氧化酶,使 PGl_2 合成减少,也可抑制血小板聚集,小剂量阻止 TXA_2 合成,而不抑制 PGl_2 合成,在发作期的当天给予阿可匹林 300mg 口服,而后每日口服 100mg,10 日后改为每日晚饭后服用 50mg,可长期服用。

噻氯吡啶:是一种新型的抗血小板聚集药,对环氧化酶和磷酸乙酯酶无抑制作用,可抑制 ADP 诱导的纤维蛋白原结合部位和葡萄糖蛋白 ILB/IVA 复合物的暴露,干扰血小板膜上 ADP 和纤维蛋白原受体抑制 ADP 诱导的血小板聚集,还可抑制由胶原、肾上腺素、花生四烯酸、血小板激活因子、凝血酶等激活的血小板聚集,阻滞血小板的释放反应,抗血小板作用是不可逆的,用量为 250mg,每日 1 次。

潘生 T:主要通过抑制血小板的磷酸二酯酶活性,减少 cAmP 转化为 AMP,使血小板内 cAMP 增加,后者抑制 TXA_2 的形成,增加 PGl_2 活性,抑制血小板聚集,常用量为 50~100mg,每日 3 次。

(2)溶栓降纤治疗:

尿激酶(urokinase UK):目前普遍采用的尿激酶是从人尿中提取的产品,其中约 2/3 为分子量 55000 的高分子量 UK,1/3 为分子量 33000 的低分子量 UK,体内的半衰期为 15 分钟,尿激酶可使纤溶酶原中的精氨酸 560 缬氨酸 561 化学键断裂,直接使纤溶酶原转化为纤溶酶,依据短暂性脑缺血发作的频度,可分为 2 种方法:频繁发作时尿激酶 100 万~200 万单位加入 250ml 液体中静脉滴注 1 次;发作次数不多时尿激酶 20 万~30 万单位加入 250ml,液体中静脉滴注,每日 1 次,可连用 5~7 天。

链激酶(streptokinase sk):是用 β-溶血性链球菌合成的一种单链蛋白,分子量为 48000,1 个单位的 sk 相当于 0.01µg 蛋白质,其半衰期为 30 分钟,链激酶不直接激活纤溶酶原,其活化纤溶酶原的过程分为三步:①结合纤溶酶原形成复合物。②复合物中纤溶酶原通过构象变化,获得类似于尿激酶的活性。③sk-纤溶酶原复合物使纤溶酶原转化为纤溶酶。本药具有抗原性,所以使用时先使用其先导剂量,后用维持量。如先导剂量 50 万 IU 溶于 100ml 生理盐水或 5％葡萄糖液中静脉滴注 30 分钟内滴完,维持量 60 万 IU 溶于 250~500ml 的 5％葡萄糖溶液中静脉滴注。

降纤酶:是从蛇毒中提取的精制品,与普通蛇毒制剂相比去除了出血毒和神经毒,纯度最高,从而更加安全可靠,其主要作用是降解纤维蛋白原。用法:首剂用 10u,加入 250ml 生理盐水中静脉滴注之后隔日用 5u,静脉注射,每 3 次为 1 疗程。

(3)扩血管治疗:扩血管是延用已久的疗法,它能增加全脑的血流量,扩张脑血管,促进侧支循环。其中以 CO_2 吸入最为有效,常用 5％CO_2＋95％O_2 间断吸入每次 15 分钟,碳酸氢钠静脉点滴也可扩张脑血管,一般常用 5％碳酸氢钠 250ml 静滴,每日 1 次,7~10 日为 1 疗程。罂粟碱:具有非特异性血管平滑肌的松弛作用,直接扩张脑血管,降低血管阻力增加脑局部血流量,一般常用罂粟碱 60mg 加入 5％葡萄糖 500ml 液体中静脉滴注,每日 1 次,连用 7~10 日。常用的口服血管扩张药有:己酮可可碱,200mg,每日 3 次,脑益嗪 25~50mg,每日 3 次,抗栓丸 1~2 丸,每日 3 次,罂粟碱 30~60mg,每日 2~3 次。

(4)其他药物治疗:低分于右旋糖酐或 706 代血浆能增加脑血流量降低血液粘稠度,阻止红细胞和血小板聚集,改善微循环,一般常用 250~500ml 静脉滴注,每日 1 次,10~14 日为 1 疗程。

3)血管介入治疗

随着导管材料和技术的不断改进,血管介入治疗已经广泛在临床上使用,通过血管介入治疗,使病变动脉管腔再通或扩张,以达到防治短暂性脑缺血发作的目的。目前认为该技术为有效和简便的治疗手段,常用的方法有以下几种:

(1)经皮血管成形术(pereataneoustranslumlnalangioplasty,PTA):是指经股动脉穿刺将带有扩张球囊的微导管导入动脉的病变部位,进行反复球囊的充盈,以扩张狭窄的动脉达到改善血供的目的,进行 PTA 治疗的指征为:动脉管腔狭窄在 70％以上;最大限度的抗凝药物治疗后仍有短暂性脑缺血发作的复发;动脉狭窄是由于动脉粥样硬化所致,PTA 的总有效率为 50%～70%,并发症为 5%～10%。PTA 导致脑梗死主要由于动脉硬化斑块的脱落而引发的栓塞或机械刺激造成动脉痉挛所致。

(2)颈动脉内支架置入术:通过导丝引导将支架置入狭窄的颈动脉管腔内,达到持续扩张狭窄动脉的作用,颈动脉内支架置入术的指征是:有症状或无症状性颈动脉狭窄在 60%～80%之间和颈动脉内膜切除术后再狭窄者,其有效率为 90%以上,该技术的优点是:在门诊即可进行,术后不需要 ICU 护理;手术时间短,仅为几十秒钟;不需要麻醉;不易发生动脉粥样硬化斑块脱落引发的脑栓塞;避免发生剥离合并症和再狭窄;可治疗外科手术涉及不到的病变血管。本方法的缺点是不能用于严重狭窄的动脉治疗,价格昂贵。

(3)血管内超声成形术:该技术是通过导管将超声器引入狭窄或血栓形成的动脉,用超声击碎血栓或粥样斑块同时吸(艹)碎块,使动脉管腔扩大或再通。

(4)经皮血管内膜斑块旋磨术:通过导管将可旋转的刀片插至病变血管,进行动脉粥样硬化斑块的旋磨,并同时将其碎片吸出,使狭窄的血管再通或扩大。

4)手术治疗:导致短暂性脑缺血发作的严重的血管狭窄或闭塞经血管治疗无效者,可行外科手术治疗,常用的手术方法有以下几种,

(1)颈动脉内膜切除术:一般认为颈动脉狭窄超过 70%时,应当进行手术治疗,术后有 80%～90%的短暂性脑缺血发作完全停止,10 年随访结果表明这些病人演变为脑梗死的发生率为 5%,比非手术治疗演变为脑梗死的发生率低 7 倍,手术近期的死亡率及脑梗死发生率为 5%～13%,原因可能为过度灌注综合征和术中或术后发生脑缺血,死亡是因为术后动脉再通使原来缺血的脑组织发生出血,但可通过术前检查掌握手术指征及术后监控血压避免死亡发生,脑梗死则是因为颈动脉手术部位发生血栓形成粥样斑块脱落或术中阻断颈动脉过久所致。

(2)椎—基底动脉手术治疗:由于椎—基底动脉系统短暂性脑缺血发作发展为脑梗死后死亡率极高,因此,有条件者可行手术治疗,手术方法有:椎—基底动脉内膜剥离术;椎动脉与颈内动脉吻合术;椎动脉与锁骨下动脉或甲状颈干或颈总动脉吻合术;枕动脉与小脑后下动脉吻合术;枕动脉与小脑前下动脉吻合术。

(3)脑血管重建术:如脑动脉发生闭塞后可进行动脉切除移植术,动脉搭桥短路术。

(4)硬脑膜—脑膜动脉—脑贴合术:主要用于烟雾病引起的短暂性脑缺血发作的治疗。

(七)预后

短暂性脑缺血发作是缺血性卒中的先兆,5 年内大约 30%发生致命性或致残性脑梗死,30%病人仍表现为反复的发作,30%不再发作,10%左右发生心肌梗死等严重疾病,国内有人随访 64 例短暂性脑缺血发作 4～15 年,50%左右恢复工作,16.6%反复发作,10.9%发展为完全性卒中,12.5%死亡。

五、脑血栓形成

脑血栓形成是缺血性脑血管中常见的类型,占急性脑血管病的 40%,是由于某些原因导致血液在脑动脉管腔内凝集,且在逐渐增多造成管腔狭窄或闭塞,在侧支循环不良的情况下,该动脉所供应的脑组织发生缺血变性坏死,出现相应的神经系统受损表现或影像上显示出软化灶,因 90%的脑血栓形成是在脑动脉硬化的基础上发生的,因而也常称之为动脉硬化

性脑血栓形成。

（一）病因

引起脑梗死的根本原因是，供应脑部血液的颅内外段发生闭塞性病变而侧支循环又不足以起到代偿性的供血或 willis 环发育状况差。动脉粥样硬化是脑血栓形成最常见的原因，而引起动脉粥样硬化的最常见的疾病是高血压，糖尿病和高血脂症以及高龄。

1. 动脉病变：是动脉血栓形成的最主要基础，最常见于长期高血压、糖尿病和高血脂症以及高龄引起的脑动脉粥样硬化和小动脉纤维玻璃样变。另外，先天性动脉畸形、动脉瘤、各种原因所致的大动脉炎和人为动脉壁损伤等，在某些动脉的局部易导致动脉血栓形成。

2. 血液成分改变：血液中的血小板、胶质、胆固醇、纤维蛋白、红细胞、血糖等的数量过多或功能异常可引起血液黏稠度增加，导致动脉血栓形成。如真性红细胞增多症、长期口服避孕药、恶液质、严重脱水等。

3. 血流动力改变：在动脉粥样硬化的基础上，当血压过度下降或升高致平均动脉压低于9.3kPa 和高于 24kPa 时，脑动脉血自动调节功能障碍则发生脑血栓形成。

（二）发病机制及病理

动脉壁发生病变是血栓形成的关键，在此基础上因血液成分及血流动力学的变化而进一步形成血栓，并出现以下病理过程：血栓完全阻塞动脉管腔，除非机化再通，否则成永久性阻塞不易脱落。动脉被完全阻塞后，病灶区域出现侧支循环开放或脑底动脉环、颅内外动脉吻合支也开放，以最大可能增加缺血区脑组织的供血量。若侧支循环开放不足以代偿供血，则出现该动脉供血区域的脑组织发生缺血，变性坏死，脑组织缺血后半小时左右即可出现细胞毒性水肿，继而在 2～3 天后，特别是 7～14 天后脑组织开始液化，周围水肿明显，病变区变软，神经细胞消失，吞噬细胞大量出现，成型细胞增生，2～3 周时水肿消失，液化，坏死的组织被吞噬移走，胶质细胞、纤维及毛细血管增生小病灶增生，胶质瘢痕大病灶形成中风囊。大面积梗死者在 3～5 天时，由于水肿明显，导致大片脑组织水肿，引起占位效应，颅压增高，脑疝，而致死亡。脑梗死分两种，即完全中断不含血细胞的白色梗死和伴有血细胞渗出的红色梗死，前者占大多数。

（三）临床表现

本病好发于 50～60 岁以上的患有动脉硬化的中老年人，男性多于女性，冬春季多发约25％，常于安静状态下发病，夜间多见，患者病前有 TIA 史，近 90％有高血压、糖尿病及高血脂史。脑血栓形成的症状和体征取决于血栓形成的动脉。

1. 临床分型：

（1）完全型：突然起病，6 小时内病情即达高峰，常为完全性瘫痪，病情一般较严重，甚至昏迷。

（2）进展型：局限性症状逐渐进展，呈阶梯式加重，以短暂性脑缺血发作为先驱症状，约占 70％。

（3）缓慢进展型：症状和体征达高峰的时间可长达数小时个别长达数天，甚至数月，酷似脑肿瘤。

（4）无症状型：经影像检查有梗死灶，但无明显临床症状及体征。

2. 不同动脉闭塞时的临床症状：

（1）颈内动脉血栓形成：临床表现复杂多样，颈内动脉血栓形成后是否出现症状取决于眼动脉与颈外动脉之间的吻合支及颅底 willis 环是否开放。若上述吻合支发育良好，则颈内动脉即使完全阻塞,也不一定出现症状和体征。颈内动脉血栓形成的典型表现为同侧眼睛失明,对侧偏瘫(上下肢瘫痪程度相同),偏身感觉障碍及同向性偏盲,在优势半球发生者还出现失语、失读、失算,失写等语言障碍,少数患者伴有病变侧头痛。检查可见患侧颈内动脉搏动减弱或消失,局部可闻及收缩期血管杂音,颞浅动脉额支扩张、充血搏动增强,颈动脉超声及脑血管造影显示颈内动脉狭窄或闭塞,颞浅动脉血流呈逆向运动。

(2)大脑中动脉血栓形成:大脑中动脉及其分支是血栓形成的好发动脉,症状和体征取决于血栓形成发生在该动脉的哪段。大脑中动脉主干闭塞,主要表现为对侧偏瘫(上下肢瘫痪程度相同),偏身感觉障碍和同向性偏盲。优势半球受累可出现失语、失读、失算、失写等语言障碍,当梗塞面积大,症状严重者3～5天可引起颅内压增高,甚至脑疝致死,皮质支闭塞,对侧偏瘫及偏身感觉障碍以面、舌及上肢为重,优势半球受累可有运动性、感觉性失语、失读、失算等,非优势半球受累可出现对侧偏侧忽视症等体象障碍。深穿支闭塞,对侧偏瘫,上下肢瘫痪程度相同,可无感觉障碍,偏盲和语言障碍,但优势半球受累时,可有失语。

(3)大脑前动脉血栓形成:主干血栓形成时,若发生在前交通动脉之前的可通过前交通动脉代偿供血而没有任何症状及体征;若发生在前交通动脉之后的主干,则出现对侧偏瘫,以下肢为重,对侧感觉障碍,以皮层觉障碍为重,因累及旁中央小叶,而出现尿潴留,因额叶及胼胝体受损而出现精神障碍,反应迟钝表情淡漠,情感不易控制,还有强握及摸索动作等,优势半球可有运动性失语。深穿支血栓形成,内囊前肢和尾状核受损出现对侧偏瘫,以面舌和上肢为重,症状较轻,皮质支血栓形成,对侧偏瘫及感觉障碍,以下肢为主,尿潴留,精神障碍,运动性失语等,脉络膜前动脉血栓形成时可出现一过性或较轻的对侧偏瘫,下肢重于面舌,但对侧半身有较持久的深浅感觉障碍和对侧偏瘫。

(4)大脑后动脉血栓形成:大脑后动脉皮层支血栓形成出现对侧偏盲,黄斑回避现象,优势半球可有失读及感觉性失语,一般无偏瘫及深浅感觉障碍。深穿支血栓形成,主要累及丘脑囊状体动脉及丘脑穿通动脉。前者受累可出现丘脑综合征,表现为对侧偏身感觉障碍,如感觉异常,过度或丘脑痛;后者表现为锥体外系症状,如手足颤动、舞蹈、震颤,不伴偏瘫及感觉障碍。

(5)椎一基底动脉血栓形成:足脑血栓形成中病情最重和表现最复杂的一种,病死率高。椎动脉颅内或颅外段血栓形成:若一侧受累,可通过另一侧代偿供血而不出现症状。若两侧同时受累,若颅底Willis环开放,则可通过后交通动脉供闭塞后段的血液,可出现眩晕等症状。

基底动脉主干血栓形成:表现为四肢瘫痪、颅神经麻痹、小脑症状、瞳孔缩小、昏迷、高热、伴急性肺水肿,心肌缺血、胃应激性溃疡及出血等,大多数在短期死亡。

桥脑正中动脉血栓形成:单侧受累出现桥脑旁萨中综合征(Foville),表现为双眼向病变侧的侧视运动障碍及对侧偏瘫,但有时仅表现为对侧偏瘫,双侧受累出现典型的闭锁综合征(Locked—in symdrom),表现为四肢瘫、双侧完全性假性球麻痹,双侧周围性面瘫,双眼外展麻痹,两侧的侧视中枢麻痹,意识障碍,不能言语,不能进食,不能做各种动作,只能以眼球上下运动来表达自己的意愿。基底动脉的桥脑侧血管壁内发生血栓时,也可有同样临床表现。

桥脑旁中央动脉血栓形成:单侧受累时出现桥脑外侧综合征(mlllard—Gubler综合征),表现为同侧眼球外展麻痹和周围性面肌麻痹,对侧肢体瘫痪。

中脑穿通动脉血栓形成:可出现大脑脚综合征(Weber综合征),同侧动眼神经麻痹,对侧肢体偏瘫,损及网状结构时伴有意识障碍。红核综合征(Benedit 综合征),表现为同侧动眼神经麻痹,对侧肢体不自主运动,如震颤麻痹、舞蹈或手足徐动。

小脑后下动脉血栓形成:出现延髓背外侧综合征(Wallenberg 综合征),表现为:a. 眩晕和眼震;b. 交叉性痛温觉减退(三叉神经脊髓束核受损),即同侧面部和对侧半身的中枢性感觉减退;c. 同侧肢体小脑性共济失调(前庭小脑纤维受损);d. 同侧真性球麻痹(吞咽迷走神经疑核受损),即吞咽困难、声音嘶哑、咽反射消失;e. 同侧霍纳征(Homer,交感神经下行纤维受损),一般不伴有椎体束征。

(四)辅助检查

1. 头颅 CT 扫描:其目的是排除脑出血。脑血栓形成后的 24 小时内,头颅 CT 扫描大多数显示仍为正常。在 24 小时以后,可逐渐显示出梗死区为低密度影,边界不清,在 72 小时以后,绝大多数能显示出大脑半球的梗死灶,为低密度影,边界不清,若大面积梗死,还可出现占位效应,侧脑室受压和中线移位,此改变可持续 1~2 周,2~3 周时脑梗塞灶密度为等密度。5 周后梗塞灶呈永久性的低密度灶,即所谓的"软化灶"。CT 对脑梗死的诊断率为 70%,有的病灶小或位于脑干、小脑,而其余 30% 未显示。

2. 头颅 MRI:对脑梗死的检出率为 95%,对于脑血栓形成 12 小时左右显示出长 T_1、长 T_2 信号。若同时伴有出血或出血性梗死,则其中混杂有短 T_1 和 T_2 信号,对脑干和小脑的病灶检出率更高,这是 MRI 优于 CT 的一点。而采用弥散加权 MRI 检查还能够显示出发病后半小时的缺血性病灶呈长 T_1 和 T_2 信号。

3. DSA:可发现血栓形成的动脉闭塞部位,动脉狭窄及脑动脉硬化情况,有时还可发现非动脉硬化性的血管病变,如血管畸形等,并根据病因而决定是否做溶栓治疗。

4. 颈动脉超声与经颅多普勒(TCD)联合检测:能及早和准确地对颅内、外动脉缺血性病变做出诊断,并可为颈动脉硬化性病变治疗方法的选择提供客观的血液动力学依据。

5. 腰椎穿刺检查:在无 CT 时,为了明确诊断,可行腰穿检查,脑脊液多正常,仅少数出血性脑梗死者脑脊液呈血性或黄变,大块型脑梗死者颅内压增高。

6. 其他检查:心电图检查:部分可出现心肌缺血;脑电图双侧不对称,病变侧可出现慢波;部分患者可出现血糖、血脂增高。

(五)诊断及鉴别诊断

1. 脑血栓形成的诊断要点为:①发病年龄,多见于中老年;多有动脉硬化及高血压、糖尿病、高血脂病史。②静态起病。③病前可有 TIA;④病后几小时或几天内达高峰。⑤多数患者意识清楚,肢体瘫痪,共济失调,感觉障碍等定位体征明确。⑥脑脊液多正常,头颅 CT 早期检查多正常,24~48 小时后显示低密度灶,MRI 显示长 T_1 和 T_2 异常信号。

2. 脑血栓形成应与下列疾病鉴别:

(1)脑出血:发病更急,常有头痛、呕吐等高颅压症状,但有 10%~20% 内出血患者由于出血量不多,在发病时意识清楚,无头痛,脑脊液正常,不易与脑血栓形成区别,行头颅 CT 才能鉴别。

(2)脑栓塞:起病急,动态下起病,一般缺血范围广,症状较重,常有心脏病史,特别是有心房纤颤、细菌性心内膜炎、心肌梗死或其他原因易产生栓子来源时。

(3)明确的外伤史:细菌性脑脓肿,阿米巴脑脓肿等炎性占位性病灶,可表现为短时间内出现肢体瘫痪、感觉障碍、失语、意识障碍等,经头颅 CT、MRI 及腰穿检查后可鉴别。

（4）癔病:突然失语、单肢瘫、意识障碍等,须与癔病鉴别,经询问病史及影像检查可以鉴别。

（六）治疗

脑血栓形成的治疗原则是:尽量解除血栓及增加侧支循环,改善缺血梗死区的血液循环,积极消除脑水肿,减轻脑组织损伤,尽早进行神经功能锻炼,促进健康,防止复发。

1.一般治疗

病人进展期卧床休息,注意防止呼吸道感染及褥疮发生,维持水电解质平衡及心肾功能,加强支持疗法,病情稳定,不再进展时立即康复锻炼。

2.调整血压

脑血栓形成的病人急性期血压应维持在发病前平时所测的或年龄应有的稍高水平,以免减少脑血流灌注量,加重梗塞,如血压过低,属低灌注所致大面积梗塞,可适当补液或给适当药物,如多巴胺、阿拉明等以升高血压。

3.溶栓治疗

溶栓治疗脑梗死是有效的。因为脑血栓形成后,其缺血中心区的神经细胞几分钟内可发生不可逆损伤,但在其周围半暗带是可逆的,溶栓可及时增加半暗带的血供,挽救半暗带,其机理是溶解血栓的纤维蛋白,通过纤溶酶降解纤维蛋白和纤维蛋白原,以溶解血栓,同时还能降解多种血浆蛋白,纤溶酶由纤溶酶原激活而成,其激活剂可作为溶栓药物,包括链激酶(SK)、尿激酶(UK)、组织型纤维蛋白溶酶原激活剂(t－PA)、单链纤维蛋白溶酶原激活剂(SW－P)等。由于缺血性半暗带仅存在几个小时,故溶栓治疗越早越好,最佳时间为病后6小时以内,但在12小时以内也可进行,如果治疗时间越晚,效果越差,但有文章报导,晚期溶栓效果亦佳,一般于脑CT扫描未显示出低密度灶之前,除外脑出血及出血性疾病,进行溶栓为最佳时机。适应证为:①年龄在35～75岁之间。②发病在6小时以内。③治疗前头颅CT扫描未发现出血病灶及低密度影,或陈旧性小病灶未遗留阳性体征者。④血压控制在24/13kPa以下。⑤瘫痪肢体肌力为0～3级。⑥意识清楚或轻度嗜睡。

溶栓的给药途径有两种,一是静脉滴注;二是选择性动脉注射,属血管介入性治疗,又包括超选择性脑动脉注射法及颈动脉注射法,溶栓药物的用量依药物的种类及用药途径而定:①尿激酶:静脉注射的剂量分为两种:一是大剂量,100万～200万u溶于生理盐水500～1000ml溶液中,静脉滴注仅用1次,二是小剂量,20万～50万u溶于生理盐水500ml溶液中,静脉滴注,每日1次,可连用3～5次。动脉内注射剂量为10万～30万u。②链激酶:静脉注射剂量为50万u溶于100ml生理盐水或5%葡萄糖溶液中,静脉滴注,30分钟内滴完。之后,再用50万u溶于250～500ml 5%葡萄糖溶液中,静脉滴注6小时,可连用3天,动脉内注射剂量为10万～20万u。③t－PA:每次静脉注射剂量为10～100mg,动脉内注射剂量为20～100mg。④降纤酶:首次用量为10u,静脉注射,之后隔日用5u,1疗程3次,动脉内直接注射10u。所有上述溶栓药物均有可能产生颅内外出血的并发症,故应监测凝血时间及凝血酶原时间等。

4.抗凝治疗

进展型脑血栓形成,尤其是椎－基底动脉系统血栓形成者,在脑CT扫描还未发现低密度的梗死灶之前,应积极使用抗凝治疗,以阻止血栓进展和进一步形成。①肝素:12500u溶于生理盐水1000ml,以30滴/分速度,静脉滴注,每半小时测凝血时间一次,直至其延长至正常的2倍时,生命体内已达到肝素化,之后按15滴/分左右维持至24小时。②藻酸双脂钠:

以 2～4mg/kg 加入 10％葡萄糖 500ml,静脉滴注,30 滴/分,每日 1 次,10 天为一个疗程或每日口服 0.1g,每日 3 次,可长期使用。③硝苄香豆素,又称新抗凝,首次口服 16mg,次日为 8mg,以后每日根据当天所查的凝血酶原时间和活动度结果,调整用量,大多在 5～7 天,调至 1～2mg。④华法林:作用慢而持久,首次口服 6mg,次日依凝血酶原时间和活动度,调整用量 20mg,以后每日 2.5～5mg,口服,可长期服用。⑤双香豆素:口服 12～24 小时后起作用,48 小时达高峰。

5.抗血小板剂

主要是改善微循环及抗凝作用。常用①阿可匹林:急性期可首次口服 300mg,以后每日改为 100mg,1 周后改为 50mg,每日 1 次。②抵克力得:口服 250mg,每日 2～3 次,1 周后每次口服 125～250mg,服药后 24～48 小时后起作用,3～5 天后达高峰,停药后可维持 3 天。③潘生 T:每次 50～100mg,每日 3 次,可长期服用。

6.钙离子拮抗剂

能选择性地作用于细胞膜的钙通道,阻滞钙离子由细胞外进入细胞内,防止脑动脉痉挛,扩张血管,维持红细胞变形能力,常用有:①尼莫地平:20～40mg,每日 3 次。②尼莫通:30～60mg,每日 3 次。③尼卡地平:20～40mg,每日 3 次。④西比灵:5mg 每晚 1 次。⑤脑益嗪:5～10mg,每日 1 次,连用 10～15 日,但颅内压高者不用。

7.血管扩张剂

目前认为只可用于病变轻、无水肿的梗死,或 2～3 周后脑水肿消退患者,如罂粟碱等。

8.防止脑水肿

用于大面积梗死,病情严重时,常用①20％甘露醇 125～250ml,静滴,每日 2～4 次,连用 7～10 天,心肾功能不好的,尽量减少用量,用此药期间注意检查肾功能。②汁油盐水:50％甘油盐,30～50ml,口服每日 3～4 次,此优点是不影响心肾功能。③刊尿剂:速尿,利尿酸等,④肾上腺皮质激素。⑤白蛋白。

9.细胞活化剂

脑活素:20～50ml 加入生理盐水 250～500ml,静脉滴注,每日 1 次,10～15 日为 1 疗程,胞二磷胆碱:400～800mg 加入 5％葡萄糖液 500ml,静脉滴注,每日 1 次,10～15 日为 1 疗程,活脑灵:10～40ml 加入生理盐水或葡萄糖液中,静脉滴注,每日 1 次,10 日为 1 疗程。

10.外科治疗

大面积梗塞时为防治脑疝,可行去骨瓣减压和坏死组织吸出术,对急性小脑梗塞产生明显肿胀及脑积水患者,可行脑室引流或去除坏死组织以挽救生命。

11.康复治疗

生命体征平稳后即正确康复训练,一旦病情稳定,不再进展,要及早康复治疗,这样能够减轻脑梗死患者的致残率,减少偏瘫后遗症,如肩周炎、肢体痉挛性偏瘫,废用性肌萎缩、血管性痴呆等。

12.中药治疗

一般采取活血化瘀、通经活络治疗,可用丹参,川芎、红花、鸡血藤、地龙等。

(七)预后及预防

脑血栓形成患者病死率为 20％～30％,致残率为 30％～50％,复发率为 40％～50％,所以,对于脑血栓形成的患者,要预防高血压、高血脂、高血糖等,注意应低糖低脂和低盐饮食,防止过度疲劳和情绪剧烈波动,有发病危险因素者及时行 TCD 及颈动脉超声检查,及早发现动脉硬化斑块所致的动脉狭窄及闭塞,及早得以治疗。

六、脑栓塞

脑栓塞是指各种栓子(血液中异常的固体、液体、气体)随血流进入脑动脉造成血流阻塞,使其远端脑组织发生缺血性坏死,出现相应的神经功能障碍。脑栓塞发生率占急性脑血管病的 15%～20%,占全身动脉栓塞的 50%。栓子来源主要为血栓栓子,其次还有脂肪、空气、癌栓、医源物体等。

(一)病因

栓子的来源分为心源性、非心源性和不明原因三种。

1. 心源性脑栓塞

是脑栓塞中最常见者,占所有脑栓塞的 60%～80%。风湿性心脏病二尖瓣狭窄、合并房颤时血液在心房内流动缓慢,易促使心房及瓣膜发生血栓形成,血流不规则易使栓子脱落,形成栓塞,由于风湿性心脏病多发生在青年人及本病引起的脑栓塞占各种脑栓塞的比例较高,所以脑栓塞的发病年龄最小。亚急性细菌性心内膜炎有 20% 的患者以脑栓塞为该病的首发症状,无心病及风湿性心脏病易发生心内膜的细菌感染,其炎性赘生物质脆易脱落;非细菌性血栓性心内膜炎主要见于癌症、慢性肾炎、系统性红斑狼疮,肝硬化、肺结核、心肌梗死和心肌病时形成的附壁血栓脱落,也可形成栓子;心脏粘液瘤表面的血栓和肿瘤块易脱落成栓子。其他,如心脏手术后、心功能不全、二尖瓣脱垂及心内膜纤维变性等可使心内瓣膜发生血栓。

2. 非心源性脑栓塞

常见的有主动脉弓及其发出的大血管动脉粥样硬化斑块和附着物脱落成栓子,常发生微栓塞引起短暂性脑缺血发作,少见的有败血症、肺部感染的脓栓、长骨骨折的脂肪栓塞、癌细胞栓塞、寄生虫卵栓塞、大静脉穿刺、肺叶手术、人工气胸、人工流产等引起的空气栓塞;血管内介入诊断及治疗中造成的医源性栓塞。

3. 不明原因性脑栓塞

少数病例虽经检查仍未明确栓子来源者。

(二)病理及发病机制

脑栓塞发生时首先出现该动脉所供血区的脑组织发生白色梗死,除神经细胞和胶质细胞外,血管也发生坏死,当栓子萎缩变小且比原阻塞处的管腔小时被冲向远端,使得部分血管再通,恢复血流,这时梗死区周围的小血管已坏死致血液外渗,出现出血性梗死。病灶切面可见梗死中心呈白色软化,周围有点或片状出血,尤其在皮质或皮质下明显,在后期梗死由软化发展至液化,被吸收后大面积者留有空洞,小面积者留有疤痕。炎性栓子除可造成脑栓塞外,还可形成局灶性脑炎或脓肿,病灶有明显的炎性改变。空气栓塞尸检找不到栓子;瘤栓子者可发现局部肿瘤生长及周围明显水肿。栓子进入脑动脉后造成以下变化:该动脉远端的急性供血中断,该区脑组织发生缺血性变性、坏死、水肿,栓子刺激该段动脉及周围小动脉痉挛,进一步加重缺血损害的范围,动脉栓子向近心端发生继发性血栓又进一步扩大了脑缺血损害的范围。

(三)临床表现

各种年龄均可发病,平均较轻,以中青年女性较多,所以说女性多于男性,2/3 在动态下突然起病,1/3 在夜间睡眠中发病,多无前驱症状,发病突然,多在数秒或数十秒钟内达高峰,是所有脑血管中发病最快的,多数为完全卒中,少数病人在几天内呈阶梯性进展恶化,这是由于反复栓塞所致。临床表现复杂,与所受累动脉有关(参见脑血栓形成部分),而80％的栓塞发生在颈内动脉系统,故临床表现为失语、眼球凝视麻痹、面瘫,肢体瘫痪、感觉障碍,少数于椎—基底动脉发生,表现为眩晕、复视、交叉性瘫痪、口舌麻木,共济失调、意识障碍、抽搐等;心源性栓塞同时有心脏病症状及体征或有心脏手术经过。脂肪栓塞发生于长骨骨折或手术后,先有肺部症状再有神经系统症状,表现为精神异常、躁动不安、意识障碍、头痛抽搐等,局灶性定位体征少。少量空气栓塞可无症状或短期内完全消失,大量者病情重,甚至短期内死亡。

(四)辅助检查

脑CT检查可发现低密度影,MRI显示长T_1、长T_2信号。脑脊液检查大多正常,但如果大面积梗死或出血性梗死时,颅内压增高,脑脊液可有红细胞,炎性栓塞时脑脊液的白细胞增加,脂肪栓塞时,脑脊液、尿、痰中可见脂肪球。胸部X线有助于了解心脏及肺部有无感染,癌肿等,超声心动图可进一步确定心梗、心脏瓣膜等有无病变。颈动脉超声检查可明确颈动脉是否有斑块,斑块的大小、性质及血管狭窄程度,必要时可行DSA检查。

(五)诊断及鉴别诊断

活动中突然起病并迅速达高峰,如果是青年心脏病患者考虑脑栓塞,如询问或查出原发病有心脏病,动脉粥样硬化病史,骨折、心脏手术、大血管穿刺术等原因可确诊,脑CT和MRI能够协助诊断脑栓塞的部位和大小,且是鉴别脑出血的可靠检查方法,腰椎穿刺有助于了解炎性栓塞与其他类型的脑血管病。

(六)治疗

脑栓塞的治疗基本与脑血栓形成相同,主要是积极改善侧支循环,减轻脑水肿,减少梗塞范围,防治出血,但应注意:①由于容易合并出血性梗死或大面积缺血水肿,急性期不应用较强抗凝和溶栓药物,如肝素、双香豆素、降纤酶、抵克立得等。②由于心源性所致伴有心功能不全,用脱水药时酌情减量,甘露醇与速尿交替使用。③空气栓塞者可应用高压氧治疗,脂肪栓塞加用5％碳酸氢钠250ml,静脉滴注,每日2次,小剂量肝素10～50mg,每6小时1次,或10％酒精溶液500ml,静脉滴注。④大面积梗死颅高压不能缓解者做颞下减压,同时还要注意原发病的治疗,先天性心脏病、风湿性心脏病者可手术,亚急性细菌性心内膜炎者彻底治疗,心律失常者控制心律失常。常规检查B超、X线,口服阿可匹林、汉香豆素、以防再发。

(七)预后与防治

脑栓塞的病死率为20％。多死于脑疝、肺部感染,心力衰竭,多数病人有不同程度的神经功能障碍,若不注意原发病的治疗,有20％的病人可再发。

七、腔隙性脑梗死

腔隙性脑梗死(Lacunarinfarction)亦称腔隙性脑卒中,是指脑深部穿通动脉闭塞引起的缺血性微梗死。梗死灶的大小在0.2～1.5cm;最早使用"腔隙"这一词是在1843年,由Durand—Farde通过尸解发现并提出了这一概念。1901年Mari、1962年Ferend等均通过病理对腔隙性脑梗死进行了更深入的研究。1965年Fisher对腔隙性脑梗死从病因、病理及临床等方面做了大量的研究工作。认为腔隙性脑梗死是一种独立而常见的缺血性脑血管疾病,其梗死灶最大不超过2.0cm,并据其不同的临床表现,总结出20余种腔隙综合征。近20年来由于头部CT扫描及MRI的问世,腔隙性脑梗死的临床诊断已成现实,并逐渐对腔隙性脑梗死临床,病因、治疗、预后有了更充分的认识。腔隙性脑梗死可以单发,也可以多发。腔隙性脑梗死的发病率各家报道不一,从 19%～50%不等,MRI 应用临床以来,使腔隙性脑梗死的发病率及患病率明显增多。发病年龄多为 50～60 岁,20%～30%的患者有 TIA 病史。

(一)病因与病理

腔隙性脑梗死的主要病因是高血压病、动脉硬化,其次是糖尿病、心脏病、高脂血症、高粘血症等,曾有人报告腔隙性脑梗死患者有高血压者占 63%～72%,有糖尿病者占 12%～34%,有心脏病者占 22%～25%,高脂血症者占 32%。Fisher 报告腔隙性脑梗死患者 97%伴有高血压及动脉硬化,并对 114 例腔隙性脑梗死患者尸解证实,有严重动脉硬化 64%,中度为 20%,轻度 15%,可见高血压动脉硬化是腔隙性脑梗死的主要危险因素。尤其是血压长期超过 21.3/12.6kPa 者。

腔隙性脑梗死多发生于豆纹动脉、丘脑穿通动脉、基底动脉之旁中央支等。这些血管都属穿通支,血管较细,直径在 40～50μm 之间,一般在 200μm 以下。脑穿通动脉多以直角从较粗的主干动脉分出,供应大脑半球深部白质、核团及脑干。而且这些动脉多为终末动脉,侧支循环差。长期高血压作用于小动脉及微血管壁,导致节段性脂质透明样变、纤维蛋白样坏死及微动脉瘤,其中最重要的是脂质透明样变。病变血管中有血液渗入,甚至穿透整个血管壁,此时小动脉虽然扩张,但管腔仍然缩小,最后因管腔阻塞而引起腔隙性梗死。其梗死直径为 0.5～15mm,Fisher 提出梗死灶最大可到 20mm。梗死灶可单发或多发,以多发性腔隙性脑梗死为多。腔隙性脑梗死大多数位于基底节、内囊、脑桥及放射冠等部位。

(二)临床表现

由于病灶大小及病灶部位的不同,临床上可出现偏瘫、偏身感觉障碍、共济失调、颅神经改变等各种各样的症状和体征,亦有部分腔隙性脑梗死由于病灶小,有的病灶又处于静区,临床上可无症状,只是在做头部 CT 或 MRI 时发现病灶。Fisher 根据临床表现、病理 CT 所见将腔隙性脑梗死分为 20 余种腔隙综合征。

1.单纯运动性轻偏瘫(puremotorhemlparesis,PMH) 病变在内囊或桥脑基底部,主要累及锥体束。本型最常见,约占腔隙性梗死的 61%,常于 2 周内恢复。其主要临床表现为:

(1)仅有轻偏瘫:对侧面、上下肢不同程度的轻偏瘫,多上肢重于下肢或者相反。也可以面肌与上肢受累为主。

(2)无视野缺损、失语、失用或失认等症状。

(3)可有主观感觉异常,但无客观感觉障碍。

2.单纯感觉性卒中 病变多在丘脑后外侧核,少数为影响脊髓丘脑束所致。主要表现为:

(1)仅有偏身感觉障碍如对侧面部及肢体感觉障碍;或仅累及面部及肢体某部。

(2)神经功能障碍客观检查往往比主观感觉为轻,自觉麻木、发热、针刺、沉重、烧灼等不适感觉。

3.感觉运动性卒中(sensonmotorstroke,SMS) 病变多位于丘脑外侧核和内囊后肢。症状表现为一侧头面部躯干及上下肢感觉障碍,伴轻偏瘫。无意识障碍、记忆力障碍,失语,失用及失认。

4.共济失调性轻偏瘫(ataxlc hemlparesis) 病变在桥脑基底部并影响桥臂,表现为对侧肢体共济失调与轻偏瘫,下肢重于上肢,有时可伴感觉障碍。

5. 构音障碍—手笨拙综合征(dysarthria—clumsy handsyndrome) 桥脑基底部上中 1/3 交界处与内囊膝部病灶,均可引起本综合征。临床主要表现为:①严重构音困难,呐吃,可伴吞咽困难现象;②对侧偏身共济失调,上肢重于下肢,特点是手无力与笨拙,不能做精细动作;③无感觉障碍;④可伴对侧中枢性面瘫、舌瘫与锥体束征。

6. 伴运动性失语的变异型 PMH 病变在内囊膝部、前支及放射冠下部附近白质。本病表现为:病变对侧轻偏瘫,伴运动性失语。

7. 无面瘫型 PMH 病变在延髓锥体束,系动脉深穿支闭塞所致。主要表现为:对侧轻偏瘫,无中枢性或周围性面瘫,

8. 伴水平性同向凝视麻痹的 PMH 病变在桥脑下部旁正中处。主要表现为:对侧轻偏瘫,伴水平性同向凝视麻痹(同侧)。

9. 伴交叉性外展神经麻痹的 PMH 病变在桥脑下部旁正中部及外展神经处。主要表现为:对侧轻偏瘫,同侧外展神经麻痹。

10. 伴精神障碍的 PMH 病变在内囊后肢前部与前肢。主要表现为:对侧轻偏瘫,急性起病的精神紊乱,记忆力缺失与注意力涣散。

11. 记忆丧失综合征 病变在胼胝体内下方的穹窿柱,此处属边缘系统的联系纤维必经之处,病人呈突然发作的记忆障碍,系 Papez 氏垂直环路受累(情绪记忆环路)所致。

12. 丘脑性痴呆 病变在一侧丘脑中央区与丘脑下部,为丘脑下丘脑旁正中动脉前支闭塞,累及丘脑前核与丘脑内侧核,是中脑丘脑综合征的特殊变异型。主要的临床表现为:意志力缺失,记忆力障碍,神经科检查可见部分性霍纳氏综合征(瞳孔缩小,上脸下垂)。

13. 中脑丘脑综合征 典型病变呈蝶形,累及双侧中脑旁正中区、丘脑下部与丘脑旁正中区。主要表现为一侧或双侧动眼神经麻痹(动眼神经核受累),眼球垂直运动障碍,尤其上视麻痹明显,垂直性眼震,辐辏障碍,瞳孔扩大,光反射消失,或呈选择性下视麻痹及嗜睡(Parinaud 氏综合征—上丘与顶盖受累),意志力缺失及记忆障碍。

14. 大脑脚综合征(Weber 综合征) 病变在:大脑脚中部累及动眼神经传出纤维。主要表现为:对侧中枢性偏瘫(系下行的锥体束受累之故),同侧动眼神经麻痹(上睑下垂,瞳孔散大,光反射消失,内、上,下直肌与下斜肌麻痹)。

15. 下部红核综合征(Claude 综合征) 小脑性共济失调伴交叉性动眼神经麻痹。病变在红核下部结合臂交叉(红核小脑束),累及中脑内的动眼神经传出纤维。主要表现为:同侧动眼、滑车神经麻痹,患者还可以引起对侧小脑性共济失调与不随意运动(震颤、舞蹈及手足徐动)。

16. 基底动脉下段分支综合征 病变在脑干下部破盖区,未累及锥体束。主要表现为:水平凝视麻痹、核间性眼肌麻痹、复视小脑性共济失调。向一侧倾倒及步态蹒跚;病人表现为面肌无力,以表情肌受累较为明显;眩晕、眼震、吞咽困难;病人主观上感到眼部烧灼感,伴三叉神经感觉缺失。

17. 偏侧舞蹈症或半身投掷症 病变在丘脑底部或纹状体。主要表现为:对侧肢体不自主大关节运动或偏身舞蹈症,对侧肢体轻偏瘫。全身舞蹈症者病变为双侧纹状体腔隙性梗死。CT 示尾状核头部至壳核前部低密度。主要表现为:突发四肢与面部不自主运动;由于双侧受累常伴假性球麻痹。

18. 延髓背外侧综合征(Wallenberg 综合征) 病变在延髓背外侧,系椎动脉、小脑后下动

脉或椎动脉小分支闭塞,主要表现为:眩晕、眼震、恶心、呕吐(前庭神经核受累);同侧软腭与咽喉麻痹致吞咽困难、饮水发呛、声音嘶哑,咽反射消失(疑核受累之故);同侧面部浅感觉障碍(三叉神经脊束核受累之故);对侧肢体浅感觉障碍(脊髓丘脑束受累);同侧小脑性共济失调(脊髓小脑束受累之故);同侧霍纳氏征(交感神经下行束受累)。

19.桥脑延髓外侧综合征 病变在桥脑与延髓外侧部,系椎动脉短旋支闭塞引起。主要临床症状为:眩晕、耳鸣、呕时、眼震;同侧霍纳氏征;同侧三叉神经麻痹;同侧面肌无力;小脑性共济失调;吞咽困难及构音障碍。

20.综合征 病变在桥脑腹侧。双侧内囊或罕见于双大脑脚。多数为桥脑腹侧综合征,系经过桥脑的皮质脊髓束与皮质延髓束受损所致;主要表现为基督山综合征:神志清楚,因桥脑被盖部与中脑上升性网状结构完整。面部与四肢均不能活动,因锥体束双侧受累。能听见声音,并用眼球运动与睁闭眼表达感情,因动眼神经与眼球运动核间束(内侧纵束)完整。

以上所述之腔隙综合征以下列5种最常见,占腔隙性梗死的80%。

(1)单纯运动性轻偏瘫。

(2)单纯感觉性卒中。

(3)感觉运动性卒中。

(4)共济失调性轻偏瘫。

(5)构音障碍—手笨拙综合征。

腔隙综合征只是脑部特定部位病变引起的一种临床症候群,不取决于病变性质而取决于病变部位,因此,这些综合征不为腔隙性脑梗死所特有。另外,除上述20种腔隙综合征以外,还有无症状性腔隙性脑梗死,多发性腔隙性脑梗死及腔隙状态。

无症状性腔隙性脑梗死:是指临床无脑卒中发作史,同时又无神经系统症状和局灶性体征,只是在神经影像学(CT、MRI)检查时发现脑内有小于2.0cm的梗死灶。无症状的腔隙性脑梗死往往是有症状性脑梗死的一个先兆,也是腔隙状态的高危个体。为防止反复发生,需要积极治疗。

多发性腔隙性脑梗死:多数是反复发生的腔隙梗死的结果。临床症状可轻可重,可为单一的临床症状,也可以是多灶性的临床症状。

腔隙状态:往往是多发性腔隙性脑梗死的严重后果,多发性腔隙使中枢神经系统广泛损害,病情呈阶梯样恶化。最终导致如下结果:

(1)多发梗死性痴呆。

(2)假性球麻痹。

(3)不自主舞蹈样动作。

(4)步态异常。

(5)腔隙预警综合征:CT证实42%的腔隙性梗此发病前有感觉性TIA,反复短暂性偏瘫者10天内有64%(7个月后有82%)出现CT改变。因此有人将反复发作的TIA称为腔隙预警综合征。

(二)辅助检查

1.CT扫描 腔隙性脑梗死的好发部位为脑的深部,特别是基底节、丘脑和桥脑。有人报道,发生频率依次为豆状核占37%、尾状核占10%,丘脑占14%,桥脑占16%,内囊占10%,大脑白质及外囊占13%。梗死灶多为圆形、卵圆形或不规则形低密度灶,边缘不清,直径多为

5～10mm 大小。较小的病灶头部 CT 扫描可遗漏。小于 10mm 病灶在发病后 1 周内很难被发现，多在 2～3 周方能显示出来。大于 10mm 的病灶在发病 48h 以后可出现低密度病灶。一般无脑水肿及占位效应。脑干、小脑的腔隙梗死 CT 扫描多为阴性，应进一步进行 MRI 检查。

2.脑血管造影　因腔隙性梗死的受累小动脉直径均小于 $500\mu m$，故脑血管造影不能发现闭塞的血管。

3.脑电图　一般无异常发现。

4.MRI　由于 MRI 分辨率高，其检出率几乎达到 100%。所以，MRI 对诊断腔隙性脑梗死明显优于 CT 扫描：MRI 可更早的显示更小的病灶，尤其是对小脑和脑干的腔隙性脑梗死，在 MRI 上因无骨质伪影，故成确诊的唯一手段。MRI 表现为：圆形、卵圆形，逗点形或不规则形的长 T_1、长 T_2 信号。

（三）诊断

无症状性的腔隙性脑梗死主要靠 CT、或 MRI 影像检查确诊。有临床症状和体征者，诊断依据如下。

（1）急性或亚急性起病。

（2）既往有高血压、动脉硬化、糖尿病、TIA、高脂血症及大量长期饮酒史。

（3）有不同程度的神经系统症状和体征，符合腔隙综合征的一种临床表现。

（4）绝大多数无头痛，呕吐及意识障碍，神经症状和体征多可恢复。

（5）脑电图、脑血管造影、脑脊液化验正常。

（6）CT 正常或发现腔隙性梗死灶，MRI 显示长 T_1 与长 T_2 典型的腔隙梗死灶。

（四）治疗和预后

1.治疗

（1）病因治疗：有效地控制和治疗高血压、动脉硬化是防治腔隙性脑梗死的关键。同时应积极治疗糖尿病、高血脂，TIA 等原发病减少腔隙性脑梗死的复发率。

（2）可应用抗血小板聚集药物：如阿可匹林、双嘧达莫（潘生 T）、噻氯吡啶等。

（3）可应用钙离子拮抗剂：如尼莫地平、西比灵、尼卡地平、桂利嗪（脑益嗪）等。

（4）可应用脑血管扩张药物：如钙离子拮抗剂、维脑路通、培他啶等。

（5）脑代谢活化药物及脑细胞保护剂：如脑活素、胞二磷胆碱、能量合剂等。

（6）可扩容治疗降低血液黏度，一般用低分子右旋糖酐、706 代血浆等。

（7）除急性发病伴有运动障碍的腔隙梗死外，一般不宜进行溶栓和抗凝治疗。

（8）重视无症状性腔隙性脑梗死的治疗，要及时而积极预防腔隙性梗死反复发生。

（9）治疗腔隙状态。

（10）活血化瘀中草药。

（11）饮食控制疗法防治脂质沉着，戒烟，多活动。

2.预后

单发的腔隙性脑梗死一般预后良好，2 周内开始恢复，6 个月几乎完全恢复。但腔隙性脑梗死的复发率较高，有人报道 1 年内复发率 5%。因此，少部分病人可由单发到多发甚至发展成腔隙状态，所以在积极治疗腔隙性脑梗死的同时，特别要重视二级预防。

八、颅内静脉窦血栓形成

（一）概述

颅内静脉窦血栓形成是脑血管病的特殊类型，临床症状不典型，常不易诊断。近年来，由于小儿及老人感染性消耗性疾病处理及时，发病率明显降低。

本病分为感染性、非感染性两大类：

1.感染性　多由于感染直接侵犯颅内静脉和静脉窦引起，常以面部、鼻、颊、上颌部、眼、筛窦、蝶窦、乳突、中耳等部位的感染蔓延到静脉窦。

2.非感染性　多由于全身消耗性疾病（如晚期癌症、恶液质、脱水、低血压、全身衰竭），妊娠产褥期，血液病（如严重贫血、真性红细胞增多症、高凝状态等），手术后及头颅外伤性所致。

本病多见于老人和儿童，亦较常见于产褥期，其发病率约占产妇1/2500，发病机理比较复杂，病理改变差异也较大，下面分别介绍常见几个类型。

（二）临床表现及诊断

1.上矢状窦血栓形成

上矢状窦血栓形成绝大多数为继发性，很少为原发性，多为非炎症性静脉窦血栓形成，常见原因为妊娠产褥期脱水、消耗性疾病和恶液质、贫血、外伤等，儿童和老人以脱水、恶液质、心力衰竭多见；中、青年以产褥和感染多见，炎症性血栓少见，感染主要来自邻近病灶、中耳炎额窦炎等。

临床表现：起病呈亚急性，产褥期常在分娩后1～3周发生，以头痛、喷射性呕吐、视力障碍等颅压增高症状为主，常伴有意识障碍、癫痫发作、局限性、全身性，可伴有一侧或双下肢痉挛性瘫痪，皮层型感觉障碍及排尿障碍为特征性表现。

2.海绵窦血栓形成

海绵窦血栓形成常为炎症性，大部分继发于颜面部，眼眶周围、副鼻窦的化脓炎症及拔牙感染、麦粒肿均可导致海绵窦的感染，临床表现较有特征。常急性起病，高热、头痛、恶心呕吐、嗜睡和轻度意识障碍、眼静脉回流受阻、球结膜充血水肿、眼睑水肿，患侧眼球突出，进而患侧眼睑不能闭合，眼眶周围软组织可出现红肿、脑神经受累表现有：动眼神经、滑车神经、外展神经，三叉神经1、2支受累的表现，眼睑下垂，眼球各方向运动受限，严重者眼球固定，瞳孔散大，瞳孔对光反应及角膜反射消失、视神经受累出现视乳头水肿、视神经萎缩和视力减退甚至失明；因海绵窦两侧相连，一侧海绵窦血栓形成可在数日扩展到对侧海绵窦，进一步可并发海绵窦附近脑膜炎和脑脓肿、海绵窦血栓，还可累及颅内动脉造成颅内动脉狭窄或闭塞，累及垂体，致垂体功能减退等表现。

3.乙状窦血栓形成

乙状窦血栓形成多为炎症性，多继发于化脓性中耳炎、乳突炎。其主要症状为颅内压增高症状，头痛、复视、呕吐、嗜睡，婴儿有囟门饱满、颅骨缝分离、头皮静脉曲张、昏迷、视乳头水肿等。如岩窦受到累及可出现三叉神经、外展神经麻痹症状，如血栓扩展到颈静脉可出现舌咽神经、迷走神经、副神经同时受累，血栓经窦汇或颞交通静脉扩展到上矢状窦可出现癫痫和偏瘫。

4.直窦血栓形成

直窦血栓形成较少见。临床可出现大脑大静脉回流受阻，引起颅内压增高和脑局灶损害症状(偏瘫、局限性癫痫、不自主运动、舞蹈和手足多动症状);脑内继发出血时,流入脑室,病人可出现昏迷和血性脑脊液,有时有明显去脑强直表现。

(三)辅助检查

1.血液检查　①血象:感染引起的海绵窦血栓形成可见白细胞升高,以中性粒细胞升高为主。②血凝障碍的检查:血小板计数,红细胞压积纤维蛋白原测定至全部凝血相。血流变学检查,观察有无高凝状态。

2.腰椎穿刺　①测定脑脊液压力,观察脑压是否增高,一般不作压颈试验,以免引起脑疝。只有考虑横窦血栓形成时,当压迫病变侧颈静脉,不引起脑脊液压力上升,而压迫对侧时,脑脊液压力迅速上升。②脑脊液化验,无菌性血栓形成,脑脊液检查常有少量细胞和蛋白增加;炎症性血栓形成,中性粒细胞可增多。并应进一步作脑脊液细菌学检查。如为出血时梗塞,脑脊液可为血性或黄变;

3.头颅 CT 扫描　颅内静脉窦血栓因回流受阻,可引起以下 CT 征象:①弥漫性脑水肿、CT 显示广泛的脑实质低密度。脑室受压变小,脑沟与脑裂变窄或消失。②相应静脉引流区出现双侧对称性或单侧性脑梗塞,呈低密度灶,有时可见梗塞区内有高密度灶性出血。③静脉窦内血栓呈高密度带状影,在低密度梗塞区衬托下呈"带征"(cordsign)。④增强扫描并采用适当的窗位可显示静脉窦内血凝块影,造影剂使窦周密度升高,血凝块呈充盈缺损,出现率为 35%～75%。

4. MRI 检查　可直接显示颅内静脉窦及较大的静脉,又可显示静脉窦血栓引起的各种病变,MRI 的特殊性改变,可根据时间的不同分为三期:

急性期:(血栓后第一周内)因静脉窦血流受阻,正常静脉窦内流空的无信号影在所有加权像上皆消失,静脉窦血栓的红细胞内含有脱氧血红蛋白(DHB),在 T_1 加权像上血栓呈等信号,T_2 加权像血栓呈低信号。

亚急性期:(血栓后 1～2 周)正铁血红蛋白(MHB)先在血栓周边形成,继而均匀地形成 MHB,在 T_1、T_2 加权像均呈高信号。

慢性期:(血栓形成 2 周后)静脉内不含有含铁血黄素沉积。但在 2 周后,常有血流再通,在形成血栓的管腔内 T_1、T_2 加权像上均重新出现流空的黑色信号,并使静脉窦内信号明显降低。

磁共振血管造影(MRA)显示静脉窦血流清晰,可以替代脑血管造影的静脉期。帮助诊断上矢状窦和横窦的血栓形成。

5.脑血管造影　主要观察静脉期,可见脑循环时间延迟,静脉窦的出现比通常延迟了 3～4 秒。在注射造影剂后 5～12 秒内造影剂仍存留在静脉中,并可见静脉窦狭窄或闭塞处。局部脑静脉系统充盈不良并可见吻合静脉显影。

(四)治疗

1.病因治疗和对症治疗

处理乳突炎、中耳炎、面部疖肿和副鼻窦炎等原发病灶,纠正脱水、恶液质、高凝状态;高热、心力衰竭,控制癫痫发作。

2.控制感染

多数静脉窦血栓形成为细菌性,因而应早期合理应用抗生素,剂量要足,疗程要长,应用抗生素,治疗时间不能少于 1 个月,一般需要 2～3 个月,或局部和全身症状体征消失后,再继续用药 2～4 周,以求根治残余感染病灶,免除并发脑膜炎和脑脓肿。脑脊液涂片、细菌培养、血常规、血培养对合理应用抗生素有帮助。肺炎球菌感染选用青霉素或氨苄青霉素。青霉素剂量 2000 万 u/日静滴,或氨苄青霉素 8～12g,每日分 2 次静滴。葡萄球菌感染可用头孢菌素类 1～2g 静滴,每 4 小时 1 次,病原菌不清的可联合应用抗生素,如青霉素 2000 万 u 和氯霉素每日 2.0g 分 2 次静滴。连续用药至少 2 周,待热退后仍继续维持至少 2 周。

3. 脑水肿的治疗

颅压增高是静脉窦血栓一突出表现,在应用足够抗生素的同时,可积极应用激素,如:地塞米松 10～20mg,每日 1～2 次静滴。20％甘露醇 250ml 快速静滴,每 6～8 小时 1 次。颅内压增高严重者可行颞骨骨瓣减压。

4. 改善脑循环治疗

急性期可加用活血化瘀中药、706 代血浆或低分子右旋糖酐、肝素等抗凝药物和尿激酶等,溶栓药物的使用尚有争议,疗效不一,当疑有出血或头颅 CT 证实有出血时停止应用。

5. 并发症的处理

昏迷病人注意护理,呼吸衰竭后可行气管切开;尿潴留病人导尿和膀胱冲洗。

九、脑出血

脑出血是由于源于动脉的出血,直接进入脑实质引起。在所有的脑卒中患者中,脑出血占 10％～20％。80％发生在大脑半球,20％发生于脑干、小脑和脑室。

(一)病因和发病机理

在脑出血病人中,有 90％的病人患有高血压。高血压病长期不进行降压治疗者,10 年以后半数以上发生脑出血。因此,高血压病是原发性脑出血的主要原因。其次为先天性脑血管畸形或动脉瘤、血液病、抗凝或溶栓治疗、淀粉样血管病等。一般认为,单纯的血压升高不足以引起脑出血,常在合并脑血管病变的基础上,持续的高血压可使脑内小动脉硬化,发生脂肪玻璃样变,可形成微小动脉瘤。脑动脉的外膜和中层在结构上薄弱。大脑中动脉与其所发生的深穿支—豆纹动脉是直角,这种解剖特点,在用力、激动等因素,使血压骤然升高的情况下,即可引起血管破裂导致脑出血。

(二)病理

高血压、脑出血好发于基底节区的小穿通动脉,如豆纹动脉、丘脑穿通动脉和基底旁正中动脉分支。这些动脉系直接来自较大的脑底动脉,其管径小、行径长,经常受到较大动脉血流的冲击,加之脑动脉的外膜和中膜结构较薄且中层纤维少,没有外弹力纤维,同时伴有小动脉变性增厚、玻璃样变以及微小动脉瘤形成等病理变化,破裂后即形成脑出血,小量出血、血液反渗透在神经纤维之间,对脑组织的破坏较少。大量出血,使脑组织受压,移位而产生严重临床症状、体征。基底节区、桥脑,小脑出血可破入脑室系统或蛛网膜下腔。血肿周围脑组织水肿,可使局部静脉回流受阻,小静脉毛细血管渗血,可以见到斑点状出血。血块逐渐溶解吸收,遗留下小的囊腔,腔内含有含铁血黄素,被大量吞噬细胞清除,伴有星形胶质细胞增生,胶质纤维形成可将腔壁填平而致局部萎缩形成囊腔。

(三)临床表现

本病多发于中老年人,也可发生在患高血压的青年人。大多数在动态下发病,如寒冷、激动、疲劳、过度用力等,少数在静态下或睡眠中发病。脑出血发生前一般无预感,极少数病人在出血前数小时或数天前有短暂的症状如头痛、头晕、肢体麻木或运动障碍。高血压性脑出血发生后，大多数在1～6小时内发展至高峰，临床表现取决于出血部位、出血量及发展速度。由于出血后的占位效应，发病后全脑症状多，中等量以上的出血病人典型表现为突然出现头晕、头痛，随即出现呕吐咖啡样物质，继而出现意识障碍至浅昏迷，伴面色潮红或苍白、大汗淋漓、血压升高、脉搏缓慢有力、大小便失禁、瞳孔缩小、光反应迟缓、去脑强直、呼吸不规则等；少数约10％病人出现癫痫、全身性抽搐，继而进入昏迷，伴体温升高，脉搏快弱，血压下降，瞳孔散大，光反应消失，四肢呈弛缓状态，双侧肢体疼痛刺激无反应，此时可危及生命。小量脑出血症状不典型，甚至无症状和体征。

1. 基底节区出血

是高血压脑出血好发部位，系豆纹动脉破裂所致。该区以壳核出血最为常见，壳核出血常波及内囊，又称之为内囊出血，临床分为两型：局限型：血肿局限于外囊区，轻度偏瘫，可无意识障碍，预后好。扩展型：出血量较大，主要累及内囊区，临床上可出现不同程度"三偏"症状，即病灶对侧中枢性面舌瘫和肢体瘫痪感觉障碍和同向偏盲。双眼向病灶侧偏斜，"凝视病灶"。优势半球出血可伴有失语。如血肿破入脑室，大多数出现意识障碍或昏迷和脑疝，其预后不良。

2. 丘脑出血

主要为丘脑膝状体动脉或丘脑穿通动脉破裂出血。丘脑出血的症状和病情取决于出血量的多少。丘脑出血有以下特征表现：

（1）丘脑性感觉障碍：对侧半身深浅感觉减退，感觉过敏或自发性疼痛。

（2）丘脑性失语：皮层下失语特征：言语缓慢不清楚，重复言语，发音困难，复述差，但朗读和认读正常。

（3）丘脑性痴呆：一侧或两侧出血可出现记忆力、计算力下降，可出现情感障碍和人格障碍等。

（4）体象障碍：右侧丘脑出血可出现偏瘫无知症，偏身失认症和偏侧忽视症等。

（5）眼球运动障碍：出血累及丘脑内侧部，后连合和丘脑下部时，可出现双眼垂直性活动障碍。

丘脑出血少量者，症状较轻，甚至无体征；出血量大者，波及内囊，病情重，预后差。

3. 脑叶出血

大脑皮层动脉的破裂可导致脑叶出血，又称皮质下出血。据统计，脑叶出血发生率占脑出血20％。脑叶出血高血压病因占60％，其他有脑血管淀粉样变性，脑血管畸形，血液病，抗凝治疗，颅底血管网等。脑叶出血的临床表现除一般常见的头痛外，取决于出血部位，可出现局灶或全身性癫痫。额叶出血时，可出现对侧偏瘫、运动性失语及精神障碍。顶叶出血偏瘫轻、偏身感觉障碍明显，优势半球可表现感觉性失语或混合性失语。颞叶出血可表现为对侧舌及上肢为主的瘫痪，对侧上象限盲，优势半球可出现混合性失语命名障碍。枕叶出血表现对侧偏盲，并黄斑回避。

4. 桥脑出血

脑干出血占脑出血的10％左右，脑干出血绝大多数为桥脑出血。主要由于旁正中动脉和短旋动脉破裂所致。桥脑出血的表现及严重程度取决于出血量。起病急，突然头痛、呕吐、眩晕、复视，轻者或早期查体可发现单侧桥脑体征如病灶侧周围性面瘫，外展麻痹和对侧肢体偏瘫,即交叉性瘫痪、头和双眼凝视瘫痪侧,出血量小于 5ml,预后良好,重症桥脑出血很快波及对侧,出现四肢瘫、昏迷,双侧瞳孔"针尖样",少数呈去大脑强直。双侧病理征阳性,持续高热、伴呼吸不规则,并合并多脏器功能急性损害。还有少数患者出现闭锁综合征。

5. 小脑出血

占脑出血的 10%,多见于小脑上动脉、小脑下动脉或小脑后下动脉破裂所致。突然起病;后枕部疼痛、眩晕、频繁呕吐,不能站立,步态不稳,可有构音不清,吞咽困难,眼球震颤,颈强直,锥体束征阳性,一侧共济失调。小脑出血可波及脑干,也可压迫第四脑室致梗阻性脑积水,出现脑膜刺激征、颅内压增高,小脑扁桃体疝,造成死亡。如小脑出血累及桥脑,可出现后枕痛,眼征、共济失调,一侧凝视麻痹和一侧面神经麻痹。

6. 脑室出血

分为原发性和继发性脑室出血:原发性脑室出血是由于脑室脉络丛、脑室壁及脑室旁区的血管破裂出血;继发性脑室出血是指脑实质或蛛网膜下腔出血破入或逆流入脑室内。原发性脑室出血见于高血压、颅内动脉瘤,动静脉畸形、抗凝治疗、血液病等原因。脑室出血临床表现无特异性。突然起病、剧烈头痛、呕吐、脑膜刺激征阳性,如脑室积血量大,呈铸型填塞全脑室系统,可出现急性高颅压脑积水表现,伴中枢性高热、应激性溃疡、消化道出血、意识障碍、昏迷、去脑强直、呼吸循环衰竭。继发性脑室出血以基底节或丘脑出血破入脑室多见,临床表现还具有原发出血部位的神经系统局灶体征,如偏瘫、偏身感觉障碍和失语等。

(四)辅助检查

1. CT

脑 CT 可以清楚扫描 0.5ml 以上的出血病灶,急性出血 CT 值为 75～80Hu,24 小时以内,脑 CT 扫描提示出血灶为高密度影,边界清楚。48 小时后,显示出血周围的低密度水肿带,边界不清楚。随时间延长,由于血肿的液化,CT 扫描提示出血灶从周边开始,其密度逐渐减低,最后,血肿完全液化成为囊腔时,病灶变为低密度影。20ml 中等量出血,1 个月血肿可完全液化。CT 可清楚显示脑移位或是否血肿破入脑室。脑室扩张或脑室铸型。

血肿量的计算方式,多田氏计算,即:血肿量$=\pi \times L \times S \times$层面数,或:血肿量$=0.5 \times L \times S \times$层面数。(L 长轴,S 短轴)

2. 核磁共振

脑出血急性期 MRI 无特征性,不易与其他占位病变区别,而且检查速度慢,不是首选办法。出血的亚急性期或血肿消退期 CT 常呈等密度或低密度灶,诊断有困难,而 MRI 可显示血肿的特征性形态,在 T_1 加权像上呈环状高信号。

3. 脑血管造影

对非高血压性脑出血、CT 或 MRI 检查怀疑血管异常时,应进行脑血管造影检查,脑血管造影可以清楚地显示异常血管,显示出造影剂外漏的血管和部位,如发现,可行栓塞治疗。

4. 腰穿检查

没有条件行 CT 扫描时,应行腰穿协助诊断,腰穿诊断脑出血阳性率占 60% 左右,腰穿最好在快速静滴甘露醇后进行,疑有大量脑出血,或可能出现脑疝者,应慎作腰穿,以免因发生脑疝致死。

5. 心电图

可出现心肌缺血性改变,ST 段压低 T 波倒置等缺血性改变,甚至发生心肌梗死,还可以出现心律失常,如房早和室早。

6.血液

血常规检查白细胞增高、血糖增高、血尿素氮增高、血清肌酐升高等,重症脑出血约90%以上,白细胞和血糖增高:

7.尿检查

一部分脑出血病人出现尿蛋白和尿糖阳性。

(五)诊断和鉴别诊断

1.诊断

50岁以上,活动中或情绪激动时,突然发病,有高血压病史,或发病时血压升高,迅速出现偏瘫、失语等局灶性神经缺失症状,病情进展快,有较多的全脑症状,应首先考虑本病。头颅CT检查,可提供脑出血的直接证据。

2.鉴别诊断

(1)急性脑梗塞:在无条件做CT检查时,应与脑梗塞做鉴别(详见脑血栓形成章)。

(2)全身性中毒及代谢性疾病:对突然起病迅速昏迷局灶体征不明显的,应与酒精中毒、药物中毒、CO中毒等全身性中毒引起的昏迷做鉴别,同时还要与糖尿病、低血糖、肝性脑病、尿毒症等代谢性疾病做鉴别,病史及相关实验室检查可提供鉴别线索,头颅CT无出血性改变可以鉴别。

(3)外伤性颅内血肿:有明确外伤史,头颅CT有与外伤相应的血肿。

(4)瘤卒中:常表现在慢性病程中出现急性加重,与高血压、脑出血不同。

(5)淀粉样脑血管病变:老年人脑叶出血若无高血压病史及其他原因,要考虑本病。

(6)其他血液病、抗凝治疗引起的脑出血常有相应病史和治疗史。

(7)肿瘤、动脉瘤、动静脉畸形所致脑出血,头颅CT、MRI、MRA及DSA检查均有相应发现可以鉴别。

(六)治疗

脑出血的治疗原则,主要是防止进一步出血,积极降颅压,防治并发症,降低死亡率和致残率。

1.降低颅内压,控制脑水肿

脑出血6小时后,脑水肿逐渐加重,3~4日达高峰,半月后逐渐消退,所以应积极控制脑水肿、降低颅压。

(1)20%甘露醇250ml快速静脉滴注(30分钟内滴完):每6~8小时1次,要注意观察尿,如有血尿应慎用或停用,检查肾功能,注意引起心、肾损害和电解质紊乱,要注意甘露醇的反跳现象。

(2)甘油盐水:较甘露醇的作用弱,对于脑水肿不严重,或需长期应用脱水药的可用甘油盐水。用法:10%甘油500ml静脉滴注,3~4小时输完,每日1次。或50%甘油盐水,每次口服50ml,每日2~4次、

(3)白蛋白:白蛋白主要是通过提高血液胶体渗透压达到脱水效果,用法:白蛋白5~10g,溶于250ml生理盐水中,静脉滴注,每日1~2次,连用5~10天。

(4)速尿:病人心功能不全或有肾功能不全者,不宜用甘露醇或甘露醇应用后仍不足以降颅压的,可加用速尿40~100mg肌注或静脉滴注,每4~8小时1次。应用时间长短依病情而

定。

2. 控制高血压

及时进行降压治疗,是防止病情加重和预防再出血的重要措施。但是,降压不宜过低,一般将血压降至病前水平即可。急性期高血压常用降压药物:25%硫酸镁 10ml 肌注,每 6～12 小时可重复 1 次。利血平 1mg 肌注,每 6～10 小时可重复 1 次。甲基多巴 0.25～0.5g 静脉滴注,每 6～10 小时可重复 1 次。急性期后,继续口服降压药物。

3. 止血药的应用

脑出血止血剂应用存在争议,大多数认为一般没有意义。原因是:其一,大部分病人来医院出血已停止,出血灶没有继续扩大;其二,原发性脑出血病人凝血机制是正常的;其三,常用的止血药物对正常凝血机制并不起加强作用,由于脑组织实质性的限制作用及正常凝血机制,所以出血后在短期内血液凝固、阻塞破裂的血管。但是对于凝血机制障碍导致的脑出血或伴有消化道出血的,可应用止血药,如 6—氨基己酸、止血芳酸、止血环酸、安络血、止血敏、立止血等。

4. 抗感染

对于严重脑出血病人意识障碍和球麻痹病人,应积极使用抗生素防治感染,可先用青霉素 800 万 u,每天分 2 次静脉滴注;如有明显感染,可更换作用强的抗生素,并及时作痰培养或尿培养作药敏试验调整更换抗生素;对于病情较轻患者,如无感染证据,通常不使用抗生素。

5. 降温治疗

体温超过 38℃以上,应积极降温。同时采用人工冬眠疗法,降低脑的基础代谢率,使脑对缺氧的耐受力增强。采用冬眠合剂,常用的冬眠合剂有冬眠 1 号:氯丙嗪 50mg,异丙嗪 50mg,哌替啶 50～100mg,加入 10%葡萄糖或等渗盐水 500ml 为一个剂量,首次滴注 1/3～1/2 剂量,根据血压变化每 4～6 小时再注射 1/5～1/3 剂量,每天 1～2 个剂量,疗程 5～10 天。年老体弱者剂量酌减,对于昏迷较深,呼吸、血压不好者不用此法。应密切观察血压、呼吸、体温和意识。

6. 维持水、电解质和酸碱平衡

脑出血患者急性期应用脱水剂及进食不够,应及时补充和纠正水、电解质和酸碱失调,每日入液量可按尿量＋500ml 计算,如有高热、多汗、呕吐、腹泻者,可适当增加入液量,应维持中心静脉压在 5～12mmHg。注意防止低钠血症以加重脑水肿。每日应补钾 40～50mmol/L,补钠 50～70mmol/L,糖类 13.5～18g。

7. 神经细胞营养剂

为了改善脑机能,帮助脑细胞恢复,可适当选用促进脑组织代谢药物,并在改善脑缺氧的基础上,使用苏醒药物。

(1)胞二磷胆碱:改善脑代谢,促进大脑功能恢复,促进苏醒。用法:每日 500～750mg 加入 5%葡萄糖或等渗盐水 250ml 中静脉滴注,或 200mg,每日 1 次肌肉注射,5～10 天为 1 疗程。

(2)三磷酸腺苷:是人体主要能量来源之一,促进脑代谢,有利于神经细胞的恢复。用法:50～100mg 肌肉注射,或稀释后静脉注射,7～10 天为 1 疗程。

(3)谷氨酸钠或钾盐:用法:每次 15～30mg 以 5%葡萄糖 250ml 稀释后静脉注射,每日 1～2 次,注意用药前做过敏试验。

(4)γ—氨酪酸:促进脑代谢,改善脑机能。用法:每次 1～4g,加入 5%～10%葡萄糖溶液 250～500ml 中,缓慢静脉点滴,或每次 1g 每日 3～4 次口服。

(5)醒脑静注射液:中药制剂,有苏醒及止痉作用:用法:每次 2～4g,每日 2 次,肌肉注射或用葡萄糖液稀释后静脉滴注,

8. 并发症的防治

重症脑出血,可出现多种并发症,如:①感染(呼吸道或尿路感染等),可根据血、尿培养,药敏试验,合理应用抗生素。②应激性溃疡消化道出血,预防可用 H_2 受体阻滞剂,如甲氰咪胍 0.2～0.4g,静脉滴注,每日 1 次,或洛赛克每日 20～40mg,口服或静脉滴注。③癫痫发作,如频繁发作,可静脉缓慢推注安定 10～20mg,或苯妥英钠 15～20mg/kg 控制发作。④下肢静脉血栓形成,表现肢体进行性浮肿及发硬,应勤翻身,被动活动或抬高瘫痪肢体可以预防。一旦出现,应给予普通肝素静脉滴注,每日 1 次,或低分子肝素 4000u 皮下注射,每日 2 次。

9. 防治再出血和不稳定性脑出血的治疗

CT 显示血肿边缘不整,密度下均,形状不规则,病情可继续加重或迅速恶化,及时复查头颅 CT,并加强治措施。

10. 康复治疗

脑出血后,只要患者生命体征平稳,病情稳定,康复治疗应尽早进行。早期康复治疗对病人的神经功能恢复,提高生活质量,减少致残,具有重要意义,要重视脑出血患者心理支持疗法。

11. 手术治疗

手术治疗的目的主要在于清除血肿,降低颅内压,使受压的神经元尽可能的恢复,防止和减轻脑出血后一系列危及生命的恶性病理变化:

(1)适应证和禁忌证:①出血部位:浅部出血,如皮层下、壳核及小脑出血。脑干出血一般不考虑手术。②出血量:一般来说,大脑半球出血量应大于 30ml;小脑出血大于 10ml 即有手术指征。③病情演变:出血后病情发展迅猛,短时内陷入昏迷,多不考虑手术。④血压:发病后血压过高≥26.6/16kPa。⑤其他:合并心、肺、肾、肝等脏器严重疾病患者不作手术。此外,术前应征得家属同意,使家属理解手术效果。

(2)手术方法:常用的手术方法有 5 种:①开颅血肿清除术。②钻孔扩大骨窗血肿清除术。③锥孔穿刺血肿吸除术。④立体定向血肿引流术。⑤脑室引流术,用于脑室出血。

(七)预后

随着高血压等卒中危险因素的有效控制,高血压、脑出血的发病正显现下降趋势,但死亡率仍然较高。据统计,病后 30 天内病死率为 35%～52%,其中 1/2 以上病人死于病后 2 天以内;高颅压和脑水肿、脑疝形成是死亡的主要原因。预后与出血量、出血部位、病因、全身状况等因素有关。可恢复生活自理的病人,在 1 个月后大约 10%;6 个月以后约 20%;一部分病人可恢复工作。脑干、丘脑和大量脑室出血预后较差。由于 80% 的脑出血为高血压所引起,因此,积极控制高血压是预防脑出血的最有效途径。平时,在生活中,注意生活规律,避免过度疲劳、情绪激动,过量饱食。对于非高血压性脑出血,应针对病因采取个体化治疗。

十、蛛网膜下腔出血

颅内血管破裂后,血液流入蛛网膜下腔时,称为蛛网膜下腔出血。其分为外伤性和非外

伤性。外伤性蛛网膜下腔出血主要在神经外科中论述。非外伤性蛛网膜下腔出血通常又分为继发性和原发性。由于脑底部或表面的血管发生病变破裂而使血液直接流入或主要地流入蛛网膜下腔时称为原发性蛛网膜下腔出血。如系脑实质出血后,血液穿破脑组织而进入脑室和蛛网膜下腔称为继发性蛛网膜下腔出血。原发性蛛网膜下腔出血占急性脑血管病的10%左右,占出血性脑血管病的20%。本节主要叙述原发性蛛网膜下腔出血。

(一)病因

蛛网膜下腔出血的病因很多,下面将主要的病因介绍如下:

1.动脉瘤和脑血管畸形 动脉瘤和脑血管畸形是蛛网膜下腔出血最常见的病因,颅内动脉瘤破裂占50%,动脉畸形占15%。颅内动脉瘤好发于30岁以上的成年人,大部分为先天发育异常的动脉瘤,也称为浆果状动脉瘤,多呈椭圆形,单个为多,多个也可见到,多见于颅底动脉环的前半部分。有一部分动脉瘤是由于高血压所致硬化的动脉膨突而成,此种情况多见于中老年人。动静脉畸形多见于青年人,其好发生的部位主要在幕上。

2.高血压动脉硬化 高血压动脉硬化可使脑内小动脉中层发生玻璃样变性,纤维素样坏死,弹力层退变,使其易于扩张成动脉瘤,容易引起动脉破裂。

3.血液病 如白血病,血友病,恶性贫血,再生障碍性贫血,血小板减少性紫癜,红细胞增多症,镰状细胞贫血等,由于凝血机制异常,可引起脑血管破裂、蛛网膜下腔出血。

4.颅内肿瘤 原发者有胶质瘤,脑膜瘤,脉络膜乳突状瘤,脊索瘤,垂体瘤,血管瘤,血管源性肉瘤,软骨瘤等。转移者有支气管性肺癌,绒膜上皮癌,恶性色素瘤等。可因肿瘤侵蚀脑血管或营养肿瘤的血管异常增生致新生血管发育不良,易致蛛网膜下腔出血。

5.颅内感染性疾病 可直接侵犯血管壁,引起蛛网膜下腔出血。

6.其他 如烟雾病、血管性过敏反应等。

(二)病理机制

蛛网膜下腔出血发生后几个小时之内,肉眼可见脑脊髓表面呈鲜红或紫红色。脑池和脑沟内的细胞沉积较多呈紫色。出血量较多者,脑表面被一薄层的血凝块铺盖着,这在颅底部的脑池、桥小脑角,小脑延髓池及终池内尤为明显,甚至埋没该区的神经血管组织,须仔细分离血块后,才能找到神经和血管,有时还能发现破裂的动脉瘤或血管。血液还可逆流进入脑室系统,血凝块可阻塞室间孔、中脑导水管、三脑室,形成急性梗阻性脑积水。随着时间的推移,大量的红细胞破裂、溶解并释放出大量的含铁血黄素,使脑脊髓表面及软、硬膜呈铁锈色或棕黄色。同时可见不同程度的局部粘连。部分红细胞随着脑脊液进入蛛网膜粒,导致脑脊液的吸收减慢,产生交通性脑积水。同时,镜下发现在脑膜、血管周围有各种炎性细胞反应,这种反应在发病3天后达高峰,在1周后基本消失。在10天后出现组织的机化现象,如脑脊髓表面纤维形成一层瘢痕薄膜。白血病导致的出血者,脑膜、脑组织及血管周围可见大量幼稚白细胞浸润。恶性肿瘤引起的出血在血块中可找到癌细胞。

(三)临床表现

蛛网膜下腔出血可发生于任何年龄段,但以20~40岁者多见,典型表现为突发的剧烈头痛、呕吐、意识障碍和脑膜侧激征,腰穿示血性脑脊液和脑CT扫描显示蛛网膜下腔为高密度影。但是由于发病年龄、病变部位、破裂血管的大小、发病次数等不同,临床表现差别较大;轻者可以没有明显症状和体征,在临床上容易引起误诊;重度突然昏迷并在短期内死亡。

1.诱因 大部分病人在发病前行明显的诱因。如剧烈运动、过度疲劳、用力排便、咳嗽、饮酒、情绪激动、性交等,也有少数病人在安静下发病。

2.先驱症状 少数病人在发病前有短时或长期间断性头痛病史,有的在发病前出现眩晕、视物模糊、眼肌型偏头痛等症状,但大多数病人无先驱症状。

3.主要表现

(1)剧烈头痛:头痛足本病最常见的症状。头痛的部位不定,主要分布于前额、枕部或全头部,之后向下延伸至双下肢。个别因脊髓血管畸形所致的出血,则首先在病变脊髓的相应椎体阶段出现疼痛。头痛的性质主要为剧烈胀痛或劈裂样痛。头痛持续的时间主要取决于出血量多少,一般为2周。

(2)恶心、呕吐:是颅压增高和血液直接刺激呕吐中枢所致。多数呈喷射性呕吐,呕吐物为胃内容物或咖啡样物。它的出现多提示出血量较多、颅内压较高、病情较重。

(3)意识障碍:约半数以上的病人出现程度不同的意识障碍,从嗜睡到昏迷。主要是因为颅内压过高导致大脑功能的抑制。一般在发病后即刻出现意识障碍,若在发病1周后又出现意识障碍,则是因为出现继发性脑动脉痉挛导致的脑梗死或再次出血所致。部分病人始终无意识障碍,这主要是出血量少或老年人脑萎缩明显,不至于出现明显高颅压之故。

(4)精神症状:病人在急性期时出现各种精神症状,如谵妄状态、精神错乱,幻觉、烦躁等,多在2~3周后消失;有的病人可出现记忆力减退、注意力不集中、分析判断力障碍等。

(5)眼底改变:由于急性高颅压,眼静脉回流受阻,引起一侧或两侧视乳头水肿,甚至有部分的病人出现视网膜和玻璃体出血。视网膜和玻璃体出血是诊断蛛网膜下腔出血的重要根据之一。它的出现亦可提示病情较重。

(6)脑膜刺激征:是蛛网膜下腔出血血的重要体征,甚至有时为蛛网膜下腔出血的惟一临床表现,是蛛网膜下腔的血液刺激硬脑膜所致。主要表现为颈项强直,Brudzinski征和Kerning征阳性。脑膜刺激征的出现、强度及消失决定于出血的部位与多少和病人的年龄,老年病人、出血量少者、对疼痛的耐受性强或重症昏迷者,可以没有脑膜刺激征。

(7)其他表现:少数病人可出现局灶性受损的表现,有的表现还具有一定临床意义,如动眼神经麻痹的出现提示侧基底动脉、大脑后动脉或小脑上动脉可能存在动脉瘤。有的病人出现言语障碍,肢体瘫痪或感觉障碍,则是提示蛛网膜下腔出血直接射入脑实质形成血肿或并发脑动脉痉挛形成脑梗死的可能。部分病人因血液刺激皮质而出现癫痫发作。

(四)辅助检查

主要是通过脑CT和腰穿检查确定是否为蛛网膜下腔出血,之后进行脑血管造影或脑磁共振成家检查了解有否颅内血管异常。

1.脑脊液 腰椎穿刺进行脑脊液检查有决定性意义,尤其是对于不典型的蛛网膜下腔出血患者必须进行脑脊液检查,而且可除外脑膜炎。

2.头颅CT 是确诊蛛网膜下腔出血的首选诊断方法,在病后第一天几乎90%以上病例在CT平扫中出现脑沟和脑池的高密度,但这种征象在1周后减为50%,2周后减为30%,3周后消失。而且CT尚可发现脑室系统或脑内凝血块、硬膜下血肿以及脑积水,偶尔可见动脉瘤壁的钙化。经强化还可显示动静脉畸形。

3.头颅MRI 对于蛛网膜下腔出血急性期的诊断不利,但在蛛网膜下腔出血的恢复期优于CT,尤其是在判断颅后窝、脑室系统出血、瘤内血栓形成、动脉瘤破裂的部位等方面更是优于CT。

4. 数字减影脑血管造影(DSA)　DSA 可清晰地显示动脉瘤和动静脉畸形,还可以发现引起蛛网膜下腔出血的其他病因,如烟雾病、血管性肿瘤等,为蛛网膜下腔出血的病因诊断提供可靠的依据。因此,一旦确诊为蛛网膜下腔出血,在病情允许下,应尽早进行脑血管造影,确定是否有动脉瘤或血管畸形及其存在的部位,以便决定下一步的治疗问题。

5. 头颅 MRA　即磁共振血管成像。对脑内动脉瘤的检出率达80%左右,可作为 DSA 前的无创性筛选方法。

6. 实验室检查:血常规、凝血功能、肝功能及免疫学检查等有助于查找出血的其他病因。

(五)诊断与鉴别诊断

根据患者突然起病,表现为剧烈的头痛、恶心、呕吐和脑膜刺激征,伴或不伴意识障碍,头颅 CT 见蛛网膜下腔、脑沟、脑池呈高密度"铸型",可确诊本病。但必须与下列疾病鉴别:

1. 血管性头痛和丛集头痛的病人　可突然出现较剧烈头痛和呕吐,有先兆性偏头痛者还伴有局灶性神经功能障碍的症状,有时不易与蛛网膜下腔出血鉴别。但是它们没有脑膜刺激征,腰穿或脑 CT 扫描检查亦无异常发现,则可区别。

2. 脑出血　脑实质内出血破入脑室或原发性脑室出血的病人不易与蛛网膜下腔出血相鉴别。脑出血多伴有偏瘫、失语等定位体征,头颅 CT 扫描可显示出血灶。但原发性脑室出血与重症蛛网膜下腔出血临床上难以鉴别。

3. 颅内感染　各种类型的脑膜炎和脑炎病人可以表现出明显的头痛、呕吐及脑膜刺激征,尤其有些脑膜炎病人可出现血性脑脊液,如结核性脑膜炎、隐球菌性脑膜炎和单纯疱疹病毒性脑炎,在临床上易与蛛网膜下腔出血混淆。但是蛛网膜下腔出血无感染的征象—周围血液白细胞增高,脑脊液呈明显的炎性改变,同时颅内感染脑 CT 扫描大多数为正常。

(六)主要并发症

1. 脑血管痉挛

脑血管痉挛是导致蛛网膜下腔出血病人死亡和伤残的重要原因,因此,引起了不少学者的关注。脑血管痉挛可发生在蛛网膜下腔出血后的任何时间,但多在出血后 3 日发生,第 1~2 周达高峰,持续 1~4 周,这称为迟发性脑血管痉挛,是临床最多见的类型。出血后立即出现的急性脑血管痉挛在临床上罕见。继发性脑血管痉挛的机制至今仍十分不明,但肯定与血液进入脑底池蛛网膜下腔及血性脑脊液中的生化物质如 5-羟色胺、血栓素、内皮素、血小板释放的各种因子、钙离子、缓激肽等有关。病人表现为突然出现言语障碍、肢体瘫痪和感觉障碍、意识障碍加重等,腰穿证实无新鲜出血。

2. 再出血

再出血是蛛网膜下腔出血致命的并发症,可发生在第一次出血后任何时间,其中 1 个月内再出血最多,1 个月后则大大减少,绝大多数发生在出血后 6~12 天。其发病机制为:蛛网膜下腔出血后 7~14 天为纤维蛋白溶解酶活性达最高峰,易使破裂口处的血凝块溶解,而此时破裂处动脉壁的修复尚未完成,易在外加因素促使下再次出血。病人表现为突然的病情恶化。腰穿发现新鲜血液。出血越多,预后越差。二次出血的死亡率高达 40%~80%。

3. 脑积水

脑积水亦是蛛网膜下腔出血常见且严重的并发症。可分为急性脑积水和正常颅压性脑积水。①急性脑积水:主要是由于脑室内积血导致急性阻塞性脑积水,多在出血后数小时至 1周内发生,病人表现为急剧颅高压,病情迅速恶化,甚至出现脑疝致死。②正常颅压性脑积水：是由多种原因造成的交通性脑积水，多于出血后几周甚至几年后出现。病人表现为进行性精神障碍、步态异常及尿失禁。

（七）治疗

一旦确诊为蛛网膜下腔出血，应积极控制出血和降低颅内压，防治动脉痉挛、去除病因和防止复发。因此，尽早进行脑血管造影检查，如发现动脉瘤或血管畸形，则应积极进行血管介入或手术治疗。

1.一般处理

病人要绝对卧床休息至少 4～6 周，避免用力大小便，防止剧烈咳嗽等。头痛、烦躁不安者适当应用止痛镇静药物。控制血压，使血压维持在比基础血压偏低的水平。控制癫痫发作。合理应用抗生素，防止感染的发生。注意维持电解质平衡。可以慎重进行腰穿放脑脊液治疗，每次放出 10ml，每周进行 2 次；其可降低颅内压、减少头痛，同时能快速减少脑脊液中血液成分，预防出血后的蛛网膜粘连，降低正常颅压脑积水的发生率。但是，腰穿放脑脊液时应缓慢，因为颅内压很高时，易发生脑疝。

2.脱水治疗

蛛网膜下腔出血引起颅内压升高及脑水肿，严重者出现脑疝，是本病的死亡原因之一。因此，应积极进行脱水降低颅压治疗。可用甘露醇、速尿、白蛋白等药物治疗。如药物脱水治疗效果不佳并有脑疝发生的可能，应行颞下减压术和脑室引流，以挽救病人的生命。

3.防治再出血

蛛网膜下腔出血后应用抗纤维蛋白溶解药抑制纤维蛋白溶解酶原的形成，延迟凝血块的溶解，防止再出血的发生。常用的药物如下：

（1）止血芳酸：其能抑制纤维蛋白溶酶原的激活因子，高浓度时能直接抑制纤维蛋白溶酶。每次 100～200mg，溶于葡萄糖液或生理盐水 20ml 中缓慢注射，每日 2～3 次。

（2）止血环酸：又称氨甲环酸，是止血芳酸的衍生物，作用与止血芳酸相同，但比其强。每次 250～500mg，溶于葡萄糖或生理盐水 500ml 中静滴，也可肌肉注射，每日 1～2 次。

（3）6—氨基己酸：又称氨基己酸，其作用同止血芳酸。每次 6～10g，溶于葡萄糖或生理盐水 500ml，静滴，每日 2 次，每天最大量不超过 24g，连续 7～10 日后减量，共用 15 日左右。

4.防治脑血管痉挛及脑梗死

蛛网膜下腔出血后，脑血管痉挛可立即发生，也可 5～7 日后出现，所以应立即给予预防脑血管痉挛的药物。主要应用尼莫地平，其主要是选择性作用于脑血管平滑肌钙拮抗剂。每次 60mg，溶于葡萄糖或生理盐水，静滴，每日 1 次，可持续应用 1～3 周。

5.手术治疗

对于蛛网膜下腔出血者，在病情允许的情况下宜早期手术，即可去除病因，同时又可引流清除蛛网膜下腔积血，预防脑血管痉挛的发生、发展。若出现急性阻塞性脑积水，更应尽早手术。

（八）预后

蛛网膜下腔出血者的预后取决于病因、出血量、次数及部位和是否得到积极的治疗。但随着近几年来早期外科手术的开展和脑血管痉挛的积极防治，已使总死亡率由 50％ 降至 33％。

（宁宁）

第五节　癫痫

癫痫是以大脑神经元异常放电所致的阵发性中枢神经系统功能失常为特征的慢性脑部疾病,具有突然发生、反复发作的特点。由于脑内异常放电的部位和范围不同,临床可表现为反复发生的运动、感觉、意识、行为及自主神经等的不同程度的障碍。痫性发作是指纯感觉性、运动性和精神运动性发作,或指每次发作及每种发作的短暂过程,患者可有一种或数种痫性发作。正常人过度疲劳、饥饿、长期饮酒戒断、情绪激动、过敏反应等也可有单次发作,但不能诊断为癫痫。

一、病因

癫痫的病因非常复杂,迄今尚未完全明白,但与以下因素有关:

1.遗传　家系调查结果显示,特发性癫痫近亲中患病率为 $2\%\sim6\%$,明显高于一般人群的 $0.5\%\sim1\%$。特发性癫痫具有不同的遗传方式,如儿童期失神癫痫为常染色体显性遗传,婴儿痉挛症为常染色体隐性遗传。

2.脑部疾病　包括:①颅内感染,如多种脑炎、脑膜炎、脑囊虫病、脑型钩端螺旋体病。②脑的发育畸形、脑积水与各种遗传性疾病伴随的脑发育障碍。③脑血管病,如颅内出血、脑血栓、脑栓塞等。④颅内肿瘤。⑤中毒性脑病。⑥脑外伤,包括产伤、挫伤、出血等。

3.影响发作的因素

(1)遗传因素:仅影响癫痫的预致性,其外显率受年龄限制。

(2)环境因素:包括:①年龄:如婴儿痉挛症多在 1 周岁内发病,儿童期失神癫痫多在 6~7 岁时发病,肌痉挛发作多在青少年发病;②内分泌:如少数病人仅在月经或妊娠期发作,称为经期癫痫、妊娠癫痫;③睡眠:GTCS 常在晨醒后发作,良性中央回癫痫多在睡眠中发作;④睡眠不足、疲劳、饥饿、便秘、饮酒、情绪激动、过度换气以及各种一过性代谢紊乱和过敏反应等,都能激发癫痫发作。

二、发病机制

脑产生癫痫发作的可能机制:①脑内抑制性机制,特别是 γ—丁氨基丁酸(GABA)突触抑制减弱;②兴奋性突触机制增强,特别是由 N—甲基—D—天冬氨酸(NMDA)受体介导的谷氨酸反应;③内源性神经元爆发放电,通常为电压依赖性钙电流的增强。有些局限性癫痫似乎主要是由于丧失了抑制性中间神经元。海马硬化可能是由于在存活神经元间形成了异常的返归兴奋性连结而导致癫痫。原发性全身性失神癫痫可能是由于丘脑神经元电压依赖性钙电流增强而发生皮质弥漫同步棘—慢波活动。

三、病理生理

任何正常人都可因电刺激或化学刺激(惊厥剂)而诱致癫痫发作。因此,正常脑可能具有产生发作的解剖—生理基础,易受各种刺激而触发。一定频率和电流强度刺激脑产生的发作放电在刺激停止后仍持续放电,导致全身强直性发作。减弱刺激参数后可能只出现简短后放电。若有规律地重复刺激,后放电间期和扩散范围逐渐增加,直至这个原来为亚阈值的刺激引起全身性发作。最后,不给任何电刺激也可自身出现发作。癫痫的主要特征性变化为脑内一个局限区域许多神经元猝然同步激活 50～100 ms,而后抑制。在脑电图(EEG)上出现一个高波幅负相棘放电,后面跟 1 个慢波。若此局限区神经元重复同步放电数秒钟,乃出现局限性发作;若放电经脑扩散并持续许多秒至几分钟,就表现为复杂部分性发作或全身性发作。

四、临床表现

(一)部分性发作

部分性发作是由于脑皮质某一区域的病灶造成,通常由于损害的区域不同而引起不同的表现类型。如一侧或两侧颞叶损害可造成精神运动性发作,嗅幻觉的发作可能病损在沟回前部,所以临床表现有一定的定位意义。发作时程较短,一般 1 分钟至数分钟。根据发作期间是否伴意识障碍,以及是否继发全身发作,又分为简单部分性发作、复杂部分性发作和部分发作继发全身发作三种类型。

1.简单部分性发作

痫性放电仅限于一侧大脑半球相对局限的区域,发作时无意识障碍,对发作经过能充分回忆,具体表现决定于痫性放电的部位。

运动性发作:指局部肢体抽搐。多见于一侧口角、眼睑、手指或足趾,也可涉及一侧面部或一个肢体。若发作自一处开始,按大脑皮质运动区的分布顺序缓慢移动,如自一侧拇指沿腕部、肘部、肩部扩展,称为杰克逊运动发作,病灶在对侧运动区;表现为头、眼、躯干向一侧偏转的发作,偶尔造成全身旋转,称为旋转性发作;一侧上肢外展、肘部半屈,伴有向该侧手部注视的发作,称为姿势性发作。较严重的部分运动性发作后,发作部位可遗留暂时性的瘫痪,成为 Todd 瘫痪。局部抽搐偶尔可持续数小时、数天,甚至数周,则形成持续性局限型癫痫,称为癫痫持续状态。

感觉性发作:可分为体感性发作和特殊感觉性发作。

体感性发作:多为针刺感、麻木感、触电感等。大多发生在口角、舌部、手指或足趾,病灶在中央后回躯体感觉区。也有按皮质感觉代表区的分布扩散,犹如杰克逊发作。

特殊感觉性发作:表现为 ①视觉性:简单视幻觉如闪光,病灶在枕叶;②听觉性:简单幻听,如嗡嗡声,病灶在颞叶外侧或岛回;③嗅觉性:闻到焦臭味,病灶多在额叶眶部杏仁核或岛回;④眩晕性:眩晕感、漂浮感、下沉感,病灶在岛回或顶叶。特殊感觉性发作均可作为复杂部分性发作或全身强直阵挛发作的先兆。

自主神经发作:如烦渴、欲排尿感、出汗、面部及全身皮肤发红、呕吐、腹痛等,胃肠道症状很少单独出现。病灶在杏仁核、岛回或扣带回。

精神性发作:表现为 ①遗忘症:如似曾相识、似不相识、快速回顾往事、强迫思维等,病灶多在海马部;②情感异常:如无名恐惧、愤怒、抑郁和欣快等,病灶在扣带回;③错觉:如视物变大或变小、听声变强或变弱,以及感觉本人肢体变化等,病灶在海马后部或者颞枕部。精神症状虽可单独发作,但它常为复杂部分发作的先兆,有时为继发的全身强直阵挛发作的先兆。

2.复杂部分性发作

多数自简单部分性发作开始,随后出现意识障碍、自动症和遗忘症,也有发作开始即有意识障碍。复杂部分性发作也称精神运动性发作;因其病灶在颞叶,故又称颞叶癫痫;也可见于额叶、嗅皮质等部位。以嗅觉先兆起始的复杂部分性发作又称为钩回发作。复杂部分发作在先兆之后,患者呈部分性或完全性对环境接触不良,做出一些无意义或似有目的的动作,即自动症,表现为患者突然瞪目不动,然后机械性地重复原来地动作,或出现反复吸吮、咀嚼、清喉、搓手、解扣、摸索等;甚至游走、奔跑、乘车上船,也可自动言语或叫喊、唱歌等。

3.继发全身发作

任何类型地部分发作都有可能发展成全身强直阵挛发作、强直发作或阵挛发作,患者意识丧失、惊厥。

(二)全身发作

痫性放电从一开始即同时涉及两侧大脑半球,常以意识丧失为首发症状,没有从脑局部起始地任何临床或脑电图表现。根据发作时的运动表现可分为以下六种亚型:

1.全身强直阵挛发作

以意识丧失和对称性抽搐为特征。发作可分为三期:①强直期:患者突然意识丧失、跌倒、全身骨骼肌同时持续性抽搐、上睑抬起、眼球上翻、喉部痉挛、躯干和四肢紧张性伸直,持续20秒左右。②阵挛期:全身间歇性阵挛,频率由快变慢,松弛期逐渐延长,最后一次强烈阵挛后抽搐突然停止,本期持续约1分钟。此期因患者伴有阵挛性呼吸,唾液和支气管分泌物增多,同时可能会造成舌咬伤,因此口中有白沫或血沫,还可能发生尿失禁。在以上两期中可见心率加快、血压升高、支气管分泌物增多、瞳孔散大和对光反射消失、呼吸暂时中断、皮肤发绀、病理反射征阳性。③惊厥后期:呼吸首先恢复,继而心率、血压、瞳孔等恢复正常,意识逐渐清醒。自发作开始至清醒历时5～10分钟。清醒后常感头晕、头痛、全身酸痛和乏力,对抽搐全无记忆。个别患者在完全清醒前有一短暂的自动症或情感异常。

2.失神发作

典型失神发作发作时脑电图通常为规则而对称的3 Hz棘一慢复合波及多棘一慢复合波,亦常为双侧性。发作间期脑电图往往正常,但可有阵发性活动(如棘波或棘一慢复合波),这种活动一般规则而对称。失神发作的特点是突然起病,中断正在进行的活动,茫然呆视,可能有双眼短暂上翻,如果患者正在说话,则可变慢且中断;如正在走路,可突然站立不动;如正在进食,则食物在送往口腔的途中突然停止。此时与之说话往往无反应。当和有些患者说话时,可使其发作中止。发作持续数秒至半分钟,然后和开始一样迅速消失。

可有以下几种类型:①仅有意识障碍的失神:发作表现如上所述,发作时无其他活动。②有轻微阵挛成分的失神:发作失神与上述单纯失神一样,但可出现眼睑、口角或其他肌群的阵挛性动作,其程度可由不易觉察的动作到全身肌阵挛性跳动;手中所持物品可以跌落。③有失张力成分的失神:发作时可有维持姿势和维持四肢的肌张力减低,导致头下垂,偶有躯干前倾、双臂下垂、紧握则可放松。偶尔张力减低到使患者跌倒。④有肌强直成分的失神:发作时肌肉可有强直性收缩,引起伸肌或屈肌张力对称性或非对称性增高。如患者正站立时,头可向后仰,躯干后弓,导致突然后退。头可强直性拉向一侧。⑤有自动症的失神:自动症表现如前述。在失神发作时,还可见似有目的的动作,如舐唇、吞咽、抚弄衣服或无目的的行走等。如与之说话,则可咕哝作声或头转向说话声音处,当触碰或弄痒患者,则可以来抚摸。自动症可十分复杂,也可很简短,致使随便观察不易发现。常出现混合性失神。⑥有自主神经成分的失神。以上②～⑥条可单独或共同出现。

3.非典型失神发作

发作时脑电图较杂乱,可包括不规则棘一慢复合波,快活动或其他阵发性活动。异常为两侧性,但常不规则和不对称。发作间期脑电图的背景往往不正常,发作性电活动常不规则和不对称。可有:①有肌张力改变,更明显。②起病和/或停止均非突然。

4.肌阵挛发作

呈突然、短暂的快速肌肉或肌群收缩,可能遍及全身,也可能局限于面部、躯干或肢体。可单独出现,亦可有规律地重复,晨醒和刚入睡时最易发生。脑电图示多一慢波。

5.强直发作

表现为全身肌肉强烈的强直性痉挛,肢体直伸、头和眼偏向一侧、颜面青紫、呼吸暂停和瞳孔散大。躯干的强直发作造成角弓反张。脑电图示低电位的 10 Hz 波,振幅逐渐升高。

6.阵挛发作

表现为全身肌肉反复阵挛性抽搐,恢复较强直阵挛发作为快。脑电图示快活动、慢波及不规则棘一慢波。

7.失张力发作

表现为肌张力的突然丧失,造成垂颈、张口、肢体下垂或全身跌倒,持续 1～3 秒,可有或无意识障碍。脑电图示多棘一漫波或低电位快活动。

(三)癫痫持续状态

癫痫持续状态系指一次癫痫发作持续 30 分钟以上,或连续多次发作,而发作间期意识未恢复至清醒的一种状态。任何类型的癫痫发作均可出现癫痫持续状态,以全身强直阵挛发作的持续状态为多见。停药不当或不规范的抗癫痫药治疗是最常见的原因。诱发因素包括感染、过度疲劳、孕产和饮酒等。在成人的症状性癫痫中,部分以癫痫持续状态为首发表现。癫痫持续状态是一种危重状况,惊厥性全身性抽搐一次接连一次,意识始终不清,如不及时控制,可引起高热、感染、电解质紊乱、酸中毒,心、肺、肝和肾等多脏器衰竭,肌红蛋白尿等,并可导致死亡。非惊厥性失神性发作持续状态,也可导致数小时的意识障碍、精神错乱等。

癫痫持续状态可分为以下 6 类:

1.全身惊厥性癫痫持续状态

包括 GTCS 癫痫持续状态、强直性癫痫持续状态、肌阵挛性癫痫持续状态等。最常见的是 GTCS 癫痫持续状态。临床表现为反复的全身强直一阵挛发作,或两次发作间意识不清,或一次发作持续 30 分钟以上。开始时一般呈大发作相,以后症状加重,发作时强直期持续时间延长,而阵挛期持续时间减少,两次发作之间隔时间缩短,昏迷不断加深,出现严重的自主神经症状,如发热、心动过速或心律失常,呼吸加快或呼吸不稳,血压在开始时升高,后期血压下降,腺体分泌增加,唾液增多,气管、支气管分泌物阻塞,以致呼吸道梗阻,发生青紫缺氧症状。此外,常有瞳孔散大,对光反射、角膜反射消失,并出现病理反射。

多数患者一开始就是全身性发作,约 45% 的患者可能由局限性发作发展而来,后者常提示病灶所在,说明为继发性癫痫。发作可持续数小时至数日,发作可以突然停止或逐渐延长时间,发作减轻,然后缓解。

2.简单部分性发作持续状态

主要有简单部分性运动性发作持续状态,又称 Koiewnikow 癫痫。表现为身体的某一部分持续不停的抽搐达数小时或数天,但无意识障碍,可扩展为继发性全身性癫痫,是第二种常见的癫痫持续状态形式,可以出现在有阵挛性发作的患者或作为急性神经系统损害的症状。局灶性运动性癫痫持续状态易累及面、眼或上肢,在面部倾向于阵挛性发作,在肢体则倾向于强直—阵挛性发作,有时可累及对侧肢体,偏身痉挛性发作间隙常有神经系统体征,抽搐的一侧肢体常有短暂的轻偏瘫,称为 Todd 麻痹,有时出现巴氏征阳性等锥体束损害的体征,患者可以伴有某种程度的意识障碍及自主神经症状。

常规脑电图显示额叶、中央区、前颞,常可发现发作性棘波、慢波及 8~15 Hz 节律活动,少数患者脑电图也可无异常改变。

3.复杂部分性发作持续状态

又称精神运动性发作持续状态,此种发作临床上罕见。常表现为两种形式:一是患者长时间处于朦胧状态,并有反应迟钝,部分性语言及似有目的的自动症。二是患者有一连串的发作性部分性发作,并伴有凝视、无反应、语言障碍、固定不变的自动症,两次发作期间意识呈朦胧状态。脑电图上常显示持续的慢波,以意识朦胧状态时尤为明显,或者在弥散性慢波的背景上出现额叶的棘—慢波放电。

4.全身性非惊厥性癫痫持续状态

主要有失神状态或小发作状态,表现为发作时意识混浊,精神错乱,轻度意识障碍时,只有思维及反应变慢,不易被发现,当有严重意识混浊时,则缄默不语或语言单调、少动、定向力丧失,也可发展为木僵昏睡状态,所有的精神活动都丧失,患者仅对较强烈的刺激有反应,部分患者发作时有面、脸及手的自动症,发作可持续 3 分钟至 12 小时或更长。失神性癫痫状态以儿童为多见,但有相当一部分出现在成人。

脑电图在鉴别诊断中有决定意义,其表现为持续的或间断的棘—慢波放电,可以是规则的 3Hz 的棘—慢波,但更多见的是 2~3Hz 的不规则的棘—慢波或多棘—慢波放电。

5.偏侧性癫痫持续状态

多见于婴幼儿,表现为半侧阵挛性抽搐,常伴有同侧偏瘫,称为半身—偏瘫综合征(HH综合征)。

6.新生儿期癫痫持续状态

表现多样而不典型,多为轻微抽动,肢体奇异的强直动作,常由一肢体转移至另一肢体,或为半身抽搐发作。发作时呼吸暂停,意识不清,具有特征性 EEG 异常,1~3 Hz 慢波夹杂棘波。或 2~6 Hz 节律性棘—慢波综合,阵挛性发作有棘、尖波放电。

五、辅助检查

1.脑电图(EEG)检查 脑电图上出现棘波、尖波、棘—慢复合波等痫性发作波形对癫痫的诊断具有重要参考价值。然而其更重要的意义是区分发作的类型:局限性发作为局限部位的痫性波形;GTCS 强直期呈低电压快活动,10 Hz 以上,逐渐转为较慢、较高的尖波;阵挛期为与节律性肌收缩相应的爆发尖波和与停止肌收缩相应的慢波;失神发作可见各导程同步发生短暂 3 Hz 的棘—慢波放电,背景电活动正常。

由于病人做脑电图检查时一般已无发作,上述典型波型已不显示,仅部分呈现短促、零落的痫性电活动,此时可采用诱发方法,如过度换气、闪光刺激、剥脱睡眠、使用药物等,则痫性电活动发生率可提高 80% 左右。此外,24 小时动态脑电图连续描记能更进一步获得脑电图异常放电的资料。

2.影像学检查 功能 MRI、磁共振波谱检查能较好地诊断癫痫。

脑磁图利用超导量子干涉仪进行测定,能检查颅内三维的正常和病理的电流,且比 EEG

更敏感,可提供癫痫灶中电流的位置、深度和方向等精确的空间信息,且能分辨原发灶和继发灶。

3.其他检查　SPECT、PFT 通过测定脑组织内放射性核素的聚集或摄取量来显示病灶,有较好的敏感性。

六、诊断

(1)癫痫的临床诊断主要根据癫痫患者的发作病史,特别是可靠目击者所提供的详细的发作过程和表现,辅以脑电图痫性放电即可诊断。

(2)脑电图是诊断癫痫最常用的一种辅助检查方法,40%～50%癫痫病人在发作间歇期的首次 EEG 检查可见棘波、尖波或棘－慢、尖－慢波等痫性放电波形。癫痫发作患者出现局限性痫样放电提示局限性癫痫,普遍性痫样放电提示全身性癫痫。但是少数病人可多次检查 EEG 始终正常。

(3)神经影像学检查可确定脑结构性异常或损害,脑磁图、SPECT、PET 等可帮助确定癫痫灶的定位。

七、分类

癫痫不是一个独立的疾病,而是一组疾病或综合征,引起癫痫的病因非常多,过去习惯按病因将癫痫分为原发性(特发性)和继发性(症状性)两大类。随着诊断技术的发展,发现越来越多原来诊断为原发性癫痫的患者脑内存在器质性病变,即原发性癫痫的比例将越来越少。①原发性癫痫,多由遗传因素所致;②继发性癫痫,病因比较复杂,主要由各种原因的脑损伤所致,遗传也可能起一定作用。1981 年国际抗癫痫联盟根据临床和脑电图特点制定了癫痫发作的分类,见表 9－5－1。

表 9－5－1　国际抗癫痫联盟(1981)痫性发作分类及临床表现要点

1.部分发作
(1)单纯性:无意识障碍,可分运动、感觉、自主神经和精神症状
(2)复杂性:有意识障碍
(3)继发泛化:有部分起始扩展为 GTCS
2.全面性发作　双侧对称性发作,有意识障碍
3.不能分类的癫痫发作

八、鉴别诊断

1.晕厥　因全脑短暂缺血引起意识丧失和跌倒。起病和恢复都较缓慢,发病前常先有头晕、胸闷、心慌、黑矇等症状。可有见血、直立、排尿、疼痛刺激等诱因。清醒后常有肢体发冷、乏力等,平卧后可逐渐恢复。偶尔也可伴有阵挛或短暂全身强直－阵挛性发作,多有明显诱因。

2.偏头痛　可出现视觉异常的先兆表现或伴有运动、感觉功能的短暂缺失,易与局限性癫痫相混淆;偏头痛的先兆症状持续时间较长,头痛发作时常伴恶心呕吐,EEG 正常。

3.假性癫痫发作　又称癔病性发作,可有运动、感觉、自动症、意识模糊等癫痫发作症状;但多在情绪波动后发作,症状有戏剧性,表现为双眼上翻、手足抽搐和过度换气,一般不会发生自伤或尿失禁。强烈的自我表现,精神刺激后发作,发作中哭叫、出汗和闭眼等为其特点,暗示治疗可终止发作。脑电图系统监测对其鉴别很有意义。国外报道,假性发作病人中可能有 10％左右的患有癫痫,而癫痫伴有假性发作者为 10％～20％。

九、治疗

治疗癫痫病人目标为完全控制发作,维持正常的脑神经功能,提高生活质量。一旦诊断成立,即用药以控制发作,主张单药治疗,长期坚持服用,完全控制发作 4～5 年后可逐步减量至停药。

(一)药物治疗

在没有诱因情况下出现二次癫痫发作的病人,必须给予正规抗痫药物治疗。单次发作的病人是否应开始长期药物治疗,要根据病人具体情况如发作类型、年龄、诱因、以往病史、家族史、有否阳性体征、EEG、有否脑结构性改变、突然意识丧失可能招致的危险等资料进行全面考虑后作出决定。

1. 药物控制

(1)药物的选择:主要取决于发作类型。GTCS 首选药物为苯妥英钠、卡马西平;失神发作首选乙琥胺或丙戊酸钠,其次为氯硝西泮(氯硝安定);单纯部分性发作者选卡马西平,其次为苯妥英钠、扑痫酮、苯巴比妥;儿童肌阵挛发作首选丙戊酸钠,其次为乙琥胺或氯硝西泮。

(2)常用药物的用法:①苯妥英钠起始 200 mg/天,维持 300～500 mg/天。②苯巴比妥 60～180 mg/天。③卡马西平起始 200 mg/天,维持 600～2 000 mg/d。④乙琥胺起始 500 mg/天,维持 500～1 500 mg/天。⑤丙戊酸钠 600～2 000 mg/天,儿童 30～40 mg/(kg · 天)。⑥氯硝西泮 1 mg/d,逐渐加量;儿童 0.5 mg/天。

(3)用药原则:①根据发作类型选择有效、安全、易购和价廉的药物。②口服药量均自常量低限开始,逐渐调整至能控制发作而又不出现严重毒、副作用为宜。③单药治疗是癫痫的重要原则,单个药物治疗数周,血清药浓度已达到该药“治疗范围”血浓度而无效或发生病人不能耐受的副作用,应考虑更换药物或与他药合并治疗。但需注意更换新药时不可骤停原药。④癫痫是一个长期治疗的疾病,应树立患者信心。特发性癫痫在控制发作 1～2 年后,非特发性癫痫在控制发作 3～5 年后才减量或停药,部分患者终身服药。停药应根据癫痫类型、发作控制情况综合考虑,通常在 1～2 年逐渐减量,直至停用。

(二)手术治疗

手术治疗的适应证包括:①难治性癫痫:患病时间较长,并经正规抗痫药治疗 2 年以上无效或痫性发作严重而频繁。②癫痫灶不在脑的主要功能区,且手术易于到达;术后不会造成严重残废者。③脑器质性病变所致的癫痫,可经手术切除病变者。

(三)癫痫持续状态的处理

强直－阵挛状态为威胁生命的紧急情况,多数是由于癫痫病人突然停用或减少原来长期服用的抗痫药物,少数病人是因颅内感染、颅脑外伤或代谢性脑病等引起。除病因治疗外,应在最短时间内终止发作,并保持连续 24 小时无发作。

1. 地西泮(安定)为首选药物　常用 10 mg 缓慢静脉注射,但作用持续时间短,需 5～10 分钟重复应用。或同时给予其他抗癫痫药物。或用地西泮静脉点滴维持,将 50～100 mg 地西泮加入 5％葡萄糖生理盐水 500 ml 中静脉滴注,以每小时 50～100 ml 速度为宜。因安定对呼吸有抑制作用,甚至引起呼吸停顿,故使用时应密切观察呼吸和血压,并准备抢救呼吸的手段。

2.苯妥英钠 为长作用抗痫药,在应用地西泮控制发作后,通常需要防止其复发。成人剂量 15～18 mg/kg;该药不影响对病人意识恢复的观察,不抑制呼吸,但可阻断心脏房室传导,注射速度过快可使血压急剧下降,应监测血压和 ECG。

3.苯巴比妥钠(鲁米那) 肌注对大部分病人有效。一般用量为 8～9 mg/kg,1 次肌注。该药一般不静注,因其对呼吸中枢抑制作用较强。该药作用慢、持续时间长,与地西泮并用效果较好。

4.异戊巴比妥钠 0.5 g 溶于注射用水 10～20 ml 中缓慢静注。该药比苯巴比妥钠对呼吸中枢抑制作用轻,对有明显肝肾功能不全者两药均应慎用。

发作难以控制者,必要时在 EEG 监护下行全身麻醉,达到惊厥和痫性电活动都消失的程度。

反复 GTCS 会引起脑水肿而使发作不易控制,可快速静滴甘露醇等。高热时给予物理降温,并注意及时纠正血液酸碱失衡和电解质的异常。昏迷病人注意保持呼吸道通畅,必要时行气管插管或切开。

癫痫持续状态完全控制后,应定时定量维持用药。一般肌注苯巴比妥钠 0.2 g,根据用药情况可 6～8 小时 1 次,连续 3～4 天。病人清醒后改口服抗痫药。

5.对症处理 保持呼吸道畅通,必要时气管切开,密切观察生命体征,预防脑水肿和继发感染,降温,维持水、电解质平衡等。

(宁宁)

第十章　常见神经系统疾病的护理

第一节　周围神经系统疾病患者的护理

周围神经系统是指位于脊髓和脑干的软膜外的所有神经结构,即从脊髓腹侧和背侧发出的脊神经根组成的脊神经,以及从脑干腹外侧发出的脑神经,但不包括嗅神经和视神经,它们是中枢神经系统的特殊延伸。周围神经系统分为脊神经、脑神经和自主神经。在神经活动的过程中,周围神经使感受器、中枢神经系统及各效应器联系起来,保证机体内各器官的活动统一、协调,也使机体与外界环境间保持相对平衡。周围神经疾病是指原发于周围神经系统结构或功能损害的疾病。常见的有特发性面神经麻痹、急性炎症性脱髓鞘性多发性神经病等。

一、特发性面神经麻痹患者的护理

特发性面神经麻痹是指茎乳突孔内急性非化脓性神经损害引起的周围性面瘫,又称 Bell 麻痹或面神经炎。

(一)专科护理

1. 护理要点　指导患者饮食宜清淡,富有营养、易消化半流质或软质饮食。加强口腔护理及眼部护理,尽早开始面肌的康复训练,对外表形象较在意的患者,给予正确引导,减轻心理负担,鼓励患者树立战胜疾病信心,指导患者自我形象修饰的方法。

2. 主要护理问题

(1)自我形象紊乱与面神经麻痹所致口角歪斜有关。

(2)慢性疼痛与面神经病变累及膝状神经节有关。

3. 护理措施

(1)一般护理。

①休息与活动:保证患者充分休息,指导患者建立规律的作息时间,睡眠差者,采用睡眠辅助方法,如背部按摩、热水泡脚等,提供安静舒适的睡眠环境,做好心理护理,消除顾虑,以利于睡眠。

②饮食护理:发病初期,患者进食时,食物很容易潴留在瘫痪侧的颊部,因此,应指导患者从健侧进食。味觉与咀嚼功能的减退直接影响到患者的食欲,鼓励患者选择富有营养,易消化半流质或软食,饮食宜清淡,避免干硬、粗糙的食物,多食水果、蔬菜。忌辛辣生冷刺激食物。疾病恢复期应指导患者进食时将食物放在患侧颊部,细嚼慢咽,促进患侧肌群被动锻炼。

③生活护理:做好口腔护理,保持口腔清洁;眼睑不能闭合者予以眼罩、眼镜遮挡及滴眼药等保护,患者外出时可戴口罩、系围巾,或使用其他改善自身形象的恰当修饰。

(2)用药护理:指导患者了解常用药物的用法、用量、不良反应及注意事项等。应用抗病毒药物如注射用更昔洛韦、阿昔洛韦时,应指导患者摄入充足水分,加快药物代谢,降低药物毒性。

(3)心理护理:患者于患病初期多出现情绪变化,产生焦虑、恐惧、忧郁的心理,情绪紧张易激动,担心留下后遗症而悲观绝望,观察患者有无心理异常的表现,鼓励患者表达对面部形象改变的自身感受和对疾病预后担心的真实想法,给予正面引导,以解除患者的心理压力。

(4)康复护理。

①早期康复干预:加强面肌的主动和被动运动,指导患者对患侧面部及耳后部位给予湿热敷,温度适中,避免烫伤,然后进行局部按摩以促进局部血液循环,减轻患侧面肌的过度牵拉。指导患者使用手掌根部自患侧口角向上方螺旋式按摩面部,每日 3 次,每次 5~10 分钟,促进血液循环。

②恢复期功能训练:当神经功能开始恢复后,鼓励患者练习瘫痪侧的面部肌群随意运动,如皱眉、闭眼、吹口哨等,训练可按节奏进行,每天 2 次,避免肌肉萎缩。

(二)健康指导

1.疾病知识指导

(1)概念:特发性面神经麻痹主要是面神经非细菌性非化脓忖炎症,是一种常见病、多发病,多因局部受风吹或着凉而起病,通常认为是局部营养神经的血管因受风寒而发生痉挛,导致面神经组织缺血、水肿或受压而致病。

(2)病因:面神经炎病因尚未完全阐明。目前认为是由于骨性面神经管只能容纳面神经通过,所以面神经一旦缺血、水肿必然导致神经受压。病毒感染、自主神经功能不稳等均可导致局部营养神经的血管痉挛,神经缺血、水肿而出现面肌瘫痪。

(3)主要症状:常在 20~50 岁的青壮年中发病,单侧患病较多见,病初可有麻痹侧耳后或下颌角后疼痛。临床表现以一侧面表情肌突然瘫痪,同侧前额皱纹消失,眼裂扩大,鼻唇沟变浅,西部被牵向健侧为主要特征。脑血管疾病所致的中枢性面瘫表现为病灶对侧眼裂以下的面瘫,二者应注意鉴别。

(4)常用检查项目:面神经传导检查对早期(起病后 5~7 日完全瘫痪者的预后判断具有指导意义。如患侧诱发的肌电动作电位 M 波波幅为对侧正常的 30% 或以上者,则有望在 2 月内完全康复。<30% 者,其预后多伴有并发症(如面肌痉挛)。

(5)治疗:治疗原则为改善面部血液循环,减轻面神经水肿缓解神经受压,促进神经功能恢复。

①药物治疗,常用药物有皮质类固醇、B 族维生素、阿昔浮韦等。

②理疗:超短波速热疗法、红外线照射或局部热敷。

③康复治疗:恢复期可行碘离子透入疗法、针刺或电针治疗等。

(6)预后。

①不完全性面瘫可于起病后 1~3 周开始恢复,1~2 月内痊愈,年轻患者预后较好:老年患者发病时伴乳突区疼痛,合并糖尿病、高血压、动脉硬化等预后较差。

②完全性面瘫病后 1 周内检查面神经传导速度可判定预后。病后 10 天面神经出现失神经电位通常需 3 个月恢复。早期治疗对提高疗效起关键作用。

2.饮食指导　指导患者进食营养丰富的半流食或普食,进食时食物放在患侧颊部,细嚼慢咽,促进患侧肌群被动锻炼,由于咀嚼不便,唇颊之间易积食。病情较轻者,进食后及时漱口,清除口腔内侧滞留的食物;病情较重者,进食后做好口腔护理。鼓励患者每日饮水量在2000 ml 以上,有利于药物代谢后由肾脏排泄。

3.日常生活指导　确保患者充分休息,为患者提供安全、舒适、整洁的病房,保证患者有充足的睡眠时间,减少用眼,减少光源刺激,如电视、电脑、紫外线等;外出时戴墨镜保护,同时滴一些有润滑、抗感染、营养作用的眼药水,睡觉时可戴眼罩;注意面部保暖,出汗应及时擦干。用温水洗脸、刷牙,不接触冷风,睡眠时勿靠近窗边,外出时戴口罩,避免直接吹风。

4. 自我按摩及训练指导

(1)自我按摩:按健侧肌运动方向按摩患侧,按摩手法应柔软、适度、持续、稳重,每天早晚各 1 次为宜。

(2)表情动作训练:进行皱眉、闭眼、吹口哨、鼓腮、示齿等运动,训练时可按节奏进行,每天训练 3 次以上。

5. 预防复发　避免去人多、空气污浊的场所。注意气候温、凉、湿、热变化。预防面瘫复发最好的办法是平时要注意保持良好的心情及充足的睡眠,并适当进行体育运动,增强机体免疫力。此外,还应注意睡眠时避免吹风。

(三)循证护理

特发性面神经麻痹常规药物治疗能减轻炎性反应,而良好的心理活动能够提高神经系统的调节能力,使大脑皮层处于兴奋状态,将神经系统的调节能力达到最佳水平,以促进运动功能的恢复。有学者认为不同层次人员对自身的形象要求不同,护理从事公众性强的工作的患者,如演员、教师等人群,应着重帮助患者在心理上战胜自己。护理人员极有必要提高心理护理技巧,尝试对医疗无法解决的问题用护理方法来弥补,使生理上的缺陷尽可能少地影响患者的生活和工作,使不同层次的患者人群生活和工作愿望得到尽可能的展现。有学者研究表明运用健康信念模式教育在面瘫患者的护理中具有重要的意义。通过对患者进行健康信念模式教育,使患者认识到健康行为的益处和障碍,改变不良的心理负性情绪,使健康教育达到"知、信、行",从而树立战胜疾病的信心,促进疾病的早日康复。二、急性炎症性脱髓鞘性多发性神经病患者的护理

急性炎症性脱髓鞘性多发性神经病(AIDP),又称吉兰—巴雷综合征(GBS),为急性或亚急性起病的大多可恢复的多发性脊神经根(可伴脑神经)受累的一组疾病。主要病理改变为周围神经广泛炎症性节段性脱髓鞘和小血管周围淋巴细胞及巨噬细胞的炎性反应。病前可有非特异性病毒感染或疫苗接种史,部分患者病前有空肠弯曲菌感染史。

(一)专科护理

1. 护理要点　呼吸麻痹是 GBS 危及生命的主要症状,应密切观察患者的呼吸型态,及时采取急救措施,防止患者因呼吸肌麻痹而窒息死亡。给予高热量、高蛋白、高维生素、易消化的流质饮食,有进食障碍及排尿障碍患者给予鼻饲及导尿。加强生活护理及皮肤护理,注意肢体良肢位的摆放,早期协助患者进行康复训练。

2. 主要护理问题

(1)低效型呼吸型态与呼吸肌麻痹有关。

(2)躯体活动障碍与四肢肌肉进行性瘫痪有关。

(3)吞咽障碍与脑神经受损所致延髓麻痹、咀嚼肌无力等因素有关。

(4)恐惧与呼吸困难、濒死感或害怕气管切开等因素有关。

3. 护理措施

1)首要护理措施。

(1)严密观察患者的呼吸频率、深度、型态及胸廓起伏变化;有无胸闷、发绀、烦躁、出汗、摇头等症状,特别是患者发病的第 1 周是病情进展的高峰期,患者极易出现呼吸肌麻痹而致

的呼吸困难,甚至呼吸骤停。严密观察呼吸困难的程度,把握气管插管、气管切开指征。

（2）保持呼吸道通畅及通气功能的良好状态。

①头偏向一侧,定时翻身、叩背、吸痰,给予雾化吸入抗生素、化痰药物,体位引流,以利于呼吸道分泌物及时排出,预防肺不张及肺部感染。

②根据患者缺氧状态给予鼻导管或面罩吸氧;抬高床头、半坐位,及时发现患者缺氧症状,配合医生进行急救处理。

③准备好气管插管、气管切开的用物。

④配合医生气管插管、气管切开,必要时转入 ICU 使用呼吸机辅助通气;急重症患者做好重症监护护理。

2）一般护理措施。

①休息与活动:急性期卧床休息,保持肢体功能位,恢复期指导患者进行肢体功能训练。

②饮食护理:延髓麻痹不能吞咽进食者应给予鼻饲管置管,予以高蛋白、高维生素、高热量且易消化的流质食物,保证机体足够的营养供给。进食时和进食后 30 分钟抬高床头,防止食物反流引起窒息。

③生活护理:帮助患者取舒适体位,向患者及家属说明翻身及肢体运动的重要性,每 2 小时翻身一次,保持床单位整洁干燥;每日口腔护理 2～3 次,并行温水全身擦拭,保持皮肤清洁,促进肢体血液循环。

3）用药护理:按医嘱正确给药,注意药物的作用、不良反应。如使用丙种球蛋白时,应讲解药物应用的计算方法[0.4g/(kg·d)],在应用前签署知情同意书。药物昂贵,避免渗漏以及不必要的浪费。镇静安眠类药物可产生呼吸抑制,不能轻易使用,以免掩盖或加重病情。

4）心理护理:本病起病急,进展快,恢复期较长,患者常产生焦虑、恐惧心理及急躁情绪,而长期的情绪低落不利于康复。应及时了解患者的心理状况,主动关心患者,耐心倾听患者的感受,帮助分析、解释病情,告知本病经积极治疗和康复锻炼大多预后良好,使患者增强自信心,去除烦恼,积极配合治疗。

5）康复护理。

①防止瘫痪肢体废用:在患病早期保持患肢良肢位;防止肩关节、髋关节外展、足下垂等痉挛姿势的发生。在恢复期做好患肢的被动、主动功能训练,步态训练,以利于肢体功能恢复。

②预防压疮:使用预防压疮的工具如气垫床、气圈、软垫、减压贴等,以减轻受压部位的压力;保持床单位、患者皮肤的清洁干燥,定时擦浴、翻身,防止局部皮肤因汗浸、受压时间过长而引起压疮。

（二）健康指导

1.疾病知识指导

（1）概念:急性炎症性脱髓鞘性多发性神经病是一种自身免疫介导的周围神经病,常累及脑神经。

（2）病因:确切病因尚不明确,一般认为本病属一种迟发型自身免疫性疾病,病理及发病机制类似于 T 细胞介导的实验性变态反应性神经病,病原体的某些组分与周围神经髓鞘的某些组分相似,机体免疫系统发生错误识别,产生自身免疫性 T 细胞与自身抗体,并针对周围神经组分发生免疫应答,引起周围神经髓鞘脱失。

（3）主要症状：

①运动障碍：急性或亚急性起病，四肢对称性无力，多从双下肢开始，逐渐向上发展，出现弛缓性瘫痪，于数日至 2 周达到高峰。病情危重者在 1～2 日内迅速加重，出现四肢对称性弛缓性瘫痪。严重者可累及呼吸肌，出现呼吸肌麻痹，甚至死亡。

②感觉障碍：肢体远端感觉异常或手套、袜子型感觉缺失。

③脑神经损害：双侧周围性面瘫多见。

④自主神经症状：多汗、皮肤潮红、手足肿胀及营养障碍。

⑤神经反射异常：深反射减弱或消失。

⑥心理社会表现：由于起病急，肌力减退逐渐加重，甚至出现呼吸困难等严重症状，患者常出现焦虑、恐惧、精神抑郁。

⑦并发症：窒息、肺部感染、心力衰竭等。

（4）常用检查项目

①脑脊液检查：特征性表现为蛋白—细胞分离即蛋白含量增高而细胞数目正常。1～2 周后蛋白质开始升高，4～6 周后可达峰值。

②肌电图：最初改变是运动单位动作电位降低，发病 2～5 周可见纤颤电位或正相波。神经传导速度检查早期可仅有 F 波或 H 反射延迟或消失，F 波异常提示神经近端或神经根损害，对 GBS 诊断有重要意义；晚期可见神经传导速度（NCV）减慢，运动潜伏期延长，波幅正常或轻度异常，提示脱髓鞘改变，轴索受损波幅明显减低。

③腓肠神经活检：可作为 GBS 辅助诊断方法。活检可见炎症细胞浸润及神经脱髓鞘。

（5）治疗：

①血浆置换。

②药物治疗：常用药物有免疫球蛋白、皮质类固醇、抗生素等。

③辅助呼吸。

④对症治疗和防治并发症。

（6）预后：本病具有自限性，预后较好。瘫痪多在 3 周后开始恢复，多数患者 2 个月至 1 年内恢复正常，约 10% 患者遗留较严重的后遗症。60 岁以上，病情进展迅速并需要辅助呼吸以及运动神经波幅降低者预后不良。

2. 饮食指导

（1）急性期：指导患者进食高热量、高蛋白、高维生素、易消化的软食，多食新鲜蔬菜、水果，补充足够的水分；延髓麻痹不能进食者、气管切开者给予鼻饲流食，维持水、电解质平衡。

（2）恢复期：指导患者合理进食，改变不良的饮食习惯，如少食油炸、烧烤、膨化食品等，多食新鲜蔬菜、水果，避免粗糙、干硬、辛辣等刺激性食物。

3. 用药指导　及时向患者及家属进行用药宣教，耐心讲解药物的作用机制，如神经生长因子可以促进神经组织损伤后突触的神经纤维长出侧芽，提高神经递质的生物活性，具有使轴索、髓鞘再生的作用。而早期使用免疫球蛋白则可中和 IgG 抗体，阻断抗体介导的免疫损害作用，促进神经再生。用药后应密切观察药物疗效及不良反应。

4. 日常生活指导

（1）指导患者及家属掌握本病相关知识及自我护理方法，鼓励患者保持心情愉快和情绪稳定，增强体质和机体抵抗力，避免淋雨、受凉、疲劳和创伤等诱因。

（2）加强肢体功能锻炼，肢体被动和主动运动均应保持关节的最大活动度，运动过程中专人陪护，防止跌倒、受伤。

5.康复指导

（1）运动疗法：运动疗法是周围神经损伤的重要康复疗法，有明显瘫痪的患者应保持患肢功能位，采用人力或器械进行患肢被动运动和按摩，其主要作用是保持关节活动度，防止关节挛缩变形，保持肌肉的长度和肌张力，改善局部循环，防止肌肉萎缩，按摩的手法要轻，长期强力按摩有加重肌萎缩的危险。

（2）物理疗法：包括温热疗法、激光疗法、水疗及电疗法，均可促进局部循环，促进细胞生长，缩短瘫痪病程作用。

（3）作业疗法：经上述康复治疗大多病例可明显恢复，如仍留有明显的运动障碍，可采用作业疗法，治疗中不断增加训练的难度和时间，以增强肌肉的灵活性和耐力，缩短康复时间。

6.预防复发

（1）加强营养，增强体质和机体抵抗力，避免淋雨、受凉、疲劳和创伤，防止复发。

（2）当患者出现胃区不适、腹痛、柏油样大便、肢体肿胀疼痛及咳嗽、咳痰、发热、外伤等情况立即就诊。

（3）遵医嘱正确服用药物。

（三）循证护理

吉兰—巴雷综合征是神经内科较为常见的一种疾病，呼吸肌麻痹是该病患者的主要死因。研究表明对出现面瘫、延髓部症状及自主神经功能障碍的吉兰—巴雷综合征患者应提前做好呼吸机治疗的准备。了解预测呼吸机治疗因素有助于医护人员观察病情、提高对危重患者的重视程度。护理过程中密切关注病情进展，重视呼吸道管理，保持呼吸道通畅是本病护理的关键。在救治患者生命的同时，还应考虑患者预后，对四肢瘫痪的患者早日实施康复训练，预防肌肉萎缩，使患者早日回归社会。

（王艳）

第二节　脊髓疾病患者的护理

脊髓为中枢神经系统的重要组成部分之一，是脑干向下的延伸部分，上端与延髓相接，下端止于第一尾椎的骨膜。脊髓全长粗细不同，具有颈膨大和腰膨大两部分。脊髓由上而下共有31对脊神经：颈神经8对，胸神经12对，腰神经5对，骶神经5对，尾神经1对，脊髓同样分为31个节段，但表面无明显界限。

一、急性脊髓炎患者的护理

急性脊髓炎是指各种感染后引起自身免疫反应所致的急性横贯性脊髓炎性病变，是常见的脊髓疾病之一。发病年龄无特异性，男女均可发病。主要临床表现为运动障碍、感觉障碍、自主神经功能障碍。

（一）专科护理

1.护理要点观察患者是否出现运动障碍及感觉障碍水平面的上升，观察患者是否出现呼吸困难。做好截瘫的护理，排尿障碍者应留置导尿，保持皮肤清洁，按时翻身、拍背，预防压疮。因患者有运动障碍的同时伴有感觉障碍,因此要预防烫伤和冻伤的发生。

2. 主要护理问题

(1)躯体活动障碍与脊髓病变所导致的截瘫有关。

(2)尿潴留与脊髓病变导致自主神经功能障碍有关。

(3)有便秘的危险与脊髓病变导致自主神经功能障碍有关。

(4)感知觉紊乱与脊髓病变水平以下感觉缺失有关。

(5)气体交换障碍与高位脊髓病变导致呼吸肌麻痹有关。

(6)知识缺乏:缺乏疾病相关知识。

3. 护理措施

(1)一般护理。

①保持床单位整洁、无渣屑,每日擦洗皮肤 1 次,每 2 小时给予翻身叩背 1 次,床两侧设置扶手,以便患者自行翻身时,起到辅助作用。

②鼓励患者进食易消化食物,多饮水。

③出现尿潴留时,立即遵医嘱给予留置导尿。

④每次翻身后将瘫痪肢体置于功能位,做关节和肌肉的被动运动。

(2)病情观察及护理。

①观察患者的呼吸频率和深度,是否出现呼吸困难,监测血氧饱和度指标。

②观察患者是否出现病变水平面上升,并及时告知医生。

③严密观察患者皮肤完整性,备班次要交接患者的皮肤情况,避免因运动及感觉障碍导致皮肤长时间受压而出现压疮。与此同时,部分患者可能会出现尿便失禁,增加了形成压疮和皮肤破溃的危险。

④监测用药后的疗效及不良反应。

(二)健康指导

1. 疾病知识指导

(1)概念:急性脊髓炎是指各种感染后引起自身免疫反应所致的急性横贯性脊髓炎性病变。

(2)病因:尚不明确,多数患者在出现脊髓症状前 1—4 周有发热、上呼吸道感染或腹泻等病毒感染症状。

(3)主要症状。

①感觉障碍:病变水平以下肢体感觉丧失,恢复较慢。

②运动障碍:急性起病,常表现为双下肢截瘫,早期为脊髓休克期,呈弛缓性瘫痪,肌张力减低、腱反射减弱或消失、病理反射阴性。

③自主神经功能障碍:早期表现为尿潴留,病变水平以下肢体无汗或少汗,易水肿等。

(4)常用检查项目:脑脊液检查,下肢体感诱发电位及 MR1。

(5)预后:若无较严重并发症,可于 3～6 个月内基本恢复至生活自理。若出现压疮、泌尿系统感染或肺部感染等并发症时,会有后遗症。急性上升性脊髓炎和高颈段脊髓炎预后不良,多因呼吸循环衰竭而在短期内死亡。

2. 饮食指导 指导患者进食高蛋白、高维生素、高纤维素及易于消化的食物,鼓励患者多饮水,供给身体足够的水分及热量,同时刺激肠蠕动,以减轻或避免便秘和肠胀气。

3.用药指导

(1)急性期可采用甲泼尼龙短程冲击疗法,应用此药物注意现用现配,并配合生理激素分泌特点,上午应用。在应用激素的同时注意补钙,避免发生股骨头坏死。

(2)大剂量免疫球蛋白治疗前查肝炎系列、梅毒和艾滋病。此外,此药物价格较高,应用前应取得家属的知情同意。

(3)讲解皮质类固醇激素类药物应用的必要性,此类药物所需治疗时间相对较长,需逐渐减量。

4.日常生活指导

(1)保持床单位清洁、无渣屑。配合使用气垫床,给予定时酌身叩背,翻身时,指导患者扶床两侧扶手协助翻身。

(2)保持肛周及会阴部清洁干燥。

(3)鼓励患者自行咳嗽排痰,如无法咳出,给予叩背,如痰液黏稠,可遵照医嘱给予雾化吸入,必要时给予吸痰。

(三)循证护理

急性脊髓炎起病急,大都分疾病发展快,造成机体不同程度的功能损害,同时也会引起患者的心理变化,因此给予患者进行整体的护理是必要的。整体护理既能保证患者的正常治疗,机体功能得以最大限度的恢复,又可保证患者以良好的心理状态接受并配合治疗,促进患者身心健康。

整体护理能够促进患者身心健康,但患者较为重视的还是受损功能能否恢复,以及恢复的程度,因此急性脊髓炎,患者的康复训练格外重要。通过随机分组进行的对照试验表明,早期康复护理可提高患者日常生活活动能力,所以应鼓励及指导患者进行早期康复。

二、脊髓压迫症患者的护理

脊髓压迫症是一组椎管内或椎骨占位性病变引起的脊髓受压综合征。随着疾病的不断发展,可出现不同程度的椎管梗阻、横贯性损害,同时会出现脊神经根和血管受累。分为急性脊髓压迫症和慢性脊髓压迫症。急性脊髓压迫症表现为起病急,发展迅速,病变水平以下呈弛缓性瘫痪,各种感觉丧失,尿便潴留。慢性脊髓压迫症表现为神经根痛、运动和感觉障碍、尿便潴留等。

(一)专科护理

1.护理要点指导患者减少突然用力的动作,以减轻或避免引起疼痛,评估患者是否出现尿潴留,做好皮肤护理,预防压疮、烫伤或冻伤。

2.主要护理问题

(1)慢性疼痛与脊髓压迫引起的神经根痛有关。

(2)躯体活动障碍与脊髓病变所导致的截瘫有关。

(3)有皮肤完整性受损的危险与双下肢运动、感觉障碍有关。

(4)便秘与疾病导致自主神经功能障碍有关。

(5)睡眠型态紊乱与脊髓压迫导致疼痛有关。

(6)焦虑与疼痛及突然出现的双下肢瘫痪有关。

3. 护理措施

(1) 一般护理。

①保持床单位整洁，协助患者翻身，保持瘫痪肢体功能位。每 1~2 小时给予更换体位一次，每个班次要交接皮肤情况。

②鼓励患者多饮水，进食含粗纤维食物，以促进排便。如出现尿潴留，立即遵医嘱给予留置导尿管。

③避免在病变节段以下肢体使用热水袋、冰袋等，以防发生烫伤或冻伤。静脉输液选健侧、上肢，避免选择患肢，以免引起肢体肿胀。

(2) 病情观察及护理。

①监测患者生命体征及血氧饱和度。

②观察患者呼吸频率、幅度，排尿、排便情况及肢体活动能力。

③监测用药后的疗效及不良反应。

④观察患者术前和术后症状是否有缓解。

(二) 健康指导

1. 疾病知识指导

1) 概念：脊髓压迫症是一组椎管内或椎骨占位性病变引起的脊髓受压综合征。

2) 病因。

①肿瘤：较常见。

②炎症：结核性脑脊髓膜炎、脊髓非特异性炎症等。

③脊柱外伤：如骨折、椎管内血肿等。

④先天性疾病：如颈椎融合畸形、脊髓血管畸形、颅底凹陷症等。

⑤血液系统疾病：凝血机制障碍患者，腰椎穿刺术后硬膜外形成血肿，可使脊髓受压。

⑥脊柱退行性病变。

3) 主要症状。

(1) 急性脊髓压迫症：急性起病，发展迅速，常于几小时至几日内脊髓功能完全丧失，表现为病变水平以下呈弛缓性瘫痪，各种感觉障碍，尿便潴留。

(2) 慢性脊髓压迫症：

①神经根症状：多在疾病早期出现，表现为局部针刺样、电击样、火烙样疼痛，甚至局部皮肤感觉减退或消失。咳嗽、用力等可使疼痛加剧。

②运动障碍：病变水平以下呈弛缓性瘫痪。

③感觉障碍：病变水平以下痛温觉减退或消失。

④自主神经功能障碍：可出现尿、便失禁，受损肢体无汗、少汗等。

⑤反射异常：受压迫部位不同，会出现不同的异常反射，如锥体束损害时，损害水平以下同侧踝反射亢进。

⑥脊膜刺激症状：多由于硬膜外病变所引起，主要表现为脊柱局部叩击痛、局部自发痛、活动受限等。

4) 常用检查项目：脑脊髓检查(脑脊液常规、生化及动力学改变)，脊柱 X 线、CT 及 MRI，椎管造影，核素扫描等。

5) 预后：取决于压迫时间、病变程度、解压程度及功能障碍程度，一般压迫解除越快、受压时间越短,脊髓功能损害也就越小,预后越好。急性脊髓压迫由于不能充分发挥代偿功能,因此预后差。

2.日常生活指导

(1)定时给予更换体位及皮肤护理,可使用多功能气垫床。术后严格进行轴位翻身。

(2)出现尿潴留时,可给予留置导尿,每日 2 次会阴护理,患者排便后应及时给予清洁擦拭及通风,避免发生皮肤破溃。

(3)出现感觉障碍的患者,病变水平以下肢体不可使用热水袋和冰块等,以免发生烫伤和冻伤。

(三)循证护理

脊髓压迫症所需治疗及康复训练时间相对较长,部分患者会产生极大的心理负担,产生消极的情绪,此时需要护士给予心理上的安慰,鼓励患者以积极的心态面对疾病,疾病可怕,心理疾病同样可怕,因此为了患者的身心健康,医护人员需重视对患者的心理护理,及时给予患者心理疏导。

脊髓压迫症的治疗方法主要以手术或介入治疗为主来消除压迫病因,手术切除压迫肿物,患者的脊髓压迫症状得以缓解。相关学者统计分析得出:在所统计的病例中术后感染的发生概率为 14%,护理中要密切关注预防感染、防止并发症。因此,在对患者进行全面护理时,术后护理应受到重视,同时,护士在进行各项操作时应严格遵守无菌操作原则,降低发生感染的概率,促进患者早日康复。

(王艳)

第三节　脑血管疾病患者的护理

脑血管疾病(CVD)是由于各种血管源性脑病变引起的脑功能障碍。根据神经功能缺失的时间可将脑血管疾病分为短暂性脑缺血发作(不足 24 小时)和脑卒中(超过 24 小时);根据病理性质可分为缺血性脑卒中和出血性脑卒中,前者又称为脑梗死,包括脑血栓形成和脑栓塞,后者包括脑出血和蛛网膜下腔出血。CVD 是神经系统的常见病和多发病,死亡率约占所有疾病的 10%,已成为重要的严重致残疾病。

一、短暂性脑缺血发作患者的护理

短暂性脑缺血发作(TIA)是指颈动脉或椎-基底动脉系统短暂性供血不足,引起的短暂性、局限性、反复发作的脑功能缺损或视网膜功能障碍。临床症状多在 1 小时内可缓解,最长不超过 24 小时,影像学检查无责任病灶。

(一)专科护理

1.护理要点　向患者讲解疾病的发病特点,指导患者活动时注意安全,避免单独行动,防止发生外伤。告知患者疾病的危害:如果控制不好,TIA 将会进展为脑梗死,使患者从思想上真正重视疾病。

2.主要护理问题

(1)知识缺乏:缺乏疾病相关知识。

(2)有跌倒的危险:与突发的一过性失明、跌倒发作及眩晕有关。

(3)潜在并发症:脑卒中。

3.护理措施

(1)疾病知识指导:向患者讲解疾病的病因、常见临床症状、诱因、治疗方法及自我护理知识。通过耐心的讲解,帮助患者了解疾病的相关用药知识及疾病的预后,让患者既不过分担忧疾病,又不放松对疾病的警惕,帮助患者寻找和去除自身的危险因素,积极治疗相关疾病,改变不良生活方式,建立良好的生活习惯。

(2)饮食指导:让患者了解肥胖、吸烟、酗酒及饮食因素与脑血管疾病的关系。指导患者进食低糖、低盐、低脂、低胆固醇和富含不饱和脂肪酸、蛋白质、纤维素的食物,多食含钾丰富的食物,多吃水果、蔬菜i戒烟限酒,规律饮食,避免过饥、过饱。

(3)用药指导:指导患者遵从医嘱正确服药,并注意观察药物的不良反应。如抗凝治疗时应密切观察有无牙龈出血、皮下出血、黏膜出血等表现,是否出现血尿,同时应定期检查血象;告知患者使用降压药物时,血压降至理想水平后应继续就医,遵医嘱服用维持量,以保持血压的相对稳定;对无症状的患者更应该强调用药的重要性,使其认识到不遵医嘱行为将导致的严重危害。

(4)安全指导:向患者讲解疾病的发作特点,尤其对于频繁发作的患者,应避免重体力劳动,避免单独外出、如厕、沐浴。改变体位时、转头时速度宜慢,幅度宜小,防止诱发 TIA。

(二)健康指导

1.疾病知识指导

(1) TIA 是指各种脑血管病变引起的短暂性、局限性、反复发作的脑功能缺损或视网膜功能障碍。临床症状多在 1 小时内可缓解,最长不超过 24 小时,影像学检查无责任病灶。

(2) TIA 发生的主要原因有动脉粥样硬化、血流动力学(hemodynamics)改变及血液成分改变等。心源性栓子、动脉粥样硬化(atherosclerosis)的斑块脱落,在血流中形成微栓子,随血流到小动脉而堵塞血管,出现脑局部供血不足,而随着斑块的破裂或溶解,症状缓解。此型 TIA 发作频度低,但症状多样,每次发作持续时间长,可持续 2 小时。还有脑动脉完全狭窄或闭塞,当某些原因使血压急剧波动时,侧支循环短时间内无法建立,则会发生该处脑组织的供血不足。还有一些血液系统疾病,如血小板增多、严重贫血以及各种原因导致的血液的高凝状态等也可导致 TIA 的发病。

(3) TIA 的特点是急性发病,每次发作时间短,最长不超过 24 小时,反复发作,且每次发作症状相似,不遗留视网膜或脑神经功能障碍。根据其缺血部位不同,临床症状多样,. 表现为肢体的偏瘫(hemiplegia)、偏身感觉障碍、失语、双下肢无力、视力障碍、眩晕、复视、跌倒发作等。

(4) TIA 主要的辅助检查有 CT 或 MRI,但结果大多正常,血常规、凝血象、生化检查也是必要的。

(5) TIA 确诊后需针对病因治疗,治疗心律失常,控制血压、糖尿病、高脂血症、血液系统疾病等。日常活动中要防止颈部活动过度等诱发因素。药物治疗可选择抗血小板凝集药物,对预防复发有一定的作用。对于发作时间较长、频繁发作且逐渐加重,同时无明显的抗凝治疗禁忌证者进行抗凝治疗,主要药物有肝素(heparjn)、低分子肝素、华法林等。

2.饮食指导

(1)每日食盐摄入量应在 6g 以下,对于高血压患者则控制在 3g 以下,防止食盐摄入过多导致血压升高。

（2）以清淡饮食为主，多食用豆类、植物油、粗粮、蔬菜、水果等，适量进食瘦肉、牛奶，对于体重超标的患者，建议减肥，并控制体重。

（3）糖尿病患者忌食糖及含糖较多的糕点、水果、罐头等，严格控制血糖，因为糖尿病可以导致脑动脉硬化提前发生。

（4）调整饮食，降低胆固醇的摄入量，每日不超过三个蛋黄，少食动物内脏。

（5）戒烟限酒，烟酒可以导致高血压或使血压升高，但提示戒烟、限酒需要一个过程，防止突然戒断导致不良反应的发生。

3.日常活动指导

（1）适当的户外活动，如快走、慢跑、散步等，每次 30～40 分钟，以不感到疲劳和紧张为原则。

（2）打太极拳、垂钓、登山等，可以缓解头晕、头痛的症状，同时也可以促进血液循环。

（3）每日静坐冥思 1～2 次，每次 30 分钟左右，排除杂念，放松身心，有助于缓解神经性头痛，降低血压。

4.日常生活指导

（1）出现头晕、头痛、复视及恶心呕吐症状的，患者要及时就医，以卧床休息为主，注意枕头不宜太高，以免影响头部的血液供应。在仰头或头部转动时动作缓慢，幅度不可过大，防止因颈部活动过度或过急导致 TIA 发作而跌伤。变换体位时动作要轻慢，以免诱发眩晕而增加呕吐次数。尽量避免患者单独活动，以免发生意外伤害。

（2）心烦、耳鸣、急躁易怒、失眠多梦的患者要多注意休息，睡前避免服用一些易导致兴奋的饮料，如咖啡、浓茶等。

（3）记忆力减退，注意力不集中，常有健忘发生的患者，身边应常备纸笔以便随时记录一些重要事情，以免再次发生遗忘。

（4）TIA 频繁发作的患者应避免重体力劳动，要重视疾病的危险性：必要时在如厕、洗浴及外出活动时均要有家属陪伴，以免发生意外。

（5）出院后定期门诊随访，动态了解血压、血脂、血糖和心脏功能，预防并发症和 TIA 的复发。

5.用药指导

（1）遵医嘱正确服药，不可以随意更改药品的种类、剂量、时间、用法，甚至终止服药。

（2）因抗凝治疗会导致皮肤有出血点，个别患者还会有消化道的出血，所以在用药时要严密观察有无出血倾向。

（3）在使用阿司匹林或奥扎格雷等抗血小板凝集药物治疗时，可出现食欲缺乏、皮疹或白细胞减少等不良反应，所以一定要严格遵医嘱用药。

6.保持心态平衡

（1）积极调整心态，稳定情绪，培养自己的兴趣爱好。

（2）建议多参加一些文体活动以陶冶心情，丰富个人生活。

（3）增强脑的思维活动，但要做到劳逸结合。

7.预防复发

（1）遵医嘱正确用药。

（2）定期复诊，监测血压、血脂等，保持情绪稳定，避免生气、激动、紧张。适当体育活动，如散步、太极拳等。

（三）循证护理

TIA 是脑卒中的重要危险因素，调查显示：因 TIA 急诊入院的患者中约有 50％的患者在 48 小时会发生脑卒中，约 10.5％的患者在 90 天内会发生脑卒中。而 TIA 是脑卒中的可控制的危险因素。所以做好 TIA 患者的健康教育，控制 TIA 的发作，是降低脑卒中发病率的重要手段。良好的健康教育可以控制 TIA 发病率，对于 TIA 的患者如何做好健康教育应是我们护理工作的重点。

二、脑梗死患者的护理

脑梗死（CI）又称缺血性脑卒中，包括脑血栓形成、腔隙性脑梗死和脑栓塞等，是指因脑部血液循环障碍，缺血、缺氧所致的局限性脑组织的缺血性坏死或软化。好发于中老年人，多见于 50～60 岁以上的动脉硬化者，且多伴有高血压、冠心病或糖尿病；男性稍多于女性。通常有前驱症状，如头晕、头痛等，部分患者发病前曾有 TIA 史。常见表现如失语、偏瘫、偏身感觉障碍等。临床上根据部位不同可分为前循环梗死、后循环梗死和腔隙性梗死。

（一）专科护理

1. 护理要点　急性期加强病情观察（昏迷患者使用格拉斯哥昏迷量表评定），防治脑疝；低盐低脂饮食，根据洼田饮水试验的结果，3 分以上的患者考虑给予鼻饲，鼻饲时防止食物反流，引起窒息；偏瘫患者保持肢体功能位，定时协助更换体位，防止压疮，活动时注意安全，生命体征平稳者早期康复介入；失语患者进行语言康复训练要循序渐进，持之以恒。

2. 主要护理问题

（1）躯体活动障碍与偏瘫或平衡能力下降有关。

（2）吞咽障碍与意识障碍或延髓麻痹有关。

（3）语言沟通障碍与大脑语言中枢功能受损有关。

（4）有废用综合征的危险与意识障碍、偏瘫所致长期卧床有关。

3. 护理措施

（1）一般护理。①生活护理：卧位（强调急性期平卧，头高足低位，头部抬高 150～300）、皮肤护理、压疮预防、个人卫生处置等。②安全护理：病房安装护栏、扶手、呼叫器等设施；床、地面、运动场所尽量创造无障碍环境；患者使用安全性高的手杖、衣服、鞋；制订合理的运动计划，注意安全，避免疲劳。③饮食护理：鼓励进食，少量多餐；选择软饭、半流质或糊状食物，避免粗糙、干硬、辛辣等刺激性食物；保持进餐环境安静，减少进餐时的干扰因素；提供充足的进餐时间；掌握正确的进食方法（如吃饭或饮水时抬高床头，尽量端坐，头稍前倾）；洼田饮水试验 2～3 分的患者不能使用吸管吸水，一旦发生误吸，迅速清理呼吸道，保持呼吸道通畅；洼田饮水试验 4～5 分的患者给予静脉营养支持或鼻饲，做好留置胃管的护理。根据护理经验，建议脑梗死患者尽量保证每日 6～8 瓶（3000～4000 ml）的进水量，可有效地帮助改善循环，补充血容量，防止脱水。

（2）用药护理。①脱水药：保证用药的时间、剂量、速度准确，注意观察患者的反应及皮肤颜色、弹性的变化，保证充足的水分摄入，准确记录 24 小时出入量，注意监测肾功能。②溶栓抗凝药：严格遵医嘱剂量给药，监测生命体征、观察有无皮肤及消化道出血倾向，观察有无并发颅内出血和栓子脱落引起的小栓塞。扩血管药尤其是应用尼莫地平等钙通道阻滞剂时,滴速应慢,同时监测血压变化。使用低分子右旋糖酐改善微循环治疗时,可能出现发热、皮疹甚至过敏性休克,应密切观察。目前临床不常用。

(3)心理护理。重视患者精神情绪的变化,提高对抑郁、焦虑状态的认识,及时发现患者的心理问题,进行针对性护理(解释、安慰、鼓励、保证等),以消除患者的思想顾虑,稳定情绪,增强战胜疾病的信心。

(4)康复护理。躯体康复:①早期康复干预,重视患侧刺激,保持良好的肢体位置,注意体位变换,床上运动训练(Bobath 握手、桥式运动、关节被动运动、起坐训练)。②恢复期功能训练。③综合康复治疗:合理选用针灸、理疗、按摩等辅助治疗。

(5)语言训练。①沟通方法指导:提问简单的问题,借助卡片、笔、本、图片、表情或手势沟通,安静的语言交流环境,关心、体贴、缓慢、耐心等。②语言康复训练:肌群运动、发音、复述、命名训练等,遵循由少到多、由易到难、由简单到复杂的原则,循序渐进。

(二)健康指导

1.康复指导

1)康复的开始时间一般在患者意识清楚、生命体征平稳、病情不再发展后 48 小时即可进行。

2)康复护理的具体内容如下,要请专业的康复医师进行训练。

(1)躯体康复。

①早期康复干预:重视患侧刺激、保持良好的肢体位置、注意体位变换、床上运动训练(Bobath 握手、桥式运动、关节被动运动、起坐训练)。

②恢复期功能训练。

③综合康复治疗:合理选用针灸、理疗、按摩等辅助治疗。

(2)语言训练。

①沟通方法指导:提问简单的问题,借助卡片、笔、本、图片、表情或手势沟通,安静的语言交流环境,关心、体贴、缓慢、耐心等。

②语言康复训练:肌群运动、发音、复述、命名训练等,遵循由少到多、由易到难、由简单到复杂的原则,循序渐进。

3)康复训练所需时间较长,需要循序渐进,树立信心,持之以恒,不要急功近利和半途而废。家属要关心体贴患者,给予生活照顾和精神支持,鼓励患者坚持锻炼。康复过程中加强安全防范,防止意外发生。

4)对于康复过程中的疑问请询问医生或康复师。

2.饮食指导

(1)合理进食,选择高蛋白、低盐、低脂、低热的清淡食物,改变不良的饮食习惯,如油炸食品、烧烤等,多食新鲜蔬菜水果,避免粗糙、干硬、辛辣等刺激性食物,避免过度食用动物内脏、动物油类,每日食盐量不超过 6g。

(2)洼田饮水试验 2～3 分者,可头偏向一侧,喂食速度慢,避免交谈,防止呛咳、窒息的发生;洼田饮水试验 4～5 分者,遵医嘱给予鼻饲饮食,密切防止食物反流引起窒息。

(3)增加粗纤维食物摄入,如芹菜、韭菜,适当增加进水量,顺时针按摩腹部,减少便秘发生。患者数天未排便或排便不畅,可使用缓泻剂,诱导排便。

3.用药指导

(1)应用溶栓抗凝降纤类药物的患者应注意有无胃肠道反应、柏油样便、牙龈出血等出血倾向。为保障用药安全,在使用溶栓、抗凝、降纤等药物时需检查出凝血机制,患者应予以配合。

(2)口服药按时服用,不要根据自己感受减药、加药,忘记服药或在下次服药时补上忘记的药量会导致病情波动;不能擅自停药,需按照医生医嘱(口服药手册)进行减量或停药。

(3)静脉输液的过程中不要随意调节滴速,如有疑惑需询问护士。

4.日常生活指导

(1)患者需要安静、舒适的环境,保持平和、稳定的情绪,避免各种不良情绪影响。改变不良的生活方式,如熬夜、赌博等,适当运动,合理休息和娱乐,多参加有益的社会活动,做力所能及的工作及家务。

(2)患者起床、起坐、低头等体位变化时动作要缓慢,转头不宜过猛过急,洗澡时间不能过长,外出时有人陪伴,防止意外发生。

(3)气候变化时注意保暖,防止感冒。

(4)戒烟、限酒。

5.预防复发

(1)遵医嘱正确用药,如降压、降脂、降糖、抗凝药物等。

(2)出现头晕、头痛、一侧肢体麻木无力、口齿不清或进食呛咳、发热、外伤等症状时及时就诊。

(3)定期复诊,动态了解血压、血脂、血糖以及功能,预防并发症和复发。

(三)循证护理

由于脑梗死患者具有发病率高,并发症严重,发病年龄偏高的特点,老年脑梗死患者的护理一直是神经科护理学研究领域的热点,研究结果显示影响老年脑梗死患者康复的社会因素包括家庭经济情况,医疗及护理水平,与家庭成员关系和受教育的文化程度。多项研究结果显示早期康复能够有效改善老年脑梗死患者的肢体运动功能,促进心理状态的恢复,提高生活能力及生活质量。

关于促进老年脑梗死偏瘫患者舒适的循证护理研究表明,对导致患者不舒适的多种因素实施相应的循证护理措施显著改善了脑梗死偏瘫患者舒适状况,具体措施包括采用热敷和热水浸泡、局部按摩与变换体位等来改善腰背及肢体疼痛,同时还可采取肢体摆放、肢体活动、放松疗法等。

三、脑出血患者的护理

脑出血是指原发性非外伤性脑实质内的出血。占急性脑血管疾病的 20%～30%。高血压并发动脉硬化是自发性脑出血的主要病因,高血压患者约有 1/3 的机会发生脑出血,而 93.91%的脑出血患者都有高血压病史。脑出血常发生于男性50。70.岁,冬春季易发,发病前常无预感,多在情绪紧张、兴奋、排便用力时发病,可出现头痛、头晕、肢体麻木等先驱症状,也可在原有基础上突然加重。

(一)专科护理

1.护理要点 脑出血患者在临床护理中最重要的是绝对卧床休息、保持大便通畅和情绪稳定;根据出血量多少、部位不同决定绝对卧床时间;加强病情观察;高血压患者调整血压;观察患者应用脱水剂后的情况。

2.主要护理问题

(1)急性意识障碍与脑出血产生脑水肿所致的大脑功能受损有关。

(2)潜在并发症:脑疝、上消化道出血。

(3)清理呼吸道无效与分泌物过多、咳嗽无力、意识障碍有关。

(4)有误吸的危险与吞咽神经受损、意识障碍有关。

(5)有皮肤完整性受损的危险与瘫痪、长期卧床、年老消瘦、营养低下、感知改变、大小便失禁有关。

(6)躯体活动障碍与偏瘫、意识障碍有关。

(7)语言沟通障碍与失语有关。

(8)进食、如厕自理缺陷与偏瘫有关。

(9)有废用综合征的危险与脑出血所致运动障碍或长期卧床有关。

3.护理措施

(1)一般护理。

①休息与安全:急性期患者绝对卧床2~4周,头部抬高150~300减轻脑水肿,烦躁患者加护床挡,必要时给予约束带适当约束;病室保持清洁、安静、舒适,室内空气新鲜,室温保持在18~22℃,相对湿度50%~70%。

②日常生活护理:以高蛋白、高维生素、易消化的清淡饮食为主,发病24小时后仍有意识障碍、不能经口进食者,应给予鼻饲饮食,同时做好口腔护理。协助更换体位,加强皮肤护理,防止压疮;保持二便通畅,尤其二便失禁患者注意保护会阴部皮肤清洁干燥,早期康复介入,保持肢体功能位置。

③心理护理:评估患者心理状况,实施健康宣教,在治疗期间,鼓励患者保持情绪稳定。告知本病治疗及预后的有关知识,帮助患者消除焦虑、恐惧心理。

(2)病情观察及护理。

①密切观察意识、瞳孔、生命体征变化。掌握脑疝的前驱症状头痛剧烈、喷射状呕吐、血压升高、脉搏洪大、呼吸深大伴鼾声、意识障碍加重等。发现异常情况,及时报告医生。

②保持呼吸道通畅,患者取平卧位,将头偏向一侧,及时清除呕吐物及咽部分泌物,防止呕吐物及分泌物误入气管引起窒息。

③建立静脉通道,遵医嘱用药,颅内压增高者遵医嘱给予脱水药。维持血压稳定,患者的血压保持在150~160/90~100 mmHg之间为宜,过高易引起再出血,过低则可使脑组织灌注量不足。

④定时更换体位,翻身时注意保护头部,转头时要轻、慢、稳。呼吸不规则者,不宜频繁更换体位。

⑤如患者痰液较少或呼吸伴有痰鸣音,鼓励患者咳嗽,指导患者有效排痰的方法,痰液较多、部位较深或咳痰无力时给予吸痰,吸痰前协助患者翻身、轻叩背,叩背顺序要由下向上,由外向内,力度适宜。

⑥密切观察上消化道出血的症状和体征。如呕吐的胃内容物呈咖啡色,则应考虑是否发生应激性溃疡,留取标本做潜血试验。急性消化道出血期间应禁食,恢复期应避免食用刺激

性食物及含粗纤维多的食物。观察患者有无头晕、黑便、呕血等失血性休克表现。

⑦保持良好肢体位置,做好早期康复护理。对于脑出血软瘫期的患者,加强良好姿位摆放,避免一些异常反射的出现,例如牵张反射。

(3)用药护理。使用脱水降颅压药物时,如20%甘露醇注射液、呋塞米注射液、甘油果糖、托拉塞米注射液等,注意监测尿量与水电解质的变化,防止低钾血症和肾功能受损。应用抗生素,防止肺感染、泌尿系感染等并发症。

(4)心理护理。患者常因偏瘫、失语、生活不能自理而产生悲观恐惧的心理,护士应经常巡视病房,与之交谈,了解患者心理状态,耐心解释,给予安慰,帮助患者认识疾病,树立信心,配合治疗和护理。同时还要关注家属的心理护理,由于患者病情危重,家属多有紧张情绪,加之陪护工作很辛苦,导致身心疲惫,故在患者面前易表现出烦躁、焦虑、易怒,引起患者情绪波动,可能加重病情。

(二)健康指导

1.康复指导

(1)急性期应绝对卧床休息2～4周,抬高床头150～300减轻脑水肿。发病后24～48小时尽量减少头部的摆动幅度,以防加重出血。四肢可在床上进行小幅度翻动,每2小时一次,有条件可使用气垫床预防压疮。

(2)生命体征平稳后应开始在床上进行主动训练,时间从5～10分钟/次开始,渐至30～45分钟/次,如无不适,可作2～3次/日,不可过度用力憋气。

(3)康复训练需要请专业的医师,可以为患者进行系统的康复训练。

2.饮食指导选择营养丰富、低盐低脂饮食,如鸡蛋、豆制品等。避免食用动物内脏,动物油类,每日食盐量不超过6g,多吃蔬菜、水果,尤其要增加粗纤维食物,如芹菜、韭菜,适量增加进水量,预防便秘的发生。洼田饮水试验2。3分者,可头偏向一侧,喂食速度慢,避免交谈,尽量选用糊状食物,防呛咳、窒息,洼田饮水试验4～5分者,遵医嘱给予静脉营养支持或鼻饲饮食。

3.用药指导

(1)口服药按时服用,不要根据自己感受减药、加药,忘记服药或在下次服药时补上忘记的药量会导致病情波动;不能擅自停药,需按照医生医嘱(口服药手册)进行减或停药。

(2)静脉输液过程中不要随意调节滴速,如有疑惑请询问护士。

4.日常生活指导

(1)患者需要一个安静、舒适的环境,特别是发病2周内,应尽量减少探望,保持稳定的情绪,避免各种不良情绪影响。

(2)脑出血急性期,请必不过分紧张。大小便需在床上进行,不可自行下床如厕,以防再次出血发生;保持大便通畅,可食用香蕉、火龙果、蜂蜜,多进水,适度翻身,顺时针按摩腹部,减少便秘发生;若患者3天未排便,可使用缓泻剂,诱导排便,禁忌用力屏气排便,诱发二次脑出血。

(3)病程中还会出现不同程度的头痛,向患者解释这是本病常见的症状,随着病情的好转,头痛症状会逐渐消失。

(4)部分患者有躁动、不安的表现,为防止自伤(如拔出各种管道、坠床等)或伤及他人,应在家属同意并签字的情况下酌情使用约束带,使用约束带期间应注意松紧适宜,定时松放,密切观察局部皮肤血运情况,防止皮肤破溃;放置床挡可防止患者发生坠床,尤其是使用气垫床的患者,使用时要防止皮肤与铁制床挡摩擦,发生刮伤。

(5)长期卧床易导致肺部感染,痰多不易咳出,加强翻身、叩背,促使痰液松动咳出,减轻肺部感染。咳痰无力者,可给予吸痰。

5.预防复发

(1)遵医嘱正确用药。

(2)定期复诊,监测血压、血脂等,保持情绪稳定,避免生气、激动、紧张。适当体育活动,如散步、太极拳等。预防并发症和脑出血的复发。

(三)循证护理

研究表明由于人们生活方式、饮食结构、工作压力水平等因素的不断变化,脑出血作为临床常见疾病,近年来发病率已呈现出上升趋势。该病发病急骤、病情复杂多变,给救治带来了极大的困难,

致使患者的死亡率和致残率均较高,给患者及其家属带来沉重的负担。大部分脑出血患者发病后的死因是由并发症引起的,系统而有计划的护理措施,往往对患者的治疗效果和预后转归起到不可估量的作用。

脑出血所致神经症状主要是出血和水肿引起脑组织受损而不是破坏,故神经功能可有相当程度的恢复,在病情稳定后仅进行肢体运动功能的康复,恢复时间长,易发生并发症;急性期后,实施综合性康复护理能在一定程度上预防残疾的发生,能帮助和加快受损功能的恢复。

四、蛛网膜下腔出血患者的护理

蛛网膜下腔出血(SAH)指脑底部或脑表面的病变血管破裂,血液直接流入蛛网膜下腔引起的一种临床综合征,占急性脑卒中的10%左右。其最常见的病因为颅内动脉瘤。SAH以中青年常见,女性多于男性;起病突然,最典型的表现是异常剧烈的全头痛,个别重症患者很快进入昏迷,因脑疝而迅速死亡,此类患者最主要的急性并发症是再出血。

(一)专科护理

1.护理要点 急性期绝对卧床4~6周,谢绝探视,加强病情观察,根据出血的部位和量考虑是否外科手术治疗,头痛剧烈可遵医嘱给予脱水药和止痛药;保持情绪稳定和二便通畅,恢复期的活动应循序渐进,不能操之过急,防止再次出血。

2.主要护理问题

(1)急性疼痛:头痛与脑水肿、颅内压高、血液刺激脑膜或继发性脑血管痉挛有关。

(2)潜在并发症:再出血。

3.护理措施

(1)心理护理:指导患者了解疾病的过程与预后,头痛是因为出血、脑水肿致颅内压增高,血液刺激脑膜或脑血管痉挛所致,随着出血停止、血肿吸收,头痛会慢慢缓解。必要时给予止痛和脱水降颅压药物。

(2)用药护理:遵医嘱使用甘露醇时应快速静脉滴注,必要时记录24小时尿量,定期查肾功能;使用排钾利尿药时要注意防止离子紊乱,可静脉补钾或口服补钾;使用尼莫地平等缓解脑血管痉挛的药物时可能出现皮肤发红、多汗、心动过缓或过速、胃肠不适等反应,应适当控制输液速度,密切观察是否有不良反应发生。

(3)活动与休息:绝对卧床休息4~6周,向患者和家属讲解绝对卧床的重要性,为患者提

供安静、安全、舒适的休养环境,控制探视,避免不良的声、光刺激,治疗护理活动也应集中进行。如经一个月左右治疗,患者症状好转,经头部 CT 检查证实血液基本吸收,可遵医嘱逐渐抬高床头、床上坐位、下床站立和适当活动。

(4)避免再出血诱因:告诉患者和家属容易诱发再出血的各种因素,指导患者与医护人员密切配合,避免精神紧张情绪波动、用力排便、屏气、剧烈咳嗽及血压过高等。

(5)病情监测:蛛网膜下腔出血再发率较高,以 5~11 天为高峰,81% 发生在首次出血后 1 个月内。表现为:首次出血后病情好转的情况下,突然再次出现剧烈头痛、恶心、呕吐、意识障碍加重、原有症状和体征重新出现等。

(二)健康指导

1. 饮食指导

给予高蛋白、高维生素、清淡、易消化、营养丰富的流食或半流食,指导患者多进食新鲜的水果和蔬菜,如米粥、蛋羹、面条、芹菜、韭菜、香蕉等,保证水分摄入,少量多餐,防止便秘。

2. 避免诱因　向患者和家属普及保健知识,提高其自我管理理念,定期体检,及时发现颅内血管异常,立即就医;已发病的患者应控制血压在理想范围,避免情绪激动,保持大便通畅,必要时遵医嘱使用镇静剂和缓泻剂等药物。

3. 检查指导　SAH 患者一般在首次出血 3 周后进行 DSA 检查,应告知脑血管造影的相关知识,指导患者积极配合,以明确病因,尽早手术,解除隐患和危险。

4. 照顾者指导　家属应关心、体贴患者,为其创造良好的休养环境,督促其尽早检查和手术,发现再出血征象及时就诊。

(三)循证护理

SAH 最常见的病因为颅内动脉瘤,多项研究中指出动脉瘤性 SAH 患者发生再出血的原因是由于血压波动引起颅内压增高,如剧烈活动、用力排便、咳嗽、情绪激动等,对动脉瘤产生刺激,从而诱发动脉瘤再次破裂。多表现为突然发病,头痛难忍,心理负担较重,易产生惊恐心理,使患者焦虑不安。这些因素如不及时控制,会导致恶性循环,不利于疾病的治疗和机体的康复。有研究指出 SAH 患者的典型症状是剧烈头痛,给予脱水和降颅压治疗,减轻脑水肿,这是治疗的关键。患者必须绝对卧床休息 4 周,过早下床活动可引发再次出血。对于再出血的患者来说,发生脑血管痉挛的时间越长、发作次数越多,预后就会越差,因此,应该采取综合性的预防和护理方法,进行及时的观察和治疗。

近年来,临床上对于 SAH 的治疗有很多新进展,研究显示持续腰池外引流是一种安全、有效、微创治疗 SAH 的方法,能不断将有害物质排出体外,减小蛛网膜粘连和脑水肿反应,从而减轻对脑血管的不良刺激,而新分泌出来的 CSF 又起着稀释和冲洗的作用,阻止了恶性循环。通过持续的腰池外引流并给予护理配合后,可明显缩短头痛时间、减轻头痛程度、减少脑疝及再出血的发生。该方法治愈率高,创伤小,充分体现了临床应用的价值。第二节　中枢神经系统感染性疾病患者的护理

中枢神经系统(CNS)感染性疾病是指各种生物病原体侵犯中枢神经系统实质、脑膜和血管等引起的急性或慢性炎症性(或非炎症性)疾病。引起疾病的生物病原体包括病毒、细菌、螺旋体、寄生虫、真菌、立克次体和朊蛋白等。临床上根据中枢神经系统感染的部位不同可分为:脑炎、脊髓炎或脑脊髓炎,主要侵犯脑和(或)脊髓实质;脑膜炎、脊膜炎或脑脊膜炎,主要侵犯脑和(或)脊髓软膜;脑膜脑炎:脑实质和脑膜合并受累。生物病原体主要通过血行感染、

直接感染和神经干逆行感染等途径进入中枢神经系统。

（王艳）

第四节　癫痫患者的护理

癫痫是多种原因导致的脑部神经元高度同步化异常放电的临床综合征。此病具有反复性、短暂性及突然发作的特点。由于所累及的部位不同，临床表现也不尽相同，主要表现为意识、感觉、运动、自主神经功能障碍。癫痫是神经系统疾病中第二大疾病，仅次于脑血管疾病，流行病学资料显示普通人群癫痫的年发病率为$(50 \sim 70)/10$万，患病率约为0.5%，其死亡率是普通人群的$2 \sim 3$倍，为$(1.3 \sim 3.6)/10$万。我国的癫痫患者在900万以上，每年有65万$\sim$70万新发癫痫患者，难治性癫痫约为25%，数量至少在150万以上。

一、专科护理

1. 护理要点　癫痫发作时，应立即取卧位，解开领口、腰带，头偏向一侧，保持呼吸道通畅，必要时吸痰。静脉注射安定，速度宜缓慢，因安定有抑制呼吸的作用。密切监测患者意识、瞳孔、呼吸、血氧饱和度的变化。

2. 主要护理问题
(1)有窒息的危险与癫痫发作时分泌物增多及喉头痉挛有关。
(2)有受伤害的危险与癫痫发作突然出现意识障碍有关。
(3)气体交换障碍与癫痫发作喉头痉挛有关。
(4)排尿障碍与意识障碍有关。
(5)有个人尊严受损的危险与意识障碍引起尿失禁有关。

3. 护理措施
(1) 一般护理。
①病房安静、整洁，避免声光刺激，床旁备压舌板。易碎危险品放置在远离患者的位置，避免癫痫发作时，患者受到伤害。为患者佩戴腕带及信息卡，指导患者及家属出现前驱症状时立即卧床或在安全的地方躺下，同时向身边的人呼救。
②选择宽松、质地柔软衣物。
③癫痫发作时，立即为患者取卧位，头偏向一侧，松解腰带、领口，清除口腔内分泌物，保持呼吸道通畅，上、下臼齿之间放入压舌板，防舌咬伤，同时给予氧气吸入。
(2)病情观察及护理。
①观察癫痫发作的前驱症状。
②监测患者的生命体征和瞳孔的变化，保持呼吸道通畅。
③监测癫痫发作频次、癫痫发作时的表现、发作持续时间、是否发生自伤或他伤以及发作结束后的恢复程度等，给予及时、准确、完整记录，并告知医生。

二、健康指导

1. 疾病知识指导
1)概念：是各种原因引起的脑部神经元高度同步化异常放电的临床综合征，以短暂性、发作性、重复性及刻板性为主要临床特点。

2)病因及诱因。

①遗传因素及先天性疾病因素。

②产伤及孕期母体病症因素。

③颅内疾病,如肿瘤、脑囊虫等。

④脑血管疾病。

⑤营养代谢性疾病,如甲亢、糖尿病等。

⑥既往史诱发癫痫发作的病因,如神经系统疾病、用药史、高热惊厥史。

⑦精神因素,过度兴奋或紧张等。

3)主要症状。

(1)部分性发作。

①单纯部分发作,包括:部分运动性发作,即肢体局部抽搐;体觉性发作,即肢体麻木感或针刺感;自主神经性发作,即面色潮红、多汗、呕吐等症状;精神性发作,遗忘症。

②复杂部分性发作:以意识障碍为主要特征。

③部分性发作继发全面性强直－阵挛发作。

(2)全身性发作:肌痉挛、失神发作、阵挛发作、强直发作等。

4)常用检查项目:脑电图,视频脑电图,血常规,血寄生虫检查,血糖测定,头 CT、MRI、DSA 等。

5)预后:预后较好,大部分患者需终身服药。由于癫痫类型有所不同,因此预后也不尽相同。癫痫持续状态患者多因高热、神经元兴奋毒性损伤及循环衰竭而死亡。

2.饮食指导　进食无刺激、营养丰富的食物,切勿暴饮暴食,同时勿过度饥饿;避免选择咖啡、酒等刺激性食物。

3.用药指导

(1)癫痫患者的用药要求严格,必须遵照医嘱按时、按量服药,切忌漏服、自行调量或忽然停药,这样可诱发癫痫持续状态或难治性癫痫。

(2)常见抗癫痫药物及不良反应:丙戊酸钠、苯巴比妥、卡马西平、水合氯醛等。服用丙戊酸钠的患者中可有少量出现胃肠道不良反应,例如:恶心、呕吐、消化不良等。苯巴比妥不良反应主要表现为嗜睡,其他可以出现记忆力减退、共济失调、肌张力障碍及胃肠道不良反应等。由于苯巴比妥具有强碱性,应指导患者饭后服用。卡马西平可加重失神和肌痉挛发作,部分患者服卡马西平可出现药疹。水合氯醛保留灌肠,应在患者排便后进行,避免灌肠后将药物排出。

4.日常生活指导

(1)指导患者选择舒适、柔软、易于穿脱的病服,病室环境安静,避免过度嘈杂,严格限制人员探视,危险易碎物品应远离患者放置。

(2)癫痫患者应保证足够的休息,避免情绪过度激动和紧张,避免出入嘈杂及声光刺激较强的场所。

(3)部分患者发病前有前驱症状,指导患者此时应立即采取安全舒适体位;如癫痫发作时,指导家属应立即将患者抱住,慢慢将患者放置在床上,通知医护人员,将压舌板置于患者上、下臼齿之间,以防舌咬伤,切忌用力按压患者肢体,以免发生骨折。

5.康复指导

(1)癫痫患者可遗留言语笨拙,鼓励患者进行语言训练,先锻炼单字发音,逐渐锻炼词语表达,最后为整句。

(2)帮助患者树立信心,鼓励患者多说多练。

(3)指导家属可以通过聊天的方式锻炼患者的语言能力,沟通时不可表现出厌烦,要耐心与之沟通。

三、循证护理

癫痫患者的用药时间较长,服药时间及服药剂量均有严格要求,告知患者服用药物的重要性、自行更改药量的危害性等,此类用药护理尤为重要。因此为了提高患者的疾病治愈程度,应做好用药指导,以保证患者服药的依从性。

癫痫患者住院治疗是短期的,更多的时间是在院外进行正常的生活,因此,患者出院后进行良好的康复,避免诱发因素,遵医嘱用药至关重要。研究显示,影响癫痫患者不遵医行为的因素有:对疾病知识认识理解差;健康意识薄弱,不易接受理解健康教育;疾病反复,丧失治疗的信心;担心、恐惧药物的不良反应等,因此健康教育与用药指导至关重要,应引起医护人员的重视。

(王艳)

第十一章　泌尿系统疾病

第一节　原发性肾小球疾病

一、急性肾小球肾炎

急性肾小球肾炎(acute glomerulonephritis)简称急性肾炎(AGN),是以急性肾炎综合征为主要临床表现的一组疾病。其特点为急性起病,患者出现血尿、蛋白尿、水肿和高血压,并可伴有一过性氮质血症。多见于β—溶血性链球菌"致肾炎菌株"(常见为 A 组 12 型等)感染所致,常见于上呼吸道感染(多为扁桃体炎)、猩红热、皮肤感染(多为脓疱疮)等链球菌感染后,而其他细菌、病毒及寄生虫感染亦可引起。病理类型为毛细血管内增生性肾小球肾炎。本节主要介绍链球菌感染后急性肾炎。

(一)诊断

1.诊断标准

(1)急性肾炎起病较急,多见于儿童,男性多于女性。

(2)通常于前驱感染后 1~3 周(平均 10d 左右)起病,呼吸道感染者的潜伏期较皮肤感染者短。

(3)典型者呈急性肾炎综合征表现:血尿、蛋白尿、水肿和高血压,甚至少尿及氮质血症。

(4)血清 C_3 下降,病情于发病 8 周内逐渐减轻至完全恢复正常。

2.诊断要点

(1)尿异常　几乎全部患者均有肾小球源性血尿,约 40% 患者可有肉眼血尿,常为起病首发症状和患者就诊原因。可伴有轻、中度蛋白尿,少数患者(<20% 患者)可呈肾病综合征范围的大量蛋白尿。尿沉渣除红细胞外,早期尚可见白细胞和上皮细胞稍增多,并可有颗粒管型和红细胞管型等。

(2)水肿　80% 以上患者均有水肿,常为起病的初发表现,典型表现为晨起眼睑水肿或伴有下肢轻度可凹性水肿,少数严重者可波及全身。

(3)高血压　约 80% 患者出现一过性轻、中度高血压,常与其钠水潴留有关,利尿后血压可逐渐恢复正常。少数患者可出现严重高血压,甚至高血压脑病。

(4)肾功能异常　患者起病早期可因肾小球滤过率下降、钠水潴留而尿量减少(常在 400~700ml/d),少数患者甚至少尿(<400ml/d)。肾小球功能可一过性受损,表现为轻度氮质血症。多于 1~2 周后尿量渐增,肾小球功能于利尿后数日可逐渐恢复正常。仅有极少数患者可表现为急性肾衰竭,易与急进性肾炎相混淆。

(5)免疫学检查异常　起病初期血清 C_3 及总补体下降,于 8 周内渐恢复正常,对诊断本病意义很大。患者血清抗链球菌溶血素"O"滴度可升高,提示近期内曾有过链球菌感染。另外,部分患者起病早期循环免疫复合物及血清冷球蛋白可呈阳性。

3.并发症

(1)心力衰竭　其发生原因主要是由于水钠潴留,循环血容量急骤增加所致。

（2）脑病　儿童患者多见，表现为剧烈头疼、呕吐、嗜睡、惊厥甚至昏迷。其发生原因主要是由于水钠潴留，引起脑水肿及缺氧出现脑血管痉挛所致。

（3）尿毒症　目前由于重视限盐及利尿，心力衰竭和脑病的发生率已明显下降，尿毒症为急性肾炎的主要并发症。

4. 实验室检查

1）常规检查

（1）尿液检查　镜下血尿或肉眼血尿，可伴有轻、中度蛋白尿，少数患者可呈肾病综合征范围的大量蛋白尿。尿沉渣除红细胞外，早期尚可见白细胞和上皮细胞稍增多，并可有颗粒管型和红细胞管型等。

（2）血生化检查

①血清 C_3 及总补体下降，于 8 周内渐恢复正常。

②血清抗链球菌溶血素"O"滴度可升高，提示近期内曾有过链球菌感染。

③部分患者起病早期循环免疫复合物及血清冷球蛋白可呈阳性。

2）特殊检查

肾组织活检：

若肾小球滤过率进行性下降或病情于 1~2 个月尚未见全面好转者应及时作肾活检，以明确诊断。肾活检的指征为：①少尿 1 周以上或进行性尿量减少伴肾功能恶化者；②病程超过 2 个月而无好转趋势者；③急性肾炎综合征伴肾病综合征者。

（二）诊断思维程序

1. 首先确诊是否为急性肾炎综合征

急性肾炎综合征是由多种疾病引起的一组临床征候群，其共同特点是：急性起病，几乎均有血尿（约 40％为肉眼血尿）、蛋白尿（呈轻到中度蛋白尿），常有水肿、高血压和氮质血症。如有上述表现者，可诊为急性肾炎综合征。

2. 除外其他原发性和继发性肾小球疾病引起的急性肾炎综合征

1）其他原发性肾小球疾病引起的急性肾炎综合征

（1）系膜毛细血管性肾小球肾炎　又称膜增生性肾小球肾炎，临床上除表现急性肾炎综合征外，经常伴肾病综合征，病变持续无自愈倾向。50％～70％患者有持续性低补体血症，8 周内不恢复。

（2）系膜增生性肾小球肾炎（IgA 肾病及非 IgA 系膜增生性肾小球肾炎）　部分患者有前驱感染可呈现急性肾炎综合征，患者血清 C_3 正常，病情无自愈倾向。IgA 肾病患者疾病潜伏期短，可在感染后数小时至数日内出现肉眼血尿，血尿可反复发作，部分患者血清 IgA 升高。

（3）急进性肾小球肾炎　起病过程与急性肾炎相似，但除急性肾炎综合征外，常早期出现少尿、无尿及肾功能急剧恶化为特征。重症急性肾炎呈现急性肾衰竭者与该病相鉴别困难时，应及时作肾活检以明确诊断。

2）其他继发性肾小球疾病引起的急性肾炎综合征

全身系统性疾病肾脏受累：系统性红斑狼疮肾炎及过敏性紫癜性肾炎等可呈现急性肾炎综合征，但伴有其他系统受累的典型临床表现和实验室检查，可以鉴别。

3. 确诊为急性肾小球肾炎后，应进一步区分是链球菌感染后急性肾炎，还是其他病原微生物感染后的急性肾炎

(1)其他病原体感染后急性肾炎

许多细菌、病毒及寄生虫感染均可引起急性肾炎。目前较常见于多种病毒(如水痘—带状疱疹病毒、EB病毒、流感病毒等)感染极期或感染后3～5d,病毒感染后急性肾炎多数临床表现较轻,常不伴血清补体降低,少有水肿和高血压,肾功能一般正常,临床过程自限。

(2)链球菌感染后急性肾炎

于链球菌感染后1～3周发生血尿、蛋白尿、水肿和高血压,甚至少尿及氮质血症等急性肾炎综合征表现,伴血清 C_3 下降,病情于发病8周内逐渐减轻至完全恢复正常者,即可临床诊断为急性肾炎。

(三)治疗

本病治疗以休息及对症治疗为主。急性肾衰竭病例应予透析,待其自然恢复。不宜应用激素及细胞毒药物。

1.一般治疗

(1)休息

急性期应卧床休息,待肉眼血尿消失、水肿消退及血压恢复正常后逐步增加活动量。

(2)饮食

急性期应予低盐(每日3 g以下)饮食。肾功能正常者不需限制蛋白质入量,但氮质血症时应限制蛋白质摄入,并以优质动物蛋白为主。明显少尿的急性肾衰竭者需限制液体入量。

2.治疗感染灶

以往主张病初注射青霉素10～14天,但其必要性现有争议。反复发作的慢性扁桃体炎,待病情稳定后(尿蛋白少于+,尿沉渣红细胞少于10个/HP)应考虑作扁桃体摘除,术前、术后两周需注射青霉素。

3.对症治疗

(1)利尿消肿

根据病情酌情选用噻嗪类利尿剂和袢利尿剂。

(2)降血压

预防心脑并发症的发生。通常利尿治疗有效。利尿后高血压控制仍不满意时,可加用降压药物。

4.透析治疗

少数发生急性肾衰竭而有透析指征时,应及时给予透析治疗以帮助患者渡过急性期。由于本病具有自愈倾向,肾功能多可逐渐恢复,一般不需要长期维持透析。

二、急进性肾小球肾炎

急进性肾小球肾炎(rapidly progressive glomerulonephritis,RPGN)是临床以急性肾炎综合征、肾功能急剧恶化、早期出现少尿性急性肾衰竭为特征,病理呈新月体肾小球肾炎表现的一组疾病。急进性肾炎根据免疫病理可分为三型,其病因及发病机理各不相同:①Ⅰ型又称抗肾小球基底膜型肾小球肾炎;②Ⅱ型又称免疫复合物型;③Ⅲ型为非免疫复合物型,原发性小血管炎患者血清抗中性粒细胞胞浆抗体(ANCA)常呈阳性。近年来,根据患者血清 ANCA 的检测又可进一步将本病分为五型:在原Ⅰ型中约有30%患者发现 ANCA 呈阳性,被归为Ⅳ型;在原Ⅲ型中有20%～50%患者的 ANCA 呈阴性,被归为Ⅴ型。我国以Ⅱ型多见,Ⅰ型好发于青、中年，Ⅱ及Ⅲ型常见于中、老年患者，男性居多。

急进性肾小球肾炎是由多种原因所致的一组疾病，包括：①原发性急进性肾小球肾炎；②继发于全身性疾病（如系统性红斑狼疮肾炎）的急进性肾小球肾炎；③由原发性肾小球病（如系膜毛细血管性肾小球肾炎）的基础上形成广泛新月体，即病理类型转化而来的新月体肾小球肾炎。本文着重讨论原发性急进性肾小球肾炎（以下简称急进性肾炎）。

（一）诊断

1.诊断标准

（1）凡急性肾炎综合征伴肾功能短期内进行性急剧恶化，无论是否已达到少尿性急性肾衰竭。

（2）病理证实为新月体肾小球肾炎。

（3）根据临床和实验性检查能除外系统性疾病，诊断可成立。

2.诊断要点

（1）我国以Ⅱ型多见，Ⅰ型好发于青、中年，Ⅱ及Ⅲ型常见于中、老年患者，男性居多。

（2）可有呼吸道前驱感染，起病多较急，病情急骤进展。

（3）临床表现为急进性肾炎综合征，进行性少尿或无尿，肾功能于数周内进行性恶化并发展至尿毒症。

（4）常伴有中度贫血。

（5）Ⅱ型患者常伴肾病综合征。

（6）Ⅲ型患者可有不明原因的发热、乏力、关节痛或咯血等系统性血管炎的表现。

（7）免疫学检查异常主要有抗 GBM 抗体阳性（Ⅰ型）、ANCA 阳性（Ⅲ型）。此外，Ⅱ型患者的血循环免疫复合物及冷球蛋白可呈阳性，并可伴血清补体 C_3 降低。

（8）B 型超声等影像学检查显示双肾增大。

3.实验室检查

1）尿常规检查

呈肉眼血尿，镜下可见大量红细胞，常见红细胞管型，尿中白细胞可增多（>3 万/ml）；尿蛋白一般呈少量或中等量；尿比重一般不降低。

2）血常规检查

常有贫血。

3）血生化检查

血肌酐、尿素氮呈进行性升高。

4）免疫学检查

（1）Ⅰ型患者血清抗肾小球基底膜抗体阳性。

（2）Ⅱ型患者的血循环免疫复合物及冷球蛋白可呈阳性，并可伴血清补体 C_3 降低。

（3）Ⅲ型由微血管炎引起者，血清抗中性粒细胞浆抗体（AN－CA）阳性。

5）特殊检查

腹部平片及肾脏超声检查可发现肾脏增大或正常大小而轮廓整齐，皮髓质分界不清。肾组织活检证实病理类型为新月体肾小球肾炎，50%以上有新月体形成，且新月体占肾小囊面积50%以上。

（二）诊断及思维程序

凡急性肾炎综合征伴肾功能急剧恶化，无论是否已达到少尿性急性肾衰竭，应疑及本病并及时进行肾活检。若病理证实为新月体肾小球肾炎,根据临床和实验性检查能除外系统性疾病,诊断可成立。

1.首先明确是否为急进性肾炎综合征

急进性肾炎综合征是指以急性或发生的血尿、蛋白尿、贫血和迅速发生、发展至肾功能衰竭为特征的一组临床综合征。其临床特征表现为:起病急、病情重、进展迅速,多在发病数周或数月内出现较严重的肾功能损害;一般均有明显的水肿、蛋白尿、血尿,也常有高血压、低蛋白血症及迅速发展的贫血;肾功能损害进行性加重,可出现少尿或无尿,血尿素氮、肌酐水平持续增高,出现尿毒症的表现。

2.进一步明确引起急进性肾炎综合征的原发病

1)引起少尿性急性肾衰竭的非肾小球疾病

(1)急性肾小管坏死　常有明确的发病原因:肾缺血(如休克、脱水)或肾毒性药物(如肾毒性抗生素、鱼胆中毒等)或肾小管堵塞(如挤压伤、异型输血)等诱因;病变主要在肾小管,临床上以肾小管损害为主(尿钠增加>20~30mmol/L,尿优重低于1.010及低渗透压尿),可见特征性的大量肾小管上皮细胞。

(2)急性过敏性间质性肾炎　常有明确的用药史及药物变态反应(低热、皮疹等)、血和尿嗜酸性粒细胞增加等,可资鉴别,必要时依靠肾活检确诊。

(3)梗阻性肾病　常见于肾盂或输尿管双侧结石,或一侧无功能肾伴另侧结石梗阻,膀胱或前列腺肿瘤压迫或血块梗阻。患者常突发或急骤出现无尿,但无急性肾炎综合征表现,B超、膀胱镜检查或逆行尿路造影可证实尿路梗阻的存在。

(4)血栓性微血管病　如溶血性尿毒症综合征,血栓性血小板减少性紫癜,恶性高血压等。这一类疾病的特点是贫血、血涂片可见破碎的头盔状红细胞及血小板减少。病理学形态改变有助确诊。

(5)急性肾静脉血栓　有引起血液浓缩、血小板粘着性增高的病史;严重的背痛、腹痛;伴有消化道症状;超声及肾扫描可见肾脏明显增大;肾静脉造影可以确诊。

2)引起急进性肾炎综合征的其他肾小球疾病

(1)继发性急进性肾炎　肺出血-肾炎综合征(Godpasture综合征)、系统性红斑狼疮肾炎、过敏性紫癜肾炎均可引起新月体肾小球肾炎,依据系统受累的临床表现和实验室特异检查,鉴别诊断一般不难。

(2)原发性肾小球疾病　有的病理改变并无新月体形成,但病变较重和(或)持续,临床上呈现急进性肾炎综合征,如重症毛细血管内增生性肾小球肾炎或重症系膜毛细血管性肾小球肾炎等。临床上鉴别常较为困难,常需作肾活检协助诊断。

3.明确病理分型

(1)Ⅰ型又称抗肾小球基底膜抗体型肾小球肾炎

由于抗肾小球基底膜抗体与肾小球基底膜(GEM)抗原相结合激活补体而致病。电镜下Ⅰ型无电子致密物沉积。

(2)Ⅱ型又称免疫复合物型肾小球肾炎

因肾小球内循环免疫复合物的沉积或原位免疫复合物形成,激活补体而致病。此型患者常有前驱上呼吸道感染史,提示其致病抗原可能为某些病原体(病毒或细菌)。Ⅱ型常伴有肾小球内皮细胞和系膜细胞增生,免疫病理学检查可见 IgG 及 C_3 呈颗粒状沉积于系膜区及毛细血管壁。电镜下Ⅱ型可见电子致密物在系膜区和内皮下沉积。

（3）Ⅲ型为非免疫复合物型肾小球肾炎

以往认为发病机理与细胞免疫相关。现已证实 50%～80%该型患者为肾微血管炎（原发性小血管炎肾损害），肾脏可为首发、甚至唯一受累器官或与其他系统损害并存。原发性小血管炎患者血清抗中性粒细胞胞浆抗体（ANCA）常呈阳性。Ⅲ型常可见肾小球节段性纤维素样坏死，可伴有不同程度的肾间质细胞浸润和纤维化。免疫病理学检查肾小球内无或仅有微量免疫沉积物。电镜下Ⅲ型无电子致密物沉积。

Ⅳ型为Ⅰ型中约有 30%患者发现 ANCA 呈阳性者

Ⅴ型为Ⅲ型中有 20%～50%患者的 ANCA 呈阴性者

（三）治疗

包括针对急性免疫介导性炎症病变的强化治疗以及针对肾脏病变后果（如钠水潴留、高血压、尿毒症及感染等）的对症治疗两方面。尤其强调在早期作出病因诊断和免疫病理分型的基础上尽快进行强化治疗。

1. 强化疗法

（1）强化血浆置换疗法

应用血浆置换机分离患者的血浆和血细胞，弃去血浆以等量正常人的血浆（或血浆白蛋白）和患者血细胞重新输入体内。通常每日或隔日 1 次，每次置换血浆 2～4L，直至血清抗体（如抗 GBM 抗体、ANCA）或免疫复合物转阴、病情好转，一般需置换约 10 次左右。该疗法需配合糖皮质激素［口服泼尼松 1mg/（kg·d），2～3 月后渐减］及细胞毒药物环磷酰胺 2～3 mg/（kg·d）口服，累积量不超过 6～8g］，以防止在机体大量丢失免疫球蛋白后大量合成而造成反跳。该疗法适用于各型急进性肾炎，但主要适用于Ⅰ型；对于 Goodpasture 综合征和原发性小血管炎所致急进性肾炎（Ⅲ型）伴有威胁生命的肺出血作用较为肯定、迅速，应首选。

（2）甲泼尼龙冲击伴环磷酰胺治疗

为强化治疗之一。甲泼尼龙 0.5～1.0g 溶于 5%葡萄糖中静脉点滴，每日或隔日 1 次，3 次为一疗程。必要时间隔 3～5d 可进行下一疗程，一般不超过 3 个疗程。甲泼尼龙冲击疗法也需辅以泼尼松及环磷酰胺常规日服治疗，方法同前。近年有人用环磷酰胺冲击疗法（1g 溶于 5%葡萄糖静脉点滴，每月 1 次），替代常规口服，其确切优缺点和疗效尚待总结。该疗法主要适用Ⅱ、Ⅲ型，Ⅰ型疗效较差。用甲泼尼龙冲击治疗时，应注意继发感染和钠、水潴留等不良反应。

以往将糖皮质激素、细胞毒药物、抗凝药（肝素或香豆素类）及抗血小板药物（双嘧达莫等）联合治疗（称为四联疗法）急进性肾炎。因其疗效较差，现已少用。

2. 替代治疗

凡急性肾衰竭已达透析指征者（见本篇第十章），应及时透析。对强化治疗无效的晚期病例或肾功能已无法逆转者，则有赖于长期维持透析。肾移植应在病情静止半年至一年（Ⅰ型患者血中抗 GBM 抗体需转阴）后进行。

对钠水潴留、高血压及感染等需积极采取相应的治疗措施。

三、慢性肾小球肾炎

慢性肾小球肾炎（chronic glomerulonephritis）简称慢性肾炎，是以蛋白尿、血尿、高血压、水肿为基本临床表现,起病方式各有不同,病情迁延,病变缓慢进展,可有不同程度的肾功能减退,最终将发展为慢性肾衰竭的一组肾小球病。由于本组疾病的病理类型及病期不同,主要临床表现可各不相同,疾病表现呈多样化。慢性肾炎起始因素多为免疫介导炎症,此外,非免疫非炎症因素占有重要作用。

慢性肾炎常见病理类型有系膜增生性肾小球肾炎(包括 IgA 肾病和非 IgA 系膜增生性肾小球肾炎)、系膜毛细血管性肾小球肾炎、膜性。肾病及局灶性节段性肾小球硬化等,其中少数非 IgA 系膜增生性肾小球肾炎可由毛细血管内增生性肾小球肾炎转化而来。病变进展至后期,所有上述不同类型病理变化均可转化为程度不等的肾小球硬化,相应肾单位的肾小管萎缩、肾间质纤维化。疾病晚期肾脏体积缩小、肾皮质变薄,病理类型均可转化为硬化性肾小球肾炎。

(一)诊断

1.诊断标准

(1)凡尿化验异常(蛋白尿、血尿、管型尿)、水肿及高血压病史达一年以上,无论有无肾功能损害者;

(2)在除外继发性肾小球肾炎及遗传性肾小球肾炎后,临床上可诊断为慢性肾炎。

2.诊断要点

(1)慢性肾炎可发生于任何年龄,但以青中年为主,男性多见。

(2)多数起病缓慢、隐袭。

(3)临床表现呈多样性,蛋白尿、血尿、高血压、水肿为其基本临床表现。早期患者可有乏力、疲倦、腰部疼痛、纳差;水肿可有可无。有的患者可无明显临床症状。

(4)实验室检查多为轻度尿异常,尿蛋白常在 1~3g/d,尿沉渣镜检红细胞可增多,可见管型。肾功能正常或轻度受损(尿浓缩功能减退,肌酐清除率减低),数年甚至数十年后,肾功能逐渐恶化并出现相应的临床表现,如贫血、血压增高等,进入尿毒症阶段。

(5)血压可正常或轻度升高。有的患者血压(特别是舒张压)持续性中等以上程度升高,眼底检查患者可有眼底出血、渗血,甚至视乳头水肿。

(6)部分患者因感染、劳累呈急性发作,或用肾毒性药物后病情急骤恶化,经及时去除诱因和适当治疗后病情可一定程度缓解,但也可能由此而进入不可逆慢性肾衰竭。

(7)多数慢性肾炎患者可有不同程度肾功能减退,病情时轻时重、迁延,渐进性发展为慢性肾衰竭。

(8)慢性肾炎临床表现呈多样性,个体间差异较大。如慢性肾炎高血压突出而易误诊为原发性高血压,增生性肾炎(如系膜毛细血管性肾小球肾炎、IgA 肾病等)感染后急性发作时易误诊为急性肾炎。

3.实验室检查

1)常规检查

(1)尿液检查 一般表现为轻度尿异常,尿蛋白常在 1~3g/d,个别患者表现为大量蛋白尿>3.5g/d,尿沉渣镜检红细胞可增多,可见管型。

(2)血常规检查 随着肾功能逐渐恶化,部分患者可出现血红蛋白减低,出现正细胞正色素性贫血。

(3)血生化检查 肾功能正常或轻度受损,表现为血肌酐、尿素氮增高。

2)特殊检查

B超检查双肾正常或缩小,肾皮质变薄或双肾结构不清。

(二)诊断思维程序

慢性肾小球肾炎大部分患者并非由急性肾小球肾炎发展而来,其他细菌、病毒感染,特别乙型肝炎病毒感染也可引起慢性肾小球肾炎,临床上应排除遗传性和继发性肾炎,才能诊断本病。目前,部分学者将慢性肾小球肾炎区分为进展性慢性肾小球肾炎和非进展性慢性肾小球肾炎。

1. 首先,应排除遗传性和继发性慢性肾小球肾炎及其他原发性肾小球肾炎

1)Alport 综合征

常起病于青少年(多在 10 岁之前),患者有眼(球形晶状体等)、耳(神经性耳聋)、肾(血尿,轻、中度蛋白尿及进行性肾功能损害)异常,并有阳性家族史(多为性连锁显性遗传)。

2)继发性慢性肾小球肾炎

如系统性红斑狼疮性肾炎、过敏性紫癜性肾炎、糖尿病性肾小球硬化症、痛风肾、多发性骨髓瘤肾损害、肾淀粉样变等,依据相应的系统表现及特异性实验室检查,一般不难鉴别。

3)其他原发性肾小球病

(1)隐匿性肾小球肾炎　主要表现为无症状性血尿和(或)蛋白尿,无水肿、高血压和肾功能减退。

(2)感染后急性肾炎　有前驱感染并以急性发作起病的慢性肾炎需与此病相鉴别。两者的潜伏期不同,血清 C_3 的动态变化有助鉴别;此外,疾病的转归不同,慢性肾炎无自愈倾向,呈慢性进展,可资区别。

4)原发性高血压肾损害

呈血压明显增高的慢性肾炎需与原发性高血压继发肾损害(即良性小动脉性肾硬化症)鉴别,后者先有较长期高血压,其后再出现肾损害,临床上远端肾小管功能损伤(如尿浓缩功能减退、夜尿增多)较肾小球功能损伤早,尿改变轻微(微量至轻度蛋白尿,可有镜下血尿及管型),常有高血压的其他靶器官(心、脑)并发症。

2. 应明确是否合并高血压及肾功能减退

慢性肾小球肾炎临床上可根据是否合并高血压、肾功能减退的速度进行判断预后。一般认为慢性肾小球肾炎患者,临床合并高血压、肾功能减退的速度快,病理表现重,预后差。

3. 行肾组织活检进一步明确病理类型

在无禁忌证的情况下,对慢性肾小球肾炎行肾组织活检进一步明确病理类型,作出正确的病理诊断。同时,根据病理损害的程度及活动性情况,指导临床治疗和判断预后。

(三)治疗

慢性肾炎的治疗应以防止或延缓肾功能进行性恶化、改善或缓解临床症状及防治严重并发症为主要目的,而不以消除尿蛋白及尿红细胞为目标。因此,一般不宜给糖皮质激素及细胞毒药物,可采用下列综合治疗措施。

1. 积极控制高血压

高血压是加速肾小球硬化、促进肾功能恶化的重要因素,积极控制高血压是十分重要的环节。高血压患者应限盐(<3g/d);治疗原则:①力争把血压控制在理想水平:尿蛋白>1g/d,血压应控制在 125/75mmHg(16.6~10kPa)以下;尿蛋白<1g/d,血压控制可放宽到 130/

80mmHg(17.3～10.7kPa)以下;②选择能延缓肾功能恶化、具有肾脏保护作用的降压药物。

(1)利尿剂

有钠水潴留呈容量依赖性高血压患者可选用噻嗪类利尿剂,如氢氯噻嗪 12.5～50mg/d,1 次或分次口服。

(2)转换酶抑制剂

对肾素依赖性高血压则首选血管紧张素转换酶(ACE)抑制剂,如贝那普利 5～20mg,每日 1 次或血管紧张素Ⅱ受体拮抗剂,如洛沙坦 50～100mg,每日 1 次。

(3)β受体阻滞剂

可选用 β 受体阻滞剂,如阿替洛尔 12.5～25mg,每日 2 次。

(4)钙通道阻滞剂

此外,还常用钙通道阻滞剂,如氨氯地平 5mg,每日 1 次。

对于顽固性高血压可选用不同类型降压药联合应用。

2.限制食物中蛋白及磷入量

肾功能不全氮质血症患者应限制蛋白及磷的入量。

3.应用抗血小板药

大剂量双嘧达莫(300～400mg/d)、小剂量阿司匹林(40～300mg/d)有抗血小板聚集作用,以往有报道长期服用能延缓肾功能衰退,目前的研究结果仅显示对系膜毛细血管性肾小球肾炎有一定疗效。

4.避免加重肾脏损害的因素

感染、劳累、妊娠及应用肾毒性药物(如氨基糖苷类抗生素等),均可能损伤肾脏,导致肾功能恶化,应予以避免。近年来发现有些中药(如关木通等)也可能导致肾小管间质损害,故应避免过多、过量服用。

5.特殊用药

近年研究证实,ACE 抑制剂具有降低血压、减少尿蛋白和延缓肾功能恶化的肾脏保护作用。后两种作用除通过对肾小球血流动力学的特殊调节作用(扩张入球小动脉和出球小动脉,但对出球小动脉扩张作用强于入球小动脉)降低肾小球内高压力、高灌注和高滤过外,并能通过其非血流动力学作用(抑制细胞因子、减少蛋白尿和细胞外基质的蓄积)达到减缓肾小球硬化的发展和肾脏保护作用。但肾功能不全患者应用 ACE 抑制剂要防治高血钾,血肌酐大于 $350\mu mol/L$ 的非透析治疗患者则不宜再应用。血管紧张素Ⅱ受体拮抗剂的实验研究和已有的临床观察结果显示它具有与 ACE 抑制剂相似的肾脏保护作用。最近有报道认为长效二氢吡啶类钙通道阻滞剂,如氨氯地平和非二氢吡啶类钙通道阻滞剂,如维拉帕米具有一定的延缓肾功能恶化的肾脏保护作用,值得进一步验证。

(四)预后

1.病理类型

病变进展速度个体差异很大,主要取决于其病理类型,一般认为进展性慢性肾小球肾炎,病理表现为膜增殖性肾炎及重症 IgA 肾病,预后差。

2.临床因素

临床症状相对重,常合并高血压、肾功能减退的速度快,预后差。

3.防治情况

是否重视保护肾脏及治疗是否恰当与否,也是影响预后的重要因素。

四、肾病综合征

肾病综合征(nephrotie syndrome,NS)临床表现为大量蛋白尿(≥3.5g/d)、低白蛋白血症(≤30g/L),常伴有水肿、高脂血症。原发性肾病综合征的主要病理类型为微小病变肾病、系膜增生性肾炎、膜性肾病、系膜毛细血管性肾炎及局灶节段性肾小球硬化。肾病综合征可见于各种年龄,儿童以微小病变肾病居多,青少年病理类型以系膜增生性肾炎、局灶节段性肾小球硬化为主,中青年多见系膜毛细血管性肾炎,而膜性肾病多发于中老年。

(一)诊断

1.诊断标准

(1)大量蛋白尿　24 h尿蛋白定量≥3.5g/d。

(2)低白蛋白血症　血清白蛋白≤30g/L。

(3)高脂血症

(4)水肿

其中前两条为诊断的必备条件。

2.诊断要点

1)微小病变肾病

(1)好发于儿童,以2~6岁多见;成人发病率较低,但老年人有增高趋势;

(2)男性多于女性;

(3)几乎所有病例均表现为大量蛋白尿;

(4)无肉眼血尿,镜下血尿发生率为15%~20%;

(5)成人患者镜下血尿、一过性高血压及肾功能减退的发生率比儿童病例高;

(6)本病对激素治疗很敏感(约90%病例可临床痊愈),但容易复发(复发率高达60%)。

2)系膜增生性肾炎

(1)约占原发性肾小球疾病肾活检病例的50%;

(2)好发于青少年,男多于女;

(3)常隐匿起病,有前驱感染者(约50%)发病较急,甚至呈急性肾炎综合征;

(4)肾病综合征的发生率非IgA肾病高于IgA肾病(前者约30%,后者约15%);

(5)血尿的发生率IgA肾病高于非IgA肾病(前者几乎100%,后者约70%);

(6)肾功能不全及高血压的发生率随肾脏病变的发展而加重;

(7)激素及细胞毒类药物与病理改变相关,轻者治疗效果好。

3)系膜毛细血管性肾炎(又称膜增生性肾炎)

(1)好发于青壮年,男多于女;

(2)有前驱感染者(占60%~70%)发病较急,可呈急性肾炎综合征,否则隐匿起病;

(3)本病常呈肾病综合征(约占60%),并伴明显的血尿(几乎100%有血尿,肉眼血尿常见);

(4)疾病常持续进展,肾功能不全、高血压及贫血出现早;

(5)50%~70%病例血清补体C_3持续降低,对提示本病有重要意义;

（6）激素及细胞毒类药物治疗常无效。

4）膜性肾病

（1）好发于中老年，男多于女；

（2）本病起病隐匿，临床约 80％病例呈现肾病综合征；

（3）约 40％病例具有镜下血尿，但无肉眼血尿；

（4）病程进展缓慢，常在发病 5～10 年才开始出现肾功能损害；

（5）本型极易发生血栓栓塞并发症（肾静脉血栓发生率约占 50％）；

（6）膜性肾病早期（未出现钉突者），激素及细胞毒类药物可使 60％的病例缓解，钉突形成后，药物治疗疗效差。

5）局灶节段性肾小球硬化

（1）好发于青少年，男多于女；

（2）隐匿起病；

（3）临床上以肾病综合征为主要表现（占 50％～70％）；

（4）血尿发生率很高（约占 75％），并可见肉眼血尿；

（5）本病确诊时常已有肾功能减退及高血压；

（6）本病常出现近端肾小管功能障碍，表现为肾性糖尿、氨基酸尿及磷酸盐尿；

（7）激素及细胞毒类药物治疗后多数疗效不佳。

3. 并发症

（1）感染

常发生于呼吸道、泌尿系统、皮肤及腹腔（原发性腹膜炎）。

（2）血栓及栓塞

最常见肾静脉血栓（约占 20％～30％），肢体静脉血栓、下腔静脉血栓、肺血管血栓或栓塞也不少见。

（3）急性肾衰竭

肾病综合征时并不少见，经扩容、利尿治疗后可恢复。

（4）蛋白质及脂肪代谢紊乱

也是肾病综合征较为常见的并发症。

4. 实验室检查

1）常规检查

（1）尿液检查　24h 尿蛋白定量≥3.5g，尿沉渣可见各种管型，也可见血尿（镜下血尿或肉眼血尿），部分病例可见脂尿。

（2）血生化检查

①血脂：总胆固醇、甘油三脂及磷脂均可升高。

②血清白蛋白：常≤30 g/L。

③血清蛋白电泳：可见 α_2 和 β 球蛋白升高。

④血沉：显著加速，一般为 40～80mm/时（魏氏法）。

⑤其他：纤维蛋白原、FDP、Ⅴ、Ⅶ、Ⅷ、Ⅹ因子均可升高。

2）特殊检查

（1）血管造影（DSA）　对怀疑有血栓栓塞并发症的病例，应做选择性血管造影。

（2）经皮肾穿刺活检术 进一步明确病理类型,指导临床用药及判断预后。

（二）诊断思维程序

肾病综合征按病因分为原发性和继发性,它不是一个独立的疾病,而是许多疾病发展过程中,损伤了肾小球毛细血管滤过膜的通透性而表现出的一组临床症候群。临床上在作肾病综合征的病因诊断时,需认真除外继发性肾病综合征的可能性,方可下原发性肾病综合征的诊断。在我国继发性肾病综合征中,以系统性红斑狼疮性肾炎、糖尿病肾病、过敏性紫癜性肾炎最为常见。诊断步骤如下:

1.确定是否为肾病综合征

主要依据尿蛋白定量和血浆白蛋白浓度,并参考有无水肿和高脂血症作出诊断。详见诊断标准。

2.区分是原发性肾病综合征还是继发性肾病综合征

临床上在作肾病综合征的病因诊断时,需认真除外继发性肾病综合征的可能性,方可下原发性肾病综合征的诊断。在继发性肾病综合征中,一般而言多见如下疾病:

（1）过敏性紫癜性肾炎

好发于少年儿童,有典型的皮疹,可伴关节痛、腹痛及黑便,常在皮疹出现后 1~4 周出现肾损害,部分病例可表现为肾病综合征。典型皮疹有助于本病的诊断。

（2）系统性红斑狼疮性肾炎

部分病例可表现为肾病综合征。本病好发于青、中年女性。常有发热、蝶形红斑、光过敏、口腔黏膜溃疡、关节痛、多发性浆膜腔积液及多器官系统受累表现。血中可出现多种自身抗体,血清 IgG 增高,补体 C_3 减低。血清免疫学检查有助于鉴别诊断。

（3）肾淀粉样变性

本病肾脏受累时,常出现肾病综合征。好发于中老年,分为原发性和继发性。前者病因不清,主要侵犯心、肾、消化道（包括舌）、皮肤和神经;后者继发于慢性化脓性感染及恶性肿瘤,主要侵犯肾及肝脾。确诊本病常需组织活检。

（4）糖尿病性肾小球硬化症

患糖尿病 10 余年后可出现。肾病综合征,肾病综合征出现后很快即可进入慢性肾衰竭。糖尿病病史对鉴别诊断意义大。

（5）骨髓瘤性肾病

本病肾脏受累时,部分患者也可出现肾病综合征。其临床特点为:多见于中老年,男多于女。患者主诉骨痛,颅骨 X 线检查见穿凿样改变,血浆蛋白电泳出现 M 带,尿凝溶蛋白阳性,骨髓穿刺见大量骨髓瘤细胞。上述表现有利于骨髓瘤性肾病诊断。

3.确定其病理类型

肾小球疾病临床和病理之间有一定的联系,医生可根据患者的临床表现初步推断其病理类型,但准确性有限,正确的病理诊断必须依靠肾活检,最后根据肾活检结果,作出病理诊断。

（三）治疗

1.一般治疗

（1）休息

严重水肿和体腔积液时需卧床休息。

（2）饮食

目前主张蛋白的摄入量为 $1.0g/(kg \cdot 天)$，且为富含必需氨基酸的动物蛋白。应少进富含饱和脂肪酸的动物油脂，多吃富含多聚不饱和脂肪酸的植物油及鱼油，多吃可溶性纤维的食物。热量要充分（$125.5 \sim 146.0KJ(kg \cdot 天)$）。水肿时应低盐（$3 \sim 5g/天$）。

2. 对症治疗

1）利尿消肿

（1）噻嗪类利尿剂　氢氯噻嗪 25mg，每天 $1 \sim 3$ 次。长期服用应防止低钾、低氯血症碱中毒的发生。

（2）保钾利尿剂　氨苯喋啶 50mg，每天 $1 \sim 3$ 次；或螺内酯 20mg，每天 $1 \sim 3$ 次。长期服用应防止高钾血症。

（3）祥利尿剂　呋塞米 $20 \sim 120mg/天$，或丁尿胺 $1 \sim 3mg/天$（同等剂量下丁尿胺利尿作用约强于呋塞米 40 倍），分次口服或静脉注射。应用时须防止低钠及低钾血症。

（4）渗透性利尿　低分子右旋糖酐 500ml 静脉点滴，隔日 1 次；但少尿（小于 400ml/天）时应慎用。

（5）提高血浆胶体渗透压　静脉输注血浆或血浆白蛋白，可提高血浆胶体，渗透压，从而利尿消肿。但不可输注过多过频，以防止"蛋白超负荷性肾病"。

2）减少尿蛋白

应用血管紧张素转化酶抑制剂，可降低肾小球内高压，减少尿蛋白。常用洛汀新 10mg，每天 1 次；或蒙诺 10mg，每天 1 次。

3）抗凝治疗

肾病综合征患者体内存在着高凝状态，特别是在血清白蛋白低于 20g/L 时尤甚。目前常采用如下方法：

（1）肝素钠　$50 \sim 100mg$，静点，每天 1 次，两周为一疗程，维持凝血时间于正常的一倍。

（2）低分子肝素　吉派林或栓复欣 5000U，皮下或静脉注射，每天 1 次，两周为一疗程。'

（3）华法令　多继肝素后使用，剂量为 2.5mg/d，口服。

（4）双嘧达莫　$300 \sim 400mg/天$，分 $3 \sim 4$ 次口服。

（5）尿激酶　于血栓形成 6 小时内最佳，但 $3 \sim 6d$ 内仍有效。静脉溶栓剂量为 $2 \times 10^4 \sim 10^5 IU$，每日 2 次静脉注射，持续 4 周后继用抗凝药，抗凝药需维持半年以上。

4）降脂治疗

洛伐他丁：$20 \sim 40mg$，每天 2 次；辛伐他丁：$5 \sim 20mg$，每天 2 次。

3. 激素及细胞毒类药物

1）糖皮质激素

泼尼松的使用方法：

（1）初始剂量要足　成人用量为每日每千克体重 1mg，儿童用量为每日每千克体重 $1.5 \sim 2mg$，共服 $8 \sim 12$ 周。

（2）减药速度要慢　每 2 周减原用量的 10%；当减至 20mg/天时，疾病易反跳，更应谨慎。

（3）维持时间要长最后以最小剂量（10mg/天）作为维持量，再服半年至一年或更久。

2）细胞毒类药物

（1）环磷酰胺　用量为每日每公斤体重 2mg，分 $1 \sim 2$ 次口服；或 200mg 隔日静脉注射，累积量达 6～8g 后停药。

(2)环孢素 A　用量为每日每千克体重 5mg,分 2 次口服,服 2～3 个月后缓慢减量,共服半年左右。

(3)雷公藤多苷　用量为每日每千克体重 1mg,分 3 次口服,服 3 个月后停药。

4.特殊用药

对于某些难治性肾病综合征可试用甲泼尼龙(MP)冲击疗法,其用法为:MP 0.5～1.0g,溶于 5%葡萄糖液 250ml 静点,每日 1 次,连续 3 日为一疗程,1 周后开始第 2 个疗程,一般不超过 3 个疗程。

五、隐匿性肾小球肾炎

隐匿性肾小球肾炎也称为无症状性血尿和(或)蛋白尿(asymptomatic hematuria and/or proteinuria),患者无水肿、高血压及肾功能损害,而仅表现为蛋白尿或(和)肾小球性血尿的一组肾小球病。多数患者于体检中偶然被发现。目前,多将隐匿性肾小球肾炎分为①无症状性血尿;②无症状性血尿和蛋白尿;③无症状性蛋白尿三类。

本组疾病由多种病理类型的原发性肾小球病所致,但病理改变多较轻。如可见于轻微病变性肾小球肾炎(肾小球中仅有节段性系膜细胞及基质增生)、轻度系膜增生性肾小球肾炎及局灶性节段性肾小球肾炎(局灶性肾小球病,病变肾小球内节段性内皮及系膜细胞增生)等病理类型。根据免疫病理表现,又可将系膜增生性肾小球肾炎分为 IgA 肾病和非 IgA 系膜增生性肾小球肾炎。

(一)诊断

1.诊断标准

(1)肾小球源性血尿和(或)蛋白尿(<1.0g/天);

(2)无水肿、高血压及肾功能损害;

(3)除外遗传性进行性肾炎早期、薄基底膜肾病及非典型的急性肾小球肾炎恢复期等以血尿为临床表现的肾小球疾病,以及其他原发性、继发性肾小球疾病的早期或恢复期的蛋白尿。

2.诊断要点

1)无症状性蛋白尿

(1)多见于青年人,偶于体检时发现;

(2)临床表现单纯性血尿,为肾小球源性血尿,呈持续性或反复发作性;

(3)无水肿、高血压、蛋白尿及肾功能减退;

(4)血液生化检查多无异常发现。

2)无症状性血尿和蛋白尿

(1)偶于体检时发现血尿伴蛋白尿(少于 1g/天);

(2)无水肿、高血压、蛋白尿及肾功能减退;

(3)病情及预后较单纯性血尿者明显严重;

(4)血液生化检查多无异常发现。

3)无症状性蛋白尿

(1)多见于青年男性;

(2)呈持续性蛋白尿,尿蛋白定量通常<2g/天;

(3)无水肿、高血压、蛋白尿及肾功能减退;

(4)血液生化检查多无异常发现。

3.实验室检查

1)常规检查

(1)尿液检查可见血尿(镜下血尿),蛋白尿(多为 1～2g/天);尿细菌培养阴性,尿结核菌及细胞学检查阴性;

(2)血生化检查肝功、肾功能检查正常;血抗链"O"、类风湿肉因子、抗核抗体、冷球蛋白阴性、补体正常。

2)特殊检查

血尿伴蛋白尿表现者,如尿蛋白超过 1g/d 应考虑进行肾活检。

(二)诊断思维程序

1.首先确定是否为隐匿性肾炎综合征

隐匿性肾小球肾炎综合征,临床表现为无症状性血尿和(或)蛋白尿,患者无水肿、高血压及肾功能损害,而仅表现为蛋白尿和(或)肾小球源性血尿的一组肾小球病。对单纯性血尿患者(仅有血尿而无蛋白尿),需作相差显微镜尿红细胞形态检查和(或)尿红细胞容积分布曲线测定,以鉴别血尿原因。此外,应除外由于尿路疾病(如尿路结石、肿瘤或炎症)所致血尿。确属肾小球源性血尿,又无水肿、高血压及肾功能减退时,即应考虑此病。

2.进一步区分无症状性血尿、无症状血尿和蛋白尿、无症状性蛋白尿

1)无症状性血尿

最常见引起单纯性血尿的原发性肾小球疾病是 IgA 肾病,以反复发作的单纯性血尿为表现,可以是镜下血尿、肉眼血尿(约占 60%)。其他需要鉴别的肾小球疾病还有:

(1)非 IgA 系膜增生性肾小球肾炎　非 IgA 系膜增生性肾小球肾炎在我国发病率高。表现为单纯性血尿的约占 40%,镜下血尿患者约 30% 为此病引起。其病理改变主要为系膜细胞和系膜基质增生;系膜区可有免疫复合物沉积,免疫病理检查有 IgG 和 IgM 为主的免疫球蛋白和补体 C_3 的沉积。

(2)局灶性肾小球肾炎　局灶性肾小球肾炎为一组不同致病因素和不同发病机理引起的病理改变近似的局灶、节段性肾小球炎症。临床特征为反复发作性血尿(常为肉眼血尿),它可以是原发性肾小球肾炎的一种病理类型;但常见于多种系统性疾病,如狼疮性肾炎、过敏性紫癜肾炎等。

(3)薄基底膜肾病　原称良性家族性血尿,主要表现为持续性镜下血尿,偶发肉眼血尿,部分患者伴轻度蛋白尿,无水肿及高血压,肾功能持续正常。病理检查光镜下肾小球基本正常,电镜下肾小球基底膜弥漫性变薄。

2)无症状性血尿和蛋白尿

可见于多种原发性肾小球肾炎,如肾小球轻微病变、轻度系膜增生性肾炎、局灶性肾小球肾炎及 IgA 肾病,甚至可出现于早期膜性肾病。本病应与以下疾病鉴别:

(1)除外泌尿系感染所致的血尿伴蛋白尿　泌尿系一般感染或结核时,可出现血尿伴蛋白尿,但一般伴有白细胞尿或脓尿,临床表现为尿频、尿急、尿痛,尿细菌学检查有助确诊。

(2)除外继发性及遗传性肾小球疾病　诊断本病前还必须除外其他肾小球疾病的可能,

如：系统性疾病(红斑狼疮性肾炎、过敏性紫癜肾炎)、Alport综合征早期和薄基底膜肾病及非典型的急性肾炎恢复期等。应依据临床表现、家族史和实验室检查予以鉴别,必要时需依赖肾活检方能确诊。

3)无症状蛋白尿

对无症状蛋白尿患者,需作尿蛋白定量和尿蛋白电泳以区分蛋白尿性质,并详细作离心后尿沉渣镜检,必要时应作尿本周蛋白检查或尿蛋白免疫电泳。只有确诊为肾小球性蛋白尿,且患者无水肿、高血压及肾功能减退时,才能考虑本病诊断。在作出诊断前还必须排除功能性蛋白尿仅发生于剧烈运动、发热或寒冷时、体位性蛋白尿(见于青少年,直立时脊柱前凸所致,卧床后蛋白尿消失)等生理性蛋白尿,也需小心排除其他原发性或继发性肾小球病的早期或恢复期。必要时需肾活检确诊。

尿蛋白定量<1.0g/天,以白蛋白为主,而无血尿者,称为单纯性蛋白尿,一般预后良好,很少发生肾功能损害。但尿蛋白量在1.0～3.5g/天之间者,虽尚无水肿、高血压及肾功能损害的临床表现,但肾活检常显示病理改变并不轻,临床呈慢性肾炎转归的可能性很大。

(三)治疗

隐匿性肾小球肾炎无特殊疗法。但应采取以下措施：

(1)对患者应定期(至少每3～6个月1次)检查,监测尿沉渣、肾功能和血压的变化,女患者在妊娠前及其过程中更须加强监测;

(2)保护肾功能、避免肾损伤的因素;

(3)对反复发作的慢性扁桃体炎与血尿、蛋白尿发作密切相关者,可待急性期过后行扁桃体摘除术;

六、IgA肾病

IgA肾病([gA nephropathy)指肾小球系膜区以IgA沉积或以IgA沉积为主的原发性肾小球病。主要病变特点是弥漫性肾小球系膜细胞和基质增生,故IgA肾病的病理类型主要为系膜增生性肾小球肾炎,免疫病理以IgA为主呈颗粒样或团块样在系膜区或毛细血管壁分布,病变程度可轻重不一。IgA肾病是肾小球源性血尿最常见的病因。亚太地区(中国、日本、东南亚和澳大利亚等)和西欧地区(法国、意大利、西班牙等)该病分别占原发性肾小球疾病的20%～40%和10%～30%。10年内约10%～20%IgA肾病患者进入尿毒症;在欧洲和澳洲,长期透析和肾移植患者IgA肾病各占20%和7%。

(一)诊断

1.诊断标准

(1)IgA肾病患者常在呼吸道或消化道感染后(24～72小时,偶可更短)发病,出现突发性肉眼血尿或镜下血尿,伴或不伴蛋白尿,可持续数小时至数日;

(2)肾活检证实为系膜增生性肾小球肾炎,免疫病理以IgA为主呈颗粒样或团块样在系膜区或毛细血管壁分布;

(3)除外其他继发性lgA肾病。

2.诊断要点

(1)好发于青少年,男性多见。

(2)起病前多有感染,常见的为上呼吸道感染(咽炎、扁桃体炎),其次为消化道、肺部和泌尿道感染。

(3)典型患者常在上呼吸道感染后(24～72h,偶可更短)出现突发性肉眼血尿,持续数小时至数日。肉眼血尿发作后,尿红细胞可消失,也可转为镜下血尿。肉眼血尿有反复发作特点,同时伴有全身轻微症状,如低热、腰痛、全身不适等,尿痛有时很显著。

(4)部分患者起病隐匿,主要表现为无症状性尿异常,常在体检时偶然发生,呈持续性或间发性镜下血尿,可伴或不伴轻度蛋白尿;其中少数患者病程中可有间发性肉眼血尿。

(5)IgA肾病是原发性肾小球病中呈现单纯性血尿的最常见病理类型,占60％～70％。

(6)10％～15％患者呈现血尿、蛋白尿、高血压、尿量减少、轻度水肿等急性肾炎综合征的表现。

(7)少数IgA肾病患者(<10％、可并发急性肾衰竭(ARF),其中多数患者伴肉眼血尿发作,常有严重腰痛,肾活检可显示急性肾小管坏死、广泛的红细胞管型和部分的小新月体形成(<50％肾小球),上述患者ARF多为可逆;少数呈弥漫性新月体形成者肾功能进行性恶化,则常需透析治疗,肾功能多难恢复。

(8)IgA肾病早期高血压并不常见(<5％～10％),随着病程延长高血压发生率增高,年龄超过40岁IgA肾病患者高血压发生率为30％～40％。少数患者可呈恶性高血压。

3.实验室检查

1)常规检查

(1)尿液检查 蛋白尿一般不重,但约15％的病例可呈现大量蛋白尿,尿沉渣检查常显示尿红细胞增多,相差显微镜显示变形红细胞为主,提示肾小球源性血尿,但有时可见到混合性血尿。

(2)血生化检查

①血IgA水平升高者可达30％～50％。

②血清IgA－纤维连结蛋白(fibronectin)聚合物,升高者可达60％左右,并有较好的特异性。

2)特殊检查

肾组织活检证实病理类型主要为系膜增生性肾小球肾炎,免疫病理以IgA为主呈颗粒样或团块样在系膜区或毛细血管壁分布。

(二)诊断思维程序

本病诊断依靠肾活检标本的免疫病理学检查,即肾小球系膜区或伴毛细血管壁IgA为主的免疫球蛋白呈颗粒样沉积。诊断原发性IgA肾病时,必须排除肝硬化、过敏性紫癜、系统性红斑狼疮等所致继发性IgA沉积的疾病后方可成立。

1.首先,应排除继发性IgA肾病,才能诊断原发性IgA肾病

(1)过敏性紫癜性肾炎

患者可以表现为镜下血尿甚至肉眼血尿,肾脏病理及免疫病理与IgA肾病相同,但前者常有典型的肾外表现,如皮肤紫癜、关节肿痛、腹痛和黑便等,可鉴别。

(2)慢性酒精性肝硬化

50％～90％的酒精性肝硬化患者肾组织可显示以IgA为主的免疫球蛋白沉积,但仅很少数患者有。肾脏受累的临床表现。与IgA肾病鉴别主要依据肝硬化存在,临床不难鉴别。

（3）系统性红斑狼疮性肾炎

免疫荧光多呈满堂亮（IgG、IgA、IgM、C_3、Clq、纤维蛋白相关抗原均阳性）。此外，系统性红斑狼疮多系统受累的临床特征及免疫学检查有助于鉴别。

（4）其他

如强直性脊柱炎、银屑病、Reiter 综合征等，虽然肾脏免疫病理显示系膜区有[gA 沉积，但各有其临床特点，不难与 IgA 肾病鉴别。

2. 其次，应详细询问病史，与其他原发性肾小球疾病相鉴别

（1）链球菌感染后急性肾小球肾炎

IgA 肾病应与急性肾小球肾炎相鉴别，后者潜伏期长（2 周左右），自愈倾向；前者潜伏期短（1～3d），病情反复，并结合实验室检查如 C_3、抗链球菌溶血素 O（ASO）可资区别。

（2）薄基底膜肾病

常为持续性镜下血尿，多数有阳性血尿家族史，临床表现为良性过程。肾活检病理示 IgA 阴性，电镜下弥漫性肾小球基底膜变薄。一般不难鉴别。

（3）非 lgA 系膜增生性肾炎

非 IgA 系膜增生性肾炎在我国发病率高，约 1/3 患者表现为单纯性血尿，临床很难与 IgA 肾病鉴别，需靠肾活检免疫病理检查来鉴别。

3. 最后，行肾组织活检明确诊断

IgA 肾病主要病变特点是弥漫性肾小球系膜细胞和基质增生，病理类型主要为系膜增生性肾小球肾炎，免疫病理以 IgA 为主呈颗粒样或团块样在系膜区或毛细血管壁分布。

（三）治疗

IgA 肾病是肾脏免疫病理相同，但临床表现、病理改变和预后变异甚大的原发性肾小球病，其治疗则应根据不同的临床、病理给予综合治疗。

1. 一般治疗

（1）对表现为单纯性血尿或（和）轻度蛋白尿患者，一般无特殊治疗，避免劳累、预防感冒和避免使用肾毒性药物。对于扁桃体反复感染者应作手术摘除，手术应在感染控制后和病情稳定情况下进行。在上呼吸道感染发作时应及时选用强有力的抗生素。

（2）对有高血压的患者，应积极控制血压，使其维持在正常水平，以避免血流动力学因素加重肾脏损害。血管紧张素转换酶（ACE）抑制剂有较好地控制血压和延缓肾功能恶化的作用，并且有减少尿蛋白作用。但血肌酐大于 $350\mu mol/L$ 时，一般不主张再应用 ACE 抑制剂。

2. 特殊用药

（1）肾活检病理学检查显示以 IgA 沉积为主的新月体肾小球肾炎，临床上常呈肾功能急剧恶化。该类患者应按急进性肾炎处理原则，如病理显示主要为细胞性新月体者应给予强化治疗，如甲泼尼龙冲击治疗、环磷酰胺冲击治疗及强化血浆置换疗法等。

（2）近年临床研究显示，富含长链 ω－多聚不饱和脂肪酸的鱼油（每天 12g，共 2 年），有较好延缓 IgA 肾病患者肾功能恶化作用，值得进一步验证。

（于家伟）

第二节　继发性肾小球疾病

一、狼疮性肾炎

系统性红斑狼疮(systemic lupus erythematosus,SLE)是一种累及多脏器、多系统的自身免疫性疾病,我国发病率约为 70/10 万人口。该病可发生于任何年龄。儿童期以 10～14 岁多见,婴幼儿少见,有报道 3 岁发病者。女性患者占绝大多数,女:男为(5～9):1。SLE 并发肾损害时,称为系统性红斑狼疮性肾炎,简称狼疮性肾炎(1upus nephritis。LN)。狼疮性肾炎是常见的继发性肾小球疾病。儿童常比成人表现严重,其肾脏受累的比率与诊断标准有关。临床观察。肾受累占 50%～70%,通过肾活检诊断的肾受累病例达 90% 以上。多数病例都有轻重不同的肾损害。未成年女性以肾脏损害起病者尤甚。狼疮性肾炎是影响 SLE 预后的重要因素,也是死亡的重要原因。

(一)病因

1.体液免疫因素

由于病毒促发因素、细菌内毒素、脂多糖促发因素以及自体组织破坏、释放 DNA 等原因。导致中等相对分子质量的可溶性 DNA 免疫复合物经过血液循环至肾脏(或其他脏器)而沉积于肾小球。

2.细胞免疫因素

本病发生时,抑制性 T 细胞功能及数量下降。

3.遗传因素

SLE 发病且有明显的遗传倾向,如家族中发病率高,单卵双胎比双卵双胎发病率高等。

(二)发病机制

其发病机制是多元性的,已公认本病是机体对内源性(自体)抗原所发生的免疫复合物性疾病,并伴有 T 细胞功能紊乱。

1.自身抗体的产生

SLE 时自身抗原或与自身抗原结构相似的异体抗原刺激机体,使骨髓及外周血中的 B 细胞功能亢进,产生多种自身抗体。包括:抗核抗体、抗细胞质抗体、抗细胞膜抗体、抗球蛋白抗体等。抗 DNA 抗体滴度升高与 SLE 尤其是与 LN 的严重程度呈正相关。

2.免疫复合物的形成与沉积

自身抗体与相应的抗原结合形成免疫复合物主要沉积于肾小球基膜或系膜区;也可沉积于。肾小管、肾小管周围毛细血管壁上,引起组织损害。这是 LN 的主要发病机制。引起肾炎的主要是 DNA－抗 DNA 免疫复合物,包括循环免疫复合物、原位免疫复合物。

3.细胞免疫改变

目前认为 T、B 淋巴细胞调控功能障碍是自身免疫性疾病的关键。本病血清中 TS 功能及数量下降,这可能是自身抗体产生增多的原因,而 TH 功能及数量增加,也促进了体液免疫反应。

(三)临床表现

1.肾外表现

(1)一般症状:常见乏力、体重减轻及发热。

（2）多系统损害表现：常见皮疹、毛细血管扩张、脱发、浅表淋巴结及肝脾肿大。90％病例有关节痛，30％有肌痛。心脏受累也常见。多表现为心包炎，少数为心肌炎。神经系统受累时常表现为精神异常、癫痫、头痛、舞蹈症、周围神经病及视网膜病变等。其他可见贫血、紫癜、腮腺肿大、间质性肺炎及胸膜炎等。或可发生多浆膜腔积液。

2.肾损害表现

LN病变可累及肾小球、肾小管和肾间质。临床表现可有以下几种。

（1）血尿和/或蛋白尿：患者不伴水肿和高血压，仅有轻至中度蛋白尿和/或血尿。

（2）肾炎综合征：常伴水肿或高血压，蛋白尿和血尿。急性起病者的临床表现类似急性肾炎，可伴肾功能损害。部分病例起病急剧，肾功能急剧恶化，短期内进展为肾衰竭。也有部分病例起病时可无肾功能损害，尿液改变也不显著，但经过几年逐渐发展为慢性肾衰竭。

（3）肾病综合征：此型可占LN的50％～60％，有水肿、大量蛋白尿、血尿、低蛋白血症和肾功能损害。

（4）间质性肾炎：大约有半数患者病理证实有间质和小管病变。

（四）实验室检查

1.常规及相关检查

（1）血常规：80％患者中度贫血（正细胞正色素性贫血）、血小板减少、1/4的患者全血细胞减少、血小板减少。血沉明显加快。

（2）尿常规：大量蛋白尿、血尿、管型尿，尿比重低。

（3）血浆蛋白、免疫球蛋白抗体检查：血浆总蛋白降低，清蛋白低，球蛋白高，蛋白电泳示球蛋白明显增高，A/G比值倒置，类风湿因子部分患者呈阴性。抗核抗体阳性，抗双链DNA抗体阳性，抗SM抗体阳性，循环免疫复合物增高，血清总补体下降。皮肤狼疮带阳性。

2.其他检查

（1）双肾B超、CT检查：了解肾脏的大小、位置、厚薄及有无肾盂积液、结石、肿块、结核。

（2）肾脏ECT（发射性电子计算机扫描）：以了解肾脏的大小、血流量等。

（3）放射性检索肾图：了解双肾分泌排泄功能。

（4）腹部X线片和分泌性肾盂造影：以了解肾脏大小、形态，泌尿系有无结石；肾功能不全时慎作此项检查。

（五）诊断和鉴别诊断

1.诊断要点

（1）系统性红斑狼疮的多系统损害特点。

（2）肾脏受累的表现，如水肿、高血压及尿液异常。

（3）系统性红斑狼疮的实验室证据，如低补体血症、白细胞及血小板降低、高球蛋白血症、抗核抗体及狼疮细胞阳性。

2.鉴别诊断

（1）原发性肾小球疾病：狼疮性肾炎以肾脏损害为明显表现时需与原发性肾小球疾病鉴别。根据血抗核抗体、抗dsDNA抗体阳性，血清补体C3下降，以及其他系统表现可资鉴别。必要时通过肾活检明确诊断。

（2）紫癜性肾炎：两者均好发于青年，紫癜性肾炎伴有皮肤紫癜，以下肢内侧多见，部分患者伴腹痛、消化道出血，少数伴癫痫，血小板正常，免疫指标检查可助鉴别。

（六）治疗

1.肾上腺皮质激素

常用泼尼松每日 2mg/kg 口服,病情缓解后逐步减量,以最适宜小剂量长期维持,一般疗程至少一年以上。对有严重的肾损害者,可用大剂量甲基泼尼松龙(甲基强的松龙)冲击疗法,每次 15～30mg/kg,每日或隔日静滴,3 次为一疗程。如病情不见好转,酌情重复应用 2 个疗程。

2.免疫抑制剂

(1)环磷酰胺(CTX):用于 LN 不能耐受激素;或对激素疗效不好;或用小剂量激素不能充分控制病情活动;或有明显的激素不良反应者。剂量:每次 CTX0.5～1.0g/m²,加入生理盐水 100mL 静脉滴注 1 小时以上,每半月到 1 月 1 次,连用 6～8g。

(2)环胞霉素 A:如经 4～8 周无效,可间隔 1～2 月增加 0.5～1g/kg. 最大剂量为 1 日 5mg/kg,如有效则稳定 3 个月后可间隔 1～2 月减少 0.5～1mg/kg。

(3)麦考酚酸酯(骁悉):每日儿童剂量为 20～25mg/kg,疗程为 2 年,其不良反应有骨髓抑制、感染、肝功能受损、胃肠道反应,或有多毛、贫血。

3.抗凝及血小板抑制剂

(1)肝素:每日 50～100IU/kg,稀释后静脉滴注,1 天 1 次,2 周为一疗程,最长 4 周。

(2)潘生丁片:每日 5～10mg/kg,分 3 次口服,6 个月为一疗程。

4.血浆置换

用于狼疮肾急进性肾炎型,以及弥漫性增生型或激素、免疫抑制剂不能控制疾病活动。用法:每次每千克体重去除 40mL 血浆,每周 3 次,共 2～6 周。但血浆置换价格昂贵,效果尚有争议,国内少用。

5.ACEI 制剂

除降压作用外,也能降低肾小球内高压. 并能直接影响肾小球基膜对蛋白质的通透性,消除蛋白尿,常用制剂有卡托普利、依那普利等。

6.免疫球蛋白 IgG 静脉注射

可改变抗原与 IgG 的比例,从而溶解免疫复合物或起免疫调节作用。用法:每日 0.4g/kg,静脉滴注,5 日为一疗程,1 个月后可重复。

7.透析治疗

对狼疮肾肾衰竭应积极采用透析,但同时仍应坚持药物治疗. 只要双肾尚未完全萎缩,肾衰尚存在可逆性。

（七）预后

狼疮性肾炎的预后与下列因素有关。

(1)年轻男性发生肾衰的危险性高。

(2)氮质血症缓慢进展预示慢性不可逆肾衰的来临,而肾功能迅速变坏表示存在活动性、可治性或潜在可逆性。

(3)持续低补体血症对预后狼疮性肾炎发生肾衰有一定参考价值。

(4)及时地、正确地控制狼疮性肾炎活动可明显改善狼疮性肾炎的预后。

(3)持续低补体血症对预后狼疮性肾炎发生肾衰有一定参考价值。

(4)及时地、正确地控制狼疮性肾炎活动可明显改善狼疮性肾炎的预后。

（5）肾活检慢性指数与慢性肾衰发生呈正相关。狼疮性肾炎患者的病程和预后完全视疾病的恶化、缓解、组织学上的转化及治疗效果而不同。

二、紫癜性肾炎

紫癜性肾炎是指过敏性紫癜所引起的肾损害。临床上以皮肤紫癜、出血性胃肠炎、关节炎及肾损害为特点。病因未明。病理学研究认为是免疫复合物病。本病属中医"发斑"、"斑疹"范畴。

（一）诊断

1. 典型症状与重要体征

皮疹，游走性多发性关节疼，腹痛伴恶心、呕吐，淋巴结肿大、肝脾肿大、水肿、血尿及蛋白尿。

2. 辅助检查

尿液检查：尿中有多数红细胞或为肉眼血尿蛋白尿及管型尿较轻，通常尿蛋白不超过2g/24h。

（二）鉴别诊断

本病应与急性肾炎相鉴别：当过敏性紫癜性肾炎发生于皮疹已消退时需与急性肾炎鉴别，此时追询病史，包括回顾皮疹形态、分布，关节和胃肠道症状有助于诊断。

（三）治疗

（1）立即避免接触过敏原，卧床休息。

（2）氯苯那敏（扑尔敏）：4mg，每日 3 次，口服；10％葡萄糖酸钙 10mL 静脉注射，每日 2 次。连用 7～10 天；维生素 C 0.2g，每日 3 次，口服。不主张用皮质激素。

（3）对终末期肾衰患者应予透析和肾移植。

（于家伟）

第十二章 口腔内科

第一节 龋病

一、概述

（一）定义

龋病（dental caries）是在以细菌为主的多种因素影响下，牙体硬组织发生慢性进行性破坏的一种疾病。

（二）病理

基本变化是无机物脱矿和有机物分解。

（三）临床分类

根据病变深度可分为浅龋、中龋和深龋。

二、龋病的检查要点

（一）视诊

(1)观察牙面有无黑褐色改变和失去光泽的白垩色斑点，有无窝洞形成。

(2)疑有邻面龋时，可从骀面观察邻近边缘嵴有无变暗的黑晕出现。

（二）探诊

(1)利用尖头探针探测龋损部位有无粗糙、勾拉或插入的感觉。

(2)探测洞底或牙颈部的龋洞是否变软、酸痛或过敏，有无剧烈探痛。

(3)探测龋洞部位、深度、大小、有无穿髓孔等检查龋洞深浅，有无探痛。

注意事项：

检查时动作宜轻柔，应结合问诊情况。

(1)若初步判定为活髓牙的深龋时，不可贸然深探，以免探穿牙髓，引起剧痛，增加患者痛苦。

(2)对已充填牙面可检查边缘是否密合，有无继发性龋；邻面及牙龈下方可疑部位应仔细探测，以免漏诊。

(3)邻面的早期龋损，探针不易进入，可用牙线自咬合面滑向牙间隙，然后自颈部拉出，检查牙线有无变毛或撕断的情况。如有，则可能有龋病病变。

（三）牙髓活力试验

正常牙髓对温度变化和电流刺激有一定耐受性，20～50℃牙髓无感觉变化，10～20℃冷水和 50～60℃热水一般也不引起牙痛，低于 10％的冷刺激和高于 60％的热刺激可引起牙髓反应。

牙髓有炎症时，其疼痛阈值发生改变。急性炎症时在正常范围内的温度可以引起疼痛感受，但炎症发展到一定阶段时，低冷刺激反应使其缓解。牙髓接近坏死状态时，感觉可能变得迟钝。

医生可用冷、热等刺激进行检查,亦可使用电活力测定。

(四)X 线检查

隐匿性龋、邻面龋、继发龋、龈下龋等在临床上难以发现的龋病,此时,可用 X 线片进行检查。

龋病在 X 线片上显示透射影像。为了检查龋洞的深度及其与牙髓腔的关系,也要借助于 X 线检查。

(五)透照

用光导纤维装置进行,对检查前牙邻面龋洞非常有效,可直接看出龋损部位和病变的深度、范围。

(六)内窥镜

可直接看出龋损部位及病变范围并由计算机显示器显示出来,患者亦可以看到,能有效地避免医疗纠纷。

三、龋病的诊断要点

临床上最常使用的诊断标准系按病变深度分类进行,现介绍如下:

(一)浅龋

浅龋(suprafacial caries)位于牙冠部时,一般均为釉质龋或早期釉质龋,但若发生于牙颈部时,则是牙骨质龋和/或牙本质龋,亦有从开始就是牙本质龋者。

位于牙冠的浅龋又可分为窝沟龋和平滑面龋。

窝沟龋早期表现为龋损部位色泽变黑,进一步仔细观察可发现黑色色素沉着区下方为龋白斑,呈白垩色改变。用探针检查时有粗糙感或能钩住探针尖端。

平滑牙面上的早期浅龋一般呈白垩色点或斑,随着时间延长和龋损继续发展,可变为黄褐色或褐色斑点。邻面的平滑面龋早期不易察觉,用探针或牙线仔细检查,配合 X 线片可能作出早期诊断。

浅龋位于釉质内,患者一般无主观症状,遭受外界的物理和化学刺激如冷、热、酸、甜刺激时亦无明显反应。

早期诊断疑为浅龋时,可定期追踪复查或借助于其他诊断手段,如用荧光显示法检查,即以一种氯化物染料涂布牙面,让其浸透 2~3 分钟,后用清水洗净,紫外光照射局部,龋损部位发出的荧光有助于早期诊断。此外,还可采用显微放射摄影方法、氩离子激光照射法帮助诊断。

最常用的常规诊断方法是 X 线片检查,有利于发现隐蔽部位的龋损。

(二)中龋

龋病进展到牙本质线层时为中龋(medium caries),由于牙本质中所含无机物较釉质少,而有机物较多,在构造上又有很多小管,有利于细菌入侵,因此龋病进展较快,容易形成龋洞。牙本质因脱矿而软化,随色素侵入而变色,呈黄褐或深褐色,同时出现主观症状。

中龋时,患者对酸甜饮食敏感,过冷过热饮食也能产生酸痛感觉,冷刺激尤为显著,但刺激去除后症状立即消失。龋洞中除有病变的牙本质外,还有食物残渣、细菌等。

由于个体反应的差异,有的患者可完全没有主观症状。颈部牙本质龋的症状较为明显,这是由于该部位距牙髓较近之故。

中龋时,牙髓组织受到激惹,可产生保护性反应,形成修复性牙本质,它能在一定程度上阻止病变发展。

(三)深龋

龋病进展到牙本质深层时为深龋(deep caIjes),临床上可见很深的龋洞,易于探查到。但位于邻面的深龋洞以及有些隐匿性龋洞,外观仅略有色泽改变,洞口很小而病变进展很深,临床检查较难发现,应结合患者主观症状,仔细探查。必要时,需在处理过程中除去无基釉质,然后再进行诊断。

若深龋洞洞口开放,则常有食物嵌入洞中,食物压迫使牙髓部压力增加,产生疼痛。遇冷、热和化学刺激时,产生的疼痛较龋时更加剧烈。

四、龋病的鉴别诊断

(一)浅龋

应与釉质钙化不全,釉质发育不全和氟牙症相鉴别。

(1)釉质钙化不全:亦表现有白垩状损害,但其表面光洁,同时,白垩状损害可出现在牙面任何部位,而浅龋有一定的好发部位。

(2)釉质发育不全:是牙发育过程中,成釉器的某一部分受到损害所致,可造成釉质表面不同程度的实质性缺陷,甚至牙冠缺损。釉质发育不全时,也有变黄或变褐的情况,但探诊时,损害局部硬而光滑,病变呈对称性,这些特征均有别于浅龋。

(3)氟牙症:又称斑釉症,受损牙面呈白垩色至深褐色,患牙为对称性分布,地区流行情况是与浅龋相鉴别的重要参考因素。

(二)中龋

因中龋有典型的临床特征,诊断并不困难,临床也无类似病变需进行鉴别。

(三)深龋

应注意与可复性牙髓炎和慢性牙髓炎相鉴别。

1.可复性牙髓炎　鉴别依据主要是牙髓活力测试的反应。温度测试时,可复性牙髓炎会出现短暂的"一过性"疼痛,去除刺激后,疼痛持续片刻即消失。深龋患牙,只要刺激不进入龋洞就不会出现激发痛。临床难以鉴别时,可先行安抚、观察,然后再酌情处理。

2.慢性闭锁性牙髓炎　慢性闭锁性牙髓炎有自发性隐痛或有急性发作史,晚期患牙有叩诊不适。机械去腐或洞底探查反应迟钝,牙髓活力测试迟钝或出现迟缓性反应。深龋无叩诊不适感,无白发痛,牙髓活力测试反应正常,去净腐质后探查洞底极其敏感。

五、龋病的治疗技术

(一)隔湿技术

1.适应证

需进行牙体牙髓病治疗的患牙。

2.操作程序及方法

(1)棉卷隔离法:用消毒棉卷置于患牙颊(唇)侧前庭沟处和/或舌侧口底以隔离患牙。

(2)橡皮障隔离法:用橡皮障隔离的方法有多种,常用以下方法:

①选择合适大小的橡皮障;

②根据患牙的位置,比照打孔标记板,用打孔器在橡皮障上打出对应牙齿大小的孔径;

③选择规格合适的橡皮障夹,使橡皮障夹弓穿过圆孔;

④用橡皮障夹钳撑开橡皮障夹,将橡皮障圆孔对准患牙套人,直到牙颈部;

⑤安装橡皮障架,固定和支撑橡皮障;

⑥在患者口腔内和隔离区均需用吸涎器。

3.注意事项

(1)简易隔离法中应尽可能将棉卷置于大唾液腺导管开口处。

(2)简易隔离法有时可加用吸涎器。

(3)橡皮障隔离法需要四手操作和吸涎器。

(4)使用橡皮障时,不能阻塞患者鼻部呼吸。

(5)吸涎器管勿紧贴黏膜,以避免损伤黏膜和使管口封闭。

(二)窝洞预备技术

1.适应证

多数需进行牙体充填治疗的龋洞。

2.操作程序及方法

1)设计窝洞 根据 Black 窝洞分类方法进行设计。Black 窝洞分类是目前国际上普遍采用的窝洞分类法,包括:

(1)Ⅰ类洞:为发生在所有牙面发育点隙裂沟的龋损所备成的窝洞。包括磨牙和前磨牙的殆面洞、上前牙腭面洞、下磨牙颊面骀 2/3 的颊面洞和颊骀面洞、上磨牙腭面 N2/3 的腭面洞和腭骀面洞。

(2)Ⅱ类洞:为发生于后牙邻面的龋损所备的窝洞。包括磨牙和前磨牙的邻面洞、邻骀面洞、邻颊面洞、邻舌面洞和邻骀邻洞。

(3)Ⅲ类洞:为前牙邻面未累及切角的龋损所备成的窝洞。包括切牙和尖牙的邻面洞、邻舌面洞和邻唇面洞。

(4)Ⅳ类洞:为前牙邻面累及切角的龋损所备成的窝洞。包括切牙和尖牙的邻切洞。

(5)Ⅴ类洞:所有牙的颊(唇)舌面颈 1/3 处的龋损所备成的窝洞。包括前牙和后牙颊舌面的颈 1/3 处洞。

(6)Ⅵ类洞:发生在前牙切嵴和后牙牙尖等自洁区的龋损所备成的窝洞。此类洞多见于有发育缺陷的牙。

2)开扩洞口及进入病变区病变较为隐蔽的龋洞,应首先开扩洞口,使视野清楚,便于操作。

3)去除大部分病变组织 用挖匙和/或慢速球钻去除龋洞内大部分龋坏组织,洞底处的少量软化牙本质根据不同情况而定。

4)设计和预备洞的外形窝洞的外形要求包括所有病变部分并尽量保留健康牙体组织。其基本要求为:

(1)以病变为基础设计外形。

(2)洞缘必须扩展到健康的牙体组织。

(3)外形线尽量避开牙尖和嵴等承受咬合力的部位。

(4)外形线呈圆缓曲线,以减少应力集中,也利于材料的填充。

(5)邻面的颊舌洞缘应位于接触区以外,以利于清洁和防止继发龋。

5)建立抗力形　根据抗力形预备原则,建立抗力形。抗力形是使修复体和余留牙结构获得足够抗力,在承受正常咬合力时不折裂的形状。

主要抗力形:

(1)洞深:窝洞必须要有一定深度,使修复体有足够厚度,从而具有一定强度。洞底必须建立在牙本质上。一般洞要求在釉质牙本质界下 0.2~0.5mm,但根据窝洞的部位和修复材料的不同,洞深也不一样。

(2)盒状洞形:底平,侧壁平直与洞底垂直,点、线角圆钝的盒状洞形是最基本的抗力形,它使咬合力均匀分布,避免产生应力集中。

(3)阶梯的预备:双面洞的胎面洞底与邻面洞的轴壁应形成阶梯,髓壁与轴壁相交形成的轴髓线角应圆钝,邻面的龈壁应与牙长轴垂直,并要有一定深度,一般不得<1mm。从而分散驴力和保护牙髓。

(4)去除无基釉和避免形成无基釉:无基釉缺乏牙本质支持,在承受咬合力时易折裂,除前牙外,一般情况下都应去除所有无基釉。同时,窝洞预备时侧壁应与釉柱方向一致,防止形成无基釉。

(5)薄壁弱尖的处理:薄壁弱尖是牙的脆弱部分,应酌情降低高度,减少压力负担,防止折裂。

6)预备固位形　固位形是防止修复体在侧向或垂直方向力量作用下移位、脱落的形状。

主要固位形:

(1)侧壁固位:最基本的固位形,即有足够深度,呈底平壁直的盒状洞形。

(2)倒凹固位:倒凹是在洞底的侧髓线角或点角处平洞底向侧壁牙本质做出的潜入小凹,充填体突入倒凹,形成洞底略大于洞口的形态,从而防止充填体与洞底呈垂直方向的脱位。倒凹一般做在牙尖的下方。

(3)鸠尾固位:多用于双面洞,借助于峡部的扣锁作用防止充填体从洞底呈水平的方向脱位。

鸠尾预备的要求包括:

①鸠尾大小与邻面缺损大小相匹配,使修复体受力时保持平衡;

②鸠尾要有一定深度,特别在峡部,以获得足够抗力;

③鸠尾预备时,应沿驴面的窝沟扩展,避让牙尖、嵴和髓角;

④鸠尾峡的宽度一般在后牙为所在颊舌尖间距的 1/4~1/3,前牙为邻面洞舌方宽度1/3~1/2;

⑤鸠尾峡的位置应在轴髓线角的内侧,面洞底的船方。

(4)梯形固位:邻驴洞的邻面预备成龈方大于雅方的梯形,防止修复体从与梯形底边呈垂直方向的脱位。

7)预备辅助固位形　根据窝洞的情况决定并预备辅助固位形。辅助固位形包括邻面的固位沟、龈壁的圍位槽等。

8)修整窝洞壁　检查洞侧壁龋坏是否已完全去净,洞底残存的少量龋坏是否完全去净;抗力形和固位形是否符合要求;洞外形是否圆钝,洞缘釉柱是否与釉柱排列方向一致。

9)清理窝洞　彻底清洗窝洞,除去窝洞内所有碎片和残屑,检查有无残存感染牙本质、无基釉及任何不利于修复的情况。

注意事项：

(1)备洞时,应在用气雾冷却的情况下间断操作。

(2)备洞时,不能向髓腔方向加压,以防止意外穿髓。

(3)不能为了增加修复体的强度而过度加深窝洞,降低牙的抗力。

(4)抗力形和固位形的设计应综合考虑窝洞的部位、大小、窝洞涉及的牙面数、咬合力的大小和不同的修复材料而定;抗力形和固位形可同时预备。

(5)应先垫底后再做倒凹。

(三)衬洞

1.适应证

(1)近髓的窝洞。

(2)洞不深但达牙本质层,使用对牙髓有刺激性的修复材料时。

(3)洞不深但达牙本质层,患牙对外界刺激敏感,需隔绝刺激时。

2.操作程序及方法

(1)窝洞隔湿、干燥。

(2)取适量调拌好的洞衬剂置于窝洞底部,使均匀薄层,其厚度一般<0.5mm。

(3)去除窝洞侧壁上的多余洞衬剂。

3.注意事项

(1)常用的洞衬剂有氢氧化钙及其制剂、玻璃离子黏固粉和氧化锌丁香油黏固粉。

(2)不同的洞衬剂性能不同,应根据情况选用。

(四)垫底

1.适应证

(1)近髓或达牙本质中层的窝洞。

(2)洞底不平的窝洞。

(3)牙髓治疗术后的窝洞。

2.操作程序及方法

(1)窝洞隔湿、干燥。

(2)取适量调拌好的垫底材料置于窝洞底部,要求垫平。

(3)去除洞侧壁上的多余垫底材料。

3.注意事项

(1)常用的垫底材料有氧化锌丁香油酚黏固剂、磷酸锌黏固剂、聚羧酸锌黏固剂及玻璃离子黏固剂。

(2)不同的垫底材料性能不同,应根据情况选用。

(3)深的窝洞需垫双层,一般第一层垫氧化锌丁香油酚黏固剂或氢氧化钙糊剂,第二层垫磷酸锌黏固剂,若用聚羧锌黏固剂或玻璃离子黏固剂也可垫一层,但近髓时仍需氢氧化钙糊剂垫底。

(4)垫底部位只限于骀面髓壁和邻面轴壁,垫底后洞形应符合窝洞预备的基本原则。

(五)牙髓活力测试

1.适应症

需了解牙髓状态的各种牙体牙髓疾病。

2.操作程序及方法

1)温度测试

(1)向患者详细说明检查方法及其可能的反应,取得患者的充分合作。

(2)隔湿。

(3)用冷空气、冷水、冰棒或热水、热牙胶先检查患牙对侧或邻近的1~2颗正常牙,再检查患牙。

(4)大多数情况下温度测试法的检查部位在牙的颊(唇)面颈1/3处。

2)电活力测试

(1)隔湿。

(2)使用牙髓活力测试器检查正常牙及患牙对电刺激的反应。目前常用笔式测试器,其上标有不同刻度,检查时,将检查头置于牙面,有反应时令患者举手示意。使用前参看产品说明。

3.注意事项:

(1)患者在检查前不能使用麻醉剂或止痛剂等。

(2)注意不要损伤牙周和黏膜组织,尤其是热试法时。

(3)外伤3个月以内的患牙不能使用。

(4)根尖发育未完全形成的年轻恒牙不能使用。

(5)温度测试法诱导患牙出现激发痛且延续时,才有明确的诊断价值。

(六)再矿化治疗

1.适应证

(1)光滑面早期釉质龋,即龋斑。

(2)龋易感者可作预防用。

2.禁忌证

已形成龋洞的患牙。

3.操作程序及方法

(1)配置再矿化漱口液,每日含漱,每日3次,每次3~5分钟。

(2)局部应用:隔湿、干燥牙面,将浸有药液的棉球置于患处,每次放置3~5分钟,反复3~4次。

4.注意事项

(1)术前视口腔卫生情况做牙周洁治或龋病治疗。

(2)勿吞服大量矿化液。

(七)银汞合金修复术

1.适应证

(1)后牙Ⅰ类、Ⅱ类窝洞。

(2)后牙Ⅴ类窝洞。

(3)大面积缺损时配合附加固位钉的修复。

(4)冠修复前的牙体充填。

(5)对美观要求不高的病人的尖牙远、中邻面洞,龋坏未累及唇面者;偶尔也用于下前牙邻面洞。

2.禁忌证

对银汞合金过敏者。

3.操作程序及方法

(1)备洞、隔湿、干燥。

(2)将汞与银合金粉按比例调制成银汞合金或使用配制好的银汞胶囊。

(3)后牙邻骀双面洞应安放成形片和楔子。

(4)填充材料。用银汞合金输送器将调制好的银汞合金少量、分次送入窝洞内,填压时先将点、线角及倒凹、固位沟处压紧,双面洞一般先填充邻面洞部分,后填骀面洞。要求层层加压,层层压紧,同时剔除余汞,直至充填的银汞合金略高于洞缘。

(5)雕刻成形。用雕刻器除去骀面及边缘嵴多余银汞合金充填物,后牙邻精双面洞应取出楔子和成形片夹,进行外形雕刻,恢复其功能外形。

(6)调整咬合。除去银汞合金充填物上出现的亮点。

(7)用银汞合金磨光器磨光充填体表面。

(8)如条件许可,充填后 24 小时复诊,打磨抛光充填体表面。

4.注意事项

(1)银汞合金充填完成后,24 小时内勿用修复牙咬物。

(2)注意银汞合金充填前进行牙髓保护。

(八)复合树脂修复术

1.适应证

(1)前牙Ⅰ类、Ⅲ类、Ⅳ类窝洞的修复。

(2)前牙和后牙Ⅴ类窝洞的修复。

(3)可用后牙修复树脂修复后牙承受咬合力小的Ⅰ类、Ⅱ类及Ⅵ类窝洞。

(4)形态或色泽异常牙的美容修复。

(5)大面积龋坏的修复。

(6)冠修复前牙体充填。

2.操作程序及方法

(1)牙体预备:洞型制备时,不要求底平壁直,但点、线角要圆钝,倒凹呈圆弧形,洞缘釉质壁应制成短斜面;美齿修复时,釉质短斜面范围视修复要求决定。

(2)清洗:清洗窝洞、隔湿。

(3)护髓:洞深达牙本质层的窝洞应衬洞和/或垫底。

(4)色度选择:在自然光下比色,选择合适色度的复合树脂。

(5)牙面处理:用 30%～50%磷酸处理洞缘釉质壁、釉质短斜面及垫底表面 1 分钟,处理时间也可按厂家说明进行,用水彻底冲洗后,吹干牙面,可见牙面呈白垩色。

(6)涂布黏结剂:用小棉球或小刷子蘸黏结剂均匀涂布整个洞壁,光照 10～20 秒。

(7)充填复合树脂:将材料分次填入窝洞,分层固化,每次光照 40～60 秒。

(8)修整外形:树脂完全固化后,用石尖或金刚砂针修整外形。

(9)调整咬合:充填后应用咬合纸检查咬合情况,调磨高点。

(10)打磨抛光:依次用粗、细砂片打磨,橡皮轮或细绒轮蘸打磨膏抛光。

3.注意事项

(1)注意勿用洞漆和含酚类物质的材料,以免影响树脂的聚合。

(2)注意前牙美容修复和切角缺损修复的患牙不能咬物。

(3)化学固化型复合树脂的修复方法基本同前,待其自然固化后再行相应处理。

(九)玻璃离子材料修复术

1.适应证

(1)前牙Ⅲ类、Ⅴ类窝洞。

(2)根面龋的修复。

(3)乳牙各类窝洞的修复。

2.操作程序及方法

(1)牙体预备:窝洞的点、线角应圆钝,不必强求固位形。

(2)清洗窝洞、隔湿:除洞底极近髓的深洞需先用氢氧化钙衬洞外,一般不需垫底。

(3)牙面处理:一般多用弱酸处理牙面,用水充分清洗干净。

(4)涂布黏结剂:均匀涂布黏结剂。

(5)充填材料:将调拌好的充填材料从窝洞的一侧送入窝洞,以排除空气,防止气泡形成,分层光照固化,直至窝洞充填满。

(6)修整外形及打磨、调骀、抛光:方法与本章"复合树脂修复术"相同。

3.注意事项

玻璃离子材料包括玻璃离子体和复合体,根据固化形式分为光固化型和化学固化型。化学固化型同光固化型玻璃离子黏结剂的修复方法基本相同。

(十)牙体组织大面积缺损修复术

1.适应证

(1)承受较大咬合力的牙体大面积缺损或龋坏。

(2)缺损或龋坏范围大,难以预备固位形。

(3)全冠修复的银汞合金核或树脂核。

2.操作程序及方法

(1)牙体预备:遵循窝洞预备原则,并尽可能利用存留的牙体组织预备抗力形和固位形。

(2)钉道预备:根据缺损范围、部位及承受咬合力的大小,确定同位钉的数目、直径及钉道位置后,用与钉配套的麻花钻制作钉道。一般缺一个牙尖用1个钉,边缘嵴缺损用2个钉,后牙全冠缺损用4~5个钉;后牙多选用直径大的,前牙选直径小的;钉道位置应在轴角区釉牙本质界处的牙本质中,距釉质牙本质界至少0.5~1.0mm,同时不能太靠近洞侧壁,距洞壁至少0.5mm;钉道的方向应与牙表面平行,以防止侧壁穿通;钉道深度一般应在牙本质和修复体中各2mm。

(3)处理牙面和钉道:清洗、隔湿、干燥牙面和钉道。

(4)固位钉就位:若使用黏固钉,则在钉的表面和钉道内分别涂以少量黏结剂,然后将钉送入钉道,黏结使钉就位;若使用自攻自断螺纹钉,则用慢速手机将钉推进到钉道底,自行折断固位。

(5)垫底:近髓部分应做相应的垫底。

(6)充填:具体方法参考本章"银汞合金修复术"和本章"复合树脂修复术"。

3.注意事项

钉道制备时,要注意保护牙髓。

六、龋病的治疗原则

(一)浅龋

(1)光滑面早期龋斑可选用再矿化疗法。

(2)接近替换期乳牙大面积早期浅龋或恒磨牙平滑面初龋,可选用药物疗法。

(3)已经有实质性缺损并形成浅洞的,应行充填修复术,以终止龋病发展,恢复患牙固有的形态、美观和功能。

(二)中龋

中龋一旦发现,应彻底去净龋坏组织并予充填修复,以及时终止龋病发展,恢复患牙固有的形态、美观和功能。

(三)深龋

(1)术前确定患牙牙髓状况以防误诊误治;术中注意保护牙髓,严防意外穿髓。

(2)根据患牙牙髓状况和龋坏组织去除的程度,正确选择治疗方法:

①去净腐质,牙髓活力测试正常者,行双层垫底永久充填;

②能去净腐质,牙髓活力测试出现"一过性疼痛"者,先安抚再酌情处理;

③患牙不能去净腐质的近髓深龋,牙髓活力测试正常时,行间接盖髓术,一般选用"二次去龋法"。即保留洞底少量腐质,先行间接盖髓术,观察3~6个月,复诊时如无症状、牙髓活力正常。则去净腐质,间接盖髓、垫底、永久充填;

④近髓深龋难以与可复性牙髓炎鉴别时,可先行安抚治疗观察,然后再酌情处理。

(韩永战)

第二节　非龋性牙体硬组织病

一、牙齿发育异常

(一)釉质发育不全

釉质发育不全指在牙发育期间,由于全身疾患、营养障碍或严重的乳牙根尖周感染,所导致的釉质结构异常。根据致病的性质不同,有釉质发育不良和釉质矿化不良两种类型:前者系釉质基质形成障碍所致,临床上常有实质缺损;后者则为基质形成正常,而矿化不良所致,临床上可无实质缺损。发育不良和矿化不良可单独发病,也可同时存在。

1.病因

(1)严重营养障碍　维生素 A、维生素 C、维生素 D 以及钙磷的缺乏,均可影响成釉细胞分泌釉质基质和矿化。维生素 A 缺乏,对上皮组织的影响很明显。釉质为上皮组织的成釉细胞所形成,维生素 A 缺乏时,成釉细胞不能分化成高柱状细胞而蜕变成扁平细胞,使釉质发育不全。维生素 C 缺乏,首先是成牙本质细胞变性,不能形成正常的牙本质,而是形成不规则的、没有整齐牙本质小管的钙化组织,严重时牙本质发育停止。成牙本质细胞变性后可影响釉质正常发育。维生素 D 严重缺乏时,钙盐在骨和牙组织中的沉积迟缓,甚至停止,一旦形成釉质基质,由于得不到及时的矿化,基质不能保持它的形状而塌陷,这些都是釉质表面上形成凹陷和矿化不良的原因。

(2)内分泌失调　甲状旁腺功能降低时,血清中钙含量降低,血磷正常或偏高。临床上出现手足抽搐症,其牙也可能出现发育缺陷,肉眼能见到牙面横沟或在镜下见到加重的发育间歇线。

(3)婴儿和母体的疾病　小儿的一些疾病,如水痘、猩红热等均可使成釉细胞发育发生障碍。严重的消化不良,也可成为釉质发育不全的原因。孕妇患风疹、毒血症等也可能使胎儿在此期间形成釉质发育不全。

(4)局部因素　常见于乳牙根尖周严重感染,影响继承恒牙釉质发育不全。这种情况往往是个别牙,以前磨牙居多,又称特纳牙。

2.病理

用釉质磨片或脱钙切片观察时可见釉质表面有深度不同、数目不等的凹陷、釉质生长线加宽、釉质晶体排列可能正常,但釉丛、釉梭增多。当出现钙化不良时,还可见到釉柱间隙增宽,或晶体长度变小、晶体变细等。

3.临床表现

根据釉质发育不全的程度可将其分为轻症和重症。

1)轻症　釉质形态基本完整,仅有色泽和透明度的改变,形成白垩状釉质,这是由于矿化不良、折光率改变而形成的,一般无自觉症状。

2)重症　牙面有实质性缺损,即在釉质表面出现带状或窝状的、棕色凹陷。

(1)带状(横沟状)缺陷:在同一时期釉质形成全面遭受障碍时,则在牙面上形成带状缺陷。带的宽窄可以反映发生障碍时间的长短,如果障碍反复发生,就会有数条并列的带状凹陷出现。

(2)窝状缺陷:由于成釉细胞成组地破坏,而其邻近的细胞却继续生存,并形成釉质所致。严重者牙面呈蜂窝状。

4.防治

釉质发育不全系牙在颌骨内发育矿化期间所留下的缺陷,而在萌出以后才被发现,并非牙萌出后机体健康情况的反映,所以对这类患牙再补充维生素 D 和矿物质是毫无意义的。由于这类牙发育矿化较差,往往容易磨耗。患龋后发展较快,应进行防龋处理。轻症患牙不必治疗,重症患牙用复合树脂或用成品塑料覆盖牙面,缺陷严重者,可用口腔修复学的方法处理。

(二)氟牙症

氟牙症又称氟斑牙或斑釉牙,此症具有地区性,为慢性氟中毒病早期最常见而突出的症状。氟牙症在世界各国均有报告。我国氟牙症流行区很多,严重者同时患氟骨症,应引起高度重视。

1.病因机制

氟牙症的发生是由于过量氟摄入所导致的牙釉质基质蛋白的降解及移除延迟,从而导致晶体生长受损。组织病理学表现为被矿化良好的外层牙釉质覆盖的表层下矿化不全病损。电子显微镜表现为晶体结构排列正常,氟引起形成的牙釉质表现为多孔性,釉柱间增宽的间隙及部分釉柱内晶粒间的间隙增宽。随着病变的加重,整个牙齿的表层下牙釉质表现为多孔性增加,病变向表层牙釉质扩展,氟含量增加。牙釉质表面的点隙或大面积的缺损为萌出后的表现,主要是矿化不全的牙釉质的过度磨耗和磨损,而非真性牙齿发育不全。

氟牙症主要表现为牙齿硬组织矿化不全,其表层下矿化不全的表现与人牙齿正常发育过程中的特定阶段所表现出的未到达完全矿化的状态非常类似。牙釉质形成是一个复杂的过程,涉及到上皮-间充质组织相互作用而产生的细胞增殖与分化过程,分泌组织特异性基质蛋白,包括钙以及氟在内的离子运输,晶体的沉积以及通过有机及无机分子相互作用调整牙釉质晶体。釉质蛋白酶本身在整个成釉过程中均有降解,与釉原蛋白及其他釉质基质蛋白的分泌后降解过程可在氟牙症中有所推迟。

牙齿发育过程中氟的摄入、钙摄入无关,不直接受成釉细胞的控制,发育期牙釉质内氟浓度只与血浆氟浓度直接相关。氟牙症中牙釉质矿化不全的表现与氟对钙代谢的影响及降低全身代谢率的影响无关,主要在于改变了局部微环境。氟牙症牙釉质含有相对高比例的不成熟釉质基质蛋白,以高脯氨酸含量为特点,在牙齿发育过程中过量的氟摄入可能引起牙釉质蛋白的移除不完全。一些其他的氟诱导的影响可能参与了氟牙症的发生,但最主要的还是由于釉质蛋白的酶解作用的抑制,以及其所导致的发育中釉质蛋白的移除延迟和晶体生长的损伤。

氟对蛋白降解及移除的延迟作用机制主要有以下两种方式:

(1)增强釉原蛋白对氟化牙釉质晶体的吸附作用,从而妨碍蛋白与蛋白酶的相互作用。牙釉质的氟摄入量的增加可以增强牙釉质晶体的氟化,同时增强晶体-蛋白间连接,导致后续晶体生长的迟滞与吸附于晶体表面的蛋白的移除的延迟。

(2)矿化周围的氟依赖性的钙浓度调节,可影响与釉质蛋白降解有关的非钙依赖性蛋白酶活性。非钙依赖性蛋白酶参与釉质发生的最早证据来源于金属螯合剂 EDTA 可以显著抑制釉质蛋白的水解反应。釉质蛋白酶活性在毫克分子水平对钙浓度敏感。急性高浓度氟可导致"钙创伤反应",主要表现为受累牙釉质或牙本质的早期过度矿化以及随之而来的矿化不全。这种影响主要是由于氟摄入导致快速生长过程(如过度矿化),而这种因过度矿化所致的相关离子的加速沉积可导致局部细胞外液的超饱和状态的下降,从而导致暂时性的后续矿化的抑制或动力学迟滞,直到液体组分(或超饱和状态)通过细胞依赖性的离子运输进入细胞外液而得到恢复。

氟是引起氟牙症的唯一因素,但同样的氟摄入量,个体罹患氟牙症的概率仍有不同。可能的原因有:饮食结构、氟化物的生物利用度、环境氟化物、气候,以及个体的生理及代谢因素。氟代谢在人体及白齿类动物中被广泛研究:氟摄入后立即吸收入血,这一过程主要发生在胃部,因此胃内容物的构成及数量显著影响氟的吸收程度;而另一些变量可影响氟在体内的分布与消除,包括肾功能、尿液 pH 值、骨内氟池,以及骨更新率。以上这些变量均可能对氟牙症发生的个体差异造成影响。

氟化物的使用仍是目前最有效的防龋方式,为了降低氟牙症发生的危险性以及正确使用氟化物防龋,确定氟化物对已萌或未萌牙釉质作用的最强时期非常重要。流行病学研究结果显示对于美观要求最高的恒前牙在出生后的第二至第三年这一个两年期的时间段内发生氟牙症的危险性最大。停止饮水氟化 11 个月对于防龋作用并无影响,而氟牙症的发生对饮水中极小的氟化物浓度改变也非常敏感,这种敏感性在 1~3 岁较 4~5 岁更显著。同时有动物实验显示后分泌期的牙釉质形成在氟牙症的发生中起重要作用,这就是敏感时间。

先于成熟相或成熟相当中的低浓度氟暴露均可引起氟牙症严重程度的显著增加,这种氟的累积效应可能是由于在分泌期,釉质蛋白的降解就已经开始。牙釉质形成过程都是氟牙症易感时期,而非个别的几个"决定性时期"。总体来说,氟对牙齿的影响只是在牙齿的发育时期,牙齿发育完成后的氟暴露并不会引起氟牙症的发生。若在 6～7 岁之前长期居住于高氟区,即使日后迁居他地,仍然不能避免萌出的恒牙受累;反之,如果在 7 岁之后才迁入高氟区,则不出现氟牙症。

2.临床表现

氟牙多见于恒牙,发生在乳牙者甚少,程度亦较轻。这是由于乳牙的发育分别在胚胎时期和婴儿期,而胎盘对氟有一定的屏障作用。因此,氟牙症一般多见于恒牙,但如果氟摄入量过多,超过胎盘筛除功能的限度时,也能不规则地表现在乳牙上。

氟牙症临床表现的特点是在同一时期萌出牙齿的牙釉质上有白垩色到褐色的斑块,严重者还并发牙釉质实质缺损。临床上常按其轻、中、重度而分为白垩型(轻度)、着色型(中度)和缺损型(重度)3 种类型。

氟牙对摩擦的耐受性差,但对酸蚀的抵抗力强。

严重的慢性氟中毒患者,可有骨骼的增殖性变化,骨膜,韧带等均可钙化,从而产生腰,腿和全身关节症状。急性氟中毒症状为恶心、呕吐、腹泻等。由于血钙与氟结合,形成不溶性的氟化钙,可引起肌痉挛,虚脱和呼吸困难,甚至死亡。

3.防治

自从认识到氟化物的使用是一种有效的防龋措施之后,学者们就一直致力于达到既能有效防龋,又能将氟的致病可能降到最低的这一目标。饮水的氟化至今为止仍然是性价比最高的一项公共防龋措施,而氟化牙膏等辅助用品的使用也是一项耗费巨大的公共支出。对于自然水氟含量低的区域,应适当增加饮水中氟的含量,而对于高氟区则应采取各种措施来减少水氟的致病作用。通过避免在牙齿发育期间摄入过量氟可有效降低氟牙症的发生率。

对于氟牙症的患牙可以按以下方法处理:

1)磨除酸蚀涂层法　适用于无实质性缺损的病例。此法简便,快捷,一次完成,效果佳。

2)复合树脂修复法　适用于有实质缺损的氟牙症。

3)漂白/冷光美白修复　牙齿漂白治疗可以分为外漂白术以及内漂白术。前者可有诊室内漂白术,家庭漂白术或称为夜间漂白技术;后者又称为无髓牙漂白术或诊间漂白术。

目前,牙齿漂白主要是使用过氧化氢或过氧化物作为漂白的活性物质。过氧化氢通过形成非稳态的自由基,反应性氧分子以及过氧化氢阴离子而发挥强氧化作用。这些反应性分子与长链的有色色源物质作用,将其分解为较小的无色而具有更强扩散性的分子。过氧化脲还可以产生尿素,进一步分解为二氧化碳及氨。

氨可以从两个方面促进漂白反应,首先氨所致的高 pH 环境有利于漂白治疗的过程。这可以解释为在碱性溶液中过氧化氢形成自由基所需的反应能更低,反应速率更高,因此反应效果较在酸性环境中更好。氨可以导致柱间蛋白变性,从而有利于自由基的渗入。目前,可以通过紫外光灯照射加速氧化反应,因此又称冷光美白。

(1)内漂白术,又称无髓牙漂白术或诊间漂白术是一种较侵入性无髓牙美学修复治疗更为保守的治疗方法。高硼酸钠与水或者过氧化氢的混合物常被用作诊间漂白治疗的漂白剂。这种方法是利用放置在牙髓腔内的漂白剂从内而外达到漂白效果。具体操作是将漂白剂封闭在髓腔内,留置 3～7 天,并且定期复诊更换,直到获得理想的漂白效果。如果经过 2～3 次复诊,仍然不能达到理想的漂白效果,那么可以辅助使用诊室内漂白治疗。该治疗过程可以一直持续到获得一定的治疗效果。

(2)外漂白术,又称活髓牙漂白术可以在诊室内也可以在家中进行。目前主要有 4 种活髓牙漂白方式:

①医师执行式漂白——使用高浓度的过氧化氢(35%～50%)或过氧化脲(35%～40%),通常辅助以热源。

②医师监督式漂白——当患者在诊室内时由医师将盛有高浓度的过氧化脲(34%～40%)的托盘放置在患者口中,由患者配合保持 0.5～2 个小时。

③医师供材式漂白——又称为家庭漂白或夜间漂白技术。是由医师处方,患者自行操作,在定制的个别托盘中盛放 5%～22%过氧化脲放入口中进行漂白治疗。

④OTC 类漂白药物——通常是基于不同浓度的过氧化氢或过氧化脲,可以盛放在预制的托盘中,也可以运用近期推出的条状载体,由患者自行调整。

(三)四环素牙

四环素是由金霉素催化脱卤生物合成的抗生素,早在 1948 年即开始用于临床。1950 年,国外有报道四环素族药物引起牙着色称四环素牙;其后又陆续报道四环素沉积于牙、骨骼以至指甲等,而且还能引起釉质发育不全。在这方面,国内直至 20 世纪 70 年代中期才引起注意。

1.病因

四环素变色牙又称为四环素牙,是指牙齿处于发育时期,因过量摄入四环素类药物而造成牙齿色泽异常改变,严重时可造成牙体形态和结构异常。

广谱抗生素中,四环素、金霉素、去甲金霉素和土霉素都可引起此症,而四环素最为明显。本症也是全身性因素造成的牙齿发育异常,但其机制有很多不同。

早在 1956 年,Shwachman 和 Schuster 等首次报道此症。20 世纪 60 年代早期,Sognnaes 和 Harcourt 等报道广谱抗生素可引起整个牙列的颜色异常。Keitel 和 Soeatgen 认为怀孕后 4 月到出生后 7 岁之前服用四环素类药物,可造成乳牙和恒牙的色泽异常。

2.临床表现

在牙的发育矿化期,服用的四环素族药物,可被结合到牙组织内,使牙着色。初呈黄色,在阳光照射下呈现明亮的黄色荧光,以后逐渐由黄色变成棕褐色或深灰色。一般说来,前牙比后牙着色明显;乳牙着色又比恒牙明显,因为乳牙的釉质较薄、较透明,不易遮盖牙本质中四环素结合物的颜色。牙着色程度与四环素的种类、剂量和给药次数有关。一般认为,缩水四环素、去甲金霉素、盐酸四环素引起的着色比土霉素、金霉素明显。在恒牙,四环素的疗程长短与着色程度呈正比关系,但是短期内的大剂量服用比长期给服相等的总剂量作用更大。

四环素对牙的主要影响是着色,有时也合并釉质发育不全。

四环素对牙着色和釉质发育不全的影响程度,与下列因素有关:①四环素族药物本身的颜色,如:去甲金霉素呈镉黄,土霉素呈柠檬黄色;②降解四环素而呈的色泽,因为四环素对光敏感,可以在紫外线或日光下变色;③四环素在牙本质内,因结合部位的深浅而使牙本质着色的程度有所不同,当着色带越靠近釉牙本质界时,越易着色,因而在婴儿早期,形成外层牙本质时,用药影响最大;④与釉质本身的结构有关,在严重釉质发育不全,釉质完全丧失时,则着色的牙本质明显外露;如果轻度釉质发育不全,釉质丧失透明度而呈白垩色时,可遮盖着色的牙本质,反而使牙色接近正常。

四环素引起牙着色和釉质发育不全,都只在牙发育期才能显现出来。一般说来,在6~7岁后再给药,则不致引起令人注目的牙着色。

3.防治

为防止四环素牙的发生,妊娠和哺乳期的妇女,以及8岁以下的小儿不宜使用四环素类药物。处理方法有3种:可见光复合树脂修复、烤瓷冠修复以及高浓度过氧化氢液脱色治疗。这里主要介绍高浓度过氧化氢液脱色法。

脱色法可试用于不伴有釉质缺损者。可分外脱色法和内脱色法两种。

(1)外脱色法　清洁牙面,用凡士林涂龈缘,将浸过30%过氧化氢液的吸药纸片贴敷于前牙唇面,与龈缘应留有少许距离,红外线或白炽灯照射10 min,疗程共5~8次。实验证明:外脱色法不能使牙本质上已着色的荧光带减弱,但肉眼观察牙色却有所改善,一般在半年到1年后牙色又可复原。由于高浓度过氧化氢液可使釉质酸蚀脱矿,呈白垩色,降低了釉质原有的透明度,使已着色的牙本质反映度降低,随着时间的推移,釉质再矿化,透明度增加,色泽又复原,此即所谓色泽反跳的重要原因。

(2)内脱色法　即为脱色目的而行牙髓摘除术,按常规行牙髓摘除术后,将根管充填物降至颈下2~3 mm,脱色时在髓室中封入30%过氧化氢液或30%过氧化氢液与硼酸钠调成的糊剂。每3天换药1次,共约4~6次,当色泽满意时,用复合树脂充填窝洞。对因职业关系、迫切要求美观而又不伴有釉质缺陷者,可试用此法。它的缺点是使活髓牙成为无髓牙。近期疗效虽可靠,其远期疗效尚待观察。

(四)畸形中央尖

畸形中央尖多见于下颌前磨牙,尤以第二前磨牙最多见,偶见于上颌前磨牙。常为对称性发生,一般均位于↑面中央窝处,呈圆锥形突起,故称中央尖。此外,该尖也可出现在颊嵴、舌嵴、近中窝和远中窝。形态可为圆锥形、圆柱形或半球形等,高度为1~3 mm。有半数的中央尖有髓角伸入。

1.病因

一般认为发生此种畸形是由于牙发育期,牙乳头组织向成釉器突起,在此基础上形成釉质和牙本质。

2.临床表现

中央尖折断或被磨损后,临床上表现为圆形或椭圆形黑环,中央有浅黄色或褐色的牙本质轴,在轴中央有时可见到黑色小点,此点就是髓角,但在此处即使使用极细的探针也不能探入。圆锥形中央尖,萌出后不久与对颌牙接触,即遭折断,使牙髓感染坏死,影响根尖的继续发育,这种终止发育的根尖呈喇叭形。但也有一些中央尖逐渐被磨损,修复性牙本质逐渐形成,或属无髓角伸入型,这类牙有正常的活力,牙根可继续发育。因此,发现畸形中央尖时,应根据不同情况,给予及时或相应的处理。

3.治疗

(1)对圆钝而无妨碍的中央尖可不作处理。

(2)尖而长的中央尖容易折断或被磨损而露髓。牙刚萌出时若发现这种牙尖,可在麻醉和严格的消毒下,将此尖一次磨除,然后制备洞形,按常规进行盖髓治疗。另一种方法是在适当调整对颌牙的同时,多次少量调磨此尖,这样可避免中央尖折断或过度磨损,且可在髓角部形成足够的修复性牙本质而免于露髓。

(3)中央尖折断,已引起牙髓或根尖周病变时,为保存患牙并促使牙根继续发育完成,可采用根尖形成术或根尖诱导形成术。

(五)牙内陷

牙内陷为牙发育时期,成釉器过度卷叠或局部过度增殖,深入到牙乳头中所致。牙萌出后,在↑面可出现一囊状深陷的窝洞。常见于上颌侧切牙,偶也可发生于上颌中切牙或尖牙。根据牙内陷的深浅程度及其形态变异,临床上可分为:畸形舌侧窝、畸形根面沟、畸形舌侧尖和牙中牙。

1.临床表现

(1)畸形舌侧窝 是牙内陷最轻的一种。由于舌侧窝呈囊状深陷,容易滞留食物残渣,利于细菌滋生,再加上囊底存在发育上的缺陷,常引起牙髓的感染、坏死及根尖周病变。

(2)畸形根面沟 可与畸形舌侧窝同时出现。为一条纵形裂沟,向舌侧越过舌隆突,并向根方延伸,严重者可达根尖部,甚至有时将根一分为二,形成一个额外根。畸形根面沟尚未引起病变时,一般很难被诊断出。有时在X线片上显示线样透射影,易被误认为副根管或双根管。畸形根面沟使龈沟底封闭不良,上皮在该处呈病理性附着,并形成骨下袋,成为细菌、毒素入侵的途径,易导致牙周组织的破坏。

(3)畸形舌侧尖 除舌侧窝内陷外,舌隆突呈圆锥形突起,有时突起成一牙尖。牙髓组织亦随之进入舌侧尖内,形成纤细髓角,易遭磨损而引起牙髓及根尖周组织病变。

(4)牙中牙 是牙内陷最严重的一种。牙呈圆锥状,且较其固有形态稍大,X线片示其深入凹陷部好似包含在牙中的一个小牙,其实陷入部分的中央不是牙髓,而是含有残余成釉器的空腔。

2.治疗

对牙内陷的治疗,应视其牙髓是否遭受感染而定。早期应按深龋处理,将空腔内软化组织去净,形成洞形,按间接盖髓术处理。若去腐质时露髓,应将内陷处钻开,然后根据牙髓状态和牙根发育情况,选择进一步处理方法。凡导致牙髓、牙周同时发病者,应同时行根管治疗术及牙周病手术治疗。若牙外形异常或裂沟已达根尖部,牙周组织广泛破坏,必要时可拔除患牙再修复。

(六)牙数目异常

1.先天性缺额牙

(1)病因 全身因素或遗传因素可致部分或全口牙先天性缺失。

(2)临床表现 先天性缺牙恒牙比乳牙多见。可发生于单侧,也可发生于双侧。恒牙先天性缺失多见于上颌侧切牙和下颌第二前磨牙。

(3)治疗 对于拥挤的牙弓,单个牙缺失有时可以缓解拥挤状况。因此,对先天性缺牙的治疗要根据牙弓是否拥挤,即是否有足够的间隙供前磨牙和恒尖牙萌出而制定治疗计划。

2.额外牙

正常牙列数目以外的牙,称额外牙,也称多生牙。

1)临床表现 额外牙最常发生于上颌前牙区。恒牙比乳牙多见。乳牙额外牙呈正常外形或锥形。恒牙额外牙形状多样,有锥形、尖牙形、类似正常切牙形及其他形。其中以锥形和尖牙形最多见。由于额外牙超出正常牙列的牙数,可影响牙萌出,导致恒牙晚萌、牙排列拥挤、邻牙移位或扭转。严重牙列不齐可能造成创伤。额外牙还可能导致含牙囊肿的生长、邻牙牙根的再吸收和额外牙进入鼻腔。

2)治疗 根据额外牙的外形和位置及其对邻牙的影响决定治疗方案。

(1)不影响牙萌出、不导致萌出牙移位的额外牙可以保留。

(2)未倒置的额外牙一般会萌出,应待其萌出后将其拔除。

(3)大多数尖牙形、倒置锥形和其他形的额外牙必须拔除。

(七)牙萌出异常

1.诞生牙和新生牙

在出生时萌出的一个或多个牙称为诞生牙。在出生后第一个月内萌出的一个或多个牙称为新生牙。

(1)临床表现 大多数诞生牙和新生牙是下颌切牙,通常为正常乳牙而非多生牙。牙冠完全萌出或仅见切缘。牙冠可能为正常形态,也可能为贝壳形。很少有甚至没有根,牙冠靠软组织疏松粘附在牙槽上。随着牙根的正常发育,牙逐渐变得稳固,但釉质通常矿化不良。

(2)治疗 由于诞生牙和新生牙通常为牙列的一部分,所以应当尽可能将其保留下来。

2.恒牙晚萌

恒牙萌出有一定的时间变化范围,如果超出正常萌出时间,恒牙仍然未萌出,称恒牙晚萌。对侧同名牙通常一起萌出,如果其中一个牙萌出1～2个月以上,另一个牙仍未萌出,则为恒牙晚萌。

1)病因 局部恒牙晚萌,可能原因是:

(1)牙髓坏死导致乳牙延迟吸收,或因有额外牙存在,或乳牙过早缺失,牙槽窝内有骨质形成,均可导致恒牙晚萌。

(2)牙移位、排列拥挤、乳磨牙延迟吸收。

2)治疗 局部恒牙晚萌,可通过外科手术切除前牙切缘或后牙面覆盖的组织,以减轻阻力,帮助恒牙萌出。

二、牙急性损伤

牙体急性损伤是指在外力作用下造成的牙体组织的损伤,这些损伤并不仅局限于牙齿本身,同时还可伴有颌骨、口腔颌面部的软组织和牙齿支持组织的损伤。因此,临床处理牙外伤时,应仔细检查。

(一)牙震荡

牙震荡是指牙周膜在外力作用下的轻度创伤,不伴有牙体组织的缺损。

1.病因

因外力碰伤或进食时骤然咀嚼硬物质所致。

2.临床表现

患牙有伸长感,轻微松动,咬合疼痛不适,有叩痛,龈缘可以见到少量渗血,是牙周膜损伤后的表现。患牙对牙髓活力的检查一般开始没有反应,数周或数月后逐渐恢复。牙髓活力可长期保持正常,也可逐渐失去活力、最后完全坏死。有时患牙在受伤1年以后,其牙髓活力才逐渐丧失。

3. 治疗

1～2周内应使患牙休息。必要时降低咬合以减轻患牙的⬍力负担。松动的患牙应固定。受伤后1、3、6、12个月应定期复查。观察1年后,若牙冠不变色,牙髓活力测试正常,可不进行处理,若有牙髓坏死迹象时,应进一步做根管治疗术。年轻恒牙,其活力可在受伤1年后才丧失。

(二)牙脱位

牙受外力作用而脱离牙槽窝者称为牙脱位。由于外力的大小和方向不同,牙脱位的表现和程度不一,轻者偏离移位,称为不全脱位;重者可完全离体,称为全脱位。

1. 病因

碰撞是引起牙脱位的最常见原因。在个别情况下,由于器械使用不当,拔牙时亦可发生邻牙脱位。

2. 临床表现

根据外力方向,可有牙脱出、向根尖方向嵌入或唇(舌)向移位等情况。牙部分脱位常有疼痛、松动和移位表现,同时因患牙伸长而出现咬合障碍。X线片示牙根尖与牙槽窝的间隙明显增宽。牙向深部嵌入者,则临床牙冠变短,其⬍面或切缘低于正常。牙完全脱位者,则可见牙完全离体或仅有少许软组织相连,牙槽窝内空虚。牙脱位不论部分还是完全性者,均常伴有牙龈撕裂和牙槽突骨折。

牙脱位后,可以发生各种并发症:

(1)牙髓坏死:其发生率占牙脱位的52%,占嵌入性脱位的96%。

(2)牙髓腔变窄或消失:发生率占牙脱位的20%～25%。牙髓腔内钙化组织加速形成,是轻度牙脱位的反应,严重的牙脱位常导致牙髓坏死。

(3)牙根外吸收:有人认为坏死牙髓的存在能促使牙根的吸收。牙根吸收最早在受伤2个月后发生。此外,约有2%病例并发牙内吸收。

(4)边缘性牙槽突吸收:嵌入性和向性脱位牙特别易丧失边缘牙槽突。

3. 治疗

保存患牙是治疗牙脱位应遵循的原则。

1)部分脱位牙 应在局麻下复位,再结扎固定4周。术后3个月、6个月和12个月进行复查,若发现牙髓已坏死,应及时行根管治疗术。

2)嵌入性牙脱位 在复位后2周应作根管治疗术。对嵌入性脱位的年轻恒牙,不可强行拉出复位,以免造成更大的创伤,诱发牙根和边缘牙槽突的吸收。因此,对症处理,继续观察,任其自然萌出是最可取的处理方法,一般在半年内患牙能萌出到原来的位置。

3)完全脱位牙 在0.5 h内进行再植,可避免90%患牙的牙根吸收。如牙已落地污染,应就地用生理盐水或自来水冲洗,然后放入原位,如果不能即刻复位,可将患牙置于患者的舌下或口腔前庭处,也可放在盛有牛奶、生理盐水或自来水的杯子内,切忌干藏,并尽快到医院就诊。如果脱位2 h以后再就诊,则因牙髓和牙周膜内细胞已坏死,不可能期望牙周膜重建,因而只能在体外完成根管治疗术,并经根面和牙槽窝刮治后,将患牙植入固定。

(1)根尖发育完成的脱位牙:若就诊迅速或复位及时,应在术后3～4周再做根管治疗术。

(2)年轻恒牙完全脱位:若就诊迅速或自行复位及时者,牙髓常能继续生存,不要贸然拔髓,一般疗效是良好的。当然,若就诊不及时或拖延复位时间,则只能在体外完成根管治疗术,搔刮根面和牙槽窝后再植,预后欠佳。

(三)牙折

1.病因

外力直接撞击,是牙折的常见原因。也可因咀嚼时咬到砂石、碎骨等硬物而发生。

2.临床表现

牙折按部位可分为冠折、根折和冠根联合折 3 型。就其损伤与牙髓的关系而言,牙折又可分为露髓和未露髓两大类。

(1)冠折　前牙可分为横折和斜折,后牙可分为斜折和纵折。

(2)根折　外伤性根折多见于牙根完全形成的成人恒牙,根折按其部位可分为颈侧 1/3、根中 1/3 和根尖 1/3,最常见者为根尖 1/3。其折裂线与牙长轴垂直或有一定斜度,外伤性纵折很少见。

一些患者就诊时,牙髓活力测试无反应,但 6～8 周后可出现反应。可能是牙髓在外伤时血管和神经受损伤所引起的"休克"所致,随其"休克"的逐渐恢复而再出现活力反应。

根折恒牙的牙髓坏死率为 20%～24%,而无根折外伤恒牙的牙髓坏死率为 38%～59%。根折后是否发生牙髓坏死,主要取决于所受创伤的严重程度、断端的错位情况和冠侧段的动度等因素。根折时可有牙松动、叩痛,如冠侧断端移位可有龈沟出血、根部黏膜触痛等。

(3)冠根联合折　占牙外伤总数的一小部分,以斜行冠根折多见,牙髓常暴露。

3.治疗

(1)冠折　缺损少,牙本质未暴露的冠折,可将锐缘磨光。牙本质已暴露,并有轻度敏感者,可行脱敏治疗。敏感较重者,用临时塑料冠,内衬氧化锌丁香油酚黏固剂黏固,待有足够修复性牙本质形成后(6～8 周),再用复合树脂修复牙冠形态,此时需用氢氧化钙制剂垫底,以免对牙髓产生刺激。牙髓已暴露的前牙,对牙根发育完成者应用牙髓摘除术;对年轻恒牙应根据牙髓暴露多少和污染程度作活髓切断术,以利于牙根的继续发育。牙冠的缺损,可用复合树脂修复或用烤瓷冠修复。

应该特别指出,凡仍有活力的牙髓,应在治疗后 1、3、6 个月及以后几年中,每半年复查 1 次,以判明牙髓的活力状况。牙的永久性修复都应在受伤后 6～8 周进行。

(2)根折　根折的治疗首先应是促进其自然愈合,即使牙似乎很稳固,也应尽早用夹板固定,以防活动。

一般认为根折越靠近根尖其预后越好。对根尖 1/3 折断,在许多情况下只上夹板固定,无需牙髓治疗,就可能出现修复并维持牙髓活力。但当牙髓有坏死时,则应迅速行根管治疗术。对根中 1/3 折断可用夹板固定,如牙冠端有错位时,在固定前应复位。复位固定后,每月应复查 1 次,检查夹板是否松脱,必要时可更换夹板。复查时,若牙髓有炎症或坏死趋势,则应作根管治疗术。根管不用牙胶尖充填而用玻璃离子黏固剂将钛合金或钴铬合金桩粘固于根管中,将断端固定在一起,以利根面的牙骨质沉积。当因治疗需要将根尖部断块用手术方法去除后,因冠侧段过短而支持不足时,常需插入钛合金根管骨内种植以恢复牙原来的长度,同时牙冠部用夹板固定。这样骨组织会在金属"根"周围生长而将病理动度消除。

颈侧 1/3 折断并与龈沟相交通时,将不会出现自行修复。如折断线在龈下 1～4 mm,断根不短于同名牙的冠长,牙周情况良好者可选用:①切龈术;②正畸牵引术;③牙槽内牙根移位术。将牙根断端牵出暴露于龈上以便修复。

（3）冠根联合折　对于牙根未完全形成的年轻恒牙,应采用根尖诱导形成术,待牙根完全形成后再做根管治疗及修复治疗。对于发育成熟的恒牙,均应尽量保留患牙,并在完成根管治疗后采用切龈术、正畸牵引术或直接用拔牙钳拉出复位固定后行桩冠修复。对于垂直纵向冠根折,治疗效果差,应拔除患牙。

三、牙慢性损伤

牙齿慢性损害是指非细菌性的机械、化学因素长期作用造成的牙齿硬组织完整性破坏。牙齿慢性损害早期症状不明显,病变累及牙本质后可出现牙本质敏感症状,进一步发展可造成牙髓根尖周病变。慢性牙隐裂多有典型的定点咬合痛;牙根纵折常引起牙周、根尖周病变,预后较差。

（一）牙磨损

牙磨损是机械摩擦造成的牙齿缓慢渐进性缺损。正常咀嚼造成的生理性磨损称为咀嚼磨损或磨耗,其他非咀嚼过程造成的病理性磨损称为非咀嚼磨损。

1.病因

咀嚼磨损又称为磨耗。牙齿咬合关系建立后,牙齿在行使咀嚼功能时,牙齿与牙齿之间摩擦运动,造成牙釉质和一部分牙本质消耗,咀嚼磨损也是正常的增龄性变化。一些不良习惯、异常咬合、牙齿组织结构不良等可加速牙齿的磨耗。主要包括单侧咀嚼、夜磨牙、喜吃硬的食物、牙齿排列不整齐、缺牙、亢进的咬合力、牙齿矿化不良等。

由于其他机械刺激而引起的牙齿硬组织缺损则称之为非咀嚼性磨损。牙齿非咀嚼磨损常常包括刷牙因素,如刷毛过硬,牙膏颗粒太粗,刷牙方式不正确;义齿因素,如卡环卡抱力量过大,义齿边缘摩擦;不良习惯,如咬针线、咬电线、咀嚼茶叶、烟叶、喜嗑葵瓜子以及职业因素,如吹号、咬金属线等原因所引起。

2.临床表现

因牙磨损程度不同患者可能表现为无自觉症状、牙本质敏感和并发牙髓炎。牙齿磨损的程度和患者的年龄、牙齿的硬度、食物的硬度、咀嚼习惯和咀嚼肌的张力等有关。

男性磨损发病率高于女性,常常发生在牙齿与牙齿接触的地方。一般情况下牙齿的磨耗速度比较恒定,对颌牙之间↑面或切缘磨损量基本相同。牙功能尖嵴如前牙切缘、后↑面、上颌牙的腭尖、下颌牙的颊尖以及邻面接触点区域易出现磨耗。对于磨损,发生部位常位于刺激因素作用区域,如不正确刷牙、卡环因素所形成的楔状缺损位于牙颈部,咬线、嗑瓜子、吹号所引起的牙磨损一般位于前牙切缘。然而,有些病例中病理性和生理性磨损间无明显界限。

根据牙齿磨损程度不同磨损分为3级（Whitaker法）：

（1）Ⅰ级磨损　磨损局限于釉质层,患者无明显不适,探诊和温度诊无异常。

（2）Ⅱ级磨损　局部釉质完全磨损,牙本质暴露;随着牙本质暴露面积增大,患者出现牙本质敏感症状。检查可见磨损面光滑平坦,暴露牙本质处凹陷较深,可能有色素沉着或者继发龋,探诊对机械摩擦刺激特别敏感。

（3）Ⅲ级磨损　大片釉质完全磨损,牙本质大面积暴露,牙尖或边缘嵴几乎被磨平,牙面弹坑状凹陷接近髓腔。患牙牙本质症状较Ⅱ级磨损更明显,甚至发展为牙髓炎。由于牙尖边缘嵴被磨平,溢出沟消失,患牙出现食物嵌塞,咀嚼功能下降。如果牙面呈非均匀磨损,中央部位形成大而深的凹陷,周围形成高而尖锐的牙尖、边缘嵴,可能造成绞锁状咬合,造成牙周创伤和牙齿纵折。尖锐的牙尖牙嵴还可能刺伤口腔黏膜而形成舌缘、颊黏膜溃疡。

3. 防治

(1)去除诱因和不良习惯　生理性磨损无症状者,无须处理。对于病理性磨损要消除夜磨牙、紧咬牙等诱发因素,去除用牙咬线和前牙恒定部位磕瓜子习惯,采用正确的刷牙方式和选择适当的牙刷牙膏。对于咬合关系不佳的患牙,应调整咬合关系,恢复牙齿正常外形的咬合关系,提高咀嚼效率,防止牙周损伤。

(2)脱敏和再矿化治疗　对于未形成弹坑状缺损而又有牙本质过敏的较浅磨损,可采用脱敏治疗和氟制剂再矿化疗法,提高其硬度和质地,增加其抗磨损的能力。

(3)充填修复治疗　非均匀磨损出现弹坑状缺损,应选择适当的充填材料对其进行充填治疗,以隔绝外界刺激,阻止牙齿进一步被磨损;对于均匀磨损造成的牙本质广泛暴露,可采用全冠修复。严重磨损而引起颞下颌关节紊乱综合征者,应用颌垫恢复其正常的颌间距和咬合关系。有牙髓和根尖周炎症者,常规进行牙髓病、根尖周病治疗,然后在进行其他相关治疗。

(二)楔状缺损

楔状缺损是发生于牙齿颈部唇、颊面,偶尔也见于舌腭面的硬组织缓慢消耗性缺损,形态呈窄端向内的楔形而得名。

1. 病因

楔状缺损发生的确切原因还不十分清楚,目前认为和下列因素综合作用有关。

(1)刷牙　不正确刷牙是楔状缺损发生的主要原因。用力横刷牙者,常有典型和严重的楔状缺损。横刷牙用力最强的地方,如唇向错位的牙和牙弓转弯处的第一、第二双尖牙,常发生楔状缺损且缺损的程度也比较严重。

(2)组织结构薄弱　牙颈部釉质与牙骨质交界处组织结构薄弱,甚至釉质与牙骨质不相连牙本质直接裸露,机械和理化因素容易导致缺损发生。

(3)局部酸的作用　龈沟内的酸性分泌物和细菌滞留形成牙菌斑产酸使局部呈酸性环境,牙龈缘颈部也是胃酸反流和酸性饮食的酸滞留区。牙颈部硬组织脱矿溶解诱发和加速了楔状缺损的发生。

(4)牙体疲劳　牙颈部的外形和组织结构特点决定了牙颈部是应力的集中区,长期应力集中导致局部牙体组织疲劳容易出现破坏缺损。

2. 临床表现

典型楔状缺损是由两个平面相交呈"V"字楔形,缺损边缘整齐而锐利,也有缺损呈浅碟形或不规则形。缺损表面坚硬光滑,少数有着色。

因楔状缺损的深度不同,临床上可出现牙本质过敏症状,累及牙髓可出现牙髓炎甚至根尖周病症状。但是深度与临床症状不一定成正比关系,如果缺损发展速度慢或患者年龄较大,修复性牙本质的形成明显,即使楔状缺损非常深,但患者也可能无明显症状。缺损严重者,颈部组织薄弱可出现牙颈部折断。

多发生在牙弓转弯处的双尖牙区,也见于前牙和磨牙,上颌多于下颌。50~60岁为楔状缺损高发年龄段,随着年龄增加,楔状缺损发生率愈高,缺损愈严重。

3. 防治

(1)改正不良的刷牙方式　应采用正确的刷牙方式,避免横刷,并选用刷毛较软的牙刷和磨料较细的牙膏。由于接触酸后造成牙脱矿和表面软化,对机械磨损敏感,因此应避免进食水果、碳酸饮料等酸性食物后立即刷牙。

(2)脱敏治疗 浅、中型无症状楔状缺损可不做特别处理,但需注意局部清洁,预防发生龋病和牙龈炎。对牙本质过敏者,可做脱敏疗法。

(3)充填治疗 对脱敏无效或缺损严重者可做充填治疗,较深的楔状缺损应采用间接盖髓再行充填治疗。充填治疗既可以阻断外界刺激,消除过敏症状,又可以阻止楔状缺损的进一步发展。充填材料一般选用对牙髓刺激性小的玻璃离子黏固剂或复合树脂。

(4)根管治疗 对已有牙髓、根尖周炎发生的楔状缺损患牙,需首先进行根管治疗,然后再充填修复缺损。由于楔状缺损导致牙颈部硬组织大量缺损,牙髓坏死又使牙体硬组织因缺乏营养而变脆,为了预防牙颈部折断,在做双尖牙、前牙根管治疗后,充填修复前最好在根管内打桩,增加牙齿的抗折力。

(三)酸蚀症

酸蚀症是指非细菌产生的机体内源性或/和外源性化学酸性物质引起的牙齿硬组织慢性病理性丧失。化学酸造成牙体硬组织脱矿、硬度降低,进而对机械磨损更加敏感,发展为硬组织缺损。化学酸的 pH、钙磷氟含量决定了酸蚀症的程度,接触酸的频率时间、行为和生物学因素如牙齿质量、位置、唾液缓冲能力、流量也影响酸蚀症的程度。

1.病因

(1)内源性因素 呕吐或胃酸经食管逆流常造成内源性牙酸蚀症。所以,牙酸蚀症也是器质性和神经性厌食症以及酗酒者常见的症状。

(2)外源性因素 由于摄入大量的酸性饮料,如碳酸饮料,水果汁,喜吃酸水果,葡萄酒以及酸性食品,都可能引起牙齿脱矿。

制酸工人和常接触酸的人员,酸挥发进入空气形成酸雾或酸酐常常引起牙齿硬组织脱矿。电池作业工人酸蚀症的危险性显著增高,葡萄酒品尝者和游泳竞技者尚不能肯定。

2.临床表现

酸蚀症患者最初牙体无实质性缺损仅有感觉过敏,以后逐渐产生实质性缺损。最初是牙釉质表面出现光滑的小平面,随后进一步发展,出现浅的圆形凹面,或边缘锐利的沟槽,严重者牙釉质可能完全丧失,暴露出牙本质,易于进一步酸蚀和机械磨损。侵蚀部位和形式因酸而异。食物中的酸引起上前牙唇面表面光滑的大而浅的凹陷,由胃酸上逆引起者常导致前牙腭舌面及后牙的牙面和舌面酸蚀。由盐酸所致者常表现为自切缘向唇面形成刀削状的光滑面,硬而无变色,因切端变薄而容易折断。硝酸主要作用于牙颈部或口唇与牙面接触区。硫酸酸雾中系二氧化硫,在水中溶解形成弱酸亚硫酸,通常只使口腔有酸涩感,不易引起牙体酸蚀。

3.防治

(1)改善劳动条件 消除和减少空气中的酸雾是预防外源性酸蚀症的根本方法。戴防酸口罩和定时用弱碱性液,如 2% 苏打水漱口,对预防酸蚀症有一定作用。

(2)改正不良饮酒、饮食习惯 适当减少酸性食物摄入量,进食酸性果汁、饮料后应 2 小时内避免刷牙。降低饮酒和其他原因引起的胃酸反流。

(3)脱敏和修复治疗 有过敏症状的浅表缺损,可进行脱敏和再矿化治疗。牙体缺损严重可行充填或修复治疗。

(四)牙隐裂

牙隐裂又称不全牙裂或牙微裂,指牙冠表面的非生理性细小裂纹,常不易被发现。牙隐裂的裂纹常深入到牙本质,是引起牙痛的原因之一。由于临床上比较多见,而裂纹又容易被忽略,故临床医师应给予足够的注意。

隐裂牙发生于上颌磨牙最多,其次是下颌磨牙和上颌前磨牙。上颌第一磨牙又明显多于上颌第二磨牙,尤其近中腭尖更易发生。

1.病因

(1)牙结构的薄弱环节是隐裂牙发生的易感因素。

(2)牙尖斜度愈大,所产生的水平分力愈大,隐裂发生的机会也愈多。

(3)𬌗力创伤 当病理性磨损出现高陡牙尖时,牙尖斜度也明显增大,正常咬合时所产生的水平分力也增加,形成创伤性𬌗力,使窝沟底部的釉板向牙本质方向加深加宽,这就是隐裂纹的开始。在𬌗力的继续作用下,裂纹逐渐向牙髓方向加深,所以创伤𬌗力是牙隐裂的致裂因素。

2.临床表现

牙隐裂最典型的症状是咀嚼和遇冷热出现尖锐而短暂的疼痛。咀嚼性疼痛为定点性咬合痛,即当𬌗力作用于隐裂线上,出现撕裂样剧痛,咬合停止,疼痛消失。随着牙隐裂线的加深,轻微疼痛可发展到严重的自发痛,这是由于牙隐裂引起牙髓和根尖周疾病。所谓的"牙裂综合征"就是包括单纯牙隐裂锐痛症状和并发牙髓炎、根尖周病的多样症状。

早期牙隐裂裂纹细小,肉眼不容易发现,随着时间的延长裂隙增宽,色素沉积而变得较易看见。X线检查对牙隐裂的诊断价值不大,但对由于牙隐裂引起的根尖周炎状况却有一定的帮助。

隐裂线与牙齿的发育沟重叠并且越过边缘嵴到达牙齿的邻面或颊舌面。上颌磨牙隐裂线常与其近中沟或舌沟重叠,下颌磨牙隐裂线呈近远中方向与发育沟重叠,上颌双尖牙隐裂线亦与近远中向发育沟重叠。

染色试验可辅助诊断牙隐裂早期的过细裂纹。将可疑牙隔湿、吹干后,用棉球蘸上龙胆紫染料,在可疑部位反复涂搽使染料浸透入裂隙内,以便确定隐裂线的位置和累及的程度。

隐裂线即使未累及牙髓,侧向直接叩击隐裂线处也可出现疼痛。活髓牙对温度刺激有反应。

咬诊试验可通过定点性咬合痛症状辅助诊断患牙。将棉花签置于可疑牙不同部位,嘱患者反复轻轻咬合,若在某一点反复出现短暂的撕裂样疼痛,则该牙可能已发生牙隐裂。对于已明确诊断为牙隐裂的患牙,不宜再进行咬诊试验;咬合时应轻轻用力,以免加速裂纹的发展甚至造成牙折。

3.治疗

(1)调牙 牙隐裂患者常常有不慎咬硬物历史。部分患者咀嚼肌发达,有长期咬坚果、咀嚼硬韧食物习惯,咬合力过大导致牙面过度磨耗和组织薄弱,随着时间的延长,还可能改变牙硬组织釉柱排列方向,最终导致牙隐裂的发生。

(2)均衡全口𬌗力负担,治疗和(或)拔除全口其他患牙,修复缺失牙。这项工作常被医师们忽略,只注重个别主诉牙的治疗而不考虑全口牙的检查和处理,故治疗后常达不到预期效果。

(3)隐裂牙的处理 隐裂仅达釉牙本质界,着色浅而无继发龋损者,用酸蚀法和釉质粘接剂光固化处理。有继发龋或裂纹着色深,已达牙本质浅层、中层者,沿裂纹备洞,氢氧化钙覆盖,玻璃离子黏固剂暂封,2周后无症状则换光固化复合树脂。较深的裂纹或已有牙髓病变者,在牙髓治疗的同时大量调整牙尖斜面,彻底去除患牙承受的致裂力量和治疗后及时用全冠修复是至关重要的。在牙髓病治疗过程中,↕面洞穿,致使裂纹对↕力的耐受降低,尽管在治疗时已降低咬↕,然而在疗程中由于咀嚼等原因,极易发生牙体自裂纹处劈裂开,因此牙髓病治疗开始时可做带环以保护牙冠,牙髓病治疗完毕应及时全冠修复。

(韩永战)

第三节　牙髓病和根尖周病

　　牙髓病是指发生于牙髓组织的一系列疾病。龋病及其他牙体硬组织疾病是造成牙髓病的主要原因。根尖周病是指发生于牙齿根尖周围组织的一系列疾病。牙髓组织和根尖周组织通过根尖孔相连,牙髓组织中的细菌及其毒素等病变产物可以通过根尖孔扩散至根尖周组织.引起根尖周病。临床上,绝大部分根尖周病由牙髓病发展而来。牙髓病与根尖周病的病因相似,治疗过程和治疗措施也一致。

一、病因及发病机制

　　1.细菌因素　细菌是牙髓病和根尖周病的主要致病因素。当釉质或牙骨质的完整性被破坏时,细菌便可通过暴露的牙本质小管进入牙髓或由牙周袋途径经由根尖孔和血源性感染引起牙髓炎。根尖周组织的感染主要是继发于牙髓感染。

　　2.物理因素

　　(1)创伤:急性牙外伤和慢性创伤均可造成根尖部血管的挫伤、折断,使牙髓血供受阻,继而导致牙髓变性、发炎或坏死。

　　(2)温度:过高的温度刺激或温度骤变,均会引起牙髓的充血,甚至转化为牙髓炎。例如:用牙钻备洞,所产生的切割热会导致可复性牙髓炎转化为不可复性牙髓炎症。对修复体进行抛光时所产生的摩擦热也可能刺激牙髓,导致牙髓损伤。

　　3.化学因素

　　(1)充填修复材料:临床使用的部分充填修复材料,如磷酸锌水门汀、复合树脂粘结修复过程中使用的酸蚀剂等,对牙髓都具一定的化学刺激,充填后可能会发生牙髓炎症反应。

　　(2)消毒药物:用酚类消毒药物处理深洞后,可能会导致牙髓病变。根管消毒使用药物不当,还会引起根尖周炎,称为药物性或化学性根尖周炎。

　　4.免疫因素　通过各种途径进入牙髓或根尖周组织的抗原物质,可诱发机体特异性免疫反应,导致牙髓和根尖周的病变。

二、可复性牙髓炎

　　可复性牙髓炎(reversible pulpitis)是牙髓组织以血管扩张、充血为主要病理变化的早期炎症表现,相当于牙髓病的组织病理学分类中的"牙髓充血"。

　　(一)临床表现

　　(1)当患牙受到冷、热温度刺激或酸、甜化学刺激时,立即出现瞬间的、短暂的疼痛反应,尤其对冷刺激更为敏感;刺激一旦去除,疼痛短暂持续后消失;无自发性疼痛。

(2)患牙常见有接近髓腔的牙体硬组织病损,如深龋、重度楔状缺损、深牙周袋及滥创伤等。

(二)诊断

(1)主诉对温度刺激产生一过性敏感,尤其冷刺激时患牙反应较强烈,去除刺激之后症状在几秒钟之内消失。无自发痛病史。

(2)可找到能引起牙髓病变的牙体或牙周组织病损。无叩痛。

三、不可复性牙髓炎

不可复性牙髓炎(irreversible pulpitis)是较为严重的牙髓炎症,其自然发展的最终结局是牙髓坏死。临床治疗只能选择摘除牙髓以去除病变的方法。按其临床发病和病程经过的特点。分为急性牙髓炎(包括慢性牙髓炎急性发作)、慢性牙髓炎、残髓炎和逆行性牙髓炎。

(一)急性牙髓炎(acute pulpitis)

急性牙髓炎的临床特点是发病急,疼痛剧烈。临床上绝大多数病例属于慢性牙髓炎急性发作,龋源性者尤为显著。少数无慢性过程的急性牙髓炎多出现于牙髓受到急性的物理损伤、化学刺激或者感染等情况,例如手术切割牙体组织时过度产热、充填材料释放的化学刺激等。

1.临床表现和诊断

1)症状 急性牙髓炎的主要症状是疼痛剧烈。疼痛性质具有以下特点:

(1)自发性、阵发性痛:在未受到任何刺激的情况下,突然发生剧烈的尖锐性疼痛。疼痛有持续过程和缓解过程。

(2)夜间疼痛加剧:疼痛往往在夜间发作.患者常难以入眠或被痛醒。

(3)温度刺激加剧疼痛:冷热刺激可引发原有疼痛。

(4)疼痛不能自行定位:疼痛发作时,患者大多不能明确指出患牙。而且疼痛可沿三叉神经分布区域发射到同侧上下颌牙齿或头面部。

2.检查

(1)多可查及近髓腔的深龋、充填物、深牙周袋或外伤等引起牙髓病变的牙体损害或其他病因。

(2)温度测验,患牙的反应极其敏感。刺激去除后,疼痛持续一段时间。

(3)牙髓活力电测验,患牙在早期炎症阶段,其反应性增强;晚期炎症则表现为反应迟钝。

(4)处于晚期炎症的患牙,可出现垂直方向的轻度叩痛。

(二)慢性牙髓炎(chronic pulpitis)

慢性牙髓炎是临床上最为常见的牙髓炎症。有时因其临床症状不典型而误诊,延误治疗。

1、临床表现

一般不发生剧烈的自发性疼痛,但有时可出现阵发性隐痛或定时钝痛;病程较长,患者主诉可有长期的冷、热刺激痛病史;患牙常有咬合不适或轻度叩痛;患者多可定位患牙。

1)慢性闭锁性牙髓炎(chronic closed pulpitis)

(1)症状:无明显的自发痛,看长期的冷、热刺激痛史。

(2)检查:可查及深龋洞、冠部充填体或其他近髓的牙体硬组织疾病。洞内探诊,患牙感觉迟钝。去净腐质后无肉眼可见的露穿髓孔。温度测验和牙髓活力电测验,患牙反应多为迟缓性痛,或表现为迟钝。多有轻度叩痛或叩诊不适感。

2)慢性溃疡性牙髓炎

(1)症状:多无自发痛,患者主诉多为食物嵌入患牙洞内即出现剧烈疼痛。冷、热刺激可引起患牙剧痛。

(2)检查:可查及深龋洞或其他近髓的牙体损害。患者由于怕痛,长期失用患牙,故可见软垢、牙石堆积于患牙。去净腐质后可见穿髓孔。探针探查穿髓孔时,浅探不痛,深探剧痛,且有少量暗红色血液渗出。温度测验。患牙表现敏感。一般无叩痛或仅有极轻微的叩诊不适。

3)慢性增生性牙髓炎(chronic hyperplastic pulpitis)

(1)症状:多见于青少年患者,牙髓已暴露,多无自发痛。有时可有进食痛或出血现象,因此长期不敢用患侧咀嚼食物。

(2)检查:患牙大而深的龋洞中可见红色牙髓息肉,探之无痛,但极易出血。由于长期被废用,患牙及其邻牙有大量软垢、牙石堆积。

2.诊断

(1)慢性牙髓炎患者一般可定位患牙,有长期冷、热刺激痛病史和(或)自发痛史。

(2)口腔检查可查及引起牙髓炎的牙体硬组织疾病和(或)其他病因。

(3)患牙对温度测验的反应异常。

(4)患牙对叩诊有反应。

四、残髓炎(residual pulpitis)

残髓炎是根管治疗术后残留的少量炎症根髓或者多根牙遗漏了未做治疗的根管,命名为残髓炎。

(一)临床表现

(1)临床症状与慢性牙髓炎的相似,常表现为自发性钝痛、放射痛、温度刺激痛。由于炎症发生于近根尖孔处的根髓组织,所以患牙多有咬合不适感。

(2)患牙牙冠可查及做过牙髓治疗后的充填体或暂封材料。温度测验时,患牙有迟缓性疼或稍有感觉。叩诊时,轻度疼痛或不适。去除患牙充填物后,探查根管深部有明显疼痛感。

(二)诊断

(1)有牙髓治疗史。

(2)有牙髓炎症状。

(3)温度刺激可有迟缓性反应。

(4)叩诊可有疼痛。

(5)探查根管深部有明显疼痛感觉。

五、逆行性牙髓炎(retrograde pulpitis)

逆行性牙髓炎的感染来源于患牙牙周病所致的深牙周袋。袋内的细菌及毒素通过根尖孔或侧、副根管逆行进入牙髓,引起根部牙髓的慢性炎症,也可为局限的慢性牙髓炎急性发作。

(一)临床表现

(1)患牙可表现为急性牙髓炎症状,也可为慢性牙髓炎症状。有长期的牙周炎病史。主诉可有口腔异味、牙齿松动、咬合无力或咬合疼痛等症状。

(2)患牙有深达根尖区的牙周袋或较严重的根分叉病变,有不同程度的松动。患牙无引发牙髓炎的深龋或其他牙体硬组织疾病。

(3)患牙对叩诊的反应为轻度至中度疼痛,叩诊呈浊音。

(4)对多根患牙牙冠的不同部位进行温度测验,表现为激发痛、迟钝或无反应。

(5)X线片显示患牙有广泛的牙周组织破坏或根分叉病变。

(二)诊断

(1)患牙有长期的牙周炎病史或者牙周炎较严重。

(2)近期出现急、慢性牙髓炎症状。

(3)患牙未查及引起牙髓病变的牙体硬组织疾病。

六、牙髓坏死

牙髓坏死(pulp necrosis)常由各型牙髓炎发展而来,也可因创伤、温度、化学刺激或微渗漏等因素发展而来。

(一)临床表现

单纯的牙髓坏死患牙一般没有自觉症状。临床检查常见牙冠变色,呈现暗黄色或灰色,失去光泽;或有深龋洞或其他牙体硬组织疾病,或者有充填体、深牙周袋等;叩诊同正常对照牙;牙髓活力测验无反应;患牙相对的牙龈部位无瘘管;X线片显示患牙根尖周影像无明显异常。

(二)诊断

(1)牙冠变色,无其他自觉症状。

(2)牙髓活力测验结果和X线片表现。

(3)牙冠完整情况及病史可作为参考。

七、牙髓钙化

牙髓钙化(pulp calcification)有两种形式,一种是结节性钙化,又称髓石;另一种是弥漫性钙化。

(一)临床表现

(1)一般无临床症状,个别情况出现与体位相关的自发性疼痛,也可按照三叉神经分布区放射。疼痛通常与温度刺激无关。

(2)患牙对牙髓活力测验的反应异常,可表现为迟钝或敏感。

(3)X线片显示髓腔内有高密度阻射物,即钙化的髓石;或显示呈弥漫性高密度阻射影像,使原髓腔的透射区减小甚至消失。

(二)诊断

(1)排除其他原因引起的自发性、放射性疼痛,X线检查结果作为重要的诊断依据。

(2)经过牙髓治疗以后症状消除,便可确诊。

八、急性根尖周炎

急性根尖周炎(acute apical periodontitis)是从根尖部牙周膜出现浆液性炎症发展到根尖周组织形成化脓性炎症的一系列过程。多由牙髓炎发展而来。其自然发展可至牙槽骨的局线性骨髓炎,严重时可至颌骨骨髓炎。

(一)急性浆液性根尖周炎

1.临床表现

(1)患牙最初有木胀感、浮起感,此时咬紧患牙感觉舒服。病情继续发展,出现咬合痛、自发痛、持续性疼痛。疼痛定位。患者常因疼痛而不愿咀嚼,影响进食。

(2)患牙可见龋坏或其他牙体硬组织疾病,有时可查到深牙周袋。

(3)牙冠变色,牙髓活力测验无反应。但乳牙或年轻恒牙对牙髓活力测验可能有反应,甚至疼痛。

(4)叩诊患牙,有轻度至中度疼痛,扪压患牙根尖部有不适或痛感。

(5)患牙可有Ⅰ度松动。

2.诊断

(1)患牙有自发性、持续性疼痛,有伸长感,能明确指出患牙。

(2)叩诊和扪诊均有明显反应,可有轻度松动。

(3)牙髓温度及电活力检测均无反应。

(4)患牙有牙髓病史、外伤史或牙髓治疗史等。

(二)急性化脓性根尖周炎

1.临床表现

(1)根尖脓肿 此阶段的主要症状为剧烈疼痛,疼痛特点是自发性、持续性、搏动性跳痛,牙齿伸长感加重,不敢咬合。中度至重度叩痛;Ⅱ～Ⅲ度松动。患牙根尖部黏膜充血发红,但无明显肿胀。扪诊可有轻微痛感。患牙相应的下颌下淋巴结和(或)颏下淋巴结可有肿大及压痛。

(2)骨膜下脓肿 此阶段的患牙持续性、搏动性的跳痛更确口剧烈,患者感到极度痛苦。患牙浮出感加重。轻触患牙即感觉疼痛难忍。重度叩痛,Ⅲ度松动。患者根尖部红肿.移行沟变平,有明显压痛且在深部有波动感,相应的面部皮肤出现反应性水肿。引流区淋巴结肿大、压痛。患者痛苦病容,可伴有体温升高、全身乏力、白细胞计数增多等症状。

(3)黏膜下脓肿 此阶段的患牙根尖区肿胀已局限,移行沟黏膜呈半球状隆起。扪诊波动感明显。因脓肿较表浅,易破溃。患牙的自发性胀痛及咬合痛减轻,轻度至中度叩痛,Ⅰ度松动。全身症状缓解。

2.诊断

依据患牙的疼痛特点及临床检查可作出诊断,并根据患者的临床症状及体征,由疼痛及牙槽黏膜红肿的程度来判断患牙所处的炎症阶段。

九、慢性根尖周炎

慢性根尖周炎(chronic apical periodontitis)是指根管内由于长期有感染及病源刺激的存在,根尖周组织呈现慢性炎症反应,表现为炎性肉芽组织形成和牙槽骨破坏。病变类型包括根尖周肉芽肿、慢性根尖周脓肿、根尖周囊肿和根尖周致密性骨炎。

（一）临床表现

（1）患牙无明显自觉症状，但有的患牙咀嚼时有不适感。

（2）患牙有牙髓病史、反复肿痛史或牙髓治疗史。检查患牙可查及深龋洞或充填体，或其他牙体硬组织疾病。

（3）牙冠可有变色，牙髓活力测验无反应，叩诊反应无明显异常或仅有不适感，患牙一般不松动。

（4）瘘型慢性根尖周炎者，可查及患牙根尖部的唇颊侧或舌（腭）侧牙龈表面的瘘管开口。

（5）根尖周囊肿大小不一，小至豌豆般，大到鸡蛋般。较大的囊肿可在患牙根尖部的牙龈处隆起，有乒乓球感.可造成邻牙移位或致使邻牙牙根吸收。

（6）根尖部 X 线片表现：①根尖周肉芽肿的圆形透射影像，边界清晰，周围骨质正常或稍显致密。透射区范围小，直径一般不超过 1cm。②根尖周脓肿的透射影像，边界不清楚，形状不规则。周围骨质疏松呈云雾状。③根尖周囊肿的圆形透射区较大，边界清楚，并有一圈由致密骨组成的高密度阻射白线围绕。④根尖周致密性骨炎的 X 线片表现为根尖部局限性的骨质致密阻射影像，无透射区。

（二）诊断

（1）定位患牙，牙髓活力检测无反应。

（2）病史及患牙的牙冠情况可作为辅助诊断指标。

（3）患牙 X 线片上根尖部骨质破坏的影像为确诊依据。诊断时统称为"慢性根尖周炎"。

十、常用的治疗方法

牙髓病和根尖周病的治疗原则是尽可能保存具有正常生理功能的牙髓组织和保存患牙。

（一）应急处理

1.开髓引流

（1）急性牙髓炎：局麻下开髓，进行牙髓摘除，完全去除病变牙髓后，放置无菌小棉球暂封。以此引流炎性渗出物和减低由其造成的髓腔高压。

（2）急性根尖周炎：开髓（若牙髓尚存活力，可在局部麻醉下进行），疏通根管至根尖孔，使根尖周组织渗出物通过根管得到引流。

2.切开排脓　根尖周炎发展至骨膜下或黏膜下脓肿期，则应在局部麻醉下切开排脓。

3.调𬌗　由外伤引起的急性根尖周炎，应调粉磨改，使患牙降低咬合，从而减轻咬合压力。

4.消炎镇痛　一般可通过口服或注射途径给予抗生素类药物或镇痛药，也可局部封闭。

（二）治疗方法

临床上一般难以准确作出牙髓病变的组织病理学诊断，牙髓病的治疗方法主要通过临床表现和临床诊断进行选择。其治疗方法可大致分为两类：

（1）牙髓病变是局限的或者可逆的，首选保留活髓为目的的治疗方法。例如直接盖髓术、间接盖髓术和牙髓切断术等。

（2）牙髓病变范围大或病变不可逆的，选择去除牙髓、保存患牙为目的的治疗方法，如根管治疗术等。

1. 盖髓术(pulp capping)

盖髓术是一种保存活髓的方法,在接近牙髓的牙本质表面或已暴露的牙髓创面上,覆盖具有使牙髓恢复正常活力的制剂。盖髓术可分为直接盖髓术和间接盖髓术。

1)直接盖髓术　直接盖髓术是用药物直接覆盖在牙髓暴露处,达到保存牙髓活力目的的方法。

(1)适应证:①根尖孔尚未发育完全,机械性或外伤性露髓的年轻恒牙;②根尖孔已发育完全,因机械性或外伤性露髓,但穿髓直径不超过 0.5mm 的恒牙。

(2)盖髓剂:临床上常用的盖髓剂是氢氧化钙制剂。由于氢氧化钙具有诱导修复性牙本质形成及一定的抗菌、消炎和镇痛作用,因而临床上将含有氢氧化钙的制剂用于盖髓,如 Dycal、life 和 Nu－Cap 等。

(3)操作步骤:①去净龋坏组织,制备洞形;②放置盖髓剂然后用氧化锌丁香油酚粘固剂暂封窝洞;③永久充填:观察 1～2 周后,患牙若无任何症状且牙髓活力正常者,可去除大部分丁香油酚粘固剂,保留 1～2mm 作垫底,再选用玻璃离子等材料作第二层垫底,然后复合树脂永久充填。

2)间接盖髓术　间接盖髓术是将盖髓剂覆盖在接近牙髓的牙本质表面,用以保存牙髓活力的方法。

(1)适应证:①深龋、外伤等引起损坏近髓的患牙;②深龋引起的可复性牙髓炎,但牙髓活力测试正常,X 线片显示根尖周组织正常的恒牙;③无明显自发痛,且去净腐质后仍未见穿髓孔,又难以判断是慢性牙髓炎还是可复性牙髓炎时,可采用间接盖髓术作为诊断性治疗。

(2)盖髓剂:临床常用的间接盖髓剂有氢氧化钙、氧化锌丁香油粘固剂等。丁香油酚是一种酚的衍生物,具有镇痛作用,可以安抚和缓解牙髓疼痛症状。氧化锌丁香油酚粘固剂凝固前呈酸性,能抑制细菌生长,且能与牙本质紧密贴合,具有良好的边缘密封性能。

(3)操作步骤:①去腐:局部麻醉下尽可能去净所有龋坏组织,但注意避免穿髓;②放置盖髓剂:放置适量氢氧化钙盖髓剂于最近髓处,余用氧化锌丁香油粘固剂或玻璃离子暂封窝洞;③充填:观察 1～2 周后,保留部分氧化锌丁香油粘固剂或玻璃离子作垫底,进行永久充填。

2. 牙髓切断术

牙髓切断术(pulpotomy)是指切除炎症病变牙髓组织,然后以盖髓剂覆盖于牙髓断面,从而保留正常牙髓组织的方法。

1)适应证　根尖孔未发育完成的年轻恒牙。无论是龋源性、外伤性或机械性露髓,均可进行牙髓切断术以保存活髓,直至根尖部发育完成。在牙根发育完成后,再根据情况进行牙髓摘除和根管治疗。

2)操作步骤

(1)无菌操作:整个治疗全过程必须遵循无菌操作原则,保持术区干燥,预防牙髓组织再感染。

(2)去净龋坏组织:用挖匙或大球钻尽量去尽龋坏的牙体硬组织,用 3% 过氧化氢溶液清洗窝洞。

(3)揭净髓室顶,完全暴露髓室。

(4)切除冠髓:用锐利的挖匙将冠髓从根管口略下方(约 2mm)切断,尽量去净髓室内的牙髓组织纤维,使牙髓在根管口处形成整齐的断面。

(5)放置盖髓剂:将氢氧化钙制剂等直接盖髓剂覆盖于牙髓断面,厚度约 1mm,然后用玻璃离子粘固剂暂封窝洞。

(6)永久充填:观察 1~2 周后,患牙若无症状,则去除部分暂封剂,再用复合树脂粘接修复。亦可根据情况于盖髓后即刻褥永久充填。

2.根管治疗术

根管治疗术(root canal therapy,RCT)是治疗牙髓病和根尖周病的最有效方法。通过彻底清除根管内的炎症牙髓和坏死物质,并进行适当清洗、消毒和完善的充填根管,以去除根管内物质对根尖周组织的不良刺激,防止根尖周病变的发生和促进根尖周病变的愈合。

根管治疗术不同于其他牙科治疗术,许多步骤难以在直视下进行。因此,术前应结合口腔直接检查和 X 线片研究患牙的特点,例如:牙外形、根管结构、根管数目、根管长度及弯曲度、根管口和根尖孔与髓腔的关系、侧支根管是否存在及其部位、牙髓腔的位置与大小、牙髓腔与↑面的距离等。

1)适应证

(1)急、慢性牙髓病。

(2)各型根尖周炎。

(3)外伤牙。

(4)某些非龋牙体硬组织疾病。

(5)牙周—牙髓联合病变。

(6)因义齿修复需要治疗的牙。

(7)因颌面外科手术需要治疗的牙。

(8)移植牙、再植牙。

2)操作步骤与方法

(1)开髓、拔髓:开髓的原则是使得根管器械尽可能的循直线方向无阻力地进入根管达到根尖部位。用球钻及裂钻揭掉髓室顶后,探找并敞开根管口,用拔髓针将主根管内的牙髓组织去除,对无法拔出的牙髓组织可用化学方法(次氯酸钠)溶解和液体冲洗办法去除。

(2)根管预备及成形:采用机械的和化学的方法对根管壁进行切削并成形,消除根管内感染物质,并为消毒和严密封闭根管提供良好通路。①首先应测量根管工作长度,工作长度是根管预备及充填必须遵循的长度。根管的工作长度是指从前牙切缘或后牙牙尖到根尖基点的距离。根尖基点在牙根尖部的牙本质牙骨质界,此处距离解剖根尖 0.5~1mm。常用的测量根管工作长度的方法有:根管器械探测法、电测法、X 线片法。②根管预备:采用手用或机用设备,选择标准的根管预备器械,进行规范使用。常用的根管预备方法有:标准法(适用于较直的根管,不宜在弯曲的根管);逐步后退法(直、弯根管均可采用,尤其可用于弯曲且细小根管的预备);逐步深入法(先预备根管的冠方,再预备根方);平衡力法(适用于弯曲明显的根管,维持根管的解剖走向基本不变);抗弯曲根管预备法(适用于中、重度弯曲根管);化学预备法(多用作机械预备的辅助方法);超声预备法(采用超声波预备和清理根管,有效杀灭根管内的细菌,使清理后的根管的清洁程度明显优于手用器械)。③根管冲洗:根管冲洗是贯穿整个根管清理与成形过程当中必不可少的重要步骤。它既可直接冲刷掉根管内固有的感染物质和预备过程中产生的碎屑,还有杀菌、润滑和溶解组织的作用。常用的冲洗液有过氧化氢、次氯酸钠等。

(3)根管消毒:根管消毒的目的是进一步杀灭细菌和缓解疼痛。①药物消毒:将药物浸润的棉捻,封于根管内或将药物蘸在棉球上置于根管口。消毒勃物的要求:有较强的杀菌作用;有持续的消毒作用;对根尖周组织无刺激性;使用方便。临床常用此方法。②电解治疗:将药物离子导入根管,发挥消毒作用,其消毒力约为药物的3倍。较常用的电解药物是碘溶液。③微波治疗:通过电场、磁场、微波场和热效应共同作用,致使病变组织和致病体的蛋白质固化,同时加速深层组织的血液循环,减少渗出。④激光治疗:利用脉冲 YAG 激光对根管内生物组织产生瞬间高强度光热作用、光化学作用和光电磁作用,使根管内组织瞬间气化、熔融或凝固,从而达到封闭牙本质小管、杀菌消炎及凝固止血的目的。

(4)根管充填:是根管治疗的最终步骤。是将去除牙髓并经过预备的空根管用生物相容性材料严密充填起来,以阻断隔绝根管和外界及根尖周组织的交通,防止再感染。①根管充填的目的和作用:封闭根管系统,防止细菌等进入根管系统造成再感染,也防止组织液进入根管成为残余细菌的培养基。②根管充填的时机:一般认为根管预备和消毒后,如无自觉症状,无明显叩痛,无严重气味,无大量渗出液,并且无急性根尖周炎症状时,即可充填根管。③根管充填材料的性能要求:根管充填后有持续的消毒作用;与根管壁密切贴合;能促进根尖周病变的愈合;根管充填后不收缩;易于消毒、使用和去除;不染色牙齿;对机体无害;X 线阻射,便于治疗后检查。④根管充填方法:侧压充填法、垂直加压充填法、牙胶热塑注射充填法。

3)显微根管治疗术 显微根管治疗是借助根管显微镜和显微器械进行根管治疗的方法。根管显微镜在牙髓病学中的应用始于 20 世纪 80 年代末,经过 20 多年的发展,如今在牙髓治疗的各个领域,包括诊断、常规根管治疗、根管再治疗以及根尖外科手术中均得到广泛运用,使根管治疗的水平和质量有了明显的提高。

根管显微镜的主要构造是照明和放大系统,可以给术者提供非常充足的光源照明根管,并将根管系统放大 3~30 倍,使术者能看清根管内部的结构,确认治疗部位,直视下进行治疗,即刻提高检查和治疗的质量。根管显微镜可应用于整个根管治疗过程中,尤其是在上颌第一磨牙近中颊根第 2 根管(MB2)的定位、钙化根管的疏通、C 形根管的预备和充填、根管内折断器械的取出、根管壁或髓室底穿孔的修补及根尖外科手术等复杂病例的治疗过程中,具有显著优势。

(韩永战)

第四节　牙龈病

牙龈病是指发生在牙龈组织的病变,一般不侵犯深层的牙周组织,多表现为炎症,也可有增生、坏死和瘤样病变。

一、慢性龈炎

慢性龈炎又称边缘性龈炎(marginal gingivitis)或单纯性龈炎(simple gingivitis),牙龈的炎症主要位于游离龈和龈乳头,在牙龈病中最为常见。该病的诊断和治疗相对简单,预后好,但因其患病率高,治愈后可复发,且相当一部分龈炎患者可发展成为牙周炎,因此预防其发生和复发格外重要。

(一)病因

堆积在牙颈部和龈沟内的牙菌斑是引起慢性龈炎的始动因子。其他局部因素如牙石、食物嵌塞、不良修复体、牙错位拥挤、口呼吸等均可加重牙菌斑的堆积,引发或者加重牙龈的炎症。

(二)临床表现

病损部位局限于游离龈和龈乳头。牙龈变为鲜红、暗红或紫红色。牙龈肿胀,龈缘变厚,失去扇贝状,不再紧贴牙面。龈乳头圆钝肥大,点彩消失,表面光亮。牙龈质地松软而失去弹性,触之易出血,患者常因刷牙或者咬硬物出血而就诊。龈沟可加深达 3mm 以上,形成假性牙周袋。是否有附着丧失和牙槽骨吸收是区别牙龈炎和牙周炎的重要指征。

(三)诊断

根据主诉、临床表现和存在的局部刺激因素较易诊断。

(四)治疗原则

消除局部刺激因素,彻底去除菌斑和牙石,主要方法为洁治术。

纠正不良修复体等刺激因素。

加强口腔卫生保健宣传。

二、青春期龈炎

青春期龈炎(puberty gingivitis)是指发生于青春期青少年的慢性非特异性牙龈炎.是青春期最为常见的龈病,男女均可患病,但女性稍多。

(一)病因

菌斑仍是青春期龈炎的主要病因。这一年龄段的青少年由于乳恒牙的更替、牙齿排列不齐、口呼吸以及戴矫治器等,造成牙齿不易清洁,加上不良的口腔卫生习惯,易发生牙龈炎。而牙石一般较少。青春期体内性激素水平的变化,牙龈对致炎物质的易感性增加,加重牙龈组织对局部刺激的反应,引起牙龈炎。

(二)临床表现

好发于前牙唇侧的龈乳头和龈缘。牙龈呈暗红或者鲜红色;龈缘明显肿胀,龈乳头呈球状突起;质地松软,有龈袋形成,探诊易出血,但附着水平无变化。牙龈肥大发炎程度超过局部刺激程度,且易复发。

(三)诊断

青春期前后的患者,牙龈炎症反应程度超过了局部刺激所能引起的程度。

(四)治疗原则

洁治术控制菌斑,纠正不良口腔习惯,改正不良修复体等。口腔卫生指导。

三、妊娠期龈炎

妊娠期龈炎(pregnancy gingivitis)指妇女在妊娠期间,由于体内女性激素水平的变化,使原有的牙龈炎加重,发生牙龈肿胀或形成龈瘤样改变。分娩后病损可自行减轻或消退。

(一)病因

妊娠期龈炎与牙菌斑和患者的黄体酮水平升高有关。妊娠本身不会引起牙龈炎,只是由于妊娠时性激素水平的改变,使原有的炎症加重。因此菌斑仍是妊娠期龈炎的直接原因。

(二)临床表现

患者一般在妊娠前即有牙龈炎表现,妊娠 2～3 个月后出现明显的症状,分娩后约 2 个月可减轻至妊娠前水平。妊娠期龈炎可发生于少数牙或全口牙龈,以前牙区为重。龈缘和龈乳头呈鲜红或暗红色,松软光亮,呈显著的炎性肿胀,轻探易出血。牙龈出血常为就诊的主诉症状。

妊娠期龈瘤亦称孕瘤,通常在妊娠第 3 个月发生于个别牙列不齐的牙间乳头区,前牙尤其是下前牙唇侧乳头较多见。瘤体常呈扁圆形,可有蒂,直径一般不超过 2cm。分娩后,妊娠期龈瘤大多能逐渐自行缩小,但必须去除局部刺激物才能完全消失。

(三)诊断

育龄妇女的牙龈出现鲜红色、松软、肥大、高度水肿、且有明显出血倾向者,或有妊娠期龈瘤样特征者,应询问月经情况,若已怀孕便可诊断。

(四)治疗原则

提倡在婚前或孕前进行彻底的口腔检查,口腔卫生指导是预防妊娠期龈炎的重要举措。去除局部刺激因素,严格控制菌斑。体积较大的妊娠期龈瘤可手术切除,手术时机应选择在妊娠 4~6 个月时,以免引起流产或早产。

四、白血病的牙龈病损

白血病(leukemia)是一种恶性血液疾病,各型白血病均可出现口腔表现,以急性非淋巴细胞白血病最常见。牙龈是最易侵犯的组织之一,不少病例是以牙龈肿胀和牙龈出血为首发症状,需要早期诊断、早期治疗,以免延误病情。

(一)病因

白血病的牙龈肥大并非牙龈结缔组织本身增生,而是因为白血病患者末梢血中的幼稚白细胞在牙龈组织中大量浸润积聚,使牙龈肿大、出血。

(二)临床表现

白血病的牙龈病损表现为牙龈明显肿大,波及牙间乳头、龈缘和附着龈,外形不规则呈结节状,重者可覆盖部分牙面。颜色暗红或苍白。龈缘处可有坏死、溃疡和假膜形成,状似坏死性龈炎。牙龈有明显自发性出血倾向,且不易止血,牙龈和口腔黏膜可见出血点或瘀斑。可伴有自发痛、口臭、牙齿松动、局部淋巴结肿大及低热、乏力、贫血等全身症状。

(三)诊断

根据上述典型的临床表现和血象检查可初步诊断。

(四)治疗原则

以非手术治疗为主,切忌局部手术或活体组织检查。以免发生出血不止或感染。牙龈出血时可采用压迫止血或局部及全身应用止血药;在全身状况许可时,可行简易洁治,并保持口腔卫生,可用 0.12%氯己定、2%~4%碳酸氢钠溶液、1%~3%过氧化氢液含漱等。

五、药物性牙龈增生

药物性牙龈增生(drug—induced gingival hyperplasia)是指长期服用某些药物而引起的牙龈纤维性增生和体积增大。

(一)病因

长期服用抗癫痫药(如苯妥英钠)、免疫抑制药(如环孢菌素)、钙通道拮抗药(如硝苯地平)

是本病发生的主要原因。菌斑引起的牙龈炎症可能促进药物性牙龈增生的发生。

(二)临床表现

药物性牙龈增生好发于前牙区,特别是下前牙,初始为龈乳头增大,继之扩展至唇颊龈,也可发生在舌、腭侧牙龈,大多累及全口牙龈。增生的牙龈可覆盖牙面 1/3 或更多。开始时点彩增多并出现颗粒状和疣状突起,随后表面呈球状、结节状或桑椹状突起于牙龈表面。色红或粉红,质地坚韧,略有弹性,一般不易出血,无疼痛。口腔卫生不良时可加重病情。牙龈增生只发生于有牙区,拔牙后,增牛的牙龈组织可自行消退。

(三)诊断

牙龈实质性增生起始于牙间乳头,波及龈缘,表面呈小球状、分叶状或桑椹状、质地坚韧,略有弹性,多为淡粉色的特点及长期服用上述药物的病史可作诊断,同时应仔细询问全身疾病史。

(四)治疗原则

停止使用或更换引起牙龈增生的药物是最根本的治疗,也可采取药物交替使用等方法,以减轻副作用。通过洁治、刮治去除局部刺激因素,并指导患者掌握控制菌斑的方法。对牙龈炎症明显者,用 3% 过氧化氢溶液冲洗龈袋,在袋内放入抗菌消炎的药物。对于牙龈增生明显者,经上述治疗仍不消退时,在全身病情稳定时,可进行牙龈切除并成形的手术治疗。指导患者严格控制菌斑,减轻牙龈增生程度,减少和避免术后复发。

六、牙龈瘤

牙龈瘤(epulis)为牙龈上生长的局限性反应性增生物,多发生于牙龈乳头,来源于牙周膜及牙龈的结缔组织,因其无肿瘤的生物学特征和结构,故非真性肿瘤,但切除后易复发。

(一)病因

一般认为菌斑、牙石或不良修复等引起局部长期的慢性炎症,致使牙龈结蹄组织形成反应性增生物。妇女怀孕期间激素水平改变容易发生牙龈瘤,分娩后则缩小或停止生长。

(二)临床表现

牙龈瘤患者女性较多,常发生于中、青年。多发于唇、颊侧牙龈乳头处,舌、腭侧较少见,一般为单个牙。肿块呈圆形或椭圆形,表面有时呈分叶状。大小不一,一般直径从数毫米至 1~2cm。可有蒂如息肉状,也可无蒂,基底宽,一般生长较慢。较大的肿块可被咬破而感染。长期存在的牙龈瘤可压迫牙槽骨使之吸收,X 线片示牙周膜间隙增宽。牙可能松动、移位。

(三)诊断

根据上述临床表现,诊断并不困难,病理检查有助于确诊牙龈瘤的类型。

(四)治疗原则

去除局部刺激因素如菌斑、牙石和不良修复体等,手术切除牙龈瘤,将瘤体连同骨膜完全切除,并磨削表层骨皮质,刮除相应部位的牙周膜,以防止复发。

七、急性坏死性溃疡性龈炎

急性坏死性溃疡性龈炎(acute necrotizing ulcerative gingivitis,ANUG)是指发生在龈缘和龈乳头的急性炎症和坏死。Vincent 于 1989 年首次报道此病,故也称为 Vincent 龈炎(奋森龈炎)。

（一）病因

口腔内原有的梭形杆菌和螺旋体大量增加侵入组织，直接或间接造成了牙龈上皮及结缔组织浅层的非特异性急性坏死性炎症；已有的慢性龈炎和牙周炎是本病发生的重要条件；另外，吸烟、身心因素及营养不良等使免疫功能低下的因素也会加重牙龈的变化。

（二）临床表现

本病多见于青壮年男性，起病急，疼痛明显。牙龈有自发性疼痛和自发性出血，腐败性口臭，龈乳头和边缘龈坏死，龈乳头中央坏死缺损，如火山口状，龈缘区呈虫蚀状，表面覆盖灰白假膜。易拭去，病变一般不累及附着龈。在坏死区和病变为累及区常有一窄"红边"为界。病变严重时可出现发热、疲乏、淋巴结肿大、全身不适等症状。

（三）诊断

本病以牙龈的急性坏死为特点，表现为牙乳头"火山口"样破坏，伴有牙龈自动出血，疼痛，腐败性口臭和假膜形成。龈病损与梭形杆菌、中间普氏菌和螺旋体有关。

（四）治疗原则

急性期时初步洁治，去除大块牙结石，用3%过氧化氢液冲洗，口服甲硝唑等抗厌氧菌药物，全身还可给予维生素C等支持疗法，充分休息，保持口腔卫生。急性期过后治疗原则同慢性龈炎。

八、急性龈乳头炎

急性龈乳头炎是指病损局限于个别牙龈乳头的急性非特异性炎症，是一种较为常见的牙龈急性病损。

（一）病因

牙龈乳头处食物嵌塞、邻面龋尖锐边缘的刺激、充填物的悬突或不正确的使用牙签等，均可引起牙龈乳头的急性炎症。

（二）临床表现和诊断

牙龈乳头发红肿胀，探触和吸吮时易出血，患者有自发性胀痛和明显的探触痛，亦可表现为自发痛和冷热刺激痛。患区可查到局部刺激因素，或剔牙不当。

（三）治疗原则

去除局部刺激因素。以1%～3%过氧化氢液、0.12%氯己定等局部冲洗。急性炎症消退后，充填邻面龋和修改不良修复体等。

九、急性多发性龈脓肿

急性多发性龈脓肿（acute multiple gingival abscess）是一种临床症状较重的牙龈急性炎症。此病比较少见，主要发生于青壮年男性。患病前多有慢性龈炎，当身体抵抗力减低时，如在感冒发热、过度疲劳、睡眠不足等情况下，局部细菌大量增殖，便可发生本病。

（一）临床表现和诊断

本病多发生于春、秋两季，起病急，有前驱症状. 如疲劳、发热、感冒等。早期牙龈乳头鲜红、肿胀，随即发生多个牙龈乳头的红肿疼痛，每个红肿的龈乳头内有小脓肿形成，数日后可自行破溃。患牙和邻牙均对叩诊敏感。牙龈以外的黏膜往往也充血水肿，但无破溃和假膜形成，唾液黏稠，伴有口臭。患者体温升高，局部淋巴结肿大，白细胞升高。

（二）治疗原则

全身应用抗生素及支持疗法，止痛。局部清洗，洁治，初始可用 1%～3%过氧化氢液或 0.12%～2%氯己定等局部冲洗，脓肿形成后应及时切开引流，并给予漱口液含漱。急性症状控制后，应行局部治疗，消除炎症，防止复发。对于反复发作且疗效差者，应检查血糖，排除糖尿病等全身因素。

（韩永战）

第五节　牙周炎

牙周炎（periodontitis）是由牙菌斑中的微生物所引起的牙周支持组织的慢性感染性疾病，导致牙周支持组织的炎症、牙周袋形成、进行性附着丧失和牙槽骨吸收，最后可导致牙齿松动拔除，是我国成年人缺失牙齿的首位因素。

一、慢性牙周炎

慢性牙周炎（chronic periodontitis，CP）原名成人牙周炎（adult periodontitis，AP）或慢性成人牙周炎（chronic adult periodontitis，CAP），为最常见的一类牙周炎，其病程长、进展慢、发病率高，约占牙周炎患者的 95%，由长期存在的慢性牙龈炎向深部牙周组织扩展而引起。牙龈炎和牙周炎之间虽有明确的病理学区分，但在临床上，两者却是逐渐的、隐匿的过程，因此早期的发现和诊断对牙周炎的发生、发展及预后十分重要。

（一）病因

牙菌斑是引发慢性牙周炎的始动因子，而宿主对细菌的应答反应是决定牙周炎发生与否，以及病情轻重、范围大小、发展速度的必要因素。菌斑微生物及其产物引发牙龈的炎症和肿胀，使局部微环境更利于牙周致病菌的生长。当微生物数量及毒性增强，或机体防御能力下降时，大量滋生的牙周致病菌可导致胶原破坏、结合上皮向根方增殖，牙周袋形成和牙槽骨吸收，成为牙周炎。牙石、食物嵌塞、不良修复体、牙列不齐等，均可成为牙周炎的局部促进因素，加重或加速牙周炎的进展。

（二）临床表现

本病进展慢，病程较长，活动期与静止期交替进行。一般侵犯全口多数牙齿，且有一定对称性，少数患者仅发生于一组牙（如前牙）或少数牙。早期即有牙周袋形成和牙槽骨吸收，因程度较轻，牙尚不松动，主要表现为牙龈的慢性炎症，颜色暗红或鲜红，质地松软，点彩消失，牙龈水肿，边缘圆钝且不与牙面贴附。随着病情的加重，晚期深牙周袋形成，牙槽骨吸收严重，出现牙松、咀嚼无力或疼痛，甚至发生急性牙周脓肿。

临床上根据牙周袋深度、牙局科着丧失和牙槽骨吸收程度来确定牙周组织破坏的严重程度：①轻度：牙龈有炎症和探诊出血，牙周袋≤4mm，附着丧失 1～2mm；X 线片显示牙槽骨吸收不超过根长的 1/3。②中度：牙龈有炎症和探诊出血，也可有脓，牙周袋≤6mm，附着丧失 3～5mm；X 线片显示牙槽骨水平型或角型吸收超过根长 1/3；但不超过根长 1/2。牙可能有轻度松动，多根牙的根分叉区可能有轻度病变。③重度：牙龈炎症较明显。可发生牙周脓肿，牙周袋＞6mm，附着丧失≥5mm；X 线片显示牙槽骨吸收超过根长的 1/2，多根牙有根分叉病变，牙多有松动。

牙周炎晚期除有牙周袋形成、牙龈炎症、牙槽骨吸收和牙齿松动四大特征外。常可出现其他伴发症状,如:牙齿移位;食物嵌塞;继发性𝑔创伤;牙根暴露,对温度敏感或发生根面龋;急性牙周脓肿;逆行性牙髓炎;口臭等。

（三）诊断

多为成年人,早期牙周炎与慢性牙龈炎的区别不甚明显,需通过仔细检查而及时诊断。有明显的菌斑、牙石及局部刺激因素,且与牙周组织的炎症和破坏程度较一致;有牙周袋、牙龈炎症、牙槽骨吸收和牙齿松动等主要特征,患病率和病情随年龄增长而加重,病情一般进展缓慢。全身状况大多良好,也可有某些危险因素,如吸烟、糖尿病、精神压力等。

（四）治疗原则

慢性牙周炎的治疗目标是彻底清除菌斑、牙石等刺激物,消除牙龈炎症,使牙周袋变浅。改善附着水平。争取牙周组织再生,并长期稳定的保持疗效。为达到上述目标,需要采取一系列综合治疗,并针对各个患牙的具体情况,逐个制定治疗计划。

（1）控制菌斑,使有菌斑的牙面占全部牙面的20%以下。

（2）采用龈上洁治术和龈下刮治术彻底清除结石,平整根面。洁治术和刮治术是牙周病的基础治疗,任何其他治疗方法只应作为基础治疗的补充。

（3）牙周基础治疗后1～2个月复查疗效,若经过基础治疗后仍有≥5mm的牙周袋,可考虑手术治疗。在直视下彻底刮除根面或根分叉处的牙石及肉芽组织;修整牙龈和牙槽骨外形,植骨或截除严重的患牙牙根等。

牙周引导组织再生术是在牙周手术中利用膜性材料作为屏障,阻挡牙龈上皮在愈合过程中沿根面生长,阻挡牙龈结缔组织与根面接触,并提供一定的空间,引导具有形成新附着能力的牙周膜细胞优先占据根面,从而在原已暴露于牙周袋内的根面上形成新的牙骨质,并有牙周膜纤维埋入,形成新附着性愈合。

（4）通过松动牙的结扎固定、调𬌗等建立平衡的𝑔关系,使患牙消除创伤而得到稳固,改善咀嚼功能。

（5）尽早拔除附着丧失严重,过于松动、确无保留价值的患牙。

（6）对患有某些系统性疾病如糖尿病、心血管疾病等的慢性牙周炎患者,应积极治疗并控制全身疾病,以利于牙周组织愈合。吸烟者对牙周治疗的反应较差,应劝患者戒烟。

（7）牙周支持治疗。坚持菌斑控制及定期的复查、监测和必要的后续治疗,防止复发。

二、侵袭性牙周炎

侵袭性牙周炎(aggressive periodontitis,AgP)是一组在临床表现和实验室检查均与慢性牙周炎有明显区别的牙周炎。侵袭性牙周炎按其患牙的分布可分为局限型和广泛型。

（一）病因

大量研究表明伴放线放线杆菌(Aa)是侵袭性牙周炎的主要致病菌,患者龈下菌斑中可分离出Aa,阳性率为90%～100%。患者外周血的中性多形核白细胞和(或)单核细胞的趋化功能降低,吞噬功能障碍,这种缺陷带有家族性。

（二）临床表现

根据患牙的分布可分为局限型侵袭性牙周炎(localized aggressive periodontitis。LAgP)和广泛型侵袭性牙周炎(generalized aggressive periodontitis,GAgP)。

1. 主要特点　快速的牙周附着丧失和牙槽骨吸收是侵袭性牙周炎的主要特征。

2. 年龄与性别　患者年龄一般较年轻,发病开始于青春期前后,女性多于男性。广泛型患者的平均年龄大于局限型患者,一般在 30 岁以下。

3. 口腔卫生状况　局限型患者菌斑、牙石量很少,牙龈炎症轻微,却有深牙周袋,牙周组织破坏程度及炎症程度与局部刺激物的量不成比例。广泛型患者菌斑牙石的沉积量因人而异,多数有大量的菌斑牙石,牙龈有明显炎症,可伴有龈缘区肉芽性增殖,易出血,并有溢脓。

4. 好发牙位　局限型侵袭性牙周炎特征为局限于第一恒磨牙或切牙的邻面有附着丧失,至少波及两个恒牙,其中一个为第一磨牙,除第一恒磨牙和切牙外,其他患牙不超过 2 颗。X 线片可见第一磨牙的近远中均有垂直型骨吸收,形成典型的"弧形吸收",切牙区多为水平型骨吸收,还可见牙周膜间隙增宽、硬骨板模糊、骨小梁疏松等。广泛型侵袭性牙周炎特征为广泛的邻面附着丧失,侵犯第一磨牙和切牙以外的牙数在 3 颗以上,也就是说,侵犯全口大多数牙齿。

5. 家族聚集性　家族中常有多人患本病,患者的同胞有 50% 的患病机会。

6. 全身情况　大多患者全身状况良好,部分患者有中性粒细胞和(或)单核细胞的功能缺陷。一般患者对常规治疗和全身药物治疗有明显的疗效,但也有少数患者经任何治疗效果都不佳,病情迅速加重直至牙丧失。

(三)诊断

根据年轻患者的牙石等刺激物不多,炎症不明显,但有少数牙松动、移位或邻面深牙周袋,局部刺激因子与病变程度不一致等,可作早期诊断。重点检查切牙及第一磨牙邻面,并拍摄 X 线片,↑翼片有助于发现早期病变。可做微生物学检查,有无 Aa,或检查中性多形核白细胞有无趋化和吞噬功能异常。对患者的同胞进行牙周检查,有助于早期发现其他病例。

(四)治疗原则

早期实施洁治、根面平整、牙周手术等局部治疗,彻底清除感染,加强定期复查和必要的后续治疗。可通过微生物学检查,明确龈下菌斑中的优势菌后,选用针对性的抗生素。口服甲硝唑和阿莫西林,两者合用效果优于单一用药。还可在根面平整后的深牙周袋内放置缓释的甲硝唑、米诺环素、氯己定等抗菌制剂。调节机体防御能力。进入维护期后,应进行牙周支持疗法,定期复查监控病情。硝唑、米诺环素、氯己定等抗菌制剂。调节机体防御能力。进入维护期后,应进行牙周支持疗法,定期复查监控病情。

三、反映全身疾病的牙周炎

反映全身疾病的牙周炎是指一组以牙周炎作为其突出表征之一的全身疾病,包括血液疾病(白细胞数量和功能异常、白血病等)和遗传性疾病。

有牙周组织表现的常见全身疾病包括:

(1)掌跖角化－牙周破坏综合征。

(2)Down 综合征。

(3)白细胞功能异常。

(4)艾滋病。

(韩永战)

第六节　复发性阿弗他溃疡

复发性阿弗他溃疡(recurrent aphthous ulcer, RAU)又称复发性口腔溃疡(recurrent oralulcer, ROU)、复发性口疮,是患病率最高的口腔黏膜病,患病率高达20%左右。不论性别、年龄、种族皆可发生。具有周期性、复发性和自限性的特点,溃疡灼痛明显,故病名被冠以希腊文"阿弗他"(灼痛)。溃疡轻的患者数月一次,重者此起彼伏,无间歇期,妨碍患者的饮食、言语、工作、生活。

一、病因及发病机制

病因及发病机制仍然不清,存在明显的个体差异。目前较为一致的看法是 RAU 的发生是多因素综合作用的结果。发病因素包括:

1.免疫因素

(1)细胞免疫异常:患者存在细胞免疫功能下降以及 T 淋巴细胞亚群失衡。

(2)体液免疫异常和自身免疫异常:患者的免疫球蛋白 IgG、IgA、IgM 多属正常范围,补体成分 C_3、C_4;正常,但球蛋白不足,约 40% 的 RAU 患者外周血中有循环免疫复合物。

2.遗传因素　对 RAU 遗传方面的研究表明,RAU 的发病具有遗传倾向。

3.系统性疾病因素　临床经验和流行病学调查发现 RAU 和胃溃疡、十二指肠溃疡、溃疡性结肠炎、局限性肠炎、肝胆疾病等关系密切。糖尿病、月经紊乱也与 RAU 有关。临床观察还发现有些女性 RAU 患者的发病与月经周期密切相关,在妊娠、哺乳期则病情好转,称为"经期性口疮"。

4.环境因素　生活节奏和习惯、工作环境、社会环境、心理环境等与 RAU 有很大的关系。此外,研究表明食物中缺乏锌、铜、铁、硒等元素或维生素 B_1、维生素 B_2、维生素 B_6、维生素 B_{12}、叶酸等摄入不足,均与 RAU 发病有一定的关系。

(二)病理

RAU 早期,黏膜上皮细胞及细胞间水肿,有时可形成上皮内疱,上皮内及血管周围有淋巴细胞、单核细胞浸润:此后有多形核白细胞、浆细胞浸润,上皮溶解,形成溃疡。溃疡期溃疡表面有假膜或坏死组织覆盖,固有层胶原纤维水肿变性甚至消失,炎症细胞浸润、毛细血管充血扩张,血管的内皮细胞肿胀导致管腔狭窄甚至闭锁。重型 RAU 病损波及黏膜下层,除炎症表现外还会有小唾液腺腺泡破坏。

(三)临床表现

RAU 一般表现为反复发作的圆形或椭圆形溃疡,发作时溃疡有"红、黄、凹、痛"特点,即溃疡表面覆有浅黄色假膜,外周有充血红晕带,中央凹陷,灼痛感明显。

临床一般分为轻型、重型和疱疹样溃疡三型:

1.轻型复发性阿弗他溃疡(minor aphthous ulcer. MiRAU)　最常见,约占 RAU 患者的80%。好发于角化程度较差的区域,如唇、舌、颊、软腭黏膜。前驱期黏膜局部不适,触痛或灼痛,局灶性充血水肿,继而形成浅表溃疡,进入溃疡期,溃疡圆形或椭圆形,中央凹陷,表面覆有浅黄色假膜,溃疡周围为充血红晕带,溃疡直径小于5mm,5～10天后红晕消失,溃疡愈合,不留瘢痕。MiRAU 溃疡一般 1～5 个,散在分布,具有不治而愈的自限性。溃疡复发的间歇期长短不一,个体差异较大。

2.重型复发性阿弗他溃疡(FD—aior aphthous ulcer,MaRAU) 又称复发性坏死性黏膜腺周围炎或腺周口疮。溃疡大而深,常单个发生,似"弹坑"状,直径>1cm,深及黏膜下层腺体及腺周组织,周边红肿隆起,基底较硬但边缘整齐。开始多发于口角,其后有向口腔后部移行趋势。发作期可达 1 个月或数月,也有自限性。溃疡疼痛严重,愈合可留瘢痕,可能造成舌尖、腭垂缺损或畸形。溃疡还可在以前愈合处再次复发,造成更大的瘢痕或组织缺损。

3.疱疹样复发性阿弗他溃疡(herpetiform ulcer,HU) 多发于成年女性,好发部位及病程与轻型相似,但溃疡小,直径<2mm,而数目多,可达数十个,散在分布于黏膜任何部位。邻近溃疡也可融合成片,黏膜发红充血,疼痛较重。唾液腺分泌增加,可伴头痛、低热、全身不适等症状。愈后不留瘢痕。

(四)诊断

主要根据病史特点(复发性、周期性、自限性)及临床体征(红、黄、凹、痛)即可诊断。依据溃疡特征可以分别。对大而深且长期不愈的溃疡,廊警惕痛峦的可能,必要时做活枪明确诊断。

(五)治疗

由于 RAU 病因很多,往往是多种因素共同作用的结果,因此相关的治疗方法很多,但目前尚无特效疗法。治疗目的是延长间歇期、减轻疼痛、促进愈合。治疗原则是全身治疗和局部治疗相结合、中西医治疗相结合、生理治疗和心理治疗相结合。

1.局部治疗 目的是消炎、镇痛、防止继发感染和促进愈合。

(1)消炎类药物:①药膜:以羧甲基纤维素钠、山梨醇为基质,加入金霉素、氯己定以及表面麻醉药、皮质激素等制成药膜,贴于患处,可以起到保护溃疡面、减轻疼痛、延长药物作用的效果。②软膏:0.1%曲安西龙(去炎松、醋酸氟羟泼尼松)等软膏涂于患处。③含漱液:0.1%高锰酸钾液、0.02%呋喃西林液、0.25%金霉素液、3%复方硼酸液、0.02%氯己定(盐酸双氯苯双胍乙烷)液等含漱,每日 3~5 次,每次 10ml,含于口中 5~10min 后唾去。④含片:西地碘片(华素片)、溶菌酶片,每日 3 次,每次 1 片,含服,有抗菌、抗病毒和收敛作用。⑤散剂:中药锡类散、冰硼散及西瓜霜、养阴生肌散等,局部涂布,每日 3~4 次。⑥超声雾化剂:庆大霉素注射 8 万 U、地塞米松注射液 5mg、2%的利多卡因 2ml 加入生理盐水 200ml,制成雾化剂雾化,每日 1 次,每次 10~15min,3d 1 个疗程。

(2)镇痛类药物:1%的普鲁卡因或 2%的利多卡因经稀释后,在疼痛严重或进食前含漱;也可用 0.5%盐酸达克罗宁液涂于溃疡处,均可缓解疼痛。

(3)局部封闭:对持久不愈或疼痛明显的重型复发性阿弗他溃疡的溃疡部位做黏膜下封闭注射。可用曲安奈德或醋酸泼尼松龙混悬液加等量 2%的利多卡因液,溃疡基底及周围局部浸润。每周 1~2 次,有镇痛和促进溃疡愈合作用。

(4)理疗:利用激光、微波等治疗仪或口内紫外灯照射,有减少渗出及促进溃疡愈合作用。

2.全身治疗 目的是对因治疗、控制症状、促进愈合、减少复发。

(1)肾上腺素皮质激素及其他免疫抑制药:①肾上腺素皮质激素类具有抗炎、抗过敏、减少炎性渗出、抑制组胺释放等作用,但长期大量使用会出现类似肾上腺皮质功能亢进症、向心性肥胖、痤疮、多毛、血压升高、血糖、尿糖升高等不良反应。常用药物为泼尼松片,每片 5mg,每日 10~30mg,分 3 次口服,病情控制后逐渐减量,每 3~5 日减量一次,每次减总量 20%左右,维持量每日 5～10mg,当维持量减至正常基础需要量(每天 5～7.5mg)以下时,视病情停药。②细胞毒类药物:有抑制细胞 DNA 合成作用,能抑制细胞增殖,杀伤抗原敏感性小淋巴细胞,抑制其转化为淋巴母细胞,具有抗炎作用。但长期大量使用有骨髓抑制、肾功能损害、粒细胞减少甚至全血降低等不良反应,故使用前必须检查肝肾功能和血象。常用药物有环磷酰胺、甲氨蝶呤、硫唑嘌呤,一般用药不要超过 2 周,最长不超过 4～6 周。

(2)免疫增强剂:可提高机体细胞免疫能力。左旋咪唑、转移因子、胸腺素、卡介苗等具有增强机体细胞免疫功能的作用;胎盘球蛋白、丙种球蛋白等适用于体液免疫功能低下者。

(3)中医药 :①昆明山海棠片,有良好的抗炎和抑制增生的作用,能抑制毛细血管通透性,减少炎性渗出,长期使用应注意血象改变和类似肾上腺皮质激素的副作用。②辨证施治:根据四诊八纲进行辨证。③针灸:可根据溃疡部位不同选用人中、地仓、颊车等头面部穴位,辅以手三里、足三里等穴位。

(韩永战)

第七节 口腔念珠菌病

口腔念珠菌病(oral candidosis)是念珠菌感染引起的口腔黏膜疾病,是人类最常见的口腔真菌感染。近些年,随着抗生素、皮质类固醇和免疫抑制药的广泛使用,器官移植、糖尿病、艾滋病患者的增加,使口腔黏膜念珠菌病的发病率相应增高。

一、病因及发病机制

引起人类念珠菌病的主要是白色念珠菌、热带念珠菌和高里念珠菌。念珠菌常寄生在健康人的口腔、肠道、阴道和皮肤等处,并不发病;当宿主防御功能降低时,这些非致病性念珠菌转化为致病菌,故念珠菌为条件致病菌。病原体侵入机体是否致病,取决于其数量、毒力、入侵途径、机体适应性、抵抗力等。成年人念珠菌感染的易感因素最重要的是伴有的全身疾病和其他口腔黏膜病。

二、病理

增厚的不全角化上皮,其中有念珠菌菌丝侵入,菌丝垂直侵入角化层,其基底处有大量炎细胞浸润,并可形成微脓肿。

三、临床表现

口腔念珠菌病按其主要病变部位可分为:念珠菌口炎、念珠菌唇炎与念珠菌口角炎。

1.念珠菌口炎(candidal stomatitis)

(1)急性假膜型:急性假膜型念珠菌口炎,可发生于任何军龄,但婴幼儿多见,尤以新生儿多见,又称新生儿鹅口疮或雪口病。多在出生后 2～8d 发生,好发部位为颊、舌、软腭及唇,首先损害区黏膜充血,随即出现许多散在的白色小斑点,小点略突起于黏膜,状似凝乳,逐渐增大,相互融合为白色丝绒状斑片,严重者蔓延至扁桃体、咽部、牙龈。早期黏膜充血较明显,后期充血减退,形成斑片,斑片附着不十分紧密,稍用力可擦掉,露出黏膜糜烂面。患儿烦躁不安、哭闹、拒食,全身反应较轻,有时伴有轻度发热,少数患者可蔓延到食管、支气管或肺部,也可并发皮肤念珠菌病。

(2)急性红斑型:急性红斑型念珠菌性口炎,又称为抗生素口炎,多见于成年人,主要由于长期应用广谱抗生素、激素而致,并且大多数患者患有消耗性疾病,如白血病、内分泌紊乱、营养不良、肿瘤化疗后等。主要表现为黏膜上外形弥散的红斑,舌黏膜多见,严重时舌背乳头呈团块萎缩。患者味觉异常或味觉丧失,口腔干燥,黏膜烧灼感。

(3)慢性增殖型:多见于颊黏膜、舌背及腭部。颊黏膜病损,常对称于口角内侧三角区,表现为结节状、颗粒状增生或固着紧密的白色角质斑块,类似于一般黏膜白斑。腭部病损可由义齿性口炎发展而来,黏膜呈乳头状增生。

(4)慢性红斑型:又称义齿性口炎,义齿上附着的真菌是主要致病原因。损害部位常位于上颌义齿腭侧面接触的腭、龈黏膜,患者以女性多见。黏膜呈亮红色水肿,也可有黄白色的条索状或斑点状假膜,实验室检查可查到白色念珠菌菌丝和孢子。

2.念珠菌唇炎(candidal cheilitis)　多发于50岁以上患者。一般发生在下唇,可同时有念珠菌口炎或口角炎。可分为糜烂型和颗粒型。

3.念珠菌口角炎(candidal angular cheilitis)　多发生于儿童、身体衰弱患者和血液病患者。特征为双侧口角区的皮肤及黏膜发生皲裂,周围皮肤和黏膜充血,皲裂处常有糜烂及渗出物,或有结痂,张口时疼痛、出血。

四、诊断

根据病史、临床表现和实验室检查,实验室检查包括涂片检查病原菌、免疫学和生化检验、分离培养、组织病理检查和基因诊断等。

五、治疗

首先去除可能的诱发因素,如停用抗生素等。治疗以局部治疗为主,全身治疗为辅。

1.局部药物治疗

(1)2%～4%碳酸氢钠溶液:是治疗婴幼儿鹅口疮的常用药物,用于清洗婴幼儿口腔,特别是哺乳前后。轻症患者病变在2～3d即可消失,但仍需继续用药数天以预防复发。

(2)0.05%甲紫(龙胆紫)水溶液:每日涂搽3次,用以治疗婴幼儿鹅口疮及口角炎。市售1%甲紫醇溶液刺激性大,不应直接用于婴幼儿口腔黏膜,但可用于皮肤病损。

(3)氯己定:有抗真菌作用,可用0.2%溶液或1%凝胶局部涂布,也可与制霉菌素配伍成软膏或霜剂,其中加入少量曲安奈德(去炎舒松),以治疗口角炎、义齿性口炎。如与碳酸氢钠交替漱洗,还可消除白色念珠菌的某些协同致病菌。

(4)西地碘:抗炎杀菌能力强、口感好,适合于混合感染。每次1片含化后吞服,每日3～4次。碘过敏者禁用。

(5)制霉菌素:可用(5～10)万U/ml的水混悬液涂布局部,每隔2～3h 1次,涂布后可咽下。疗程为7～10d。

(6)咪康唑:广谱抗真菌药,散剂可用于口腔黏膜,霜剂可用于舌炎及口角炎,疗程为10d。

2.全身抗真菌药物治疗

(1)酮康唑:成人剂量为每日1次,每次200mg口服,2～4周为1个疗程。可引起肝损害。

（2）氟康唑：首日 200mg，以后每日 1 次，每次 100mg，口服，连服 7～14d。

（3）伊曲康唑：每日口服 100mg，其作用强于酮康唑。

3.增强机体免疫力　注射胸腺肽、转移因子等。

4.手术治疗　对于念珠菌白斑中的上皮异常增生，若药物治疗 3～6 个月疗效不明显，或不能耐受药物治疗应考虑手术切除。

（韩永战）

第十三章 常见肿瘤非手术治疗

第一节 中枢神经系统肿瘤

一、临床特点

1. 流行病学 好发 20~50 岁,不同病理类型的肿瘤有不同的发病峰,髓母细胞瘤在少儿多见;胶质瘤、脑膜瘤、垂体瘤以成人多见;老年人常为胶质母细胞瘤和转移瘤。

2. 病理类型 根据肿瘤细胞来源的不同,原发中枢神经系统肿瘤有不少病理类型,按其发生率顺序从高到低:胶质母细胞瘤(55%),星形细胞瘤(20.5%),室管膜瘤(6.0%),髓母细胞瘤(6.0%),少突神经胶质瘤(5.0%),脉络丛乳头状瘤(2.0%)。

3. 肿瘤病理分级 与原发中枢神经系统胶质瘤预后和治疗密切相关的是肿瘤的病理分级,它主要依据以下标准进行划分:细胞的不典型性,细胞的有丝分裂活跃性,细胞质的成分,肿瘤组织血管增殖性及肿瘤组织的坏死性;其分级从低到高,共分 4 级,级别高,恶性度大,肿瘤生长迅速,预后差;级别低,肿瘤生长缓慢,可有通过手术和放疗获得根治的机会,预后较好。

4. 影像学 CT 和 MRI 是诊断中枢神经系统肿瘤的主要手段;不同病理类型的中枢神经系统肿瘤其 CT 和 MRI 的表现各有其特点(表 13-1-1);多数原发肿瘤在 CT 主要显示:平扫原发灶呈低与高密度,周围水肿效应显著,增强扫描原发灶多呈环状强化;在 MRI 肿瘤主要表现为长 T_1 和长 T_2;PET 在区分颅内肿瘤的恶性度、鉴别肿瘤治疗后有残留还是单纯性坏死方面有重要的意义,目前在临床已逐步得到应用。

表 13-1-1 常见中枢神经系统肿瘤的 CT 表现

肿瘤类型	平扫密度	周围水肿	造影增强	特征
胶质母细胞瘤	低于高,不均一	存在	环形增强	常有中心坏死
星形胶质瘤	低于高,不均一	显著	环形增强	点状钙化
室管膜瘤	低密度,均一	存在	可有可无	阻塞性脑积水
髓母细胞瘤	高密度,均一	存在	可有	阻塞性脑积水
转移瘤	低中高,均一	显著	环形增强	多发性

5. 诊断 主要依据临床症状和特征配合影像学检查可获得肿瘤的定位和初步的定性,必要时在 CT 和 MRI 引导下通过脑立体定位系统获得明确的组织学诊断;在进行中枢神经系统肿瘤诊断和鉴别时,需要特别注意以下几点:①肿瘤与非肿瘤病灶;②原发性与转移性肿瘤;③原发肿瘤在脑的解剖部位;④病人发病年龄。

6. 治疗 中枢神经系统肿瘤分为原发性和转移性。原发性脑肿瘤治疗以手术和放疗为主,特别强调原发肿瘤术后的病理分级,这对于下一步治疗的选择尤为重要;病理分级为低级者,通过局部治疗有获得治愈的可能;高级者,易出现复发,术后应加入局部放疗和全身化疗。化疗是一种辅助治疗,应用包括术后辅助化疗和复发病人的姑息性化疗,其结果对延缓复发,缓解病人症状有一定帮助,可增加少数病人的生存;脑转移瘤治疗以放疗和化疗为主,目的是缓解症状,改善生活质量。

二、化疗要点

1. 原发性中枢神经系统肿瘤有许多病理类型,同一类型肿瘤 恶性度有差异,对化疗的敏感性也不同,因而在选择化疗方案时应考虑这些因素,不能千篇一律,如髓母细胞瘤选用 PCV 联合方案疗效较好;而脑干胶质瘤以 CCNU 或 BCNU 单药疗效更好;原发性脑非霍奇金淋巴瘤则应以大剂量 MTX 全身应用配合鞘注为佳;原发性脑软组织肿瘤选择含 ADM 的联合方案;中枢神经系统 原发性生殖细胞肿瘤可用含 DDP 方案化疗。

2. 脑转移瘤化疗方案可根据相应原发肿瘤进行选择。

3. 化疗应在术后尽快开始,也可在放疗中或紧随放疗结束进行,因为血脑屏障在放疗结束后的 1 个月内仍处于开放状态,药物易进入脑组织中去。

4. 有几种新的治疗脑瘤的化疗方法在临床试验,包括:①高剂量化疗,继以自体骨髓移植;②从供应脑瘤血管的动脉注入化疗药;③用药物打开脑肿瘤屏障,增加脑瘤内药物浓度;④间质性化疗。前三种方法临床应用并未显示出优势,而第四种方法临床应用具有可行性,疗效尚待明确。

三、TNM 肿瘤分期

1. TNM 分类

幕上肿瘤

T_1 肿瘤$\leqslant 5$ cm,限于一侧

T_2 肿瘤>5 cm,限于一侧

T_3 侵及脑室系统

T_4 超越脑中线至对侧半球,或侵至幕下幕下肿瘤

T_1 肿瘤$\leqslant 3$ cm,限于一侧

T_2 肿瘤>3 cm,限于一侧

T_3 侵及脑室系统

T_4 超越脑中线至对侧半球,或侵至幕上

2. 临床分期

Ⅰ A 期	G_1	T_1	M_0
Ⅰ B 期	G_1	$T_{2\sim3}$	M_0
Ⅱ A 期	G_2	T_1	M_0
Ⅱ B 期	G_2	$T_{2\sim3}$	M_0
Ⅲ A 期	G_3	T_1	M_0
Ⅲ B 期	G_3	$T_{2\sim3}$	M_0
Ⅳ 期	$G_{1\sim3}$	T_4	M_0
	G_1	任何 T	M_0
	任何 G	任何 T	M_1

四、常用化疗方案及应用要点

方案 1：PCV

洛莫司汀(CCNU)，75mg/m²，口服，第 1 天；甲基苄肼(PCB)，100mg/m²，口服，第 1～14 天；长春新碱(VCR)，1.4mg/m²，静推，第 2、8 天。每 6～8 周重复。

应用要点：

(1)PCV 是临床应用最广泛的方案，推荐作为间变性星形细胞瘤放疗后标准辅助化疗方案；对低级别少突胶质细胞瘤、胶质母细胞瘤和髓母细胞瘤治疗也有效。

(2)毒副反应包括血液学毒性、偶发皮疹和恶心、呕吐；其中粒细胞和血小板降低有较高的发生率。

(3)一项小样本研究报告：24 例间变性星形细胞瘤经 6 周期化疗，完全缓解率(CR)38%，部分缓解率(PR)37%；CR 者，中位肿瘤进展时间(TTP)为 25.2 个月。

(4)有报道显示在间变性星形细胞瘤放疗后进行辅助化疗，PCV 方案明显比 BCNU 单药有生存优势。

(5)有 Meta 分析文献报告，比较 PCV 方案术后辅助化疗对高级别星形胶质瘤生存的影响，结果表明：PCV 方案配合放疗与单纯放疗比较，中位生存期无差别，术后辅助化疗并不使病人受益。

方案 2：CVM

洛莫司汀(CCNU)，100mg/m²，口服，第 3 天；替尼泊苷(VM-26)，50mg/m²，静滴，第 1、2 天。每 6～8 周重复。

应用要点：

(1)适用于恶性度高的星形细胞瘤、胶质母细胞瘤和室管膜瘤的治疗。

(2)VM-26 能透过血脑屏障，与 CCNU 合用，有效率在 30% 左右。

(3)骨髓抑制是主要毒性，应用时特别注意。

方案 3：BCNU 单药

卡莫司汀(BCNU)，80mg/m²，静滴，第 1～3 天。每 6 周重复。

应用要点：

(1)用于多形性胶质母细胞瘤和间变性星形细胞瘤治疗。

(2)主要毒性反应为骨髓抑制，发生率 20%～30%。

(3)有临床研究报道治疗多形性胶质母细胞瘤和间变性星形细胞瘤的总反应率在 29%，TTP 均为 22 周。

(4)术后与放疗联合应用，可增加生存时间。与 PCV 联合方案相比，有效率两者无差别。

方案 4：替莫唑胺单药

替莫唑胺(timozuoan)，150～200mg/m²，口服，第 1～5 天。每 28 天重复。

应用要点：

(1)适用于复发多形性成胶质细胞瘤，尤其是顽固性多形性成胶质细胞瘤患者(即使用包含亚硝基脲和甲基苄肼的化学方案时病情恶化)。

(2)未接受化疗者选择 200mg/m² 剂量，而以前已接受化疗者选择 150mg/m² 剂量。

(3)在 162 例复发多形性成胶质细胞瘤病人治疗中，总体肿瘤反应率(CR+PR)为 22%，完全反应率为 9%。所有反应者疗效平均维持 50 周(16~114 周),完全反应平均维持 64 周(52~114 周);同时能改善病人无进展生存。

(4)病人对该药耐受良好,可有出现短暂的骨髓抑制和不同程度的恶心和呕吐。

方案 5:ICE

异环磷酰胺(IFO),750~1200mg/m^2,静滴,第 1~3 天;美司钠(Mesna),异环磷酰胺每天用量的 60%,静推,每天总量分 3 次给予,第 1~3 天;卡铂(CBP),75mg/m^2,静滴,第 1~3 天;足叶乙苷(VP—16),75mg/m^2,静滴,第 1~3 天。每 4 周重复。

应用要点:

(1)复发性恶性脑胶质瘤救援治疗方案。

(2)36 例病人应用,总反应率(OR)53%,CR14%,中位进展时间为 29 周。

(3)有严重的骨髓Ⅲ/Ⅳ粒细胞减少发生率 42%。

方案 6:De Angelis

甲氨蝶呤(MTX),1g/m^2,静脉滴注 1h,第 1、8 天;醛氢叶酸钙(CF),30mg 或 15mg,静注或口服,甲氨蝶呤开始治疗后 24 小时使用,首次静注 30mg,以后每 6 小时 1 次,口服 15mg,连用 10 次;甲氨蝶呤(MTX),12mg,鞘注,第 1、4、8、11、15、18 天;地塞米松(DXM),16mg,口服,第 1~15 天。3 周后放疗(4~9 周),然后用药如下:

阿糖胞苷(Ara—C),3000mg/m^2,静脉滴注 3 小时,第 1、2、22、23 天。

应用要点:

用于原发性脑非霍奇金淋巴瘤治疗;与单用放疗相比,用该方案配合放疗,可明显改善无病生存和总生存。

原发性脑恶性淋巴瘤治疗策略是皮质激素的使用配合全颅放疗;近来认为化疗在治疗中有一定价值,其中大剂量 MTX 是治疗原发性脑恶性淋巴瘤最有效的单药,与放疗联合应用,能明显改善生存,提示化疗在原发性脑恶性淋巴瘤治疗中起着越来越重要的作用。

(黄莉)

第二节 头颈部肿瘤

一、临床特点

1.临床特点

1)覆盖面广,包括颅底到锁骨上、颈椎前的所有恶性肿瘤。

2)头颈部解剖复杂,涉及机体多种重要功能,如视觉、听觉、味觉、嗅觉、平衡等,给治疗带来挑战。

3)原发灶常较隐秘,临床症状和体征往往为原发肿瘤对邻近组织浸润和周围淋巴结转移所引起,给早期诊断带来一定困难。

4)恶性肿瘤病理类型大多数为鳞癌。

5)多数肿瘤以局部侵犯和淋巴结转移为主,发生远处转移并不常见,而转移的部位主要是肺和骨,肝少见。

2. 诊断

1) 首先必须了解头颈部肿瘤常见症状和体征, 如无痛性颈部肿块、声嘶、涕血、脑神经损害、难治性口腔溃疡等。

2) 以无痛性颈部肿块为主要症状者, 如考虑头颈部肿瘤, 即进行肿块针吸细胞学检查, 可获得很高的阳性结果, 局部活切不推荐, 以免增加远处转移。

3) 针吸细胞学获得鳞癌结果后应行头颈部 CT 及相应的内窥镜检查, 以寻找原发肿瘤的部位。

3. 预后

主要取决于肿瘤的分期, Ⅰ 期病人 5 年生存超过 80%, 而 Ⅲ、Ⅳ 期病人则 5 年生存低于 40%。

4. 治疗

根据肿瘤分期及原发肿瘤部位选择治疗, 同时要考虑所涉及的器官保留和功能重建问题。手术和放疗是重要的治疗手段, 对于早期肿瘤的控制具有同等效果, 选择何者依据医生的经验、病人的意愿、治疗的功能效果; 局部晚期病人则需要综合治疗。化疗可作为辅助手段配合手术和放疗, 以改善治疗疗效, 且具有姑息作用。

二、化疗在头颈部肿瘤综合治疗中的作用

手术或放疗是早期头颈部肿瘤治愈性疗法, 化疗是一种有效的辅助手段; 目前虽然没有充分证据证明化疗能改善生存, 但在一些非随机临床试验中看到对生存的好处。化疗在头颈部肿瘤综合治疗中的应用包括: 诱导化疗、放化疗同时, 术后辅助化疗和姑息性化疗。

1. 诱导化疗: 临床研究表明对不能手术的局部晚期病人, 诱导化疗能减少肿瘤负荷, 减少乏氧细胞, 又具有放疗增敏作用, 为缩小手术范围, 或避免手术, 保留器官正常功能, 或为放疗提供了可能性, 并可使远处转移率降低。但随机试验至今未证实其对生存的好处, 目前除临床研究外, 尚不能普遍使用这种疗法。

2. 化放疗同时: 化疗药物能提高放疗的细胞毒作用, 已证实同时应用使局部获得很高的完全缓解率和无复发生存, 并有改善病人生存的趋势; 无论对以前未治而无法切除的病人进行保留器官治疗, 还是对复发和远处转移的晚期病人姑息治疗, 均是较好的治疗选择, 是值得深入研究、很有希望的疗法。

3. 术后化疗: 目的是减少局部复发和远处转移的危险性, 随机研究结果表明对有局部复发高危因素的病人受益, 其在头颈部肿瘤确实作用尚有待于进一步证实。

4. 姑息化疗: 对缓解症状有一定价值。

三、化疗要点

1. 铂类药物是头颈部肿瘤化疗的主要药物; 含铂的联合方案优于单一铂治疗, 也优于不含铂方案; DDP+5-FU(连续输注)方案是目前治疗晚期头颈部肿瘤最有效方案。在 PF 方案中加入 BLM 能增加疗效, 但加入 MTX 或 VA(长春碱类)毒性增加, 并不能增加疗效。

2. 复发和转移病人治疗手段主要为化疗, 目的是姑息性的, 以改善生活质量。复发和转移病人化疗常用有效单药包括: DDP、CBP、MTX、5-FU、BLM, 其单用有效率在 15%～20%。新的药物: TAX、TXT、IFO、NVB 和 GEM 已在临床应用, 其中 TAX 单用 Ⅱ 期临床总

有效率 35％～40％，平均生存时间 9.2 个月，一年生存率 33％；TXT 单用Ⅱ期临床总有效率 32％，中位反应期 6.5 个月；因而紫杉醇类药物被认为是目前最有活性的单药。IFOⅡ期临床总有效率 25％～33％；NVBⅡ期临床总有效率 16％；GEMⅡ期临床总有效率 13％。这些新药与 DDP 联合已显示有较高的有效率。

3.复发或晚期病人姑息性的化疗方案均可作为诱导化疗方案进行应用。

四、TNM 分类及分期

1.T 分类

表 13－2－1　T 分类

肿瘤部位	T_1	T_2	T_3	T_4
上颌窦	窦内粘膜舌骨破坏	硬腭中鼻道	颊部皮肤、眼眶、上颌窦后壁或内壁前筛窦	眶内容、筛板后筛窦或蝶窦鼻咽、软腭翼颚颞窝颅底
涎腺	≤2cm	2～4cm	4～6cm	＞6cm
甲状腺	甲状腺内＜1cm	甲状腺内 1～4cm	甲状腺内＞4cm	侵犯甲状腺包膜

2.N 分类

N_1 同侧单个转移淋巴结，≤3cm

N_2 同侧或双侧转移淋巴结，≤6cm

N_3 转移淋巴结＞6cm

3.M 分类

M_0 无远处转移

M_1 远处转移

4.临床分期

Ⅰ期　　　　　$T_1N_0M_0$

Ⅱ期　　　　　$T_2N_0M_0$

Ⅲ期　　　　　$T_3N_0M_0$　　　　　$T_{1\sim3}N_1M_0$

Ⅳ期　　　　　$T_{1\sim4}N_{0\sim3}M_1$　　　　$T_{1\sim4}N_{2\sim3}M_0$

五、常用化疗方案及应用要点

方案 1：PF

顺铂(DDP)，100mg/m²，静滴，第 1 天；5－氟尿嘧啶(5－FU)1000mg/m²，持续静滴，第 1～4 天。每 3～4 周重复。

应用要点：

(1)头颈部鳞癌金标准化疗方案。

(2)采用 PF 方案，不同的 DDP 和 5－FU 剂量及给药方式其有效率相差很大，从 11％到 79％不等，一般在 30％左右，但总生存期无差别。选用上述方案，有两篇文献 165 例病人的Ⅲ期临床结果，有效率为 32％，中位反应时间分别为 4.2 个月和 6 周。

(3)主要毒性反应：骨髓抑制，3/4 级粒细胞减少发生率在 30％；消化道反应，恶心和呕吐发生率在 80％以上，黏膜炎约 40％；静脉炎发生率在 20％左右。

(4)DDP/5－FU 有效率高于 CBP/5－FU。

方案 2:CF

卡铂(CBP),300mg/m²,静滴,第 1 天;5-氟尿嘧啶(5-FU)1000mg/m²,持续静滴,第 1~4 天。每 4 周重复。

应用要点:

(1)头颈部鳞癌常用的化疗方案。

(2)DDP 用 CBP 替代,5-FU 剂量和用法均相同。根据文献比较两方案,在有效率上,DDP 方案较高(32%比 21%);在毒性反应上,含 DDP 方案粒细胞减少、恶心呕吐、周围神经毒性、肾毒性及耳毒性发生率高于 CBP 方案;黏膜炎和腹泻的发生率无差别;CBP,方案贫血发生率高于 DDP 方案。

(3)该方案适用于肾功有异常,骨髓功能欠佳的病人。

方案 3:IP

异环磷酰胺(IFO),1500mg/m²,静滴(30 分钟),第 1~5 天;美司钠(Mesna),异环磷酰胺每天用量的 60%,静推,每天总量分 3 次给予,第 1~5 天;顺铂(DDP),10mg/m²,静滴(30 分钟),第 1~5 天。每 4 周重复。

应用要点:

(1)含 IFO 的联合化疗方案,用于复发或晚期病人治疗。

(2)在 76 例可评价病人连续 3 周期应用后,CR10 例,PR40 例,总有效率为 65.7%,有效率较高。

(3)主要毒性反应为粒细胞减少,恶心和呕吐。

方案 4:TAX/DDP

紫杉醇(TAX),175mg/m²,静滴(3 小时),第 1 天;顺铂(DDP)75mg/m²,静滴,第 2 天。每 3 周重复。

应用要点:

(1)TAX 是治疗复发或晚期病人有效药物。

(2)临床研究结果表明:单用 TAX,Ⅱ 期临床总有效率 35%~40%,平均中位生存时间 9.2 个月,一年生存率 33%;与 DDP 联合,Ⅲ 期临床总有效率 35%,平均生存时间 6.9 个月,一年生存率 29%,并未显示比单用 TAX 优越。

(3)主要不良反应是骨髓抑制,需 G-CSF 支持。

方案 5:TIP

异环磷酰胺(IFO),1000mg/m²,静滴,第 1~3 天;美司钠(Mesna),异环磷酰胺每天用量的 60%,静推,每天总量分 3 次给予,第 1~3 天;顺铂(DDP),60mg/m²,静滴,第 1 天;紫杉醇(TAX),175mg/m²,静滴(3 小时),第 1 天。每 3~4 周重复。

应用要点:

(1)适用于复发和有远处转移的头颈部鳞癌病人的姑息治疗。

(2)该方案在 Ⅱ 期临床试验中结果:可评价病人 52 例,OR58%,CR17%,中位反应期 4.9 个月,中位生存期 8.8 个月,发生远处转移的病人有效率明显高于局部复发者。

(3)有严重的骨髓毒性和轻到中度外周神经病变;90%的病人出现 3/4 级粒细胞减少,但无须 G-CSF 支持;27%的病人发生粒细胞减少性发热;50%发生轻到中度外周神经病变,表现为感觉异常。

（4）与 PF 方案相比，OR 和 CR 均以 TIP 方案为高。

（5）与 TP 方案（DDP＋TAX）相比，TIP 在 OR 和 CR 均高于 TP⁻而毒性反应却低于 TP。

方案 6：TXT/DDP

泰素帝（TXT），100mg/m²，静滴（1h），第 1 天；顺铂（DDP），75mg/m²，静滴（3 小时），第 1 天。每 3～4 周重复。

应用要点：

（1）TXT 是治疗头颈部鳞癌病人有效药物。

（2）单用 TXT，Ⅱ期临床总有效率 32％，中位反应期 6.5 个月；与 DDP 联合有效率更高，EORTC 多中心Ⅱ期临床试验结果：31 例可评价病例 OR54％，CR15％，优于 TXT 单药。

（3）不良反应主要为骨髓抑制，3/4 级粒细胞减少发生率 66％。

方案 7：TXT/DDP/5－FU

泰素帝（TXT），75mg/m²，静滴（1h），第 1 天；5－氟尿嘧啶（5－FU），750mg/m²，静滴，第 1～5 天；顺铂（DDP），75～100mg/m²，静滴，第 1 天。每 3～4 周重复。

应用要点：

（1）晚期病人姑息化疗方案。

（2）TXT 与 5－FU 两者联合，临床试验反应率不高，而上述方案显示出相当好的疗效，有临床报告：43 例可评价病例 OR71％，CR21％。

（3）不良反应包括中性粒细胞下降，黏膜炎，但均可耐受。

方案 8：TG

紫杉醇（TAX），200mg/m²，静滴 3 小时，第 1 天；吉西他滨（GEM），1100mg/m²，静滴，第 1、第 8 天。每 3 周重复。

应用要点：

（1）不含 DDP 联合方案，用于复发和转移性病人治疗。

（2）GEM 是治疗头颈部肿瘤有效的单药，与 TAX 联合在头颈部肿瘤治疗中有一定疗效。在一项Ⅱ期研究中，采用上述方案治疗 44 例病人，总有效率为 41％，中位进展时间 4 个月，中位生存期 9 个月。

（3）主要毒性为骨髓抑制，其中 3/4 级粒细胞减少发生率 21％。

方案 9：GEM/DDP

吉西他滨（GEM），800mg/m²，静滴，第 1、第 8、第 15 天；顺铂（DDP），50mg/m²，静滴，第 1、8 天。每 4 周重复。

应用要点：

（1）临床研究方案，与 GEM 单药相比，初步临床观察疗效未见提高，且有较严重的毒性反应，并未显示其应用前景。

（2）有报道其临床研究结果：21 例可评价病例，总有效率 24％，其中 CR5％。

（3）不良反应主要是骨髓抑制，包括白细胞和血小板减少，贫血。

方案 10：NVB/DDP/5－FU

长春瑞滨（NVB），25mg/m²，静推，第 2、第 8 天；5－氟尿嘧啶（5－FU），600mg/m²，静滴，第 2～5 天；顺铂（DDP），80mg/m²，静滴，第 1 天。每 4 周重复。

应用要点：

（1）局部晚期、复发和远处转移病人的化疗方案。

（2）长春瑞滨也是治疗头颈部鳞癌有效的单药，上述治疗方案在 80 例可评价病例的临床研究中 OR55％，CR13％，给人印象深刻的是有效的病人平均反应期 8.3～12.7 个月。

（3）不良反应是骨髓抑制，3/4 级白细胞下降发生率 16％；恶心、呕吐 27％，胃炎 13％。

方案 11：DDP＋放疗

顺铂（DDP），$20mg/m^2$，静滴，第 1～4 天、22～25 天。放疗 1～5 天/周，连续 5 周。

应用要点：

（1）局部晚期患者同期放、化疗，有较高的局部有效率，对远期生存可能有帮助，是非常值得探讨的治疗方法。

（2）有文献报告 53 例Ⅲ～Ⅳ期病人，放疗总量 4500cGy，每天超分割照射 180cGy，同时 DDP 按上述方法给药，结果：总有效率 94％，77％的病人可进行手术治疗，随访 8 年，进行了同期放化疗加手术的病人 5 年生存率为 55％。

（3）主要的毒副作用：局部皮肤反应及黏膜炎，胃炎和白细胞下降，发生率为 8％。

（4）目前同期放化疗研究方案较多，化疗药物主要是 DDP 和 5－FU，它们通过各自单药或联合与放疗同时使用。主要的毒性反应为上消化道黏膜炎，导致治疗无法进行下去，需进一步研究加以解决。

（黄莉）

第三节 鼻咽癌

一、临床特点

1.流行病学 以我国广东省为高发，在欧美罕见；与 EB 病毒感染密切。

2.病理 绝大多数为低分化鳞癌。

3.生物学 生长隐秘，恶性度高，早期可向周围浸润性生长，通过鼻咽黏膜下丰富的淋巴管网发生颈淋巴结转移，晚期则发生骨、肺转移。

4.诊断

（1）注意鼻咽癌早期症状，如涕血、持续性鼻塞、单则性耳鸣、脑神经损害等，一旦出现，需行鼻咽部 CT 及鼻咽镜检，以了解鼻咽部情况，如发现鼻咽部病变，即行组织学活检。

（2）无痛性颈淋巴结肿大是多数病人首诊症状，多位于颈深上组淋巴结，易通过针细细胞学或活检取得病理，常对于诊断有帮助。

（3）目前认为鼻咽癌的病因与 EB 病毒感染可能有关，检测 EB 有关抗体对诊断有参考，检测指标包括 VCA－IgA、EA－IgA、EDAb。

5.治疗 根据临床分期选择治疗，早期（Ⅰ、Ⅱ期）以局部放疗为主；局部晚期以化疗配合局部放疗；晚期则以化疗为主，可改善临床症状，提高病人的生活质量。

二、化疗在鼻咽癌治疗中的作用

放疗是鼻咽癌治疗的基本方法，早期病人（Ⅰ、Ⅱ期）单纯放疗 5 年生存率约 60％，但中晚期单纯放疗 5 年生存率为 50%～30%,其原因为局部复发和远处转移;改善生存率的方法是配合全身化疗。

在中晚期病人已有几项探讨化疗和化疗加放疗相配合能否提高生存率的研究,结果仍存在争议,这些研究包括:

1.诱导化疗　指局部晚期病人放疗前化疗,适用于肿瘤局部广泛侵犯或症状严重者。通常在放疗前给予 2～3 周期含 DDP 方案的化疗,结果对远期生存的影响尚不一致。对无瘤生存有正面作用。

2.同时期放化疗　利用化疗药物放疗增敏作用提高治疗效果;适用于局部较晚期者。化疗一般采用单药。已有报道其总生存率,无进展生存均优于单纯放疗,是值得进一步研究的治疗方法。

3.辅助化疗　期望放疗后加化疗以杀灭全身的亚临床灶,延长病人的生存,但由于毒性高,能完成该治疗的病例不多,临床文献报道少。仅一前瞻性临床试验报告对总生存,无瘤生存,无远处转稳移生存,无局部复发生存均未见改善。

4.姑息性化疗　用于已发生远处转移或复发不能接受再放疗或手术者,有较高的缓解率,对延长生存有帮助。

三、化疗要点

(1)鼻咽癌对化疗敏感,以 DDP 为主的单药有效率为 30% 左右;联合化疗方案优于单一用药,含 DDP 联合方案有效率最高,达 70% 以上,是临床最常用的方案。

(2)对含 DDP 方案耐药或无效晚期病人的化疗是研究的热点,包括 TAX,TXTetaxel,GEM,IFO,NVB 等新药之间的联合已有尝试,初步结果显示有较高的近期有效率,远期疗效不明确。

(3)姑息性化疗方案均可应用于诱导化疗和辅助化疗。

四、鼻咽癌 92 分期和 UICC 分期

1.92 分期

1)TNM 分类

T

T_1 局限于鼻咽腔内

T_2 鼻腔、口咽、咽旁间隙 SO 线以前

T_3 咽旁间隙 SO 线以后、颅底、翼腭窝单一前组或后组脑神经损害

T_4 前后组脑神经同时受损、鼻窦、海绵窦、眼眶、颞下窝

N

N_0 未扪及肿大淋巴结

N_1 上颈淋巴结直径$<$4cm、活动

N_2 下颈淋巴结,或直径 4～7cm

N_3 锁骨上区淋巴结,或直径$>$7CITI

M

M_0 无远处转移

M_1 有远处转移

2)TNM 分期

Ⅰ	$T_1N_0M_0$
Ⅱ	$T_2N_{0\sim1}M_0$，$T_{0\sim2}N_1M_0$
Ⅲ	$T_3N_{0\sim2}M_0$，$T_{0\sim3}N_2M_0$
Ⅳa	$T_4N_{0\sim3}M_0$，$T_{0\sim4}N_3M_0$
Ⅳb	任何 T、任何 N、M_1

2. UICC 分期

1)TNM 分类

T

T_1 鼻咽内一个壁

T_2 鼻咽内两壁或以上

T_3 鼻腔口咽(包括咽旁区)

T_1 颅底和/或脑神经

N

N_0 无淋巴结

N_1 单个单侧淋巴结肿块≤3cm

N_2Na 单个单侧淋巴结>3～≤6cm

Nb 多个淋巴结;单侧淋巴结≤6cm

Nc 双侧或对侧单个淋巴结≤6cm

N_3 淋巴结>6cm

M

M_0 无远处转移

M_1 远处转移

2)TNM 分期

Ⅰ	$T_1N_0M_0$
Ⅱ	$T_2N_0M_0$
Ⅲ	$T_3N_0M_0$，$T_{1\sim3}N_1M_0$
Ⅳ	$T_4N_0M_0$，$N_{2\sim3}$(任何 T)，M_1(任何 T、任何 N)

五、常用化疗方案及应用要点

1. 诱导和姑息化疗

方案 1:DDP＋5－FU

顺铂(DDP),100mg/m²,静脉滴注,第一天;5－氟尿嘧啶(5－FU),1000mg/m²,持续静滴,第 2～6 天。每 3 周重复。

应用要点:

(1)目前临床鼻咽癌化疗最常用联合方案。

(2)综合临床报告:121 例,CR＋PR 在 74％～100％,其中 CR 在 16％～82％。

(3)主要毒性反应:骨髓毒性和消化道反应。

方案2:DDP+5－FU/CF

顺铂(DDP),20mg/m²,静脉滴注,第1～5天;5－氟尿嘧啶(5－FU),370～500mg/m²,静脉滴注,第1～5天;甲酰四氢叶酸(CF),200mg,静脉滴注2小时,第1～5天。每3周重复。

应用要点:

(1)常用方案,用于晚期和复发病人的治疗。

(2)临床报告23例病人,总有效率69.9％,CR8.7％,中位缓解期4个月。

(3)毒副反应以白细胞下降,口腔炎,恶心、呕吐和皮肤色素沉着为主。

方案3:TAX+CBP

紫杉醇(TAX),135mg/m²,静脉滴注,第一天;卡铂(CBP),ACU6,静滴,第一天。

应用要点:

(1)复发和转移病人救援治疗方案。

(2)27例转移或局部晚期病人临床应用结果:总有效率59％CR11％,PR48％。

(3)主要毒性反应:骨髓抑制,包括3/4级粒细胞减少32％有粒细胞减少性发热;非骨髓毒性轻微。

方案4:CBF

顺铂(DDP),100mg/m²,静脉滴注,第1天;5－氟尿嘧啶(5－FU),650mg/m²,静脉滴注,第1～5天;博来霉素(BLM),15mg,静脉滴注,第1天;博来霉素(BLM),16mg/m²,持续静脉滴注,第1～5天。每4周重复。

应用要点:

(1)用于局部复发或远处转移病人的治疗。

(2)在49例应用该方案Ⅱ期研究治疗结果:总有效率为79％,CR19％,CR者中位生存期25个月。其中以前未接受化疗者CR率明显高于已接受化疗者,表明用于初治病人疗效更好。

(3)恶心和呕吐及黏膜炎发生率很高,而骨髓毒性和肾毒性发生率不高。

2.同时期放化疗

方案5:化疗与放疗同步

顺铂(DDP),20～30mg/m²,静脉滴注,每周1次,用4～6周。或5－氟尿嘧啶(5－FU),500mg/m²,静脉滴注,每周2次,用4～6周。或顺铂(DDP),80～100mg/m²,静脉滴注,每3周1次。同时放疗。

应用要点:

(1)临床研究结果表明:采用同时期放化疗方案,对早期病人,可减少局部复发率;对晚期病人,可改善无进展生存和总生存。

(2)可出现严重的黏膜炎而中断放疗。

(黄莉)

第四节　甲状腺癌

一、临床特点

1.病理

根据肿瘤的生物学特性和临床特点,目前甲状腺癌主要分为几种病理类型:

1）乳头状腺癌：最常见，甲状腺癌的 60%～70%，病程发展缓慢，为人类侵袭性最小的恶性肿瘤之一；病理为高分化癌，易侵犯淋巴，早期即引起颈部淋巴结转移，而血道转移发生率低，所以预后好。需注意的是某些少见的病理亚型，如高细胞型、柱状细胞型和弥漫硬化型，其生物学行为具有侵袭性。

2）滤泡性腺癌：占甲状腺癌的 15%～20%，由于开展补碘预防甲状腺肿大，发病率有下降；与乳头状腺癌相比，尽管病理也属高分化癌，但由于它易侵犯血管而发生血道转移，其生物学行为具有侵袭性，预后比乳头状腺癌差。

3）髓样癌：占甲状腺癌的 5%～10%，起源于滤泡旁 C 细胞，该细胞分泌降钙素、前列腺素、5-羟色胺，故临床常伴有腹泻、颜面潮红等神经内分泌功能紊乱症状，10%～15% 病人具有家族性；病理为低分化或未分化癌，它易侵犯腺内和局部淋巴结，恶性度中等，预后较差。

4）未分化癌：占甲状腺癌的 1%～3%，病情进展迅速为其主要临床特征；肿块很快累及邻近组织器官出现声嘶、咳嗽、吞咽困难等症状。病理为低分化或未分化癌，易早期发生局部和远处转移，恶性度高，预后极差。

2.诊断

同其他类型肿瘤的诊断一样，最终的病理诊断尤为重要，而一些辅助的检查方法也具有一定价值。

针吸细胞学检测为甲状腺癌病理诊断主要手段；对于甲状腺内结节，确定其性质首先采用这种方法，一次取材获得结果诊断即明确，诊断一时难以确定，可再次取材，反复多次。

甲状腺超声探测有助于实体瘤与囊性占位的鉴别诊断。

甲状腺摄碘核素扫描可区分结节的"冷与热"，冷结节中约 10% 为恶性，而热结节可排除恶性病变。

降钙素是髓样癌的肿瘤标志物，在髓样癌患者可出现水平升高；癌胚抗原（CEA）在髓样癌和未分化癌可有升高；甲状腺球蛋白是术后随访最重要的肿瘤标志物，其水平的升高提示甲状腺癌持续存在或复发；促甲状腺素的水平是反映用甲状腺素治疗后剂量是否满意的指标。

二、治疗方法的选择

由于甲状腺癌不同的病理类型具有不同的生物学特性，这就决定了需选用不同的治疗策略。

1.乳头状腺癌和滤泡性腺癌

由于该两种病理类型分化较好，预后良好。

1）手术：除出现远处转移外，手术是治疗的首选；其术式主要根据病灶大小、浸润周围组织的程度和局部淋巴结转移的范围而定，包括：甲状腺一叶切除、次全切除和全切。

2）^{131}碘内照射：也是一种重要的治疗手段，适用于肿瘤有远处转移；原发肿瘤未能完全切除；虽然肿瘤完全切除，但有一些复发高危因素，如：年龄<6 岁或>45 岁；原发肿瘤范围超过甲状腺被膜外或有局部淋巴结转移；该两种病理类型的亚型及低分化细胞类型；或术后血清甲状腺球蛋白浓度>3mol/L。

3）放疗：对于肿瘤无法完全切除而对 ^{131}碘又不摄取的患者，也可采用外照射进行放疗。

4）药物：甲状腺素是重要的治疗药物，适用于所用病人，其机制是通过甲状腺素反馈抑制垂体促甲状腺素(TSH)的分泌,使 TSH 保持在很低水平,从而减少肿瘤的复发,改善病人的生存。另外,ADM 和 DDP 对晚期病人姑息治疗有帮助。

2.髓样癌

恶性度较上述两种类型为高,易侵犯腺内和局部淋巴结,所以行甲状腺全切是治疗首选,化疗和外照射治疗无效。

3.未分化癌

由于肿瘤发展迅速,常引起病人上呼吸道梗阻导致窒息和呼吸衰竭而死亡,预后极差,不论手术、放疗还是化疗均可进行尝试,但疗效均不令人满意。

三、化疗

化疗在甲状腺癌治疗中作用有限,主要用于晚期病人的姑息治疗,对化疗有一定反应的病理类型为乳头状腺癌、滤泡性腺癌和未分化癌,有一定疗效的化疗单药包括:ADM、DDP。

方案 1:AD

阿霉素(ADM),$60mg/m^2$,静脉快滴,第 1 天;顺铂(DDP),$40mg/m^2$,静脉滴注,第 1 天。每 3 周重复一次。

应用要点:

(1)ADM 和 DDP 是目前治疗甲状腺癌最有效的单药,而两者联合组成的方案更显示出优势,上述方案是目前甲状腺癌最常用的联合方案。

(2)该方案与单用 ADM 相比,有效率未显差别,但联合组有 CR 病人,并获得较长期生存,毒性反应可以耐受,无致死性毒性。

方案 2:甲状腺片口服

甲状腺片,20~120mg/天,口服,持续终身。

应用要点:

(1)乳头状腺癌、滤泡性腺癌无论采用手术还是放疗,疗后均应口服甲状腺片作为常规治疗,目的既是补充体内甲状腺素水平的不足,更重要的是控制体内 TSH 的水平,以达到治疗肿瘤。

(2)口服甲状腺片的剂量取决于体内有无肿瘤负荷和 TSH 的水平,如果为术后辅助治疗,以控制 TSH 在体内正常水平(0.5~5IU/L。)为准;而晚期病人,则控制 TSH 在体内0.1U/L以下水平为佳。

(3)如果由于口服治疗剂量甲状腺片引起病人心动过速,可同时服用 β 受体阻滞剂,以减轻症状。

(黄莉)

第五节　乳腺癌

一、临床特点

1.乳腺癌危险因素

年龄,乳癌家族史,初潮年龄小,绝经时间晚,未生育,非典型小叶或导管增生,早期接触电离辐射,BRCA1 或 BRCA2 突变,绝经后长期雌激素替代治疗。

2.诊断

体检发现乳腺内有结节并疑为乳腺肿瘤者,除常用几种检查手段和鉴别方法外,最终应采用针吸细胞学或活检,以取得细胞学或病理学;如未及乳腺内病灶,可在超声或乳腺 X 片定位下行针吸,以获得细胞学;肿瘤标志物不被推荐作为诊断的依据。术后病理需明确组织学是浸润癌还是原位癌、肿瘤的病理分级、手术边缘有无肿瘤残留、腋下淋巴结转移数目、肿瘤细胞 ER/PR 和 HER－2/neu 表达状态、肿瘤细胞增殖指数等。

3.预后因素

腋下阳性淋巴结的数目(至少送检 10 枚以上);原发肿瘤的大小(小于 1cm 且无淋巴结侵犯者,预后好);肿瘤细胞的分化;ER/PR 状态(阳性表达预后好);组织学类型(炎性乳癌预后差,浸润导管或小叶癌预后相似,髓样和管状癌如果肿瘤小于 3cm,预后较好)。

4.治疗

主要依据肿瘤分期,有无绝经等选择治疗,方法包括:手术、化疗、放疗和内分泌治疗等综合。

二、不同类型乳腺癌治疗策略

1.非典型导管增生:发生乳腺癌的危险性较高,建议①密切观察和随访;②推荐服用三苯氧胺,可降低乳腺癌的发生。

2.小叶原位癌:被认为是小叶肿瘤或非典型小叶增生;通常为多灶性和双侧性;约 1/5 病人会发展为乳腺癌;建议密切随访和服用三苯氧胺;有一些病人可考虑行预防性双乳切除。

3.导管原位癌:推荐单独肿瘤切除,术后局部放疗;或全乳切除;术后均推荐服用三苯氧胺,可降低肿瘤的复发。

4.浸润性乳癌:根据分期采用同的治疗策略。

(1)早期乳腺癌(Ⅰ和Ⅱ期):手术是首选治疗,如果肿瘤为单个,无腋窝淋巴结转移者,行单纯肿瘤切除的保乳术,术后局部予以放疗;余行改良根治术;术后发现腋窝淋巴结阳性在 4 个或以上者,应予以胸壁和锁骨上淋巴结区放疗;对于腋窝淋巴结阳性者,无论肿瘤 ER/PR 状态,辅助化疗均是必需的;而腋窝淋巴结阴性者,则根据一些危险因素决定是否辅助化疗,如果 ER/PR 阴性,需辅助化疗,如 ER/PR 阳性,而具有如原发灶>2cm、年龄<35 岁等高危因素者,仍需进行辅助化疗加内分泌治疗;余者可单行内分泌治疗。

(2)局部晚期乳癌和炎性乳癌:原发灶>5cm,或肿瘤直接侵犯乳腺的皮肤或胸壁;或任何大小肿瘤伴固定的腋窝肿大淋巴结者均属。治疗多采用新辅助化疗,当肿瘤缩小超过 50%以上或取得最大疗效时,可行手术,术后可给予胸壁和锁骨上区域放疗。

(3)转移性乳腺癌:目前研究表明转移性乳腺癌是不可治愈的,所有的治疗目的均为姑息性的,所以多种治疗方法均可用于这类病人的治疗。为达到肿瘤的局部控制,可选择手术和放疗;如病人 ER/PR 阳性,仅有软组织、骨、无症状的内脏转移者,内分泌治疗为首选;而 ER/PR 阴性伴有症状的内脏转移者,首选化疗,一线选择含蒽环类联合方案,无效者应用紫杉醇类药物,卡培他滨为二线药物,吉西他滨为三线药物;HER－2/neu 高表达者可应用化疗联合赫赛汀(herceptin)。

三、化疗在乳腺癌治疗中的作用

化疗在乳腺癌治疗中占重要的地位,应用方式包括辅助化疗和姑息性化疗;而辅助化疗分术前化疗和术后化疗。

1. 术前化疗

又称新辅助化疗,目的是消灭亚临床微小转移灶;减少原发肿瘤大小,利于病人肿瘤的切除;了解肿瘤对全身化疗的敏感性,以便术后选择更好的治疗方案以提高病人的生存率。从目前临床应用结果,公认能降低Ⅰ～ⅢA乳腺癌原发肿瘤的大小,起到降低分期的优势;这样对较小的原发肿瘤增加了保乳手术的机会,而对较大的原发肿瘤增加了肿瘤完全切除的可能性,并可能提高总生存率。术前化疗主要用于Ⅱ,Ⅲ期病人。选用的化疗方案 CMF 和 CAF。化疗疗程 1～2 程较合适。

2. 术后化疗

目的是消灭体内可能存在的微小转移灶或微小残余病灶,减少术后局部复发和远处转移,提高治愈率。从目前临床应用结果,患者不同的具体情况对术后化疗的受益不同;腋淋巴结阳性,绝经前患者,术后化疗可以降低局部复发和全身转移的危险性,并显著提高无瘤生存率;而对腋淋巴结阴性患者,如果原发肿瘤超过 2cm;ER(－);年龄小于 30 岁;HER－2/neu(＋),也受益术后化疗,可以显著延长无瘤生存,对总生存期也有延长趋势。术后化疗主要用于Ⅰ、Ⅱ期,部分Ⅲ期病人。选用的化疗方案 CMF 和 CAF。化疗时机通常在术后 2 周内,不超过 4 周;化疗疗程以 6 程为宜。

3. 姑息性化疗

用于晚期或复发的病人,目的是缓解症状,改善和提高病人的生活质量。尽管晚期乳腺癌目前是不能治愈的,但通过姑息性化疗,少数病人可获得长期生存,多数病人生活质量也得到不同程度的改善。

姑息性化疗适用于肿瘤增长较快的年轻病人;有肝或肺转移患者。目前乳腺癌姑息性化疗方案很多,新的化疗药物也得到广泛地临床试用,治疗的有效率在提高,但对病人生存的改善作用不大,因而选择化疗方案应根据病人的状况,以前治疗情况来决定。化疗持续时间推荐:肿瘤获得最大的反应后,再使用 1 疗程,使病情稳定,暂停化疗,直到病情发展再开始重新化疗;如果患者症状存在,就不必停止化疗。

四、化疗要点

(1)药治疗疗效好,但近年来随着新药的临床应用,结果提示对伴有远处转移的病人,作为一线和二线新的单药姑息治疗,其疗效与联合化疗相似,而且毒性更低,生活质量更好。

(2)含阿霉素与不含阿霉素方案的比较:含阿霉素联合方案疗效更好,尤其对肿瘤高表达HER－2/neu 的病人有更多的受益。

(3)新药的地位:包括紫杉醇、泰素帝、异长春新碱、米托蒽醌、异环磷酰胺、吉西他滨和卡培他滨等在内的药物在乳腺癌晚期病人姑息方案治疗中已广泛的应用,尤其对以前已用过阿霉素可能产生耐药或心脏功能有异常的病人更是一种治疗替代方案,并且已取得很好的疗效;它们在辅助化疗中的价值正在探讨。

(4)HER－2/neu 为癌基因,其扩增和过表达的乳癌病人预后不良;Herceptin 是针对该过表达蛋白的人性化单抗,单用对晚期病人有一定疗效,与化疗药合用,有效率更高,Herceptin已作为目前乳癌治疗的重要药物。

五、TNM 肿瘤分期

1. TNM 分类

T

T_1 肿瘤≤2cm

T_{1a} 肿瘤≤0.5cm

T_{1b} 肿瘤 0.5～1.0cm

T_{1c} 肿瘤 1～2cm

T_2 肿瘤 2～5cm

T_3 肿瘤＞5cm

T_4 肿瘤不论大小,侵及皮肤或胸壁(包括肋骨、肋间肌及前锯肌,但不包括胸大肌)

T_{4a} 侵及胸壁

T_{4b} 局部皮肤水肿(包括橘皮样变)或溃疡形成,或局限于同侧乳腺的皮肤卫星结节

T_{4c} 为 $T_{4a}+T_{4b}$

T_{4d} 炎性乳癌

N

N_1 同侧腋淋巴结转移,可活动

N_2 同侧腋淋巴结转移,融合或固定

N_3 同侧内乳淋巴结转移

M

M_1 有远位转移,包括同侧锁骨上淋巴结转移

2. 临床分期

0 期	Tis	N_0	M_0
Ⅰ期	T_1	N_0	M_0
ⅡA 期	$T_{0\sim1}$	N_1	M_0
	T_3	N_0	M_0
ⅡB 期	T_2	N_1	M_0
	T_3	N_0	M_0
ⅢA 期	$T_{0\sim2}$	N_2	M_0
	T_3	$N_{1\sim2}$	M_0
ⅢB 期	T_4	任何 N	M_0
	任何 T	N_3	M_0
Ⅳ期	任何 T	任何 N	

六、常用化疗方案及应用要点

方案 1:CMF

环磷酰胺(CTX),600mg/m²,静推,第 1 天;甲氨蝶呤(MTX),40mg/m²,静滴,第一天;5

一氟尿嘧啶(5—FU),600mg/m²,静滴,第1、第8天。每4周重复,共6次。每4周重复,共6次。

应用要点:

(1)经典辅助化疗方案。

(2)临床应用结果显示:5年无病生存率(DFS)82%,5年生存率88%。

(3)用于绝经前,伴腋窝淋巴结转移的病人,可降低死亡率14%～16%;对绝经后患者,能否降低术后死亡率还不肯定。

(4)用于晚期病人的姑息性治疗,尤其对心脏功能异常者,其有效率在40%～60%。

(5)保持该方案的剂量强度很重要,对有淋巴结转移的病人,不应随意减量。用于晚期病人的姑息性治疗,其剂量强度应减小,方案中第8天药物均不使用。

(6)CTX可改为口服,100mg/m²,D_1～D_{14},疗效同静脉给药CTX类似。

(7)消化道反应和骨髓毒性轻。

方案2:CAF

环磷酰胺(CTX),600mg/m²,静推,第1天;阿霉素(ADM),60mg/m²,静推,第1天;5—氟尿嘧啶(5—FU),600mg/m²,静滴,第一天。每3周重复,共6次。

应用要点:

(1)经典辅助化疗方案,特别适用于HER—2/neu高表达、预后不良的病人。

(2)在最近的一项随机临床试验中,比较CAF和CMF方案在绝经前腋淋巴结阳性病人术后辅助化疗的有效性,结果表明:CAF在无病生存和总生存方面均优于CMF。

(3)在晚期病人的姑息性治疗中,与CMF方案相比,有效率更高,缓解期更长,有效率43%～82%,中位缓解期为8～11个月,但生存期并不优于CMF,毒性反应增加。

(4)主要毒副反应有脱发、恶心和呕吐等,对病人的心脏功能有影响。

方案3:AC→TAX

阿霉素(ADM),60mg/m²,静推,第1天;环磷酰胺(CTX),600mg/m²,静推,第1天。每3周重复,共4次,然后:

紫杉醇(TAX),175mg/m²,静滴(3小时),第1天。每3周重复,共4次。

应用要点:

(1)包含TAX的辅助化疗方案,主要适用于淋巴结(+),ER(—)高危病人。

(2)应用初步结果表明:能明显改善无病生存期(DFS)和总生存期(OS),其5年无病生存率(DFS)70%,5年生存率80%。

(3)毒性反应包括短暂的骨髓抑制,神经病变,无心脏毒性的增加。

方案4:CAP

环磷酰胺(CTX),200mg/m²,静推,第1、第3、第5天;阿霉素(ADM)40mg/m²,静推,第1天;顺铂(DDP),20mg/m²,静滴,第1、第3、第5天。每3～4周重复。

应用要点:

(1)DDP被认为是继蒽环类和紫杉类后治疗晚期乳腺癌有效药物,临床试验结果表明:单药应用晚期初治和复治病人有效率为50%和9%,与其他药物联合有效率进一步提高,主要存在问题是联合方案一线治疗有效率在47%～54%,而二线治疗有效率仅在6%～7%;这一结果在临床选用含DDP方案时应特别关注。

(2)CAP 是治疗晚期乳癌含 DDP 常用方案,有效率在 58%～83%,中位缓解期为 6～12个月;与 CAF 相比,有效率和缓解期基本相同,但 CR 率以 CAP 为佳;与 CMF 相比,CAP 在有效率和 CR 率均优,对 CMF 耐药者,CAP 仍有较高的有效率。

(3)注意消化道的不良反应。

方案 5:TAX 单药

紫杉醇(TAX),175mg/m²,静滴 3 小时,第 1 天。每 3 周重复。

应用要点:

(1)晚期病人治疗常用单药方案。TAX 是继蒽环类后出现的治疗晚期乳癌最有效的单药之一,由于其疗效与所用剂量和给药方式有关,临床所用剂量和给药方式不尽一致,上述方案即目前推荐用法。

(2)适用于对 ADM 耐药,有远处转移或已行辅助化疗 6 个月内复发的病人。

(3)初治病人,有效率在 29%～62%;复治病人,有效率在 17%～38%。

(4)使用前须预防性用药,防止 TAX 过敏反应的发生。

方案 6:TAX+ADM

阿霉素(ADM),50mg/m²,静推,第 1 天;紫杉醇(TAX),175mg/m²,静滴 3 小时,第 1天。每 3 周重复。

应用要点:

(1)晚期乳腺癌一线治疗方案,有效率 83%～94%,CR 达 41%,TTP 为 8 个月。

(2)ADM 与 TAX 均是治疗乳腺癌有效率较高的单药,两者联合与各自单药使用相比,有效率提高,无疾病进展时间延长,但无生存优势,对生活质量的改善无明显差别。

(3)应用时必须先用 ADM,后用 TAX,以减轻 ADM 心脏毒性;ADM 累积剂量在450mg/m² 以上需注意防止心脏毒性的发生。

(4)该方案骨髓毒性较严重,有时需 G-CSF 支持;可出现黏膜炎,周围神经病变等不良反应。

方案 7:TXTetaxel 单药

泰素帝(TXT),100mg/m²,静滴 1 小时,第 1 天。每 3 周重复。

应用要点:

(1)TXT 也是治疗晚期乳癌最有效的单药之一,与 TAX 相比,作为单药一线治疗,有效率与 TAX 相似,但在二线治疗,有效率睨显高于 TAX,尤其是对 TAX 耐药的病人再用TXT,仍可获得 25% 的有效率。

(2)推荐用于 ADM 耐药或接受辅助化疗复发病人的二线治疗;一线治疗 RR 在 40%～68%;二线治疗 RR 在 35%～58%。

(3)肝转移病人疗效更好,有效率达 77%。

(4)主要毒副反应为过敏,短暂的粒细胞减少,液体潴留,由于经肝脏代谢,肝功能异常者,用剂量应予以调整。

方案 8:TXTetaxel+ADM

阿霉素(ADM),50mg/m²,静推,第 1 天;泰素帝(TXT),75mg/m²,静滴 1 小时,第 1 天。每 3 周重复。

应用要点:

(1)推荐作为晚期病人的一线治疗,有效率为 60%。

（2）一线治疗与 ADM＋CTX（AC）方案相比，在反应率、无疾病进展时间均优于 AC，尤其对预后差的病人，这一优势更加明显。

（3）主要毒性反应为粒细胞减少，但无明显心脏毒性。

方案 9：NVB＋ADM

阿霉素（ADM）50mg/m²，静推，第 1 天；长春瑞滨（NVB），25mg/m²，静推，第 1、8 天。每 3 周重复。

应用要点：

（1）局部晚期或有远处转移病人一线治疗方案。

（2）NVB 也是治疗晚期乳癌有效的药物，单药一线治疗有效率在 35％～45％，二线有效率在 15％～30％，临床常与其他药物联合应用。

（3）Ⅱ期临床试验结果：89 例病人评价毒性和疗效，其中 RR74％，CR21％，PR53％，以软组织和骨转移反应率高，中位反应期 12 个月，中位生存期 27.5 个月。粒细胞减少是剂量限制性毒性，3/4 级粒细胞减少发生率为 41％，16％病人出现粒细胞减少性发热；10％病人出现了与治疗相关的心脏毒性。

方案 10：NVB＋IFO

异环磷酰胺（IFO），2000mg/m²，静滴，第 1～3 天；美司钠（Mesna）IFO 每天用量的 60％，静推，每天总量分 3 次给予，第 1～3 天。长春瑞滨（NVB），25mg/m²，静推，第 1、8 天。每 3 周重复。

应用要点：

（1）作为 ADM 治疗失败后的二线方案，可与 TXTetaxel 方案交替使用。

（2）Ⅰ～Ⅱ期临床试验结果：CR4.8％，PR31.7％，中位反应期 7 个月。

（3）粒细胞减少是最常见的毒性反应。

方案 11：Epi－ADM＋IFO

异环磷酰胺（IFO），2000mg/m²，静滴，第 1、8 天；美司钠（Mesna）IFO 每天用量的 60％，静推，每天总量分 3 次给予，第 1～3 天；表阿霉素（Epi－ADM），静推，第 1、8 天。

应用要点：

（1）晚期病人的化疗方案。

（2）随机Ⅱ期临床试验结果：总反应率 45％，与以前是否化疗有关，转移前已行过化疗的病人反应率低于未行过化疗的病人。

（3）选用 Epi－ADM，心脏毒性减低。

方案 12：MMM

米托蒽醌（MA），10mg/m²，静滴，第 1 天；甲氨蝶呤（MTX），40～60mg/m²，静滴，第 1、8 天；丝裂霉素（MMC），6mg/m²，静滴，第 1、8 天。每 4 周重复。

应用要点：

（1）可作为对 ADM 和 TAX 或 TXT 不敏感的三线方案。

（2）适用于心脏功能不良晚期病人的治疗，有效率 51％，中位缓解期 7 个月。

（3）骨髓毒性较严重，须 G－CSF 支持。

方案 13：NFL

米托蒽醌（MA），12mg/m²，静滴，第 1 天；5－氟尿嘧啶（5－FU）350mg/m²，静滴 CF 滴

完后立即使用,第1～3天。甲酰四氢叶酸(CF),300mg/m²,静滴(30～60分钟),第1～3天。每3周重复。

应用要点:

(1)转移性乳腺癌一线方案。

(2)随机Ⅱ期临床试验对NFL与CMF方案进行比较,结果表明:NFL有效率为45%,中位反应期9个月,均优于CMF,但两方案中位生存时间无差别。NFL毒性反应轻微,很少出现3/4级毒性反应,特别适用于老年人的姑息治疗或已显示出对其他化疗方案耐受差的病人。

方案14:Herceptin单抗

Herceptin,4～8mg/kg首次,以后2～4mg/kg,静滴,每周1次。用至病情进展。

应用要点:

(1)推荐用于转移性乳腺癌,HER-2/neu的表达3+的病人。

(2)HER-2/neu为癌基因,表达产物强与弱与病人预后密切相关,强表达的乳癌患者预后不良;Herceptin是针对细胞膜上HER-2/neu过表达蛋白人性化单抗,可抑制肿瘤细胞生长。与化疗药物联合应用,疗效更高,目前多推荐与化疗联合应用。

(3)Ⅲ期临床113例病人:单用Herceptin,CR6例,PR20例,中位缓解期9个月;与ADM+CTX联合,有效率为56%。

(4)Herceptin治疗相关的毒副作用为心脏毒性。Ⅲ期临床试验资料显示Herceptin和蒽环类化疗药物联合使用,心功能衰竭的发生率明显高于单用蒽环类化疗药物,提示Herceptin对蒽环类化疗药物的心脏毒性有增强作用。

(5)最近研究表明:Herceptin与化疗联合使用,疗效明显提高,这种联合不但对晚期病人,尤其对多种化疗无效病人有益,而且术后辅助应用对高危病人也有意义,因而有望与化疗联合应用成为术后辅助治疗的标准方案。

方案15:Xeloda单药

卡培他滨(Xeloda),2510mg/(m²·天),口服,第1～14天。每3周重复。

应用要点:

(1)Xeloda是5-FU前体药物,在体内经多步酶促反应而转化为5-FU,对晚期乳癌有活性,推荐用于ADM和TAX耐药后的二线治疗。

(2)Ⅱ期临床163名患者,其中70%对TAX已耐药,RR20%,MOS12.8月。

(3)毒副作用主要包括:腹泻和手足综合征。手足综合征是手足部位皮肤的皮疹,轻者为手掌足跟皮肤红肿、伴或不伴触痛,严重者可有水疱、脱屑、脱皮、皲裂、渗出。一般多在用药2周内出现;可用维生素B_6治疗。

方案16:GT

吉西他滨(GEM),1250mg/m²,静滴,第1、8天;紫杉醇(TAX),175mg/m²,静滴(30～60分钟),第1天。每3周重复。

应用要点:

(1)GEM是治疗乳腺癌有效单药,与其他药物联合治疗复发转移性乳癌是近来研究热点,临床已有多种组合进行Ⅱ或Ⅲ期试验。

(2)GEM 单药 RR25%；与 TAX 联合，Ⅲ期临床研究结果：在用过蒽环类药物发生转移的 267 例可评价病人，ORR39.3%，无疾病进展期 6 个月，中位疾病进展时间 5.4 个月。

(3)主要毒性反应为骨髓抑制，表现为 3/4 级的粒细胞减少。

方案 17:CMF+tamoxifen

环磷酰胺(CTX)，400mg/m²，静推，第 1、第 8 天；甲氨蝶呤(MTX)，40mg/m²，静滴，第 1、8 天；5-氟尿嘧啶(5-FU)，600mg/m²，静滴，第 1、第 8 天；三苯氧胺，10mg，口服，每天 2 次，连服。CMF 每 4 周重复。

应用要点：

(1)该方案用于术后辅助化疗，尤其是 ER(+)病人，但如何与化疗联合尚有争论，主要集中于化疗期间是否可同时使用内分泌治疗。

(2)TAM 与 CMF 联合应用用药顺序研究结果表明：不管 TAM 先用，后用或与 CMF 同时使用，有效率和生存期无明显差别。与单独化疗相比，对绝经后病人的疗效有所提高。

(3)化疗联合内分泌治疗在晚期乳癌病人中的价值尚未得到证实。

七、内分泌治疗

无论是在术后预防复发转移的辅助治疗，还是复发转移后的解救治疗，内分泌治疗在乳腺癌治疗中都有十分重要的地位。内分泌治疗的决定因素是肿瘤组织的激素受体状况，年龄和月经状态，常用的治疗方法如下：

1.抗雌激素类

作用原理是通过竞争性与雌激素受体结合，阻断体内雌激素对乳癌细胞的刺激作用。代表药物为三苯氧胺，目前应用结果表明：

1)用于乳癌术后辅助治疗，可以明显降低乳癌复发率，死亡率，推荐作为标准的辅助治疗；目前认为合适的服药时间为 5 年。其缺点子宫内膜癌风险增加。

2)复发转移乳癌的治疗，主要用于绝经前病人，绝经后病人多建议选用第三代芳香化酶抑制剂。

3)用于高危健康妇女预防乳癌的发生。

临床用药：三苯氧胺 20mg/d，口服。

2.芳香化酶抑制剂

绝经后妇女的雌激素主要来自卵巢以外的组织，由雄烯二酮及睾酮经芳香化而成为雌激素，而芳香化酶是这一环节所必需的。芳香化酶抑制剂就是通过抑制该酶的活性，阻断雌激素的合成，达到抑制乳癌细胞生长，治疗肿瘤的目的。主要用于绝经后病人的治疗，代表药物主要是第三代的瑞宁德、来曲唑和依西美坦。目前认为在一线内分泌治疗复发和转移性乳癌的效果上，该类药物在有效率和临床获益方面优于三苯氧胺。

临床用药：瑞宁德 1mg/日，口服；来曲唑 2.5mg/日，口服。

3.LH-RH 类似物

卵巢分泌雌激素受垂体产生的卵泡刺激素(FSH)和黄体生成素(LH)调控，后者的产生又受下丘脑的促黄体激素释放素(RH)控制。人工合成的 LH-RH 激动剂或拮抗剂能通过与 LH 受体结合，负反馈抑制垂体产生 FSH 和 LH。这类产品主要用于绝经前妇女，其代表药为诺雷德，治疗绝经前复发转移乳癌的效果与卵巢切除术相当，却无需手术，加用三苯氧胺能进一步提高疗效。另有一项研究证明,在绝经前受体阳性患者,术后单用诺雷德的疗效与标准的 CMF 化疗效果相当。

临床用药:诺雷德 3.6mg,每月 1 次,皮下注射。

4. 孕激素

孕激素通过改变体内内分泌环境,经负反馈作用抑制垂体产生 LH 和 ACTH,或通过孕激素受体作用乳癌细胞。孕激素作为一线治疗复发转移乳癌,其疗效与 TAM 相似,且 TAM 治疗失败的病人也有较高的有效率,对软组织和骨转移效果较好,而内脏转移疗效相对较差。孕激素与激素受体也有较强的关系,ER 和 PR 均阳性者有效率可达 50%,ER 阴性者也会有 20%～30% 的有效率。长期服用孕激素类药物可引起阴道流血;水钠潴留、库欣综合征、过度肥胖以及血糖升高等。

临床用药:甲孕酮 500mg,2 次/天;甲地孕酮 160mg,1 次/天。

八、重要脏器转移化疗方案选择

(1)脑转移:无法手术,以前未行化疗者,可选用 CMF 或 CAF。有文献报告:应用 CMF 或 CAF 化疗,与单纯放疗相比,化疗有更高的颅内病灶的反应率和更长的生存。

(2)肝转移:包含 ADM 或 TXTetaxel 的方案。

(3)肺转移:包含 CTX+ADM 的联合方案。

(4)骨转移:采用双磷酸盐类药物。

Pamidronate30～90mg iv 3 小时以上每 3～4 周重复。

九、目前研究热点问题

1. 前哨淋巴结检测与保乳术

早期乳腺癌行保乳术已得到临床认可,它对于降低手术对病人的损伤,提高生活质量很有意义;该手术的前提必须是腋窝淋巴结阴性,而前哨淋巴结即是检测有无腋窝淋巴结转移的主要手段,它是反映腋窝淋巴结是否受累的最灵敏而有效的方法;目前推荐手术时证实前哨淋巴结阴性,可行保乳术,不进行腋窝淋巴结清扫,但术后局部须加放疗。需要指出的是开展前哨淋巴结检测与保乳术必须有丰富前哨淋巴结检测经验,严格把握保乳术的指针,切记不能广泛应用。

2. 乳腺癌大剂量化疗

大剂量化疗即在粒细胞集落刺激因子、外周血干细胞或骨髓移植的帮助下提高每次化疗剂量,以提高疗效。这一策略在乳腺癌治疗中已有应用,但到目前大剂量化疗能否进一步提高疗效至今不能肯定,多数倾向于否定性意见,原因是根据临床药理学研究,剂量疗效不一定均呈线性正相关,两者的关系可呈曲线状,即达到一定剂量水平后,曲线趋向平坦,疗效继续提高有限,也不易达到能克服抗药性的剂量。由于乳腺癌是增殖较慢的肿瘤,可能一次大剂量化疗还不够,若大剂量化疗后仅能得到部分缓解,价值不一定很大;因而目前临床并不推荐该疗法常规应用,仅可作为临床试验研究。

(黄莉)

第六节　食管癌

一、临床特点

1. 流行病学

以老年人为主,年轻人罕见;男性的发病率是女性的 2~4 倍;黑人的发病率是白人的 3 倍;黑人的病理类型主要为鳞癌,而白人则以腺癌为多见,腺癌的类型正迅速地增加;发病有区域性,我国是高发区。

2. 生物学

因食管无浆膜层,肿瘤很易穿过疏松的食管外膜而侵及邻近器官;同时食管黏膜下淋巴管丰富,肿瘤也很易通过淋巴管向远处转移,因而,临床就诊的病人多为中晚期,一旦出现邻近器官的侵犯和淋巴结的转移,病人预后很差,5 年生存率很低。

3. 诊断

主要依靠胃镜下活检和刷检取得病理;无条件者可选择食管吞钡摄片,以了解食管外形及运动情况;胸部 CT 可了解肿瘤侵犯的深度及食管周围淋巴结受侵的情况;内镜超声在术前了解肿瘤侵及食管壁的深度方面有优势。

4. 临床分期的初步判断

食管癌治疗方法的选择取决于分期,获得明确的病理诊断后对病人进行临床分期很重要,可根据影像学检查结果初步判断,一些提示中晚期的影像学特点包括:①病变的长度超过 5cm;②食管长轴扭曲、成角、错位;③不规则深溃疡;④周围软组织块影;⑤CT 显示纵隔淋巴结肿大及肿瘤对周围脏器的侵犯。

5. 治疗

由于食管癌易发生局部扩散和远处转移,临床诊断时多为中晚期,治疗策略为综合治疗,早期以手术为主,5 年生存率在 22%,如肿瘤位于主动脉以上,局部放疗同时化疗后,继续辅助化疗也是治疗选择;而中晚期病人治疗则以单独局部放疗或与全身化疗联合为主,主要是改善症状,提高生活质量。

二、化疗在食管癌治疗中的地位

食管癌以手术和放射治疗为主,化疗起辅助作用,是食管癌综合治疗的组成部分;根据目前的研究结果,化疗所起的作用包括:

1. 术前化疗　目的是缩小肿瘤,降低临床分期,提高治愈性切除,清除潜在的微小转移灶,观察化疗方案的敏感性,延长患者的生存。临床结果与单纯手术相比,手术切除率和生存率未见明显增加;对远处转移的控制率仍然不佳;对术前化疗有反应的患者生存期延长,无反应者生存期反而比单纯手术治疗的患者短;尚不能确定术前化疗对生存的影响。

2. 术后辅助化疗　对于治愈性切除术后病人,即使对具有淋巴结阳性的患者进行化疗,仍不能有效提高生存率,因而一般不推荐常规术后化疗,但这一观点目前有所改变,认为即使早期病人,术后辅助化疗对改善病人远期生存可能有益。对于姑息性切除或未能切除的患者,术后给予化疗,期望达到缓解症状,延长生存,可考虑进行。

3. 姑息性化疗 对局部复发和远处转移的病人,姑息化疗配合局部放疗可改善症状,提高病人的生活质量,能否延长病人的生存还有待于进一步研究。

4. 化疗联合放疗 在食管癌综合治疗占很重要的地位,对于术前 T_3/T_4 切除困难或不可切除的局部晚期病人,可给予联合放化疗,其疗效优于单纯放疗;对于术后肿瘤残留或复发患者,也可给予联合放化疗,可望改善症状;对于治愈性切除的患者,一般不主张术后给予联合放化疗,即使有 4 个以上淋巴结阳性,或可尝试性联合放化疗,但属临床试验范围。

三、化疗要点

(1)所有食管癌的化疗方案必须含有铂,一种组合为加上 VDS 和 BLM;另一种组合为加上 5-FU;其中 DDP/5-FU 联合是目前化疗标准方案。联合方案中用卡铂替代顺铂,疗效不理想;而在 DDP+5-FU 方案中 5-FU 静脉持续点滴或加入 CF,疗效有提高,但毒性反应也增加。临床疗效与剂量强度有相关性,以选择高剂量强度治疗为佳。

(2)联合化疗对局部病变的疗效明显优于对转移灶的疗效,因而对缓解局部症状有利。

(3)食管癌的病理类型在选择化疗方案上无明显差异,但含 ADM 方案有望成为治疗食管下段,贲门癌的首选方案。

(4)长春瑞滨和紫杉醇加入到联合方案其有效率可望增加,对生存的影响尚不清楚。

四、姑息治疗的状况

对于无法进行手术治疗的中晚期病人,除放疗或化疗作为姑息治疗手段外,目前还有几种姑息治疗方法可供选择。

1. 内照射 用放射性核素食管腔内置入,以改善吞咽困难症状,有 $50\%\sim60\%$ 的疗效,但有报道食管瘘的发生率有增加。

2. 扩张和支架置入 前者疗效可能短暂,后者应用较多,但其并发症如吸入性肺炎和支架移位发生率较高。

3. 激光治疗 配合扩张术对缓解梗阻症状有较高的有效率,但需注意出血,穿孔和食管—气管瘘的发生。

五、TNM 肿瘤分期

1. TNM 分类

T

T_1 肿瘤侵犯黏膜或黏膜下层

T_2 侵犯固有肌层

T_3 侵犯外膜

T_4 侵犯邻接组织

N

N_1 有区域淋巴结转移

2. TNM 分期

| 0 期 | Tis | N_0 | M_0 |
| Ⅰ 期 | T_1 | N_0 | M_0 |

ⅡA 期	$T_{2\sim3}$	N_0	M_0
ⅡB 期	$T_{1\sim2}$	N_0	M_0
Ⅲ 期	T_3	N_1	M_0
	T_4	任何 N	M_0
Ⅳ 期	任何 T	任何 N	M_1

六、常用化疗方案及应用要点

方案 1：PF

顺铂(DDP)，$20mg/m^2$，静滴，第 1～5 天；5－氟尿嘧啶(5－FU)，$1000mg/m^2$，持续静滴，第 1～4 天。每 3～4 周重复。

应用要点：

(1)食管癌最常用的化疗方案。可用于术前化疗，应用两个疗程；或与放疗同时进行；也可与放疗一起用于术后辅助治疗，以及单用于晚期病人的姑息治疗。

(2)对病灶局限的食管癌，有效率为 50%；有远处转移者，有效率为 35%。

方案 2：PPF

顺铂(DDP)，$50mg/m^2$，静滴，第 6、第 7 天；5－氟尿嘧啶(5－FU)，$300mg/m^2$，静滴，第 1～5 天；平阳霉素(PYM)，$5mg/m^2$，肌注，第 1、第 3、第 8、第 10 天。每 3 周重复。

应用要点：

(1)常用的化疗方案，可用于术前、化放疗同时及姑息性治疗。

(2)食管鳞癌的疗效优于腺癌。

(3)注意平阳霉素的过敏反应及累积剂量。

方案 3：PEF

顺铂(DDP)，$30mg/m^2$，静滴，第 1～3 天；5－氟尿嘧啶(5－FU)，$300mg/m^2$，静滴，第 1～5 天；足叶乙苷(VP－16)，$120mg/m^2$，静滴，第 1～3 天。每 3 周重复。

应用要点：

(1)晚期病人的姑息治疗，主要用于食管腺癌。

(2)临床应用：有效率为 49%，中位生存期 23 个月。

方案 4：PCF

顺铂(DDP)，$20mg/m^2$，静滴，第 1～4 天；5－氟尿嘧啶(5－FU)，$750\sim1000mg/m^2$，持续静滴，第 1～4 天；紫杉醇(TAX)，$175mg/m^2$，静滴(3 小时)，第 1 天。每 4 周重复。

应用要点：

(1)主要用于晚期病人的姑息治疗。

(2)TAX 是治疗食管癌有活性的单药，与 DDP＋5－FU 联合Ⅱ期临床结果：有效率 48%，食管鳞癌的有效率高于腺癌，中位生存期 10.8 个月。

(3)骨髓毒性较严重，需 G－CSF 支持。

方案 5：FP＋放疗

顺铂(DDP)，$75mg/m^2$，静滴，第 1 天；5－氟尿嘧啶(5－FU)，$1000mg/m^2$，静滴，第 1～4 天；放疗，2.0Gy/天，每周 5 次，共 50Gy。化疗于第 1，第 5，第 8，第 11 周进行，放疗于 5 周内完成。

应用要点:

(1)同步放化疗方案,适用于局部晚期和术后有肿瘤残留患者。

(2)该方案与单纯放疗相比,有效率和生存期均显示出优势。

(3)主要毒性反应为骨髓抑制,注意 G-CSF 支持。

(黄莉)

第七节　胃癌

一、临床特点

1.发病的危险因素

50 岁以上的年龄;幽门杆菌的感染;家族史;不良生活和饮食习惯;维生素及硒的缺乏;A型血等。

2.病理

胃癌以腺癌为主,分两大类型:肠型和弥漫型。

1)肠型:与癌前期病灶如不典型增生和肠化生有关,占远端胃癌的大部分,与幽门杆菌的感染有关。

2)弥漫型:多发于年轻病人,组织学表现为未分化印戒细胞,由于细胞之间缺乏黏附,易引起黏膜下的播散,形成皮革样胃;该型易发生于近端胃。最近的资料表明胃癌发病部位有变化,贲门癌发病率上升,与幽门杆菌的感染关系不大,病灶为非局限性病变,早期发生血行播散,预后较差。

3.重要的临床体征

胃癌可通过淋巴道、血道、韧带或种植的途径引起全身广泛转移,导致一些有特征性的体征,如经淋巴道引起左锁骨上淋巴结转移(Virchow);经血道引起肝转移;经镰状韧带引起脐周淋巴结转移;经种植引起卵巢转移(Krukenberg tumor)和盆腔转移(Blummer's shelf)。另外可有旁癌综合征的表现,如棘皮症、皮肌炎、漩涡状红斑、类天疱疮、痴呆、小脑共济失调、血栓性静脉炎、微血管性溶血性贫血和膜性肾病。

4.肿瘤标志物

多种肿瘤标志物在胃癌复发、转移时有升高,治疗有效时由高到低,这对于术后随访、监测治疗疗效有重要的临床意义,CEA 和 CA19-9 是其中灵敏性和特异性相对较高的两项肿瘤标志物;此外,AFP 升高常提示有肝转移,CA125 升高提示可有浆膜和腹膜侵犯;应当指出的是肿瘤标志物对于术前诊断并无价值。

5.诊断

除临床症状外,主要依据胃镜检查,其准确率达 95%;腹部 CT 对判断肿瘤的局部侵犯、淋巴结的累及和肝脏转移均有重要意义;肿瘤标志物 CEA 和 CA19-9 在 40%~50% 和 30% 的病人有升高,但不推荐作为诊断的筛选指标,术后随访有一定价值。

6.预后

预后差,因为明确诊断时仅约 10% 的病人局限于胃内,约 80% 已有淋巴结转移,40% 有腹膜播散,30% 左右发生肝转移,5 年生存率为 5%~15%。主要不良因素主要是:分期,年龄,高分化或未分化细胞类型,4个或以上淋巴结受累,皮革胃,体重下降超过10%等。

7. 治疗

手术治疗为主,根据术后分期给予随访或辅助化放疗;晚期病人可给予支持或化疗,有并发症者可手术介入(包括出现梗阻、出血或疼痛)。

二、化疗在胃癌治疗中的作用

化疗在胃癌治疗中的应用包括术后辅助化疗,以提高生存率;术前化疗,以提高手术切除率和生存率;姑息性化疗,以缓解复发及晚期不能切除肿瘤病人的症状,改善生活质量。到目前为止,化疗在临床应用中的结果如下:

1. 术前化疗　能获得较高的缓解率,但在增加手术切除率方面的作用尚不明了,也未能证实提高生存率,其真正价值还有待确定。

2. 术后辅助化疗　在减少死亡的风险上取得效果较小,尚不能得出术后辅助化疗能改善生存率的结论。

3. 姑息性化疗　联合化疗能提高病人的缓解率,使生存期有延长。

三、化疗要点

(1)到目前为止,晚期和转移性胃癌尚未有标准的化疗方案。

(2)胃癌联合化疗的缓解率比其他消化道肿瘤要高,一般存30%～45%,不同的联合方案尽管在缓解率上有差距,但均不能证实能提高病人的生存率。因而在选择联合化疗方案时既要根据治疗的有效率,又要根据方案的毒性和病人的一般状况进行权衡。

(3)5-FU是胃癌化疗中的主要药物,临床上多采用持续静滴或静脉推注两种给药方式,目前多倾向于前者;加入CF与5-FU联合,疗效明显高于单用5-FU,而CF使用的最佳剂量尚未明确。

(4)DDP是胃癌化疗中仅次于5-FU的重要药物,5-FU+DDP联合是胃癌化疗的基础方案;无论是高剂量DDP还是低剂量DDP与5-FU联合均有良好疗效,但作用机制不同,低剂量DDP起生化调节剂,而高剂量DDP具有细胞毒作用。

(5)胃癌的术前化疗还处于探讨阶段,可用于进展期胃癌并孤立性肝转移的病人,一般术前施行2～3疗程,化疗结束后3～4周进行手术;哪一种化疗方案用于术前疗效更好还不能明确。可用的方案为EAP,FP,FAMTX。

(6)尽管术后辅助化疗尚不能得出能改善生存率的结论,但以下情况进行术后辅助化疗可能对改善病人生存有益:①癌灶侵及深肌层以下,无论有无淋巴结转移;②Ⅰ期病人,但病理类型恶性度高;有淋巴转移或脉管癌栓;胃癌直径大于5cm;多发病灶;③年龄低于40岁。术后2～3周即可开始化疗,持续半年。

(7)新的化疗药物如紫杉醇、泰素帝、依立替康、草酸铂、卡培他滨和S-1单药在胃癌治疗中已显示有较高的疗效,与DDP或者5-FU等联合,可能对提高疗效有帮助,是目前局部进展和转移性胃癌化疗研究热点。

(8)胃癌发生腹膜和肝转移很常见,对于有高危腹膜复发的病人进行腹腔内化疗很有意义,应进一步提倡;常用的腹腔化疗药物为 DDP、MMC、ADM 等。

四、TNM 肿瘤分期

1. TNM 分类

T　Tis 原位癌

T_1 肿瘤侵犯黏膜或黏膜下层

T_2 侵犯固有肌层或浆膜下(如穿透肌层后直接累及肝胃韧带或大小网膜,但未穿透这些组织的浆膜都划入 T_2 如穿透划入 T_3)

T_3 穿透浆膜,但未侵犯邻接组织

T_4 侵及邻接组织,如脾、横结肠、肝、膈肌、胰腺、腹壁、肾上腺、肾、小肠及后腹膜(如肿瘤在壁内扩展至十二指肠或食管,以其浸润最深处与胃一起评估)

N

N_1 无区域性淋巴结转移

N_2 有 1~6 枚区域性淋巴结转移

N_3 有 7~15 枚区域性淋巴结转移

N_4 有 15 枚以上区域性淋巴结转移

M

M_1 无远处转移

M_2 有远处转移

2. TNM 分期

0 期	Tis	N_0	M_0
ⅠA 期	T_1	N_0	M_0
ⅠB 期	T_1	N_1	M_0
	T_2	N_0	M_0
Ⅱ 期	T_1	N_2	M_0
	T_2	N_1	M_0
	T_3	N_0	M_0
ⅢA 期	T_2	N_2	M_0
	T_3	N_1	M_0
	T_4	N_0	M_0
ⅢB 期	T_3	N_2	M_0
	T_4	N_1	M_0
Ⅳ 期	T_4	N_2	M_0
	任何 T	N_3	M_0
	任何 T	任何 N	M_0

五、常用化疗方案及应用要点

方案 1:FAM

丝裂霉素(MMC),10mg/m²,静推,第 1、8 天;阿霉素(ADM),20mg/m²,静推,第 1 天;5

一氟尿嘧啶(5-FU),300mg/m²,静推,第2、6天。每4周重复。

应用要点:

(1)第一代胃癌化疗经典方案,适合晚期姑息性化疗,近年来应用较少。

(2)国外755例病例应用总结,总有效率28%,CR2%,中位缓解期5~10个月,中位生存期5.5个月,应用有死亡病例报道。国内应用近期疗效33%。

(3)由于FAM用于术后辅助化疗在一些研究中未获得生存上的优势,并不推荐作为辅助化疗方案。

方案2:CF/UFT

甲酰四氢叶酸(CF),25mg/(m²·天),口服,分3次服用,连用21天;优福定(UFT),360mg/(m²·天),口服,分3次服用,连用21天。间隔7天,再重复,21天为一疗程。

应用要点:

(1)常用化疗方案,不良反应轻,使用方便,尤其适合门诊应用。

(2)UFT是5-FU衍生物,口服易吸收,在体内经肝转化为5-FU发挥抗肿瘤作用;其成分中含尿嘧啶,本身无抗肿瘤作用,通过抑制DPD,使5-FU分解代谢受抑,对5-FU起生化调节作用;而CF通过与TS形成复合物,也能使5-FU增效;CF+UFT为双重生化调节5-FU,产生良好的抗肿瘤效果。

(3)临床应用总反应率在25%左右。

方案3:UFTP

顺铂(DDP),30mg/m²,静滴,第1~3天;优福定(UFT),400mg/d,口服,每天分3次,连服4周。4周重复。

应用要点:

(1)常用化疗方案。

(2)DDP是治疗胃癌最常用化疗药物之一,单药治疗总有效率为19%,与5-FU联合疗效提高。该方案不良反应轻,可用于术后辅助化疗。

(3)由于UFT需肝脏代谢转化为5-FU,如肝功异常,可用其他口服5-FU前体药物替代,如卡莫氟、嘧福禄、卡培他滨等。

方案4:ELF

5-氟尿嘧啶(5-FU),500mg/m²,静推(10分钟),第1~3天;甲酰四氢叶酸(CF),300mg/m²,静推(10分钟),第1~3天;足叶乙苷(VP-16),120mg/m²,静滴(50分钟),第1~3天。每4周重复。

应用要点:

(1)20世纪80年代末推荐用于晚期病人姑息治疗方案。

(2)临床应用总有效率达53%,CR12%,其中局部晚期有效率为70%,远处转移有效率为40%,中位反应期为9.5个月;由于毒性低,不含ADM,特别适用于老年人和有心脏疾病患者。但经历10年的临床验证,发现该方案疗效不稳定,国内有报道用于晚期治疗和辅助化疗,未获得满意效果。

(3)如果发生Ⅱ~Ⅳ级不良反应,5-FU量应减少10%。

(4)近来对该方案进行改进,把DDP加入,由于DDP与5-FU有协同或增效作用因而提高了疗效。可作为术前、术后辅助和晚期病人姑息化疗方案。DDP可一次大剂量(80mg/m²)

或分次小剂量[30mg/(m²·d),3~5天]。

(5)有腹膜转移者疗效差。

方案5：FAMTX

甲氨蝶呤(MTX)1500mg/m²,静滴,第1天;甲酰四氢叶酸(CF)15mg/m²,口服,首次于MTX使用后24小时开始,q6h×12次;5-氟尿嘧啶(5-FU),1500mg/m²,静滴,第1天;阿霉素(ADM),30mg/m²,静推,第15天。每4周重复。

应用要点：

(1)20世纪80年代末第二代化疗代表方案,曾被誉为治疗晚期胃癌化疗"金标准"方案,也可用于术前化疗,可提高切除率。

(2)该方案利用MTX对5-FU生化调节作用以提高5-FU活性产物FdUMP水平,加强对TS抑制,提高抗肿瘤作用;应用时先滴MTX,1小时后再用5-FU。

(3)有效率30%~59%,CR超过10%,无治疗相关死亡报告,CR者有长期生存的报道。

(4)临床随机研究比较FAMTX与EAP方案,有效率两者类似,但毒性FAMTX明显低于EAP;与ELF相比,反应率和毒性均无显著性差别。与FAP相比,反应率、生活质量和生存均以FAP为佳。

方案6：EAP

顺铂(DDP),40mg/m²,静滴,第2、8天;阿霉素(ADM),20mg/m²,静推,第1、7天;足叶乙苷(VP-16),120mg/m²,静滴,第4、5、6天。每4周重复。

应用要点：

(1)20世纪80年代末常用的第二代化疗方案。

(2)国外研究报告总有效率为57%,对局部进展期病人,有效率73%,伴转移者有效率达49%,中位生存期为3~16个月。推荐用于术前化疗和姑息性化疗。国内协作验证报道171例,CR11%,PR48%,RR59%,疗效低于国外。

(3)骨髓毒性严重,有治疗相关死亡的发生,60岁以上者VP16减量至100mg/m²。由于毒性反应较大,目前并不推荐临床常规应用,国外有放弃此方案的趋势。

方案7：FAP

顺铂(DDP),20mg/m²,静滴,第1~5天;阿霉素(ADM),30mg/m²,静推,第1天;5-氟尿嘧啶(5-FU),600mg/m²,静滴,第1天。每3周重复。

应用要点：

(1)晚期姑息治疗和术后辅助治疗方案。

(2)临床研究报道姑息治疗有效率为34%,CR5%,有效率和生存期均优于FAMTX。

(3)作为术后辅助治疗,其对生存的作用尚不明确,可作为研究进行应用。

(4)近来用上述方案多推荐5-FU持续静滴给予,有文献报告:5-FU持续静滴,200mg/(m²·天),连续3周,联合ADM+DDP,反应率达71%,其中CR15/128,PR76/128,但中位生存期仅8个月。

方案8：PF小剂量持续给药

顺铂(DDP),3mg/m²,静滴,每周第1~5天;5-氟尿嘧啶(5-FU),160mg/m²,持续静滴,第1~28天。每4周重复。

应用要点

(1)晚期胃癌姑息性方案,有效率为50％左右。

(2)该方案特点:低剂量DDP对5－FU有生化调节增效作用,而5－FU持续输注疗效高于分次滴注,配合DDP,可获得较高的有效率。

(3)主要不良反应包括:食欲不振,纳差。

方案9:TEP

紫杉醇(TAX),50mg/m²,静滴(3小时),第1天;足叶乙苷(VP－16),40mg/m²,静滴,第1天;顺铂(DDP),15mg/m²,静滴,第1天。每周2次,连续3周,停1周重复。

应用要点:

(1)属多中心研究中的方案,用于晚期病人一、二线治疗。

(2)紫杉醇类化疗药物是治疗胃癌新药,TAX单药有效率为20％,与DDP和VP16联合有协同作用,可望提高疗效,是有前景的联合方案;初步临床应用结果表明,有效率高达100％(CR13.6％),值得进一步研究。

(3)骨髓毒性严重,需G－CSF支持,应用时需特别注意。

方案10:PFC

紫杉醇(TAX),175mg/m²,静滴(3小时),第1天;5－氟尿嘧啶(5－FU),750mg/m²,持续静滴(24小时),第1～5天;顺铂(DDP),20mg/m²,静滴(2小时),第1～5天。每4周重复。

应用要点:

(1)属多中心研究中的含TAX方案,用于晚期病人一、二线治疗。

(2)该方案初步结果:RR65％(CR15％),与TEP相比,骨髓毒性减低,适用于东方人,临床应用前景看好。

方案11:L－OHP+CF5－FU2

草酸铂(L－OHP),100mg/m²,静滴2小时,第1天;5－氟尿嘧啶(5－FU),400mg/m²,静推,CF后即静推,第1、第2天;5－氟尿嘧啶(5－FU),600mg/m²,持续输注22小时,5－FU静推后,第1、第2天;甲酰四氢叶酸(CF),200mg/m²,静滴2小时,第1、2天。每2周重复,连续4周期。

应用要点:

(1)属多中心研究中的方案,用于晚期胃癌的治疗。

(2)L－OHP为三代铂化合物,对胃癌细胞有抑制作用,对DDP耐药者仍有效,与5－FU有协同作用,联合应用应获得良好疗效。

(3)国内应用治疗晚期病人有效率约50％,CR14.3％,国外应用有效率46％～63％,Ⅲ～Ⅳ度不良反应均在10％以下,主要是周围神经感觉异常。

方案12:LFHE

5－氟尿嘧啶(5－FU),500mg/m²,静推(10分钟),第1天;甲酰四氢叶酸(CF),20mg/m²,静滴(2小时),第1天;羟基喜树碱(HCPT),10mg/m²,静滴(4小时),第1～5天;足叶乙苷(VP－16),100mg/m²,静滴(2小时),第8～10天。每3周重复。

应用要点:

(1)属多中心研究中的方案,用于晚期胃癌的治疗。

(2)该方案的理论依据是:DNA拓扑异构酶Ⅰ、Ⅱ(TopoⅠ、Ⅱ)参与DNA复制、修复和增殖,HCPT 为 TopoⅠ抑制剂,当它抑制 TopoⅠ后,TopoⅡ具有交叉功能,其功能活性增高,而 VP16 为 TopoⅡ抑制剂,与 HCPT 同时使用,使 TopoⅠ、Ⅱ均受抑制,从而提高抗肿瘤作用。CF/5-FU+VP16 也是治疗胃癌的有效方案。因而该方案设计合理可行。

(3)国内初试不良反应轻,有良好效果,值得验证。

方案 13 CPT-11+5-FU/CF

伊立替康(CPT-11),180mg/m²,静滴(30 分钟),第 1 天;5-氟尿嘧啶(5-FU),400mg/m²,静推,CF 后即静推,第 1、2 天;5-氟尿嘧啶(5-FU),600mg/m²,持续输注 22 小时,5-FU 静推后,第 1、2 天;甲酰四氢叶酸(CF),200mg/m²,静滴 2 小时,第 1、2 天。每 2 周重复。

应用要点:

(1)CPT-11 是喜树碱类化疗药物,近年来研究发现对胃癌治疗有效。在Ⅱ期临床研究中单药有效率为 18%～23%,联合 DDP 或 5-FU/CF 有效率由提高,在治疗晚期病人中已显示出良好的前景。

(2)有报道该方案一线治疗有效率在 40%,中位生存期 11.3 个月,中位无进展生存期 6.7 个月;二线治疗有效率 30%,中位 TTP 3.7 个月。

(3)毒性反应轻微,病人易于接受。

(黄莉)

第十四章 内科老年病

第一节 老年性肺炎

一、老年肺炎总论

肺炎是老年人的常见病,在老年人直接死亡原因中占重要地位,为青年肺炎的 10～20倍,且生前"漏诊率"可达 34％。因此,如何做到早期诊断,及时治疗,减少死亡率,是一重要课题。

(一)老年肺炎的临床特点及类型

1.老年肺炎的特点

老年肺炎常缺乏明显呼吸系症状,症状多不典型,病性进展快,易发生漏诊、错诊。据文献报道,病理证实为肺炎但临床未能诊断的"漏诊率"为 3.3％～61.4％;而临床诊断为肺炎但无相应病理所见的"错诊率"为 10.8％～39.3％。老年肺炎大致有如下临床特点。

(1)多无发热、咳痰等典型症状,有症状者仅占 35％。

(2)首发症为呼吸加速及呼吸困难者占 56％,或有意识障碍、嗜睡、脱水、食欲减退等,无症状者占 10％。

(3)体征:可出现脉速、呼吸快,胸部听诊可闻及湿性罗音,或伴有呼吸音减弱及支气管肺泡呼吸音。

(4)血液检查:血常规检查白细胞总数可增高或不高,但半数以上可见核左移、C 反应蛋白阳性、血沉快等炎症表现。

(5)动脉血气分析:可出现动脉氧分压下降,但合并慢性阻塞性肺疾病时,因肺泡换气不良二氧化碳分压升高。

(6)胸部 X 线片呈支气管肺炎形态者比大叶肺炎更多见。

(7)老年肺炎易发生水、电解质紊乱,酸中毒。因并发慢性病者多,易发生多脏器功能衰竭,死亡率高。

2.老年肺炎的常见类型

(1)吸入性肺炎。

由于老年人喉腔粘膜萎缩、变薄、喉的感觉减退,咽缩肌活动作用减弱,产生吞咽障碍,使食物及寄生于咽喉部的细菌进入下呼吸道,引起吸入性肺炎。临床症状不典型,高热仅占34％,无呼吸道症状者 14％,35％以上病人以消化道症状为主,错诊率高。20％患者出现神经精神症状、低血压、感染性休克、发绀、乏力等,胸痛和铁锈痰少见,白细胞不高,易出现水、电解质紊乱。胸片显示斑点或小片状阴影。痰菌检查以革兰氏阴性杆菌为主,占 1/3～1/2,革兰氏阳性球菌仅占 10％,混合感染占 1/3。

(2)革兰氏阴性杆菌肺炎。

院外感染的肺炎中占 20％,而院内感染中占 15％～80％,死亡率可达 50％以上。病原菌主要有大肠杆菌、变形杆菌、绿脓杆菌、克雷白肺炎杆菌等。可分为:①社会获得性肺炎,多为原发肺炎;②医院获得性肺炎,多为由吸入咽部分泌物所致(内源性感染),从空气飞沫传播者(外源性感染)少见。

(3)支原体肺炎(mycoplasmapneumonia,MP)。

支原体肺炎在老年肺部感染中占20%,起病隐匿,主要临床表达为刺激性干咳,不规则发热、头痛、胸闷、恶心;胸部X线片下部炎症,呈斑片或点状阴影,多形性,右肺多于左肺,可并有少量胸水。临床上难与病毒或轻度细菌性感染区别,误诊率高达55%。因此有以下情况:①有类似病毒感染的临床表现,经抗生素(红霉素、四环素除外)治疗效果不佳者;②病情与胸片病灶不相称(即胸片炎性病灶明显,而症状不重)者;③肺下部炎症并有少量胸水,难以结核解释者。应进一步作血清支原体抗体检查,血清特异性补体结合试验(+)1:40~1:80,冷凝试验(+),有助于诊断。

(4)终末期肺炎。

是指病人临终前发生的肺炎,常继发于其他疾病的晚期,与一般肺炎不尽相同,病理资料高达30%~60%。目前尚未列入独立疾病。临床特点,早期往往无明显体征,随病情加重可有以下特点:①不能用原发病解释的发热或寒战;②出现呼吸困难或紫绀与原发病不相称;③不能用原发病或其他原因解释的低血压、休克或昏迷加重;④脓血症;⑤多发生皮疹或脓疱疹;⑥肺部呼吸音减弱或消失,湿性罗音不受体位改变而变化者。

(5)医院获得性肺炎(noscomialpneumonia,NP)。

是指在住院期间由细菌、真菌、支原体、病毒或原虫等引起的肺部炎症。在老年人中的发生率明显高于年轻人,发病率达0.5%~15%,占医院内各种感染的第1~3倍。主要病原菌以革兰氏阴性杆菌最多见,占68%~80%,其中又以肺炎杆菌、绿脓杆菌、肠杆菌、克雷伯杆菌常见。革兰氏阳性球菌占24%,霉菌约占5%。

诊断标准:①发生肺炎前至少住院48小时以上;②肺炎症状和体征出现于出院后8天内;③患病前至少48小时,每天在医院停留数小时的门诊患者或住院患者的探视者;④因肺部炎症而住院,经治疗一度好转,但以后再现发热及肺炎症状,体征更明显,白细胞再度升高,胸部X线检查发现新出现的浸润影;⑤痰培养连续2次分离出相同病原菌。

(二)老年肺炎抗生素的选择及合理应用

1.抗生素的选择

(1)致病菌确定之前:主要考虑革兰氏阳性球菌感染,首选青霉素类或第一代头孢菌素。轻症患者可用口服抗菌药,如阿莫西林,用法0.25~0.5 g每8小时一次口服。或用青霉素G注射,80万单位,2次/日;静脉点滴240万单位~480万单位,2次/日。对青霉素过敏者可用红霉素1~2 g,2次/日,分次静脉滴注;或口服罗红霉素150 mg,2次/日。中等症状以上者,应用强的抗生素,如第二、三代头孢菌素(西力新)2~4克/日,分两次静滴。头孢三嗪(菌必治)2 g,1次/日静滴。头孢派酮(先锋必)1~2 g,2次/日静滴。头孢他啶(复达新)1~2 g,2次/日。

(2)致病菌确定后:应根据病菌种类及药敏结果选择用药。

革兰氏阳性球菌:一般采用广谱抗生素,或联合用药。如流感杆菌、肺炎杆菌,可选氨苄青霉素6~10克/日静滴,或用二、三代头孢菌素。绿脓杆菌、大肠杆菌、克雷伯杆菌、首选二、三代头孢菌素或三代喹诺酮类,也可联合用药。军团菌肺炎,首选红霉素。

支原体或衣原体:首选红霉素,或环丙沙星,用药时间2~4周。

厌氧菌:多为双相感染,应用青霉素 G 或广谱抗生素加甲硝唑 500 mg,2 次/日静滴,用药时间 7~10 天。

（3）医院获得性肺炎。

由于致病菌复杂、革兰氏阴性菌多、两种以上细菌感染及耐药菌多,故首选广谱抗生素,如第二、三代头孢素,必要时联合用药。

2.抗菌药物的合理应用

合理应用抗生素,防止滥用,尽量减少不良反应及耐药菌的产生,应掌握以下原则。

（1）熟悉选用药物的适应证、抗菌活性、药动学、药效学和副作用。

（2）根据患者的生理、病理、免疫状态合理用药。老年血浆白蛋白减少,肾功能减退,肝脏酶活力下降,用药后血药浓度较青年人高,半衰期延长,易发生毒副作用,故药量应小,为成人用药量的 50%~70%（1/2~2/3）。并应根据肾功能情况选择用药,慎用氨基糖苷类。

（3）老年人胃酸分泌减少,胃排空时间长,肠蠕动减弱,易影响药物的吸收,对中、重症患者,应采用静脉给药为主,病情好转后改口服。

（4）及早确定病原学诊断,根据致病菌及药物敏感度测定,选择用药。

（5）掌握给药方案及疗程。因老年人多伴有其他基础疾病,故给药方法途径选择适当。用药时间应长,防止反复。一般体温下降,症状消退后 7~14 天停用,特殊情况,如军团菌肺炎用药时间可达 3~4 周。急性期用药 48~72 小时无效者应考虑换药。

（6）治疗中应严密观察不良反应。老年人易发生菌群失调、伪膜性肠炎、二重感染,应及时防治。

二、老年肺炎各论

（一）葡萄球菌肺炎

葡萄球菌肺炎是葡萄球菌所引起的急性化脓性肺部感染。金黄色葡萄球菌肺炎约占社区获得性肺炎的 2%,在医院获得性肺炎中占 10%~15%。其临床病情较重,细菌耐药率高,预后多较凶险。

1.病因与发病机制

葡萄球菌为革兰阳性球菌,有金黄色葡萄球菌(简称金葡菌)和表皮葡萄球菌两类。吸入感染者可致肺叶或肺段性化脓性炎症;血行感染者可引起全身及两肺多发性化脓性病变,血浆凝固酶使细菌周围产生纤维蛋白,保护细菌不被吞噬。金葡菌还可产生多种其他毒素和酶,如肠毒素、剥脱性毒素及 DNA 酶等。凝固酶阴性的葡萄球菌偶亦可致病。葡萄球菌肺炎常发生于免疫功能已经受损的病人,如糖尿病、血液病(白血病、淋巴瘤等)、艾滋病、肝病、营养不良、酒精中毒以及原已患有支气管—肺疾病者。儿童患流感或麻疹时,葡萄球菌可以经呼吸道而引起肺炎,若未予恰当治疗,病死率较高。皮肤感染灶(痈、疖、毛囊炎、蜂窝织炎、伤口感染)中的葡萄球菌亦可经血循环而产生肺部感染,在肺内引起多处浸润、化脓和组织破坏,形成单个或多发性肺脓肿。炎症消散较慢,细支气管往往受阻而伴发肺气囊肿,尤其见于儿童病人。脓肿可以溃破而引起脓胸或脓气胸,有时还伴发生脓性心包炎、脑膜炎。

2.临床表现

（1）症状和体征

金葡菌肺炎的临床表现无特异性,随患病的年龄、健康状况及感染途径不同而存在很大差异。

无基础疾病、身体健康的常为急性起病,临床表现为寒战、高热、胸痛、发绀,痰为脓性,量多,带血丝。病情重者可早期出现周围循环衰竭。院内感染病例起病稍缓慢,但亦有高热、脓痰等。经血行播散引起的金葡菌肺炎则往往以原发感染灶的表现及毒血症状为主,呼吸系统症状常不明显。

(2)实验室检查

白细胞计数增高,常大于 15×10^9/L,伴明显中性粒细胞核左移,但在重症病人亦可出现白细胞减少。

(3)X 线检查

金葡菌肺炎的肺部 X 线表现较具特征性。吸入性感染者主要表现有肺段或肺叶实变,或呈小叶样浸润、肺脓肿、脓胸及脓气胸等,随患病年龄不同及感染途径不同而有差异。X 线表现的易变性是金葡菌肺炎的另一重要体征。血源性金葡菌肺炎呈两肺多发小片状浸润、小液平、小气囊及胸膜侵犯等特点。

3.并发症

金葡萄肺炎的局部并发症主要为脓胸。经血行感染者可发生中枢神经系统、骨髓、关节、皮肤及肝、肾等处脓肿。

4.诊断和鉴别诊断

根据全身毒血症状、咳嗽、脓血痰,白细胞计数增高(可高达 50×10^9/L),中性粒细胞比例增加、核左移并有毒性颗粒,X 线表现片状阴影伴有空洞,可做出初步诊断。确诊有赖于痰和血的细菌培养。凝固酶阳性菌致病力强。胞壁酸是存在于葡萄球菌外层的一种含磷的复杂多聚体,可刺激机体产生相应抗体,故胞壁酸抗体测定有助于病原学诊断。

金葡萄肺炎主要与其他病原微生物引起的肺炎相鉴别。

5.治疗

金葡菌肺炎的治疗包括对症支持治疗、抗感染治疗和并发症的治疗。

(1)对症及支持治疗

包括通畅气道,祛痰、止咳,给氧,纠正水、电解质和酸碱失衡,补充营养等。

(2)抗菌药物治疗

治疗应在早期将原发病灶清除引流,同时选出敏感抗菌药物。

医院外感染的金葡菌肺炎仍可用青霉素,每日 320 万 IU 分 4 次肌注(轻症者),或每日 1000 万~2000 万 IU 分 4 次静滴(重症者)。对于院内感染和部分院外发病者,病原菌多为凝固酶阳性的金葡菌,90%以上产生青霉素酶,应给予耐酶的 β—内酰胺类抗生素,如苯唑西林、氯唑西林或萘夫西林。

对青霉素耐药的菌株可能也对头孢菌素耐药,但仍可用头孢唑林每日 4~8 g 静滴。对甲氧西林耐药的金葡菌(MRSA),可用万古霉素、替考拉宁、利福平、复方磺胺甲噁唑、磷霉素、氟喹诺酮类及阿米卡星治疗。万古霉素每日 1~2 g 静滴,不良反应有静脉炎、皮疹、药物热、耳聋和肾损害等。口服阿莫西林/克拉维酸,肌注或静滴替卡西林/克拉维酸,或用舒巴坦/氨苄西林,亦都对产酶金葡菌有效,但这些药物昂贵,不能作为首选药物。

(3)并发症的治疗

并发脓胸、脑膜炎、心内膜炎以及肾、脑、心肌脓肿时,每日可用青霉素 1000 万~3000 万

U,分4～6次静滴,或用上述新型青霉素,并对脓腔作适当引流。

早期治疗对本病的预后有十分重要的意义。有人报道起病后1～10天开始治疗死亡率为3.4%;病后11～20天开始治疗者死亡率为10.6%;病后21天一以上方开始治疗者死亡率超过30%。及时正确地处理并发症亦是影响预后的关键因素。

(二)病毒性肺炎

病毒性肺炎是ICH常见的肺部感染,主要包括巨细胞病毒(CMV)、呼吸道合胞病毒、带状疱疹病毒、单纯疱疹病毒等感染,其中CMV肺炎是最为常见和致死性的。

1.流行病学

巨细胞病毒在人群中的自然感染率高,血清学检测显示CMV血清抗体阳性率达40%～100%。在肾、肝、心、肺移植受体和获得性免疫缺陷综合征患者中。CMV是引起感染和死亡的最主要病原体之一,它可引起ICH的肝炎、肺炎、肠炎、视网膜炎、脑炎等严重感染,其中肺炎是常见和严重的感染之一。同时巨细胞病毒的感染可以使机体免疫功能进一步下降,易导致更为严重的真菌和细菌二重感染。

巨细胞病毒感染是实体器官移植术后影响受者生存率的重要因素之一,不但可以降低受者长期生存时间,增加其他机会致病菌感染率,诱发移植器官功能紊乱和急、慢性器官排斥,而且可以造成受者特定器官的损伤。近年来研究显示CMV肺炎主要发生于实体器官移植后1～4个月,且在CMV血清抗体阴性移植受体接受CMV抗体阳性供体的脏器时具有CMV肺炎的高发病率。在骨髓移植和HIV/AIDS患者中发病率最高。细胞免疫(CMI)的降低或受损,IFN分泌减少,是引起CMV肺炎的主要发表机制,一旦CMI重建或恢复则CMV感染发生率明显下降或感染严重程度显著减轻。目前关于CMV引起感染的确切机制尚未明确。

2.临床表现

在免疫功能正常患者极少引起CMV肺炎,即使发生CMV肺炎大多为自限性病程。无症状性的CMV病毒排放在器官移植等患者中存在,有时可维持数月或数年。

老年CMV肺炎通常先有呼吸道感染症状,继而出现全身症状,如发热、迁移性关节痛、肌肉酸痛、腹部胀气、压痛、直立性低血压、干咳、呼吸困难、发绀,且呼吸困难呈缓慢或进行性加重。可出现严重的低氧血症,肺部听诊可闻及干湿性啰音。

胸部X线片发病初期可无异常发现,随着病程进展出现两肺弥漫性间质性浸润,常以两中下肺、肺底累及为主,也可呈粟粒性病灶。如合并肺实变则提示并发细菌性或真菌性感染。患者的外周血粒细胞下降或ALT升高常有助于提示CMV肺炎的诊断。

3.诊断

能早期、快速、准确、定量诊断CMV肺炎并及时给予抗病毒药物治疗可有效改善感染症状。降低病死率的主要问题在于区别潜伏性感染和活动性感染、是否有器官累及、预测和判断治疗后复发等实验室技术。

1)标本采集

(1)血标本

取材简便,不需特殊器械,适用于ICH的CMV感染的筛查和监测。通过CMV血症的定量检测及快速培养等,可有效诊断活动性CMV感染。然而血中检测到CMV成分无定位意义,也不能排除是CMV感染基础上并发一般肺炎。对于无条件取得下呼吸道标本者,结合临床表现,血标本也可用于提示 CMV 肺炎诊断。血标本中以测外周血白细胞中的病毒成分最为敏感,其次为血浆,血清中病毒负荷最低。

(2)下呼吸道标本

最主要和常用的采样方法为经纤维支气管镜支气管肺活检或支气管肺泡灌洗;偶采用经皮肺穿刺和开胸肺活检获取肺组织标本。检测肺活检标本或支气管肺泡灌洗液(BALF)中 CMV 包涵体、抗原、DNA、mRNA 可明确肺部病毒存在与否和病毒的量。

2)实验室诊断方法

(1)经典检测方法

①直接检查人类 CMV(HcMV)包涵体,即标本涂片或切片,染色后镜检,发现典型的嗜酸性核内包涵体的巨细胞。此法方便、快速、不需特殊设备,但不易见到典型的 CMV 感染细胞,有较高假阴性率,一次检查为阴性不能排除 CMV 感染,常需多次检查。

②应用电镜技术直接从检测标本中查找病毒颗粒,此方法由于技术复杂,设备昂贵,一般不适于临床常规检验。

③病毒分离培养,即将标本接种到人体成纤维细胞进行分离培养的方法。若得到 CMV,可作为确诊的依据。有学者认为细胞培养是敏感性最高的诊断方法。但本法存在花费时间长,技术条件要求高,不能区别潜伏性感染和活动性感染,不能用于快速诊断等缺点。

(2)早期抗原免疫荧光检查

此法是在传统的细胞培养基础上发展起来的,既有传统细胞培养的敏感性,又大大缩短了检测时间,能在 16~40 h 内诊断 CMV 感染,适用于 BAL 中 CMV 的检测。本法另一个优点是能进行定量分析,一般以阳性细胞<10 个为低水平病毒血症,此时症状轻微,可作为抗病毒治疗起始或终止的指标;大于 80 个为高水平病毒血症,症状明显,需要治疗。

(3)病毒抗原检测

目前公认的、最常用的为检测外周血淋巴细胞 pp65 阳性细胞的数量。检测原理为应用单克隆抗体和 CMV 抗原特异性结合,通过免疫染色技术使标本中的被感染细胞直接显影。检测 CMV 抗原血症有可实现早期诊断、可定量分析、预测 CMV 肺炎的发生及预后、不需细胞培养、简便而不需特殊设备等优点。但在预测治疗后复发方面效果不佳。

(4)CMV 的 DNA 检测

①定性 PCR:包括大部分的单一 PCR。由于高度的敏感性,定性 PCR 不能区别潜伏性感染和活动性感染,减少循环次数可能降低假阳性率。为了降低不同 CMV 株基因变异导致的假阴性,可选用来自 CMV 高度保守区域的引物,加长被检测的 DNA 区域或选用多对引物进行复合 PCR。

②定量 PCR:潜伏性感染时 CMV 的 DNA 复制水平较低或在进行不完全基因扩增,而活动性感染时病毒 DNA 大量复制,对其进行定量分析可达到正确诊断 CMV 疾病的目的。CMV 的 DNA 在以后发生复发性 CMV 疾病的患者中持续存在,故可用于治疗后复发的预测。

(5)CMV 的 mRNA 检测

在 CMV 潜伏性感染时,病毒复制水平低,仅转录少量 CMV 的 mRNA,而在活动性感染,特别是免疫监视缺乏时,复制明显增多,CMV 的 mRNA 的表达也随之增多,能够被检测到。即刻早期 mRNA 是活动性感染的最特异指标。CMV 的 mRNA 在活动性感染前 2~3

周即呈阳性,有利于早期预测和防治。

检测技术主要有:①原位分子杂交,形态学定位好,操作简便,探针稳定性高,敏感性达100%,特异性达99%,并在小于5 h内即可完成检测;②反转录PCR;③核酸序列扩增,能够直接等温扩增特异性单链RNA是本法的优点。

总之,检测CMV的mRNA阳性出现最早,敏感性和特异性均高,耗时少,能区别潜伏性感染和活动性感染,在CMV肺炎的监测及早期诊断方面有很好的应用前景。

(6)CMV血清抗体检测

仅为CMV感染提供间接证据。抗CMV-IgM抗体出现较早,能帮助诊断。抗CMV-kG抗体阳性仅能反映患者曾感染过CMV,若呈4倍或4倍以上增高诊断价值较高。由于血清抗体检测技术成熟,方便安全,有商品化试剂盒生产,故使用广泛。但存在敏感性较差,不适于早期诊断等缺点。免疫功能低下甚至缺失的患者,其抗体产生常受抑制,特异性抗CMV-IgM抗体在严重CMV感染中可始终不出现,因而血清学检查阴性不能除外CMV疾病,限制了其在ICH中的应用。

当前最广泛应用的定性并定量检测巨细胞病毒的方法有:

①病毒血症,可以通过测定基因型和表现型来确定血液中病毒的数量及耐药菌株。

②抗原血症,即检测外周血淋巴细胞pp65阳性细胞的数量。

③DNA血症,检测每升全血或血浆中病毒DNA复制的数量。

4.鉴别诊断

(1)真菌性肺炎

念珠菌、曲菌、肺孢子菌肺炎是最为常见的ICH宿主肺部真菌性病。肺念珠菌病随类型和病期不同而异,肺炎型呈大量小片状或大片状阴影,常波及整个肺叶,或有小片状阴影的大片融合。肺曲霉菌病肺内病变广泛时则出现气急,甚至呼吸衰竭,多发性局灶性浸润常分布在周围肺野,部分患者表现类似肺栓塞或肺梗死,大叶肺实变和粟粒状病变亦有所见。CMV肺炎通常肺部X线影像学为间质性病变有助于与肺念珠菌、曲菌病的鉴别。卡氏肺囊虫肺炎(PCP)典型胸部X线胸片改变为弥漫性双侧或网状小结节状阴影,然后迅速向两肺野发展,肺泡充填、肺叶实变,间质性病变多见,与CMV肺炎鉴别通常较为困难,需要下呼吸道标本的病原学检查方能得以区分。值得注意的是卡氏肺囊虫(PC)和曲菌可以与CMV合并感染导致肺炎。

(2)ICH并发肺结核

其临床表现复杂多变,一方面激素或其他免疫抑制药物干扰或掩盖结核病的症状和体征,使其发病和临床经过变得十分隐匿或不典型,另一方面由于免疫防御机制遭损,结核病可以呈现暴发性经过,患者甚至短时期死亡,仅于尸检时才得以诊断。ICH并发肺结核的X线表现以血行播散、支气管多见;血行播散型肺结核近40%患者病灶散在分布,疏密不一;较多呈现均匀一致的絮状或片状阴影,酷似急性细菌性肺炎,缺少一般成人肺结核的"多形态"特征性表现,需要与CMV肺炎加以鉴别。

(3)非感染性原因导致的肺部浸润

在ICH中非感染肺部疾病中肺水肿、肺泡内出血、宿主抗排异物反应等均可以出现呼吸困难临床症状,肺部影像学呈现间质性改变,与CMV肺炎影像学和临床表现十分的相似,由于两大类疾病的处置完全不同,加以鉴别尤为必要。

5.治疗

(1)更昔洛韦

更昔洛韦(Ganciclovir,DHPG)系在细胞内转化为它的三磷酸形式,通过抑制 CMVDNA 的聚合酶而阻止病毒的复制,治疗 CMV 肺炎有效。如果骨髓移植并发 CMV 肺炎,则将 DHPG 与 CMV 免疫球蛋白联合用于其治疗,达到提高其治疗成功率。近来强调对于实体器官和骨髓移植受体用 preemptive 治疗,可使 CMV 感染的发病率从 33%～52%降至 9%～14%。

剂量及用法:实体器官移植患者采用 5.0～7.5 mg/kg,静脉滴注,每天一次,连续 10～20 d;骨髓移植每日静滴 7.5～10.0 mg/kg,共 20 天;维持治疗每天 5 mg/kg,连续 2～4 周;HIV/AIDS 患者则使用静滴 5 mg/kg,每天两次,共 2～3 周。

近来有报道 CMV 出现对 DHPG 耐药病毒株。粒细胞和血小板减少是主要的不良反应。

(2)膦甲酸钠

膦甲酸钠作用机制与 DHPG 相似,即抑制 CMV DNA 聚合酶。推荐剂量为单剂 90～120 mg/kg,随后给予 60 mg/kg,每 8 小时一次,共 14～21 天。有肾毒性、低钙、低镁、高磷、贫血、抽搐等不良反应。

(3)其他增强抗巨细胞病毒免疫能力的辅助治疗药物

1)人免疫球蛋白

包括健康人血非特异性免疫球蛋白及高效价特异性抗巨细胞病毒免疫球蛋白。抗巨细胞病毒免疫球蛋白是从高滴度巨细胞病毒抗体供者的血液中提取的。

2)巨细胞病毒—特异性 CD8＋T 细胞

骨髓移植术后 I、II 期的临床实验证明巨细胞病毒—特异性 CD8$^+$T 细胞对重建针对巨细胞病毒的细胞免疫作用是安全和有效的。

实体器官移植术后巨细胞病毒性肺炎病情重,发展快,病死率高,为提高生存率,移植后应加强对 CMV 的监测,力争早期诊断,早期采用以更昔洛韦抗病毒为主、合理应用抗生素、减撤免疫抑制药、使用免疫增强药等综合治疗措施。

6.预防

CMV 抗原血症一旦确诊则采用更昔洛韦预先预防性治疗,以阻断 CMV 感染进一步进入临床感染阶段。

CMV 抗体或弓形虫抗体阴性受体接受血清 CMV 或弓形虫抗体阳性供体脏器时,此类高危人群可用更昔洛韦或乙胺嘧啶、磺胺嘧啶预防。

对实体器官移植术后 CMV 的 DNA 和(或)CMVpp65 抗原阳性患者,应进行预防性治疗。移植术后尽可能为巨细胞病毒血清学检测阴性受体选择阴性的供体,选用巨细胞病毒血清学检测阴性、滤过白细胞或少白细胞的血制品输入;术后严密监测,尽早治疗巨细胞病毒感染,阻止进一步发展成巨细胞病毒病是降低巨细胞病毒感染病死率的有效途径。

7.预后

随着 CMV 肺炎的早期发现和早期抗病毒治疗,其病死率从以往报道的 80%～90%下降到 27%～46%。如果 CMV 出现呼吸衰竭严重后才开始治疗则病死率升高。严重的低氧血症、代谢性酸中毒和白细胞下降常预示巨细胞病毒性肺炎的预后较差。

(三)支原体肺炎

支原体肺炎系由肺炎支原体引起的肺部急性炎症,常伴有咽炎、气管—支气管炎,为常见的呼吸道感染性疾病。

1.病因和发病机制

肺炎支原体是介于细菌和病毒之间能独立生活的最小微生物,大小为 200 μm。无细胞壁,仅有 3 层膜组成的细胞膜。在含 20％马血清和酵母的琼脂培养基上生长良好;初次培养于显微镜下可见典型的呈圆屋顶桑葚状菌落,多次传代后呈煎蛋形状。支原体发酵葡萄糖,具有血吸附作用,溶解豚鼠、羊红细胞,对美蓝、醋酸铊、青霉素等具有抵抗力。

肺炎支原体由口、鼻分泌物通过呼吸道传播,侵入人体后,在纤毛边缘及上皮细胞之间繁殖,不侵入肺实质。其细胞膜上具有神经氨酸受体,能吸附于呼吸道上皮细胞表面,抑制纤毛活动和破坏上皮细胞,同时产生过氧化氢,进一步引起局部损伤。其致病性还可能与病人对病原体及其代谢产物过敏有关。

2.病理

肺部病变呈片状或融合为支气管肺炎或间质性肺炎。肺泡内可含少量渗出液,肺泡壁和间隔有单核细胞为主的浸润,支气管黏膜细胞可有坏死脱落。少数病例可有纤维蛋白性渗出。

3.临床表现

(1)症状:起病较缓,多数病人出现咽痛、头痛、肌肉酸痛、倦怠乏力和纳差等。发热一般在 38℃左右,偶可达 39℃。咳嗽为本病的突出症状,常为阵发性刺激性呛咳,无痰或偶有少量黏液痰,可有痰中带血丝。

(2)体格检查:可见咽部充血,鼓膜充血;可有颈部淋巴结肿大。胸部异常体征少,约半数可闻及干、湿性啰音。少数病例可出现少量胸腔积液。

(3)有些病人可有肺部以外的并发症,如皮疹、心包炎、溶血性贫血、关节炎、脑膜脑炎和外周神经病。

4.诊断

(1)X 线检查

肺部病变表现多样化,早期呈细网状,以后融合成片状影,近肺门较深,以下肺叶为多见。约半数以上病例呈多发性小叶性分布,近 1/2 为单叶或单肺段分布,也可为双侧性,有时浸润广泛、有实变。少数病例有少量胸腔积液。

(2)实验室检查

白细胞总数正常或轻度升高,细胞分类正常;部分病例淋巴细胞轻度升高。痰、鼻和咽拭子培养可获肺炎支原体,但需 3 周,故不能作为早期诊断方法。

约 50％出现冷凝集试验阳性,30％～60％病人血中 MG 链球菌凝集素试验阳性,效价为 1:40 或更高。

血清中特异性抗体可通过补体结合试验、代谢抑制试验、间接血凝试验、间接荧光法、酶联免疫吸附试验等测定。

咽拭子、支气管肺泡灌洗液等标本,通过聚合酶联反应(PCR)技术检测肺炎支原体 DNA 特异性和敏感性均较高,可用于早期诊断。抗支原体单克隆抗体技术的诊断价值尚待研究。

5.治疗

大环内酯类药物为首选药物,可缩短病程。

常用红霉素每日 1.0～2.0 g 口服,分 4 次给药。其恶心、呕吐等不良反应较多。阿奇霉素每日 0.25~0.5 g,顿服,不良反应较轻。还可用罗红霉素每日 0.3 g,克拉霉素每日 0.75 g,口服疗程 7~14 天。四环素类药物亦可选用。咳嗽剧烈时可用可待因等镇咳药物。

(四)衣原体肺炎

肺炎衣原体主要侵犯呼吸系统,通常以出现肺炎、支气管炎、咽喉炎、扁桃体炎等呼吸道感染症状为特征。

1. 病原学

肺炎衣原体肺炎的致病株的肺炎衣原体的 TWAR 株具有衣原体的一切性状:有细胞壁和膜,含 RNA 和 DNA 核糖体以及独立酶系,以二分裂方式繁殖。因不能产生 ATP 和 GTP,而必须依赖宿主获得能量。肺炎衣原体间分离株 DNA 同源性约为 94%~100%,但与沙眼衣原体或鹦鹉热衣原体之间仅为 10%。肺炎支原体目前只知一个血清型,所谓 TWAR 株是 TW-83(台湾株)与 AR-39(西雅图株)的合称,两株为同一衣原体。过去认为人类是肺炎衣原体的唯一宿主,但近来从马和树熊体内分离出肺炎衣原体株。

2. 流行病学

经近几年研究表明,肺炎衣原体感染所致肺炎约占人体感染肺炎的 10%,也是社区获得性肺炎中非典型性肺炎较多见的 3~4 种病原体之一。

肺炎衣原体感染具有世界性分布。患者及带菌者是唯一的传染源,隐性感染与人群中健康带菌者尤为重要。含有肺炎衣原体的气流、尘埃或气溶胶,经空气传播可传染致病。作为下呼吸道致病原,肺炎衣原体的流行病学资料略显不足,国外资料表明人群中肺炎衣原体抗体阳性率较高,预示可能有较高的隐性感染发生。

3. 发病机制

肺炎衣原体由上呼吸道吸入,侵入鼻咽黏膜后,首先引起局部组织炎性细胞的浸润,病原体在单核-巨噬细胞中繁殖,进而通过血行播散,病变明显多发于下呼吸道。可表现

为小叶性肺炎及间质性肺炎,以肺下部为主,病变也可感染网状内皮系统,肝出现炎症及小灶性坏死,脾有肿大,胸腔、肾、神经及消化系统也可累及而出现相应的炎性改变。

4. 临床表现

潜伏期约为 21 天。出现的上、下呼吸道感染的症状包括鼻窦炎、咽炎、气管炎、肺炎。临床上以气管炎及肺炎常见。

患者一般都先由发热及上呼吸道感染的症状、咽痛伴有声音嘶哑开始,然后出现干咳、咳痰及其他下呼吸道感染的症状。肺部听诊可闻呼吸音稍异常,伴有微弱的湿啰音。X 线检查可见肺叶、肺小叶实变浸润,胸膜渗出影像。肺炎衣原体还可诱发及加重哮喘、鼻窦炎、心肌炎、心内膜炎。

临床确诊为本病的患者,至少有半数血清测得高滴度的肺炎衣原体抗体,提示新近有过感染。但其直接的病因关系尚待进一步研究。

5. 实验室检查

(1)血象

末梢血白细胞计数可正常或轻度升高。

(2)血清学

补体结合试验阳性不能区分是否是沙眼衣原体、鹦鹉热衣原体或肺炎衣原体感染。常用的诊断衣原体的方法是微量免疫荧光试验(MIF)检验 IgM、IgG 抗体。当单价血清 IgM 抗体

效价大于 1:16,IgG 抗体效价不低于 1:512,或前后双份血清效价 4 倍以上增高,可判定为显性感染。

(3)分子生物学检查

应用聚合酶链反应(PCR)可检测咽拭子、肺灌洗液及痰标本中的目标基因,作为快速诊断的标志。当前有许多定量聚合酶链反应试剂盒已被批准上市。

(4)咽拭子培养

取咽拭子标本接种于 HeLa229 细胞或鸡胚卵黄囊内,经培养分离病原体。该方法不常规用于临床。

6.诊断和鉴别诊断

非典型性肺炎伴有嘶哑等临床特征,结合微量免疫荧光试验阳性或补体结合试验阳性、PCR 阳性,可做出诊断。

肺炎衣原体感染引起的呼吸道性炎症应与支原体肺炎、军团菌肺炎鉴别。另外,还要注意与鹦鹉热衣原体所致肺炎相鉴别。

7.治疗

治疗肺炎衣原体感染以抗生素为主。

首选阿奇霉素 500 mg/天,或 15 mg/(kg·天),疗程为 10 天。克拉霉素 500 mg,每日 2 次,10～14 天。左氧氟沙星 500mg/d,10～14 天。也可用四环素类如多西环素(强力霉素)治疗。

(五)军团菌肺炎

军团菌肺炎是由军团菌引起的以肺炎为主的一种全身性疾病。军团菌为革兰阴性杆菌,存在于水和土壤中,常经供水系统、空调和雾化吸入而被吸入,引起呼吸道感染,亦可经淋巴管进入血液循环导致全身感染。呈散发或小的暴发流行。年老体弱者、患有慢性疾患者或恶性肿瘤、血液病、艾滋病患者等,易患本病。本病的发病率占医院内获得性肺炎的 30%。夏、秋季多见,病死率高达 45%。肺部改变有化脓性支气管炎或大叶性肺炎,伴有小的脓肿,可与其他病原微生物混合感染,形成难治性肺炎。

1.临床表现

多种多样,轻者似流感样,2～5 天可自愈;重者除肺部病变外尚可有全身多脏器损害。

典型患者起病较缓慢,亦可经 2～10 天潜伏期后急性发病。患者初感肌痛、乏力、头痛、畏寒,体温于 24～48 小时后可升至 39～40℃,呈稽留热。咳嗽,有少量黏液性血痰,早期消化道症状较突出,可有恶心、呕吐、腹痛、腹泻。重症病例有精神神经症状,如嗜睡、谵妄等。随病变进展病情加重,可出现呼吸衰竭及休克。

患者呈急性病容,多汗,呼吸困难,重者有发绀,相对缓脉。病灶范围较大时肺部有明显实变体征,可闻及湿性啰音。部分患者可有肝、脾及淋巴结大。

2.实验室和其他检查

(1)军团菌监测

对支气管抽取物、胸腔积液、痰液或支气管肺泡灌洗液做直接免疫荧光抗体染色可显示病原菌。应用间接免疫荧光抗体检测时前后 2 次抗体滴度呈 4 倍增长,达 1:128 或更高者,有助于诊断。此外,尿液细菌可溶性抗原测定,也具有较高特异性。应用 PCR 技术能迅速诊断。

(2)X 线检查

早期为片状肺泡浸润阴影,继之发生肺叶实变,下叶多见,可为单侧或双侧。部分患者可伴有胸腔积液。

3.诊断

依据当地的流行病史以及患者的临床特点,结合肺部 X 线检查表现及化验检查,可做出诊断,确诊有赖于痰、胸腔积液检出病原菌或血清学检查阳性结果。

4.治疗

应及早选用有效抗生素。

首选红霉素 1.5～2 g/天,分 2 次静脉滴注,疗程 3～4 周。必要时在病变控制后改用口服红霉素维持治疗。

其他大环内酯类抗生素如罗红霉素、阿奇霉素、克拉霉素等对本病也有较好疗效。危重者可联合应用利福平 0.45～0.60g/天或喹诺酮类如环丙沙星、氧氟沙星、加替沙星等可提高疗效,疗效需 3 周以上。

氨基糖苷类及青霉素、头孢菌素类抗生素对本病无效。

(六)肺炎球菌肺炎

肺炎球菌肺炎是由肺炎链球菌感染所引起的肺实质性的炎症,约占院外获得性肺炎的首位。临床上以突发寒战、高热、胸痛、咳嗽、咳铁锈色痰为主要表现。近年来轻症及不典型病例较多见。

1.病因和发病机制

肺炎球菌为革兰阳性球菌,常成对或呈短链状排列(故又称肺炎双球菌或肺炎链球菌),20%～40%健康人鼻部可分离出肺炎球菌。当受凉、淋雨、醉酒、全身麻醉时,可导致上呼吸道防御功能受损,存在于上呼吸道的细菌即随呼吸进入下呼吸道在肺泡内繁殖而发病。

肺炎球菌不产生毒素,不引起原发性组织坏死或空洞形成,其致病力是由于含有高分子多糖体的细菌荚膜对组织的侵袭造成的,先引起肺泡壁水肿,接着出现白细胞、红细胞渗出,带菌的渗出液经过肺泡间的 Cohn 孔向肺组织中央部位扩散,严重者甚至蔓延几个肺段或整个肺叶。因病变常起子肺组织的外周,所以叶间分界清楚,且易累及胸膜引起渗出性胸膜炎。

2.病理

肺炎球菌肺炎的病理改变为充血期、红肝变期、灰肝变期和消散期。实际上以上 4 个病理阶段并无绝对分界。

细菌入侵后肺组织充血水肿,肺泡内浆液渗出,红细胞、中性粒细胞、巨噬细胞浸润,接着纤维蛋白渗出物溶解吸收。肺泡重新充气。病变消散后,肺组织结构多无损坏,不留纤维瘢痕。极少数患者肺泡内纤维蛋白吸收不完全,可形成机化性肺炎。老年人感染可沿支气管分布(支气管肺炎)。如未能及时使用抗生素,5%～10%的患者可并发脓胸,15%～20%的患者体内细菌经淋巴管、胸导管进入血液循环,可形成脑膜炎、关节炎、心包炎、心内膜炎、腹膜炎、中耳炎等肺外感染。

3.临床表现

起病急,多数患者在发病前常有受凉、淋雨、疲劳、醉酒、睡眠不足及病毒感染病史。

1)症状

(1)战栗、高热

为本病的始发症状,大多数患者突感战栗,持续约 0.5 h,体温骤升至 40℃,呈稽留热,脉率与之平行。常伴头痛、全身酸痛、衰弱乏力。若不经治疗,约1周体温可自行下降。若使用抗生素,则退热较快,1～3天内可降至正常。但严重者可出现意识模糊、烦躁不安、嗜睡、谵妄、昏迷等。

(2)咳嗽、咳痰

初为干咳,继而有痰,1～2 d后可咳出具特征性的铁锈色痰,这是因渗入肺泡中的红细胞破坏后释放出含铁血黄素混于痰液所致。

(3)胸痛

为病变波及胸膜所致。呈尖锐的刺痛,因呼吸、咳嗽而加重,迫使患者取患侧卧位。下叶肺炎可刺激膈胸膜,疼痛放射到肩部或腹部。

(4)呼吸困难

由于病变部位的肺泡被大量渗出物所填充,肺泡通气不足,血液换气障碍,部分肺动静脉血分流,使动脉血缺氧,加上胸痛、发热致新陈代谢增加等因素,可造成呼吸困难与发绀。

(5)消化道症状

患者食欲减退,可出现恶心、呕吐、腹痛、腹泻等,易被误诊为急性胃肠炎。

2)体征

患者呈急性病容,两颊绯红,鼻翼扇动,皮肤干燥。约1/3患者口角及鼻周有单纯性疱疹。病变广泛时可出现发绀;累及脑膜时可有脑膜刺激征。心率增快,时有心律失常。

早期肺部仅有胸式呼吸减弱,轻度叩浊,呼吸音减弱,累及胸膜时有胸膜摩擦音。肺实变时有典型的实变体征,如叩诊呈浊音、触觉语颤增强且可听到支气管呼吸音等。消散期可闻及湿性啰音。

4.实验室和其他检查

(1)血液检查

白细胞计数(15～30)×10⁹/L,中性粒细胞增多超过0.80,并有核左移或中毒性颗粒,某些重症感染或老年患者白细胞计数常不高,但中性粒细胞比例高。

(2)痰液检查

痰液直接涂片做革兰染色可见大量革兰阳性且带荚膜的双球菌,痰液培养24～48小时可确定病原体。

(3)X线检查

早期可见肺纹理增粗或受累的肺段、肺叶稍模糊。实变期可见呈段叶分布的大片密实阴影。消散期可因片状区域吸收较快而呈现"假空洞征"。多数病例在起病3～4周后病灶逐渐消散。少数老年患者病灶吸收较慢,也可转化为机化性肺炎。

5.诊断和鉴别诊断

1)诊断

根据病史、典型症状、体征,结合胸部X线检查不难做出初步诊断。病原体检测是确诊本病的主要依据。

2)鉴别诊断

(1)干酪样肺炎

即大片浸润型肺结核,与肺炎球菌肺炎相似,但前者起病缓慢常呈长时间低热、乏力,痰中易于找到结核分枝杆菌,X线检查显示病变多在肺尖或锁骨上下区域,密度不均,消散缓慢,且易于形成空洞或在肺组织内播散,抗感染治疗无效。

(2)其他病原体所致肺炎

葡萄球菌肺炎和克雷伯杆菌肺炎的临床表现均较严重。革兰阴性杆菌所致的肺炎则多见于年老体弱者、原有慢性心肺疾患者或有免疫缺陷者,常为医院内继发感染。痰液和(或)血液的阳性细菌培养结果是诊断的重要依据。病毒和支原体肺炎病情一般较轻,白细胞无明显改变。临床经过、痰液病原体分离及血液免疫学试验对鉴别诊断有重要意义。

(3)急性肺脓肿

早期表现与肺炎球菌肺炎相似。但随病情发展,可出现具有特征性的大量脓臭痰。X线检查可见脓腔及液平,肺部病变吸收费时较长,完全吸收需 8 周以上。

(4)肺癌

肺癌可以伴发阻塞性肺炎,但肺癌患者年龄较大,常有刺激性咳嗽和痰中带血,经抗生素治疗后炎症消退,肿瘤阴影渐趋明显,或伴有肺门淋巴结大、肺不张等。必要时需进一步做CT、M刚、纤维支镜、痰液脱落细胞检查等,以明确诊断。

6. 并发症

主要的并发症为感染性休克。表现以微循环严重障碍为主的重症肺炎。

患者常在 24 h 内血压突然降到 10.7/6.7 kPa(80/50 mmHg)以下,表现烦躁不安、面色苍白、出冷汗、意识障碍、嗜睡或昏迷、脉搏细速、心音微弱、尿少或无尿,消化道可出现肠胀气和肠麻痹等。病情严重,进展迅速,病死率高,关键在于及时诊断、及时抢救。

7. 治疗

1)一般治疗

患者应卧床休息,注意补充足够的蛋白质、热量和维生素。注意监测神志、呼吸、脉搏、血压及尿量等,以免休克的发生。

对胸痛明显患者,可适当少量应用镇痛药物(可待因 15 mg 口服)。但对发热患者以物理降温为主,如乙醇擦浴、冰袋冷敷等,一般不用阿司匹林或其他解热镇痛药物,以免过度出汗、脱水,或干扰真实热型,造成临床误诊。需鼓励患者多饮水。对中等或重症患者,$PaO_2 < 8.0$ kPa(60 mmHg)或有发绀时,应清除呼吸道分泌物,保持呼吸道通畅,同时给予吸氧。对腹胀患者可用腹部热敷和肛管排气。

2)抗菌药物治疗

一经诊断就应立即给予抗生素治疗,青霉素为首选,不必等待细菌培养结果。用药途径及用药剂量视病情轻重及有无并发症而定。

对于轻症患者,可用 240 万 IU/d,分 3 次肌内注射,重症患者可加至 1000 万～3000 万 IU/天,分 4 次静脉滴注。静脉滴注时每次量应尽可能在 1 小时内滴完,以保证有效血药浓度。

对青霉素过敏的患者,轻症可用红霉素代替,2 g/天,分 4 次口服,或者 1.5 g/天静脉滴注;重症者还可改用其他第 1 代或第 2 代头孢菌素,如头孢噻吩钠,2～4 g/天,分 3 次静脉滴注;头孢唑啉钠 2～4g/天,分 2 次静脉滴注。但头孢菌素有时与青霉素有交叉过敏性,故用药前应做皮肤过敏试验。

喹诺酮类药物(如氧氟沙星、环丙沙星等)口服或静脉滴注,亦可用于对青霉素过敏或耐青霉素菌株感染者。

抗生素治疗疗程一般为 5～7 天,或在退热后 3 天停药,或根据药敏结果及时调整抗生素的应用。

3)感染性休克的治疗

治疗原则是积极控制感染和抗休克。

(1)控制感染

是治疗休克型性肺炎的根本措施。应加大青霉素剂量,1 000 万 IU/天静脉滴注;或用第 2、第 3 代头孢菌素,或联合应用 2～3 种广谱抗生素。

(2)抗休克治疗

①补充血容量:是抗休克的关键。一般先给予低分子右旋糖酐或平衡盐液以维持有效血容量,降低血液黏稠度,预防弥散性血管内凝血。24 小时输液量在 2500～3000 mL。对明显酸中毒者,应给予 5‰碳酸氢钠 250mL 静脉滴注。当中心静脉压降低至小于 0.49kPa(5cmH$_2$O)时可以尽快输液,当中心静脉压达到 0.98 kPa(10cmH$_2$O)时输液应慎重。

②血管活性药物:在积极扩容的同时,可加入血管活性药物(如多巴胺、间羟胺、异丙肾上腺素等)能更好地恢复血压,以保证重要脏器供血,当血压维持在 12.0～13.3 kPa(90～100 mmHg)时,可逐渐减少血管活性药物用量。同时,感染性休克时也可因小血管强烈收缩,致使外周阻力增强,心排血量减少,组织灌注量降低,此时可在补充血容量的情况下,适当应用血管扩张药物如酚妥拉明(苄胺唑啉)等可改善微循环。当休克并发肾衰竭、心力衰竭时可酌情应用利尿药、强心药等。

③糖皮质激素:有利于缓解中毒症状,改善病情及回升血压,可在有效抗生素使用的前提下短期(3～5 天)应用,每日静脉滴注氢化可的松 100～200mg 或地塞米松 5～10mg。

④纠正水电解质和酸碱平衡紊乱:输液不宜过快,以免诱发心力衰竭及肺水肿。密切监测并纠正钾、钠、氯紊乱和酸、碱中毒。对血容量已经补足而 24 h 尿量仍低于 400 mL,尿比重小于 1.018 时,应注意是否并发急性肾衰竭。

8.预后

本病通常预后好,但存在下列因素则预后差,如老年体弱,患有心、肺、肝、肾及代谢疾病者,体温、血白细胞计数不高者及免疫缺陷者,病变广泛、多叶受累者,严重并发症如伴感染性休克者。

(七)克雷伯杆菌肺炎

克雷伯杆菌肺炎系由肺炎克雷伯杆菌引起的急性肺部炎症。肺炎克雷伯杆菌又称肺炎杆菌,是引起肺炎最常见的革兰阴性杆菌,其所致肺炎占细菌性肺炎的 1％～5％,在社区和医院获得性革兰阴性杆菌肺炎中分别占 18％和 30％。近年来,随着对克雷伯杆菌高效抗菌药物的不断问世与推广,以及耐药严重的铜绿假单胞菌及其他假单胞菌、不动杆菌和阴沟杆菌等引起的肺炎比例增加,克雷伯杆菌临床分离率有下降趋势。克雷伯杆菌肺炎的死亡率较高,为 20％～50％。

1.病因与发病机制

肺炎克雷伯杆菌属肠杆菌科克雷伯菌属,包括 3 个亚种,即肺炎克雷伯肺炎亚种、肺炎克雷伯鼻硬结亚种、肺炎克雷伯臭鼻亚种。根据 DNA 同源性又可分为 7 个物种。肺炎克雷伯杆菌革兰染色阴性,兼性厌氧,不活动,常具荚膜,菌长 0.6～6.0μm、宽 0.3～1.5μm。营养要求低,在普通培养基上迅速生长,适温 37℃。能分解葡萄糖和其他糖、醇类,产酸、产气,硫化氢阴性,多数能利用枸橼酸盐,靛基质阴性,氧化酶阴性,过氧化氢酶阳性。根据荚膜抗原的不同,肺炎杆菌可分为80多个血清型。引起肺炎者以1～6型为多。

克雷伯杆菌肺炎主要是由于吸入口咽部带菌分泌物所致,也可直接吸入克雷伯杆菌气溶胶诱发。定植于口咽部的肺炎克雷伯杆菌可源于其他住院带菌者,也可源于病人自身。粪便、感染的泌尿道、口咽部等均为肺炎克雷伯杆菌的重要储存场所和产生交叉传播的来源。医务人员的手则是这些细菌的常见传播途径。肺炎杆菌为条件致病菌,2%～25%正常人上呼吸道可有本菌定植,老年人、住院病人、慢性肺部疾病病人、抗生素(特别针对革兰阳性球菌的药物)大量使用者,口咽部细菌检出率和分泌物中浓度均明显增加。机体免疫功能下降、严重疾病、创伤性检查、治疗和手术等均可成为易感因素。

2.病理

原发性克雷伯杆菌肺炎常呈大叶分布,也可为小叶性或两者兼有。继发性者多小叶分布。典型的大叶性克雷伯杆菌肺炎临床已少见,病变以右上叶多见。因病变中渗出液黏稠而重,常使叶间隙下坠。肺泡壁破坏和纤维组织增生,肺泡组织坏死后可引起肺泡壁塌陷、肺泡通气量减少;肺部较大血管腔内血栓形成造成周围组织坏死,空洞、脓腔形成。病变累及胸膜、心包时,可引起渗出性或脓性积液,胸膜表面多被纤维蛋白渗出物覆盖,可导致胸膜粘连。脓胸发生率约为25%。

克雷伯杆菌肺炎经治疗后肺泡炎症消散常不完全,引起纤维增生、残余性化脓性病灶或支气管扩张、肺气肿等。

3.临床表现

(1)症状

常起病急骤。部分病人发病前有上呼吸道感染症状,部分病人有酗酒史。主要表现为寒战、发热、咳嗽、咳痰、呼吸困难等。早期全身衰弱较常见。痰液无臭,黏稠,痰量中等。痰液由血液和黏液混合成砖红色胶冻样被认为是克雷伯杆菌肺炎的一项特征,但临床上比较少见。也有病人咳铁锈色痰或痰带血丝,或伴明显咯血。

(2)体征

急性病容,常有呼吸困难甚至发绀,严重者可有全身衰竭、休克、黄疸。多数病人体温波动于39℃上下。大叶性肺炎实变期,肺部检查可于相应部位发现实变体征,语颤和语音传导增强,可有支气管样或支气管肺泡呼吸音。湿性啰音常见。

(3)实验室检查

有白细胞和中性粒细胞增多,核左移;白细胞减少者提示预后差。痰培养可有肺炎克雷伯杆菌生长,但又难以区分是肺炎病原菌或口咽部定殖菌。

(4)X线检查

大叶实变、小叶浸润和脓肿形成。大叶实变多位于右上叶,叶间裂呈弧形下坠。约半数的病人病变可累及多个肺叶,16%～50%伴肺脓肿形成。

4.诊断

克雷伯杆菌肺炎的临床表现、实验室和X线检查多不具有特征性。咳砖红色胶冻样痰虽为其典型表现,但临床上并不多见。微生物学检查是确诊克雷伯杆菌肺炎的唯一依据,也是与其他细菌性肺炎相鉴别的重要方法。

合格的痰标本涂片可见较多革兰阴性杆菌,尤其大量聚集在脓细胞和支气管的假复层纤毛柱状上皮细胞周围并带有荚膜者,应考虑肺炎克雷伯杆菌的可能。痰培养分离肺炎克雷伯杆菌有利于诊断,但应与定植于口咽部的污染菌相鉴别。对重症、难治或应用免疫抑制剂病例,可使用防污染下呼吸道标本采样技术如经环甲膜穿刺气管吸引(TTA)、防污染双套管毛刷(PSB)、支气管肺泡灌洗(BAL)和经皮穿刺吸引(LA)等,分离肺炎克雷伯杆菌来确诊本病。

5.治疗

克雷伯杆菌肺炎的治疗包括抗感染治疗和支持治疗。

(1)对症与支持治疗

包括通畅气道,祛痰、止咳,给氧,纠正水、电解质和酸碱失衡,补充营养等。

(2)抗感染治疗

及早使用有效抗生素是治愈的关键。氨基糖苷类抗生素、头孢菌素、广谱青霉素是治疗克雷伯杆菌肺炎的最常用药物。

氨基糖苷类可选用阿米卡星或庆大霉素、妥布霉素。用量为每日 0.4～0.6 g,肌注或静注,一次给药,可减少肾脏毒性。

头孢菌素类以头孢唑林为首选,剂量为每日 4～6 g,分 2～4 次静滴;也可用第 2 代头孢菌素如头孢呋辛、头孢孟多或头霉素类头孢西丁等,剂量同第 1 代头孢菌素,总体疗效较佳。

青霉素类中的广谱青霉素如哌拉西林、替卡西林以及与酶抑制剂混合的复合制剂有较好的治疗效果。通常剂量为每日 4～6 g,分 2～4 次静滴。

对重症感染可采用 β—内酰胺类抗生素与氨基糖苷类抗生素联合应用,或单用第三代头孢菌素包括头孢噻肟、头孢哌酮、头孢曲松和头孢他啶等。对产生广谱 β—内酰胺酶(ESBL)多重耐药性细菌感染、难治性感染,可用亚胺培南或氟喹诺酮类或氨曲南等。疗程宜长,通常为 3～4 周。

随着临床可选药物品种的增多和多重耐药菌株的不断增加,合理地选择药物主根据药物敏感试验。

(八)绿脓杆菌肺炎

绿脓杆菌肺炎由铜绿假单胞杆菌所致,多见于医院内感染,病情严重,病死率高。铜绿假单胞杆菌为单一条件致病菌,广泛存在于潮湿的环境中,在有潜在疾病、免疫功能低下或重症监护、机械通气患者中易引起支气管—肺部感染。

1.病原学及发病机制

绿脓杆菌属假单胞菌属,广泛分布于自然界及正常人皮肤、肠道和呼吸道,是临床上较常见的条件致病菌之二。大小为(1.5～3.0)μm×(0.5～0.8)μm,革兰阴性杆菌。菌体一端一般有一根鞭毛,运动活泼。无芽孢,有多糖荚膜或糖萼,具有抗吞噬作用。在普通培养基上生长良好,专性需氧。菌落形态不一,多数直径为 2～3 mm,边缘不整齐,扁平湿润。在血琼脂平板上形成透明溶血环。液体培养呈混浊生长,并有菌膜形成。绿脓杆菌能产生两种水溶性色素:一种是绿脓素,为蓝绿色的吩嗪类化合物,无荧光性,具有抗菌作用。另一种为荧光素,呈绿色。绿脓素只有绿脓杆菌产生,故有诊断意义。但广泛使用有效抗生素后筛选出的变异株常丧失其合成能力。分解蛋白质能力甚强,而发酵糖类能力较低,分解葡萄糖,产酸不产气,不分解甘露醇、乳糖及蔗糖,能液化明胶。分解尿素,不形成吲哚,氧化酶试验阳性,可利用枸橼酸盐。绿脓杆菌有菌体 O 抗原和鞭毛 H 抗原。O 抗原含有内毒素和原内毒素蛋白质两科一成分。原内毒素蛋白质是一种高分子、低毒性、免疫原性强的保护性抗原,不仅存在于不同血清型绿脓杆菌中,而且广泛存在于假单胞菌属的其他细菌以及肺炎杆菌、大肠杆菌、霍乱弧菌等革兰阴性细菌中,是一种良好的交叉保护抗原。

绿脓杆菌能产生多种与毒力有关的物质,如内毒素、外毒素 a、弹性蛋白酶、胶原酶、胰肽酶等,其中以外毒素 a 最为重要。绿脓杆菌外毒素 a 为一种热不稳定的单链多肽,相对分子质量约为 66000,经甲醛或戊二醛处理可脱毒为类毒素,并被特异性抗毒素中和,毒性强,注入动物后,主要靶器官肝脏可出现细胞肿胀、脂肪变性及坏死;其他脏器病变有肺出血和肾脏坏死。外毒素 a 机制与白喉毒素有些类似,即最终使核糖体上延长因子 2 失活,抑制宿主细胞的蛋白质合成,但具体过程不同。此外,外毒素 a 和白喉毒素在蛋白质结构、免疫原性、靶细胞和敏感动物等方面均有差异。

绿脓杆菌感染可发生在人体任何部位和组织,常见于烧伤或创伤部位、中耳、角膜、尿道和呼吸道,也可引起心内膜炎、胃肠炎、脓胸甚至败血症。患者感染后可产生特异性抗体,有一定的抗感染作用。应用抗绿脓杆菌免疫血清可降低病人继发败血症的发生率和病死率。铜绿假单胞杆菌在外科手术、烧伤患者易致败血症,腹部感染常与上呼吸道该菌集落有关,囊性肺纤维化患者最终常死于绿脓杆菌肺炎,机械通气及气管切开患者易被污染的呼吸机及器械所感染。临床分以下两种类型:菌血症性肺炎来自血源或网状内皮系统,非菌血症性肺炎受吸入上呼吸道分泌物所致,菌血症型多伴宿主免疫功能减低,住院慢性阻塞性肺疾病及肿瘤患者上呼吸道细菌集落形成可高达 50%,且绝大多数对补体/抗体介导的免疫杀伤耐受。中性粒细胞具清除细菌功能,因此粒细胞缺乏患者易感。

2. 临床表现

非菌血症型肺炎表现为畏寒、发热、咳嗽,咳大量脓性痰,痰呈黄绿色。检查可见相对性缓脉、双峰热、白细胞不一定升高。胸部 X 线显示双侧肺下叶结节状浸润,甚则融合,以及肺脓肿形成阴影,发生率可达 80%。

菌血症型肺炎多发生于肿瘤化疗后血白细胞减少或皮质激素治疗患者。患者可突发高热、昏迷、心率加速、咳嗽,痰少量,重度中毒症状为烦躁不安。体检时可发现坏死性脓疱疹,由于皮肤血管受细菌侵犯,发生小动脉壁坏死、血栓形成,开始呈出血性丘疹,并迅速发生坏死。胸部体征有干湿性啰音。

胸部 X 线显示局限性或弥漫性肺部浸润,后者类似肺水肿,肺血管可充血,后发展成片状支气管肺炎并有脓肿形成,而坏死性肺炎也可呈结节状浸润。病人一般情况远较 X 线表现为差,尤其是晨间发热具有特征性。

3. 治疗

绿脓杆菌肺炎病死率高达 80%,适当联合使用抗生素可使之降至 50%。一般用半合成青霉素加氨基糖苷类抗生素。

羧苄西林每日 20～30 g 静滴、磺苄西林或呋苄西林每日 8～12 g 静滴,替卡西林每日 10～18 g 静滴。与一种氨基糖苷类抗生素(庆大霉素每日 16 万～24 万 U,或妥布霉素每日 240～320 mg)并用效果甚好。

对妥布霉素耐药者,可改用丁胺卡那霉素每日 0.2～0.4 g,分 2 次肌注,若耐药,其他半合成青霉素也可选用,如哌拉西林每日 8～12 g 静滴,以及苯咪唑组青霉素等。这些新青霉素对许多产生 β—内酰胺酶的革兰阴性杆菌有效。

新青霉素与氨基糖苷抗生素合用可减少耐药性的产生。第三代头孢菌素如头孢哌酮、头孢他啶对绿脓杆菌有效,可与氨基糖苷类抗生素联用。

4.预后

中性粒细胞缺乏者,血培养常呈阳性。伴菌血症患者病死率高达 80％以上。非菌血症型肺炎病死率为 30％～60％。氨基糖苷类抗生素及第三代头孢菌素应用以来,病死率有所降低,主要合并症有脓胸、肺脓肿,菌血症型可以在任何系统出现转移性感染灶。

(九)流感嗜血杆菌肺炎

过去认为流感嗜血杆菌(流感杆菌)为儿童易感细菌,近年来发现发生流感嗜血杆菌肺炎也逐渐增多,成为院外获得性肺炎的重要致病菌,可能与介入性诊断与细菌学技术提高有关。伴菌血症者病死率高达 57％。它不仅可使慢性病人致病,也可引起健康成年人的肺炎。

1.病因与发病机制

流感杆菌为革兰阴性杆菌,可分为荚膜型和非荚膜型两类。

荚膜成分为多糖类,有型特异性,分为 6 型,其中以 b 型对人类致病力最强,为磷酸核糖多糖体多糖抗原,它与某些型别的肺炎球菌、大肠杆菌及革兰阳性菌的细胞壁有共同抗原,血清学相互有交叉反应。非荚膜型也有一定致病毒力。流感杆菌产生内毒素(有纤毛制动作用)在致病过程中起重要作用。侵袭性感染中均是有荚膜的细菌 b 型流感杆菌,能够选择性粘附于呼吸道上皮细胞,避免局部的黏液纤毛清除作用,从而保证细菌的定植与增殖。

2.临床表现

老年肺炎多见于原有肺部基础疾病、免疫功能低下者或病毒感染后,但健康成人发病也可占 12％～30％。除一般肺炎症状外,X 线表现无特异性,往往呈支气管肺炎伴少量胸腔积液,两下叶易犯,也有多叶受累。老年菌血症性肺炎在未用特效治疗时死亡率可达 57％。有时也表现为球形肺炎,应与肿瘤区别。伴有急性呼吸窘迫综合征者肺部可出现弥散性间质浸润。

3.诊断

由于上呼吸道流感杆菌定植率可达 42％,单纯痰液培养结果应结合其他现象进行评价。标本取自经气管抽吸或纤维支气管镜双套管防污染标本毛刷刷取。胸液或血培养可以确认。流感杆菌培养需特殊条件培养基如巧克力琼脂培养基,应含有 X 因子及 V 因子。目前认为该菌有或无荚膜均具致病毒力,甚至发生菌血症。

4.治疗

20 世纪 80 年代以来,发现流感杆菌部分菌株产生 β—内酰胺酶。有文献报道其产酶率达到 50％,因此对氨苄西林耐药现象日趋普遍,目前已不主张将氨苄西林作为一线经验

(十)吸入性肺炎

1.病因和发病机制

除血源性肺炎外,大多数肺炎是由吸入机制所致。如肺炎球菌、流感嗜血杆菌和金黄色葡萄球菌,在下呼吸道侵犯力强,少量侵入即可致病。而吸入性肺感染则指由于口腔卫生状况不佳或神志改变、咽下困难等所致的 V1 咽部含厌氧菌感染物较大量吸入产生的肺部炎症。它比胃酸性肺炎更隐蔽,发生率不高。男女比例 3∶1。多数为酗酒者、癫痫者、口腔卫生不佳者。无齿患者出现厌氧菌感染要考虑肿瘤。其他有意识不清、全身麻醉、急性脑血管意外、吸毒、抽搐、气道机械性损伤和吞咽困难者。

2.病理

吸入胃内容物后,胃酸可立即引起气道和肺部化学性灼伤。刺激支气管引起管壁强烈痉

挛,随后产生支气管上皮急性炎症反应和支气管周围炎症浸润。进入肺泡的胃液迅速向四周肺组织扩散,引起肺泡上皮细胞破坏、变性,肺泡Ⅰ型及Ⅱ型细胞坏死,并累及毛细血管壁,使血管内液体渗出,引起水肿和出血性肺炎。

3.临床表现

患者常有吸入史或诱因,迅速发病,多于2小时内出现症状。临床表现与诱发病因有关,如由于气-食管瘘引起的吸入性肺炎,则每于进食后有痉挛性咳嗽、气急。在神志不清的情况下,吸入时常无明显症状,但1~2小时后突然发生呼吸困难,迅速出现发绀和低血压,常咳出浆液性泡沫状痰,可带血或伴发热。两肺闻及湿啰音,可伴哮鸣音,严重者可发生呼吸窘迫综合征。

4.检查

胸部X线示于吸入后1~2小时即能见到两肺散在不规则片状边缘模糊阴影,肺内病变分布与吸入时的体位有关,常见于单侧或双侧中下肺野,右肺为多见。发生肺水肿,则两肺出现片状、云絮状阴影融合成大片状,从两肺门向外扩散,以两肺中、内带为明显,与心源性急性肺水肿的X线表现相似,但心脏大小和外形正常,无肺静脉高压征象。

5.防治

对容易引起胃液吸入的患者,突然发生呼吸困难,短时间内出现肺部浸润病灶,即应高度警惕产生吸入性肺炎的可能。并应积极与细菌性肺炎、心源性肺水肿、肺栓塞相鉴别。

预防吸入性肺炎的主要措施为防止食物或胃内容物吸入,如手术麻醉前充分让胃排空,对昏迷患者可采取头低及侧卧位,尽早安置胃管,必要时作气管插管或气管切开。加强护理更为重要。

在紧急情况下,应立即给予高浓度氧吸入。应用纤支镜或气管插管将异物吸出,加用呼气末正压呼吸支持治疗。纠正血容量不足可用清蛋白或低分子右旋糖酐等。为避免左心室负担过重和胶体液渗漏入肺间质,可使用利尿剂。虽常规应用糖皮质激素治疗,但尚有争议,有研究者认为在吸入12小时内大量使用糖皮质激素3~4天,有利于肺部炎症的吸收,但也有持相反意见者。抗生素用于控制继发性感染,多数不主张用于预防细菌性感染。吸入碳氢化合物液体后的处理原则与上述相同。

(十一)放射性肺炎

放射性肺炎系由于肺部肿瘤、纵隔肿瘤、食管癌、乳腺癌、恶性淋巴瘤或胸部其他部位肿瘤经放射治疗后,在放射野内正常肺组织受到损伤引起的炎症反应。

1.定义

放射性肺炎为胸部癌肿病人接受大剂量放射治疗后在放射野内正常肺组织发生的放射性损伤,表现为炎症反应。一般在放疗1个月后发生。对放射治疗的反应程度因人而异。病变损害程度以及体征轻重与放射剂量、疗程有关,一般包括充血、间质水肿、细胞浸润或透明膜形成;轻者无症状,炎症自行消散;重者产生广泛性肺纤维化,导致呼吸功能损害,甚至呼吸衰竭。

2.病因与病理

放射性肺炎是肺组织的放射性损伤改变,是在对胸部恶性肿瘤进行放射治疗后比较常见的并发症。多由于大剂量、大面积照射所引起。放射性肺炎的病理改变主要是由于物理刺激因素引起的非化脓性炎症。其改变早期以渗出为主,晚期以纤维化为主。

3. 诊断

1）症状

一般在放射治疗后 1 个月或更长的时间（4～6 个月），开始有干咳、胸痛、咽下疼痛，一般程度较轻，用抗生素治疗无效，大剂量照射后可致进行性呼吸困难、心动过速、发烧、紫绀。慢性纤维化改变的症状多在放射治疗结束后一个较长时期才出现，早期症状较轻微，如咳嗽、吐白色泡沫痰，但可逐渐加重，并可出现肺功能不全的症状，如气短、呼吸困难等。部分病人在接受放射后可无症状；有的病人出现症状后可逐渐缓解，留有不同程度的纤维性病变。少数病人可有肋骨坏死性骨折，剧烈胸痛，吸气时加重。

2）体征

急性期可有湿性啰音。慢性期局部叩诊成浊音，呼吸音减弱。

3）实验室检查

外周血白细胞计数轻度升高，血沉增快。

4）肺功能检查

呈限制性通气障碍，通气功能及肺弥散功能、肺顺应性稍下降，轻度缺氧。

5）胸部 X 线检查

（1）急性期

相当于肺野受照射部位呈现一片密度较高的模糊阴影，仔细观察中间有网织状阴影，相似于支气管性及间质性肺炎，但其轮廓完全与照射野的边缘相一致。有些病变和正常肺野有明显分界。伴有明显的肺容积缩小，肺容积缩小可由于细支气管栓塞或可由于肺表面活性物质减少所致。

（2）慢性期

可为急性期的肺部病变部分吸收并发生纤维化逐渐演变而来，亦可为开始时即呈慢性变化过程。在放射野出现纤细的或网状的纤维索条阴影，近肺门处较明显。约 1 个月后范围扩大，纤维索条影增多，密度增高，可互相融合呈致密块状阴影，近中心区密度高，边缘处可见许多绒毛状尖刺伸出。在放射治疗后 4～6 个月是纤维变化形态上发展的高峰，以后纤维收缩，病变范围较前缩小，病灶边缘有粗索条状阴影，边缘锐利，界线分明，同侧正常肺野呈代偿性气肿，气管和心脏被牵引过来，同侧横膈上移。如无并发感染则在 1 年左右病变渐趋稳定。

4. 治疗

（1）本病是肺部严重损伤的后果，为预防本病的发生，应严格掌握照射野、时间和剂量。

（2）如有明显的呼吸道症状，应先用抗生素治疗，待局部情况好转后再进行放射治疗。

（3）放射治疗过程中及治疗后，应密切观察有无呼吸道症状及体温升高，必要时做胸部 X线检查，一旦放射性肺炎得到确诊，应立即停止放射治疗。

（4）肾上腺皮质激素可以试用，尤其在初期，可使症状迅速缓解，可用泼尼松，开始剂量较大，每日 40mg，以后逐渐减量，晚期无效。

（十二）医院内获得性肺炎

医院获得性肺炎（hospital acquired pneumonia，HAP）亦称医院肺炎（nosocomial pneumonia，NP）是指在入院 48 小时以后在医院内发生的肺炎，包括在医院内获得感染而于出院后后 48 h 内发生的肺炎。HAP 中最常见（80%）和最严重的类型是呼吸机相关肺炎（ventilator associated pneumonia，VAP），它是指气管插管/切开（人工气道）机械通气（mechanical ventilation,MV)48～72 小时后发生的肺炎。迅速进展的重症 HAP 给予气管插管和机械通气者即使不符合上述界定,亦应按 VAP 处理。接受无创机械通气患者发生的肺炎不是 VAP,但属于 HAP。近年主张采用医疗护理相关性肺炎(health care associated pneumonia,HCAP)一词,以"相关"取代"获得"更切合实际,因为"获得"很难明确和界定。关于 HCAP 在该指南中界定为下列病人的肺炎:①近 90 天内曾住院不少于 2 次;②长期居住在护理院或慢性病护理机构;③近 30 天内接受过静脉治疗(抗生素、化疗药物)、伤口处理;④在医院或血液透析门诊部接受透析治疗。

1. 流行病学

1)发病率、病死率和社会责任

HAP 在我国是第一位的医院感染,发病率为 2.33%;沿海大城市综合性医院中医院获得性下呼吸道感染(主要是肺炎)在医院感染构成比中占 33.1%,每例平均增加医疗费用 1.8 万元,平均延长住院时间 31 天。如果按每例增加医疗费用 1.0 万元推算,全国每年因此而增加医疗支出 100 亿元人民币。HAP 占所有 ICU 感染的 25% 左右,所用抗生素占 ICU 所有抗生素用量的 50% 以上。HAP 病死率 30%～70% 不等。VAP 的配对研究表明,VAP 的归因病死率估计在 33%～50%。关于 VAP 呼吸机应用时间与 VAP 发生率关系的研究结果颇不一致。20 世纪 80 年代的研究揭示,MV 第 1 天 VAP 发病率为 5%,而超过 30 d 则升至 69%;第 10 天累计发病率为 7%,第 20 d 19%。

在呼吸机广泛应用前,HAP 主要见于外科手术患者。近年来非 VAP 研究甚少。一些资料显示在高危住院患者 HAP 发病率大体是胸腹部手术 3.2%～17.5%,免疫受损患者 19.5%～20%,老年人 0.7%～1.7%。

2)流行环节

(1)感染来源及途径

①内源性感染:a. 原发性内源性感染。是由潜在性病原微生物(potent pathogen microbial,PPMs)所致,这些微生物常存在于有肺损伤或气管插管 MV 患者的口咽部和胃肠道。它主要发生在 MV 最初 4 天内。引起原发性内源性肺炎的微生物种类因人而异。在原来健康患者(如创伤、中毒等)常由肺炎链球菌、金葡菌、流感嗜血杆菌、卡他莫拉菌、大肠埃希菌等所致。一般认为短期使用相对窄谱的抗生素可望预防这种感染。然而存在基础疾病患者(糖尿病、COPD 等),在其喉部、直肠常有肺炎克雷伯杆菌存在,易引起下呼吸道感染。b. 继发性内源性感染。在入院前患者并不携带这类细菌,但住院期间它们继发定植于口咽部或胃肠道,并在此快速过度生长,主要为 GPPMs 和金葡菌。入住 ICU 1 周内患者唾液或胃内容物 PPMs 细菌浓度高达 10^8 cfu/ml。经过医务人员手,将患者或携带者的病原菌传给新病人。尽管微生物是外源性的,但微生物在感染之前常在口咽部、胃肠道定植和增殖,随后被误吸入下呼吸道。未经口咽、胃肠道继发定植的假单胞菌属细菌所致肺炎仍称为外源性感染。③血源途径。定植于支气管肺的微生物极少来源于血液,偶尔因金葡菌败血症导致多发性肺炎和肺脓肿。

②外源性感染:a. 接触传播。这是最常见的一种传播方式。有直接或间接接触传播,前者是由病人之间或病人与工作人员之间身体接触所致;后者大多因医疗器械、监测设备被污染、或未严格消毒、或病人之间共用器械所致。所传播的病原体以假单胞菌属、窄食单胞菌属及军团菌属的细菌为主。b. 空气传播。空气中的尘粒可带有病原菌,并可移动而导致病原菌

的传播,如结核杆菌、曲菌。病毒经飞沫传播亦归于这一类。

一种病原体可通过一种方式传播也可经两种或两种以上方式传播。了解感染的途径有助于追溯感染源及制定控制措施。

(2)易感人群和危险因素

免疫防御机制受损者是 HAP 的易感人群。具体说即具有危险因素的病人容易罹患HAP。目前公认的最显著危险因素是气管插管机械通气,它可使发生医院肺炎的危险因素增加 3～21 倍。

2.病原体和发病机制

HAP病原体以细菌最常见,占 90%。在免疫抑制特别是造血干细胞移植和实体器官移植受体真菌、病毒、结核分枝杆菌等是重要病原体。我国 20 世纪 90 年代 HAP 论文分析显示,铜绿假单胞菌占 20.6%,克雷伯菌属占 10.1%,大肠埃希菌占 5.9%,肠杆菌属占 4.6%,不动杆菌占 4.6%,嗜麦芽窄食单胞菌占 1.7%,流感嗜血杆菌占 0.8%,金黄色葡萄球菌占 5.9%,肠球菌占 1.4%,肺炎链球菌占 1.0%。

HAP 的发生与其他肺炎一样,病原体到达支气管远端或肺组织,克服宿主的防御机制后繁殖并引起侵入性损害。呼吸系统的防御机制包括上呼吸道对空气滤过、加温、湿化及咳嗽反射;呼吸道上皮纤毛的运动;肺巨噬细胞的吞噬调理作用;体液及细胞免疫功能。医院肺炎的感染方式主要为吸入,血液传播和潜在感染的激活(如结核、巨细胞病毒感染等)相对少见。借助于分子生物学分型技术发现,从肺炎患者下呼吸道分泌物中分离到的菌株与发病前就定植于患者口咽部或胃的菌株具有同源性,表明肺炎病原体来源于口咽部菌群的误吸。

正常人口咽部菌群常包括不少可引起肺炎的致病菌如肺炎链球菌、流感嗜血杆菌、金葡菌及厌氧菌。但肠杆菌科细菌和假单胞菌等非发酵 G-杆菌分离率少于 5%。住院后病人口咽部菌群常发生变化,最突出的变化是 G-菌定植比例明显升高。这种定植随住院时间延长其增加更加显著。口咽部 G-杆菌定植增加的相关因素还有先期抗生素应用、胃液反流、大手术、严重的基础疾病及内环境的紊乱如糖尿病、酒精中毒、低血压、缺氧、酸中毒、氮质血症等。G-杆菌在住院患者口咽部定植并作为医院内肺炎的主要致病菌来源,形成的机制尚不十分清楚,但应激可以是一个重要的原因。通常认为口咽部上皮细胞表面能与 G-菌结合的受体为纤维连结素所覆盖,使受体免予暴露而不易与细菌结合。应激时唾液中蛋白水解酶分泌增加,受体表面纤维连结素被清除,受体暴露增多,促进了上皮细胞与细菌的结合,从而使 G-杆菌在口咽部黏附,定植概率增加。

MV 患者最可能的吸入途径是沿气管导管外呼吸道分泌物的吸入,即使用带低压或高压气囊的气管导管,口咽部分泌物的吸入或漏入仍是很常见的。据研究高压气囊气管导管患者中有 56%、低压气管导管中 20%有微吸入。这主要是气管插管破坏了口咽部与气管间的屏障,损害了对口腔分泌物有效清除功能,气管局部损伤及干燥使气管黏膜纤毛清除功能降低,加剧了微吸入。昏迷、全身麻醉、鼻饲管、支气管镜检查、食管疾病等亦促使微吸入的发生。吸入的口咽部病原体可以来自胃或鼻窦等处。半卧位可减少胃内容物的吸入,但对口咽部分泌物吸入无影响。

近来研究发现气管插管患者声门下导管球囊上穹隆区积液是细菌增殖的场所,细菌浓度可达 10^8 cfu/mL。X 线检查证实 50%以上患者存在积液,这种污染积液无疑增加微吸入。目前已证实气管导管内外表面有由一种不定型的糖蛋白组成的生物膜存在,经培养及电镜观察

73％的生物膜内含有细菌,浓度达 10^5 cfu/mL。生物膜使抗生素不易渗入,中和或破坏抗生素,从而保护细菌生长。这些微生物经移位或吸痰时的导入容易进入远端支气管和肺泡,引起肺实质感染。

机体借助于抗体、补体的调理作用、肺泡巨噬细胞和中性粒细胞吞噬消灭进入下呼吸道的病原体。然而机体在疾病状态下(如休克、外伤等),患者肺内常有过多的炎症介质如 TNF、IL-6、IL-8 等引起炎症性肺损伤,致病微生物可隐藏于局部坏死组织内,逃避正常的清除机制。概言之,病原微生物在上呼吸道粘附定植,继而吸入下呼吸道,突破机体的免疫防御机制,引起肺炎。因此医院肺炎的发生是病原体与机体相互作用的结果。

3.病理

肺炎的病理形态学改变是各种各样的,取决于病原体、感染发生至组织学检查的时间、宿主的基础免疫状态以及抗菌治疗等。从各个不同角度进行描述和界定如下。

1)HAP/VAP 的病理学分级

(1)细支气管炎

细支气管腔内多形核白细胞大量聚集和增殖,伴脓性黏液栓和支气管壁的改变。

(2)灶性支气管肺炎

终末细支气管和肺泡周围性粒细胞散在性浸润。

(3)融合性支气管肺炎

上述改变扩展至若干毗邻的肺小叶。

(4)肺脓肿

支气管肺炎融合并伴随组织坏死,正常肺结构破坏。

2)HAP/VAP 病理严重性分度

(1)轻度

终末细支气管及某些周围肺泡散在中性粒细胞浸润。

(2)中度

毗邻小叶间病变大片融合,细支气管内出现脓性黏液栓。

(3)重度

炎症广泛融合,偶见组织坏死。

3)HAP/VAP 病理学分期

(1)早期(0~2 d)

毛细血管充血伴多形核白细胞数量增加,肺泡腔可见纤维素渗出。

(2)中期(3~4 d)

肺泡腔内出现纤维素,少量红细胞和若干多形核白细胞。

(3)后期(5~7 d)

大多数肺泡内充满多形核白细胞、吞噬细胞、吞噬细胞脱屑。

(4)消散期(>7 d)

由于单核巨噬细胞的吞噬作用,炎性渗出消散。

对于 HAP/VAP 病理学的研究有助于对本病的理解和认识。但由于方法学上的限制和影响因素众多,病理和临床相关性很难确定,如对 VAP 患者死后的研究表明,VAP 病理上炎症程度与细菌负荷之间并不平行;而病理上 VAP 的早期病变临床上很难发现和诊断。

4.临床表现

由于严重基础疾病、免疫状态低下以及治疗措施(药物、机械通气等)干扰等,HAP 的临床表现常常很不典型,概括起来有下列特点。

(1)症状变化不定

激素、免疫抑制药等药物使医院肺炎的症状被干扰或掩盖;尚有患者由于严重的基础疾病削弱机体反应性,故 HAP 起病较隐匿,发热和呼吸道症状常不典型。在机械通气患者可以仅表现为发绀加重、气道阻力上升或肺顺应性下降等。但也有部分病人突发起病,呈暴发性进程,迅速陷入呼吸衰竭,或使原已处于呼吸衰竭状态的病人其病程迅速演进而难以逆转。

(2)X 线表现多变

HAP 一般表现为支气管肺炎,但常常变化多端。在严重脱水、粒细胞缺乏病人并发 HAP 和肺孢子菌肺炎可以在 X 线上无异常表现。而在机械通气患者可以仅显示肺不张,或者因为肺过度充气使浸润和实变阴影变得难以辨认。也有的因为合并存在的药物性肺损伤、肺水肿、肺栓塞等而使肺炎无法鉴别。

(3)并发症多

医院内肺炎极易并发肺损伤和急性呼吸窘迫综合征,以及左心衰竭、肺栓塞等。在接受机械通气患者一旦发生肺炎极易并发间质性肺气肿、气胸。

5.诊断和病情评估

1)临床诊断

一般提倡的 HAP、VAP 临床诊断标准是发热、白细胞增高和脓痰气道分泌物 3 项中具备 2 项,另加在 X 线上肺部浸润性病变。此标准敏感性高,但特异性很低。即使临床 3 项和 X 线异常同时存在,其特异性仍低于 50%,因此为临床不能接受。但必须强调临床表现仍是 HAP、VAP 诊断的基础,而且目前普遍认为只有重视临床诊断而不是等待或依靠病原学诊断选择抗菌治疗,才可能改善 HAP、VAP 的治疗结果。

2)X 线诊断

X 线诊断 VAP 的研究提示,肺泡浸润敏感性为 87%~100%,支气管充气征 58%~83%,新的或进展性浸润 58%~78%。呼吸机治疗尚可以合并其他类似肺炎的 X 线异常表现(肺不张、肺栓塞、心力衰竭等),没有任何一种特异性影像学异常能够提高 VAP 诊断的准确性。

目前胸部 X 线仍是作为诊断 VAP 的必备检查。尽管费用/效益比缺少研究。机械通气患者可以出现脓性气道分泌物而 X 线阴性,此常被认为是化脓性气管支气管炎或医院内气管—支气管炎(nosocomial tracheo—bronchitis,NTB),而非 VAP。尸检研究表明它存在肺炎的组织学改变,是肺炎的临床前征象。

3)病原学诊断

临床和 X 线诊断 HAP、VAP 特异性低,需要联合其他诊断技术以提高诊断特异性。而从感染性疾病本身的诊断和抗菌治疗来说,HAP、VAP 亦需要特异性的病原学诊断。但是目前由于肺炎病原学诊断的现实困难,抗菌治疗发展和面临的种种问题,VAP 病原学诊断存在不少争议。

(1)病原学诊断的临床价值

与社区获得性肺炎相比,仅依据临床和 X 线异常,VAP 的诊断特异性更低。迅速确定病原学诊断,选择合理的抗菌治疗,防止求助广谱抗菌药物覆盖所有可疑病原体经验性治疗方法的滥用,最大程度地减少耐药,是 VAP 临床处理的基本原则和追求的理想目标。影响 VAP 预后危险因素的分析表明,6 项独立危险因素(老年、临终或迅速加重的致死性基础疾病、高危病原菌、X 线上双肺浸润、呼吸衰竭和不恰当抗菌治疗)中以不恰当抗菌治疗最为重要。恰当或合理抗菌治疗的选择仅在一种或多种特异性病原体被确诊的情况下才有可能。

在理论上要求 VAP 具备精确的病原学诊断无疑是正确的,但实践中存在若干难以满意解决的问题,主要有病原学诊断假阴性(包括已接受抗菌药物治疗所带来的影响)、治疗延误影响预后、侵袭性诊断技术本身尚待解决的技术问题(如标准化与可重复性)和诊断标准(细菌浓度阈值)、操作风险以及增加医疗费用支出等。针对侵袭性诊断技术可以获得生态学(减少耐药菌)和经济学效益的观点,以病死率为终点,应用决策分析方法研究表明,只要临床诊断可能性超过 50%,侵袭性诊断的敏感性低于 80%,则经验性治疗病死率为 50%,而不治疗病死率高达 100%。

(2)常用病原学诊断采样技术

①气管内吸引:气管内吸引分泌物定量培养常被用来代替侵袭性诊断。其结果随细菌负荷量、机械通气持续时间长短和有无先期抗菌治疗等因素而异。敏感性较高(38%~100%),而特异性可以很低(14%~100%)。文献中定为阳性诊断的细菌浓度为 10^5 cfu/mL 至 10^6 cfu/mL 不等。在长期 MV 患者气道防御机制损伤,定植菌显著增加,气管内吸引分泌物培养特异性降低。涂片和培养联合检测可能有助于 VAP 的诊断。

②支气管肺泡灌洗(bronchial alveolar lavage,BAL):BAL 液定量培养诊断肺炎的敏感性为 42%~93%(平均 73%),特异性为 45%~100%(平均 82%)。其变化除受研究对象及先期抗生素治疗影响外,还与定量培养的阳性标准有关,通常以 10^4 cfu/mL 划定为阳性。在肺炎急性肺损伤患者应用 BLA 一般是安全的,主要危险是氧合降低。一度强调 BAL 定量培养的诊断价值,但新的研究表明气管内吸引定性培养与 BAL 液定量培养在 28 d 病死率、目标抗菌药物使用比率、不用抗菌药物天数等指标上均无显著性差异。

③防污染样本刷(protected speciambrush,PSB):诊断敏感性 33%~100%(中位数 67%),特异性 50% 上 100%(中位数 95%)。大多数报告 VAP 阳性诊断未强调细菌浓度界限。PSB 采样技术未标准化,多数研究报告未说明标本的性状和采样前是否经支气管吸引和清除分泌物。目前倾向性意见是 PSB 诊断 VAP 可能更特异。

④盲式微侵袭性操作:包括 3 种技术。a.盲式支气管采样(blindedbronchial sampling,BBS):导管盲插和嵌至远端支气管,吸引其分泌物而不灌注液体。该技术敏感性和特异性均达 74%~97%。b.微量 BAL(mini-BAL):以长度 50 cm,灭菌、单鞘、带塞的套筒式导管盲插入支气管,灌注液体量 20~150 mL,吸引采集回收液。敏感性 66%~100%,特异性 66%~99%。c.盲式 PSB 采样(blinded samplingwithPSB,BPSB):不同于直视下 PSB 技术,该法以防污染样本毛刷盲检而不用纤支镜。其敏感性 58%~86%,特异性 71%~100%。盲式采样技术敏感性和特异性类似于 BAL 和 PSB,但更方便经济,危险性可能会低于纤支镜检查。同样的问题是这些技术缺乏标准化。

⑤血液和胸腔积液培养:血培养应常规进行,要求从两处同时抽血,每处采血量不少于 10 mL 以提高阳性率,便于区分皮肤污染菌(当分离出皮肤寄居菌如凝固酶阴性葡萄球菌或棒状杆菌时)。胸腔积液视实际情况而定,如有足够抽吸的胸液时,应尽可能行诊断性穿刺抽液。

4）诊断标准

如前所述 HAP 诊断标准差异很大。无论从监测还是从临床角度来看，手术风险分级标准（NNIS）提倡的标准可能是目前各种标准中比较严格而适用的。

X 线

≥2 次连续性胸部 X 线片显示新的或进展性的和持续性的肺部浸润、空洞或实变（无心肺基础疾病患者 1 次 X 线胸片即可）

临床

下列条款之一：

①发热超过 38℃而无其他明确原因；

②WBC 计数$<4\times10^8/L$ 或$>12\times10^9/L$；

另加下列条款≥2 条：

①新出现脓痰或痰性状改变，或呼吸道分泌物增加或需要吸引次数增加；

②新出现或加重的咳嗽，呼吸困难或呼吸频率增加；

③肺部啰音或支气管呼吸音；

④气体交换恶化，吸氧需要增加或需要通气支持。

微生物学（任选）

阳性培养（1 种）：血液（无其他相关原因），胸腔积液，BAL 或 PSB 定量培养，BAL 含细胞数≥5％

5）HAP（VAP）临床病情评估

关系治疗的选择和预后的预测，可参考下列因素。

（1）基础疾病

心肺基础疾病、免疫功能低下、神经基础疾病等不仅是 HAP（VAP）的发病危险因素，而且也是影响预后的重要因素。

（2）发病时间和病情

早发性与晚发性 HAP（VAP）病原体分布差异显著，前者病原体相对简单，对抗菌药物大多敏感，后者则相反，预示治疗困难，预后不佳。

6. 治疗

1）初始经验性治疗

（1）参考因素

对于临床怀疑或诊断 HAP 的患者，在完成病原学诊断采样和临床评估后应立即开始经验抗菌治疗。药物选择和方案拟订应参考下列因素。

①发病时间、先期抗菌药物治疗及药物种类、器械和环境污染情况和 ICU 内流行菌株。

②当地或所在医院（甚至所在 ICU）耐药情况。

③基础疾病或影响抗菌治疗的因素（如肝肾功能、肥胖、极度消瘦或严重低蛋白血症）。

④其他侵袭性技术。

⑤患者免疫状态。

（2）推荐用药

美国胸科协会 1996 年指南按患者临床情况（发病时间、发病危险因素、病情严重程度）分 3 组，分别推荐不用抗菌治疗药物。因为发病危险因素与病原体的相关性不如发病时间密切，病情严重程度过去参考社区获得性肺炎的标准,在 HAP 缺少前瞻性评估,而目前细菌耐药问题日趋严重,故 2005 年新指南改变分组依据,主要参考发病时间和多耐药(mutipled rug resistance,MDR)危险因素分为两组。

MDR 危险因素包括近 90 天内接受过抗菌药物治疗或住院,本次住院不少于 5 天,MV＝7 天,定期到医院静脉点注药物或接受透析治疗,居住在护理院或长期护理机构,免疫抑制疾病或治疗,所在社区或 ICU 存在高频率耐药菌。后 4 项危险因素主要见于 HCAP,此类患者不分早发或晚发,一律按 MDR 菌感染处理。

(3)抗菌治疗策略

VAP 初始经验性治疗需要高效广谱抗菌药物联合使用,但又应避免过度和过长时间应用广谱抗菌药物,需要在改善疗效和防止耐药之间寻找结合点和平衡点。

(4)运用抗菌药物 PK/PD 原理和 MonteCarlo 模型优化抗菌治疗

近年来,在 PK/PD 理论基础发展起来的 Monte Carlo 模型根据抗菌药物血药浓度变化和对细菌的 MIC 分布的变化及其总的积集数据,应用计算机对 1000～10000 例血药浓度和 M1C 变化进行模拟,并将其进行各种组合,计算出获得抗菌药物有效性的条件,例如获得 T＞MIC％达到某种设定和希望值的概率,为该药物及其给药方法的有效性进行预估。Monte Carlo 模型不仅为获得临床有效治疗提供剂量和给药间歇时间的参考,而且也为产 ESBLs 菌株能否使用头孢菌素的争议展示了可能的解决途径,即选药依据应当是根据其 MIC 及所选药物剂量方案能否达到有效的 T＞MIC％设定值,而不是仅仅依据是否产 ESBLs。此外对于高 MIC 耐药株亦可以通过增加给药次数、延长静脉滴注时间或提否产 ESBLs。此外对于高 MIC 耐药株亦可以通过增加给药次数、延长静脉滴注时间或提高剂量而得到有效的 PK/PD 参数,从而为临床治疗提供所希望的预计疗效。

(5)抗菌药物联合治疗

尽管抗菌药物联合治疗迄今尚有争论。临床研究表明广谱抗菌药物单药治疗与联合一样有效,也就是说联合治疗并不优于单药治疗。目前并无充分证据证明,联合治疗可以减少或防止耐药。因此面对耐药日趋严重,特别在难治性肺炎或 MDR－HAP 仍然主张联合治疗,以改善治疗方案的有效覆盖。ATS 推荐在存在耐药危险因素的患者应当联合抗菌治疗,直至下呼吸道病原菌培养结果确认可以单一用药时。针对 G－杆菌传统的联合抗菌治疗方案是 β－内酰胺类＋氨基糖苷类,后者如果有效,应在 5～7 天停用,以减少其不良反应和不必要的过多抗生素暴露。β－内酰胺类＋氟喹诺酮类亦是被推荐的方案。

(6)关于给药途径和疗程

初始经验性治疗均应静脉给药。一旦临床症状改善,即可转换为口服治疗。口服药物宜选择同类或抗菌谱相近的药物。关于疗程应当区别对待。在早发性 HAP 有可能将抗菌治疗缩短至 1 周,以减少抗菌药物暴露时间,减少耐药。晚发性 HAP 和多重耐药肺炎抗菌治疗疗程需要进一步研究。

(7)抗菌药物的调整或更换

在经验性治疗 48～72 小时后,应对病原学检测结果的临床意义及初始经验性治疗的临床反应进行一次新的评估,可采取以下程序:①病原学检测结果特异性较高,初始经验性治疗有效,则减少联合用药,改为有针对性的、相对窄谱的抗生素继续治疗:②病原学检测结果特异性不高或阴性,而初始治疗临床有效,可继续用原方案治疗 24～48 小时再作评估和定夺,亦可以首先停用联合方案中的氨基糖苷类药物;③病原学检测特异性不高或阴性,或所分离到的病原体虽然特异性不高,但属于原方案未覆盖者,且临床治疗反应不佳,则需要对诊断重新评价,或采用侵袭性诊断技术以获取特异性病原学诊断。在由于种种原因无法获得病原学确诊的患者,更换或调整抗菌治疗是一个十分困难的问题。应当从对可能病原菌的估计、抗菌药物不同作用机制和不同耐药机制等几方面选择先前没有使用过和不同机制的药物。如果原治疗为联合治疗调整方案必须保持联合方案的完整性,即不要随意仅更换其中一种,数天再更换另一种,如此名义为联合治疗,而实际上变成单药治疗。

2)特异性抗菌治疗

(1)铜绿假单胞菌

尽管目前具有抗铜绿假单胞菌活性的抗菌药有多种,但是耐药问题是困扰临床的最突出问题。因此药物选择需要参考药敏试验结果。尚不能充分证明联合抗菌治疗可以减少耐药或改善预后,然而多数人仍主张联合用药。传统的联合抗菌方案是抗假单胞菌 β—内酰胺类(包括不典型 β—内酰胺类)联合氨基糖苷类,但后者的剂量不足可能是影响结果的因素之一。另一种联合用药是抗假单胞菌 β—内酰胺类联合抗假单胞菌喹诺酮类(环丙沙星、左氧氟沙星)。环丙沙星体外抗铜绿假单胞菌活性优于或相当于左氧氟沙星,但体内左氧氟沙星在肺泡上皮衬液中的浓度高于环丙沙星的近 20 倍。

(2)不动杆菌

常呈现多耐药甚至泛耐药,比较有效的抗菌药物是亚胺培南、美罗培南、含舒巴坦的氨苄西林/舒巴坦、头孢哌酮/舒巴坦复方制剂和多黏菌属或黏菌属。目前虽然亚胺培南、美罗培南总体上仍然保持敏感,但部分地区或医院不动杆菌分离株对碳青霉烯的耐药率显著增加。对于耐亚胺培南耐药或泛耐药不动杆菌所致 VAP 可选择含舒巴坦制剂联合氨基糖苷类或环丙沙星治疗:或选择多黏菌素,后者需要警惕其肾毒性,在全身应用受限时亦可经呼吸道雾化吸入。

(3)产 ESBL 肠杆菌科细菌

最有效的治疗药物是碳青霉烯类(包括无抗假单胞菌的帕尼培南和厄他培南),头霉素类亦有一定作用。由于产 ESBL 细菌对氨基糖苷类和喹诺酮类也可能存在耐药,碳青霉烯或头霉素联合这些药物的抗菌治疗方案是否更加有效不能肯定。目前最具争议的是第 3、4 代头孢菌素和哌拉西林/他唑巴唑(P/T)单药治疗。国内对此问题争议更甚,因为国内 ESBL 分型主要为 CTX—M 型,对头孢噻肟和头孢曲松普遍耐药,而对头孢他啶和头孢吡肟、P/T 仍旧敏感,部分作者主张可以使用。但另一部分作者认为即使体外敏感,临床仍然不宜使用,因为第 3 代头孢菌素过度或不适当使用是产 ESBL 的最主要危险因素,头孢他啶耐药突变的积累最终导致高水平耐药。目前倾向性意见是第 3、第 4 代头孢菌素和 P/T 可以用于治疗产 ES-BLs 菌 HAP/VAP,但必须是体外敏感且给药剂量要高。一般不作常规推荐。阴沟肠杆菌等肠杆菌属是主要的高产 AmpC 酶细菌,可使用第 4 代头孢菌素和头孢吡肟。倘若同时产 AmpC 酶和 ESBL,则需要选择碳青霉烯类。

(4)MRSA

MRSA 对万古霉素耐药目前很少,仍被一些指南和专家推荐为治疗 MRSA 感染的基本治疗或"标准"治疗。但是万古霉素存在组织穿透力差、肺组织药物浓度低等缺点。此外近年来发现万古霉素 MIC"爬坡"现象,现已将其敏感性折点从不高于 $4\mu g/mL$ 改为不高于 $2\mu g/$

mL，即便如此，在敏感范围内处于上界（即 1μg/mL 或 2μg/mL）的 MRSA 感染应用万古霉素治疗的失败率也较高，因为这其中存在所谓异质性万古霉素中介金葡菌（hVISA），其细胞壁增厚，对万古霉素的作用存在抵抗，而且前临床微生物实验室常规技术难以检测和发现 hVI-SA。万古霉素"标准"剂量（1g 每 12h 1 次）治疗 MRSA 肺炎其失败率在 40% 以上。万古霉素联合利福平、磷霉素、氨基糖苷（阿贝卡星）和呋西地酸是否能改善疗效虽然缺少有说服力的研究证据，但仍是临床上一种可能的选择。目前主张：①MRSA 对万古霉素 MIC 不大于 0.5μg/mL 时万古霉素可以常规使用，24h 剂量不少于 2.0g；②MIC 为 1 或 2μg/mL 时应联合用药；⑨选用利奈唑胺等新药。替考拉宁治疗 MRSA－VAP 的研究较少，但该药的肾毒性较万古霉素为低，或许在使用剂量方面有较大调整余地，从而提高疗效。新药利奈唑胺治疗 MRSA－HAP/VAP 效果初步研究认为较万古霉素为优，可能与其渗透性较高，容易进入肺泡上皮衬液有关。该药尤其适用于：①万古霉素耐药或 MIC 值偏高的 MRSA 感染；②已有或潜在肾功能损害（如老年人）；③需要或预计有可能需要与氨基糖苷类、两性霉素 B 等肾毒性药物联合应用时；④休克或其他危重病情伴体液分布改变，如胸腔积液及肺灌注减少，可能影响药物在肺内分布时。

3）抗菌治疗无反应及其处理

HAP、VAP 抗菌治疗无反应的原因大致包括：①覆盖不足；②细菌耐药；③并发症，包括二重感染和急性肺损伤；④少见病原体；⑤类似肺炎表现的非感染性肺病。应当搜集临床资料（病史、体征、影像学和实验室检查），综合分析，推测可能的原因，寻求解决办法，而不是反复频繁更换抗菌药物。若为覆盖不足，则应参考流行病学资料和病原学检测，经过临床评估，审慎地调整或增加抗菌谱覆盖；细菌耐药则需要对病原菌及其药敏检测结果进行仔细评价，参考当地的耐药资料，运用 PK/PD 原理评估原有抗菌治疗方案，选择可能有效的和未曾使用过的药物或调整原方案的用药剂量与给药间歇时间。HAP、VAP 的并发症常有肺炎旁胸腔积液、脓胸、菌血症、远隔部位迁徙性病灶、二重感染和急性肺损伤等。前几种并发症借助影像学和细菌学方法诊断尚不特别困难，处理主要是加强或调整抗菌治疗并给以必要的局部处理（引流等）。后两种并发症诊断比较困难。机械通气和广谱抗菌药物应用是真菌感染的重要危险因素，但另一方面真菌感染的确诊很困难，下呼吸道吸引标本即使培养到真菌，并不能确诊肺部真菌二重感染，特别是念珠菌。可以借助 PSB 采样技术或 BAL 采集远端支气管分泌物标本以获取相对比较特异的病原学诊断，从而调整抗菌治疗或加用抗真菌治疗。

肺炎合并急性肺损伤或急性呼吸窘迫综合征与肺炎本身之间很难鉴别，目前亦无特异性实验室指标可以应用。一般说 VAP 绝大多数由细菌所致，细菌性肺炎在影像学生大多呈现局部的肺浸润，有时有坏死和空洞形成，尽管可以是多肺叶病变，但很少出现弥漫性或间质性病变。而急性肺损伤和急性呼吸窘迫综合征大多为弥漫性、间质性病变，本身不会出现坏死和空洞。因此 CT 肺扫描所见影像学特征，结合临床，可以作出大致的判断。VAP 并发急性肺损伤或急性呼吸窘迫综合征时积极有效的抗菌治疗仍是基础。如果临床病情急骤，且无明确禁忌证，激素或可一试，以中等剂量 3～5d 疗程为宜。非免疫抑制患者 VAP 由于特殊病原体所引起者甚为罕见，如有怀疑则需通过病原学检测以确诊。影像学上类似肺炎的非感染性疾病在 ICU 中需要警惕的是心源性肺水肿和肺栓塞，它们虽然类似肺炎，但影像学上前者多呈现近肺门为重的弥漫性渗出影，对利尿药治疗有良好反应；后者呈底边贴近胸膜的楔形阴影，不同于感染性肺炎，CT 或 CT 肺动脉造影更有诊断价值。

7.预防和控制

1)普遍措施

（1）强化医院感染控制措施

①教育与培训,使所有医务工作者特别是 ICU 工作的医务人员认识实施感染控制的重要性,掌握相关控制技术。

②手卫生,凡接触黏膜、呼吸道分泌物及其污染物品之后,或接触人工气道和呼吸治疗器械前后,不论戴手套与否都应该洗手。戴手套不能代替洗手。处理任何病人呼吸道分泌物或分泌物污染的物品时应戴手套。下列情形应当更换手套并洗手:接触病人之后;接触呼吸道分泌物或其污染物品之后与另一病人、物品或环境表面之前;接触同一病人污染的身体部位与呼吸道或呼吸治疗器械之间。为方便洗手可配备快速干洗消毒液。

③对高（多）耐药菌感染病人适当隔离。

（2）开展 ICU 医院感染监测

包括耐药菌和器械（如气管导管及呼吸机、静脉导管、导尿管）相关性感染的监测,以指导防控措施的推行。

2)减少口咽部和上消化道细菌定植

（1）做好口腔护理,保持口腔卫生。

（2）选择性消化道脱污染（selective decontamination ofthe digestive tract,SDD）:20 世纪 80 年代早期 Stoutenbeek 等提出和应用肠道不吸收且不影响肠道厌氧菌抗菌药物（黏菌素、氨基糖苷类和两性霉素 B）口服,配合短期全身性应用头孢噻肟以减少肠道和口咽部 G^- 杆菌,显著降低了 VAP 的发病率。此后大量的研究证明 SDD 确能减少 VAP。但有两点长期存在争议,其一是否能降低病死率,其二是这种局部预防性应用抗菌药物是否增加耐药率。最近的研究和 Meta 分析已对前者作出回答,即它能降低 ICU 患者病死率。但对原已有的多耐药菌存在高选择的可能,所以仅在耐药水平很低的病房可以使用。

（3）避免经鼻气管插管:经鼻气管插管虽然耐受性好,易于固定,但是影响鼻旁窦引流,导致鼻旁窦炎甚至败血症,也增加下呼吸道感染的机会。只要没有反指征,均提倡经口插管代替经鼻插管,特别是需要长时间 MV 的患者。

3)防止口咽部分泌物吸入

（1）半卧位

为预防与胃管喂食相关的吸入,主张患者半卧位（30°～45°）。一组研究报道仰卧位患者 VAP 发生率为 23%,而半卧位仅 5%。

（2）常规校正胃管位置

应定时检查胃管放置位置是否正确,并通过听诊肠鸣音以判断胃内容物有无滞留,调整喂食量和速度,避免反流。如果需要长期经导管给食,可选用鼻十二指肠管或鼻空肠管。

（3）声门下分泌物引流（subglottic secretion drainage,SSD）

使用一种特殊的气管导管（气囊上方有开孔和可供吸引导管）,引流气囊上方积聚的黏液湖,可减少吸入,降低 VAP 的发生率。这一技术的效果目前已得到确认。但同时强调必须使气囊压力保持在 1.96 kPa（20cmH_2O）以上,减少细菌随分泌物经气囊周围渗漏到下呼吸道的可能性。

4)维护胃肠黏膜的完整性

(1)尽可能采用肠内营养。

(2)应用胃黏膜保护药预防消化道应激性溃疡:既往的研究认为硫糖铝保护胃黏膜而不改变胃液 pH,避免肠道细菌在胃内生长繁殖,进而逆行移位至口咽部和吸入下呼吸道,可以预防消化道应激性溃疡出血,并减少 VAP 的发生率。但近年大系列研究否定上述观点,它没有减少 VAP 发生率或仅轻微减少,更不能注明其降低 ICU 患者病死率的作用,而且预防应激性溃疡效果不如 H_2 受体拮抗药。

(3)治疗休克和低氧血症。

5)减少外源性污染

(1)防止和减少气道污染

气管切开应在无菌环境下进行,更换气管套管应遵守无菌操作,重复使用的气管套管要灭菌或高水平消毒处理。吸痰时如果预计会有呼吸道分泌物污染,应穿隔离衣,在处理下一个病人前更换隔离衣。

(2)呼吸机和其他呼吸治疗器械的消毒灭菌与维护

呼吸机主机不必消毒。同一病人使用的呼吸机气路管道包括接管、呼气活瓣及湿化器更换时间不要短于 48h,除非有可见的分泌物污染。频繁更换反而增加污染机会。不同病人之间使用时气路管道要经过高水平消毒。湿化器和雾化器液体必须用无菌水。连接呼吸机管道上的冷凝水要定时倾倒,并于操作后洗手;病人翻身或其他护理操作时要防止冷凝液倒流进入病人气道。不要在吸气管与湿化器之间放置滤菌器。推荐用人工鼻(湿热交换器)代替加热式湿化器。吸入治疗用雾化器在不同病人之间或同一病人使用超过 24h 时要进行灭菌或高水平消毒处理。所有需要灭菌消毒的呼吸治疗装置或物品,均须灭菌或高水平消毒。经化学消毒药处理后要用无菌水淋洗。手压式呼吸囊在不同病人之间使用时要灭菌或高水平消毒。

(3)吸引系统

呼吸道分泌物吸引系统曾推荐采用闭合式吸引系统,但新的研究表明该系统并不能降低 VAP 的发生率。传统的开放系统仍可使用,强调使用一次性无菌吸引管,去除吸引管上分泌物时要用无菌水,不同病人之间使用时要更换引流瓶和引流管。

6)合理使用抗菌药物

一般说气管插管和 MV 期间预防性应用抗菌药物是没有指征的。除特殊情况下细菌直接接种至肺内引起肺炎发病外,肺炎包括 VAP 的发病大体有 3 步:定植、急性气管支气管炎(可以历时很短或没有)、肺炎。定植虽然不应使用抗菌药物,而气管插管患者的气管支气管炎使用抗菌药物问题尽管尚有争议,但倾向于使用,这已属于治疗性应用。近年来关于 ICU 内合理使用抗菌药物提出循环用药、抗菌药物干预、降阶梯和短程治疗等策略,可能有助于减少耐药菌的出现及其传播,但仍待更严格和更深入的随机对照研究证据的支持。

7)控制高血糖、合理输血

应保持患者血糖在 $6\sim7$mmol/L 范围内,可降低医院内感染概率,缩短 MV 和留住 ICU 的时间。在有指征者输注红细胞较输全血其 VAP 发生率降低。

近年来主张采用组合式或"集束化"策略预防 VAP,主要包括床头抬高 $30°\sim45°$、每天间断停用镇静药并评价拔除气管插管的可能性、应激性溃疡用药应避免胃液 pH 升高、预防深静脉血栓和肺栓塞(除非有禁忌)等,部分研究显示组合策略使 VAP 发病率显著降低。

(高银平)

第二节 老年高血压

高血压(Hypertension)是导致老年人心力衰竭、脑卒中、冠心病、肾衰竭、主动脉病的发病率和病死率升高的主要危险因素之一。因老年高血压在发病机制、临床表现、治疗与预后等方面均具有特殊性,因此,在诊断和治疗中应重视老年高血压的病理生理特点及特殊机制,进行个体化治疗。

一、流行病学

Framingham 研究显示随着年龄增长,高血压的患病率增加。在年龄％60 岁的人群中,高血压的患病率为 27％,但在年龄≥80 岁的人群中,高血压的患病率高达 90％。随着我国人口老龄化的不断发展及人群高血压患病率的增加,老年高血压患者呈持续增加趋势。另一方面,随着年龄增长,高血压的控制率逐渐下降。在我国,老年高血压的治疗率和控制率仅为32.2％和 7.6％。

高血压是中国人心脑血管疾病最重要的危险因素之一,对老年人群的健康影响尤为突出。我国研究显示,在血压相同的水平情况下,伴随糖尿病、肥胖、血脂异常等其他危险因素数目的增加,总心血管病发病危险也随之增加;在老年高血压病例中 60％～85％的患者均伴有任意 1 项其他心血管病危险因素。中国目前大约有 1.3 亿高血压人群,老年人群中则有一半以上患有不同程度的高血压,而单纯收缩期高血压是老年人最常见的类型。因此,对老年高血压的研究和治疗,毋庸置疑成为老年医学研究的首要课题之一。

二、老年高血压的发病机制

(一)大动脉粥样硬化

老年人大动脉发生退行性改变,血管的顺应性及弹性降低,从而导致收缩期大动脉扩张减弱,对血压升高的缓冲降低;而且大动脉弹性回缩加快,从原来主要发生在舒张期的提前到现在主要发生在收缩期,使得收缩压升高;大动脉弹性回缩减弱和弹性回缩时间提前,使舒张压降低,脉压增大。然而,造成老年高血压患者血管弹性及顺应性降低的主要原因就是管壁硬度的增加。

动脉内皮功能异常以及局部组织肾素血管紧张素系统激活、血脂异常、高盐摄入也导致大动脉顺应性降低。

(二)总外周血管阻力升高

由于小动脉的透明样变性,动脉壁与腔径的比值升高,对外周加压物质的反应性增强、血管的阻力增大。

(三)肾脏排钠能力减退

随着年龄增长,肾皮质变薄、有效肾单位减少、肾小球滤过率降低、肾曲小管的浓缩功能减退,因此,尽管尿量未减少甚至夜尿增多,肾的排钠能力反而减退,导致水钠潴留。

（四）其他

另外,老年人压力感受器缓冲血压能力减退与失衡,交感神经系统 α 受体功能亢进,血小板功能增强以及不良生活方式,缩血管活性物质较多释放人血浆等均在老年高血压的发病机制中起到一定的作用。

三、老年高血压的病理生理特点

随着年龄的增长,高血压的患病率随之增加,同时动脉血管的结构和功能发生改变。大动脉的僵硬程度增加,脉搏波传导速度增加,导致收缩压升高,增加心肌氧耗。由于前向血流降低,导致器官血流灌注不足。如果存在冠状动脉狭窄或药物过度降低舒张压时,易发生心脑血管事件。由于自主神经调节障碍,老年高血压患者更易出现直立性低血压和直立性高血压。由于肾小球硬化和肾脏间质纤维化,肾小球滤过率降低,同时肾脏组织细胞膜钠/钾ATP 酶活性改变,导致细胞内钠增加,同时钠/钙交换降低,容量增加,而且肾小管总量降低,导致肾脏排钾功能降低,老年患者更易出现高血钾。老年高血压患者也存在很多继发性的因素,不容忽视。

四、老年高血压的临床特点

（一）血压波动大

无论收缩压、舒张压与脉压均较年轻患者有较大的波动,尤其是收缩压。这是由于老年人压力感受器调节血压的敏感性减退,动脉壁僵硬度增加,顺应性下降,从而造成昼夜、季节和体位的变化时血压具有较大幅度的波动,部分高龄老年人甚至可发生餐后低血压。常见血压昼夜节律的异常,表现为夜间血压下降幅度<10%(非杓型)或>20%(超杓型)、甚至表现为夜间血压不降反较白天升高(反杓型),血压"晨峰"现象增多,出现血压昼夜节律异常,使心、脑、肾等靶器官损害的危险性显著增加。

（二）单纯收缩期高血压患病率高和脉压大

老年人血管内膜增厚,血管弹性降低,常常伴有动脉硬化,顺应性下降,脉压增大。半数以上老年人高血压以收缩压升高为主,即单纯收缩期高血压(ISH)。研究资料表明老年单纯收缩期高血压占老年高血压人群的 65% 以上。老年单纯收缩期高血压是一种严重的心血管疾病的危险因素。老年流行病学研究揭示,收缩压、舒张压及脉压随着年龄变化具有一定的趋势,即收缩压随年龄增长逐渐升高,而舒张压多在 60 岁之后开始逐渐下降,使得脉压增大。脉压≥40mmHg 视为脉压增大,老年人的脉压可高达 50～100mmHg。大量研究表明,脉压增大是重要的心血管事件预测因子。近年来越来越多的研究证实脉压增大是心血管疾病的独立危险因素之一。脉压是评价血管硬化的指标之一,脉压增大(≥60mmHg)可作为无症状靶器官的损害指标之一。

（三）易发生直立性低血压

直立性低血压是指从卧位改变为直立体位的 3 分钟内,收缩压下降≥20mmHg 或舒张压下降≥10mmHg,同时伴有低灌注的症状。1/3 老年高血压患者可能发生直立性低血压,并且亦随着年龄、神经功能障碍、代谢紊乱的增加而增多,直立性低血压可导致病死率和心血管事件的增加。因此,在老年人高血压的诊断与疗效监测过程中需要注意测量直立位血压。

（四）易发生餐后低血压

餐后低血压（PPH）是指老年人进食后所引起的低血压，国内针对 PPH 尚无统一诊断标准，一般推荐诊断为：老年人餐后 75～90 分钟（也有定为 2 小时内），收缩压比餐前下降 20mmHg 以上。其发病机制为进食后内脏血流量增加，老年人压力感受器敏感性降低和交感神经功能代偿不全所致的压力反射迟钝。老年人 PPH 患病率达 36％～70％，比直立性低血压更常见，是一种老年人常见而特有的疾病。PPH 只发生于老年人，而不发生于成年人，是老年人晕厥和跌倒的常见原因，其危害性并不亚于高血压，它不仅可引起生活质量降低、社会工作效率低下，还可导致心脑缺血症状。

（五）假性高血压（Pseudohy pertension PHT）

假性高血压是指实际血压正常，受测人由于肱动脉血管壁的增厚硬化，需要较高的气囊压力才能阻断血流，造成压力法检测时血压升高的一种假象。诊断标准是：袖带压比直接测压收缩压＞10mmHg，舒张压＞15mmHg，假性高血压在老年人、脉压较大的病人中多见。随着年龄的增长其发生率有增加的趋势，因此，对于周围动脉硬化，肱动脉僵硬，检测血压升高的高血压患者，若无明显的心、脑、肾等靶器官损伤的表现，应重点考虑假性高血压的可能。此类患者在未确诊前不宜贸然进行降压治疗，以免出现严重并发症；确诊后应同时对动脉硬化和脏器供血不足进行治疗，消除动脉硬化的易患因素，逆转动脉硬化从而保护心、脑、肾等重要脏器的功能。

（六）常合并靶器官损害及临床并发症与其他慢性病

老年人血压升高可无任何症状，或仅有一些轻度的头晕、头痛、乏力、心悸、记忆力减退等症状，辅助检查提示左心室肥厚，颈动脉壁内膜中膜增厚，血清肌酐轻度升高，微量白蛋白尿等靶器官损害。易合并脑血管疾病，包括缺血性脑卒中、脑出血、短暂性脑缺血发作（TIA），心脏疾病如冠心病、心功能不全，肾功能受损或肾功能不全，还有高脂血症、前列腺肥大、青光眼等疾病。

五、老年高血压的诊断

（一）老年高血压的定义

1999 年 WHO/ISH（世界卫生组织/国际高血压联盟），年龄≥60 岁、血压持续或 3 次以上非同日坐位收缩压≥140mmHg 和（或）舒张压≥90mmHg，可定义为老年高血压。若收缩压≥140mmHg，舒张压＜90mmHg，则定义为老年单纯收缩期高血压（ISH）。

（二）诊断与鉴别诊断

1. 诊断　老年高血压的诊断应包括以下内容：①确诊高血压，即血压是否确实高于正常；②除外症状性高血压；③高血压分级；④并存的心血管危险因素、靶器官损害及并存的临床情况；⑤测定某些有助于制订治疗方案的指标。

隐匿性高血压（Masked Hypertension）是指患者在诊室内血压正常，动态血压或家中自测血压升高的临床现象，其心血管疾病和脑卒中的发病率和病死率与持续性高血压患者相近。其中，夜间高血压容易被漏诊并导致靶器官损害。

老年人诊室高血压更为多见，易导致过度降压治疗。因此，对于诊室血压增高者应加强监测血压，鼓励患者家庭自测血压，必要时行动态血压监测评估是否存在诊室高血压。动态血压测量应使用符合国际标准（BHS 和 AAMI）的监测仪。动态血压的正常值推荐以下国内参考标准:24 小时平均值<130/80mmHg,白昼平均值<135/85mmHg,夜间平均值<125/775mmHg。正常情况下,夜间血压均值比白昼血压均值低 10%~15%。

老年高血压患者均应常规进行左、右上臂血压测量,立、卧位血压及心率测量,数天内多次测血压,做血生化检查,注意血钾、血糖、血脂、尿酸、肾功能,心电图检查,糖尿病和慢性肾病患者应每年至少查 1 次尿蛋白,必要时进一步查微量白蛋白、C 反应蛋白、眼底、颈动脉超声、胸片、超声心动图、脉搏波传导速度、24 小时 Holter 监测等检查以了解重要脏器的功能,除有助于估计病情外,对降压药物的选择有重要参考价值,使降压治疗尽可能达到个体化。

2.鉴别诊断

在老年高血压患者中,继发性高血压较常见,如由动脉粥样硬化病变所致的肾血管性高血压、肾性高血压、嗜铬细胞瘤以及原发性醛固酮增多症。

如果老年人血压在短时间内突然升高,原有高血压突然加重或应用多种降压药物治疗后血压仍难以控制,应注意除外继发性高血压。

此外,呼吸睡眠暂停综合征(Obstructive sleep apnea hypopnea syndrome,OSAS)可导致或加重老年人的高血压,表现为夜间睡眠及晨起血压升高,血压昼夜节律改变。

老年人常因多种疾病服用多种药物治疗,还应注意由某些药物(如非甾体类抗炎药等)引起的高血压。

六、老年高血压的治疗

(一)治疗原则及目标

1.治疗原则　老年高血压患者降压治疗应包括非药物治疗(即改善生活方式)与药物治疗两部分。非药物治疗视为防治高血压的基石,有效纠正不良生活方式不仅可以直接降低血压的水平,而且还有助于改善降压药物的疗效;药物治疗是控制老年人血压的主要措施,2013年欧洲高血压学会(ESH)和欧洲心脏病学会(ESC)高血压指南以及 2014 年美国成人高血压治疗指南(JNC8)指出 60 岁以上的高血压患者降压药物启动治疗的界值是≥150/90mmHg。由于老年高血压患者存在着不同的临床特点,因此其降压治疗策略亦略有不同。在为老年患者实施降压药物治疗时应遵循个体化、平稳降压、安全有效的原则,并努力简化治疗方案,以便提高其治疗依从性。降压药物从小剂量开始,选择持续时间长、降压平稳、不良反应小,能有效降低收缩压但对舒张压影响小,能有效减少心脑血管事件,增加心、脑、肾等靶器官血流量并能预防及保护靶器官损害的药物,合理地选择联合用药的方式。需考虑到老年人易出现的不良反应,特别是直立性低血压,故降压治疗同时需监测不同体位尤其是立位血压,同时需观察有无其他的不良反应。

2.治疗目标血压　对所有患者降压的目的是最大程度地降低长期心血管发病和死亡的总危险。这需要治疗所有已明确的可逆的危险因素,包括吸烟、血脂异常和糖尿病,在治疗高血压的同时,还要合理控制并存的临床情况。2013 年 ESH/ESC 指出老年人高血压的收缩压目标为 150mmHg,如能耐受还可进一步降低。

老年患者降压治疗应强调收缩压达标,同时应避免过度降低血压;在能耐受降压治疗前提下,逐步降压达标,应避免过快降压;对于降压耐受性良好的患者应积极进行降压治疗。

(二)治疗策略

检查患者及全面评估其总危险后,判断患者属低危、中危、高危或很高危。

1. 高危及很高危病人 无论经济条件如何,必须立即开始对高血压及并存的危险因素和临床情况进行药物治疗;

2. 中危病人 先观察患者的血压及其他危险因素数周,进一步了解情况,然后决定是否开始药物治疗。

3. 低危病人 观察患者相当一段时间,再决定是否开始药物治疗。

根据 2013 年 ESH/ESC 高血压指南危险分层见表 14-2-1。

表 14-2-1 高血压患者心血管风险水平分层

其他危险因素、无症状靶器官损害或疾病	血压(mmHg)			
	正常高值 SBP130~139 或 DBP85~89	1 级高血压 SBP140~179 或 DBP90~109	2 级高血压 SBP160~179 或 DBP100~109	3 级高血压 SBP≥180 或 DBP ≥110
无其他危险因素		低危	低危	高危
1~2 个危险因素	低危	中危	中危	高危
≥3 个危险因素	低到中危	中到高危	高危	高危
靶器官损害、CKD3 期或糖尿病	中到高危	高危	高危	高危到很高危
有症状 CVD、CKD≥4 期或糖尿病合并靶器官损害/危险因素	很高危	很高危	很高危	很高危

(三)非药物治疗

非药物治疗包括改善生活方式,消除不利于心理和身体健康的行为和习惯,达到减少高血压以及其他心血管病的发病危险。具体包括:适当减轻体重,建议将体重指数(BMI)控制在 25kg/m² 以下;减少钠盐的摄入,WHO 建议每人每日摄盐量应少于 6g;调整膳食结构,注意补充钾和钙,多吃蔬菜、水果、鱼类,减少脂肪摄入;限制饮酒;戒烟、避免吸二手烟;规律适度的运动,根据个人爱好和身体状况选择适合并容易坚持的运动方式;减轻精神压力,避免情绪波动,保持精神愉快、心理平衡和生活规律。

(四)降压药物的选择

临床常用的 5 类降压药物:钙通道阻滞剂(CCB)、利尿剂、血管紧张素转换酶抑制剂(ACEI)、血管紧张素受体阻滞剂(ARB)及 β 受体阻滞剂均可用于老年高血压的治疗。老年人使用利尿剂和长效钙通道阻滞剂降压疗效好、副作用较少,推荐用于无明显并发症的老年高血压患者的初始治疗。若患者已存在靶器官损害,或并存其他疾病和(或)心血管危险因素,则应根据具体情况选择降压药物。

1. 钙通道阻滞剂(CCB)

目前推荐长效二氢吡啶类 CCB 作为老年高血压患者降压治疗的基本药物。此类药物有极高的血管选择性,通过减少平滑肌细胞内的钙离子和钙调蛋白而具有改善大动脉顺应性的作用,同时因其降压过程缓慢,不会导致血压大幅度变化而影响重要脏器的血供诱发心绞痛,心肌梗死和脑血管意外。此类长效钙拮抗剂的疗效和耐受性好,作用平稳持久,无绝对禁忌证,与其他 4 类基本降压药物均可联合使用。长效 CCB 的不良反应较少,主要不良反应包括外周水肿、头痛、面色潮红、便秘等。

CCB 类药物具有以下特点:①对代谢无不良影响,更适用于糖尿病与代谢综合征患者的降压治疗;②降压作用不受高盐饮食影响,尤其适用于盐敏感性高血压;③对于低肾素活性或低交感活性的患者疗效好。

此外,CCB 对心肌、窦房结功能、房室传导、外周动脉和冠脉循环存在明显差异。硝苯地平、维拉帕米与地尔硫卓应避免用于左室收缩功能不全的老年高血压患者,存在心脏房室传导功能障碍或病态窦房结综合征的老年高血压患者应慎用维拉帕米、地尔硫卓。

2. 利尿剂

利尿剂能排钠、减少细胞外容量、降低外周血管阻力,临床上噻嗪类最常用,其作用温和,有较好的耐受性且价格便宜。大规模临床试验表明,利尿剂对于老年单纯收缩期高血压有良好效果,且能够降低心脑血管事件特别是卒中的发生率,还可降低死亡率。因大多数老年人高血压为盐敏感性高血压,利尿剂对于老年人降压效果好,是治疗老年高血压的首选药物。欧洲指南将其推荐用于老年高血压患者的初始及联合治疗。迄今为止,尚缺乏以我国人群为基础的大规模临床对照试验证据。过去有关噻嗪类利尿剂降压获益的多数研究使用的剂量较大(相当于 50～100mg/天氢氯噻嗪),也有研究显示小剂量利尿剂(氢氯噻嗪 12.5～25.0mg/天)可使患者获益。鉴于此类药物的不良反应呈剂量依赖性,目前临床上很少单独使用大剂量利尿剂用于降压治疗。

利尿剂应作为老年人高血压联合用药时的基本药物,可用于治疗老年单纯收缩期高血压,尤其适用于合并心力衰竭、水肿的老年高血压患者。由于长期应用利尿剂增加电解质紊乱、糖脂代谢异常的风险并可能影响肾脏血流灌注,需监测肾功能的变化及电解质水平,预防发生低钾血症和高尿酸血症。老年高血压患者使用利尿剂应从小剂量开始,肌酐清除率＜0mL/min/1.73m² 的患者应使用袢利尿剂如托拉塞米或呋塞米等。

3. ACEI 与 ARB

ACEI 对于高肾素活性的高血压患者具有良好的降压疗效及具有明确的肾脏保护作用,适用于伴有冠状动脉疾病、心肌梗死、心绞痛、左心功能不全、糖尿病、慢性肾脏疾病或蛋白尿的老年高血压患者。ACEI 对糖脂代谢无不利影响,不增加心率、不影响心排血量,不良反应较少;主要不良反应包括咳嗽、皮疹,少部分患者可出现味觉异常、肾功能恶化;偶见血管神经性水肿,重者可危及患者生命。

ARB 类药物的降压及。肾脏保护作用与 ACEI 相似,咳嗽等不良反应较少,血管神经性水肿罕见,尤其适用于不能耐受 ACEI 咳嗽等不良反应的患者。

老年患者常存在动脉粥样硬化性肾血管疾病或其他肾脏病变,需要使用 ACEI 或 ARB 治疗的老年患者,需除外双侧重度肾动脉狭窄。在用药过程中需要密切监测血钾及血肌酐水平的变化。

4. β 受体阻滞剂

虽然近年对 β 受体阻滞剂在降压治疗中的地位存在争议,如无禁忌证,仍推荐作为高血压合并冠心病、慢性心力衰竭老年患者首选药物。β 受体阻滞剂禁用于病窦综合征、Ⅱ 度及 Ⅱ 度以上房室传导阻滞、支气管哮喘的患者,长期大量使用可引起糖脂代谢紊乱。老年人常存在心动过缓、窦房结功能异常,应根据适应证决定是否使用 β 受体阻滞剂及用量。

5. α 受体阻滞剂

一般不作为老年高血压患者的一线用药。有症状的前列腺增生的老年高血压病患者可选用 α 受体阻滞剂。最主要的不良反应是直立性低血压,治疗时应从小剂量开始,嘱其睡前服用,并监测立位血压以避免发生直立性低血压,根据患者对治疗的反应逐渐增加剂量。

6.醛固酮受体拮抗剂

醛固酮受体拮抗剂初始用于治疗原发性醛固酮增多症,之后证明可以改善心力衰竭及心功能减退的心肌梗死后患者的预后。近年研究显示,醛固酮受体拮抗剂可作为一线降压药物用于无并发症的老年高血压的治疗。而且醛固酮拮抗剂有拮抗醛固酮、增加钠重吸收的代谢效应,可改善肾血流动力学,纠正后负荷和血管僵硬度增加等老年高血压的病理生理学特征。

(五)联合治疗

老年人药物代谢率低,各器官功能萎缩退化,最易出现药物的不良反应,其发生率高于一般人群。加之老年人易患各类疾病,最为突出的是动脉硬化、失去弹性、周围血管阻力大,当血压升高时很难用一种药物来缓解,需联合用药治疗。

降压药物联合治疗利用多种不同机制降压,降压效果好、不良反应少,更有利于靶器官的保护,同时具有提高患者用药依从性和成本/效益比的优点。当使用单药常规剂量不能降压达标时,应采用多种药物联合治疗。通常,老年高血压患者常需服用2种以上的降压药物才能使血压达标。可根据老年个体特点选择不同作用机制的降压药物,以达到协同增效、减少不良反应的目的。

确定联合治疗方案时应考虑到患者的基线血压水平、并存的其他心血管危险因素以及靶器官损害情况。近年的临床研究表明,以长效二氢吡啶类CCB为基础的联合降压治疗不良反应小、疗效好,CCB与ACEI或ARB联合使用有更多临床获益;利尿剂和β受体阻滞剂长期大剂量联合应用时可加重糖脂代谢异常,非二氢吡啶类CCB与β受体阻滞剂联合使用可诱发或加重缓慢性心律失常和心功能不全。

(六)高龄老人的降压治疗

JNC-8指南建议将<140/90mmHg作为所有人群的降压目标值,但这一目标在高龄老年患者中尚缺乏充分证据。2011年英国高血压指南(NICE)明确指出年龄≥80岁的高龄老年高血压患者降压目标值为诊室血压<150/90mmHg。高龄老年高血压治疗试验显示,降压治疗可有效降低≥80岁的高龄老年患者的心血管事件风险和死亡率。对≥80岁的高龄老年患者作出如下建议:降压治疗先从单药治疗开始,必要时加用第2种药物;若患者能够耐受,可将其收缩压控制在140～145mmHg;小剂量利尿剂、钙通道阻滞剂与ACEI或ARB可作为首选药物;伴有特别适应证时可视情况首选其他药物;加强立位血压监测,以免发生严重的直立性低血压;高龄老年患者血压水平不宜小于130/65mmHg。

(七)高血压治疗进展

1.肾素抑制剂　肾素抑制剂(Remn Inhibitor,RI)已经被认为系一类新的抗高血压药物。肽类肾素拮抗剂如雷米克林(Rengkiren)、依那克林(Enalkiren)属第一代肾素抑制剂,具有生物利用度低,口服首过效应,易为蛋白酶水解等缺点,临床应用价值低。2007年3月,选择性高、口服有效的非肽类。肾素抑制剂阿利吉仑(Aliskiren)成为目前唯一美国FDA批准上市,对肾素有高度选择性的直接肾素抑制剂。该药能降低血浆肾素活性(PRA),可能对远期靶器官有好处,抑制血管紧张素原转化为血管紧张素Ⅰ,降低Ang Ⅰ和Ang Ⅱ水平,与血管紧张素转化酶抑制剂(ACEI)相比,能更明显的减少Ang Ⅱ的生成。一般建议的起始剂量为75～150mg,每日口服1次,150～300mg剂量范围降压效果显著,血药浓度2.5～3.0小时达高峰,最大降压效果约在服药两周后出现。不良反应包括血管性水肿,肾功能不全、高血钾、腹泻、干咳、呼吸道感染和头痛等,也有导致QT间期延长的报道。临床试验显示,阿利吉仑单药使用或与其他抗高血压药物联合使用均可有效降低血压,并具有良好的安全性和耐受性,具有与其他一线抗高血压药物相似或更好的降压作用,联用利尿剂、钙通道阻滞剂(CCB)、血管紧张素转换酶抑制剂(ACEI)和血管紧张素受体拮抗剂(ARB)等其他类型抗高血压药物时降压作用更强,能抵消这些药物引起的肾素活性升高作用并呈现出显著的协同降压作用,在特殊高血压人群同样有效,并具有很好的耐受性。

2. 选择性醛固酮受体拮抗剂　依普利酮(Eplerenone)作为第一个选择性醛固酮受体拮抗剂,对盐皮质激素的亲和力是螺内酯的 15～20 倍,而对雄激素和孕激素受体的亲和力比螺内酯小 500 倍,男性乳房发育、女性月经紊乱等激素相关不良反应发生率较螺内酯明显降低,高血钾发生率为 0.8%～4.2%。依普利酮可逆转左室肥厚,显著减轻肾小球的过滤作用,减轻高血压患者的蛋白尿,对于合并糖尿病的高血压患者,这种肾脏保护作用更为明显。多项研究已经对依普利酮抗高血压作用及长期使用的安全性和有效性进行了评估,依普利酮可有效降低血压,降压效果和其他类型的降压药相当,也是较好的联合用药之一,特别是对低肾素和盐敏感性高血压,在难治性高血压患者的治疗中也显示了特别的益处。高血压患者依普利酮治疗的初始剂量为每次 50mg,1 次/d。如果初始剂量不能有效控制血压,可加量至每次 50mg,2 次/d。

3. 中枢抗高血压药物　近年来研究发现,脑内有能特异性识别咪唑啉类化合物的部位,即咪唑啉受体(IR),其大体分为 I_1 和 I_2 两种亚型。咪唑啉 I_1 结合点为对可乐定特别敏感部位,I_1 受体位于神经质膜,并与血压的中枢调节有关;I_2 结合点位于线粒体外膜,对于单胺氧化酶起调节作用。咪唑啉受体的发现为中枢抗高血压药物开创了广阔研发前景。雷美尼定和莫索尼定是咪唑啉受体激动类主要药物,具有明显中枢调控血压作用,常见不良反应较少,对高血压的治疗有显著效果,且具有服药方便、不良反应轻等优点,且有改善糖脂代谢等作用。

4. 内皮素受体拮抗剂　内皮素(ET)是一类作用非常强大的内源性血管收缩因子和压力肽,其效应主要有 ETA 和 ETB 两类受体介导。ETA 和 ETB 亚型分布于血管平滑肌细胞上,具有强大的血管收缩功能,增强血管紧张素和醛固酮分泌,降低抗利尿激素分泌。目前出现的 ET 拮抗剂可分为 3 类:ETA 受体拮抗剂、ETB 受体拮抗剂和 ETA/ETB 拮抗剂。肽类 ETA 受体拮抗剂作用短暂,不宜口服,有 BQ123 和 FK039317。非肽类 ETA/ETB 双重拮抗剂 RQ470203 和 SB209607 等均显示良好的降压作用。

5. 中性内肽酶(NEP)－血管紧张素转化酶(ACE)双重抑制剂　心钠素是维持正常血压的重要调节因子,由心房在心肌受牵张压力或容量负荷等刺激下释放,具有利钠、利尿、舒张平滑肌、降低血压作用,心钠素在体内主要通过中性内肽酶的作用而被降解,因此抑制 NEP 的活性就可以阻止因使用 ACEI 引起的心钠素循环水平的代偿性降低。NEP－ACE 双重抑制剂又称血管肽酶抑制药,该药能同时抑制 NEP 及 ACE 活性,降低 RAAS 活性,增加血管舒张性,提高体内缓激肽和心钠素的浓度及活性。治疗高血压比单用 ACEI 或 NEP 抑制药效果更好,生物利用度更高。目前应用于临床的药物有奥马曲拉(Omapatrilat)、山帕曲拉(Sampatrilat)等。

6. 高血压疫苗　高血压疫苗主要指的是治疗性疫苗,即针对慢性反应,在体内产生持续性的自身抗体从而发挥其作用,不同于传统的预防性疫苗。目前正在进行临床试验的 2 种疫苗,即瑞士 Cytos 生物技术公司开发的 CYT006－AngQb 和英国 BTG 国际有限公司的血管紧张素治疗性疫苗(Angiotensin Therapuetic Vaccine PMD3117,ATV)。CYT006—AngQb的目的是引导患者的免疫系统产生抗血管紧张素Ⅱ的抗体反应。已完成的临床试验结果表明 CYT006—AngQb 取得了较好的降压效果,安全、耐受性良好。

7. 多巴胺受体激动剂　多巴胺受体有 DA_1 和 DA_2 两个亚型,DA_1 分布于突触后膜,激动后产生冠状动脉、肾脏动脉、大脑动脉及肠系膜动脉舒张,同时也能使肾脏对水钠的重吸收减少。现在高血压治疗中应用的非诺多巴(Fenoldopam)为选择性的 DA_1 激动性,口服和静脉滴注均有效,但口服生物利用度低,因此对它的临床研究现在集中于采用静脉给药治疗高血压危象。DA_2 受体分布于突触前膜,激动时使儿茶酚胺类物质及醛固酮释放减少,选择性 DA_2 激动剂可能是又一类抗高血压药物,如 Bromocriptine、Carmoxirole、Quinpiole 等,这些药物能通过血脑屏障,呕吐、恶心等中枢性不良反应大,降压疗效尚不明确。

8. T 型钙通道阻滞剂　根据电活动性可以将钙离子通道分为 L、T 等各种类型,与 L 型钙阻滞剂相比,T 型钙离子通道阻滞剂具有高度血管选择性,扩张冠状动脉而缓解心绞痛;无负性肌力作用;无反射性心动过速,并能减慢心率;不良反应小。尤其适用于高血压合并冠心病和心衰患者。米贝地尔作为第一个选择性 T 型钙离子通道阻滞剂药上市,与 L 型 CCB 有相似的降压作用,优点是毒副作用小,无心率增快和心肌收缩力减弱的作用,并可逆转心室重构和血管重塑。

9. 其他新的高血压治疗药物　包括神经肽 Y2 受体阻滞剂、血管紧张素/内皮素受体双重拮抗剂、血管紧张素Ⅱ受体与脑啡肽酶的双重抑制剂等,对治疗高血压和心血管疾病都有着非常好的前景。

虽然高血压治疗可供选择的药物很多,但对高血压患者进行规范合理的药物治疗干预后,仍有部分患者的血压控制不满意,因此,临床上不断的探寻新的高血压治疗手段,近年来以肾动脉交感神经射频消融术(RDN)为代表的介入性治疗已引起人们的关注,在临床上推广应用还有待大规模的临床研究证实。

七、预后

老年高血压病进展缓慢,病程常可达 20 年以上。如能及时恰当地治疗,可延缓病情的进展。如血压控制达标,则心、脑、肾等并发症不易发生,患者可长期保持一定的劳动力,但血压进行性升高,眼底病变较重,家族中有早年死于心血管病的病史以及血浆肾素活性或血管紧张素Ⅱ高的患者,预后较差。如发生脑血管意外、心力衰竭、肾衰竭,可使劳动力减退或完全丧失。老年人高血压病的死亡原因,在我国以脑血管意外为最多,其次为心力衰竭和肾衰竭;这与欧美国家有所不同。

(吕芳)

第三节　老年动脉粥样硬化及外周动脉疾病

一、老年动脉粥样硬化

老年动脉粥样硬化(Atherosclerosis, AS)是动脉硬化中常见而最重要的一种,主要累及体循环系统的大型弹力型动脉和中型肌弹力型动脉(如冠状动脉)。开始受累动脉内膜有脂质和复合糖类沉积,伴有中层平滑肌细胞向内膜移行、增殖及纤维组织增生、钙化,逐渐发展成为斑块,导致动脉管壁增厚、变硬、斑块内部组织坏死、崩解,并与沉积的脂质结合,形成粥样物质,所以称为动脉粥样硬化。老年人心脑血管疾病的最主要发病机制是动脉粥样硬化,而心脑血管疾病与恶性肿瘤已成为当今威胁人类健康的三大疾病,尤其是威胁老年人健康,因此我们应该高度重视和关注。

(一)病因

动脉粥样硬化是一种缓慢进展性疾病,由多种基因与不同环境因素复杂地相互作用所引起。是一种引起全身动脉血管损伤并缓慢进展的疾病,累及供应不同脏器的动脉血管,是一种慢性进展性疾病。目前公认的主要危险因素如下。

1. 高血脂症 脂质代谢紊乱是动脉粥样硬化的重要危险因素,其中高胆固醇血症尤为重要,高甘油三酯血症也是动脉粥样硬化的危险因素。低密度脂蛋白(LDL)尤其是 LDL 亚型中的小而密的低密度脂蛋白(Small dense LDL,SLDL)是动脉粥样硬化的主要致病因素。LDL 经氧化修饰而生成的氧化 LDL(OXLDL)是损伤内皮细胞及其下的平滑肌细胞(SML)的主要原因。极低密度脂蛋白(VLDL)和乳糜微粒(CM)也与动脉粥样硬化的发生密切相关。而高密度脂蛋白(HDL)尤其是它的亚组分 HDL_2 却是有很强的抗动脉粥样硬化作用。

2. 高血压 现已证实,高血压可以促进动脉粥样硬化的发生。其促进形成的机制是:①对血管内皮的机械压力直接导致损伤;②通过改变渗透性促使低密度脂蛋白(LDL)通过完整的内皮细胞沉积在血管壁;③加速 LDL 和动脉壁氧化,促进动脉粥样硬化的形成。

3. 糖尿病和高胰岛素血症 糖尿病患者动脉粥样硬化的发病率较无糖尿病患者高 2 倍,且冠心病患者糖耐量异常者很常见。糖尿病促进动脉粥样硬化的原因可能是:高血糖可损伤动脉内皮细胞,脂质代谢紊乱,血浆胆固醇含量增高;由于高血糖、高胰岛素状态下血小板聚集力增强;动脉壁功能减退,动脉壁内结缔组织成分的增生和动脉粥样硬化斑块内的脂质聚积;机械学说或血流动力学应力以及抗原抗体复合物或化学物质等作用引起动脉内皮的损伤,而促进动脉粥样硬化的形成。另外,高胰岛素血症可刺激血管平滑肌细胞增生,刺激胶原合成和其他促细胞分裂的生长激素的合成,直接促进或加重动脉粥样硬化。

4. 胰岛素抵抗 Reaven 于 1988 年提出胰岛素抵抗综合征(X 综合征),其主要特征为胰岛素抵抗、腹型肥胖、糖脂代谢紊乱和高血压等,由于这些症候群都是致动脉粥样硬化的危险因素,因此有胰岛素抵抗综合征的病人亦易患动脉粥样硬化。

5. 肥胖 肥胖对人类的最大威胁是动脉粥样硬化,肥胖可导致动脉粥样硬化、高血压、糖尿病、心脑血管病等疾病。肥胖症带来一系列的生理紊乱及代谢紊乱,导致动脉粥样硬化的形成。

6. 吸烟 吸烟者本病的发病率和病死率比不吸烟者增加 2～6 倍。长期吸烟可引起动脉内皮细胞的重复损伤,诱导血小板聚集和炎性细胞增多而导致动脉粥样硬化的发生发展。烟草中的尼古丁能刺激交感神经的活性,易诱发冠状动脉痉挛。吸烟过多时使 LDL 易于氧化而更具有致动脉粥样硬化的作用,并使 HDL 降低。

7. 年龄 动脉粥样硬化的发病率随年龄增长而升高,70 岁以上男女发病率均为 100%,因此对于老年人更应高度关注和重视。随着年龄增长,血液中的炎症细胞因子水平升高,机体处于一种全身炎性反应的状态,亦有利动脉粥样硬化形成。

8. 性别 性别与动脉粥样硬化的发病率有一定关系,美国资料显示,男女比例为 5:1,国内资料显示,女性比男性平均迟 10 年左右,一般 40 岁以下的男性比女性发病率高。女性停经后发病率开始上升,70~80 岁的男女几乎无差别,其原因是雌激素对防止动脉粥样硬化有一定的作用。

9. 遗传 有资料报道,家族中有在较年轻时(50 岁以前)患本病者,其近亲患动脉粥样硬化的机会 5 倍于无这种情况的家族。从古埃及的木乃伊研究发现,人类可能在遗传学上对动脉粥样硬化易感,且随年龄增长而出现或加重。

10. 其他易患因素

(1)职业:脑力劳动者易患本病。

(2)A 型性格:愈来愈多的研究表明,A 型性格的人易出现脂代谢紊乱、血液黏度增高和冠状动脉痉挛。

(3)感染:近年来的研究表明,与某些病毒和肺炎衣原体感染有关。

(4)微量元素:如锌、锰、硒、铬、钒等不足,铅、钴及镉增加。

(5)其他:如缺氧、维生素缺乏、抗原抗体复合物、血管紧张素转换酶基因的过度表达、血同型半胱氨酸增高及甲状腺功能减退。

(二)发病机制与病理

动脉粥样硬化的发病机制非常复杂,有多种学说从不同角度来阐述,包括脂质浸润学说、血小板聚集学说、血栓形成学说、血流动力学说、细胞克隆学说、损伤反应学说,这些学说并不相互排斥,其中损伤反应学说将上述学说有机地联系在一起,认为动脉粥样硬化的各种危险因素对动脉内皮的损伤导致动脉壁发生慢性炎症反应,逐渐形成粥样斑块和血栓。

动脉粥样硬化可以发生在任何部位,而且多部位动脉粥样硬化疾病并存的临床情况越来越多,但病变好发的部位仍是遭受血流或血压等机械作用最大的部位,如主动脉、冠状动脉、脑动脉等。在血流动力学发生变化的情况下,如血压增高,在动脉分支、分叉或弯曲处形成特定角度,血管局部狭窄所产生的湍流和切应力,使内膜发生解剖损伤,内皮细胞间的连续性中断,内皮细胞回缩,从而暴露内膜下的组织。血管内皮损伤后引起:①内皮对脂蛋白和其他血浆成分的通透性增加,导致脂质沉积;②内皮正常平衡调节作用改变,内皮合成和分泌 NO 减少,而内皮素释放增加;③内皮黏附分子的表达增加,包括 P-选择素、E-选择素、细胞间黏附分子-1(ICAM-1)和血管细胞黏附分子-1(VCAM-1),促进单核细胞和 T 淋巴细胞黏附,迁移并集聚在内膜;④内皮对血小板的黏附性增加,通透性增强。由于内皮细胞损伤,使 LDL 进入血管壁,促进平滑肌细胞增生,在内膜损伤面血小板易于沉积,进而形成血栓,摄入血管壁内,大量的结缔组织及脂质的不断堆积,从而形成了动脉粥样硬化斑块,血栓形成动脉粥样硬化的发病机制与血管老化有密切关系。

动脉粥样硬化的病理变化进展缓慢,明显的病变多见于壮年以后,但明显的症状多在老年期才出现。动脉粥样硬化病变的形成分为 4 期。

1. 脂质条纹期 早期病变是在动脉内膜形成数毫米大的黄色斑点或达数厘米长的与动脉纵轴平行的黄色条纹状病灶。镜下见内皮细胞肿胀,胞浆内有空泡形成,内皮下间隙增宽,有细颗粒状或纤维样物质积聚。此时内膜有少数平滑肌细胞呈灶状积聚,细胞内外脂质沉积。

2. 纤维斑块期 脂质条纹可进一步发展成斑块,突入动脉腔内引起管腔狭窄,为进行性动脉粥样硬化最具有特征性的病变。它主要由内膜增生的结缔组织和含有脂质的平滑肌细胞所组成,细胞外围由脂质、胶原、弹性纤维和蛋白多糖包裹。病灶处纤维组织增生形成纤维帽覆盖于深部大量脂质(脂质池)之上,脂质沉积物中混有细胞碎片和胆固醇结晶。突出于内膜表面的斑块,大小不一,表面光滑。斑块体积增大时向管壁中膜扩展,可破坏管壁的肌纤维和弹性纤维而代之。斑块早期呈灰黄色。随着结缔组织的增生和玻璃样变,斑块逐渐变形,显灰白色,质较硬。病变反复发作时,交替发生脂质堆积和纤维增生,其切面呈层状结构。镜下见纤维斑块及细胞外间隙中纤维成分占优势,在纤维之间存在着不同量的脂质,脂质比脂肪条纹少。

3.粥样灶形成期　粥样灶斑块为灰白色的纤维组织,其中央底部常因营养不良发生变性坏死而崩解,这些崩解物与脂质混合成粥糜样物质,称为粥样化病灶。镜下见在内膜深层脂质沉积的量增多,吞噬脂质泡沫细胞也随之增多。粥样物内有大量胆固醇结晶析出,此外黏多糖也增加少量纤维蛋白沉积。

4.复合病期　中年和老年期病人脂质条纹、纤维斑块与粥样斑块相融合及混杂,在斑块内发生出血、坏死、溃疡、钙化和附壁血栓而形成复合病变,粥样斑块可因内膜表面破溃形成所谓粥样溃疡。破溃后粥样物质进入血流成为栓子,破溃处可引起出血,溃疡表面粗糙易产生血栓。附壁血栓形成又加重管腔的狭窄甚至使之闭塞。在血管逐渐闭塞的同时也逐渐出现来自附近血管的侧支循环,血栓机化后又可以再通,从而使局部血流得以部分恢复,复合病变中还有中膜钙化。因此,动脉粥样硬化导致受累动脉弹性减弱,脆性增加,易于破裂,其管腔逐渐变窄,甚至完全闭塞,也可扩张而形成动脉瘤。

现已有研究证实,实验动物的动脉粥样硬化病变,不论在早期晚期,在用药物和停止致动脉粥样硬化饲料的一段时间内病变可以消退。但人体经血管造影证实,控制和治疗各种易患因素一段时间后,病变可以缩小或消退。

(三)分期

根据动脉粥样硬化对器官的影响,可将其分为 4 期。

1.无症状期或隐匿期　其过程长短不一,包括早期的病理变化,直到动脉粥样硬化已经形成,此期无管腔明显狭窄,所以无器官或组织受累的临床表现。

2.缺血期　此期出现有管腔的狭窄,故临床上有器官缺血的症状。

3.坏死期　出现由于血管内血栓形成或管腔闭塞,而产生器官组织坏死的临床症状。

4.纤维化期　长期缺血,器官组织纤维化和萎缩而呈现出症状。不少患者可以不经过坏死期而进入纤维化期,而在纤维化期的患者也可重新发生缺血期的表现。

按受累动脉部位的不同,本病有主动脉及其主要分支、冠状动脉、脑动脉、肾动脉、肠系膜动脉、颈动脉和四肢动脉粥样硬化等类别。

(四)临床表现

主要是相应器官受累后出现的表现。一般表现主要是脑力和体力衰竭,触诊浅表动脉如颞动脉、颈动脉、桡动脉、肱动脉等变粗、变长、迂曲和变硬。

1.颈动脉粥样硬化　是老年人缺血性脑卒中和短暂性脑缺血发作(TIA)的重要原因。临床表现复杂多样,如果侧支循环代偿良好,可无症状;若侧支循环不良,可引起 TIA 或脑卒中发生。还可由颈内动脉狭窄或闭塞导致眼前、眼后节缺血综合征,总称眼部缺血综合征。眼部缺血综合征临床可有 3 种表现。

(1)一过性黑矇:为眼部缺血综合征最常见的临床表现,占颈动脉狭窄的 30%～40%,可伴发脑部 TIA 症状。

（2）低灌注视网膜病变：眼部长期慢性灌注不足引起的视网膜病变。患者自觉视力下降。眼底改变有：视网膜动脉变窄，视网膜静脉扩张但不迂曲（与中央静脉阻塞鉴别）。视网膜中周部点状出血和微血管瘤形成，黄斑区樱桃红点，视盘或视网膜新生血管形成棉絮斑；严重时可出现视网膜脱离或玻璃体出血等。

（3）眼前节缺血综合征：临床可见角膜上皮水肿，当发生缺血性色素膜炎时，可见前房浮游细胞、闪光阳性、房角新生血管形成；晚期可出现品状体浑浊。老年颈动脉粥样硬化疾病（CAD）患者可在颈部闻及血管杂音，但严重狭窄的患者，检测不到杂音。听诊部位：锁骨上窝、下颌角水平胸锁乳头肌内缘。与血管造影相比，颈动脉超声检查的敏感性和特异性可达到 85%～90%，可用于可疑缺血性 CAD 或高风险的无症状患者的初始检查及评估已知狭窄的严重程度，经颅多普勒可提供血流动力学变化和侧支循环是否建立的客观信息。CT 或MRI 及 CTA 和 MRA 均可用于 CAD 的检测，DSA 是对 CAD 患者进行临床和影像学评估的金标准，但有创、费用高并存在一定风险，不推荐用于 CAD 的筛查。

2.主动脉粥样硬化　大多数无特异性症状，叩诊时可发现胸骨柄后主动脉浊音区增宽，主动脉瓣区第 2 心音亢进而带金属音调，并有收缩期杂音。收缩期血压升高，脉压增大，桡动脉触诊可类似促脉。X 线检查可见主动脉结向左上方凸出，主动脉影增宽与扭曲，有时可见片状钙质沉着阴影。主动脉粥样硬化还可形成主动脉瘤，以发生在肾动脉开口以下的腹主动脉处为最多见，其次在主动脉弓和降主动脉。动脉粥样硬化也可形成动脉夹层分离，但比较少见。

3.冠状动脉粥样硬化　可引起心绞痛、心肌梗死及心肌纤维化等。

4.脑动脉粥样硬化　脑缺血可引起眩晕、头痛和晕厥等症状，脑动脉血栓形成或破裂出血时引起脑血管意外，有头痛、眩晕、呕吐、意识丧失、肢体瘫痪、偏盲或失语等表现。脑萎缩时引起痴呆，有精神变态、行动失常、智力和记忆力功能减退以及性格完全变态等症状。

5.肾动脉粥样硬化　由于动脉粥样硬化引起的肾动脉管腔狭窄是近年来老年人患终末期肾病（End stage renal disease，ESRD）病因中增长最快的，且预后差。65 岁以上的老年人群中，患病率至少是 7%，在疑为冠心病患者中，患病率为 14%～17%，确诊的冠心病患者中，患病率为 12.7%～27.9%，因此临床上更应高度重视和关注。目前肾动脉狭窄的首要原因是肾动脉粥样硬化，出现下列临床线索时高度提示肾动脉粥样硬化性狭窄的可能：①年龄 55 岁以后开始出现高血压，且无高血压家族史者；②发生急进性高血压、顽固性高血压和恶性高血压者，或既往得以控制良好的高血压突然加重并持续恶化者；③经 ACEI 或 ARB 治疗后，发生肾功能恶化（尤其是血肌酐升高幅度大于 30%）者；④出现无法解释的肾脏萎缩或双肾长径差异超过 1.5cm 者；⑤出现无法解释的突然加重和（或）难治性肺水肿者；⑥伴有冠状动脉多支血管病变，脑血管病变或周围动脉粥样硬化性疾病者。目前临床诊断的方法常用彩色多普勒超声、磁共振血管成像（MRA）、螺旋 CT 血管造影（CTA）、肾动脉造影等方法。

6.肠系膜动脉粥样硬化　肠系膜动脉粥样硬化可导致急性肠系膜缺血和慢性肠系膜缺血及缺血性结肠炎。急性肠系膜缺血主要表现为剧烈上腹痛或脐周痛而无相应的体征，器质性心脏病合并心房颤动，胃肠道排空障碍。慢性肠系膜动脉缺血主要表现为反复发生的与进食有关的腹痛，一般为持续性钝痛，程度不一，定位不明确。缺血性结肠炎轻症多为一过性的，可以完全恢复，如病情快速进展发生肠襞坏死时，可引起便血、麻痹性肠梗阻和休克，或溃疡延迟不愈进入慢性期,导致肠管严重狭窄,预后不良。

7.四肢动脉粥样硬化 以下肢较为多见,可表现为:①无症状;②间歇性跛行:步行一段距离时发生一侧或双侧下肢疼痛,以腓肠肌、小腿肌群疼痛最常见,进一步加重可出现典型的"行走疼痛休息缓解"的重复规律,病变越重,每次疼痛出现前行走的距离越短;③严重的肢体缺血是由于肢体动脉粥样硬化造成动脉闭塞引起的慢性缺血性疼痛(静息疼痛)、溃疡或坏疽。体格检查发现四肢血压不一致,下肢皮肤和趾甲颜色改变、水肿、皮温降低、肌肉萎缩、股动脉、足背动脉或胫后动脉搏动显著减弱或消失,颈、股、腘动脉常可闻及杂音。

(五)诊断和鉴别诊断

本病早期明确诊断很不容易,当发展到相当程度,尤其有器官明显病变时,诊断并不困难。老年病人如检查发现血脂异常,动脉造影发现血管狭窄性病变,应首先考虑诊断本病。

主动脉粥样硬化引起的主动脉变化和主动脉瘤,须与梅毒性主动脉炎、主动脉瘤及纵隔肿瘤相鉴别。冠状动脉粥样硬化引起的心绞痛和心肌梗死,须与其他冠状动脉病变所引起者相鉴别。其他部位由于动脉粥样硬化所引起的相关症状均需与其他原因所致的相应表现加以鉴别。

(六)预后

本病的预后随着病变的部位、程度、血管狭窄发展的速度、受累器官受损的情况和有无并发症而不同。脑、心、肾的动脉病变发生了脑血管意外、心肌梗死或者肾衰竭者,预后不良。

(七)防治

首先要采取有效措施干预各种危险因素,防止动脉粥样硬化的发生(一级预防)。对于已发生动脉粥样硬化者,应积极治疗,防止病变进展,争取其逆转(二级预防)。已发生其并发症者,更应积极尽早治疗,防止其恶化,延长患者寿命(三级预防)。

1.一般防治措施

(1)健康宣教:虽然动脉粥样硬化的临床表现直到成年后期才表现出来,但动脉粥样硬化病变始于儿童及青少年早期,因此从儿童及青少年早期开始干预其危险因素,对预防或改善动脉粥样硬化病变非常重要。

(2)改善生活方式:戒烟限酒,合理膳食,控制体重,加强锻炼,心理平衡,生活规律,乐观愉快,劳逸结合,睡眠充足。

2.药物治疗 根据危险分层明确降脂治疗的目标值,是治疗成功的首要步骤;其次控制血压及血糖等危险因素,使血压、血糖达标,对防治动脉粥样硬化非常重要。

(1)调节血脂:所有患动脉粥样硬化的患者,低密度脂蛋白胆固醇(LDL-C)目标值≤100mg/dL(2.6mmol/L),如果有缺血性脑卒中、冠心病及周围动脉疾病等LDL-C目标值应为≤70mg/dL(1.8mmol/L)或较治疗前下降50%;未达标者建议口服调脂药物,首选他汀类药物,如服用他汀类药物仍不能达标者,或不能耐受他汀类药物者,加用或换用胆酸结合剂、烟酸或胆固醇吸收抑制剂可能有效,但联用期间建议密切监测肝功能和肌酸激酶。

(2)控制血压:高血压合并动脉粥样硬化患者血压控制的目标值为<140/90mmHg。对于动脉粥样硬化相关动脉管腔有重度狭窄或相关缺血症状的患者,初始降压的目标值应不低于150/90mmHg,降压的靶目标要以改善或不加重缺血症状为前提,对于老年患者血压目标值<150/90mmHg。

(3)积极控制血糖:糖化血红蛋白目标值应<7.0%,但病情严重或年龄较大患者可酌情

放宽目标值,尽量避免低血糖发生。

(4)抗凝与抗血小板治疗:抗血小板聚集及黏附的药物可以防止血栓形成,可选用阿司匹林、西洛他唑、噻氯匹定、氯吡格雷和血小板膜糖蛋白(GPⅡb/Ⅲa)受体拮抗剂及双嘧达莫等。

(5)其他药物:包括血管扩张剂,中药如丹参、红花等。对于高同型半胱氨酸血症,适当补充叶酸等。

3.介入治疗及外科手术 包括对狭窄和闭塞的血管,特别是冠状动脉、肾动脉和四肢动脉等施行再通,重建或旁路移植等外科手术,以恢复动脉供血,目前较多的是经皮腔内血管成形术及支架植入术等介入治疗。对于药物治疗无效的高胆固醇血症患者,可施行回肠旁路手术或应用血浆净化疗法在体外将 LDL 分离除去,但对于老年患者应该谨慎。

4.基因治疗 对于遗传性家族性高脂血症更为合适,如应用基因转移的方法,使重建的 LDL 受体基因在患者肝细胞表达,可使 TC 和 LDL-C 明显下降,作用可持续 16 周以上。

二、老年外周动脉疾病

外周动脉疾病(Peripheral aterial disease,PAD):指除冠状动脉和颈内动脉以外的动脉疾病,包括动脉狭窄、闭塞及动脉瘤。这是一个范围很广的动脉系统疾病,主要包括颈动脉、四肢动脉和内脏动脉(胸、腹主动脉,肾动脉和肠系膜动脉等)。其基础病因是动脉粥样硬化,与冠心病同属一个病因。

外周动脉疾病后果严重,包括间歇性跛行、截肢、腹主动脉瘤破裂、严重的高血压和肾衰竭,心肌梗死(MI)和脑卒中等心源性死亡的发生率也增加。同时,外周动脉疾病又常与心脑血管疾病同源,相伴相随,早期制动,使大量血管平滑肌细胞萎缩并加重了肢体肌肉萎缩,致重要器官失代偿。随着老龄化社会的到来,外周动脉粥样硬化已成为威胁老年人健康的严重危险因素,引起老年病学者的广泛关注。

(一)老年外周动脉硬化闭塞病(Peripheral arterial occlusive disease,PAOD)

老年外周动脉硬化闭塞病是指外周动脉硬化导致动脉狭窄,甚至发生闭塞,使远端组织出现相应缺血痉挛或坏死的疾病。外周动脉硬化最常见的受累部位为腹主动脉交叉以下的动脉,即下肢动脉硬化症,一般临床上外周动脉粥样硬化闭塞病是指下肢动脉粥样硬化闭塞病,表现为间歇性跛行、静息痛及坏疽等。

1.流行病学特点 老年外周动脉硬化闭塞病患病率随年龄增长呈明显增高趋势,是中老年人常见的临床综合征。大多数流行病学调查采用的非侵入性方法检测踝肱指数(ABI)及脉搏波传导速度(Pwv)和间歇性跛行问卷等进行诊断,结果显示,其患病率取决于被调查对象的年龄、危险因素及基础疾病。各国流行病学资料报道不一,不同人群差异较大,大多数调查结果显示平均患病率为 3.6%~29.0%,而 50~70 岁人群患病率可高达 25%~30%。

2.危险因素 所有致动脉粥样硬化的危险因素均可促使老年外周动脉硬化闭塞病的发生。老年外周动脉硬化闭塞病的发生和严重程度与年龄、吸烟、糖尿病病程、血糖稳定的程度、高收缩压、高胆固醇及高低密度脂蛋白胆固醇(LDL-C)呈正相关。30%的脑血管病患者和 25%的缺血性心脏病患者并存老年外周动脉硬化闭塞病,因此,该病是动脉粥样硬化全身疾病的重要窗口,其早期检出与有效干预对全身性动脉硬化所致的靶器官损害的防治有重要价值。

3.临床特点　首先我们要确定进行下肢动脉检测的可能人群。年龄<50岁的糖尿病患者,伴有下列1项或多项动脉粥样硬化危险因素,如吸烟、高血压、血脂异常和高凝状态;年龄在50～64岁,有心血管危险因素,尤其是吸烟或糖尿病;年龄≥65岁,已知有冠状动脉、颈动脉或肾动脉粥样硬化疾病者,或所有10年冠心病风险达10%～20%的人群,运动后有下肢疲劳症状或难以愈合的伤口。

1)主要症状

(1)下肢运动功能受损的表现:站立平衡能力减弱,由坐姿起立时间延长,步行速度减慢,距离缩短。

(2)间歇性跛行:步行一段距离时发生一侧或双侧下肢疼痛,疼痛总是累及一个功能肌肉单位(如小腿、臀部、大腿等),其中以腓肠肌小腿肌群疼痛最常见;疼痛也可持续存在,直到患者站立休息一段时间,表现为"行走　疼痛休息　缓解"的重复规律,每次疼痛出现前行走的距离大致相当;病变越重,每次疼痛出现前行走的距离越短。

(3)严重肢体缺血:由于动脉闭塞后引起的慢性缺血性疼痛(静息痛)、溃疡或坏疽,可伴局部蜂窝织炎、骨髓炎,甚至败血症。典型的症状是受累的足或趾疼痛或感觉异常,腿抬高症状可加重,患者坐床边沿,摇晃双腿以减轻症状。缺血性或糖尿病患者,尤其老年患者尽管有严重缺血,也可以是轻微或无疼痛症状。

(4)急性肢体缺血:在动脉粥样硬化狭窄的基础上合并血栓形成所致。表现为急性疼痛(可因感觉神经缺失而导致疼痛感缺失或减弱)、瘫痪、感觉异常、皮肤苍白、趾端冰凉。动脉栓塞的临床诊断为患肢症状突然加剧或恶化,可伴有其周围动脉栓塞的表现,对侧肢体收缩压或动脉搏动正常。

2)主要体征:主要是血管系统与足部的体征。血管系统主要包括:①测量双侧上肢的血压;②触诊颈动脉搏动,听诊有无杂音;③听诊腹部及其两侧有无杂音;④触诊腹部观察是否有明显的主动脉搏动,如果有,观察其最大范围;⑤触诊肱动脉、桡动脉、尺动脉、股动脉、腘动脉、足背动脉和胫后动脉等表浅动脉血管搏动;⑥听诊双侧股动脉有无杂音。足部检查时脱去鞋袜,注意皮肤颜色,温度和完整性,并记录有无肢体远端毛发脱落、皮肤营养性改变、杵状指和溃疡等。

4.辅助检查

(1)ABI:使用多普勒辅助听诊的袖带测量技术或最新的示波测量技术,可以测量踝部和臂部的血压,计算出踝臂指数(ABI),正常值为0.90～1.20。ABI<0.90可诊断为外周动脉疾病,敏感性95%,特异性99%。ABI越小,动脉闭塞程度越严重,缺血也更严重;0.60<ABI<0.90,患者常伴有轻中度间歇性跛行;0.40<ABI<0.60,为重度间歇性跛行;0.25<ABI<0.40,伴有静息痛和组织坏死。但是,糖尿病和肾衰竭患者会因动脉钙化导致动脉血管不可压缩性硬化,使ABI假性升高,即使有下肢动脉闭塞,ABI也会处于正常范围。

(2)双功能超声:将多普勒分析技术与血管二维显像技术结合在一起,是最为可靠的无创检测方法,可准确评估动脉狭窄所导致的血流减少的程度。双功能超声、CT血管造影和磁共振血管显像,可判断PAD病变的解剖学位置和严重程度,并确定患者是否应进行介入治疗或外科手术等。

(3)血管功能检查:包括脉搏波速度(PWV),脉搏容积描记及血管内皮功能检查,最新的研究技术包括动脉内膜追踪技术、速度向量成像技术及血管内超声,均有助于确定血管闭塞的部位、程度。

5.诊断 老年人尤其是高血压、糖尿病和高脂血症患者,发生间歇性跛行,静息痛等下肢慢性缺血表现,动脉搏动减弱或消失者应怀疑本病。有上述临床症状与简单、无创的器械检查可以非常准确、及时地得到诊断。

诊断下肢动脉硬化性疾病国内外临床常采用Fontainl法分期:Ⅰ期:无症状;Ⅱa期:轻微跛行;Ⅱb期:中至重度跛行;Ⅲ期:缺血性静息痛;Ⅳ期:溃疡或坏疽。

6.治疗

1)药物治疗:最新指南推荐:①老年外周动脉硬化闭塞病患者应服用他汀类药物使LDL－C达标,降至2.6mmol/L以下,或降低幅度达50%;②控制高血压,β受体阻滞剂不是禁忌证;③吸烟患者应戒烟;④同型半胱氨酸＞14mmol/L的患者应补充叶酸;⑤应用抗血小板聚集药物,阿司匹林片75～325mg/d;⑥氯吡格雷片75mg/d,联用或替代阿司匹林抗血小板治疗;⑦无心力衰竭患者服用西洛他唑片(50～100mg,2次/d)有效;⑧活血化瘀中药有改变缺血症状的作用,如丹红注射液等,前列腺素E等扩血管药有减轻缺血性疼痛的作用。

2)血运重建

(1)指征:严重的间歇性跛行影响患者生活质量且药物治疗无效;有静息痛及皮肤溃疡和坏疽患者均应采取血运重建疗法。

(2)方法:包括经皮腔内血管成形术及外科手术治疗。

3)其他:如加强患肢护理、患肢保护,老年人将患肢放低20°～30°,可提高局部血流供应。如有水肿者,肢体保持水平位,保温38℃以下,避免皮肤水疱发生,溃疡可用温盐水清洗及换药。老年人由于皮肤萎缩和局部供血不足,微小损伤(如鞋子过小)就可引起进行性足坏死,因此应特别注意足部保护。有规律步行锻炼,防治并发症等。

7.预后 本病预后不仅与周围血管病变有关,而且与并存的心脑血管疾病有关。在未作特殊治疗的情况下,75%的跛行患者病情稳定或略有改善,25%的患者症状进行性加重,需外科治疗,但仅3%～5%患者需要截肢手术。糖尿病患者截肢率比非糖尿病患者增加5～7倍,有静息疼痛或缺血性溃疡者截肢率也增高数倍。

(二)老年动脉粥样硬化性主动脉瘤

在老年人,动脉瘤多发于血管分叉处或受压部位。主动脉瘤是主动脉壁局部薄弱后所形成的异常扩张,其常见的病因有动脉粥样硬化、动脉中层囊性变性、梅毒性、先天性、创伤性及感染性,其中以动脉粥样硬化为最常见的病因。主动脉发生动脉粥样硬化后,中层弹性纤维断裂、管壁薄弱,不能耐受主动脉内血流压力而产生局部膨大,形成主动脉瘤,大多数发生于60岁以后,男女比例为10:1。由于动脉瘤壁承受的血流压力较大,使动脉瘤逐渐扩大,并可压迫邻近器官,甚至侵蚀胸骨、肋骨或向体表膨出成为搏动性肿块。在膨大的瘤部,血流减慢,形成涡流,可产生附壁血栓。患者可因动脉瘤严重压迫重要脏器或自行破裂而死亡,囊性的动脉瘤较梭形的更容易破裂。主动脉瘤按其发生部位可分为胸主动脉瘤及腹主动脉瘤二类。胸主动脉瘤患病率占主动脉瘤的20.3%～37.0%,而腹主动脉瘤的患病率占主动脉瘤的63%～79%,在主动脉瘤患者中腹主动脉瘤发病率最高。

1.临床表现

主动脉瘤的症状是由瘤体压迫、牵拉、侵蚀周围组织所引起,视主动脉瘤的大小、部位而定。胸主动脉瘤压迫上腔静脉时面颈部和肩部的静脉怒张,并可有水肿;压迫气管和支气管时引起咳嗽和气急;压迫食管引起吞咽困难;压迫喉返神经可出现声音嘶哑,邻近血管受压可出现肺动脉狭窄或上腔静脉阻塞综合征,头臂血管阻塞可引起脑缺血。胸主动脉瘤常引起胸痛,一般不严重,多为胀痛或跳痛,如果突然加剧预示破裂可能,破裂血液流入支气管、气管、胸腔或心包可以致死。病变累及主动脉根部时可产生主动脉瓣关闭不全,严重时出现左心衰竭。

腹主动脉瘤常见,病因以动脉粥样硬化为主,常有肾、脑、冠状动脉粥样硬化的症状,最初引起注意的是腹部搏动性肿块,50%可伴有血管性杂音。腹痛是较常见的症状,多位于脐周及中上腹;动脉瘤侵犯腰椎时,可有腰骶部疼痛。若近期出现腹部或腰骶部剧烈持续疼痛,往往预示瘤体濒临破裂。瘤体破裂,血液可破入腹腔,一般破入腹膜后腔者更为常见,腹部出血比较缓慢。腹痛及失血性休克可持续数小时或数天,患者多可就医。偶可破入十二指肠及腔静脉,引起胃肠道出血及主动脉静脉瘘,而出现连续性血管杂音,高心排血量及心力衰竭。

2. 诊断

(1)胸主动脉瘤:除根据症状和体征外,胸部 X 线片(后前位及左侧位)十分有意义,可显示大多数胸主动脉瘤,并估计大小、位置、形态,透视下可见到动脉瘤膨胀性搏动,但同时瘤内有血栓形成时搏动可不明显。主动脉造影可清晰地显示动脉瘤的大小范围。DSA、二维超声检查及经食管 UCG-TEE 均对胸主动脉瘤有较大的诊断价值。CT 增强及 MRA 对胸主动脉瘤可作出可靠的诊断。

(2)腹主动脉瘤:常在腹部扣及搏动性肿块,但准确性不高。二维超声检查对明确诊断极为重要,是目前优选的诊断方法,可以明确病变大小、范围、形态及腔内血栓。CT 检查更易发现腔内血栓及管壁的钙化,还能很清晰地显示腹主动脉瘤及其与周围组织结构如肾动脉、腹膜后及脊柱的关系以及腹腔后血肿等。MRI 检查的价值与 CT 及腹部超声检查价值等同。

3. 治疗

首先是要对危险因素进行有效干预,选用外科或介入手术治疗也是非常有效的。

(1)外科手术治疗:包括动脉瘤切除术与人造或同种血管移植术。目前腹主动脉瘤手术死亡率低于 5%,但对老年人尤其是高龄老年人,有心、脑、肺、肾等重要器官损害者,手术死亡率高达 60%。胸主动脉瘤死亡率达 30%,以主动脉弓动脉瘤手术危险性最大。动脉瘤破裂而不做手术者极少幸存,故未破裂或濒临破裂者均应立即手术。

(2)介入手术治疗:是治疗腹主动脉瘤和部分胸、降主动脉瘤可供选择的微创手术方法,尤其适应于有严重合并症而不能耐受腹主动脉瘤切除术的高危及老年患者。

4. 预后

由于主动脉瘤有潜在破裂的危险,自然病程中 5 年存活率仅 19.6%。若不行手术治疗,90%胸主动脉瘤在 5 年内死亡,栓塞为另一并发症。老年患者动脉瘤>6cm,伴发高血压及其他心血管疾病,则死亡率进一步增高。

(吕芳)

第十五章 常见老年病护理

第一节 睡眠呼吸暂停低通气综合征病人的护理

呼吸暂停是指睡眠过程中口鼻呼吸气流完全停止10s以上;低通气是指睡眠过程中呼吸气流强度(幅度)较基础水平降低50%以上,并伴有血氧饱和度较基础水平下降4%以上或微醒觉;睡眠呼吸暂停低通气指数(呼吸紊乱指数AHI)是指每小时睡眠时间内呼吸暂停次数加低通气次数。睡眠呼吸暂停低通气综合征(SAHS)又称睡眠呼吸暂停综合征(SAS),是指每晚7小时睡眠过程中呼吸暂停反复发作30次以上或者睡眠呼吸暂停低通气指数≥5次/小时(老年人≥10次/小时)并伴有嗜睡等临床症状。睡眠呼吸暂停低通气综合征以反复发作的呼吸暂停与憋醒、严重打鼾、白天困倦与嗜睡为主要临床表现,并可因严重的低氧血症和高碳酸血症导致或加重多系统、多脏器损害。

睡眠呼吸暂停低通气综合征可发生于任何年龄,以阻塞型睡眠呼吸暂停低通气综合征为例,40岁以上成年人中,美国患病率为2%～4%,我国香港地区患病率为4.1%,我国上海和长春地区患病率分别为3.62%和4.81%,并且随增龄而增高,男性多于女性。

根据睡眠中呼吸暂停时胸腹运动情况,临床上将睡眠呼吸暂停低通气综合征分为中枢型(指在呼吸暂停过程中呼吸动力、口鼻气流与胸腹式呼吸均消失)、阻塞型(指在呼吸暂停过程中呼吸动力仍然存在,口鼻气流消失而胸腹式呼吸存在)和混合型(指一次呼吸暂停过程中前半部分为中枢型后半部分为阻塞型),以阻塞型多见。目前把阻塞型和混合型两种类型统称为阻塞型睡眠呼吸暂停低通气综合征(OSAHS)。

一、病因与发病机制

(一)中枢型睡眠呼吸暂停低通气综合征

多数有神经系统、运动系统及严重肌病,如脑炎、枕骨大孔发育畸形、脊髓灰质炎、血管栓塞或变性引起的脊髓病变、家族性自主神经异常、膈肌病变、肌强直性营养不良、肌病等。其发病机制可能与睡眠时呼吸中枢对各种不同刺激的反应性降低、中枢神经系统对低氧血症特别是对CO_2浓度改变引起的呼吸反馈调控的不稳定性、呼气与吸气转换机制异常等有关。

(二)阻塞型睡眠呼吸暂停低通气综合征

主要见于肥胖、鼻部疾病(如过敏性鼻炎、鼻息肉、鼻咽部肿瘤、腺样体增生等)、咽部肥厚及悬雍垂肥大粗长、舌体肥厚、扁桃体肥大、软腭松弛、腹型肥胖等。老年人OSAHS发病机制可能与增龄、局部解剖结构改变有关。如软腭变长、咽部脂肪增厚、舌及软腭组织弹性改变、咽部周围骨形状改变、睡眠状态下上气道软组织肌肉塌陷性增加、睡眠期间上气道肌肉对负压刺激的神经反应性降低,还可能与神经、体液、内分泌等综合因素作用有关。

二、临床表现

(一)白天表现

1. 嗜睡 嗜睡是阻塞型睡眠呼吸暂停低通气综合征最常见的症状,轻者为日间工作或学习时困倦、打瞌睡,重者在开会、交谈、吃饭、开车时亦可入睡。

2.头晕、头痛 由于夜间反复呼吸暂停与低氧血症,使病入睡眠连续性中断、觉醒次数增多、睡眠质量下降,可出现不同程度的头晕、乏力、倦怠等表现。头痛常在清晨或夜间出现,多为隐痛,可持续 1~2h,有时需服用止痛药才能缓解,与血压升高、颅内压与脑血流的变化有关。

3.精神行为异常 由于低氧血症对大脑的损害以及睡眠结构的改变,病人常有注意力不集中、精细操作能力下降、记忆力减退、判断力下降等表现,老年人可有痴呆表现。

4.性格情绪变化 由于缺氧和血液循环障碍,使脑细胞受损,出现白天嗜睡,病人智力亦受影响,可有个性改变,如烦躁、敏感、激动、抑郁等性格与情绪变化,甚至有行为异常等表现。约 10% 的病人出现性欲减退、阳痿等症状,在一定程度上影响其人际关系和家庭生活。

(二)夜间表现

1.打鼾 由于气流通过狭窄的上气道时使软腭及咽部黏膜震动而发生。其主要表现为鼾声不规则、高低不等,并有"鼾声—气流中止—喘气—鼾声"交替出现,一般情况下气流中止的时间为 20~30 秒,偶尔为 2min 以上,此时病人常有明显的发绀。如果鼾声超过 60dB,但是没有缺氧症状者,称为单纯鼾症。

2.呼吸暂停 病人夜间反复出现呼吸暂停,7h 睡眠过程中呼吸暂停可达 30 次以上,同床或同室睡眠者常因担心其呼吸不能恢复而将其推醒,病人呼吸暂停多随着喘气、憋醒或响亮的鼾声而终止。

3.憋醒 呼吸暂停后突然憋醒,常伴翻身、四肢不自主运动甚至抽搐,或突然坐起感到心慌、胸闷或心前区不适。

4.多动 因为低氧血症,病人夜间频繁翻身、转动。

5.出汗 出汗较多,以颈部、上胸部明显,与气道阻塞后呼吸用力和呼吸暂停所致的高碳酸血症有关。

6.夜尿 部分病人夜间小便次数增多,个别病人出现遗尿。

7.睡眠行为异常 病人夜间睡眠中可出现恐惧、惊叫、呓语、夜游、幻听等异常行为。

(三)全身器官损害表现

阻塞型睡眠呼吸暂停低通气综合征病人可因严重的低氧血症、高碳酸血症、红细胞增生、血液黏度增加、血液 pH 值下降等导致血管交感神经兴奋,出现高血压、晨起头痛、冠心病、各类心律失常、肺心病、心力衰竭、脑血管疾病、糖尿病、精神异常等一系列心脑血管并发症。OSAHS 病人常以心血管系统异常表现为首发症状和体征。

三、辅助检查

(一)血液检查

红细胞计数和血红蛋白可有不同程度增加。

(二)多导睡眠图

多导睡眠图是诊断本病的金标准,能检测低通气指数值、平均血氧饱和度、最低血氧饱和度、呼吸暂停次数、时间,由此可以确定 SAHS 类型和程度。

(三)动脉血气分析

可有不同程度的低氧血症、高碳酸血症和呼吸性酸中毒。

（四）肺功能检查

并发肺心病、呼吸衰竭时，有不同程度的通气功能障碍。

（五）其他检查

包括 ECG、X 线、CT、核磁共振检查，以便及早发现并发症。

四、治疗要点

（一）一般治疗

减肥、睡眠体位改变（侧卧位，头部抬高）、戒烟戒酒、避免服用镇静剂等。

（二）原发病治疗

积极治疗原发病，如神经系统疾病、心力衰竭、鼻咽部肿瘤、腺样体增生、咽部肥厚及悬雍垂肥大粗长、舌体肥厚、扁桃体肥大、软腭松弛等。

（三）氧疗

睡眠呼吸暂停低通气综合征病人可以常规吸氧，纠正低氧血症。给氧浓度以 20%～30% 为宜，不宜高流量给氧，高流量给氧可抑制呼吸感受器，降低呼吸频率。

（四）呼吸机通气治疗

1. 经鼻持续气道内正压通气治疗（CPAP）　这是中、重度阻塞型睡眠呼吸暂停低通气综合征病人的首选方法，可以有效消除夜间打鼾、呼吸暂停和低通气等表现，也能显著改善病人嗜睡、头痛、记忆力减退等症状。

2. 双水平气道内正压通气治疗（BiPAP）　吸气与呼气正压分别调节，这样既能保证上气道开放，义符合呼吸生理过程，治疗依从性较好。

3. 自动调压智能呼吸机治疗　呼吸机送气压力根据病人夜间气道阻塞程度而随时变化，疗效和耐受性可能优于 CPAP 治疗，但价格贵。

4. 矫治器治疗　通过物理的方法，使下颌前移、气道通畅，达到改善呼吸的目的。

（五）药物治疗

由于药物不良反应大且疗效差，在临床上已很少使用。常选择下列几类药物：鼻塞明显者可用收缩血管药物，增加上气道开放，减轻上气道阻力的药物，如萘甲唑林滴鼻液、麻黄素滴鼻液等，但它们副作用大，不宜长期使用；神经呼吸刺激剂，如甲羟孕酮（安宫黄体酮）、乙酰唑胺等兴奋呼吸，对部分低通气及睡眠呼吸暂停者可增加通气，减少呼吸暂停次数；作用于呼吸中枢改善症状的药物，如普罗替林可以抑制快速眼动睡眠，提高颏舌肌活性。

（六）手术治疗

目前最常用的手术方法是腭垂软腭咽成形术，还有低温等离子消融术、扁桃体切除术、鼻中隔成形术、激光辅助咽成形术、鼻息肉或鼻甲切除术、舌成形术及各种正颌手术等。

五、主要护理诊断/医护合作性问题

（1）气体交换受损。与睡眠时呼吸暂停、低通气有关。

（2）睡眠型态紊乱与反复呼吸暂停导致睡眠中断有关。

（3）潜在并发症。高血压、冠心病、心律失常、肺心病、心力衰竭等。

六、护理措施

(一)一般护理

1.环境与休息　指导病人劳逸结合,保证充分休息,正常作息,起居规律,避免过度劳累或晚睡晚起,否则将加重打鼾、憋气等症状发生。为病人提供清洁舒适的生活环境;夜间睡眠避免灯光、声音刺激;卧室温度不宜过高,被褥不宜太厚;合理安排治疗与护理操作时间,尽量不打扰病人的睡眠;睡前勿饱餐、勿饮酒、不吃镇静催眠药。

2.饮食护理　向病人介绍饮食护理的重要意义,指导病人制订饮食计划,合理控制每日热量摄入,少吃高脂肪、高蛋白质、高胆固醇食物,禁烟忌酒,多食新鲜蔬菜、水果,每天进食定时定量,避免暴饮暴食,减少应酬和夜宵。

3.运动锻炼　指导病人特别是肥胖病人进行适当的体育锻炼,根据病人情况选择快走、慢跑、散步、骑自行车等有氧运动,以减轻体重、增加肺活量、激活肺部功能,从而达到缓解呼吸暂停的目的。

(二)密切观察病情变化

SAHS病人在夜间睡眠中有可能因严重的心律失常、房室传导阻滞、心肌梗死、脑血管意外等并发症而发生猝死,而且随着睡眠的不断加深与时间延长,其危险性也随之增加,因此护理人员应严密观察其病情变化,特别是零点以后更应加强巡视,消除鼾声是熟睡标志的误解,注意观察病人的呼吸、心率、心律、血压、血氧饱和度及神态变化,防止病人夜间猝死。

(三)心理护理

病人由于夜间睡眠过程中反复出现打鼾、呼吸暂停、憋醒等表现,因而容易产生烦躁、恐惧、抑郁、人际关系紧张、认知功能障碍等心理情感变化。因此,应注重对其进行心理护理,充分了解病人的心理特点,向病人详细介绍本病的病因、治疗方法、注意事项,和病人建立良好的关系,关心、尊重、体贴病人,以取得病人的信任,指导病人采取听音乐、写日记、和人聊天等方式缓解心理压力,使病人能积极配合治疗。

(四)对症护理

1.改善呼吸　指导SAHS病人调整睡眠姿势和体位,改仰卧位为侧卧位,以右侧卧位最为适宜,这样可以减轻咽喉部阻塞,防止舌根后坠,保持呼吸顺畅,避免或减少打鼾、憋气及呼吸暂停。为避免病人夜间睡眠时仰卧,可采用睡眠球技术,即在病人睡衣的背部缝上装有乒乓球或网球的口袋,强迫病人保持侧卧位。睡眠时枕头高度适中,不枕过高的枕头,因为枕头太高,可使喉咙与气管形成"死角",阻碍正常呼吸与通气。

2.给氧　可减少呼吸暂停的次数,提高动脉血氧饱和度,但单纯经鼻吸氧可降低低氧对呼吸中枢的刺激作用,延长呼吸暂停时间,因此给氧以低流量1～2 L/min为宜。

(五)用药护理

本病没有特殊治疗药物,病情严重或急性发病可以对症用药处理。针对原有疾病(如神经系统疾病)指导用药。

1.麻黄素滴鼻液　该药是通过直接激动肾上腺素受体和间接促进递质释放两种机制发挥作用,在缓解鼻塞症状时效果明显。其不良反应有心率加速、血压升高,引起心律失常、高血压脑病、颅内出血。神经精神症状方面不良反应有精神兴奋、失眠、不安和肌肉震颤等。因此,冠心病、高血压、甲亢、青光眼、前列腺肥大等病人应慎用。如长期使用容易产生依赖性,形成药物性鼻炎。萘甲唑林滴鼻液主要成分是奈唑啉,是一种拟肾上腺素药。患有高血压的病人,也不可以经常使用滴鼻液。

2.甲羟孕酮 可引起凝血机能异常,栓塞性疾病或血栓形成,不宜使用。严重肝功能损害,高钙血症病人禁用。

3.乙酰唑胺 长期使用需防低钾,不宜用于肺心病、心力衰竭、肾脏疾病病人,严重不良反应为粒细胞缺乏症(系过敏反应)。高钙尿病人应进低钙饮食。

4.普罗替林 较大剂量时需注意对心脏的影响。禁用于心肌梗死后恢复期和心律失常的病人。

(六)健康教育

1.疾病知识指导 讲解打鼾、睡眠中憋醒等症状与疾病的关系,及本病可引起多系统、多器官功能损害的严重后果。

2.改变影响不良因素 指导病人生活规律、合理饮食、适当运动、控制体重、戒烟忌酒、睡前勿饱食、不吃安眠药,睡眠时采用侧卧位,定期到医院进行复查。

(王艳)

第二节 慢性阻塞性肺疾病病人的护理

慢性阻塞性肺疾病(COPD)是一组由于慢性气道阻塞引起的通气功能障碍的一组肺部疾病,主要包括慢性支气管炎和阻塞性肺气肿。慢性阻塞性肺疾病主要累及肺部,但也可以引起肺外各器官的损害。

慢性阻塞性肺疾病是呼吸系统疾病中的老年常见病,且随年龄增长而增多。其患病率和死亡率均居高不下,且有逐年增加之势。慢性阻塞性肺疾病居全球死亡原因的第4位,居我国死亡原因的第3位,预计到2020年将成为全球第3位。由于慢性阻塞性肺疾病病人人数多、死亡率高,社会经济负担过重,已成为一个重要的公共卫生问题,至2020年慢性阻塞性肺疾病将位居世界疾病经济负担的第5位。

一、病因

(一)感染

感染是老年慢性阻塞性肺疾病发生发展的最重要因素之一。长期反复感染可破坏呼吸道防御功能,损害细支气管和肺泡。病原体主要是病毒和细菌,亦可是肺炎支原体。病毒以流感病毒、鼻病毒、腺病毒和呼吸道合胞病毒多见;老年慢性阻塞性肺疾病细菌感染常继发于病毒感染,病原菌主要以流感嗜血杆菌、克雷白杆菌、肺炎球菌、葡萄球菌多见。

(二)职业性粉尘

长期接触职业性粉尘及化学物质(烟雾、变应原、工业废气及室内空气污染等)可导致慢性阻塞性肺疾病的发生。

(三)空气因素

大气中的氯气、二氧化氮、二氧化硫等可损伤气道黏膜上皮,使气道清除功能下降,黏液分泌增多,为细菌入侵创造条件。受凉和气候改变也是慢性支气管炎、肺气肿急性发作的常见诱因。

（四）吸烟

国内外研究证明吸烟与慢性阻塞性肺疾病的发生关系密切。烟草中焦油、尼古丁和氢氰酸等可损伤气道上皮细胞，可使支气管痉挛，呼吸道上皮细胞纤毛运动受抑制，纤毛脱落而易感染。

（五）呼吸系统组织老化

老年人支气管和肺组织出现老化改变，呼吸道防御及免疫功能减退，导致呼吸道清除异物和病原体的能力下降，肺的弹性同缩力下降、肺泡扩大使肺体积膨胀等。

（六）其他因素

过敏、自主神经功能失调、肾上腺皮质功能和性腺功能减退、营养不良等因素，均有可能参与慢性阻塞性肺疾病的发生发展。

二、临床表现

（一）症状

1. 慢性咳嗽　晨间起床时咳嗽明显，白天较轻，睡眠时有阵咳或排痰。咳嗽随体位变换而加重，随病程发展终身不愈。

2. 咳痰　清晨排痰较多，一般为白色黏液或浆液性泡沫痰，偶可带血丝。合并感染、急性发作时，痰量增多，可有脓性痰，并有发热。

3. 气短或呼吸困难　慢性阻塞性肺疾病的标志性症状。早期仅在体力劳动或上楼等活动时出现，随着病情发展逐渐加重，严重者稍活动甚至休息时也感到气短。

4. 典型症状缺如或弱化　老年人机体反应能力差，炎症急性发作时体温不升、白细胞不高、咳嗽不重、气促不显著。可表现为精神萎靡、颜面发绀、厌食、胸闷、少尿等。

5. 并发症多　老年人气道屏障功能和免疫功能减退，体质下降，故易反复感染，且易并发慢性肺源性心脏病、自发性气胸、慢性呼吸衰竭、电解质紊乱、肺性脑病、播散性血管内凝血（DIC）等并发症。晚期病人有体重下降、食欲减退等全身症状。

（二）体征

早期可无异常。随疾病进展出现以下体征：桶状胸、呼吸浅快、严重者缩唇呼吸；触诊语颤减弱或消失；叩诊呈过清音，心浊音界缩小，肺下界和肝浊音界下移；两肺呼吸音减弱，呼气延长，可闻及干性啰音和（或）湿性啰音。

（三）慢性阻塞性肺疾病病程分期

慢性阻塞性肺疾病按病程可分为急性加重期和稳定期。前者指短期内咳嗽、咳痰、气短和（或）喘息加重、痰量增多，可伴发热等症状；后者指咳嗽、咳痰、喘息等症状稳定或轻微。

三、辅助检查

（一）肺功能检查

肺功能检查是判断气流受限的主要客观指标，对慢性阻塞性肺疾病诊断、严重程度评价、疾病预后及治疗反应等有重要意义。第一秒用力呼气容积占用力肺活量的百分比（FEV_1/FVC）下降是气流受限的一项敏感指标，FEV_1/FVC＜70％及 FEV_1＜80％预计值则可确定为不完全可逆的气流受限。肺气肿病人肺总量（TLC）、功能残气量（FRC）和残气量（RV）增高，肺活量（VC）减低。

（二）影像学检查

早期胸片可无变化。可出现肺纹理增粗、紊乱等非特异性改变。也可出现胸廓前后径增大，肋间隙增宽，肋骨平行，膈肌低平，两肺透亮度增加，血管纹理减少或有肺大泡征象。

（三）动脉血气分析

早期无异常，随病情进展到呼吸衰竭时出现低氧血症、高碳酸血症、酸碱平衡失调等。

四、治疗要点

（一）稳定期治疗

1.支气管舒张药　常用沙丁胺醇气雾剂、异丙托溴铵气雾剂、茶碱缓释片或控释片。

2.祛痰药　痰多不易咳出者常用盐酸氨溴索、N－乙酰半胱氨酸、羧甲司坦，以及鲜竹沥水、甘草、氯化铵等。

3.长期家庭氧疗（LTOT）　家庭氧疗指征：①$PaO_2 \leqslant 55mmHg$ 或 $SAO_2 \leqslant 88\%$，有或无高碳酸血症；②PaO_2 55～60mmHg 或 $SAO_2 < 88\%$，并有肺动脉高压，心力衰竭所致的水肿、红细胞增多症。氧疗方法：一般鼻导管吸氧，氧流量 1～2h/min，吸氧时间 15h/d 以上。

4.糖皮质激素　重度和极重度、反复加重病人长期吸入糖皮质激素和 β_2 受体激动剂有一定效果，常用的有沙美特罗加氟替卡松（舒利迭）、福莫特罗加布地奈德。

5.镇咳药　可待因、喷托维林等。

（二）急性加重期治疗

1.支气管舒张药　药物同稳定期。

2.低流量吸氧　低氧血症者予以持续低流量低浓度吸氧。

3.抗生素　根据病原菌种类及药物敏感试验选用抗生素，常用头孢菌素、喹诺酮类、β 酰胺类等抗生素。

4.糖皮质激素　住院治疗的急性加重期病人可使用糖皮质激素。

五、主要护理诊断/医护合作性问题

1.气体交换受损　与气道阻塞、通气不足、呼吸肌疲劳、分泌物过多等有关。

2.清理呼吸道无效　与分泌物增多、痰液黏稠、咳嗽无力有关。

3.焦虑　与健康状况改变、经济负担加重有关。

4.营养失调，低于机体需要量　与食欲降低、摄入减少、腹胀、呼吸困难有关。

六、护理措施

（一）一般护理

1.环境要求　居住环境清洁，空气新鲜流通，室内空气定期消毒，保持适宜的温度和湿度，冬季注意保暖，避免直接吸入冷空气。

2.休息与活动　病人采取舒适的体位，晚期病人宜采取身体前倾坐位，使辅助呼吸肌参与呼吸。视病人病情安排适当的活动量，活动以不感到疲劳、不加重症状为宜。

3.饮食护理　饮食宜高热量、高蛋白质、高维生素，少量多餐，多食新鲜蔬菜、水果，补充呼吸功能增多消耗的热量和蛋白质，满足机体代谢需要；无心肾功能不全时可多饮水，以稀释痰液、补充水分。避免餐前和进餐时过多饮水；餐后避免平卧，以利于消化；腹胀病人宜食用软食,细嚼慢咽;避免进食产气食物,如汽水、啤酒、豆类、马铃薯和胡萝卜;避免摄入易致便秘的食物,如煎炸食物、坚果、干果等。

(二)心理护理

老年慢性阻塞性肺疾病病人因长期患病、社会活动减少、经济收入降低等,极易形成焦虑和抑郁心理,生活失去自信。护理人员应详细了解病人及其家庭对疾病的态度,帮助并指导家属消除诱因、定期进行呼吸肌功能锻炼、合理用药等,鼓励病人发展社交网络,参加力所能及的活动,以改善睡眠。

(三)病情观察

密切观察病人咳嗽、咳痰情况,记录痰液的颜色、量及性状,观察咳痰是否顺畅;观察呼吸的频率、节律、深浅度以及呼吸困难的程度,有无并发症表现;监测动脉血气和水、电解质、酸碱平衡情况。

(四)对症护理

1.保持呼吸道通畅 痰多黏稠需多饮水,以达到湿化气道、稀释痰液的目的,亦可每天超声雾化吸入。指导病人有效咳痰:咳嗽时取坐位,身体略前倾,双肩放松,胸前环抱枕头,屈膝,尽量双足着地,从而利于胸腔扩展,增加咳痰的有效性,咳痰后恢复坐位,进行放松性深呼吸。护士或家属协助给予胸部叩击和体位引流,亦可使用排痰器协助排痰。

2.氧疗护理 呼吸困难伴低氧血症者,遵医嘱给予氧疗。一般采用鼻导管持续低流量吸氧,氧流量 $1\sim2$ L/min,应避免吸入氧浓度过高而引起二氧化碳潴留或氧中毒,一般吸入氧浓度为 $25\%\sim29\%$,提倡进行每天持续 15 小时以上的长期家庭氧疗。氧疗有效的指标为病人呼吸困难减轻、呼吸频率减慢、发绀缓解、心率减慢、活动耐力增加。

3.呼吸功能锻炼 慢性阻塞性肺疾病病人常通过增加呼吸频率来代偿呼吸,这种代偿多有赖于辅助呼吸肌的参与,病人容易疲劳。因此,护理人员应指导病人进行缩唇呼吸、腹式呼吸等呼吸功能锻炼,以加强胸、腹呼吸肌的肌力和耐力,改善呼吸功能。

(五)用药护理

注意观察药物疗效和不良反应。可待因有麻醉性中枢镇咳作用,有恶心、呕吐、便秘等不良反应,有可能成瘾,并因抑制咳嗽而加重呼吸道阻塞;喷托维林是非麻醉性中枢镇咳药,不良反应有口干、恶心、腹胀、头痛等;溴己新偶见恶心、转氨酶增高,胃溃疡者慎用;盐酸氨溴索是润滑性祛痰药,不良反应较轻。

(六)健康教育

1.疾病知识指导 劝导病人戒烟,此为预防慢性阻塞性肺疾病的重要措施;避免粉尘和刺激性气体的吸入;避免呼吸道感染;在呼吸道传染流行期间,尽量避免去人群密集的公共场所;指导病人根据气候变化及时增减衣物,避免受凉感冒。

2.家庭氧疗指导 告知病人及家属家庭氧疗的意义、注意事项和操作方法,鼓励病人坚持家庭氧疗。指导病人及家属注意用氧安全,供氧装置周围严禁烟火,防止防止爆炸。指导病人及家属对氧疗装置定期更换、清洁、消毒。

3.康复指导 告知病人康复锻炼的意义,指导病人制订个体化的锻炼计划,充分发挥病人的主观能动性;坚持呼吸功能锻炼,以改善呼吸功能,延缓病程进展;坚持全身锻炼(如打太极拳、散步等),以提高机体抵抗力。

(王艳)

第三节　冠状动脉粥样硬化性心脏病病人的护理

冠状动脉粥样硬化性心脏病简称冠心病,亦称缺血性心脏病,是指冠状动脉粥样硬化使血管腔阻塞或狭窄,和(或)因冠状动脉痉挛导致心肌缺血、缺氧或坏死而引起的心脏病。冠心病发病率随年龄增加而增高,70岁以上老年人老年冠心病极为常见。近些年临床医学者将本病分为急性冠脉综合征(ACS)和慢性冠脉病(CAD)或称慢性缺血综合征(CIS)。ACS包括不稳定型心绞痛(UA)、非ST段抬高性心肌梗死(NSTEMI)和ST段抬高性心肌梗死(STEMI);CAD包括稳定型心绞痛、冠脉正常的心绞痛、无症状性心肌缺血和缺血性心力衰竭(缺血性心肌病)。本任务主要讲述老年人心绞痛和急性心肌梗死。

一、病因与发病机制

老年冠心病的病因是多种因素作用的结果,常见的易患或危险因素包括:①增龄;②高血脂;③高血压;④吸烟;⑤糖尿病和糖耐量异常;⑥肥胖;⑦体力活动少;⑧不良的饮食习惯,如进食较多动物脂肪、胆固醇、糖、盐和较高热量食物,其中高血压是老年冠心病最主要的独立危险因素。

老年冠心病发病机制为冠状动脉粥样硬化、血管壁痉挛等弹性下降、管腔狭窄、继发斑块内出血、斑块纤维帽破裂、血小板聚集形成血栓,导致不同程度的心肌缺血,甚至心肌梗死。

老年人心绞痛是由于冠状动脉供血不足导致心肌急剧的、暂时的缺血缺氧,出现以阵发性胸痛或胸部不适为主要表现的临床综合征,分为稳定型心绞痛和不稳定型心绞痛(UA)两种类型,不稳定性心绞痛临床表现不典型,有进展至心肌梗死的高度危险。

老年人心肌梗死是由于冠状动脉粥样硬化并发粥样斑块破裂、出血、血管腔内血栓形成或动脉持续性痉挛,使管腔迅速发生持久性闭塞,心肌严重持久缺血1h以上即致心肌坏死。

二、临床表现

(一)稳定型心绞痛

以发作性胸痛为主要临床表现。典型疼痛的特点以体力劳动、情绪激动、劳累、负重行走、饱食、寒冷、焦急、吸烟、心动过速、休克等原因诱发,多发生于劳累或情绪激动时,主要为胸骨体中、上段之后紧缩样或烧灼样疼痛,常放射至左肩、左臂尺侧达小指和无名指,疼痛持续3~5分钟。老年人可在休息或睡眠中发生或不明原因地出现左肩背部放射性疼痛、上腹不适、牙痛、各种心律失常、呼吸困难等。

(二)不稳定型心绞痛

老年人以不稳定型心绞痛多见,表现常不典型。疼痛部位可以在牙与上腹部之间的任何部位,因其痛觉迟钝。疼痛程度往往较轻,其他表现如气促、疲倦、喉部发紧、左上肢酸胀、烧心等较多。

(三)心肌梗死

1.多无前驱症状　发热和感染是老年人尤其是高龄老人的常见诱因。

2.胸痛不典型　老年人无痛性心肌梗死的发生率有随年龄增加而增高的趋势,糖尿病发生在高龄老人中可无胸痛,有的老年人表现为牙痛、肩痛、腹部疼痛(可能是因坏死心肌刺激迷走神经)等。

3.以其他症状为首发表现　如不明原因突发呼吸困难(最常见)、低热、血压下降、心律失常、全身倦怠、表情淡漠、意识障碍、脑卒中等,也可出现胸闷、恶心、腹痛、休克、心力衰竭等为首发表现。

4.并发症多　老年人心肌梗死并发症发生率明显高于中青年,以心力衰竭和心源性休克最为常见,既可以首发,也可以在病程中发生;心律失常、心室壁瘤、乳头功能不全、猝死等并发症发生率亦高,而且出现早,还可并发右心肌梗死、心脏破裂、栓塞、心肌梗死后综合征、上消化道出血等。

三、辅助检查

(一)心电图检查

心电图是诊断心绞痛和心肌梗死最常用、最及时、最有价值的检查方法之一,但典型图形改变者占 60%,不典型图形改变者占 20%,完全不能诊断者占 20%。

1.心绞痛　大多数病人表现为 ST 段压低(≥0.1mV)、T 波倒置或原来倒置的 T 波直立。

2.心肌梗死　ST 段抬高呈弓背向上型,宽而深的 Q 波(病理性 Q 波),T 波倒置,部分老年人无病理性 Q 波。

(二)血清心肌坏死标志物

1.肌红蛋白　起病后 2 小时内升高,12 小时内达高峰,24～48 小时内恢复正常。

2.肌钙蛋白 I(cTnI)或 T(cTnT)　起病 3～4 小时后升高,cTnI 于 11～24 小时达高峰,7～10 天降至正常,cTnT 于 24～48 小时达高峰,10～14 天降至正常。此为诊断心肌梗死的敏感指标。

3.肌酸激酶同工酶(CK－MB)　在起病后 4h 内增高,16～24h 达高峰,3～4 天恢复正常,其增高的程度能较准确地反映梗死的范围,高峰出现时间是否提前有助于判断溶栓治疗是否成功,对诊断心肌梗死有高度特异性和敏感性。

4.其他　肌酶激酶(CPK)峰值低、出现迟,25～48 小时才出现,持续时间长达 144 小时;天冬氨酸氨基转移酶(AST)出现迟,49～72 小时达高峰,持续时间长达 196 小时;乳酸脱氢酶(LDH)峰值比中青年人迟 2 天,73～96 小时达峰值。

(三)影像学检查

1.放射性核素检查　^{201}TI(铊)心肌显像提示心肌供血不足或血供消失部位和范围,对心肌缺血诊断极有价值。

2.超声心动图　可探测到缺血区心室壁的运动异常;可诊断室壁瘤和乳头肌功能失调。

3.64 排冠脉螺旋 CT 检查　通过螺旋 CT 造影可以了解冠状动脉粥样硬化发生、发展情况,还可以对比药物治疗前后的效果。

四、治疗要点

(一)心绞痛

老年人心绞痛治疗原则同成年人。主要是纠正影响因素,改善冠状动脉血供和减轻心肌氧耗。必要时行冠状动脉血运重建术。

1.急性发作期

(1)药物治疗　硝酸酯类药物为常用药物。首选硝酸甘油0.3～0.6mg舌下含化,或硝酸异山梨酯5～10mg舌下含化。不稳定型心绞痛单次含化往往不能缓解,一般建议每隔5mg重复1次,共用3次,然后持续静脉滴注或微量泵输注硝酸甘油或硝酸异山梨酯,直至症状缓解或出现血压下降。

(2)其他治疗　有呼吸困难、发绀者及时给氧,剧烈疼痛者给予吗啡5～10mg,皮下注射。

2.缓解期治疗　可单独、交替或联合应用下列作用持久的药物,以防心绞痛发作。

(1)β受体阻滞剂　主要通过减慢心率、降低血压、降低心肌收缩力和耗氧量,从而减少心绞痛的发作。常用药物有美托洛尔、阿替洛尔、比索洛尔、纳多洛尔、康加尔多、塞利洛尔等。

(2)硝酸酯类药物　常用药物有硝酸异山梨酯、5-单硝酸异山梨酯、长效硝酸甘油等,亦可用2%硝酸甘油膏或橡皮膏贴片涂或贴在胸前或上臂皮肤,预防夜间心绞痛发作。

(3)钙通道阻滞剂　常用制剂有维拉帕米、硝苯地平缓释剂、地尔硫䓬等。

(4)抗血小板药　常用药物有阿司匹林、双嘧达莫、氯吡格雷等。

(5)调脂药物　常用药物有阿托伐他汀、辛伐他汀、氯伐他汀、洛伐他汀等。

(6)中医中药治疗　目前以活血化瘀、芳香温通和祛痰通络类药物最为常用。

(二)心肌梗死

1.心电监护　便于及时发现老年人心肌梗死后的心律失常。

2.给氧　提高氧浓度,促进氧向缺血心肌弥散。

3.解除疼痛　吗啡有抑制呼吸、降低血压和心率等副作用,因此不宜作为老年人心肌梗死的首选药,呼吸<12次/分时禁用吗啡,可选用哌替啶50～100 mg肌内注射。

4.再灌注心肌　起病3～6小时最多12小时内再灌注心肌,此为心肌梗死(AMI)抢救成功的关键措施之一。方法:①经皮冠状动脉介入治疗(PCI);②立即(接诊后30分钟内)行溶栓治疗,溶栓越早治疗效果越好,一般在6小时内进行,目前常用溶栓药物有尿激酶、链激酶、重组链激酶、重组组织型纤维蛋白溶酶原激活剂(rtPA)等,可静脉或冠状动脉内给药。

5.消除心律失常　①一旦发生室颤立即行非同步直流电复律;②室性期前收缩或室性心动过速立即给予利多卡因静脉注射;③缓慢性心律失常选用阿托品肌内注射或静脉注射;④严重的房室传导阻滞应尽早安装临时心脏起搏器;⑤室上性快速心律失常选用维拉帕米、地尔硫䓬、美托洛尔、洋地黄制剂或胺碘酮等药物,药物治疗不能控制时可考虑同步直流电复律治疗。

6.纠正休克　补充血容量(右旋糖酐、5%～10%葡萄糖静脉滴注)、使用血管活性药物(多巴胺、去甲肾上腺素、多巴酚丁胺、硝普钠等)、纠正酸中毒等。

7.治疗心力衰竭　主要治疗急性左心衰竭,以利尿剂治疗为主,也可选择血管扩张剂减轻心脏负荷,24小时内尽量避免使用洋地黄制剂。

8.其他治疗　包括抗凝剂、β受体阻滞剂、钙通道阻滞剂、血管紧张素转换酶抑制剂和血管紧张素受体阻滞剂等治疗。

五、主要护理诊断/医护合作性问题

1.疼痛:胸痛　与心肌缺血缺氧有关。

2.活动无耐力　与活动引起心绞痛有关。

3.恐惧　与剧烈胸痛引起的濒死感有关。

4.自理缺陷　与心肌坏死、医源性限制有关。

5.知识缺乏　缺乏控制心绞痛诱发因素及预防性用药知识。

6.潜在并发症　心律失常、心力衰竭、心源性休克。

六、护理措施

(一)一般护理

1.休息与活动

(1)心绞痛疼痛发作时应立即停止活动,卧床休息,协助病人采取舒适的体位,解开衣领。避免竞赛活动、屏气用力动作、过度紧张和长时间的工作。

(2)老年人心肌梗死急性期绝对卧床休息 12 小时,病人饮食、排便、洗漱、翻身等由护士协助完成。若无并发症,第 24 小时内鼓励病人在床上进行肢体活动。若无低血压,第 3 天就可在病房内走动。梗死后第 4～5 天,逐步增加活动直至每天 3 次步行 100～150m。活动时以不感到疲劳为宜,如病人在活动中出现不适,应立即停止活动,卧床休息。

2.心电监测　当拟诊为心肌梗死时,立即送入冠心病监护室(CCU),进行心电图、血压和呼吸的监测,除颤仪随时处于备用状态。

3.饮食护理　给予低热量、低脂肪、低胆固醇、低盐、高维生素、易消化的食物,进餐规律,少量多餐,避免过饱,尤以晚餐宜少。少食甜食、动物脂肪,尽量以植物油(如豆油、玉米油、菜油等)为食用油,每日胆固醇摄入量不超过 300mg,每天钠盐摄入量不超过 4g,多食新鲜蔬菜和水果,保持大便通畅,避免刺激性食物,不饮浓茶和咖啡,禁烟限酒。

4.排便护理　急性心肌梗死病人由于卧床休息、进食少等多种原因易引起便秘。因此应加强排便护理,保持大便通畅。严禁排便用力,用力排便可增加心肌耗氧量,诱发心绞痛,增加心脏负担导致心肌缺血缺氧加重而猝死。病人应多进食高纤维素饮食,多饮水,依据病情进行适当运动,养成每日定时排便的习惯,每天清晨用蜂蜜 20mL 加温开水同服,行腹部环形按摩,以促进排便,急性期常规给予缓泻剂,但忌用硫酸镁等较强的泻药。

(二)心理护理

病人往往会产生焦虑或恐惧心理,此心理反应又会成为发病诱因,以此形成恶性循环,因此,护理人员应向病人介绍疾病的相关知识,给予劝慰和引导,教会病人自我放松,必要时遵医嘱给予镇静剂,以稳定病人情绪。

(三)病情观察

严密观察病人疼痛的部位、性质、程度、持续时间、缓解方式、有无放射性疼痛及伴随症状等;严密监测血压、心率、心律、脉搏、体温、心电图变化,查看有无面色改变、皮肤冷或大汗、恶心、呕吐等表现;观察有无心律失常、急性心肌梗死等并发症表现;持续进行心电监测,观察心电图变化;定期抽血监测心肌酶和肌钙蛋白变化。

(四)对症护理

(1)病人疼痛发作时立即停止活动,卧床休息,舌下含服硝酸甘油,必要时给予吸氧,氧流量以 2～4L/分钟为宜。不稳定型心绞痛需卧床休息 1～3 天,并行床边 24 小时心电监测。缓解期一般不需卧床休息,宜保持适当的体力活动。

(2)遵医嘱给予哌替啶等药物止痛,注意防止对呼吸功能的抑制;遵医嘱给予硝酸酯类药物,常用硝酸甘油或硝酸异山梨酯舌下含服或静脉滴注,硝酸甘油静脉滴注时,注意严格控制速度,密切观察血压、心率。

（3）心律失常护理　心肌梗死所引起的心律失常必须及时消除,以免演变为严重心律失常甚至猝死。

（4）休克护理　遵医嘱补充血容量,使用血管活性药物,纠正酸中毒。

（5）心力衰竭护理　遵医嘱给予利尿剂、血管扩张剂治疗。

（6）急性心肌梗死康复训练　①使病人尽快适应医院环境,向病人和家属介绍心脏康复程序和恢复过程;②对危险因素评定,进行继发性预防,纠正危险因素;③加强肢体活动,早期下床,预防长期卧床的潜在危害;④保持神经肌肉和精神的松弛;⑤提供医学监督,保持运动时病人心理的适应,观察血流动力学及心电图变化;⑥出院前或急性心肌梗死后 2～3 周做低水平运动负荷试验(3～4METs 或心率＜120 次/分)。

（五）用药护理

1. 硝酸酯类药物　①硝酸甘油舌下含服时,舌下应保留一些唾液使其完全溶解,并且不要急于咽下药液。②长时间连续用药可产生耐药性而使效力降低,但停药 10 h 以上即可恢复效果。③本药与β受体阻滞剂(如普萘洛尔)合用,可使血压显著下降,故合用时其剂量不宜过大。④严重主动脉瓣狭窄或肥厚型梗阻性心肌病引起的心绞痛,不宜使用硝酸酯类药物,以免导致昏厥。⑤第一次用药时,病人宜平卧片刻。本药常见不良反应有头晕、头胀痛、头部跳动感,一般可自行消失;此外,还会出现面色潮红、烧灼感、心悸、耳鸣、眩晕,偶有血压下降。

2. β受体阻滞剂　①停用本药应逐渐减量,如突然停用有诱发心肌梗死或心律失常的可能。②本药与硝酸酯类药合用时,用量应偏小,以免引起直立性低血压。③低血压、支气管哮喘以及心动过缓、Ⅱ度或以上房室传导阻滞者不宜使用。④静脉滴注过程中必须严密观察血压、心律和心率变化,随时调节滴速,如心率低于 60 次/分时应立即停药。⑤糖尿病病人、严重肝或肾功能不全及老年病人慎用,妊娠及哺乳期妇女非必要时不用。本药常见不良反应有眩晕、疲乏、嗜睡、哮喘等,严重者出现心动过缓,甚至心脏停搏,用药前后应监测病人的血压、心律和心率。

3. 钙通道阻滞剂　本药用量宜从小剂量开始,以防血压急剧下降;有严重传导阻滞的病人及孕妇禁用地尔硫䓬;低血压病人慎用硝苯地平。硝苯地平缓释制剂的副作用有头痛、头晕、乏力、血压下降、心率增快、水肿等,偶见体位性低血压。地尔硫䓬的不良反应有头痛、头晕、失眠、窦性心动过缓、房室传导阻滞、低血压、肠胃不适等。维拉帕米的副作用有头晕、恶心、呕吐、便秘、心动过缓、PR 间期延长、血压下降等。

4. 抗血小板药物　有出血倾向的病人及孕妇禁用,阿司匹林有消化道反应甚至消化道出血,餐后服药可减轻,并注意大便颜色。

5. 调脂药物　副作用很少,偶可发生胃肠道不适和疼痛。应用他汀类药物时,用药前和用药后定期检查肝功能,特别是与贝特类药物合用时,应严密监测转氨酶及肌酸激酶等生化指标,以及时发现药物性肝脏损伤或肌病。

6. 阿片受体激动剂　常用药物有哌替啶、硫酸吗啡等。本药连续使用可成瘾,对呼吸功能有抑制作用,不良反应表现为头痛、眩晕、恶心、呕吐、嗜睡,剂量过大可发生瞳孔缩小、惊厥、心动过速、幻觉、血压下降、呼吸抑制及昏迷。应注意给药剂量,支气管哮喘、颅内压增高、昏迷或心力衰竭病人禁用。

7.抗凝药物 有出血、出血倾向或出血既往史、严重肝肾功能不全、活动性消化溃疡、血压过高病人和孕妇及产妇慎用。用药过多可导致自发性出血,故每次注射前应测定凝血时间,注射后如出现严重出血,可静脉注射硫酸鱼精蛋白急救。

8.溶栓药物 询问病人是否有活动性出血、近期大手术或外伤史、消化性溃疡、严重肝功能和肾功能不全等溶栓禁忌证;用药后观察病人有无寒战、发热、皮疹等过敏反应;用药后观察病人是否有皮肤、黏膜、内脏出血;注射时针眼按压时间延长,以避免局部出血;定期描记心电图,抽血查心肌酶,并询问病人胸痛情况,以此判断溶栓是否成功。

七、健康教育

1.饮食指导 低热量、低盐、低脂、低胆固醇饮食,少量多餐,避免过饱;多食粗纤维素食物,保持大便通畅,防止便秘;戒烟限酒,避免饮过量的咖啡、浓茶、可乐等饮料。

2.诱因预防指导 避免诱发心绞痛的因素,如劳累、激动、用力排便、饱餐等,避免推、拉、抬、举等屏气用力动作;避免劳累;积极控制危险因素,治疗高血压、血脂异常、糖尿病等;保持情绪稳定,避免精神紧张和激动;防止感冒受凉,随身携带药物。

3.运动指导 保持经常的、适度的体力劳动,进行适宜的体育锻炼,以提高耐力,促进侧支循环建立,减少病情发作。

4.用药指导 指导病人遵医嘱坚持服用抗心绞痛药物,并学会自我监测脉搏和药物不良反应;嘱咐病人随身携带硝酸甘油,并定期更换以防止过期失效;指导规律性发作的劳力性心绞痛病人外出、就餐、排便等活动前含服硝酸甘油。

5.就诊指导 告知病人心绞痛发作频繁、程度加重、持续时间延长、服用硝酸甘油后疼痛持续15 min仍不缓解,应立即就诊。督促病人定期医院门诊复查,告知病人经药物治疗后症状不能缓解或出现呼吸困难、咳嗽、发绀、烦躁等症状应及时就诊。

6.自护指导 指导病人胸痛发作时,立即停止活动,就地休息,保持靠坐姿势,心情放松,切忌勉强步行;如有条件应立即吸氧,舌下含吸硝酸甘油、消心痛等药物,争取抢救的时间,同时立即与急救中心或医院联系。

(王艳)

第四节 高血压病人的护理

老年高血压是老年人最常见的疾病之一,据统计有1/3~2/5病人血压异常。原发性高血压是指病因未明确的以血压升高为主要临床表现伴(或不伴)有多种心血管危险因素的综合征,通常简称为高血压。老年人以原发性高血压为多见,主要以收缩压增高多见。

老年人高血压诊断标准与成年人相同,达到三个条件:①年龄>60岁;②在未服抗高血压药物的情况下,血压持续或不同日同一部位三次或三次以上测得收缩压≥140mmHg和(或)舒张压≥90mmHg;③排除继发性高血压。老年人舒张压应以变音(柯氏音第四相)为准,尤其是70岁以上的老年人。

一、病因及发病机制

老年人原发性高血压的原因主要是:①大动脉硬化及粥样硬化:血管内膜胶原蛋白、弹性蛋白、脂质和钙盐增加,中层弹性纤维增加导致动脉中层纤维化,外周血管阻力增加,使血管扩张性下降。②交感神经系统 α 受体功能亢进:老年人缩血管反应性增加,使心脏射血时主动脉不能充分膨胀,动脉系统血容量得不到缓解,因而使收缩期血压增高。③动脉硬化回缩的作用减弱,心脏舒张时显得舒张压相对变低。④其他:遗传、肥胖、糖尿病、不良生活习惯(如高盐、吸烟)、睡眠呼吸暂停低通气综合征等。

二、临床表现

(一)单纯收缩压升高

老年高血压收缩压≥160mmHg,舒张压＜90mmHg,脉压增大,主要为大动脉粥样硬化所致。早期多无症状,仅在体检或发生心、脑、肾等并发症时才被发现,临床上常表现为头晕、头痛。老年高血压病人中收缩压升高达 50%,常有不同程度的小动脉痉挛,外周阻力明显增加,临床上常表现为怕冷、手足发凉或麻木等末梢循环不良症状。

(二)血压波动性大

老年人血压随季节、情绪等因素有较大波动。冬季血压较高,夏季较低;收缩压、舒张压、脉压波动明显增大;收缩压 1 天内波动达 40mmHg,昼夜变化不大;易发生直立性低血压,且恢复时间长。

(三)症状少、并发症多

老年人反应迟钝,对持续性高血压有较长时间适应。常出现症状与体征不一致现象,如在靶器官损害前约半数老年人无症状,常在体格检查时发现血压高。40%的老年人长期高血压可出现并发症,常并发高血压危象、高血压脑病、冠心病、心力衰竭、脑卒中、慢性肾衰竭、眼底损害、主动脉夹层等。

(四)高血压危险度分层

根据血压升高水平分级、心血管危险因素、糖尿病、靶器官损害以及并发症情况,将高血压病人分为低危、中危、高危和极高危四组(见表 15－4－1)。

表 15－4－1　高血压病人心血管危险分层标准

其他危险因素和病史	血压水平/mmHg		
	2 级(收缩压 140～159 或舒张压 90～99)	2 级(收缩压 160～179 或舒张压 100～109)	3 级(收缩压≥80 或舒张压≥110)
无危险因素	低危	中危	高危
1～2 个危险因素	中危	中危	极高危
≥3 个危险因素,或糖尿病,或靶器官损害	高危	高危	极高危
有并发症	极高危	极高危	极高危

用于分层的心血管疾病危险因素如下:①男性＞55 岁、女性＞65 岁;②吸烟;③血胆固醇＞5.72mmol/L,或低密度脂蛋白胆固醇(LDL－C)＞3.3mmol/L,或高密度脂蛋白胆固醇(HDL－C)＜1.0mmol/L;④早发心血管疾病家族史,发病年龄女性＜65 岁,男性＜55 岁;⑤

腹型肥胖或一般肥胖;⑥缺乏体力活动;⑦高敏 C 反应蛋白(hCRP)≥10mg/L 等。

用于分层的靶器官损害:①心室肥厚;②血肌酐升高;③颈动脉内膜斑块增厚等。

用于分层的并发症:①心脏疾病(心绞痛、心肌梗死、心衰等);②脑血管疾病(脑出血、脑卒中等);③肾脏疾病;④血管疾病;⑤高血压性视网膜疾病等。

三、辅助检查

(一)常规检查

包括尿常规、血常规、血糖、血脂、肾功能、心电图、超声心动图、电解质等。这些检查有助于发现相关危险因素和靶器官损害。

(二)特殊检查

如 24h 动态血压监测(ABPM)、颈动脉内膜中层厚度等。24h 动态血压监测有助于判断血压升高严重程度,指导降压治疗以及评价降压药物疗效。

(三)眼底检查

详细的眼底检查对高血压的诊断、严重程度、预后的判断有重要意义。

四、治疗要点

老年高血压治疗目的是将血压控制在适宜水平,最大限度降低心脑血管病的发生率。

(一)不良生活方式干预

不良生活方式干预主要为减轻体重,体重指数控制在 25 以下;适宜活动;减少钠盐摄入;保持心理平衡;戒烟限酒。

(二)降压药物控制血压

对老年高血压病人积极进行非药物治疗 6 个月无效或高血压 2 级或以上者(≥160/100mmHg),合并糖尿病或已经有心脑肾靶器官损害者,应进行药物治疗。老年高血压病人多有动脉粥样硬化,忌急剧降压,以防发生心肌梗死或脑血管意外等。老年人收缩压控制在 140～150mmHg,舒张压控制在 70～90mmHg 为宜,合并糖尿病或肾病的高血压病人,血压应控制在 130/80mmHg 以内。目前常用降压药(一线)主要为利尿剂、β受体阻滞剂、钙通道阻滞剂(CCB)、血管紧张素转换酶抑制剂(ACEI)、血管紧张素、β受体阻滞剂(ARB)和α阻滞剂六大类。

五、主要护理诊断/医护合作性问题

1.疼痛 头痛与血压升高有关。
2.潜在并发症 脑卒中、心力衰竭、肾功能衰竭。

六、护理措施

(一)一般护理

1.环境与休息 保持病室环境清洁、安静、温暖、舒适,减少环境中声光的刺激,限制探视。症状明显的病人卧床休息,有高血压危象时绝对卧床休息。通过治疗血压应稳定在一般水平,无明显脏器功能损害者,除保证足够的睡眠外,可适当参加力所能及的工作。

2.饮食护理 给予低盐、低脂、低热量、维生素丰富的饮食;限制钠盐摄入,每日钠盐摄入

量低于 6g;多食含钾、钙、镁丰富的食物,多食粗纤维食物;减少脂肪摄入;补充优质蛋白;戒烟限酒,饮酒越少越好,我国建议老年人乙醇每日摄入量男性<20~30g,女性<15~20g(乙醇量=毫升数×0.79×乙醇度数)。

（二）心理护理

老年病人负性情绪将使血压升高,加重病情。应指导病人自我放松,同时告诉亲属尽量避免各种可能导致病人精神紧张的因素,尽量使病人保持心态平和,减轻精神压力。

（三）病情观察

观察有无头痛、头晕、心悸、失眠、恶心、呕吐、视力模糊等症状,定期测量血压,发现血压变化应及时通知医生。

（四）用药护理

1. 用药期间防止直立性低血压　特别是联合用药、首剂用药、加大剂量用药时容易出现,表现为乏力、头晕、心悸、出汗、恶心、呕吐等。指导病人服药后卧床休息,避免长时间站立,改变姿势和体位时应动作缓慢,用药期间避免用过热的水洗澡,洗澡时间不宜过长,一旦发生体位性低血压立即平卧并抬高下肢,以促进下肢静脉血液回流。

2. 利尿剂　适用于轻、中度高血压及老年高血压合并心衰病人。利尿剂主要不良反应为电解质紊乱（低血钾症或高血钾）、高尿酸血症、血脂血糖代谢紊乱、乏力、尿量增多等。一般推荐小剂量使用,糖尿病、高脂血症、痛风病人禁用,在用药过程中注意观察尿量,记录出、入水量;监测电解质变化。使用呋塞米等排钾利尿剂时应注意补钾,以防低血钾。使用安体舒通等保钾利尿剂可引起高血钾,不宜与 ACEI 和 ARB 合用,肾功能不全者禁用。

3. 肛受体阻滞剂　适用于各种不同严重程度的高血压病人,尤其是心绞痛病人。其对心肌收缩力、房室传导及窦性心律均有抑制作用,并可增加气道阻力,因此急性心衰、支气管哮喘、阻塞性支气管疾病、病窦综合征、房室传导阻滞和外周血管病病人禁用,如普萘洛尔等。主要不良反应为心动过缓、乏力、四肢发冷、支气管收缩。在用药的过程中注意监测心率、脉搏变化,注意有无心动过缓,根据病人心率、心律及血压变化及时调整用药剂量。

4. 钙通道阻滞剂　适用于各种类型的高血压病人,尤其适用于高血压合并稳定性心绞痛病人。主要不良反应为头痛、颜面潮红、心悸,长期服用可出现脚踝水肿,心力衰竭、窦房结功能低下或房室传导阻滞病人不宜使用非二氢吡啶类钙拮抗剂;不稳定心绞痛和急性心梗病人禁用速效二氢吡啶类钙拮抗剂。

5. 血管紧张素转换酶抑制剂（ACEI）　ACEI 具有改善胰岛素抵抗和减少尿蛋白的作用,特别适用于高血压伴有心力衰竭、心肌梗死、糖耐量减退或糖尿病肾病的病人,对肥胖、糖尿病及心脏、肾脏靶器官受损的高血压病人具有相对较好的疗效,高钾、妊娠、肾动脉狭窄者禁用,不良反应主要是刺激性干咳、高血钾、味觉异常、皮疹、血管性水肿。用药过程中注意监测血钾和血压。

6. 血管紧张素Ⅱ受体阻滞剂（ARB）　降压作用起效缓慢,作用持久而平稳,作用持续时间达 24h 以上,一般 6~8 周才达最大作用。此类药物的治疗对象和禁忌证与 ACEI 相同,最大的特点是直接与药物有关的不良反应很少,不引起刺激性干咳,持续治疗的依从性高,主要不良反应为血钾升高。

7. α阻滞剂　能逆转左室肥厚,改善胰岛素抵抗,明显改善前列腺增生时的排尿困难。主要用于血脂和糖耐量异常的高血压老年人,尤其适用于良性前列腺增生老年人。哌唑嗪等α

阻滞剂主要不良反应为体位性低血压,服药后指导病人避免久坐、久站及转身过快。

七、健康教育

广泛宣教高血压的有关病因、临床表现、治疗方法等知识,合理饮食,适当运动,注意劳逸结合,维持心理平衡,教会病人在家中定期自测血压,如有不适立即就医。指导病人遵医嘱长期坚持药物治疗,不可自行更改服药时间和增减药物,注意观察药物的不良反应。

(王艳)

第十六章　老年患者的特殊护理技术

第一节　发热的护理

发热是指各种原因通过内源性致热原作用于体温调节中枢或体温调节中枢功能紊乱,使机体产热增多,散热减少,体温升高超过正常体温范围的最高值。发热是许多疾病的共同症状,老年人发热常见的原因有感染、恶性肿瘤、脑出血、中暑、急性心肌梗死、输液反应等。由于老年人的生理特点,其发热反应与青壮年不同。如老年人感染后,发热反应出现较慢,而且热度低,发热后退热较慢。由于老年人散热功能的减退,所以也有可能因热量蓄积发生高热。当老年人发生高热时,容易引起人们重视,而出现低热时,常常被忽略。被忽略的原因是多方面的:老人由于反应迟钝,发生了低热往往自己无感觉。老人新陈代谢率降低,体内产热减少,所以老年人的正常体温就比年轻人低,假定老年人平时的基础体温在 36.5℃ 以下,而当低热时仅测得 37℃,很容易被当作没有发热。另外,多数人认为低热不会有严重问题存在,不需要积极寻求诊治。可事实并非如此,如青壮年患了肺炎,可能出现 39℃ 以上的发热,而老年人患了肺炎,有一半会表现为低热。所以对老年人的低热要格外引起重视。

一、护理评估

(1)询问发热出现的时间,有无头痛、头晕、无力、食欲不佳、口唇干裂、皮肤干燥、出汗增加、寒战(皮肤起鸡皮疙瘩)等征象。了解发热症状持续的时间及热退时的特点,发热期间有无咳嗽、寒战、昏迷等伴随症状。

(2)了解有无引起发热的疾病史,如各种病原微生物引起的感染性疾病、脑出血、急性心肌梗死、恶性肿瘤、中暑等。了解有无使用抗生素、肾上腺皮质激素、镇静剂、解热药等使体温热型变化的因素。

(3)评估老年人发热后的心理反应和情绪变化,如有无烦躁、焦虑。评估老年人及家属对发热知识掌握的程度,评估老年人对冷热天气的反应,同时考虑室内温度、居住环境、活动程度等影响体温调节的因素。

(4)护理体检时观察发热的程度、热期和热型,定时测量体温,绘制体温曲线。但由于老年人体温调节功能低下,皮肤温度受环境气温影响大,测体温时可测口腔或肛门体温。动态观察记录脉搏、呼吸、血压和意识状态。体温下降期时要记录 24 小时出、入液量,观察有无口渴、尿量减少、皮肤黏膜干燥及弹性降低、眼眶凹陷、狂躁等脱水症状和体征,皮肤有无发红、发青或苍白。注意有无扁桃体肿大、肺部啰音、淋巴结肿大、心音改变、偏瘫等原发病的体征。

(5)血液检查白细胞、中性粒细胞有无升高,血清酶有无动态改变,血清电解质有无异常。尿液检查有无白细胞、细菌。大便隐血检查有无持续阳性。心电图检查有无心肌梗死特征的心电图表现。胸片检查有无浸润阴影。CT 检查有无肿块、淋巴结肿大阴影及脑出血病灶。

二、护理措施

(1)介绍有关发热方面的基本知识,使老年人及家属了解发热的原因、危险性、发热的症状、预防及处理方法等。

（2）每4个小时监测患者的生命体征一次，直至热退后72小时。重症患者随时监测。评估患者皮肤的颜色和温度，每日出入量，观察发热的早期表现如皮肤发红、头痛、食欲不佳、意识混乱等。监测血常规、血电解质、心电图等检查指标。

（3）发热患者可有躁动不安、虚弱或其他情绪方面的不舒适，应安排安静的、室温在20～23℃、湿度在20%～70%的环境中休息，保持室内空气新鲜，通风良好，指导使用冷气。

（4）给予高蛋白、高热量、低脂、高维生素饮食。食欲不佳者给予少量多餐流质饮食。热天时避免摄取含酒精或咖啡的食物，避免运动，穿淡色、质料通风的衣服以促进排汗。指导老人增加液体的补充，不可等到口渴时才喝水，除非有心脏病、肾脏疾病的限制，否则每天至少摄取2000ml的液体以预防脱水。

（5）给予口腔护理及眼睛护理，如给患者戴眼罩或减低室内亮度，如患者眼睛有分泌物，则需经常清洗。

（6）遵医嘱使用解热镇痛药及抗生素，观察药物效果及副作用。给予老年患者物理降温措施，如使用冰袋、冷湿毛巾敷于腋下和腹股沟处等。退热时及时更换汗湿的衣服，注意观察虚脱反应。

（7）积极治疗原发病，预防发热引起的并发症，观察有无脱水、电解质紊乱、注意力不集中、谵妄甚至痉挛征象，及时告诉医生处理。

（8）指导老年人及家属预防发热的方法，发热时避免运动，减少衣物，穿宽松、棉质的衣物。如发现有寒战、头痛、面色潮红、呼吸急促、皮肤发烫，及时就诊。

（9）社区卫生保健部门为发热老年人建立医疗档案，随访老年人病程，督促老年人定期门诊随访，为老年人和家属提供健康保健及医疗就诊信息。

（王艳）

第二节　吞咽困难的护理

吞咽困难是指正常吞咽功能发生障碍时，吞咽费力，食物通过食管时有梗阻感觉，吞咽过程常延长，有时可伴有吞咽痛，严重时不能咽下食物。老年人吞咽困难与咀嚼功能减退以及装配不良的义齿影响有关。因食管肿瘤、憩室、炎症、溃疡等食管疾病引起的吞咽困难，常被其他症状掩盖。食管运动性疾病、弥漫性食管痉挛、食管贲门失弛缓症也是老年人吞咽困难的常见原因。此外，老年人吞咽困难还可由食管外疾病引起，如脑血管疾病或神经肌肉功能不全导致的假性球麻痹，支气管肺癌或肿大的转移性淋巴结侵犯、主动脉瘤或扭曲、延长的左颈总动脉影响等。老年人吞咽困难会引起很多严重并发症，甚至危及生命。如神经反射迟钝的吞咽困难老人会引起"无声性吸入"而导致吸入性肺炎。吞咽困难的老人会因进食不够而出现营养不良，营养不良会引起功能失调。有的老人甚至进水都困难或呛咳，因而减少进水量进而出现脱水的表现，这对老人是很危险的。

一、护理评估

（1）询问进食情况，包括进食速度、量、时间，进食的食物种类、温度、状态，吞咽困难发生时的伴随症状。如食管运动性疾病引起的吞咽困难为间歇性，进食固体或流质食物同样困难,进食过冷或过热食物时不适加重。食管梗阻引起的吞咽困难则出现进行性咽下困难,开始进食固体食物困难,继续发展到进食半流质、流质饮食也感困难,并可伴食物反流现象。神经性疾病时饮水或吃流质饮食吞咽困难更明显。

(2)评估有无引起吞咽困难的疾病史和诱发因素,有无口腔、咽部炎症、咽麻痹。有无食管痉挛、食管憩室、食管肿瘤(腺瘤、乳头瘤、平滑肌瘤等)、食管癌、食管炎或溃疡、贲门失弛缓症。有无脑肿瘤、脑血管意外、神经肌肉性疾病。有无纵隔肿瘤、主动脉瘤等病史。功能性狭窄(食管痉挛、反流性食管炎)常因精神刺激、冷饮等物理性刺激而使吞咽困难加重。食管贲门失弛缓症常因精神紧张、激动使病情加重。

(3)评估老年人及家属对吞咽困难的认识程度和心理反应,有无焦虑、忧郁、紧张等不良情绪,是否了解吞咽困难引起的并发症和潜在的危险。

(4)护理体检时注意视诊老年人进食时的表情、进食量、进食速度,咽下时有无痛苦表情。有无肥胖体型,食管裂孔疝多见于肥胖老年人有无口腔炎、扁桃体肿大。触诊有无颌下、颈部、左锁骨上淋巴结肿大。有无皮肤弹性差、干燥。有无腹部压痛、腹部包块。有无神经系统异常体征。听诊心音有无异常。检查神经反射有无异常。

(5)X线钡餐检查时,观察食管形态和黏膜结构。胸片有无示左心房肥大和主动脉瘤征象。CT片有无示脑肿瘤、脑血管意外、纵隔肿瘤、主动脉瘤、纵隔淋巴结肿大等病变。食管内镜检查观察食管内腔的阻塞部位和黏膜状态,也可进行活检。乙酰甲胆碱试验可以有助诊断食管贲门失弛缓症,可给吞咽困难的老年人肌肉注射乙酰甲胆碱 1.5～6.0mg,1～3 分钟内观察食管壁发生痉挛性收缩,患者诉说前胸剧烈疼痛,在 X 线透视下测食管内压,同时观察药物作用。

二、护理措施

(1)观察吞咽困难是急剧发生还是逐渐发生的,是进行性的还是间断性的。有无疼痛,有无口腔炎症,有无颈部肿胀和压迫,有无食管外压迫的病因和征象。是否伴有全身症状。

(2)介绍有关吞咽困难疾病的知识,树立战胜疾病的信心,使其和家属主动配合各种检查和治疗,促进疾病康复。避免加重病情的诱因,如刺激性饮食、精神紧张、激动。

(3)给患者提供适宜的体位,进餐时抬高老年人的上半身,使食物易进入胃内,不宜取压迫胃和胸部的体位。指导咀嚼和吞咽训练:吞咽困难的老年人在意识清醒并能顺利喝水时,可以试验自己进食,先从糊状食物开始,继之半流质饮食,从少量过渡到正常饮食。

(4)加强心理护理,指导患者进食时要心情舒畅,呼吸平稳。鼓励患者增加其勇气,及时给以精神安慰,解除患者精神不安。说明情绪与疾病的关系,教会患者调整不良情绪的方法,如与朋友谈心、听轻松的音乐、参加文体活动等。

(5)帮助吞咽困难老人选择适宜的饮食,给予营养丰富、容易吞咽的饮食,选择适宜的进餐方法,少量多餐。指导患者家属烹调柔软可口的食物和患者舒适的进餐体位。轻症者减少每次进食量,给软食或流质饮食。食管炎、食管溃疡患者有咽下痛,应禁止吃刺激性食物,禁止饮酒和吸烟,口服制酸剂,防止胃液逆流。食管贲门失弛缓症患者应少量多餐,缓慢进食。重度吞咽困难者给静脉输液补充营养,也可插胃管,或行胃造瘘等。经胃管进食时,要注意胃肠症状和大便性状,进食后要用白开水通胃管,防止食物残渣堵塞胃管。

(6)防止误咽。喉返神经和脑神经麻痹时,有误咽的危险,进食时要特别注意。如误咽发生呛咳或喘鸣时,可轻叩其后背或作体位引流、气管内吸引。注意口腔卫生,定时漱口、刷牙。严重吞咽困难者,停止经口进食。

(7)协助医生做各种辅助检查,检查前向老年人说明和解释检查的目的、方法,取得老年人配合。遵医嘱给食管炎、食管溃疡患者制酸剂和黏膜保护剂,给食管贲门失弛缓症患者镇静剂,给精神性、功能性吞咽困难患者安定剂、镇静剂,给食管癌患者抗癌药、放射疗法等。注意药物疗效和副作用。

(8)评估老人体重、皮肤弹性、皮下脂肪、肌肉等指标,判断有无营养不良,告诉医生预防或给予相应处理措施。

(9)社区护理人员为吞咽困难的老年人建立医疗档案,随访吞咽困难病程,为患者和家属提供就诊和健康保健信息。组织吞咽困难的老年人参加社区文体活动,有利增进健康,调整老年人心情。

(10)积极治疗原发病,门诊定期随访,学会监测病情,如进食量、进食速度、进食感觉等。

(王艳)

第三节　疼痛的护理

疼痛(pain)是由感觉刺激而产生的一种生理、心理反应和情感上的不愉悦经历。老年人疼痛主要有来自骨关节系统的疼痛、头痛以及其他慢性病引起的疼痛。肿瘤引起的疼痛也是老年人最为常见的症状之一。由于老年人的痛觉敏感度降低,可延误慢性疼痛病症的诊治。疼痛常使老年人服用过多的药物而可增加药物的副反应、毒性作用等不良反应。

一、护理评估

(一)健康史

询问老年人疼痛的部位、性质、开始时间、持续时间和强度,加重或缓解疼痛的因素。了解是否患有骨关节病、神经系统疾病、肿瘤等疾病,明确目前存在疾病与疼痛症状间的关系。询问目前正在使用哪些药物治疗,疼痛对食欲、睡眠和日常生活的影响。

(二)身体评估

1.疼痛类型

(1)根据起病的急缓和持续的时间分为急性和慢性疼痛。

急性疼痛的特征是:①起病急,持续时间多在1个月内。②有明确的原因,如骨折、手术等。③疼痛常伴有自主神经系统症状,如心跳加快、出汗,甚至血压轻度升高。

慢性疼痛的特点是:①起病较慢,一般超过3个月。②多与慢性疾病有关,如糖尿病性周围神经病变、骨质疏松症等。③无自主神经症状,但易发生抑郁等心理障碍。

(2)根据发病机制分为躯体疼痛(somatic pain)、内脏性疼痛(visceral pain)和神经性疼痛(neuropathic pain)。①躯体疼痛:来自皮肤、骨筋膜或深部组织,疼痛容易定位,表现为钝痛或剧痛,如骨关节退行性变、手术后疼痛或转移性骨肿瘤的疼痛。②内脏性疼痛:源自脏器的浸润、压迫或牵拉,位置较深而难以定位,表现为压榨样疼痛,可牵涉到皮肤痛,内脏性疼痛以腹腔脏器的炎症性疾病较为多见。③神经性疼痛:其疼痛性质为放射样烧灼痛,常伴有局部感觉异常,常见疾病有疱疹后神经痛、糖尿病性周围神经病变、脑卒中后疼痛、三叉神经痛等。

2.老年人疼痛表现特点

①持续性疼痛的发生率高于普通人群。②骨骼肌疼痛的发生率增高。③功能障碍与生活行为受限等症状明显增加。④疼痛常伴有疲劳、焦虑、抑郁、睡眠障碍、行走困难和康复缓慢。

3.躯体检查

①运动系统检查:对触痛敏感区域、肿胀和炎症部位的触诊,相应关节的旋转和直腿抬高试验,可使疼痛再现以帮助明确原因。②神经系统检查:寻找运动、感觉、自主神经功能障碍和神经损伤的体征。

(三)辅助检查

可通过各种疼痛量表较为准确地了解老年人的疼痛情况,对个体老年人的疼痛评估应始终使用同一个量表来评判。

1.视觉模拟疼痛量表(visual analogue scale,VAS)

VAS是用一条长约10cm的游动标尺,一面标有10个刻度,从"0"分端和"10"分端,"0"分表示无痛,"10"分代表难以忍受的最剧烈的疼痛。使用时让患者在直尺上标出能代表自己疼痛程度的相应位置,根据患者标出的位置为其评分。临床评定以"0～2"分为"优","3～5"分为"良","6～8"分为"可",">8"分为"差"。VAS亦可用于评估疼痛的缓解情况,在尺的一端标上"疼痛无缓解",而另一端标上"疼痛完全缓解",初次疼痛评分减去治疗后的疼痛评分就是疼痛的缓解程度,此方法称为疼痛缓解的视觉模拟评分法。

2.Wong－Banker面部表情量表(face rating scale,FRS)

FRS用6种面部表情从微笑至悲伤哭泣来表达疼痛的程度。此法适合任何年龄,没有特定的文化背景要求,易于掌握。急性疼痛、老年人、小儿、表达能力丧失者特别适用。

3.疼痛日记评分法(pain diary scale,PDS)

PDS是临床上常用的测定疼痛的方法。由护士、家属或患者记录每天各时间段(每0.5小时,或1小时,或2小时,或4小时)与疼痛有关的活动。在疼痛日记表内注明某时间段内某种活动方式(坐位、行走、卧位)、使用的药物名称和剂量。疼痛强度用0～10的数字量级来表示,睡眠过程按无疼痛记分(0分)。此方法简单、真实、易比较,便于发现患者的行为与疼痛、疼痛与药物用量之间的关系。

(四)心理－社会状况

持续疼痛会影响老年人的睡眠、饮食和活动,并引起焦虑、抑郁、沮丧等情绪改变,导致生活质量的下降,社会交往能力减退。

二、常见护理诊断与医护合作性问题

(一)疼痛

(1)与骨关节病有关组织损伤、反射性肌肉痉挛。

(2)与血管疾病有关:血管痉挛、梗死、静脉炎。

(3)与糖尿病有关:周围神经病变。

(4)与病毒感染有关:带状疱疹。

(二)焦虑和抑郁

与长期慢性疼痛而对疼痛治疗信心降低有关。

（三）睡眠形态紊乱与疼痛有关。

三、护理计划与实施

治疗和护理目标：①老年人能说出并被证实疼痛的存在。②老年人能初步应用一般止痛方法处理疼痛。③疼痛缓解或得到改善。

（一）一般护理

正确评估老年人疼痛的程度，创造良好的环境，加强生活护理，使老年人保持舒适的体位，运用按摩、冷热敷、放松术、音乐疗法等辅助手段，尽量减轻疼痛对老年人日常生活的影响。

（二）用药护理

用于缓解疼痛的药物包括非甾体类抗炎药（nonsteroidal antiinflammatory drugs，NSAID），麻醉性镇痛药，抗抑郁、抗焦虑与镇静催眠药等。老年人的疼痛以慢性多见，治疗最好使用长效缓释剂。

1. 非甾体类抗炎药（NSAID）

NSAID 是适用于短期治疗炎性关节疾病（如痛风）和急性风湿性疾病（如风湿性关节炎）的主要药物，也是肿瘤的早期和辅助止痛药物。其中对乙酰氨基酚是用于缓解轻、中度肌肉骨骼疼痛的首选药物。其他常用药物有布洛芬、阿司匹林、双氯芬酸等，应注意其不良反应，如胃肠道不良反应、肾脏损害、钠潴留、血小板功能障碍所致的出血倾向等。

2. 阿片类药物

阿片类镇痛药适用于急性疼痛和恶性肿瘤引起的强烈持续疼痛。常用药物有吗啡、芬太尼和哌替啶等。

3. 抗抑郁药物

抗抑郁药除了抗抑郁效应外还有镇痛作用，可用于治疗各种慢性疼痛综合征。此类药包括三环类抗抑郁药如阿米替林和单胺氧化酶制剂。三环、四环类抗抑郁药不能用于青光眼、严重心脏病和前列腺肥大患者。

4. 外用药

对骨关节疼痛的老年人，可选用双氯芬酸乳胶剂、红花油、正骨水、吲哚美辛栓塞肛等外用药。芬太尼透皮贴剂适用于不能口服的患者和已经适应于大剂量阿片的患者。

（三）心理护理

重视老年人对疼痛的主诉和表现，及时给予关心和安慰，按时给予止痛药物，施行有效的非药物止痛疗法，均有助于减轻患者的疼痛、焦虑和抑郁。

（四）健康教育

使用常用的疼痛评价方法和工具，指导家属或患者正确使用止痛药物，了解止痛药物的不良反应。提醒老年人止痛药与其他药物合用时，应注意药物的相互作用可能带来的影响，应遵医嘱用药。鼓励老年人适当活动以缓解慢性疼痛，运动锻炼在改善全身状况的同时，可调节情绪，振奋精神，缓解抑郁症状。

四、护理评价

患者及家属能恰当使用各种有效的止痛方法。老年人的生活未受到明显的影响，表现为睡眠良好,饮食、活动能正常进行,情绪稳定。

(王艳)

第四节　跌倒的护理

跌倒是老年人最常见的问题之一。美国老年协会统计,在 65 岁以上的居家老年人中,有 1/3 发生过跌倒,其中约半数经常发生跌倒。与跌倒相关的病死率随年龄的增长而增加,一般年龄每增长 10 岁,与跌倒相关的病死率会增加 1 倍。在美国跌倒已经是老年人的第六位死因。

一、护理评估

(一)健康史

1. 环境评估

浴室无防滑装置及呼叫器,浴室无栏杆,家具设计不合理,如床及凳子过高或过低,床窄小无床档,过于光滑的打蜡地板或地面潮湿、高低不平,房间及过道、楼梯等照明不好,室内物品杂乱无章。衣裤的长短、鞋的类型与穿着情况不适合老年人,辅助用具的使用不当。研究表明,约有 1/3 的跌倒是发生在楼梯上,楼梯上是否有扶手,台阶设计是否合理,边界是否清晰也是评估跌倒的重要因素。

2. 既往史评估

询问有无与跌倒有关的疾病(如白内障、青光眼、老年性聋、肌无力、严重关节炎、足畸形、心律失常、心力衰竭、高血压、体位性低血压、脊椎病、癫痫、痴呆症、帕金森病等),以前是否发生过跌倒,跌倒的次数及当时的情形,有无害怕跌倒的心理。

3. 跌倒评估

跌倒前有无先兆,如头晕、头痛、胸闷、心悸、呼吸短促、肢体无力,饮酒、服用药物等。跌倒后有无大小便失禁、受伤、神智是否清晰等。

(二)身体状况

跌倒后可以出现多种症状与体征,如软组织损伤、组织撕裂、血肿、关节脱位等,严重者发生骨折,甚至直接导致死亡。跌倒时的具体情况不同,则表现不同。如若跌倒时头部先着地,可引起头部外伤、颅内血肿,当即或数日后出现脑出血症状。若臀部先着地,可发生髋部股骨颈骨折,出现局部肿胀、疼痛、不能行走等。因此,体检时要全面,首先检查意识和生命体征,然后进行全身检查,尤其重点检查着地部位。

(三)心理－社会状况

如害怕再一次的跌倒,对跌倒产生恐惧,进而丧失自信、自我感觉较差,导致更易跌倒,如此形成"跌倒－丧失信心－跌倒"的恶性循环。跌倒引起的身心损伤,导致老年人活动受限、生活需要照料、医疗费用增加,加重了老年人自身、家庭及社会的负担。

(四)辅助检查

主要是针对跌倒产生的病因及其继发损伤而进行。如跌倒后可疑并发骨折时,进行 X 线检查查。可疑并发头部损伤时,行头颅断层扫描或磁共振检查。可疑跌倒系高血压引起,可测量血压等。

二、常见护理诊断及医护合作性问题

（一）有受伤的危险

与跌倒有关。

（二）恐惧

与害怕再次跌倒有关。

（三）疼痛

与跌倒后损伤有关。

三、护理计划与实施

治疗和护理目标：明确说出发生跌倒的原因和诱因。主动地避免跌倒的发生。熟悉预防并发症的方法。对跌倒的恐惧感减轻或消失。

（一）环境、用具的改造

1. 房屋

楼层不宜高，地面保持平整，防湿、防滑。居室内物品摆放整齐，规则有序，并相对固定，房间光线适宜。

2. 厕所与浴室

有扶手、有防滑设备，装呼叫器。厕所以坐式为好，高度适中。洗澡以淋浴为宜，如是澡盆不应过高，一般不超过 50cm，以不影响出入为标准。

3. 床及床旁单位

床应根据体型而定，适当宽大些，床脚扎实。床旁单位要简洁、出入方便，去除多余的家具，晚间用壁灯，给行动不便者备好夜间所需物与便器。

4. 衣着

以合身为宜，特别是裤子不应过长，防绊脚，鞋子要跟脚，也不宜穿拖鞋，以布鞋或用粘贴搭扣的运动鞋为宜。

5. 楼梯

在楼梯中安装适当的照明系统，楼梯两边安装扶手，扶手两端可以做成特殊的形状，以便于判断是否到达底部或顶部，台阶的高度适当低些，边界标上醒目的标记。

（二）心理护理

通过向老年人讲解老年期的生理功能的改变，让老年人正确认识自己的躯体功能状态，改变不服老、不麻烦人的心理，在力不能及时主动向他人求助，防止跌倒的发生。若老年人存在跌倒恐惧心理，与老年人一起针对原因制定克服恐惧的措施。

（三）合理使用辅助器

具行走不便的老年人可以使用拐杖或轮椅。拐杖的使用不当是引起跌倒的原因之一，正确选择拐杖，以行走时能直立并可使劲为标准。选择腋拐时，腋拐的长度以直立时正好卡在腋窝为宜。轮椅的高度适宜，要有良好的刹车系统。

（四）正确评估消除危险因素

定期进行体格检查，治疗原发性疾病。多数老年人患有各种慢性疾病需要服用各种药物，因此要密切观察药物的疗效和不良反应，防止发生跌倒。限制老年人饮酒，防止饮酒过量。

（五）预防并发症

1.跌倒时要尽量降低身体重心，使可能的受力关节迅速屈曲，缓冲冲力，防止损伤。

2.跌倒时要顺应跌倒的方向，让身体顺着惯性倒地，不要逆势而为，或极力用肢体去支撑。

3.跌倒时容易引起肌肉紧张，这反而会导致骨折等损伤的发生，因此，要注意放松用力部位的肌肉和韧带，使身体顺势着地。

4.跌倒时采用蜷缩身滚动能改变力的方向，使垂直力向水平方向分散。

（六）健康教育

1.老年人要合理评价自己的活动能力，如有需要要及时寻求援助。

2.对于老年人而言，跌倒是经常可能发生的事情，跌倒后容易引起各种并发症，因此向老年人及家属讲述引起跌倒的原因，以便老年人及家属引起足够的重视。

3.小步态的老年人外出，尽量有人陪伴并搀扶，动作不能过快。

4.老年人上下床、便后起身、低头弯腰捡东西的动作应缓慢，特别要防止猛回头和急转身的动作。

四、护理评价

老年人与照顾者都能表述跌倒的危险因素，积极防护，使老年人不发生跌倒或再次跌倒。发生跌倒的老年人能得到及时的帮助与护理。

（王艳）

第十七章　急诊内科常用诊疗技术

第一节　深静脉穿刺术

在病复杂多变的急诊病人中，普通的外周静脉通道很难满足快速给药和输液的需求。大静脉通道的建立，能够提供一条快速输液途径，并能监测中心静脉压，同时为右心导管操作做好准备，在急诊危重病人的抢救与治疗中起到重要的作用。

一、股静脉穿刺与插管术

股静脉穿刺是深静脉穿术的入门操作，容易掌握，安全性高。

（一）局部解剖

在股三角区，股静脉位于股动脉的内侧，两者平行走行。从腹股沟韧带以下穿过以后，股静脉斜向后、内、上方向，成为髂外外静脉。

（二）禁忌证

1.下肢静脉面栓形成或既往有下肢静脉血栓脱落病史患者绝对禁忌进行深静脉穿术。

2.腹股沟区皮肤感染者。

3.经常发生腹股沟疝者。

（三）操作步骤

1.患者知情同意。

2.患者取平卧位，双腿伸直并自然外旋。

3.以肝素生理盐水冲洗穿刺针、血管鞘。

4.穿刺点定位一般首选右倒股静脉进行穿刺与插管。首先确定股动脉搏动部位，穿刺点选择腹股沟韧带下方 1~2cm 水平面股动脉搏动处内侧 1cm 处。

5.局部皮肤消毒、铺巾，1％利多卡因 10ml 局部麻醉。

6.以 11 号手术刀于穿刺点行切开皮肤，切口不超过 5mm，切口处以蚊式钳扩张皮下组织。

7.穿刺针连接 10ml 注射器，左手示指、中指触摸股动脉搏动最强处并固定，于其内侧 1cm 进针，方向与股动脉平行，针尖斜面向上，与皮肤呈 30°~45°斜角，肥胖者可以 60°进针。缓慢进针，间断回抽以判断有无回血（也可负压进针）。

8.把见注射器回血顺畅后，拔除注射器，判断是否为静脉血，静脉血色深，滴速较慢。确认为静脉回血后，由针尾插入导引钢丝。插入导丝时若遇阻力，不应强行插入。可略微回撤导丝，原位旋转刺针或导丝后再次插入导丝。如反复试插 2~3 次后扔不能顺利插入，应重新穿刺。

9.导丝顺利插入后，退出穿刺针，沿导丝送入血管鞘套件，退出导丝和扩张鞘，用肝素生理盐水冲洗血管鞘。

10.血管鞘尾端以缝线固定于皮肤上，伤口周围消毒，清洁敷料覆盖。

（四）注意事项

1.动脉、静脉血的判断

（1）穿刺针筒不要预充生理盐水，否则动静脉血经稀释后色泽相似，难以判断。

（2）静脉血呈暗红色，动脉血呈鲜红色。而当机体严重呼吸循环衰竭时，因为严重缺氧，动脉血颜色较暗，但仍红于患者的静脉血。

（3）静脉血滴速较慢，动脉血呈喷射状。而右心衰遇病人因为静脉压显著增高，静脉血滴速较快，但不会呈喷射状。穿刺到股动脉小支支或穿刺针贴壁时，动脉血也可不呈喷射状，此时导丝进入常受阻。

（4）影像学判断。在 DSA 机房穿刺时，若用上述方法仍不能明确区分动静脉，可送入导丝，透视下导丝沿下腔静脉上行（脊柱右侧）则肯定为股静脉。

2.穿刺针回血顺畅但导丝不能插入的可能原因

（1）穿刺针插入过深，针尖插入血管后壁，仅有部分针尖留在血管内。这是最常见的原因。

（2）针尖部分进入股静脉，后半部分仍在血管前壁之中。

（3）穿刺针进入股静脉分支.

（4）股静脉栓塞。

3.送入导丝或鞘管遇阻力时，不可暴力推送　如经回撤、旋转后反复试插 2～3 次后仍不能顺利进入，应重新穿刺。

4.穿刺到股动脉应退出穿刺针　局部压迫 5 分钟后重新穿刺。验经验丰富者可以左手压迫股动脉，右手同时行静脉穿刺。

5.心脏骤停者的股静脉穿刺　心脏骤停者因为股动脉搏动消失，所以只能进行股静脉盲目穿刺。快速术前准备，无需麻醉，根据经验在腹股沟中点内侧进针，强调不要在同一点反复穿刺，一次不成功则更换穿刺方向。由于心脏骤停者严重缺氧，血压很低，故很难从血液色泽和滴速区分玩动脉还是静脉血，所以在回抽出血液后迅速插入导丝和鞘管，随后在判断是动脉还是静脉。如果该患者有微弱的心搏和血压，动脉内插管可见血液搏动。若该患者无心搏、血压，则在胸外按压同时触摸腹股沟区，以感知股动脉搏动点，判断是否插入动脉。若判断为穿刺入动脉，则以此为参照点，在其内侧以同样方法再次穿刺。

二、锁骨下静脉穿刺与插管术

锁骨下静脉距离心脏很近，经该通道给药能使药物更快速地进入心脏和全身，并适合快速输入大量补液，适宜用于急诊抢救，但操作难度和风险大于股静脉穿刺。

（一）局部解剖

锁骨下静脉起于腋静脉，其起始部分位于第一肋的最外缘，向内走行一段后在胸锁关节的正后方与颈静脉汇合成为无名静脉。跨过第一肋后，锁骨下静脉走行于锁骨中 1/3 段的正后方并偏下的位置。

锁骨下静脉的后上方和后下方分别是锁骨下动脉和第一肋。

（二）禁忌证

（1）明显的胸廓或脊柱畸形。

（2）有胸外伤病史者可能伴有锁骨下静脉或上腔静脉损伤。有胸科手术史的病人可能因手术疤痕的牵拉使血管、神经等组织的位置发生变化,盲目穿刺容易导致气胸及损伤动脉、神经。

(3)因肿瘤、局部放疗或气胸等原因导致肺纤维化、纵隔移位或摆动者,上腔静脉的位置可能偏移并影响到锁骨下静脉。

(4)其他相对禁忌证包括局部皮肤感染、严重的呼吸系统疾病,慢性肺气肿、静脉炎病史、出血性疾病等。

(三)操作步骤

(1)患者知情同意。

(2)患者取平卧位,头部位置居中,上肢内收。

(3)以肝素生理盐水冲洗穿刺针、血管鞘。

(4)穿刺点定位多数选择右侧锁骨下静脉进行穿刺,因为右侧胸膜顶的高度低于左侧,不容易发生气胸。若需要进行右心导管操作,建议穿刺左侧锁管下静脉。常用穿刺点:沿锁骨下第一肋间自内而外逐步触压,遇凹陷处即为穿刺点,多位于锁骨中、外 1/3 交界处。也有人采用锁骨中、内 1/3 交界处作为穿刺点。

(5)局部皮肤消毒、铺巾,1% 利多卡因 10ml 局部麻醉,穿刺前嘱咐病人不要深呼吸和咳嗽。消毒范围可包括同侧内静脉穿刺区域,以备必要时改变穿刺途径。

(6)以 11 号手术刀于穿刺点横行切开一 2~3mm 切口,切口处以蚊式钳扩张皮下组织。

(7)如选择右侧穿刺,以左手示指放在胸骨上窝作为标记,拇指置于穿刺点,右手持针指向胸骨上窝上方 1~2cm 处。针尖斜面应朝向下半身方向,以便于导丝进入无名静脉。

(8)穿刺针连接 10ml 注射器,缓慢进针,间断回抽以判断有无回血(也可负压进针)。过锁骨后针尖方向尽量上挑,以免穿破胸膜。如穿刺方向正确,进针 3~4cm 即可进入静脉。见注射器回血顺畅后,根据滴速和色泽判断是否为静脉血,静脉血色深,滴速较慢。拔除注射器时应注意用拇指堵住针尾,避免空气栓塞,此时可嘱病人暂时屏住呼吸或降低呼吸幅度。确认为静脉回血后,由针尾插入导引钢丝。插入导丝时若遇阻力,不应强行插入。可略微回撤导丝,缓慢旋转再次插入,同时嘱患者头偏向穿刺侧以缩小静脉角。如反复试插 2~3 次后仍不能顺利进入,应重新穿刺。

(9)导丝顺利插入后,退出穿刺针,沿导丝送入血管鞘套件,退出导丝和扩张鞘,用肝素生理盐水冲洗血管鞘。

(10)血管鞘尾端以缝线固定于皮肤上,伤口周围消毒,覆盖清洁敷料。

(四)注意事项

(1)一次穿刺不能进入血管,可反复试穿几次,适当改变穿刺方向,但重复次数不宜超过 7~8 次,必要时改用颈内静脉穿刺。

(2)根据血液色泽和滴速可以判断是否进入静脉,如在 DSA 室,则可见导丝进入下腔静脉。如穿刺针进入锁骨下动脉,拔出穿刺针并稍加按压即可止血。若血管鞘误入锁骨下动脉,切忌贸然拔管,否则可能因失血性休克、血胸导致病人死亡。处理方法:①请外科行开胸手术。②留置血管鞘一周,等窦道形成后拔出,拔出前应留置导丝,拔出后严密监测血流动力学,如怀疑出血则再次置入鞘管,等待外科手术。

(3)穿刺进针太深或反复穿刺可能导致气胸,少量气胸可以先观察,无需处理。肺压缩大于 30%,可以用胸腔穿刺排气,极少数病人需要置管。

（4）预防空气栓塞，少量空气栓塞患者可能无症状或有轻度胸闷、胸痛、气促症状，严重者可出现肺栓塞表现。预防方法：①病人屏气或降低呼吸幅度。②注射器从穿刺针柄拔除时，尽早堵住针柄尾部。③导丝的插入、拔除以及与输液管的连接过程应该在患者呼气时进行。④使用呼吸机的病人在进行上述操作时可以暂停呼吸。

三、颈内静脉穿刺与插管术

颈内静脉与锁骨下静脉一样，距离心脏很近，适宜急诊快速补液和给药。

（一）局部解剖

颈内静脉起源于颅骨的颈内静脉孔，下行后与颈动脉、迷走神经同行，共同包裹在颈鞘内。在颈鞘内，颈内静脉位于颈动脉外侧，向下走行至胸锁关节后面与锁骨下静脉汇合成无名静脉。

（二）禁忌证

有颈部或胸部外伤和手术史、重度肺气肿、恶病质、烦躁不安的病人不宜行颈内静脉穿刺术。

（三）操作步骤

（1）患者知情同意。

（2）患者取平卧位，头部偏向对侧。

（3）以肝素生理盐水冲洗穿刺针、血管鞘。

（4）穿刺点定位多数首选右侧颈内静脉穿刺，多采用中间路径法。穿刺点选择胸锁乳突肌与锁骨形成的三角区顶部的正下方。

（5）局部皮肤消毒、铺巾，1%利多卡因10ml局部麻醉。消毒范围可包括同侧锁骨下静脉穿刺区域，以备必要时改变穿刺途径。

（6）以11号手术刀于穿刺点横行切开一2～3mm切口，切口处以蚊式钳扩张皮下组织。

（7）选择三角区顶部的正下方颈总动脉搏动点外侧为穿刺点，方向与颈总动脉平行，指向同侧乳头。

（8）穿刺针连接10ml注射器，缓慢进针，间断回抽以判断有无回血（也可负压进针），如穿刺方向正确，进针2～3cm即可进入静脉。见注射器回血顺畅后，根据滴速和色泽判断是否为静脉血。拔除注射器时应注意用拇指堵住针尾，避免空气栓塞。

（9）确认为静脉回血后，由针尾插入导引钢丝。插入导丝时若遇阻力，不应强行插入。可略微回撤导丝，缓慢旋转再次插入，同时嘱患者头偏向穿刺侧以缩小静脉角，避免导丝进入锁骨下静脉。如反复试插2～3次后仍不能顺利进入，应重新穿刺。

（10）导丝顺利插入后，退出穿刺针，沿导丝送入血管鞘套件，退出导丝和扩张鞘，用肝素生理盐水冲洗血管鞘。

（11）血管鞘尾端以缝线固定于皮肤上，伤口周围消毒，覆盖清洁敷料。

（四）注意事项

（1）预防空气栓塞，方法同前。

（2）如误穿颈总动脉，拔除穿刺针后需压迫穿刺点10分钟，压迫时应注意避免刺激颈动脉窦引起迷走反射。在重复穿刺颈内静脉失败后，可选择穿刺同侧锁骨下静脉，一般不穿刺双侧颈内静脉。如果将血管鞘误入颈总动脉，应及时拔除鞘管，并压迫30分钟以上，不宜在该侧继续穿刺。

(3)气胸发生率低于锁骨下穿刺,处理同前。

(王利兴)

第二节　静脉切开术

一、适应证

(1)病人有严重外伤、大面积烧伤、大出血、严重感染或伴有休克、脱水等紧急情况,为了迅速建立各种液体和抢救药物的输注通道,而静脉穿刺不成功或不能保证输液速度者,应立即行静脉切开术。

(2)在大手术时,静脉穿刺有困难或输注速度不良者。

(3)施行某些特殊检查,如右心导管检查术、中心静脉压测定术等。

二、术前准备

(1)清洁盘、无菌静脉切开包。

(2)局部皮肤清洗消毒。

(3)准备输液用具,备好各种不同口径的静脉插管,其中以软胶管效果较好。

(4)局麻药2%利多卡因10ml。

(5)静脉切开术多在四肢浅表静脉(如贵要静脉、肘正中静脉、大隐静脉)进行,以内踝部大隐静脉切开最为常用。本节以内踝部大隐静脉切开术为例。

三、手术步骤及术中注意事项

1.切口　在内踝的前方,作一与静脉走行方向平行或垂直的切口,长约2cm,切皮时不要过分用力,以免切伤静脉。

2.分离静脉　切开皮肤后,用止血钳沿血管走行方向分离皮下组织,找出静脉,分离出约1cm长后,用止血钳挑起。在严重休克、脱水的病人,静脉多已萎瘪而不易辨认,或因切口不当或因分离过深而不易找到静脉,此时可适当扩大切口,在内踝边缘仔细寻找。

3.结扎静脉远端　挑起静脉后,用止血钳在静脉后面引过一段丝线,结扎静脉远端,用同法将另一段丝线引过近端暂不结扎。注意要将静脉周围组织剥离干净,以免结扎与之并行的隐神经,而引起术后局部长期疼痛。

4.剪开静脉　牵拉静脉远端结扎线,提起静脉并稍微拉紧,用锐利小剪刀在该结扎线近侧约1cm处斜行剪开静脉壁1/3~1/2,要小心,切勿剪断血管。

5.插管　左手提起远端结扎线,右手将粗细合适的塑料管或胶皮管的管端垂直对准静脉切口,轻轻插入静脉腔内,使管端抵达血管对侧壁,然后顺势沿对侧管壁将管端向上滑进近端静脉管内。一般插入6~7cm深。也可用静脉切开针头插入。插管时动作要轻巧准确,以免撕破或拉断静脉或将导管插入静脉管壁的夹层中。若出现上述情况则扩大切口,在原静脉切口的近心端另作切口,重新插管。若静脉壁已瘪缩,导管不能插进时,可用微型止血钳轻轻提起血管切口的上缘,张开切口后,再行插管。

6.结扎静脉近心端　将导管连接输液吊瓶,如液体输入顺利,即可在导管部位扎紧近心端丝线,以防漏血或渗液。

7.缝合切口,固定插管　间断缝合皮肤切口,并且缝线之一将导管一同结扎固定,以防脱落。加盖无菌纱布包扎切口。

四、术后处理

(1)切口外的静脉插管应另用胶布稳妥固定,对小儿和不合作者宜用夹板将踝部固定,以防插管脱落。

(2)保持切口敷料干燥、清洁,如局部明显渗液或发生静脉炎,即应拔管。

(3)局部插管一般可维持 3 天,不超过 1 周,以免导致静脉炎。

(4)术后 7 天拆除切口缝线。

(王利兴)

第三节　动脉穿刺术

一、适应证

1.重度休克,须经动脉注射高渗葡萄糖液及输血等,以增加冠状动脉灌注量及增加有效血容量。

2.实行某些特殊检查,如冠脉造影、脑血管造影、下肢动脉造影。

3.某些特殊治疗,介入治疗、抗癌药物行区域性化疗、动脉采血等。

二、术前准备

(1)无菌手套、口罩、帽子。

(2)清洁盘、3M 贴膜、无菌静脉切开包。

(3)局部皮肤清洗消毒。

(4)局麻药 2%利多卡因 10ml。

(5)冲管用肝素盐水 20ml。

(6)动脉穿刺针或动脉套管,穿刺针、导引导丝、动脉鞘管、手术刀。

动脉穿刺部位通常选用股动脉、肱动脉及桡动脉等。经股动脉穿刺,由于股动脉较粗,操作方便,而被广泛采用。但一般手术后需平卧以及穿刺侧下肢伸直制动。经桡动脉穿刺,由于桡动脉位置浅表,周围无重要静脉和神经相邻,桡动脉和尺动脉之间有良好的侧支循环。经桡动脉穿刺,具有创伤小、痛苦少、易于压迫和止血,术后不需要平卧,局部出血和血管并发症少,不影响抗凝或溶栓药物连续使用等优点。特别适于双侧股髂动脉畸形;过度肥胖股动脉穿刺困难不易止血者;心功能不全、有腰椎病变不能长时间平卧者;有下肢深静脉血栓或有肺栓塞病史者。以改良 Seldinger 穿刺法为例介绍常用的股动脉和桡动脉穿刺方法。

二、股动脉穿刺手术步骤

(1)备皮、常规消毒皮肤,穿刺下肢略屈曲外展,以腹股沟韧带(走行于髂前上棘和耻骨结节之间)下 2.0～3.0cm 股动脉搏动最强处作为穿刺点,注射麻醉药(婴幼儿或不合作病人可进行全身麻醉)。

(2)用左手示指和中指摸清股动脉搏动,予以固定,以尖头刀片刺开皮肤,形成 2～3mm 小口,然后用蚊式血管钳钝性分离皮下组织。

(3)穿刺针针尖向病人头端,与皮肤呈 45°,经切口逆血流方向快速进针,穿刺股动脉。若穿中股动脉,可见穿刺针随动脉搏动而跳动,其跳动方向与动脉纵轴相一致。针尖常常是穿透动脉的前壁。目前采用的股动脉前壁改良穿刺法,因不穿破血管后壁,发生血肿等并发症的机会就更少。

(4)见鲜红色血液从穿刺针尾喷出,则从针尾插入导丝。当导丝插入动脉 20～40cm 后,拔出穿刺针,用左手指压迫股动脉穿刺点止血和固定导丝,沿短导丝插入导管鞘,退出针心。接注射器回抽血液确定在动脉内。

三、桡动脉穿刺手术步骤

首先行 ALien 试验,评估手掌动脉血供的完整性。方法为受试者用力握拳,测试者同时压迫其手掌桡尺动脉 30～60 秒,受试者松拳,测试者随后释放尺动脉。结果判断:正常(手掌双重血供良好)为 10 秒内手掌颜色恢复正常。

(1)上肢保持外展位(70°),腕部过伸。

(2)穿刺点位于手腕皱褶近端 2～3cm 处。这样可以避免网状组织和小的表浅分支,而在远端则非常容易遇到。

(3)使用专制的桡动脉穿刺针,选择 45°穿刺角。一旦有搏动性回血,向前送入 30～50cm 软头的 0.0635cm(0.025 英寸)直或成角导丝至肱动脉。

(4)采用 4～5F 扩张器预扩张桡动脉,随后沿导丝置入 6～7F 动脉鞘管。与普通短鞘管相比,亲水性长鞘管可以降低桡动脉痉挛发生的可能。

(5)动脉鞘置入后鞘内注射硝酸甘油 100～200μg 或维拉帕米 250～500μg,有助于预防和解除血管痉挛。

四、手术并发症及其处理

1.穿刺部位出血或血肿　为最常见的并发症。表现为穿刺部位肿胀,皮下淤血,有时有局部肿块,压痛。

(1)主要原因:①反复多次穿刺,操作动作粗暴,导管鞘过粗,血管壁损伤严重。②患者凝血功能障碍,术中肝素用量过大。③压迫止血手法不当,时间过短,下肢活动过早。

(2)预防:①熟练掌握股动脉穿刺技术,提倡 Seldinger 前壁穿刺法,选用细导管鞘,对穿刺时导丝进入困难者,应在透视下边造影边小心进入。②术前检测凝血功能,对异常者治疗前应于纠正。③妥善可靠的压迫止血,术后穿刺侧下肢适当制动。

(3)处理:一般的出血采用局部压迫,患肢制动,停用抗凝药物,出血会局限并吸收,对出血量大导致血流动力学不稳定的,可采用补液、输血,必要时手术探查。

2.动脉破裂或穿孔　包括动脉和静脉,较少见。出血量大时表现为心悸、全身出汗、口渴等失血性休克的症状。

(1)原因:①血管狭窄或闭塞严重,反复操作导致血管穿孔或破裂。②操作粗暴或扩张球囊过大引起血管破裂或穿孔。

(2)预防:对血管病变段处理时应当仔细,透视下操作,避免粗暴.采用合适球囊等。

(3)处理:出血量不大时采用卧床休息,应用止血药物,停用抗凝剂,多可自行停止。对于血管破裂或穿孔严重可在抗休克的同时,在介入下应用支架型人工血管行腔内修复或外科手术修复。

3.假性动脉瘤　表现为穿刺部位搏动性肿块。

(1)主要原因:穿刺部位压迫止血方法不当或位置不正确。

(2)预防:穿刺部位压迫位置准确,压迫8～12小时,对动脉硬化病人应延长至24小时。

(3)处理:直径<3cm的假性动脉瘤可采用局部压迫,通常会自行血栓化,不需手术。直径≥3cm,不易自行血栓化,常需行手术修补。

4.动脉夹层　是腔内血管外科常见并发症之一。

(1)原因:是动脉严重硬化狭窄,走行迂曲,导管、导丝较粗硬,通过不畅时仍强行插入,使导管或导丝头端进入血管内膜下,形成夹层。

(2)预防:①对年纪较大或估计有动脉硬化者,插管宜选用较细和柔软的导管及"J"形导引钢丝。②采用导管鞘交换导管时,宜通过导丝交换导管。③送入导管遇阻力时,应透视观察导管头端位置,并可手推少量造影剂明确血管情况,切忌进退、转动导丝导管过猛。

(3)处理:小的夹层可自行消退无须处理,较大较长的夹层采用球囊长时间扩张或置入支架压迫,如无法行腔内治疗者,需手术治疗。

5.动脉痉挛

(1)主要原因:①术中操作时间过长,动作粗暴,导丝导管反复刺激血管。②患者因操作疼痛而过于紧张。③伴严重动脉粥样硬化。临床表现为导管不易转动,穿刺侧下肢麻木、酸痛,足背动脉搏动减弱,时间过长可引起血栓,因此应注意避免和预防。

(2)预防:操作时尽量缩短时间,动作轻柔,尽量避免反复刺激动脉。

(3)处理:暂停操作,安慰患者,经导管股动脉内注入利多卡因20～50mg或罂粟碱30～60mg可解除痉挛。

6.动脉栓塞　临床表现主要取决于栓子的大小和栓塞的部位,表现为栓塞远端的肢体疼痛、苍白、无脉、麻木、麻痹等。

(1)原因:多为动脉内附壁血栓或硬化斑块脱落所致。

(2)预防和处理:操作小心仔细,术中抗凝,如一旦发生,应根据情况采取相应措施,大的动脉栓塞应积极手术取栓,小动脉栓塞可考虑药物溶栓治疗。

7.动脉血栓形成　下肢动脉硬化腔内治疗过程中也可发生肢体动脉血栓形成。表现为下肢疼痛、苍白、远端动脉搏动消失。

(1)原因:反复操作引起动脉痉挛,治疗中导致血管内膜损伤或治疗时间过长等,未能及时应用抗凝和抗血小板的药物从而导致动脉血栓形成。

(2)预防:腔内治疗的术前、术中、术后应予以抗凝、抗血小板药物,治疗中应注意操作规范,减少对内膜的损伤和反复刺激。

(3)处理:一旦确诊,应立刻予以溶栓治疗。可采用导管溶栓或静脉溶栓,药物包括尿激酶、链激酶、巴曲酶等。

8.动静脉瘘　发生率不高,多发生在股动脉穿刺部位。表现为穿刺部位可触及震颤或听到连续性杂音,可伴有远侧肢体肿胀,静脉曲张,动脉搏动减弱。

(1)原因:穿刺血管时同时损伤动静脉。

(2)预防:避免反复多次穿刺,采用 Seldinger 前壁穿刺法避免穿透动脉前后壁,穿刺部位不要太低。

(3)处理:大多数动静脉瘘需应用支架型人工血管、弹簧圈腔内治疗或手术修复。

(王利兴)

第四节　紧急临时起搏术

紧急临时心脏起搏术是治疗严重心律失常的一种应急和有效的措施,也是心肺复苏的急救手段之一。主要应用在因突然发生的心动过缓所致的心源性脑缺氧综合征(Adams－Stokes 综合征)或晕厥发作及近乎晕厥的情况下。其应用的目的是紧急治疗,要求在最短的时间内恢复正常的心率以保证重要脏器的供血,因而需要迅速、准确。通常是经静脉途径放置临时起搏导管来起搏心脏。

一、适应证

(1)缓慢性心律失常。各种急性或临时性因素(如缺血、炎症、药物、电解质紊乱、心脏手术等)引起的房室传导阻滞、严重窦性心动过缓、窦性停搏伴心源性脑缺氧综合征(Adams－Stokes 综合征)发作或近乎晕厥者。

(2)各种原因引起 Q－T 间期延长,并发尖端扭转型室性心动过速。

(3)对药物治疗无效,或不宜用药物,或电复律的伴有血流动力学异常的快速性心律失常,给予超速起搏治疗。

二、起搏方式及安装方法

紧急临时心脏起搏术的方法有以下几种:经胸经皮起搏、经静脉起搏和经食管心脏起搏。临时起搏方式的选择通常取决于当时的情况,需要进行紧急临时起搏病人的血流动力学多不稳定(或可能变得不稳定),通常对同一个病人需要几种不同的临时起搏方法,比如极严重的心动过缓患者在抢救室内,应首选经皮起搏,一旦稳定则改用经静脉起搏。

1.体外心脏起搏法(经胸经皮紧急起搏)　采用大面积、低阻抗电极板。阴极放置在 V_3 处,阳性置于左肩胛角与脊柱之间。起搏脉冲宽度为 20~40ms,起搏阈值视患者胸壁的厚薄而定,40~80mA。此法操作简单方便;无需消毒和 X 线下操作,且无创伤。适用于心脏停搏紧急复苏,对于经静脉临时起搏受限的患者来说为一种实用的抢救性措施,可为过渡到经静脉途径起搏赢得时间。根据 2005 年 AHA 心肺复苏指南,经皮起搏治疗是症状性心动过缓的 I 级干预措施。如经皮起搏无效,则应准备经静脉起搏治疗。

2.无透视下经静脉盲目插管法　情况紧急来不及送入导管室或患者不便搬动,可在床旁于心电图监护下,盲目插入漂浮临时起搏电极来起搏心脏。这是目前最常采用的方法。

1)术前准备:

(1)一般准备:心电图机、心电监护除颤器、急救药品。

(2)插管器械:无菌敷料包、穿刺针、导引钢丝、扩张管、静脉鞘管、头端带气囊的漂浮临时起搏电极、临时起搏器。

（3）病情允许签署知情同意书。

2）静脉途径：包括锁骨下静脉，颈内、外静脉，股静脉及肱静脉。具体途径的选择依临床情况和术者实际经验而定。

（1）锁骨下静脉途径：患者取头低足高位，平静呼吸，避免咳嗽，头部转向对侧。在锁骨下缘约 1cm，相当于锁骨中 1/3 和内 1/3 交点处穿刺入静脉。进针与皮肤成 30°角向内向上，针头方向指向胸骨上窝，刺入皮肤后边进针边保持负压，一旦有血涌入立即停止进针。确定为静脉方可送入导丝、扩张管及鞘管。

（2）颈内静脉途径：患者头部转向静脉穿刺的对侧。颈内静脉位于颈动脉的外侧，在锁骨与胸锁乳突肌锁骨头形成的三角内。穿刺部位在胸锁乳突肌中缘与外侧缘所构成的三角顶端处穿刺。

（3）颈外静脉途径：走行表浅。患者取头低足高位，Valsalva 动作时显露明显。在下颌角与锁骨中点连线的中点处穿刺入静脉。

（4）股静脉：在腹股沟股动脉搏动最明显处下移 2～3cm，股动脉搏动内侧 0.5cm 穿刺入静脉。

3）电极导管的推送：局部麻醉后，采用 16G 或 18G 穿刺针穿刺静脉，进入静脉后回血通畅，将导引钢丝送入血管腔内，撤除穿刺针。经导引钢丝送入扩张管和静脉鞘管，退出扩张管和导引钢丝。事先估计从穿刺处至三尖瓣的导管长度。将起搏电极导管经鞘管推送，进入15～20cm 后，气囊充气 1.0～1.5ml，边推送导管边进行心电监测。电极导管可顺血流导向通过三尖瓣进入右心室。当出现室性早搏提示已进入右心室，即可接上临时起搏器测试起搏参数。

4）电极导管的定位和固定：心腔内心电图可指导电极导管的定位。导管到达右房时呈现巨大 P 波，记录到巨大 QRS 波时表示导管穿过三尖瓣进入右心室，导管接触到心内膜时显示ST 段呈弓背向上抬高 1.5～3.0mV 是重要的电极定位指标。依起搏图形 QRS 波方向调整电极位置直至出现稳定的起搏图形。

右心室心尖部起搏，在体表心电图上产生类左束支传导阻滞（LBBB）及左前分支阻滞的QRS-T 波群，心电轴显著左偏（LAD）$-30°\sim-90°$，$V_5\sim V_6$ 的 QRS 形态可表现为以 S 波为主的宽阔波。右心室流出道起搏，起搏的 QRS 波群呈类左束支传导阻滞型，Ⅱ、Ⅲ、aVF 导联的主波向上，心电轴正常或右偏。

右心室心尖部是最稳固的部位，通常起搏与感知阈值较为满意。右心室流出道起搏作为心尖部起搏的一种替代选择及补充是可行的及安全的，从理论上讲，其血液动力学优于心尖部起搏。一般要求起搏阈值应小于 1mA（0.5mV），在深呼吸和咳嗽时导管顶端位置应固定不变。电极导管安置到位后，放出气囊内气体。将导管和鞘管缝合固定在穿刺部位的皮肤处。酒精消毒后局部覆盖无菌纱布包扎。

5）起搏参数调节：

（1）起搏频率：起搏器连续发放脉冲的频率。一般为 40～120 次/分钟，通常取 60～80 次/分钟为基本频率。

（2）起搏阈值：引起心脏有效收缩的最低电脉冲强度。心室起搏要求电流 3～5mA，电压

$3\sim6V$。

(3)感知灵敏度:起搏器感知 P 波或 R 波的能力。心室感知灵敏度值一般为 $1\sim3mV$。

3.经食管起搏　食管电极送达左心房中部水平(导管深度由鼻腔算起为 $30\sim45cm$),此处食管紧贴心房后壁,食管导联心电图 P 波呈双向显示位置佳。将电极向深插入达 $40\sim50cm$ 处,也可行心室起搏。食管导联心电图 P 波正相,QRS 波呈 qR,T 波直立。起搏脉宽 $1.5\sim5.0ms$,输出电压 $15\sim40V$。此法心室起搏效果常不可靠,不是首选方法。

三、手术并发症及其处理

并发症的发生率与术者的技术水平、起搏器导管保留时间的长短及术后起搏系统护理状况等密切相关。并发症的总发生率为 $4\%\sim20\%$。

1.导管移位　为临时起搏最常见并发症,一般发生率为 $2\%\sim8\%$,心电图表现为不起搏或间歇性起搏。需要重新调整电极。

2.心肌穿孔　由于导管质地较硬,若病人心脏大,心肌薄,置入过程中可能导致右心室游离壁穿孔,该并发症的发生率相对较低,大约为 0.1%。心肌穿孔的发生与静脉入路无关,而是与导线插入技术相关的并发症。

3.导管断裂　因导管质地硬,柔韧性差,反复使用,如放置时间长和体位活动,可能发生导管不完全性断裂。

4.膈肌刺激　因导管电极插入位置过深,电极靠近膈神经所致。患者可觉腹部跳动感或引起顽固性呃逆(打嗝),可将导管退出少许,症状消失即可。

5.心律失常　心腔内放置任何导管均可能诱发心律失常。最常见的是室性异位心律,可静注利多卡因等抗心律失常药物预防治疗。

6.穿刺并发症　此类并发症直接与术者的经验有关。常见于动脉撕裂、皮下血肿、气胸、血胸、气栓、血栓等。锁骨下静脉穿刺的气胸、血气胸发生率较高($1\%\sim5\%$)。而选择颈内静脉入路,气胸的发生率为 1%,误穿刺动脉略为常见一些,约 3%。股静脉穿刺则多伴发静脉血栓($25\%\sim35\%$)及感染($5\%\sim10\%$)。

7.感染　穿刺局部处理不妥或电极导管放置时间过长,可引起局部或全身感染。一般程度轻,应用抗生素或拔除导管后感染即可控制。临时起搏导管一般留置时间最好不超过一周。

(王利兴)

参考文献

[1]王海燕.内科学[M].北京:北京大学医学出版社,2005年02月.

[2]盛瑞兰.内科学.东南大学出版社.第1版.2000年09月.

[3]张金锋总.临床肾脏病理论与实践.西安交通大学出版社.2014:08.

[4]李荣山.肾内科疾病.军事医学科学出版社.2004.

[5]余学清.肾内科疾病临床诊断与治疗方案.科学技术文献出版社.2010:02.

[6]邵迥龙.内科疾病临床诊疗.河北科学技术出版社.2013:05.

[7]邹建刚.实用心血管病药物治疗.江苏科学技术出版社.2007:2.

[8]胡大一.实用临床心血管病学.科学技术文献出版社.2009.

[9]卢鹏,张来平.内科学.第四军医大学出版社.2012.06.

[10]张淑爱.内科护理.人民军医出版社.2010.04.

[11]张照潼.心血管疾病的诊断与治疗.四川大学出版社.2016.01.

[12]倪居,云琳.内科护理学.同济大学出版社.2008.

[13]张来平,张静.内科护理.第四军医大学出版社.2014.06.

[14]冯志仙.内科护理常规.浙江大学出版社.2012.07.

[15]高颖慧.临床护理与技术.天津科学技术出版社.2014.

[16]诸葛毅,王小同.老年护理技术.浙江大学出版社.2011.02.

[17]皮红英,朱秀勤.内科疾病护理指南.人民军医出版社,2013.06.

[18]祝家庆,王燕妮.内科学.北京医科大学出版社.2001.7.

[19]陈艳成.内科学[M].重庆:重庆大学出版社.2016:04.

[20]黄峻,陆凤翔.内科学.科学出版社.2002.09.

[21]王智超.急诊内科诊治要点.湖北科学技术出版社.2011.05.

[22]赵钢.神经内科.第四军医大学出版社.2014.06.

[23]魏盟.内科急诊.福建科学技术出版社.2008.7.

[24]张维娜.神经内科诊疗学.河北科学技术出版社.2003.08.

[25]潘亚萍.口腔内科.辽宁科学技术出版社.2009.03.

[26]顾康生.肿瘤内科诊治手册.安徽科学技术出版社.2006.8.

[27]麻健丰.口腔科学.人民军医出版社.2013.01.

[28]牟新军.神经内科常见疾病诊疗学.吉林科学技术出版社.2016.08.

[29]许志强,徐伦山.神经内科临床速查手册.人民军医出版社.2012.05.

[30]杨海新.神经内科实用护理.军事医学科学出版社.2015.02.

[31]周立平.老年护理.华中科技大学出版社.2015.01.

[32]沈利亚,胡远贵.实用临床老年病学.湖南科学技术出版社.2014.07.

[33]宋明进.老年病诊疗与护理.中国海洋大学出版社.2015.10.

[34]宋勇,施毅.呼吸内科门诊手册.辽宁科学技术出版社.2006.